本教材第6版曾获首届全国教材建设奖全国优秀教材二等奖

国家卫生健康委员会"十四五"规划教材

全国高等学校教材

供本科护理学类专业用

内科护理学

第 7 版

主　　编　尤黎明　吴　瑛

副主编　孙国珍　胡　荣　高丽红　曹艳佩

编　　者　（以姓氏笔画为序）

尤黎明　（中山大学护理学院）

冯晓玲　（中山大学孙逸仙纪念医院）

吕爱莉　（西安交通大学医学部护理系）

朱　晶　（四川大学华西医院）

朱小平　（武汉大学中南医院）

刘光维　（重庆医科大学附属第一医院）

刘志燕　（贵州医科大学护理学院）

许　珂　（山西医科大学第三临床医学院）

孙国珍　（南京医科大学护理学院）

李红梅　（山西医科大学汾阳学院）

李英丽　（嘉兴学院医学院）

李湘萍　（北京大学护理学院）

吴　瑛　（首都医科大学护理学院）

沈　勤　（浙江中医药大学护理学院）

张会君　（锦州医科大学护理学院）

陈三妹　（绍兴文理学院医学院）

罗　健　（华中科技大学同济医学院附属协和医院）

周　薇　（广州医科大学护理学院）

郑　晶　（广东药科大学护理学院）

单伟超　（承德医学院附属医院）

胡　荣　（福建医科大学护理学院）

胡细玲　（中山大学附属第三医院）

侯云英　（苏州大学护理学院）

高丽红　（中国医科大学附属第一医院）

曹艳佩　（复旦大学附属华山医院）

常　红　（首都医科大学宣武医院）

谢伦芳　（安徽医科大学护理学院）

编写秘书　赵娟娟　（中山大学护理学院）

人民卫生出版社

·北　京·

图书在版编目（CIP）数据

内科护理学/尤黎明，吴瑛主编. —7 版. —北京：
人民卫生出版社，2022.6（2024.11重印）

ISBN 978-7-117-33087-9

Ⅰ.①内⋯ Ⅱ.①尤⋯②吴⋯ Ⅲ.①内科学-护理学 Ⅳ.①R473.5

中国版本图书馆 CIP 数据核字（2022）第 078683 号

人卫智网	www.ipmph.com	医学教育、学术、考试、健康，
		购书智慧智能综合服务平台
人卫官网	www.pmph.com	人卫官方资讯发布平台

内科护理学

Neike Hulixue

第 7 版

主　　编：尤黎明　吴　瑛
出版发行：人民卫生出版社（中继线 010-59780011）
地　　址：北京市朝阳区潘家园南里 19 号
邮　　编：100021
E - mail：pmph @ pmph.com
购书热线：010-59787592　010-59787584　010-65264830
印　　刷：人卫印务（北京）有限公司
经　　销：新华书店
开　　本：850×1168　1/16　印张：45　插页：4
字　　数：1331 千字
版　　次：1987 年 6 月第 1 版　2022 年 6 月第 7 版
印　　次：2024 年 11 月第 6 次印刷
标准书号：ISBN 978-7-117-33087-9
定　　价：99.00 元

打击盗版举报电话：010-59787491　E-mail：WQ @ pmph.com
质量问题联系电话：010-59787234　E-mail：zhiliang @ pmph.com
数字融合服务电话：4001118166　E-mail：zengzhi @ pmph.com

第七轮修订说明

2020 年 9 月国务院办公厅印发《关于加快医学教育创新发展的指导意见》(国办发〔2020〕34 号),提出以新理念谋划医学发展、以新定位推进医学教育发展、以新内涵强化医学生培养、以新医科统领医学教育创新,并明确提出"加强护理专业人才培养,构建理论、实践教学与临床护理实际有效衔接的课程体系,加快建设高水平'双师型'护理教师队伍,提升学生的评判性思维和临床实践能力。"为更好地适应新时期医学教育改革发展要求,培养能够满足人民健康需求的高素质护理人才,在"十四五"期间做好护理学类专业教材的顶层设计和规划出版工作,人民卫生出版社成立了第五届全国高等学校护理学类专业教材评审委员会。人民卫生出版社在国家卫生健康委员会、教育部等的领导下,在教育部高等学校护理学类专业教学指导委员会的指导和参与下,在第六轮规划教材建设的基础上,经过深入调研和充分论证,全面启动第七轮规划教材的修订工作,并明确了在对原有教材品种优化的基础上,新增《护理临床综合思维训练》《护理信息学》《护理学专业创新创业与就业指导》等教材,在新医科背景下,更好地服务于护理教育事业和护理专业人才培养。

根据教育部《关于加快建设高水平本科教育 全面提高人才培养能力的意见》等文件要求以及人民卫生出版社对本轮教材的规划,第五届全国高等学校护理学类专业教材评审委员会确定本轮教材修订的指导思想为:立足立德树人,渗透课程思政理念;紧扣培养目标,建设护理"干细胞"教材;突出新时代护理教育理念,服务护理人才培养;深化融合理念,打造新时代融合教材。

本轮教材的编写原则如下:

1. 坚持"三基五性" 教材编写坚持"三基五性"的原则。"三基":基本知识、基本理论、基本技能;"五性":思想性、科学性、先进性、启发性、适用性。

2. 体现专业特色 护理学类专业特色体现在专业思想、专业知识、专业工作方法和技能上。教材编写体现对"人"的整体护理观,体现"以病人为中心"的优质护理指导思想,并在教材中加强对学生人文素质的培养,引领学生将预防疾病、解除病痛和维护群众健康作为自己的职业责任。

3. 把握传承与创新 修订教材在对原有教材的体系、编写体裁及优点进行继承的同时,结合上一轮教材调研的反馈意见,进一步修订和完善,并紧随学科发展,及时更新已有定论的新知识及实践发展成果,使教材更加贴近实际教学需求。同时,对于新增教材,能体现教育教学改革的先进理念,满足新时代护理人才培养在知识结构更新和综合能力提升等方面的需求。

4. 强调整体优化 教材的编写在保证单本教材的系统和全面的同时,更强调全套教材的体系性和整体性。各教材之间有序衔接、有机联系,注重多学科内容的融合,避免遗漏和不必要的重复。

5. **结合理论与实践** 针对护理学科实践性强的特点,教材在强调理论知识的同时注重对实践应用的思考,通过引入案例与问题的编写形式,强化理论知识与护理实践的联系,利于培养学生应用知识、分析问题、解决问题的综合能力。

6. **推进融合创新** 全套教材均为融合教材,通过扫描二维码形式,获取丰富的数字内容,增强教材的纸数融合性,增强线上与线下学习的联动性,增强教材育人育才的效果,打造具有新时代特色的本科护理学类专业融合教材。

全套教材共 59 种,均为国家卫生健康委员会"十四五"规划教材。

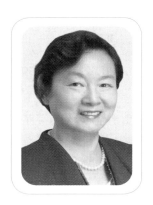

尤黎明，中山大学护理学院教授、博士研究生导师、博士，中山大学护理学院原院长，美国护理科学院院士。现任/曾任全国高等学校护理学类专业教材评审委员会主任委员、教育部高等学校护理学类专业教学指导委员会副主任委员、全国医学专业学位研究生教育指导委员会委员、全国护士执业资格考试委员会委员及考试专家委员会副主任委员、全国高等医学教育学会护理教育分会副理事长。

长期致力于护理人力资源与护理教育管理、内科护理学、老年护理学的教学和研究工作。担任全国高等学校国家级规划教材《内科护理学》等10余部教材主编，其中《内科护理学》第4版入选教育部2007年度普通高等教育精品教材、第6版2021年获评首届全国优秀教材（高等教育类）二等奖。主持科研和教研项目20多项；以第一/通讯作者在国内外期刊发表学术论文100多篇，其中SCI收录期刊发表20多篇；作为第一完成人获得全国卫生职业教育研究发展基金课题成果一等奖、中华护理学会科技奖三等奖、广东省护理学会科技奖二等奖和三等奖、广东省教学成果二等奖等；获评广东省柯麟医学教育奖；2018—2021年获评爱思唯尔（Elsevier）护理学中国区高被引学者。担任多种中文护理学期刊的总编或编委，以及多种英文期刊的审稿人。

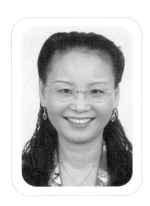

吴瑛，首都医科大学护理学院院长、教授、博士研究生导师，美国护理科学院院士、国际医学信息学科学院院士、欧洲心脏病学会会士；北京市教学名师，澳大利亚迪肯大学护理学院荣誉教授，美国匹兹堡大学护理学院荣誉校友。兼任教育部护理学专业认证工作委员会主任委员，教育部高等学校护理学类专业教学指导委员会副主任委员，全国高等学校护理学类专业教材评审委员会副主任委员，国际护士会理事会成员，中华护理学会副理事长，中国卫生信息与大数据学会护理信息学分会主任委员。

主要研究领域包括心血管病人的连续性护理、护理信息学、护理人工智能、老年护理等。主持国家自然科学基金重点项目1项、国际（地区）合作项目1项、面上项目4项。教改成果曾获国家教育教学改革成果二等奖、北京市教育教学改革成果一等奖和二等奖。发表论文160余篇，著书20余部，其中主编、副主编7部。

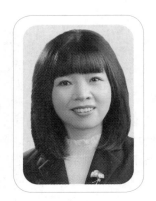

孙国珍，南京医科大学护理学院教授、硕士生导师，江苏省人民医院心血管内科专科护士长。兼任中华医学会心血管病学分会护理学组委员、江苏省护理学会心血管护理专业委员会副主任委员、中国心脏联盟心血管疾病预防与康复专业委员会康复师护理联盟副主任委员。

主要研究方向：心血管疾病护理与康复。主持国家自然科学基金面上项目及中国卫生人才项目等课题10余项，以第一作者或通讯作者发表学术论文80余篇。主编著作1部，主审教材1部，副主编教材10余部，参编教材20余部。

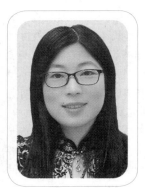

胡荣，福建医科大学护理学院副院长、教授、博士研究生导师。兼任教育部高等学校护理学类专业教学指导委员会委员、全国护理学专业考试用书专家指导委员会副主任委员、全国高等学校护理学类专业教材评审委员会委员。

主要研究方向：护理教育、肿瘤临床护理及老年护理。国家首批线上线下混合式一流本科课程内科护理学负责人，全国首批黄大年式教学团队"天使之师"教学团队核心骨干成员，福建省临床护理本科教学团队（教学科研型）带头人。

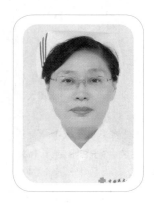

高丽红，中国医科大学附属第一医院护理部副主任、党支部书记、教授、主任护师、硕士生导师。中国医科大学护理学院内科护理学课程负责人，中华护理学会内科专委会委员，辽宁省护理学会内科专委会主任委员。

主要研究方向：内科护理、护理教育。发表论文30余篇，SCI论文2篇；课题12项；参编国家规划教材等书籍20余部，主编3部、副主编7部。荣获中华护理学会"杰出护理工作者"、辽宁省护理管理先进个人、中国医科大学优秀教师。

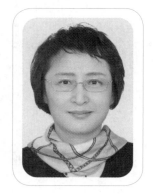

曹艳佩，复旦大学附属华山医院护理部副主任主持护理部工作，主任护师。兼任医院质控办副主任。复旦大学-Joanna Briggs循证护理合作中心研究员、国家等级医院评审专家库成员、中华护理学会血液净化专委会委员、上海护理学会理事。

主要研究方向：肾内科护理、急危重症护理、护理管理。以第一作者或通讯作者发表论文近30篇，其中SCI论文10篇；主编专业书籍3部；指导硕士研究生15名。先后承担多项省市级以及复旦校级课题。

1987 年,本科护理学专业《内科护理学》教材第 1 版问世。历经数十年建设,本教材在我国高等学校本科护理学专业教学中广泛使用,在人才培养中发挥了重要作用,得到广大师生的欢迎和好评,是"十一五""十二五"普通高等教育本科国家级规划教材,2021 年获评首届全国优秀教材(高等教育类)二等奖。为适应医学科学技术及临床实际工作的快速发展,更新教材内容,进一步提高教材质量,使教材更好地为人才培养服务,我们进行了本教材第 7 版的修订。

修订编写《内科护理学》(第 7 版)的基本指导思想,一是教材目标定位符合我国高等护理学专业人才的培养目标、人才规格和业务要求,适应当前医学教育的改革与发展趋势,体现以学生为主体,注重培养学生的综合素质和创新能力,将知识传授、能力培养和价值塑造三者融为一体,落实立德树人根本任务。二是教材内容结构突出护理学专业特色,以生物-心理-社会医学模式和整体护理观为指导,以人的健康为中心,以护理程序为框架,有利于培养学生科学的临床思维和工作方法、及时发现和正确解决临床护理问题的能力。三是注重知识更新,教材适应我国社会经济发展、人群健康需求和疾病谱的变化,反映国内外临床医疗及护理的新进展。四是建设立体化"融合教材",强化理论与实践相结合,注重教材的启发性与互动性,加强主教材与配套教材、纸版教材与数字资源的深度融合,提供形式更为多样、内容更为丰富的教学资源。五是始终遵循教材编写的"三基""五性""三特定"原则,严格执行编写国家级规划教材的高标准和高要求,力求全书结构体例规范,编写风格一致,内容科学严谨。

本轮教材的修订主要着力于以下几方面:第一,教材内容涵盖呼吸、循环、消化、泌尿、血液、内分泌与代谢、风湿、神经等各系统各专科疾病病人的护理。在选择编写的病种时,注重与其他临床护理学教材之间的协调,避免不必要的重复,力求全套教材的整体优化。本轮修订时,原第 9 章传染病病人的护理已单独成书。第二,对教材各章节内容进行了修订,以更新和补充临床医疗及护理的新的诊治标准和指南,新的诊断、治疗和护理的方法、技术;适当增加健康指导中疾病预防和家庭/社区慢病管理的内容,体现护理专业实践在各级医院、社区、家庭等场所中的整体性、连续性与延伸性。第三,在编写的病种方面,循环、血液、内分泌与代谢、神经系统有个别疾病变更了名称,内容也作了相应调整;神经系统常见症状新增了认知障碍,病种删去了肝豆状核变性;消化系统删去了个别临床已不常用的诊疗技术。各章疾病排序有所调整。第四,在教材的立体化配套方面,进一步丰富了教学互动资源,以辅助教师教学、学生自主学习及实践训练:①主教材纸质版各章在原设置有章前导读、文中插入拓展性知识、章末附有思考题、书末附有参考文献、中英文名词索引的基础上,每章均有部分病种增加了导入案例,以启发学生对疾病诊疗和病人护理的思考。②通过主教材各章的二维码可获取数字资源,内容包括课件、图片、动画、视频、同步练习题和数字化案例等,其中视频包括专科护理评估和护理技术操作等,而数字化案例是在文本案例基础上增加了临床表现图片、实验室及其他检查的检验/检查报告、临床评估/监测记录单等,使病例资料更加真实、更加贴近临床。③本教材的配套教材《内科护理学实践与学习指导》,内容包括学习要求与重点难点、自测习题、个案护理计划、临床案例护理实践练习、课程见习指导和实习指导等,其中选择题的题型与全国护士执业资格考试的题型一致。

　　本书主要供高等学校护理学专业本科生使用,可供高等专科、高等职业教育和成人高等教育学生自主学习,也可作为全国护士执业资格考试、卫生专业技术资格考试和研究生入学考试等备考的参考书籍,以及供广大临床护理工作者使用和参考。

　　本书编写过程中得到各有关院校的大力支持,在此一并表示诚挚的感谢。本书全体编者都以高度认真负责的态度参与了工作,但因时间仓促和水平限制,内容不当之处难免。殷请各院校师生、临床护理工作者在使用本教材过程中,提出意见和建议,以求再版时改进与完善。

尤黎明　吴瑛

2022 年 3 月

NURSING

目　录

URSING

第一章

绪 论

01章 数字内容

　　在我国护理教育体系中,护理学专业起始教育的目标主要是培养通科护理人才,学生毕业时应具备通科临床护理的基本能力,通过国家的护士执业资格考试从而获得执业资格,经注册成为注册护士,才能从事护理专业工作。在护理学专业起始教育的课程体系中,内科护理学是培养学生通科护理能力的核心课程,它作为一门奠基性的临床专业课,所阐述的内容在临床护理学的理论和实践中具有普遍意义,它既是临床各科护理学的基础,又与它们有着密切的联系,因此学好内科护理学是学好各门临床专业课的基础和关键。内科护理学建立在基础医学、临床医学和人文社会科学基础上,是关于认识疾病及其预防和治疗、护理病人、促进康复、增进健康的科学。内科护理学的知识体系的整体性强,涉及的临床领域宽广。内科护理的服务对象是从青少年、中年、老年直至高龄老人的人群,由于服务对象的年龄跨度大,因而各种健康问题和对卫生保健的需求高度复杂。随着我国社会经济发展和人民生活水平的提高,病因和疾病谱发生了巨大变化,医学科技水平快速提高,医学和护理理念转变,医疗服务模式改革,护理专业实践范畴也在拓展。内科护理专科化、精细化水平日益提高,责任制护理工作模式在临床护理中普遍实施,护理专业实践的场所从医院扩展到社区和家庭,显示着护理专业将在健康中国建设中发挥重要作用。以上变化促使护士的角色作用在发展和延伸,对护士的专业知识、实践能力、人文素养等提出了更高的要求。本教材的各章节内容将力求反映内科护理学和内科护理实践的特点及近年来的发展变化。

第一节　内科护理学概述

【内科护理学的内容与结构】

在临床分科中,相对于外科(手术科)而言,内科主要是用非手术方法治疗病人,亦即内科的诊疗手段一般不具有创伤性,或仅有轻微创伤。药物是内科的代表性治疗手段,其他还有氧疗、输血、营养支持,采用医疗设备进行脏器支持、替代治疗,采用导管或内镜施行介入诊断及治疗等。内科护理学教材的知识体系的整体性强,涉及的临床领域宽广,内容几乎涵盖了所有的"非手术科"。根据培养通科护理人才的需要,内科护理学教材涵盖了呼吸、循环、消化、泌尿、血液、内分泌与代谢、风湿、神经等各系统各专科疾病病人的护理。在选择编写的病种时,注重与其他临床护理学教材之间的协调,以避免不必要的重复,力求全套教材的整体优化。

教材基本编写结构为每个系统或专科疾病病人的护理各成一章。各章第一节均为概述,简要地复习该系统的结构功能及其与疾病的关系,或简述该组疾病的共同特点和分类方法,并对该组病人的护理评估重点内容进行阐述;第二节列出该系统或专科疾病带有共性的常见症状体征,并阐述其中数种症状的护理;第三节起讨论各种具体的疾病,每种疾病的编写内容主要包括概述、病因与发病机制、临床表现、实验室及其他检查、诊断要点、治疗要点、护理和健康指导;部分章的最后一节介绍该系统或专科常用诊疗技术及护理。

教材编写时力求反映当代医学教育的改革与发展趋势,体现以学生为主体,注重培养学生的综合素质和创新能力,以及主动发现、分析和恰当解决临床护理问题的能力,将知识传授、能力培养和价值塑造三者融为一体,落实立德树人根本任务。注重教材的启发性与互动性,强化理论与实践相结合,加强了主教材与配套教材、纸版教材与数字资源的深度融合,立体化建设"融合教材",以形式更为多样、内容更为丰富的教学资源,辅助教师教学、学生自主学习及实践训练。

【内科护理学的专业特色】

内科护理学教材依据本科护理学专业人才培养目标,以整体护理的理念为指导,在编写体例上以护理程序为框架,体现了护理学的专业特色,以期培养学生正确的价值观、关爱病患的人文素养、精益求精的专业精神、科学理性的护理临床思维和工作方法。

1. 整体护理观　整体护理观是与生物-心理-社会医学模式相适应的护理理念或概念模式。为了从学校教育开始,使学生逐步形成整体护理观,在护理学专业教材建设中贯穿着这一理念,在课程体系、教材结构和内容上,都力求体现整体护理的思想。例如,在课程体系中增加人文社会科学的内容,以提高学生的人文素养,为以整体观认识和理解人、环境、健康、护理及其相互之间的关系提供必需的知识基础。在内科护理学等临床护理学教材编写中,从护理评估、护理措施到健康指导,都强调把人文关怀的精神融入教材内容,关注病人在生理、心理、社会等各层面对健康问题的反应和对护理的需求。在教材中各病种的健康指导部分,既阐述针对病人及家属的疾病管理相关知识指导,也包括疾病预防的相关知识指导,此外,许多章节提供了疾病的流行病学情况,以帮助学生树立大健康观,增强群体健康和预防保健的意识,进一步认识各种疾病对人类健康的危害性及疾病防治的重要性和紧迫性。

整体护理观是指导护理专业实践的理念,在教材编写中贯穿始终,但不应理解为教材因此可以提供为具体病人实施个体化整体护理的全部内容。内科护理学教材内容是归纳、提炼临床护理的相关理论知识和实践经验而成,是内科常见病及多发病护理中具有共性的内容。在临床实际工作中,每个具体病人的情况是错综复杂的,有时是瞬息变化的。因此,要求我们既要用心学好内科护理学的基础理论和基本知识,知晓各种疾病具有共性的、常见的临床过程,又要综合应用各学科的知识,学会各项基本的临床操作技能,应用科学的临床思维和工作方法,勤于思考和实践,不断在实践中积累经验,才能学会全面认识和考虑每个病人的具体情况,向病人提供高质量、个体化的整体护理。本教材的数字资源和配套教材《内科护理学实践与学习指导》提供了一些个案护理计划及临床案例护理实践练习,以帮助学生学习为病人制订护理计划和实施护理的具体方法。

2. **护理程序**　护理学专业作为健康相关专业之一,应该有一套科学的工作方法。护理程序就是一种体现整体护理观的临床思维和工作方法,也是各学科、各专业通用的科学方法和解决问题方法(problem-solving approach)在护理学专业实践中的应用。

临床护理实践中,要求护士全面细致地观察和监测病人的病情并能及时识别病情变化;实施护理措施和执行医嘱的治疗措施后能观察和评价其效果;能全面评估和综合考虑病人生理、心理、社会等各层面的需求,并主动地进行适当的干预。这些既要求护士具有扎实的理论知识和过硬的操作技能,也要求护士在工作中有更积极、更主动的思维过程。

应用护理程序去思考病人的问题,作出评估、判断和决策,据以计划、实施并记录护理活动,进而总结、评价护理工作的效果,这一过程有利于促使护士不断地提高业务能力,积极、主动地开展护理工作;有利于增强护士的专业意识,界定护理学专业自主的、独特的工作内容,以及其工作范畴与医疗团队中其他专业人员工作职责的联系和区别;有利于促进护士之间的沟通,向病人提供连续的整体护理,提高护理质量和病人满意度。

护士在应用护理程序中,随着实践经验的积累,应能够做到无须有意识地逐个步骤地刻板依照,也能自然而然地根据病人的具体情况加以应用。例如面对急性大出血的病人,护士必须在快速评估病情的同时,采取急救护理措施和执行医嘱的抢救措施,并评价处理的效果,亦即护理程序的全部步骤几乎是同步完成的,以挽救病人生命。如果护理对象是非急症的病人,护士则需对病人进行全面深入的评估,与其共同制订目标和护理计划,以书面记录的形式使其他护士也知晓和执行,并在实施过程中根据病人情况的进展变化,对护理措施作出修改和更新。如果护士能形成这种思维习惯,即使护理记录不以护理程序的格式书写或不以完整的护理程序的格式书写,也不会妨碍它在临床护理实践中的应用。

简而言之,对护理程序的熟练应用,意味着使之融入护理工作之中,成为护士工作过程中无法分割的组成成分;意味着使这种概念框架内化为护士的思维习惯,再外化为工作的方法。在护理学专业实践中,应用护理程序已成为各国护理界的共识。

根据这一思路,在各章的编写中:①第一节概述,均简要地阐述该系统或专科病人护理评估的重点内容。②第二节常见症状体征的护理,以护理程序的格式编写各系统或专科常见症状体征的护理。③第三节起是各种疾病的护理,亦按护理程序的格式编写,分为完整、简略两种格式。各章均有数个有代表性的病种按完整的护理程序格式编写,包括护理评估、常用护理诊断/问题、目标、护理措施及依据、评价5个部分,最后列出其他护理诊断/问题。各章其他病种按简略格式编写,只包括常用护理诊断/问题、护理措施及依据,然后列出其他护理诊断/问题。在简略格式中略去了护理评估、目标和评价3个部分,以力求教材内容的简洁。各病种无论是以完整或简略的格式编写,均采用每个常用护理诊断/问题与相关的护理措施及依据相对应的编写方式。因此,学生可以通过学习和参照以完整的护理程序格式编写的代表性病种,举一反三,训练自己运用护理程序的思维方式,去学习和思考其他病种病人的护理。

3. **护理诊断/问题**　护理诊断是护理程序中的重要一环,它既是评估得出的结论,又是护理干预的指向(护理干预所要解决的问题)。应用护理诊断的实际意义,在于对护理评估的结论给予一个命名,用以指导有针对性地制订护理措施。由于北美护理诊断协会(NANDA)对护理诊断名称(对问题的命名)有比较严谨的定义和诊断依据,因此教材中主要使用了 NANDA 的护理诊断,涉及的数十个 NANDA 护理诊断多为疾病相关的护理诊断,这是与教材内容相适应的。临床工作中可根据病人的具体情况增加个体化的护理诊断。

教材中对护理诊断/问题的应用,一是力求准确,以疾病的主要临床表现(含并发症)及其引起的相关问题作为诊断依据;二是力求精选"常用护理诊断/问题",并编写好相应的护理措施。在各病种列举的"其他护理诊断/问题"并非不重要,只是其在该病种出现的概率可能比较低,在为病人制订个体化护理计划时可以选用。

在护理诊断的临床应用中,同样应注意准确理解每个护理诊断的定义和主要的诊断依据,避免望文生义,避免对病人的一个问题罗列数个看似相近的护理诊断。同理,如果我们要自己命名一个"护理问题",亦应给这个护理问题以明确的定义和诊断依据。

4. 循证护理 循证护理是循证医学的一个分支,是指护士在计划其护理活动过程中,慎重、准确、明智地将研究证据与临床经验以及病人愿望相结合,获取最佳证据作为临床护理决策的依据的过程。循证护理可贯穿于护理程序实践中的各环节,强调证据的建立和运用。依据证据级别形成的临床实践指南,有助于指导医护人员在临床实践中采用高质量的证据为病人提供个体化的照护。循证护理的理念也促进了临床护理科研的开展,丰富了内科护理学的知识。例如各种专科护理技术的创新及应用、慢病管理与康复护理研究、病人的健康自我管理行为研究、出院病人延续性护理研究,有助于提高专科护理技术水平和护理质量并促进护理模式的转变。教材编写时,各章节中注意引入了循证医学及循证护理资源。

【 内科护理学的学习与实践 】

内科护理学作为一门最基本、最核心、最综合、内容最为广博深厚的奠基性的临床护理专业课程,在护理学专业课程体系中有着十分重要的地位,同时它与临床各科护理学密切相关,因此学生首先必须学好内科护理学,为学习其他临床专业课奠定基石。基础医学理论和知识是认识、理解内科护理临床问题的重要科学基础,在学习内科护理学时应时时加以回顾和复习。人文社会科学知识对于立德树人、形成良好的护士职业素养必不可少,而学生人文素养的培养不仅需要设置相关的人文社会科学课程,还必须把人文教育、人文关怀、敬畏生命、守护健康等元素融入内科护理学等临床专业课的教与学中。可见,护理学专业的学习既要把各学科知识融会贯通,构建全面立体的知识体系,也是树立正确的世界观、人生观和价值观,形成基本职业素养的过程。另外,由于内科护理学及相关领域科技发展迅速,学生在认真研读教材的基础上,还应主动获取和充分利用各种形式和各种来源的信息资源,及时学习、了解临床诊断、治疗和护理的新的知识、方法和技术。

内科护理学的学习分为课程学习和毕业实习两个阶段。课程学习阶段包括课堂学习常见病、多发病和配合课堂教学进行的临床见习,教学方式有教师的授课和临床示教,组织学生进行小组讨论、护理病例分析、临床情景模拟训练、对病人进行护理评估和制订护理计划等综合实践性训练。毕业实习阶段要求学生在临床老师的指导下,通过实施对内科病人的整体护理,把学得的理论、知识和技能综合运用于实践之中,逐步培养独立工作的能力。在毕业时,学生应能较为全面和系统地获得对内科常见病、多发病的防治和护理的基础理论、基本知识和基本技能,具备一定的对内科病人实施整体护理的能力,以及对内科常见急症的配合抢救能力。因此,内科护理学的学习既要求系统地学好内科常见病、多发病的基本理论知识,又要求强化理论与实践的紧密结合,在临床经过大量的实际工作中的训练,掌握护理病人的本领。

努力学好内科护理学等各学科的基本理论、知识和技能,树立整体护理的理念,以护理程序为临床思维和工作方法,在临床实践中培养发现和解决临床护理问题的能力,是对护理学专业学生的基本要求,也是为毕业后成为一名合格的注册护士,在专业实践中进一步深造、发展专科领域护理能力打下扎实的基础。

近年来,我国高等护理教育和护理学学科建设有了长足的发展。通过大力发展本科和高职高专护理学专业教育,我国护理人力资源持续加强,截至2021年底,我国注册护士总数已达501.8万,每千人口注册护士数增至3.56人,护士队伍的整体学历层次显著提高。2011年护理学成为医学门类中的一级学科,10年以来在人才培养、科学研究和社会服务等方面的学科建设水平不断提升,学术学位和专业学位两种类型的研究生教育学位点的建设成效显著,硕士和博士研究生培养的数量和质量都在提高。广大护理专业人员以敬业和奉献、拼搏和钻研、开拓和创新的精神,为推进健康中国建设、为护理学的学科建设和专业发展而不懈努力。护理学专业学生应从学生时代开始,以人民健康事业为己任,牢记初心使命,勤奋学习并不断完善自我,为本学科和专业的发展,为将来致力于人民健康事业,从思想品德、知识、能力和素质上做好准备。

第二节 内科护理学和护理专业实践的发展

【内科护理学和相关学科的发展】

近年来,分子生物学技术,尤其是基因组测序技术的日臻成熟和广泛应用,生物信息学以及大数据、互联网+、云计算、人工智能等技术的交叉应用,使疾病的诊断、治疗及照护技术跨入更加精确化、个体化的时代。精准医学(precision medicine)的理念应运而生,提出根据病人情况量身定制个性化治疗方案,已广泛应用于肿瘤病人靶向药物治疗。在精准医学指导下的实践将有助于人类对疾病发生机制的进一步认识、进行更为精确的疾病分类诊断、实施精确的药物治疗和安全性评价、提高治疗效果和减少药物不良反应、开展个体化的护理干预和健康指导。由于基础医学和临床医学的迅速发展,许多疾病的病因和发病机制获得进一步阐明,从而为探索新的预防和治疗方法开辟了新路径。随着分子生物学、基因组学、蛋白质组学的发展以及基因克隆、基因探针、干细胞技术、生物芯片等新技术的广泛应用,越来越多遗传病基因、疾病易感基因、癌基因和抑癌基因、信号传导调控基因被发现,使人们对诸如先天性长 QT 综合征、家族性肥厚型心肌病、血红蛋白病等疾病的发病机制有了更为深入的认识。免疫学的发展,揭示了免疫功能紊乱在很多疾病,如恶性肿瘤、肾小球疾病、Graves 病、各种风湿病发病中的作用;免疫治疗使器官移植、白血病等疾病的治疗效果显著提高。药理学的深入研究和技术进展,为一些疾病提供了更为有效的治疗方法,H_2 受体拮抗药、血管紧张素 II 受体拮抗药等已在临床广泛应用,单克隆抗体靶向药物的研制以及纳米技术的应用,使药物在恶性肿瘤的治疗中更具选择性。

在检查和诊断技术方面,心、肺、脑的电子监护系统用于持续的病情监测,能连续记录并显示各项监测指标的读数和形态,以利于及时发现和处理病情变化,大大提高了危重病人的抢救成功率。高敏肌钙蛋白检测技术的应用促进了急性心肌梗死的早期快速诊断。内镜技术的发展为疾病的诊断和治疗带来了革命性变化,通过直接观察和拍摄病变部位的外观变化、直接采集脱落细胞和活组织进行病理学检查及分子生物学诊断与研究,有效地促进了消化道、呼吸道、泌尿道、腹腔、胸腔内一些疾病的早期诊断,提高了确诊率,并且可以进行局部微创治疗,例如止血、取出结石和异物、造瘘、放置支架、切除息肉和肿瘤等。影像诊断技术的改进得以精确了解人体结构与生理功能状况及病理病生改变,部分影像学技术可实现对检查部位定量、定时进行功能学检查和代谢过程观察,如多层螺旋计算机 X 线体层成像(多层螺旋 CT)具有更高的扫描速度和图像分辨率,磁共振成像(magnetic resonance imaging,MRI)具有软组织分辨率高、直接多平面成像、结构与功能相结合等优点,还有正电子发射断层显像(position emission tomography,PET)和单光子发射计算机断层显像(single photon emission computed tomography,SPECT)以及超声诊断技术等,极大地提高了疾病的诊断水平。

在治疗技术方面,机械通气辅助技术(如俯卧位通气、血管内氧合技术)有助于改善病人的通气和氧合,血液净化设备和技术的不断改进,如高通量透析、家庭透析、佩戴式人工肾的研发和应用,使慢性肾衰竭病人的长期生存率和生存质量明显提高。血液病在治疗手段上也有很大的发展,如诱导分化、基因靶向治疗、造血干细胞移植、免疫调节剂及单克隆抗体和细胞因子的临床应用等,使部分血液系统恶性肿瘤的治愈率显著提高。埋藏式人工心脏起搏器向微型、长效能源、程序控制和多功能化发展;经导管介入治疗已成为冠状动脉粥样硬化性心脏病(简称冠心病)血运重建的主要方式,对心

Note:

脏瓣膜病变、先天性心脏房间隔缺损、室间隔缺损、动脉导管未闭等传统需要依赖开胸心脏手术治疗的疾病的治疗技术也已成熟。

以上这些基础医学和临床医学的进展所带来的临床上诊断和治疗的变革,无不促进了内科护理学的发展,而内科护理学的发展,又促进了临床诊疗技术的进步。例如对疾病的病因和发病机制的进一步认识,成为临床护理以及对病人和健康人群进行健康教育和指导的理论依据。随着重症监护病房的建设、危重病人监护及抢救技术的快速发展,促进了重症监护护理学的发展。血液净化治疗中大量临床观察及护理资料的积累,为血液净化技术的改进提供了依据。器官移植和干细胞移植术前、术后一整套护理方法的形成,是器官移植和干细胞移植成功的关键因素之一。血液病各种化疗药物的配制与应用、成分输血的护理,特殊治疗导管(如 PICC、输液港)的置入、应用与维护等专科护理技术也得到了相应的发展。

【内科护理专业实践和相关领域的发展】

随着人类文明和科学技术的进步,社会经济发展和人民生活水平的提高,随着病因和疾病谱、医学模式和护理理念、医疗系统服务模式等的变化,内科护理专业实践领域也在不断发展和变化。

1. **病因和疾病谱的变化** 有研究表明,现代人类的疾病多与心理、行为和生活方式有关,与生活环境和社会环境因素以及衰老、遗传等生物学因素有关,有的还与卫生服务的缺陷有关。近年来,由于人们生活方式、饮食习惯的改变,环境污染、吸烟以及人口老龄化、流动性等因素的影响,心脑血管疾病、恶性肿瘤、糖尿病、慢性阻塞性肺疾病、支气管哮喘、脂肪性肝病等疾病的发病率有逐年增高的趋势,且许多疾病的发病有年轻化倾向;帕金森病等老年病日益增多;一些原已基本得到控制的传染病,如肺结核、登革热、血吸虫病等,感染率和发病率呈上升趋势;新发传染病,如新型冠状病毒肺炎,对世界经济和人类生活方式也产生着巨大影响。

2. **医学模式和护理理念的转变** 上述病因和疾病谱的变化说明了心理、行为、社会、环境等因素对人类健康的影响,暴露了原有的生物医学模式的局限性,从而促使生物-心理-社会医学模式取而代之。新的医学模式强调医学目标的整体性,认为在关注生物学因素的同时,还要重视心理和社会因素在人类健康和疾病中的重要作用。近年来整合医学(integrated medicine)理念日益兴起,旨在实现医学整体和局部的有机统一,强调以病人为中心,多学科合作和参与,有机整合医学各领域的理论知识和临床各专科的实践经验,使病人得到全面、全程的最佳诊疗。在护理理念方面,以整体的人的健康为中心的现代护理观也取代了原有的以疾病护理为中心的护理观。同时,新型冠状病毒肺炎、严重急性呼吸综合征、人感染高致病性禽流感以及埃博拉病毒和寨卡病毒感染等新发传染病的不断出现,引起了人们对突发性公共卫生事件的重视,增强了在群体层面预防与控制疾病的意识。

以上这些观念上的转变,都反映了人类对健康和疾病的认识在实践中不断深化和发展,使临床护理学包括内科护理学所关注和研究的内容,已不再局限于医院内病人的护理。护理实践和研究的视野已经从人的疾病向患病的人到所有的人,从个体向群体,从医院向社区扩展。护理实践应以促进健康、预防疾病、协助康复、减轻痛苦为目的,着眼于人的生命的全过程,着眼于整体的人的生理、心理、社会、文化、精神、环境需求。

3. **医疗系统服务模式的改革** 随着社会发展、疾病谱的变化和人口老龄化,人们对卫生健康服务的需求日趋增长;同时,医疗费用增长过快,国家、社会和群众经济负担过重,使价-效医学(cost-effect medicine),亦即用最少的钱最有效地治疗疾病,成为医疗系统服务模式改革中必须要解决的问题。其中以循证医学证据和指南为指导的临床路径(clinical pathway)管理,是由医生、护士和其他专业人员一起,将特定的疾病或手术所涉及的关键的检查、治疗、用药、护理等活动进行标准化,作出最适当的且有顺序性和时间性的医疗护理计划,从而促进医疗活动的组织和各病种的管理,对于规范医疗行为,降低医疗成本,提高服务质量具有十分重要的意义。

另外,从节省卫生资源和方便服务对象出发,许多健康问题并不一定需要住院治疗或长期在大医院治疗。随着卫生保健和医疗体制的改革,医疗保险制度的逐步成熟和完善,缩短病人住院时间以节省费用是必然趋势。与此同时,需要建立起各级医疗/养护机构之间无缝对接的保健网络(seamless web of care),加强家庭病床、养护机构、社区医疗护理服务功能,作为病人出院后的后续服务,保证病人虽离开医院但不影响治疗和康复的进程,保证治疗和护理的连续性和协调性,减少病人再次住院的概率。内科疾病中慢性病居多,病人出院后治疗和护理的连续性显得尤为重要,把互联网+、智能可穿戴医疗设备应用于慢性病病人的出院后延续护理,可促进病人出院后实施自我管理,实现护理的精准化、精细化发展,提高健康管理的效率。

4. 护理专业实践领域的拓展 从上述医疗服务模式改革可见,护理专业实践的场所正在从医院扩展到社区和家庭,这是内科护理的一个重要发展趋势。当今的护理专业实践不仅指医疗机构内的临床护理,还包括在社区对个体和群体的护理和保健。在欧美等发达国家,已有近半数的专业护士在从事初级卫生保健,以及慢性病病人、老年人、残疾人等重点人群的家庭护理和社区护理工作。截至2021年底,我国从事基层护理工作的注册护士已达115万人,约占护士总数的22.9%,提示护理专业将在基层卫生服务中担当越来越重要的角色。

【内科护理中护士的角色和作用】

内科护理的服务对象从青少年、中年、老年直至高龄老人。服务对象的年龄跨度大,因而各种健康问题和对卫生保健的需求高度复杂。随着责任制护理(primary nursing)工作模式在临床护理中的普遍实施,护士的角色和作用在扩展和延伸,也对内科护士提出了新的更高的要求,内科护士是病人的直接护理者,还承担着协作者、教育者、代言者、管理者和研究者的角色和作用。

1. 护理者(caregiver) 直接护理病人从来是护士的基本工作职责。每一名注册护士作为护理专业的从业人员,必须应用科学的理论和知识指导临床实践,从整体的观念出发,以适当的生理和心理社会指标对病人及家属进行全面的评估,发现并诊断人对健康问题的反应,以满足服务对象在生理、心理、社会、文化、精神和环境等方面的需求为目标,制订切实可行的护理计划并加以实施。护理者的角色要求护士树立以人为本的服务理念,富有爱心,具有宽广而扎实的人文社会科学、基础医学和临床学科的知识,并注重自身专业能力的不断提升。护士应掌握过硬的基础护理和专科护理技能,准确完成各项治疗性操作,能胜任对病人病情的观察和判断,并做好生活护理、心理护理和健康指导。护理的过程,就是护理者把爱心、知识和技能转化为对服务对象的关爱和照护的过程。

2. 协作者(collaborator) 在临床工作中,需要医生、护士、营养师、康复治疗师、心理治疗师、社会工作者等多学科团队(multidisciplinary team,MDT)专业人员的通力合作,才能对病人提供全面的、协调的、高质量的服务。在多学科专业人员组成的团队中,护士既需要独立地对病人进行评估、计划和实施护理,又需要与其他学科专业人员为了共同的目标,有效沟通,协调合作,探讨策略,参与决策,为解决病人的问题一起努力。

3. 教育者(educator) 护士作为健康教育者的作用越来越得到重视,其原因是多方面的。一是随着健康观念的转变,人们对卫生服务的需求从治疗疾病向增进健康、预防疾病扩展,健康教育就是满足这一需求的主要手段之一。二是在慢性病的人群干预、病人管理中,包括住院病人的出院指导中,健康教育均是主要手段。内科疾病多为慢性病,在出院计划中,应指导病人和家属如何在出院后继续治疗和定期随访,如何自我管理以保持病情稳定,如何识别病情变化并及时就诊。要使健康教育行之有效,护士应评估病人或其他学习者的学习需求和学习能力,选择适当的教学方法、教具和资料,运用恰当的表达和沟通技巧去实施教学,并对学习效果进行评价。健康教育的方式可以是专门安排的集中讲座、个体化的出院指导,也应贯穿在日常工作中,在护理病人的同时进行。除了健康教育,护士对护士学生,高年资护士对低年资护士、辅助护理人员等,均承担着教育者的责任。

4. 代言者(advocate) 病人或其他服务对象往往对卫生保健系统不甚了解,护士应尊重和维护他们的知情权,帮助他们了解有关的合法权益,并在需要时协助他们与其他专业人员进行沟通,对诊疗方案作出知情的选择或参与决策过程。护理界应该积极参与我国医疗改革,为提高医疗服务质量,提出建设性的意见和建议。

5. **管理者(manager)** 无论采用何种护理工作分工方式,无论是在医院或在社区,护理工作中都包含着对病人的管理。护士在管理方面的职责还涉及时间、资源、环境、人员的管理。护士应能够有效地使用时间,节省各种资源,安排好各班次工作,管理好工作场所,指导、检查下级护理人员的工作,以及行使其他管理、协调方面的职责。在管理岗位上的护士则更应学习和应用管理学的理论和技巧,营建一个有利于护理实践的工作环境,以有利于护理专业团队的成长,维护护士的身心健康,提高护士的工作成就感和满意度,进而提高护理服务质量和病人安全。

6. **研究者(researcher)** 护理学是一门实践性和科学性都很强的学科。护理学学科通过专业教育进行人才培养,通过科学研究进行知识创新,通过临床实践服务社会,其中科学研究是本学科发展的基础。护士应注重对临床实践经验的归纳和总结,更应增强科研意识,用科学的方法严谨地设计、测量,实事求是地分析、探究护理实践中的问题,提出有说服力的结果和观点,用新的知识丰富护理学知识体系。同样重要的是,护士应培养应用科研成果的意识,用科研成果指导和改进临床实践。

第三节 成年人的主要健康问题

【 成年人的发展阶段 】

人的生命周期是一个生物、心理、社会诸方面的动态变化过程。正如儿童生长发育可以分为若干阶段一样,成年人的发展也可以划分阶段,分为青年、中年、老年三个阶段。关于这三个阶段的年龄划分,各国有不同的标准。世界卫生组织(World Health Organization,WHO)的划分标准为 18~44 岁为青年期;45~59 岁为中年期;60~74 岁为老年前期;75~89 岁为老年期;90 岁以上为长寿老年期。我国对老年期的分段标准为:45~59 岁为老年前期,即中老年人;60~89 岁为老年期,即老年人;90 岁以上为长寿老年期,即长寿老人。

成人发展理论(adult developmental theories)认为,成人发展各阶段的表现形式是可以预测的,各有其表现的特征,依照一定的顺序发生,并且有其特定的发展任务(developmental task)需要完成。例如青年期有步入成人社会、开始职业生涯、恋爱择偶、成家、生儿育女等发展任务;中年期是事业上的收获期和家庭的成熟期,同时需要调节以适应生理上的变化;老年期要适应退休、社会角色转变、健康状况减退、丧偶等变化,并据此调整和安排好生活。人生的任何阶段都可能面对和经历生活发生重大变化的时刻,这种变化时刻是关键期(critical period),人需要根据变化的性质和程度作出调整和适应以度过此关键期。人在经历重大健康问题或患病时也是处于人生的关键期,这一时期与护理专业工作密切关联,护士必须充分认识和理解健康问题或患病可能给病人的生活、工作及学习带来的重大变化。

【 健康的有关概念 】

1. **健康(health)** WHO 对健康的定义:健康是身体上、心理上和社会适应的完好状态,而不仅是没有疾病和虚弱。这一定义反映了生物医学模式向生物-心理-社会医学模式的转变。人们只有转变观念,树立正确的健康观,才能建立起健康的生活方式,以维护和促进健康。

2. **亚健康(sub-health)** 亚健康状态是指人的健康状态处于健康与疾病之间的质量状态,以及人对这种状态的体验。亚健康又称作"第三状态",以区别于"第一状态"(健康状态)和"第二状态"(疾病状态)。换言之,亚健康是指人们虽经身体检查没有患病的客观证据,但具有发生某些疾病的危险因素或倾向,常有虚弱感觉、诸多不适和各种症状的体验。有的学者将这些体验归纳为"一多"和"三减退",即疲劳多、活力减退、反应能力减退和适应能力减退。

亚健康状态的特点:一是普遍性,据国内外调查显示,其发生率约占总人口的60%,其中以中年群体居多;二是隐匿性,不易被个人所觉察或重视,不被社会所承认,不为医学所确认;三是双向性,既可向疾病状态发展,又可向健康状态逆转。因而,全社会尤其是医疗卫生工作者对于人群的亚健康状态应予以足够的认识,注意健康监测,以期及早发现和进行适当的干预。亚健康状态与不良生活方式、不健康行为习惯密切相关,故消除或改变不良生活方式,建立健康行为习惯是逆转亚健康的主要手段。例如建立有规律的生活节奏,注意劳逸结合,全面均衡的饮食营养,有规律的体育锻炼,去除吸烟、酗酒等不良习惯,讲究心理卫生,避免长期的高度紧张、心理压力或负性情绪等。

3. **疾病(disease)和患病(illness)**　两者虽常被通用,其含义是不同的。疾病是指人的身心结构和功能上的改变,例如糖尿病、消化性溃疡、肝硬化。患病是指人对疾病的体验和反应,这种体验和反应因人而异,个体差异可以很大。患病作为一种状态,既反映了机体的病理生理改变,又反映了这些病理生理改变对病人心理状态、角色功能、人际关系、价值观的影响;患病表现、对就医和治疗的态度等还与病人的生活经历、文化背景等有关,它不仅取决于病人本人对疾病的认知和态度,还取决于他周围的人对他所患疾病的认知和态度。

【成年人各发展阶段的主要健康问题】

1. **青年期(young adulthood)**　青年人的机体通常是处于健康和功能状态的最佳时期。虽然与老化有关的机体变化从青年期已经开始,但其变化程度并不明显。

(1) 影响青年期健康的心理社会因素:步入成人社会,青年人要面对日益激烈的社会竞争,就业压力、经济困难、恋爱情感问题、人际关系紧张等均为影响心理健康的因素。随着我国高等教育规模的迅速扩大,青年人中在校大学生的比例显著增加。除了同样要面对上述心理社会因素带来的压力,青年学生群体还要面对学业的压力,适应不良时也可能影响心理健康。

(2) 青年期的主要健康问题:多与心理社会因素和不良生活方式有关,例如意外伤害、酗酒、睡眠剥夺(sleep deprivation)、缺少运动、肥胖、接触环境或职业毒物,以及与持续性心理失调有关的问题,例如心身疾病如消化性溃疡,心理问题如焦虑症、抑郁症、自杀等。青年学生中常见的问题有注意力不集中、记忆力减退等神经症状,缺乏自信心、情绪不稳定、学习紧张心理、人际关系失谐等适应不良症状,以及挫折感、失败感等心理失调表现。有些慢性病的发病有年轻化倾向,如原发性高血压、冠心病、糖尿病、高脂血症、痛风等可在青年期发病,但往往未引起注意,直至若干年后发展为严重的健康问题。

(3) 青年期健康指导:主要在于引导青年人认识自身的心身特点、经济条件、社会角色、责任和义务,保持乐观、自信、奋进、向上、平和、满意的健康情绪和心境,培养坚强的意志力、完整和谐的人格,时时注意维护和调整心理平衡,提高社会适应能力和应对挫折的承受力,以良好的心理素质,面对人生的挑战和机遇。

2. **中年期(middle adulthood)**　进入中年期后,机体结构和功能上的老化表现趋于明显。生理功能的老化表现及其进展速度有着明显的个体差异,故不能完全以历法年龄推测生理功能。一般而言,机体外表的变化如皮肤干燥、出现皱纹、头发变白、体形改变往往是最早引起注意的变化。多数人可能出现肌力和敏捷性减退,但多能通过日常的调节和适应,尽量减少这些功能减退的影响。生命器官的老化始于青年期,在中年期变化显著,例如心、肺、肾功能的减退。由于机体的调适和代偿,这些变化一般未引起注意。

(1) 中年期的主要健康问题:除了在青年期已见发病的疾病外,多种慢性病的发病率在中年期上升。①亚健康状态:主要见于中年人群。②"六高一低"倾向:虽然很多中年人自我感觉健康状况良好,这一群体中普遍存在"六高一低"倾向,即接近疾病水平的体力和心理高负荷、高血压、高血脂、高血糖、高血液黏滞度、高体重和免疫功能偏低。③"五病综合征":糖尿病、高血压、高脂血症、冠心病和脑卒中。④其他:如恶性肿瘤、肝硬化等。这些健康问题大多与不良生活方式有关,例如摄入营养的结构不合理、缺乏体力活动、生活压力大等。

（2）中年期健康指导：①坚持锻炼。中年期的体力和耐力均趋下降，因此，坚持日常的运动锻炼至关重要。偶尔进行运动或过于剧烈的运动则容易导致受伤。②控制体重。控制体重必须节制饮食，这在某些社交活动和应酬频繁的中年人并不容易做到，需要给予特别的强调和指导。③积极应对压力。中年期往往要面对工作、家庭、经济、教育子女、照料年迈父母等多重生活压力，有些人依靠吸烟、饮酒、服用药物来缓解心理压力，这些是消极行为且有损健康，应引导和鼓励积极应对压力源。

3. 老年期（older adulthood）　在欧美等发达国家把 65 岁及以上界定为老年人。我国根据国人的平均寿命、身体状况、退休年龄以及社会经济发展水平等多方面因素，规定 60 岁及以上者在我国为老年人。我国老年人口绝对数居世界第一，在 1999 年 10 月进入老龄化社会，也就是说，当时我国 60 岁及以上的人口达到了总人口数的 10%。第 7 次全国人口普查的数据显示，截至 2020 年 10 月底中国大陆总人口数已达到 14.12 亿，其中 60 岁及以上人口达 2.64 亿，占总人口数的 18.7%；65 岁及以上人口数为 1.91 亿，占总人口数的 13.5%，提示我国人口老化速度很快。我国是在经济不够发达、社会保障体系尚未完善的情况下进入老龄化社会的，面临养老保障负担日益沉重，为老服务需求迅速增长，但为老服务业发展严重滞后等问题。护理专业人员作为卫生保健服务的主要力量之一，对老年人的医疗护理和照护服务需求应有足够的估计和重视。

（1）老年期的主要健康问题：统计资料表明，65 岁以上的老年人口中，多数患有一种或多种慢性病并伴有不同程度的功能性残疾。老年人既往的健康状况及生活方式常影响其进入老年期后的健康状态。老年期的主要问题包括从青年、中年期延续而来的慢性疾病如肥胖、心血管疾病、癌症等，还有老年期常见的神经精神疾病、退行性骨关节病变、视力或听力减退、营养不良，以及急、慢性呼吸系统疾病和肾脏疾病等。此外，老年人对机体或情感应激的承受能力减退，当机体的一个系统出现问题时，往往累及其他系统，出现多系统功能障碍。

显然，老年人的健康问题不仅与患病有关，还与机体老化过程有关。老化是由于脏器的萎缩和实质细胞的减少而引起全身各系统的生理功能缓慢、不可逆的下降。虽然老化本身不可停止或逆转，但老化对健康和生活质量的影响是可以减轻的。良好的生活方式和习惯，包括乐观通达的心态、均衡的营养、适当的运动和休息、注意安全和正确使用药物，均是减轻老化影响的有效方法。

（2）老年期的心理特征及影响因素：老年期的心理特征主要有近事记忆减退、固执保守、沉湎于往事、对外界事物不感兴趣、难以接受新事物、以自我为中心、猜疑、抑郁、疑病、孤独和空虚感等。老年期出现这些变化的原因很复杂，主要是老化引起的生物学变化，以及老年人在精神、心理、社会等方面对老年期各种变化的体验。患病和生理功能衰退带来一系列的生活、家庭、经济和社会问题，退休、角色改变、家庭结构改变、人际关系疏远引起人情淡薄的失落感和抑郁心理等，均能加重老年人负性情绪和消极心理。维护和增进老年人心理健康的努力应是全方位的，既需要对老年人的关心和心理疏导，也需要构建一个健全的社会支持体系，使老年人得到安度晚年的保障。

（3）老年人意外伤害问题：老年人常见意外伤害有跌倒、交通事故、淹溺、自杀、火灾、意外中毒等，意外伤害的发生率随年龄增长而增高。其中跌倒致伤是老年人伤害死亡的首要原因，特别是跌倒所致的股骨颈骨折常导致老年人长期卧床甚至死亡。老年人意外伤害有关的危险因素包括机体老化带来的功能减退，如视力、记忆力、体力和反应速度的减退；患病引起的身体不适，如头晕、肢体无力和活动障碍；环境因素如生活环境中的不安全因素。老年人受伤的后果往往较年轻人严重，康复过程缓慢或不能完全康复。受伤带来的问题可以是多方面的：生理方面的有伤痛、发生并发症，甚至死亡；功能方面的有受伤致残使活动范围受限、生活自理能力下降；心理方面的有悲观、丧失自信心；社会方面的有经济负担、照料负担加重，因活动受限不能参与社会活动，人际交往减少等。对老年人的意外伤害问题，应予以足够的重视，采取切实可行的预防措施。一旦发生意外伤害，应予以积极的治疗，包括创伤的治疗、保持和恢复功能的康复治疗。

（4）老年人安全用药：安全用药是老年护理的重要内容。老年期生理功能改变导致药物的体内过程和机体对药物的耐受性改变,故老年人用药易发生药物不良反应。老年人常患有一种以上的慢性病,往往长期同时使用多种药物,药物相互作用是不良反应发生率高的又一原因。在老年人用药行为方面,自行购药使用可致用药不当或误用;理解能力、记忆力、视力减退,肢体运动功能障碍以致无法准确准备和服用药物;因各种原因自行减量或加量服药,均可影响正确用药。在老年人的用药护理中,应仔细评估老人准确服药的能力,能自行服药者给予准确服药的指导,解释依从治疗计划服药的重要性;准备药物有困难的老人应为其分装每次需服用的药物,并检查服用情况;不能自行服药者应协助其按时服用。用药后注意观察疗效和不良反应。

（5）老年人长期照护:WHO 将长期照护(long term care)定义为由非专业照料者(家人、朋友或邻居)和专业人员(卫生和社会服务人员)进行的阶梯式照料活动,即根据服务对象不断变化的健康和功能状况调整照料活动,以保证不具备完全自我照顾能力的个人能持续得到符合其个人意愿的且较高的生活质量,获得最大可能的自立、参与、个人满足及人格尊严。截至 2019 年底,我国有失能、半失能老年人 4 000 余万,故老年人是长期照护的主要服务对象。老年照护通常包括以下内容:①卫生服务。医疗、护理、保健等服务是老年照护的重要内容,包括物理治疗、作业治疗、导管护理、静脉输液、伤口护理等,以及对老人及家属进行日常护理的指导等。②生活照料、家庭劳务服务。为居家失能老人提供家居清洁、做饭、送餐、购物、协助洗澡等各种家政服务,外出时的交通服务,以及其他简单家庭事务的协助处理,以满足失能老人居家养老的需求,降低他们入住养护机构的概率。③精神慰藉、娱乐、社会活动。采取多种形式为老人提供精神慰藉和心理安慰,可在社区举行各种形式的老人联谊活动,招募志愿者上门陪伴老人,鼓励家人经常探视入住养护机构的老人等。④评估、协调和转介。为老人定期进行身体、心理、社会功能及经济状况的多维度综合性评估,作为提供照料服务的依据。应安排有人定时探访或电话联系独居老人,可安装平安钟等应急热线服务,以确保独居老人的安全。老人常因健康状况的变化而需要在家居、养护机构和医院之间转移,通过有效的评估、协调和转介服务,可保证老人得到衔接良好、全面周到、连续有序的照护,避免不同机构之间照护服务的脱节。由于老年照护涉及多个学科专业领域,应采取多学科协作的工作模式,由医生、护士、康复治疗师、心理、社会工作者及辅助人员组成的团队合力进行,护士应积极参与其中,充分发挥自身的专业所长。同时,护理专业应积极参与我国老年照护体系的规划、建设、运行和管理,在应对人口老龄化中发挥积极作用。

了解健康、亚健康、疾病、患病等基本概念,以及成年人各发展阶段的主要健康问题及相关因素,有利于护士从整体的观念出发,理解服务的对象——人。故本节的内容是学习临床护理知识的基础。由于篇幅所限,在此只能作一简述。护理学专业学生可参阅相关的教材和资料,并在学习以后各章节的内容及临床见习和实习过程中,加深对这些问题的理解,以求更好地理解护理学专业在满足人民群众对卫生保健服务的需求、预防和治疗疾病、保持和增进健康的事业中的作用和责任,从而为人、为社会提供高质量的护理服务。

（尤黎明）

URSING

第二章

呼吸系统疾病病人的护理

02章　数字内容

呼吸系统疾病是危害我国人民健康的常见疾病。由于吸烟、大气污染（包括 PM2.5）、理化因子、病原微生物吸入，以及人口老龄化等多种因素的影响，肺癌、支气管哮喘和慢性阻塞性肺疾病发病率不断增高。2020 年中国统计年鉴显示，呼吸系统疾病在我国城市及农村人口的主要疾病死亡率及死因构成中居第四位，仅次于恶性肿瘤、心脏病和脑血管疾病。2020 年全球癌症负担数据指出，肺癌是我国发病率及死亡率最高的恶性肿瘤。我国慢性阻塞性肺疾病的发病率也呈逐年上升趋势，《中国居民营养与慢性病状况报告（2020 年）》显示我国仍是全球慢性阻塞性肺疾病发病率最高的国家之一，40 岁及以上居民患病率从 2015 年发布的 9.9% 上升至13.7%。我国仍是 WHO 公布的全球结核病高负担国家之一，传染性肺结核患病率虽已下降至59.3/10 万，但耐药结核病仍然是目前乃至今后一段时间需要面对的重点问题。由于病原体的变化和免疫功能受损的宿主增加，肺部感染的发病率和死亡率仍有增无减。严重急性呼吸综合征、甲型 H1N1 流感、人感染 H7N9 禽流感以及新型冠状病毒肺炎等突发急性传染病疫情造成的影响和损失，使得呼吸系统疾病的防治和研究工作更加重要和迫切。随着医学科学技术的快速发展，呼吸系统疾病的诊疗技术、呼吸支持技术、呼吸系统慢性病管理与康复技术等方面均取得了长足的进步。无创呼吸机、体外膜氧合器广泛应用于呼吸系统疾病的治疗中，提高了病人的治愈率，降低了病死率。

第一节　概　　述

【呼吸系统的结构功能与疾病的关系】

呼吸系统主要包括呼吸道和肺。

（一）呼吸道

呼吸道以环状软骨为界分为上、下呼吸道。

1. **上呼吸道**　上呼吸道由鼻、咽、喉构成。鼻对吸入气体有加温、湿化和净化作用,可将空气加温至37℃左右,并达到95%的相对湿度,使进入肺部的气体适合人体的生理需求。临床上气管切开或气管插管病人应用机械通气治疗时,吸入气体均需经过湿化和加温,如果没有经过适当的处理,干冷的气体会损伤气管黏膜的防御功能,使肺部感染的概率增加。咽是呼吸道与消化道的共同通路,吞咽时会厌软骨将喉关闭,对防止食物及口腔分泌物误入呼吸道起重要作用。气管切开的病人由于吞咽功能的障碍,常使咽部分泌物流入气管内,成为医院内获得性肺炎的重要原因之一。喉由甲状软骨和环状软骨(内含声带)等构成,环甲膜连接甲状软骨和环状软骨,是喉梗阻时进行环甲膜穿刺的部位。

2. **下呼吸道**　环状软骨以下的气管和支气管为下呼吸道,是气体的传导通道。气管向下逐渐分级,通常分23级(图2-1)。气管在隆凸处(相当于胸骨角处)分为左、右两主支气管(1级)。右主支气管较左主支气管粗、短而陡直,因此异物及吸入性病变如肺脓肿多发生在右侧,气管插管过深也易误入右主支气管。主支气管向下逐渐分支为肺叶支气管(2级)、肺段支气管(3级)直至终末细支气管(16级)均属传导气道,呼吸性细支气管(17级)以下直到肺泡囊,为气体交换场所。

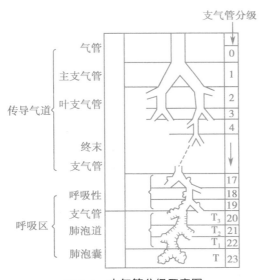

图2-1　支气管分级示意图

气道内气体的流速与其所流经的管腔横截面积成反比。从气管到呼吸性细支气管,随着气道的逐渐分支,气道相应的横断面积总数逐渐增大,气道结构上的这一特点使气流在运行过程中流速逐渐减慢,气体在肺泡内的分布基本均匀,混于气体中的微粒沉积于气道黏膜而不易进入肺泡内。临床上将吸气状态下直径小于2mm的细支气管称为小气道。由于小气道管腔纤细、管壁菲薄、无软骨支撑而易扭曲陷闭,在发生炎症时,小气道容易因痉挛和黏液阻塞导致通气障碍。

3. **呼吸道的组织结构**　气管和支气管壁的组织结构相似,主要由黏膜、黏膜下层和外膜层构成。

（1）黏膜:黏膜表层几乎全部由纤毛柱状上皮细胞构成,在细胞顶端有指向管腔的纤毛以同一频率向咽侧摆动,起清除呼吸道内的分泌物和异物的作用。在纤毛柱状上皮细胞间的杯状细胞与黏液腺一起分泌黏液,黏液分泌不足或分泌过量均会影响纤毛运动功能。纤毛运动能力减弱可导致呼吸道防御功能下降。

（2）黏膜下层:黏膜下层为疏松结缔组织层,含有混合性腺。腺体的分泌除缘于直接刺激外,还可由迷走神经反射诱发。在慢性炎症时,杯状细胞和腺体增生肥大,使黏膜下层增厚、黏液分泌增多、黏稠度增加。

（3）外膜:外膜由软骨、结缔组织和平滑肌构成。在气管与主支气管处平滑肌仅存在于C形软骨缺口部,随着支气管分支,软骨逐渐减少而平滑肌增多,至细支气管时软骨完全消失。气道平滑肌的舒缩受神经和体液因素影响,是决定气道阻力的重要因素。

（二）肺

1. **肺泡**　肺泡是气体交换的场所,肺泡周围有丰富的毛细血管网,每个肺泡上有1~2个肺泡孔（Kohn pore）,相邻肺泡间气体、液体可经肺泡孔相通。成人肺泡总面积约有$100m^2$,在平静状态下只有1/20的肺泡进行气体交换,因而具有巨大的呼吸储备力。

2. **肺泡上皮细胞**　肺泡内表面有一层上皮细胞,由两种细胞组成。①Ⅰ型细胞:覆盖肺泡总面积的95%。它与邻近的毛细血管内皮细胞紧密相贴,甚至两者基底膜融合为一,合称肺泡-毛细血管膜（简称"呼吸膜"）,是肺泡与毛细血管间进行气体交换的场所。正常时此屏障厚度不足$1\mu m$,有利于气体的弥散;在肺水肿和肺纤维化时厚度增加,使气体交换速度减慢。②Ⅱ型细胞:可分泌表面活性物质,降低肺泡表面张力,维持肺泡容量的稳定性,防止肺泡萎陷。急性呼吸窘迫综合征的发病与肺泡表面活性物质缺乏有关。

3. **肺泡巨噬细胞**　是由血液内单核细胞迁移至肺泡间隔后演变而来,其作用除吞噬进入肺泡的微生物和尘粒外,还可生成和释放多种细胞因子,如白细胞介素-1、氧自由基和弹力蛋白酶等活性物质,这些因子在肺部疾病的发病过程中起着重要作用。

4. **肺间质**　是指肺泡上皮与血管内皮之间、终末气道上皮以外的支持组织,包括血管及淋巴组织。肺间质在肺内起着十分重要的支撑作用,使肺泡与毛细血管间的气体交换及肺的通气顺利进行。一些疾病会累及肺间质,最终可导致永久性的肺纤维化。

（三）肺的血液供应

肺有双重血液供应,即肺循环和支气管循环。

1. **肺循环**　执行气体交换功能,具有低压、低阻、高血容量等特点。缺氧能使小的肌性肺动脉收缩,形成肺动脉高压,是发生慢性肺源性心脏病的重要机制之一。

2. **支气管循环**　体循环的支气管动、静脉与支气管伴行,营养各级支气管及肺。支气管静脉与动脉伴行,收纳各级支气管的静脉血,最后经上腔静脉回右心房。支气管动脉在支气管扩张症等疾病时可形成动静脉分流,曲张的静脉破裂可引起大咯血。

（四）胸膜腔和胸膜腔内压

胸膜腔是由胸膜围成的密闭的潜在性腔隙。正常情况下胸膜腔的脏层与壁层胸膜之间仅有少量浆液起润滑作用。壁层胸膜分布有感觉神经末梢,脏层胸膜无痛觉神经,因此胸部疼痛是由壁层胸膜发生病变或受刺激引起。胸膜腔内压是指胸膜腔内的压力,正常人为负压。当胸膜腔内进入气体（气胸）,胸膜腔内负压减小,甚至转为正压,则可造成肺萎陷,不仅影响呼吸功能,也将影响循环功能,甚至危及生命。

（五）肺的呼吸功能

呼吸是指机体与外环境之间的气体交换,由外呼吸、气体在血液中的运输及内呼吸三个同时进行又相互影响的环节组成。呼吸系统通过肺通气与肺换气两个过程完成了整个呼吸过程中最关键的一步——外呼吸（即肺呼吸）,所以,一般将外呼吸简称为呼吸。

1. **肺通气**　指肺与外环境之间的气体交换。临床常用以下指标来衡量肺的通气功能:

（1）每分通气量（minute ventilation volume, MV, V_E）:每分钟进入或排出呼吸器官的总气量称每分通气量,为潮气量（tidal volume, V_T）与呼吸频率（f）的乘积,即$MV/V_E = V_T \times f$。正常成人潮气量为400~500ml,呼吸频率为16~20次/min。在基础代谢情况下所测得的每分通气量称每分钟静息通气量,人体以极大的呼吸幅度和速度所达到的每分通气量称为最大通气量。

（2）肺泡通气量（alveolar ventilation, V_A）:指每分钟进入肺泡进行气体交换的气量,又称有效通气量,即$V_A = (V_T - V_D) \times f$。

V_D为生理无效腔气量（physical dead space ventilation, V_D）,是肺泡无效腔（alveolar dead space）与解剖无效腔（anatomical dead space）之和。在通气/血流比值正常的情况下,肺泡无效腔量极小,可忽

略不计,故生理无效腔主要由解剖无效腔构成,正常成年人平静呼吸时约150ml(2ml/kg体重),气管切开后无效腔气量减少1/2,通气负荷减轻。

正常的肺泡通气量是维持动脉血二氧化碳分压($PaCO_2$)的基本条件,呼吸频率和深度会影响肺泡通气量(表2-1),浅而快的呼吸对肺泡通气不利,采用深而慢的呼吸方式可增加通气量,但同时会增加呼吸做功。

表2-1　相同肺通气时不同呼吸频率和潮气量的肺泡通气量改变

呼吸特点	呼吸频率/ (次·min^{-1})	潮气量/ml	每分通气量/ ($ml·min^{-1}$)	肺泡通气量/ ($ml·min^{-1}$)
深大呼吸	8	1 000	8 000	6 800
正常	16	500	8 000	5 600
浅快呼吸	32	250	8 000	3 200

2. 肺换气　是指肺泡与肺毛细血管血液之间通过呼吸膜以弥散的方式进行的气体交换。正常的肺换气功能有赖于空气通过肺泡膜的有效弥散,充足的肺泡通气量和肺血流量、恰当的通气/血流比例以及呼吸膜两侧的气体分压差可确保肺泡膜的有效弥散。肺换气功能障碍是造成低氧血症的常见原因。

(1) 肺弥散量(diffusing capacity):指气体在1mmHg分压差下,每分钟经呼吸膜弥散的容量,反映肺换气的效率,正常值平均约为27ml/(min·mmHg)。常以1次呼吸法测定肺一氧化碳弥散量(diffusing capacity of the lung for carbon monoxide, D_{LCO})。D_{LCO}受体表面积、体位、P_AO_2等因素的影响。

(2) 肺泡-动脉氧分压差($P_{A-a}O_2$):可反映肺泡膜氧交换状态。正常$P_{A-a}O_2 \leqslant 15$mmHg,且随年龄增长而增加。

(六) 呼吸系统的防御功能

正常成人每天接触的空气量高达15 000L,同时,还会受到经血液循环带来的机体内部有害物质的侵害。为防止各种微生物、变应原、毒素和粉尘等有害颗粒的侵袭,肺与呼吸道共同构成了完善的防御机制。

1. 气道的防御作用　主要有3个防御机制。①物理防御机制:通过对致病因子的沉积、滞留和气道黏液-纤毛运载系统的作用完成;②生物防御机制:上呼吸道的正常菌群对机体是一种防御机制;③神经防御机制:主要是由有害因子刺激鼻黏膜、喉及气管时产生咳嗽反射、喷嚏和支气管收缩等完成,从而将异物或微生物排出体外。

2. 气道-肺泡的防御作用　广泛分布于气道上皮、血管、肺泡间质、胸膜等处的淋巴细胞、淋巴样组织、淋巴结等具有免疫功能的组织通过细胞免疫和体液免疫发挥防御作用,以清除侵入的有害物质。

3. 肺泡的防御作用　①肺泡巨噬细胞:肺泡中有大量的巨噬细胞,它在清除肺泡、肺间质及细支气管的颗粒中起重要作用;②肺泡表面活性物质:有增强防御功能的作用。

呼吸系统的防御功能可受到经口呼吸、理化刺激、气管切开或气管插管、缺氧、高浓度吸氧及药物(如糖皮质激素、免疫抑制剂及麻醉药)等因素的影响而下降,为病原体入侵创造条件。

(七) 呼吸的调节

机体可通过呼吸中枢、神经反射和化学反射完成对呼吸的调节,以达到提供足够的氧气(O_2)、排出二氧化碳(CO_2)及稳定内环境酸碱度的目的。基本呼吸节律产生于延髓,而呼吸调整中枢位于脑桥,发挥限制吸气、促使吸气向呼气转换的作用。大脑皮质在一定限度内可控制呼吸。呼吸的神经反射调节主要包括肺牵张反射、呼吸肌本体反射及J感受器引起的呼吸反射。呼吸的化学性调节主要指动脉血或脑脊液中O_2、CO_2和[H^+]对呼吸的调节作用。缺氧对呼吸的兴奋作用是通过外周化学感受器,尤其是颈动脉体来实现的。CO_2 对中枢和外周化学感受器都有作用,正常情况下,中枢化学感受器通过感受 CO_2 的变化进行呼吸调节。$[H^+]$ 对呼吸的影响主要是通过刺激外周化学感受器所引起,当 $[H^+]$ 增高时,使呼吸加深加快,反之,呼吸运动受抑制。

【护理评估】

在全面收集病人的主观、客观资料的基础上,对呼吸系统疾病病人进行护理评估应着重注意以下内容:

（一）病史

1. 患病及治疗经过

（1）患病经过:了解病人患病的起始时间、主要症状及伴随症状,如咳嗽、咳痰、呼吸困难、咯血、胸痛等表现及其特点;询问有无诱因,症状加剧和缓解的相关因素或规律性等。

（2）诊治经过:询问病人曾做过何种检查,结果如何;曾用药物的名称/种类、用法、末次用药的时间,是否为医生处方后用药及用药后症状改善情况;支气管哮喘病人是否会正确使用吸入性药物等;患病期间有无采取特殊治疗方法,如慢性阻塞性肺疾病病人的长期氧疗。

（3）目前状况:患病对病人日常生活及自理能力造成的影响。如夜间频繁咳嗽、咳痰可影响睡眠质量;剧烈咳嗽易造成老年妇女压力性尿失禁;呼吸困难可影响病人日常进食、休息及排泄,甚至使生活自理能力下降。

（4）相关病史:与呼吸系统疾病有关的疾病史,如过敏性疾病、麻疹、百日咳及循环系统疾病等。

2. 心理-社会状况

（1）对疾病的认识:病人对疾病的发生、病程、预后及健康保健是否了解。如慢性支气管炎病人对影响疾病发生、发展知识的了解情况,肺结核病人对疾病转归的了解等。

（2）心理状况:持续存在咳嗽、胸痛、呼吸困难等症状,可能使病人产生不良情绪反应;大量咯血可造成病人的恐惧心理;因呼吸功能损害引起工作及活动能力下降可产生自卑、抑郁等心理。

（3）社会支持系统:应了解病人的家庭组成、经济状况、教育背景等基本情况;还应询问病人的主要照顾者对病人所患疾病的认识及对病人的关怀、支持程度;明确医疗费用的来源或医疗负担水平及出院后继续就医的条件,包括居住地有无比较完备的初级卫生服务等资源。

3. 生活史与家族史

（1）个人史:出生地和居住地环境情况、生活条件、工作环境。重点询问居住地是否长期处在污染环境中,如矿区;家庭、工作环境中是否有被动吸烟的情况;近期有无相关的呼吸道传染病接触史。

（2）生活方式:了解病人日常生活、工作、学习、睡眠等是否规律。病人日常的活动量及活动耐力,能否胜任目前的工作,患病后角色功能、社会交往、性功能等是否发生改变。如慢性阻塞性肺疾病病人逐渐丧失工作能力,可能影响家庭经济来源,甚至影响到日常生活的自理能力。

（3）吸烟史:吸烟与呼吸系统疾病关系密切。应询问吸烟史、吸烟量及是否已戒烟或准备戒烟。吸烟量以"包年"（pack year）为单位,计算方法为每天吸烟包数×吸烟年数。

（二）身体评估

1. 全身状态　呼吸系统疾病多与感染有关,病人常有体温升高、脉率增快;肺性脑病病人可出现意识障碍;慢性呼吸衰竭、肺结核病人可有消瘦或体重下降;缺氧时会呈现出皮肤及黏膜的发绀;存在二氧化碳潴留时病人皮肤潮红;支气管肺癌淋巴结转移时可触及肿大的淋巴结。

2. 头颈部　有无鼻翼扇动、鼻窦压痛;牙龈、扁桃体、咽部有无充血、红肿;颈静脉充盈状况;气管位置是否居中等。

3. 胸部　应注意胸廓外形、两肺呼吸运动是否一致;肺部触诊有无语音震颤改变和胸膜摩擦感;肺部叩诊音变化;听诊呼吸音变化,有无干、湿啰音及其分布,有无胸膜摩擦音。

4. 腹部及四肢　注意有无肝大、肝颈静脉回流征等。四肢评估注意有无杵状指（趾）。如慢性肺源性心脏病引起右心衰竭可有肝大及肝颈静脉回流征阳性,支气管肺癌、肺脓肿可见杵状指。

（三）实验室及其他检查

1. **血常规检查**　病人存在细菌感染时血常规结果多表现为白细胞计数增加,中性粒细胞核左移,有时可有中毒颗粒。与过敏、寄生虫有关的疾病,如支气管哮喘病人可以有嗜酸性粒细胞增多。大咯血时可导致血红蛋白减少。

2. **痰液检查**　痰液检查是诊断呼吸系统疾病病因、进行疗效观察及判断预后的重要项目。

（1）一般检查:观察并记录痰液的量、颜色、性质和气味等。如痰液呈现红色通常提示痰中含有血液或血红蛋白;若呼吸道化脓性感染则咳出黄脓痰;合并厌氧菌感染时痰液有恶臭味,常见于肺脓肿、支气管扩张症病人。

（2）显微镜检查:常做痰涂片染色检查。革兰氏染色法,可见致病菌包括葡萄球菌、肺炎链球菌等;抗酸染色法,查找结核分枝杆菌;巴氏染色法,检查支气管肺癌病人痰中脱落的癌细胞等。

3. **病原微生物培养及药敏试验**　采集呼吸道、血液及胸腔积液标本进行细菌、真菌及病毒的培养并做药敏试验,为临床提供病原学诊断的依据并指导临床治疗选药。

（1）呼吸道:主要包括痰液（气道吸引物）、支气管肺泡灌洗液（broncho-alveolar lavage fluid,BALF）和肺组织。呼吸道标本可通过非侵入性或侵入性方法获得。非侵入性方法指经咳痰、鼻咽拭子、鼻咽吸引或气管导管内吸引（endotrachealaspiration,ETA）收集标本;侵入性方法指经支气管镜留取下呼吸道标本,如BALF、经支气管镜或经皮肺穿刺活检留取组织标本等。痰标本的采集方法主要有自然咳痰法和经环甲膜穿刺气管吸引或经纤维支气管镜（简称纤支镜）防污染双套管毛刷留取痰标本。前者最常用,留取方法简便,以晨起漱口后,用力咳出的气道深部痰液送检为佳;后者可防止咽喉部定植菌污染痰标本,对肺部感染的病因判断和药物选用有重要价值。留取痰标本应尽可能在使用/更换抗生素之前进行,采集来自下呼吸道的分泌物。怀疑普通细菌感染,需留取痰液量>1ml,真菌和寄生虫留取3~5ml,分枝杆菌留取5~10ml。

（2）血液:血培养是诊断菌血症的重要方法。成人每次应采集2~3套,每套从不同穿刺点进行采集。从同一穿刺点采集的血液标本通常分别注入需氧和厌氧培养瓶,每瓶采血量为8~10ml,以提高阳性率。采血应在寒战或发热初起时进行,抗菌药物应用之前采集最佳。

（3）胸腔积液:合并胸腔积液时,可行胸膜腔穿刺抽液送常规、生化、涂片（革兰氏染色、抗酸染色等）、培养等检测。

4. **动脉血气分析**　对于判断机体的通气状态与换气状态,是否存在呼吸衰竭及呼吸衰竭的类型,机体的酸碱平衡状态,酸碱失衡的类型及代偿程度等有十分重要的价值。动脉血气分析结果中pH正常范围为7.35~7.45,氧分压（PaO_2）正常值为80~100mmHg,二氧化碳分压（$PaCO_2$）正常值为35~45mmHg。

5. **影像学检查**　包括胸部X线、CT及MRI检查等,这些检查可为明确病变部位、性质、气管和支气管的通畅程度等提供依据。如造影增强CT对淋巴结肿大、肺栓塞、肺内占位性病变有重要的诊断和鉴别诊断意义;MRI对纵隔疾病和肺血栓栓塞症的诊断有较大帮助;肺血管造影适用于肺血栓栓塞症和各种先天性或获得性血管病变的诊断;支气管动脉造影和栓塞术对咯血有较好的诊治价值。

6. **纤支镜和胸腔镜检查**　纤支镜能深入到亚段支气管,直接窥视黏膜有无水肿、充血、溃疡、肉芽肿、异物等,检查的同时可以对黏膜进行刷检或钳检,用于组织病理学检查;应用纤支镜做支气管肺泡灌洗,对灌洗液进行微生物学、细胞学和免疫学等检查,有助于明确病原和得出病理诊断;纤支镜还可以引导气管插管,在呼吸系统疾病的诊断和治疗中均起到非常重要的作用。胸腔镜可直接观察胸膜病变,进行胸膜活检和肺活检,用于胸膜和部分肺部病变的诊断。

7. **肺功能检查**　通过对肺通气和肺换气功能进行测定,以了解呼吸系统疾病对肺功能损害的程度和性质的检查方法,临床最常用的是肺通气功能检查。

（1）肺活量（vital capacity,VC）:是尽力吸气后完全呼出的最大气量,正常成人男性约为3 500ml,

女性约为 2 500ml。

（2）残气量（residual volume,RV）：是补呼气后，肺内不能被呼出的残留气量。正常成年男性约为 1 500ml，女性约为 1 000ml。RV 受肺弹性回缩力的影响，肺气肿时肺弹性回缩力降低，RV 增加。

（3）肺总容量（total lung capacity,TLC）：深吸气后肺内所能容纳的总气量，由肺活量和残气量组成。正常成年男性约为 5 000ml，女性约为 3 500ml。TLC 主要取决于呼吸肌收缩能力、肺和胸廓的弹性以及有效的肺泡通气数目等。

（4）用力肺活量（forced vital capacity,FVC）：指尽力最大吸气后，尽力尽快呼气所能呼出的最大气量。临床上常用第 1 秒用力呼气容积（forced expiratory volume in one second,FEV_1）、FEV_1 与 FVC 之比、FEV_1 占其预计值的百分比（用 FEV_1/FVC 或 FEV_1% 表示）评价肺的通气功能。正常人 FEV_1 实测值应为预计值的 80%～120%，低于 80% 预计值表明存在气道阻塞性通气障碍，如支气管哮喘。FEV_1/FVC 正常时应≥75%。

临床上通过对肺功能检查的各项指标进行综合分析以评价病人的肺功能状况，并为疾病的诊断和治疗提供依据。功能残气量（functional residual capacity,FRC）和 RV 的升高见于气道阻力增加，降低常见于肺顺应性下降。RV/TLC% 明显增加，是气道阻塞或肺弹性回缩力下降所致阻塞性通气功能障碍的表现，常见于慢性阻塞性肺疾病。TLC、FVC、RV 降低，残气量占肺总量的比例（RV/TLC%）正常或略增加，提示弥散功能下降，见于肺组织受损，胸廓或肺扩张受限而引起的限制性通气功能障碍，多为肺间质纤维化、胸腔积液、胸膜增厚等的早期表现。

（李湘萍）

第二节　呼吸系统疾病病人常见症状体征的护理

一、咳嗽与咳痰

咳嗽（cough）是由于延髓咳嗽中枢受刺激后引发的在短暂吸气后的爆发性呼气运动，是一种反射性防御动作，可以清除呼吸道分泌物和异物。但咳嗽也有不利的方面，如可能导致呼吸道感染扩散、诱发咯血及自发性气胸等。如果长期频繁咳嗽影响工作和休息，则为病理状态。咳嗽可伴或不伴咳痰。咳嗽无痰或痰量极少，称为干性咳嗽，咳嗽有痰称为湿性咳嗽。

咳痰（expectoration）是通过咳嗽动作将气管、支气管的分泌物或肺泡内渗出液排出的过程。正常的支气管黏膜腺体和杯状细胞只分泌少量黏液，用以保持呼吸道湿润。当气道炎症时，气道黏膜充血、水肿，黏液分泌增加，毛细血管通透性增加，浆液渗出。渗出物与黏液、吸入的尘埃和某些坏死组织等混合而成痰液，随咳嗽排出。

引起咳嗽和咳痰的病因很多，除常见的呼吸道疾病及胸膜疾病外，还包括心血管系统疾病、中枢神经系统疾病、胃食管反流、服用某些药物（如血管紧张素转化酶抑制剂）以及习惯性或心理性因素等。

【护理评估】

1. 病史

（1）病因：询问有无呼吸道感染、刺激性气体或粉尘吸入、服用血管紧张素转化酶抑制剂等引起咳嗽和/或咳痰的原因。

（2）咳嗽：询问咳嗽发生与持续的时间、性质、程度、规律、音色、伴随症状等，咳嗽与体位、气候变化的关系，有无咳嗽无效或不能咳嗽。干咳或刺激性咳嗽常见于急性或慢性咽喉炎、喉癌、支气管异物、支气管肿瘤、胸膜疾病、原发性肺动脉高压等。湿性咳嗽常见于慢性支气管炎、支气管扩张症、肺炎、肺脓肿等。突发性咳嗽常见于吸入刺激性气体或异物、气管或支气管分叉处受压。发作性咳嗽常见于百日咳、咳嗽变异性哮喘等。长期慢性咳嗽多见于慢性支气管炎、慢性阻塞性肺疾病、支气管扩张症、肺脓肿、肺结核等。夜间咳嗽常见于左心衰竭、咳嗽变异性哮喘。咳嗽时伴声音嘶哑多见于声带炎症或肿瘤压迫喉返神经。鸡鸣样咳嗽,表现为连续阵发性剧咳伴高调吸气回声,多见于百日咳,会厌、喉部疾病,气管受压。咳嗽呈金属音常因肿瘤等直接压迫气管所致。

（3）咳痰:询问痰液的颜色、性质、量、气味及有无肉眼可见的异物,能否有效咳痰等。主要关注以下内容:①痰液的性质。痰液可分为黏液性、浆液性、血性和脓性等。咳黏液性痰多见于急性支气管炎、慢性支气管炎、支气管哮喘、大叶性肺炎的初期、肺结核等。浆液性痰多见于肺水肿、肺泡细胞癌等。血性痰是由于病变侵犯呼吸道黏膜、损害毛细血管或血液渗入肺泡所致。脓性痰多见于细菌性下呼吸道感染,如肺炎、支气管扩张症、肺脓肿等。②痰量。健康人很少有痰,急性呼吸道感染时痰量较少。痰量多常见于支气管扩张症、肺脓肿和支气管胸膜瘘等,痰量多时静置后可出现分层现象,上层为泡沫,中层为浆液或浆液脓性,下层为坏死物质。③痰液颜色和气味。咳铁锈色痰常见于典型肺炎链球菌肺炎;黄绿色或翠绿色痰提示有铜绿假单胞菌感染;金黄色痰提示有金黄色葡萄球菌感染;痰白黏稠且呈拉丝状提示真菌感染;粉红色泡沫痰常见于急性肺水肿;恶臭痰提示有厌氧菌感染。

（4）伴随症状:伴发热提示可能有呼吸道和/或肺部的感染;伴胸痛常见于肺炎、胸膜炎、肺栓塞、支气管肺癌、自发性气胸等;伴呼吸困难提示有肺通气和/或换气功能障碍,常见于喉头水肿、喉部肿瘤、支气管哮喘、慢性阻塞性肺疾病、重症肺炎等;伴咯血常见于支气管扩张症、肺结核、肺脓肿、支气管肺癌等。

（5）心理-社会状况:评估咳嗽、咳痰对病人日常生活、饮食及睡眠的影响,评估病人有无焦虑或抑郁等不良情绪反应。

2. **身体评估** 重点评估以下内容:①生命体征及意识状态,尤其是体温、呼吸节律、频率、血氧饱和度等。②营养状态,有无食欲减退、消瘦及营养不良。③体位与活动,有无强迫体位,如端坐呼吸等。④皮肤、黏膜,有无脱水、多汗及发绀。⑤肺部听诊,有无肺泡呼吸音改变、异常呼吸音及干啰音、湿啰音等。

3. **实验室及其他检查** 痰液检查有无致病菌;胸部 X 线及 CT 检查确定病变部位;动脉血气分析有无 PaO_2 的下降和 $PaCO_2$ 的升高;支气管镜、肺功能检查有无异常。

【常用护理诊断/问题】

清理呼吸道无效 与呼吸道分泌物过多、痰液黏稠不易咳出,或病人疲乏、胸痛、意识障碍导致咳嗽无效、不能或不敢咳嗽等有关。

【目标】

1. 病人痰液易于咳出。
2. 能够掌握有效咳嗽的方法。
3. 痰液能得到及时清除。

【护理措施及依据】

清理呼吸道无效

（1）病情观察:密切观察咳嗽、咳痰的情况,能否有效咳出痰液,详细记录痰液的颜色、性质、气味和量等。

（2）环境与休息:为病人提供安静、舒适的治疗环境,保持室内空气清新、洁净,注意通风。维持适宜的室内温度(18~20℃)和湿度(50%~60%),以充分发挥呼吸道的自然防御功能。病人保持舒适体位,采取坐位和半坐位有利于改善呼吸和咳嗽排痰。

（3）饮食护理:慢性咳嗽会使机体能量消耗增加,应给予足够热量的饮食,适当增加蛋白质和维生素的摄入,避免油腻、辛辣刺激性食物。无心、肾功能异常的病人应给予充足的水分,使每天饮水量达到 1.5~2L,有利于呼吸道黏膜的湿润,使痰液稀释容易排出。

(4)促进有效排痰:包括有效咳嗽、气道湿化、胸部叩击、体位引流和机械吸痰等措施。

1)有效咳嗽:适用于神志清楚、一般状况良好、能够配合的病人。实施前评估病人自主和反射性咳嗽的能力,实施过程中注意:①指导病人有效咳嗽的方法。病人尽量取舒适和放松的体位,坐位身体前倾是最佳的咳嗽体位,轻微的颈部弯曲更容易咳嗽;先示范并指导病人进行深而慢的腹式呼吸5~6次,可将手放在腹部连续呵气3次,感觉腹肌收缩;然后深吸气,屏气3~5秒后发出急剧的2~3次短促有力的咳嗽,帮助痰液咳出。②经常变化体位有利于痰液咳出。③对于腹部肌肉无力,不能有效咳嗽的病人,在深吸气准备咳嗽时医护人员可将手从病人剑突下向上向里用力推,帮助病人快速吸气,引起咳嗽。④对于胸痛不敢咳嗽的病人,可采取相应措施帮助病人缓解因咳嗽引起的疼痛加重,如胸部有伤口可用双手或枕头轻压伤口两侧,避免咳嗽时胸廓扩展牵拉伤口引起疼痛。疼痛剧烈时可遵医嘱给予止痛药物,30分钟后再进行有效咳嗽。

2)气道湿化:适用于痰液黏稠不易咳出者。气道湿化包括湿化治疗和雾化治疗两种方法。湿化治疗是通过湿化装置,将水或溶液蒸发成水蒸气或小水泡,以提高吸入气体的湿度,达到湿润气道黏膜、稀释痰液的目的。雾化吸入又称气溶胶吸入疗法,是指使用特制的气溶胶发生装置,使药物和水分形成气溶胶的液体或固体微粒,吸入后沉积于呼吸道和肺内,达到治疗疾病、改善症状的目的。治疗注意事项:①防止窒息。呼吸道干稠的分泌物经湿化膨胀后,如不能及时排出,会进一步加重气道狭窄及阻塞,甚至发生窒息死亡。治疗过程中加强病情观察,尤其是体弱、咳嗽无力者,及时帮助病人排出痰液。②避免湿化不足及湿化过度。湿化不足会导致气道黏液栓形成,引起气道阻力增加、低通气及气道陷闭。病人如出现痰液黏稠,感觉鼻面部干燥时应考虑湿化不足。长时间吸入高湿度(相对湿度100%,37~40℃)的气体可使气道黏膜纤毛系统受损,破坏肺泡表面活性物质,引起肺萎陷及肺顺应性降低等,导致低氧血症等。如病人出现频繁咳嗽或痰液稀薄,需要频繁排痰或吸引时,常提示湿化过度。③控制湿化温度。湿化温度在30℃以下可引起支气管黏膜纤毛运动减弱,甚至诱发支气管哮喘发作;湿化温度超过40℃同样降低支气管黏膜纤毛系统的运动功能,甚至出现呼吸道灼伤,病人表现为自觉呼吸道灼热感明显,并有出汗、呼吸急促等,严重者引发高热反应。湿化温度一般控制在35~37℃。④防止感染。严格消毒湿化装置,更换湿化瓶及湿化液时严格无菌操作,加强口腔护理,避免呼吸道交叉感染。

3)胸部叩击:通过叩击所产生的振动和重力作用,使滞留在气道内的分泌物松动,移行到中心气道,通过咳嗽的方式排出体外。叩击禁用于骨折及肿瘤的区域、肺栓塞、严重胸壁疼痛、不稳定型心绞痛及有明显出血倾向的病人。叩击时病人取侧卧位或坐位,叩击者手指弯曲并拢,掌侧呈杯状,以手腕的力量,叩击被引流的肺叶。叩击需持续一段时间或直到病人需要改变体位想要咳嗽。叩击注意事项:①评估。叩击前听诊肺部有无呼吸音异常及干啰音、湿啰音,明确痰液潴留的位置。②叩击前准备。用单层薄布覆盖叩击部位,以防止直接叩击引起皮肤发红,但覆盖物不宜太厚,以免降低叩击效果。③叩击要点。叩击时避免乳房、心脏及骨突出的部位(如脊椎、肩胛骨、胸骨)及衣服拉链、纽扣处等;叩击力量适中,以病人不感到疼痛为宜;每次叩击时间以3~5分钟为宜,应安排在餐后2小时至下一餐前30分钟完成,以避免引发呕吐;叩击时应密切注意病人的反应。④叩击后护理。协助病人排痰并做好口腔护理,去除痰液的异味;询问病人的感受,观察痰液情况,复查生命体征和肺部呼吸音、啰音的变化。

4)体位引流:通过适当的体位摆放,使病人受累肺段的支气管尽可能垂直于地面,利用重力的作用使支气管内的分泌物流向气管,然后通过咳嗽等方式排出体外。体位引流的原则是病变的部位在高处,引流支气管开口位于低处。体位引流适用于肺脓肿、支气管扩张症等有大量痰液的病人。禁用于有明显呼吸困难和发绀,心肌梗死、心功能不全等严重心血管疾病,出血性疾病,肺水肿,肺栓塞,急性胸部损伤及年老体弱不能耐受的病人。具体方法详见本章第五节"支气管扩张症"。

5）机械吸痰：适用于痰液黏稠无力咳出、意识不清或建立人工气道的病人。可经口、鼻腔及气管插管或气管切开处进行负压吸痰。吸痰注意事项：①每次吸引时间不超过15秒；②吸痰动作迅速、轻柔，将不适感降到最低；③吸痰前后适当提高吸入氧气浓度，避免低氧血症的发生；④严格无菌操作，避免呼吸道交叉感染；⑤吸痰过程中注意观察病人生命体征、血氧饱和度等的变化。

（5）用药护理：遵医嘱使用抗生素、止咳及祛痰药物。用药期间注意观察药物疗效及不良反应。痰液多且排痰困难的病人慎用可待因等强镇咳药，以免抑制咳嗽反射，加重痰液的积聚。

【评价】

1. 病人痰液变稀、痰量减少，易咳出。
2. 能正确有效地咳嗽、排痰。
3. 痰液得到及时有效清除。

二、肺源性呼吸困难

呼吸困难（dyspnea）指病人主观上感到空气不足、呼吸费力，客观上表现为呼吸运动用力，严重时可出现张口呼吸、鼻翼扇动、端坐呼吸，甚至发绀、辅助呼吸肌参与呼吸，并可伴有呼吸频率、深度、节律的改变。肺源性呼吸困难主要是由呼吸系统疾病引起的肺通气、换气功能障碍，导致缺氧和/或二氧化碳潴留所致。呼吸困难根据其临床特点分为3种类型。①吸气性呼吸困难：主要表现为吸气显著费力，重症者吸气时呼吸肌用力收缩，胸内负压增高，而引起胸骨上窝、锁骨上窝及肋间隙向内凹陷，称为"三凹征"，可伴有干咳及高调吸气性哮鸣音。常见于喉部、气管、大支气管的狭窄与阻塞。②呼气性呼吸困难：主要表现为呼气费力、缓慢，呼气时间明显延长，常伴有呼气期哮鸣音。主要与肺泡弹性减弱和/或小支气管的痉挛或炎症有关，常见于慢性支气管炎、慢性阻塞性肺疾病、支气管哮喘、弥漫性泛细支气管炎等。③混合性呼吸困难：吸气期和呼气期均感呼吸费力、呼吸频率增快、深度变浅，可伴有呼吸音异常或病理性呼吸音。主要与肺或胸膜腔病变致呼吸面积减少，换气功能障碍有关。常见于重症肺炎、大面积肺栓塞、重症肺结核、弥漫性肺间质疾病、大量胸腔积液、气胸等。

【护理评估】

1. **病史** ①起病缓急与持续时间：急性呼吸困难发生于数分钟至数小时，起病突然，往往可能危及生命。多见于食物、异物的误吸，吸入性损伤，支气管哮喘发作，弥漫性肺泡出血，气胸，肺栓塞等。慢性呼吸困难多见于慢性阻塞性肺疾病、肺结核、支气管扩张症、胸腔积液等。②呼吸困难的类型：吸气性、呼气性或混合性呼吸困难。③诱发或加重呼吸困难的因素：包括活动、体位、饮食、接触史等。如支气管哮喘发作前常有变应原和/或刺激物的接触史；自发性气胸多有过度用力或屏气用力史。④伴随症状：是否伴有发热、咳嗽、咳痰、胸痛、意识障碍等。⑤严重程度：呼吸困难根据其日常生活能力受限及程度分为轻度、中度和重度。轻度呼吸困难由中度或重度体力活动后引起；中度呼吸困难在轻度体力活动时即可引起，完成日常生活需要他人帮助；重度呼吸困难病人在洗脸、穿衣等日常生活时，甚至休息时即感到呼吸困难，完成日常生活完全依赖他人帮助。也可采用改良版英国医学研究委员会呼吸困难问卷（mMRC问卷）评估呼吸困难程度，问卷内容及评估方法详见本章第八节"慢性阻塞性肺疾病"。⑥心理反应：有无紧张、注意力不集中、失眠、抑郁、恐惧等心理变化。⑦既往治疗及护理措施：有无使用药物治疗，是否使用氧疗，氧疗的方式、浓度等。

2. **身体评估** ①生命体征及意识状态：观察心率、血压及血氧饱和度的变化；有无烦躁不安、神志恍惚、谵妄或昏迷。②面容及表情：有无口唇发绀、表情痛苦、鼻翼扇动、张口或点头呼吸、重症慢性阻塞性肺疾病病人缩唇呼吸等。③呼吸频率及节律：呼吸浅快多见于肺炎、胸膜炎、胸腔积液和气胸；呼吸深快多见于代谢性酸中毒；轻度呼吸衰竭时呼吸可深而快，严重时呼吸浅而慢，甚至出现潮式呼吸。④胸部体征：观察有无桶状胸和辅助呼吸肌参与呼吸，听诊有无肺泡呼吸音减弱或消失及干、湿啰音等。

3. 实验室及其他检查 动脉血气分析有助于判断有无缺氧和/或二氧化碳潴留及程度;肺功能测定可了解肺功能的情况,明确肺功能异常的程度和类型。

【常用护理诊断/问题】

1. **气体交换受损** 与呼吸道痉挛、呼吸面积减少、换气功能障碍等有关。
2. **活动耐力下降** 与呼吸困难导致机体缺氧和能量消耗增加有关。

【目标】

1. 病人呼吸困难程度减轻。
2. 能得到适宜的休息,活动耐力逐渐提高。

【护理措施及依据】

1. 气体交换受损

（1）病情观察:观察并判断呼吸困难的类型,动态评估病人呼吸频率、节律及呼吸困难的严重程度,必要时监测血氧饱和度的变化。

（2）环境与休息:保持病室环境安静与舒适、空气洁净和温度适宜。支气管哮喘病人室内应避免湿度过高及存在过敏原,如尘螨、刺激性气体、花粉等。病情严重者应安置在重症监护病房,以便于及时观察并处理病情变化。

（3）保持呼吸道通畅:协助病人清除呼吸道分泌物及异物,指导病人正确使用支气管舒张药以缓解支气管痉挛引起的呼吸困难,必要时需建立人工气道以保证呼吸道通畅。

（4）氧疗及机械通气的护理:根据呼吸困难类型、严重程度的不同,采取合理的氧疗或机械通气治疗,以缓解呼吸困难症状。氧疗是指通过给病人吸入高于空气浓度的氧气,以提高动脉血氧分压、血氧饱和度和氧含量,纠正机体低氧血症的治疗方式。正确的氧疗实施应有明确的应用指征、准确的给氧流量,实施过程中密切观察氧疗的效果及不良反应,记录吸氧方式、浓度及时间,并根据病情变化及疗效评价动态调整氧疗方案。临床上常用的给氧装置包括鼻导管、面罩(普通面罩、储氧面罩和文丘里面罩)、经鼻高流量氧疗(high flow nasal cannula,HFNC)等。若吸入高浓度氧或纯氧时要严格控制吸氧时间(吸入氧气浓度≥60%,吸氧时间不超过24小时;吸氧浓度100%,吸氧时间≤6小时)。氧疗过程中注意氧中毒、鼻面部压力性损伤等并发症的预防及处理。

机械通气护理详见本章第十五节中"三、机械通气"。

（5）用药护理:遵医嘱使用支气管舒张药、糖皮质激素、抗生素等药物治疗,观察药物疗效和不良反应。

（6）心理护理:呼吸困难会使病人产生烦躁不安、焦虑甚至恐惧等不良情绪反应,从而进一步加重呼吸困难。长期慢性的呼吸困难还会对病人及家庭的日常生活造成影响。医护人员应注意安慰病人,在病人呼叫时及时出现在病人身边并给予心理支持以增强其安全感,保持其情绪稳定。

2. 活动耐力下降

（1）休息与体位:病人休息时尽量减少不必要的护理操作并保持病室环境的安静和舒适。采取的体位以病人自觉舒适为原则,对于因呼吸困难而不能平卧者可采取半卧位或坐位身体前倾,并使用枕头、靠背架或桌板等支撑物增加病人的舒适度。指导病人穿着宽松的衣服并避免盖被过厚而造成胸部压迫等加重不适。

（2）呼吸功能锻炼:指导病人进行腹式呼吸、缩唇呼吸、全身呼吸操训练及借助呼吸锻炼器训练等,以提高呼吸肌的耐力和力量,改善呼吸困难症状。具体训练方法详见本章第八节中"慢性阻塞性肺疾病"。

（3）制订个体化运动处方：在全面评估病人的病情、活动耐力、呼吸肌功能、日常生活能力等的基础上，与病人共同制订个体化的运动处方，内容包括运动的方式、频率、持续时间、运动强度及注意事项等。运动方式包括有氧训练、抗阻训练、平衡训练、柔韧性训练或多种方式结合。常见的有氧运动包括快走、慢跑、游泳及骑脚踏车等，临床上常用心肺储备法评估有氧运动强度，目标心率（次/min）=（220-年龄-静息心率）×运动强度%+静息心率，运动时间需结合病人的病情及耐受程度，建议一次治疗时间为20~60分钟。抗阻训练是通过重复举一定重量的负荷来锻炼局部肌肉群力量的运动方式，原则是每次进行3~5组大肌群训练，每组动作重复8~12次，间隔30秒；抗阻训练方式通常包括器械训练（哑铃、弹力带、各种抗阻训练器械等）和徒手训练（深蹲、俯卧撑等）。柔韧性训练建议在每次运动结束后进行，主要牵伸全身大关节，每个动作持续15~30秒，重复2~3遍。运动训练应循序渐进，时间及强度逐渐增加，逐步提高病人的运动耐力。

（4）指导节约能量的方法：指导病人学会在日常生活中的能量保存，减少能量消耗，提高独立生活的能力。如合理安排活动与休息的时间，活动强度轻重交替，活动过程中注意休息，活动时掌握合理的节省体力方法等，以节省体力，增加活动与工作的时间。

【评价】

1. 病人无发绀，呼吸频率、节律趋于正常或呼吸平稳。
2. 日常活动量增加且不感疲乏。

三、咯血

咯血（hemoptysis）指喉及喉以下的呼吸道和肺的出血经口咯出。少量咯血可仅表现为痰中带血，大咯血时血从口鼻涌出，严重者可阻塞呼吸道，导致窒息甚至死亡。引起咯血的原因很多，主要见于呼吸系统疾病和心血管系统疾病。呼吸系统疾病包括支气管扩张症、支气管肺癌、支气管结核和慢性支气管炎等支气管疾病，以及肺炎、肺结核、肺脓肿等肺部疾病。在我国，引起咯血首要的原因仍是肺结核，引起咯血的肺结核多为浸润性肺结核、空洞性肺结核和干酪性肺炎。咯血需注意与呕血相鉴别。咯血病人出血前常有喉部痒感、胸闷、咳嗽等先兆症状，咯出的血液多呈鲜红色、混有痰液或泡沫、呈碱性。咯血量的标准尚无明确的界定，临床上一般分为痰中带血、小量咯血（每天咯血量在100ml以内）、中等量咯血（每天咯血量100~500ml）和大量咯血（每天咯血量500ml以上或一次咯血100ml以上）。大量咯血主要见于支气管扩张症、空洞性肺结核和慢性肺脓肿，病人常伴有脉搏细速、呼吸急促、面色苍白、出冷汗、紧张不安及恐惧感。

咯血的机制与病因相关。炎症、肿瘤、结核等病变破坏支气管黏膜或病灶处的毛细血管，使黏膜下血管破裂或毛细血管通透性增加引起的咯血，咯血量一般较小；病变直接累及小血管引起血管破溃，可造成中等量咯血；病变引起小动脉瘤、动静脉瘘或曲张的黏膜下血管破裂，或严重而广泛的毛细血管炎致血管破坏或通透性增加，引起的咯血多为大咯血。咯血持续时间长短不一，除有原发病的体征外，可有出血部位呼吸音的减弱或湿啰音。

咯血的并发症有窒息、休克、肺不张、肺部感染等。窒息是咯血最严重的并发症，可导致病人迅速死亡，应及时识别窒息先兆，积极抢救。窒息发生时可表现为：咯血突然减少或中止，病人感胸闷、憋气，出冷汗，随即烦躁、表情紧张或惊恐、两手乱动或手指喉头（示意空气吸不进来），继而出现发绀、呼吸窘迫、全身抽搐、昏迷，甚至心跳、呼吸停止而死亡。护士对咯血量较大、容易发生窒息者应保持高度警惕。临床上具有以下情形的咯血病人容易发生窒息：①极度衰弱无力咳嗽；②急性大咯血；③情绪高度紧张，因极度紧张可导致声门紧闭或支气管平滑肌收缩；④应用镇静或镇咳药物使咳嗽反射受到抑制。咯血窒息的抢救措施见本章第五节"支气管扩张症"。

（朱　晶）

第三节　急性呼吸道感染

一、急性上呼吸道感染

急性上呼吸道感染(acute upper respiratory tract infection)简称上感,是鼻腔、咽或喉部急性炎症的总称。常见病原体为病毒,少数由细菌引起。本病具有较强的传染性,多数预后良好,少数可引起严重并发症。

本病全年均可发生,冬春季多发。可通过含有病毒的飞沫或被污染的手和用具传播,多为散发,但在气候突然变化时可引起局部小规模的流行。由于病毒表面抗原易发生变异,产生新的亚型,不同亚型之间无交叉免疫,因此同一个人1年内可多次发病。

【病因与发病机制】

急性上呼吸道感染有70%~80%由病毒引起。其中主要包括鼻病毒、流感病毒(甲、乙、丙型)、副流感病毒、呼吸道合胞病毒、腺病毒、埃可病毒、柯萨奇病毒、麻疹病毒、风疹病毒等。细菌感染占20%~30%,可直接或继发于病毒感染后发生,病原菌以口腔定植菌溶血性链球菌最为多见,其次为流感嗜血杆菌、肺炎链球菌和葡萄球菌等,偶见革兰氏阴性杆菌。接触病原体后是否发病,取决于传播途径和人群易感性,当机体或呼吸道局部防御功能降低时(如受凉、淋雨、过度疲劳等),原已存在于上呼吸道或从外界侵入的病毒或细菌可迅速繁殖引起本病。

【临床表现】

根据病因和临床表现不同,可分为不同的类型。

1. 普通感冒(common cold) 俗称"伤风",以鼻咽部卡他症状为主要临床表现,故又称急性鼻炎或上呼吸道卡他。成人多为鼻病毒所致,好发于冬春季节。

本病起病较急,初期出现咳嗽、咽干、咽痒或烧灼感,甚至鼻后滴漏感,继而出现鼻塞、喷嚏、流涕,2~3天后清水样鼻涕变稠,可伴咽痛、呼吸不畅、流泪、头痛、声嘶等,如引起咽鼓管炎可出现听力减退。病人一般无发热及全身症状,严重者有发热、轻度畏寒和头痛等。如无并发症,经5~7天后痊愈。体检可见鼻腔黏膜充血、水肿、有分泌物和咽部轻度充血等体征。

2. 以咽喉炎为主要表现的上呼吸道感染

(1) 急性病毒性咽炎:常由鼻病毒、腺病毒、副流感病毒和呼吸道合胞病毒等引起,多发于冬春季节。临床表现为咽部发痒和烧灼感,咽痛不明显;腺病毒感染时可伴有眼结膜炎。体检可见咽部明显充血、水肿、颌下淋巴结肿大,可有触痛。

(2) 急性病毒性喉炎:由鼻病毒、流感病毒、副流感病毒和腺病毒等所致,以声音嘶哑、讲话困难、咳嗽伴咽喉疼痛为特征,常有发热。体检可见喉部水肿、充血、局部淋巴结轻度肿大伴触痛,有时可闻及喉部喘息声。

(3) 急性疱疹性咽峡炎:主要由柯萨奇病毒A所致,夏季好发,多见于儿童。临床表现为明显咽痛、发热,病程约为1周。体检时可见咽部充血,软腭、腭垂、咽及扁桃体表面有灰白色疱疹及浅溃疡,周围有红晕。

(4) 急性咽结膜炎:常为腺病毒和柯萨奇病毒等引起。常发生于夏季,由游泳传播,儿童多见,病程4~6天。临床表现有发热、咽痛、畏光、流泪等。体检可见咽部及结膜明显充血。

(5) 急性咽-扁桃体炎:多由溶血性链球菌引起,其次由流感嗜血杆菌、肺炎球菌、葡萄球菌等引起。起病急,有明显咽痛、畏寒、发热,体温可达39℃以上。体检可见咽部明显充血,扁桃体肿大、充血,表面有脓性分泌物,颌下淋巴结肿大伴压痛。

3. 并发症　急性上呼吸道感染如未予及时恰当的治疗,部分病人可并发急性鼻窦炎、中耳炎、气管-支气管炎。以咽炎为表现的上呼吸道感染中,部分病人可继发溶血性链球菌感染引起的风湿热、肾小球肾炎,少数病人可并发病毒性心肌炎,应予以警惕。

【实验室及其他检查】

1. 血常规检查　病毒感染时白细胞计数多为正常或偏低,淋巴细胞比例升高。细菌感染时,可见白细胞计数和中性粒细胞增多,并有核左移现象。

2. 病原学检查　主要采用咽拭子进行微生物检测。细菌培养可判断细菌类型和进行药物敏感试验;病毒分离、病毒抗原的血清学检查等有利于判断病毒类型。

【诊断要点】

根据鼻咽部的症状和体征,结合血常规结果以及胸部 X 线检查阴性可作出临床诊断。必要时可借助病毒分离、血清学检查和细菌培养等明确病原体。

【治疗要点】

对于呼吸道病毒感染,尚无特异的治疗药物。一般以对症处理为主,辅以中医治疗,并防治继发细菌感染。

1. 病因治疗　普通感冒和单纯的病毒感染不必应用抗菌药物,如并发细菌感染,可尝试经验用药,常选用青霉素类、头孢菌素、大环内酯类抗菌药物口服,极少需要根据病原菌和药敏试验选用抗菌药物。存在免疫缺陷的病毒感染者,可考虑早期应用抗病毒药物。广谱抗病毒药利巴韦林对流感病毒、呼吸道合胞病毒等均有较强的抑制作用。

2. 对症治疗　头痛、发热、全身肌肉酸痛者可给予解热镇痛药;鼻塞可用 1% 麻黄碱滴鼻;频繁喷嚏、流涕给予抗过敏药;咽痛时口含清咽滴丸等药或做咽喉药物雾化治疗;对干咳明显者可用喷托维林等镇咳药。

3. 中医治疗　可选用具有清热解毒和抗病毒作用的中药,如正柴胡饮、小柴胡冲剂和板蓝根等。

【常用护理诊断/问题、措施及依据】

舒适度减弱：鼻塞、流涕、咽痛、头痛　与呼吸道病毒、细菌感染有关。

(1) 病情观察:观察生命体征及主要症状,尤其是体温、咽痛、咳嗽等的变化。

(2) 环境与休息:保持室内温度、湿度适宜和空气流通,症状较轻者应适当休息,病情较重或年老者卧床休息为主。

(3) 饮食护理:选择清淡、富含维生素、易消化的食物,并保证足够热量。发热者应适当增加饮水量。

(4) 口腔护理:进食后漱口或按时给予口腔护理,防止口腔感染。

(5) 防止交叉感染:注意隔离病人,减少探视,避免交叉感染。指导病人咳嗽或打喷嚏时应避免对着他人,并用双层纸巾捂住口鼻。病人使用的餐具、痰盂等用品应按规定及时消毒。

(6) 用药护理:遵医嘱用药且注意观察药物的疗效及不良反应。为减轻马来酸氯苯那敏或苯海拉明等抗过敏药的头晕、嗜睡等不良反应,宜指导病人在临睡前服用,并告知驾驶员和高空作业者应避免使用。

【其他护理诊断/问题】

体温过高　与呼吸道病毒、细菌感染有关。

【健康指导】

1. **疾病预防指导**　指导病人生活规律、劳逸结合，坚持规律且适当的体育活动，以增强体质，提高抗寒能力和机体的抵抗力。保持室内空气流通，避免受凉、过度疲劳等感染的诱发因素。在上呼吸道感染高发的冬春季节少去人群密集的公共场所。

2. **疾病知识指导**　采取适当的措施避免本病传播，防止交叉感染。患病期间注意休息，多饮水并遵医嘱用药。出现下列情况应及时就诊：①经药物治疗后症状不缓解；②出现耳鸣、耳痛、外耳道流脓等中耳炎症状；③恢复期出现胸闷、心悸、眼睑水肿、腰酸或关节疼痛。

【预后】

多数上呼吸道感染病人预后良好，极少数年老体弱和有严重并发症的病人预后不良。

二、急性气管-支气管炎

急性气管-支气管炎（acute tracheo-bronchitis）是以气管为主并可累及支气管的急性自限性炎症（1~3周）。根据2011年欧洲呼吸学会定义，急性气管-支气管炎是无慢性肺部疾病者出现以咳嗽为主的急性症状，可以伴有咳痰或其他提示下呼吸道感染的临床征象（气急、喘息、胸部不适/疼痛），而不能以其他原因来解释（如鼻窦炎或支气管哮喘）。

【病因与发病机制】

感染是最主要病因，非感染因素可能在发病中起重要作用，过度劳累和受凉是常见诱因。

1. **感染**　病毒或细菌感染均可导致本病，一般认为以病毒最为常见。可由病毒、细菌直接感染，或急性上呼吸道病毒、细菌感染迁延而来，也可在病毒感染后继发细菌感染。常见的病毒有腺病毒、呼吸道合胞病毒、流感病毒等。细菌以肺炎球菌、流感嗜血杆菌、链球菌和葡萄球菌常见。近年来支原体和衣原体感染引起的急性气管-支气管炎有所上升。

2. **理化因素**　过冷空气、粉尘、刺激性气体或烟雾（氨气、氯气、二氧化硫、二氧化氮等），可刺激气管-支气管黏膜而引起本病。

3. **过敏反应**　花粉、有机粉尘、真菌孢子等的吸入，寄生虫（如钩虫、蛔虫的幼虫）移行至肺，或对细菌蛋白质过敏等，均可引起本病。

【临床表现】

好发于寒冷季节或气候突变时，临床主要表现为咳嗽和咳痰。

1. **症状**　起病较急，常先有鼻塞、流涕、咽痛、声音嘶哑等急性上呼吸道感染症状，继之出现咳嗽、咳痰，开始为频繁干咳或少量黏液痰，2~3天后痰由黏液性转为黏液脓性，痰量亦增多，偶有痰中带血。全身症状一般较轻，可有低热或中等程度发热伴乏力等，多3~5天后恢复正常。累及气管可在深呼吸和咳嗽时感胸骨后疼痛；伴支气管痉挛时，可有胸闷和气促。咳嗽、咳痰可延续2~3周，吸烟者则更长，少数可演变为慢性支气管炎。

2. **体征**　两肺呼吸音粗，可闻及散在干、湿啰音，啰音部位常不固定，咳嗽后可减少或消失。支气管痉挛时可闻及哮鸣音。

【实验室及其他检查】

病毒感染时，血常规白细胞计数多正常；细菌感染较重时，白细胞计数和中性粒细胞增高。痰涂片或培养可发现致病菌。X线胸片多无异常，或仅有肺纹理增粗、紊乱。

【诊断要点】

根据急性上呼吸道感染后出现咳嗽、咳痰等呼吸道症状,体检肺部有散在干、湿啰音,胸部 X 线检查正常或仅有肺纹理增粗、紊乱可作出临床诊断。进行病原学检查可明确病因。

【治疗要点】

1. **病因治疗** 避免吸入粉尘和刺激性气体,及时应用药物控制气管-支气管炎症。细菌感染可给予青霉素类、头孢菌素、大环内酯类等,或根据细菌培养和药敏试验结果选用敏感抗生素控制感染。给药以口服为主,必要时可经注射给药。

2. **对症治疗** ①止咳、祛痰:剧烈干咳者,可选用喷托维林、氢溴酸右美沙芬等止咳药,有痰病人则不宜给予可待因等强力镇咳药;痰液不易咳出者,可用溴己新、复方氯化铵合剂或盐酸氨溴索,也可给予雾化治疗帮助祛痰,还可选用兼有镇咳和祛痰作用的复方甘草合剂。②平喘:喘息时加用氨茶碱、β_2 受体激动药和糖皮质激素等药物。③休息:以全身不适及发热为主要症状者,应卧床休息,注意保暖,多饮水,必要时服用退热药。

【常用护理诊断/问题、措施及依据】

清理呼吸道无效 与呼吸道感染、痰液黏稠有关。
护理措施详见本章第二节中"咳嗽与咳痰"的护理。

【其他护理诊断/问题】

1. **气体交换受损** 与过敏、炎症引起支气管痉挛有关。
2. **疼痛:胸痛** 与咳嗽、气管炎症有关。

【健康指导】

1. **疾病预防指导** 戒烟,冬季注意防寒,避免急性上呼吸道感染等诱发因素。增强体质,可选择合适的体育活动,如健身操、太极拳、跑步等,可进行耐寒训练,如冷水洗脸、冬泳等。

2. **疾病知识指导** 患病期间增加休息时间,避免劳累;饮食宜清淡、富含营养;按医嘱用药,如 2 周后症状仍持续应及时就诊。

【预后】

预后良好,多数病人在 1 周内恢复,有少数病人因延误治疗或治疗不当反复发作,演变为慢性支气管炎。

(李湘萍)

第四节 肺部感染性疾病

─────────────── 导入案例与思考 ───────────────

李某,女,22 岁,学生。近 1 个月来,因备考持续熬夜。1 周前受凉后出现咳嗽、发热,体温 37.6~38.3℃,自行服用"感冒药"后症状未见明显缓解。1 天前出现左侧胸痛,深呼吸及咳嗽时加重,诉咳嗽加重,咳黄色黏痰,体温最高达 39.6℃,伴有畏寒、乏力及全身肌肉酸痛,拟诊"肺炎"收入呼吸科。

既往体健,否认疫区旅居史及传染性疾病接触史。

身体评估:体温 39.8℃,脉搏 124 次/min,呼吸 30 次/min,血压 130/85mmHg,急性面容,皮肤灼热、干燥,左侧呼吸运动幅度减小,叩诊稍浊,呼吸音减低,可闻及胸膜摩擦音。

请思考:

1. 为明确诊断,需做的实验室及其他检查项目有哪些?

2. 病人的痰培养结果示大量多形核白细胞,细胞内及细胞外可见革兰氏阳性球菌成短链排列,请说明治疗上应首选的药物及其疗程。

3. 病人目前的主要护理诊断/问题、诊断依据及相应的护理措施有哪些?

一、肺炎概述

肺炎(pneumonia)指终末气道、肺泡和肺间质的炎症,可由多种病因引起,如感染、理化因素、免疫损伤等。肺炎是呼吸系统的常见病,尽管新的强效抗生素和有效的疫苗不断投入临床应用,但其发病率和病死率仍很高,其原因可能在于人口老龄化、病原体的变迁、医院获得性肺炎发病率增高、病原学诊断困难和不合理应用抗生素引起细菌耐药性增高。

【病因与分类】

以感染为最常见病因,如细菌、病毒、真菌、寄生虫等,还有理化因素、免疫损伤、过敏及药物等因素。

1. **按病因分类** 病因学分类对于肺炎的治疗有决定性意义。

(1) 细菌性肺炎:是最常见的肺炎,病原菌包括肺炎链球菌、金黄色葡萄球菌、甲型溶血性链球菌等需氧革兰氏阳性球菌;肺炎克雷伯菌、流感嗜血杆菌、铜绿假单胞菌等需氧革兰氏阴性杆菌;棒状杆菌、梭形杆菌等厌氧杆菌。

(2) 非典型病原体所致肺炎:常由支原体、军团菌和衣原体等引起。

(3) 病毒性肺炎:由冠状病毒、腺病毒、呼吸道合胞病毒、流感病毒等引起。

(4) 真菌性肺炎:由白念珠菌、曲霉、放线菌等引起。

(5) 其他病原体所致肺炎:由立克次体、弓形虫、原虫(如卡氏肺囊虫)、寄生虫(如肺包虫、肺吸虫)等引起。

(6) 理化因素所致肺炎:放射性损伤可引起放射性肺炎;胃酸吸入可引起化学性肺炎,吸入刺激性气体、液体等化学物质亦可引起化学性肺炎。

2. **按患病环境分类** 由于病原体检出在技术及实施上有时存在困难,结果报告相对滞后,且不同环境下肺炎病原体的分布和患病后的临床表现有各自不同的特点,处理和预后也有差异。因此,按患病环境分类可协助肺炎的诊治,已广泛应用于临床。

(1) 社区获得性肺炎(community acquired pneumonia,CAP):也称医院外获得性肺炎,是指在医院外罹患的感染性肺实质炎症,包括有明确潜伏期的病原体感染而在入院后平均潜伏期内发病的肺炎。传播途径为吸入飞沫、空气或血源传播。肺炎链球菌仍为最主要的病原体,非典型病原体如肺炎支原体和衣原体所占比例在增加,病毒感染较前普遍。分离出的肺炎链球菌和肺炎衣原体对大环内酯类药物的耐药率较高。

(2) 医院获得性肺炎(hospital acquired pneumonia,HAP):简称医院内肺炎,指病人在入院时既不存在,也不处于潜伏期,而是在住院 48 小时后发生的感染,也包括出院后 48 小时内发生的肺炎。其中以呼吸机相关肺炎最为多见,治疗和预防较困难。误吸口咽部定植菌是 HAP 最主要的发病机制。常见病原体为铜绿假单胞菌、大肠埃希菌、肺炎克雷伯菌、金黄色葡萄球菌、肺炎链球菌、流感嗜血杆菌等。除了医院,在老年护理院和慢性病护理院生活的人群肺炎易感性亦高,临床特征和病因学分布介于 CAP 和 HAP 之间,可按 HAP 处理。

3. **按解剖分类**

(1) 大叶性肺炎:致病菌以肺炎链球菌最为常见。病原体先在肺泡引起炎症,经肺泡孔向其他

Note:

肺泡扩散,致使病变累及部分肺段或整个肺段、肺叶,又称肺泡性肺炎。主要表现为肺实质炎症,通常不累及支气管。

(2)小叶性肺炎:致病菌有肺炎链球菌、葡萄球菌、病毒、肺炎支原体等。病变起于支气管或细支气管,继而累及终末细支气管和肺泡,又称支气管性肺炎。X线显示病灶融合成不规则的片状或大片状阴影,密度深浅不一,且不受肺叶和肺段限制,区别于大叶性肺炎。

(3)间质性肺炎:可由细菌、支原体、衣原体、病毒或肺孢子菌等引起。是以肺间质为主的炎症,病变主要累及支气管壁及其周围组织。由于病变在肺间质,呼吸道症状较轻,异常体征较少。X线通常表现为肺下部的不规则条索状阴影。

【诊断要点】

1. 确定肺炎诊断　根据症状、体征、实验室及胸部X线等检查可确定肺炎诊断。

(1)症状和体征:一般急性起病,典型表现为突然畏寒、发热,或先有短暂"上呼吸道感染"史,随后咳嗽、咳痰或原有呼吸道症状加重,并出现脓性痰或血痰,伴或不伴胸痛。病变范围大者可有呼吸困难、发绀。早期肺部体征不明显,典型体征为肺实变体征、湿啰音。

(2)实验室及其他检查

1)血液检查:细菌性肺炎可见血白细胞计数和中性粒细胞增高,并有核左移,或细胞内见中毒颗粒。年老体弱、酗酒、免疫功能低下者白细胞计数可不增高,但中性粒细胞比例仍高。病毒性肺炎和其他类型肺炎,白细胞计数可无明显变化。C反应蛋白(C-reactive protein,CRP)一般会有不同程度的升高。降钙素原(procalcitonin,PCT)对于细菌性肺炎有一定参考价值,正常值<0.1ng/ml。

2)胸部X线检查:可为肺炎发生的部位、严重程度和病原学提供重要线索。如呈肺叶、段分布的片状浸润影,高度提示为细菌性肺炎,实变区内可见含气的支气管影,称之为支气管气像(含气支气管征);呈斑片状或条索状非均匀片状阴影,密度不均匀,沿支气管分布,则多见于细菌或病毒引起的支气管肺炎;空洞性浸润,常见于葡萄球菌或真菌感染。

2. 评估严重程度　如果肺炎诊断成立,评估病情的严重程度对于决定在门诊还是入院甚至ICU治疗至关重要。肺炎的严重性主要取决于局部炎症程度、肺部炎症的播散和全身炎症反应程度。

目前还没有普遍认同的重症肺炎诊断标准。中华医学会呼吸病学分会修订的《中国成人社区获得性肺炎诊断和治疗指南(2016年版)》重症肺炎诊断标准,其中,主要标准:①需要气管插管,行机械通气治疗;②脓毒血症休克经积极液体复苏后仍需要血管活性药物治疗。次要标准:①呼吸频率≥30次/min;②氧合指数≤250mmHg;③多肺叶浸润;④意识障碍和/或定向障碍;⑤血尿素氮(BUN)≥7.14mmol/L;⑥收缩压<90mmHg,需要积极的液体复苏。符合1项主要标准,或至少3项次要标准者,可诊断为重症肺炎,需要密切观察,积极救治,有条件时收入ICU治疗。

3. 确定病原体　明确病原体有助于临床治疗。最常用的病原学检测方法是痰涂片镜检及痰培养,具有简便、无创等优点,但由于口咽部存在大量定植菌,经口咳出的痰标本易受污染,标本采集须规范操作(详见本章第一节"概述")。由于非侵入性采样比侵入性采样更迅速,并发症少,且节约医疗资源,故一般采用非侵入性方法采集呼吸道标本,包括自然咳痰法或经气管导管吸引(ETA),所收集的标本送检做半定量培养进行医院获得性肺炎的病原学诊断。经验性治疗无效、疑似特殊病原菌感染或采用常规方法获得的呼吸道标本无法明确致病菌,再通过侵入性方法采集标本行微生物学检查。有胸腔积液时可做胸腔积液培养,疑有菌血症时应采血做血培养。此外还可通过血清学方法检测某些肺炎病原的抗体以得出病原学诊断。

【治疗要点】

1. 抗感染治疗　是肺炎治疗的最主要环节。治疗原则:初始采用经验治疗(根据HAP或CAP选择抗生素),初始治疗后根据临床反应、细菌培养和药物敏感试验,给予特异性的抗生素治疗。对于下呼吸道感染而言,如 PCT<0.25ng/ml,一般不考虑使用抗生素,而>0.5ng/ml 提示有使用抗生素的指征。用药疗程一般 5~7 天,对于有基础疾病者,疗程可延长至 10~14 天。抗生素治疗后 48~72 小时应对病情进行评价,治疗有效表现为体温下降、症状改善、白细胞逐渐降低或恢复正常、PCT、CRP 等出现下降,而 X 线胸片病灶吸收较迟。如病人治疗 72 小时后症状无改善或出现恶化,要考虑原因并调整治疗。

2. 对症和支持治疗　包括祛痰、降温、吸氧、维持水电解质平衡、改善营养及加强机体免疫功能等治疗。

3. 预防并及时处理并发症　肺炎球菌肺炎、葡萄球菌肺炎、革兰氏阴性杆菌肺炎等出现严重脓毒血症可并发感染性休克,应及时给予抗休克治疗。并发肺脓肿、呼吸衰竭等给予相应治疗。

知 识 拓 展

重症肺炎的早期肺康复治疗

　　近年来,全球重症肺炎的患病率不断升高,已成为呼吸与危重症医学重点研究方向。重症肺炎病人治疗期间联合肺康复治疗目的是控制并缓解其症状、减少原发病导致的各种功能障碍及心理影响,帮助病人尽快恢复社会功能及独立生活能力,以提高原发病治疗效果,改善其生活质量。研究发现,在评估重症肺炎病人病情、机械通气情况后,在把握适应证、评估安全性的前提下,应尽早实施早期肺康复治疗。早期肺康复治疗是综合性的治疗手段,以运动锻炼、呼吸训练为核心,同时配合排痰、咳痰指导,并视病人病情、营养状态、免疫功能等联合展开营养支持治疗,通过个体化的综合肺康复治疗,帮助重症肺炎病人改善运动心肺耐力,辅助原发病治疗,最终增强重症肺炎本身治疗效果。

二、肺炎链球菌肺炎

肺炎链球菌肺炎(streptococcus pneumonia)或称肺炎球菌肺炎(pneumococcal pneumonia),是由肺炎链球菌引起的肺炎,居社区获得性肺炎的首位,约占半数以上。本病主要为散发,可借助飞沫传播,冬季与初春多见,常与呼吸道病毒感染并行,病人多为无基础疾病的青壮年及老年人,男性多见。感染后可获得特异性免疫,同型菌二次感染少见。临床起病急骤,以高热、寒战、咳嗽、血痰和胸痛为特征。

【病因与发病机制】

肺炎链球菌为革兰氏阳性球菌,根据荚膜多糖的抗原特性,肺炎链球菌分为 86 个血清型。成人致病菌多属 1~9 型及 12 型,以第 3 型毒力最强。肺炎链球菌对紫外线及加热均敏感,阳光直射 1 小时或加热至 52℃ 10 分钟,即可杀灭,对苯酚等消毒剂也较敏感,但在干燥痰中可存活数月。

肺炎链球菌是上呼吸道正常菌群,当机体防御功能下降或有免疫缺陷时,肺炎链球菌可进入下呼吸道而致病。肺炎球菌的致病力是荚膜中的多糖体对组织的侵袭作用,首先引起肺泡壁水肿,迅速出现白细胞、红细胞及纤维蛋白渗出,渗出液含有细菌,经肺泡孔向中央部分扩散,可累及几个肺段或整个肺叶,因病变开始于肺的外周,易累及胸膜而致渗出性胸膜炎。典型病理改变分为充血期、红色肝变期、灰色肝变期和消散期,因早期使用抗生素治疗,典型的病理分期已很少见。炎症消散后肺组织结构多无破坏,不留纤维瘢痕,极少数病人由于机体反应性差,纤维蛋白不能完全吸收而形成机化性肺炎。

【临床表现】

由于年龄、病程、免疫功能、对抗生素治疗的反应不同,其临床表现多样。

Note:

1. **症状**　发病前常有淋雨、受凉、醉酒、疲劳、病毒感染和生活在拥挤环境等诱因,多有数日上呼吸道感染的前驱症状。临床以急性起病,寒战、高热、全身肌肉酸痛为特征。病人体温可在数小时内达 39~40℃,呈稽留热,高峰在下午或傍晚。可伴患侧胸痛并放射至肩部或腹部,深呼吸或咳嗽时加剧,故病人常取患侧卧位。痰少,可带血丝,24~48 小时后可呈铁锈色痰,与肺泡内浆液渗出和红细胞、白细胞渗出有关。

2. **体征**　病人呈急性病容,鼻翼扇动,面颊绯红,口角和鼻周有单纯疱疹,严重者可有发绀、心动过速、心律不齐。早期肺部无明显异常体征,随病情加重可出现患侧呼吸运动减弱,叩诊音稍浊,听诊可有呼吸音减弱及胸膜摩擦音;肺实变期有典型实变体征;消散期可闻及湿啰音。

本病自然病程约 1~2 周。起病 5~10 天后体温可自行骤降或逐渐消退;应用有效抗菌药物后,体温于 1~3 天内恢复正常。其他症状与体征亦随之逐渐消失。

3. **并发症**　目前并发症已很少见。感染严重时可发生感染性休克,多见于老年人。此外,还可并发胸膜炎、脓胸、肺脓肿、脑膜炎和关节炎等。

【实验室及其他检查】

1. **血常规检查**　白细胞计数升高,多在(10~30)×10⁹/L,中性粒细胞比例多>80%,伴核左移,细胞内可见中毒颗粒。免疫功能低下者可仅有中性粒细胞增多。

2. **细菌学检查**　痰革兰氏染色及荚膜染色镜检,如有革兰氏阳性、带荚膜的双球菌或链球菌,可作出初步病原诊断;痰培养 24~48 小时可确定病原体。部分病人合并菌血症,应做血培养,标本采集应在抗生素治疗前进行。血培养检出肺炎链球菌有确诊价值。聚合酶链反应(PCR)检测和荧光标记抗体检测可提高病原学诊断水平。

3. **胸部 X 线检查**　X 线表现常呈多样性,可呈斑片状或大片状实变阴影,好发于右肺上叶、双肺下叶,在病变区可见多发性蜂窝状小脓肿,叶间裂下移。消散期,因炎性浸润逐渐吸收可有片状区域吸收较快而呈"假空洞"征。一般起病 3~4 周后才完全消散。

【诊断要点】

根据寒战、高热、胸痛、咳铁锈色痰、鼻唇疱疹等典型症状和肺实变体征,结合胸部 X 线检查,可作出初步诊断。病原菌检测是本病确诊的主要依据。

【治疗要点】

1. **抗感染治疗**　一旦确诊即用抗生素治疗,不必等待细菌培养结果。首选青霉素 G,用药剂量和途径视病情、有无并发症而定。成年轻症者,青霉素 G 240 万 U/d,分 3 次肌内注射;或普鲁卡因青霉素 60 万 U 肌内注射,每 12 小时 1 次。稍重者青霉素 G 240 万~480 万 U/d,分 3~4 次静滴。重症或并发脑膜炎者 1 000 万~3 000 万 U/d,分 4 次静滴,每次剂量应在 1 小时内滴完,以达到有效血浓度。对青霉素过敏或感染耐青霉素菌株者,可用呼吸氟喹诺酮类(左氧氟沙星、加替沙星、莫西沙星、吉米沙星等)、头孢噻肟或头孢曲松等药物;多重耐药菌株感染者可用万古霉素、替考拉宁或利奈唑胺。抗生素疗程一般为 5~7 天,或热退后 3 天停药,或由静脉用药改为口服,维持数日。

2. **对症及支持治疗**　卧床休息,饮食补充足够热量、蛋白质和维生素,多饮水,入量不足者给予静脉补液,以及时纠正脱水,维持水电解质平衡;剧烈胸痛者,给予少量镇痛药,如可待因 15mg;当 $PaO_2<60mmHg$ 时,应予吸氧;有明显麻痹性肠梗阻或胃扩张时应暂时禁食、禁饮和胃肠减压;烦躁不安、谵妄、失眠者给予地西泮 5mg 肌注或水合氯醛 1~1.5g 保留灌肠,禁用抑制呼吸的镇静药。

3. **并发症治疗**　高热常在抗菌药物治疗后 24 小时内消退,或数日内逐渐下降。如 3 天后体温不降或降后复升,应考虑肺炎链球菌的肺外感染或其他疾病存在的可能性,如脓胸、心包炎、关节炎等。密切观察病情变化,注意防治感染性休克。

【预后】

本病一般预后较好,但老年人,病变广泛、多叶受累,有并发症或原有心、肺、肾等基础疾病,以及存在免疫缺陷者预后较差。

三、葡萄球菌肺炎

葡萄球菌肺炎(staphylococcal pneumonia)指由葡萄球菌引起的肺部急性化脓性炎症。其病情较重,细菌耐药率高,预后多较凶险,病死率高。糖尿病、血液恶性肿瘤、慢性肝病、艾滋病及其他慢性消耗性疾病病人,长期应用糖皮质激素、抗肿瘤药物和其他免疫抑制剂,长期应用广谱抗生素而致体内菌群失调者以及静脉应用毒品者,均为易感人群。

【病因与发病机制】

葡萄球菌为革兰氏阳性球菌,可分为凝固酶阳性的葡萄球菌(主要为金黄色葡萄球菌,简称金葡菌)和凝固酶阴性的葡萄球菌(如表皮葡萄球菌)。感染多由致病力强的金葡菌引起,致病物质主要是毒素和酶,具有溶血、坏死、杀白细胞和致血管痉挛等作用。

葡萄球菌的感染途径主要有两种:一种为继发于呼吸道感染,常见于儿童流感或麻疹后;另一种为血源性感染,是来自皮肤感染灶(痈疖、伤口感染、蜂窝织炎)或静脉导管置入污染,葡萄球菌经血液循环到肺部,引起肺炎、组织坏死并形成单个或多发肺脓肿。医院获得性肺炎中葡萄球菌感染所占的比例较高,由耐甲氧西林金黄色葡萄球菌(methicillin-resistant staphylococcus aureus,MRSA)导致的肺炎在治疗上较为困难。

【临床表现】

1. **症状** 多数起病急骤,病人表现为寒战、高热,体温达 39～40℃,伴咳嗽及咳痰,由咳黄脓痰演变为脓血痰或粉红色乳样痰,无臭味。重症病人胸痛和呼吸困难进行性加重,并出现血压下降、少尿等周围循环衰竭表现。通常全身中毒症状突出,表现为衰弱、乏力、大汗,全身关节肌肉酸痛。血源性、老年人、伴有慢性病者及医院获得性葡萄球菌肺炎临床表现多不典型,起病较缓慢,体温逐渐上升,痰量少。

2. **体征** 早期肺部体征轻微,常与严重中毒症状和呼吸道症状不平行。一侧或双侧肺部可闻及散在湿啰音,典型的肺实变体征少见,如病变较大或融合时可有肺实变体征。

【实验室及其他检查】

血白细胞计数增高,中性粒细胞比例增加及核左移,有中毒颗粒。在应用抗生素前采集血和痰培养可明确诊断。胸部 X 线检查表现为肺部多发性片状阴影,常伴有空洞和液平面,另外,病灶存在易变性,表现为一处片状影消失而在另一处出现新病灶,或很小的单一病灶发展为大片状阴影。

【诊断要点】

根据全身毒血症症状,咳脓痰,白细胞计数增高、中性粒细胞比例增加、核左移及胸部 X 线征象可作出初步判断,胸部 X 线检查随访追踪肺部病变的变化对诊断有帮助,细菌学检查是确诊依据。

【治疗要点】

治疗原则是早期清除原发病灶及抗菌治疗。

1. **抗菌治疗** 选择敏感的抗生素是治疗的关键。治疗应首选耐青霉素酶的半合成青霉素或头孢菌素,如苯唑西林钠、头孢呋辛钠等,联合氨基糖苷类如阿米卡星,可增强疗效。耐甲氧西林金黄色

Note:

葡萄球菌感染选用万古霉素静滴。本病抗生素治疗总疗程较其他肺炎长,常采取早期、联合、足量、静脉给药,不宜频繁更换抗生素。

2. 对症支持治疗　病人宜卧床休息,饮食富含足够热量及蛋白质,多饮水,有发绀者给予吸氧。对气胸或脓气胸应尽早引流治疗。

【预后】

本病发展迅猛,预后与治疗及时与否和有无并发症相关。目前病死率仍在 10%～30%,年龄大于 70 岁的病人病死率高达 75%。痊愈者中少数可遗留支气管扩张症。

四、其他肺炎

常见革兰氏阴性杆菌肺炎

革兰氏阴性杆菌肺炎常见于肺炎克雷伯菌、铜绿假单胞菌、流感嗜血杆菌等感染,是医院获得性肺炎的常见致病菌,其中肺炎克雷伯菌是医院获得性肺炎的主要致病菌,且耐药株不断增加。该病病情危重、病死率高,成为防治中的难点。革兰氏阴性杆菌肺炎的共同点是肺实变或病变融合,易形成多发性脓肿。

1. 肺炎杆菌肺炎　肺炎克雷伯菌存在于正常人的上呼吸道及肠道,当机体免疫力低下时,经呼吸道吸入肺内而感染。常发生在年龄 40 岁以上者,男性占 90%。好发于长期酗酒、久病体弱,尤其慢性呼吸系统疾病、糖尿病、恶性肿瘤、免疫功能低下或全身衰竭的住院病人。本病起病急骤,常有咳嗽、胸痛、呼吸困难、寒战和高热。典型痰液为黏稠血性、黏液样或胶冻样痰,临床描述为无核小葡萄干性胶冻样(currant-jelly)痰,量大,有时可发生咯血。胸部 X 线典型表现为肺叶实变,尤其是右上叶实变伴叶间隙下坠,常伴有脓肿形成。

2. 铜绿假单胞菌肺炎　铜绿假单胞菌是一种条件致病菌,在正常人皮肤(如腋下、会阴部和耳道内)、呼吸道和肠道均存在。感染途径一部分来自病人自身,另一来源为其他病人或带菌的医务人员,经手、飞沫或污染的器械而传播。易感人群是老年人、有严重基础疾病、营养不良或使用免疫抑制剂治疗者,如慢性阻塞性肺疾病、多器官功能障碍综合征、白血病、糖尿病、接受人工气道或机械通气的病人、重症监护病房病人。多数病人表现为中等程度发热、咳嗽,咳出大量脓性痰,少数病人咳典型的翠绿色脓性痰。

3. 流感嗜血杆菌肺炎　本病有两个高发年龄段,6 个月至 5 岁的婴幼儿和有基础疾病的成人。秋冬季节是该病高发季节,常发生于上呼吸道感染之后。成人往往在慢性肺部疾病基础上继发感染,起病多缓慢,表现为发热、原有咳嗽加剧、咳脓痰或痰中带血,严重者可出现气急、呼吸衰竭。免疫功能低下者起病急,临床表现与肺炎链球菌肺炎相似。

【诊断要点】

根据基础病因和患病环境,结合痰液、支气管分泌物和血液的病原学检查,以及胸部 X 线表现的特点,多能明确诊断。

【治疗要点】

在营养支持、补充水分、痰液引流的基础上,早期合理使用抗生素是治愈的关键。一经诊断应立即根据药敏试验,给予敏感抗生素治疗,宜采用联合用药,给药方式以静滴为主。

1. 肺炎杆菌肺炎　头孢菌素类和氨基糖苷类是目前治疗肺炎杆菌肺炎的首选药物。重症病人常联合用药,但联合用药可能增加肾毒性的危险,故应监测肾功能。

2. 铜绿假单胞菌肺炎　有效的抗菌药物有 β-内酰胺类、氨基糖苷类和喹诺酮类。铜绿假单胞菌对两类药物有交叉耐药的菌株较少,临床上可联合用药,如选择头孢曲松+阿米卡星。铜绿假单胞菌肺炎多发生于有严重基础疾病或免疫低下者,故在抗感染同时应重视对基础疾病的治疗,加强局部引流和全身支持治疗,提高免疫功能。

3. 流感嗜血杆菌肺炎　近年来产 β-内酰胺酶的耐药菌株日趋增多,可选择第二、三代头孢菌素如头孢克洛或头孢曲松等,或氨苄西林及 β-内酰胺酶抑制剂的复合制剂。新型大环内酯类抗生素如阿奇霉素、克拉霉素等也有效。

肺炎支原体肺炎

肺炎支原体肺炎(mycoplasmal pneumonia)是由肺炎支原体引起的呼吸道和肺部的急性炎症病变,常同时有咽炎、支气管炎和肺炎。全年均可发病,秋季较多见。肺炎支原体感染经呼吸道传播,容易造成家庭内或相对封闭的集体生活人群如幼儿园成员间的传播。肺炎支原体是介于细菌与病毒之间、兼性厌氧、能独立生活的最小微生物,经口、鼻分泌物在空气中传播,健康人经吸入而感染。发病前 2~3 天至病愈数周,可在呼吸道分泌物中发现肺炎支原体,其致病性可能是病人对支原体或其代谢产物的过敏反应所致。

【临床表现】

起初有数天到 1 周的无症状期,继而出现咳嗽、发热、头痛、咽痛、乏力、肌痛等症状。咳嗽为发作性干咳,可逐渐加重,有时夜间更为明显,可咳出黏液或血丝痰。由于持续咳嗽病人可有胸痛。发热可持续 2~3 周,体温通常在 37.8~38.5℃,并伴有畏寒,体温正常后仍可有咳嗽。肺部体征不明显,与肺部病变程度常不相称。

【实验室及其他检查】

血白细胞计数多正常或稍高,以中性粒细胞为主。血清肺炎支原体 IgM 抗体阳性可作为急性感染的指标,尤其是儿科病人。应用 PCR 技术进行检测可提高诊断的敏感性和特异性。胸部 X 线检查呈多种形态的浸润影,节段性分布,以肺下野多见。病变可于 3~4 周后自行消散。

【诊断要点】

诊断需结合临床表现、X 线征象及血清学检查结果。培养分离出肺炎支原体具有确诊价值,但受限于检出率较低,技术条件要求高,且所需时间长。

【治疗要点】

本病有自限性,部分病例不经治疗可自愈。首选药物为大环内酯类抗生素,可给予红霉素 1.5~2g/d,分 3~4 次口服,疗程 2~3 周,早期使用可减轻症状和缩短病程。也可选用同类的胃肠道反应较轻的阿奇霉素或喹诺酮类抗生素。剧烈咳嗽者,可适当给予镇咳药。家庭中发病应注意呼吸道隔离,避免传播。

肺炎衣原体肺炎

肺炎衣原体肺炎(chlamydia pneumonia)是由肺炎衣原体引起的急性肺部炎症,常累及上、下呼吸道,引起咽炎、喉炎、扁桃体炎、鼻窦炎、支气管炎和肺炎。有研究显示,肺炎衣原体已成为继肺炎球菌和流感嗜血杆菌之后引起社区获得性肺炎的主要病原体。肺炎衣原体的感染方式可能为人与人之间通过呼吸道传播。因此,在半封闭的环境如家庭、学校、军队以及其他人群集中的区域可出现小范围的流行。年老体弱、营养不良、慢性阻塞性肺疾病、免疫力低下者易被感染。

【临床表现】

起病多隐袭,最早出现的是上呼吸道感染症状,表现为咽喉炎者有咽喉痛、声音嘶哑。数天或数周后,上呼吸道感染症状逐渐减退,并出现咳嗽(干咳为主)、胸痛、头痛、不适和疲劳,提示下呼吸道受累,此时临床表现以支气管炎和肺炎为主,病变部位偶可闻及干、湿啰音。

【实验室及其他检查】

血白细胞计数正常或稍高,常有红细胞沉降率(简称血沉)加快。血清微量免疫荧光试验(MIF)检测肺炎衣原体抗体是目前最常用而敏感的诊断方法,咽拭子分离出肺炎衣原体是诊断的"金标准"。X线胸片开始表现为单侧肺泡浸润,以后可进展为双侧间质和肺泡浸润。

【诊断要点】

诊断需结合临床表现、X线征象、病原学及血清学检查结果。培养分离出病原体和血清学检查具有确诊价值。

【治疗要点】

肺炎衣原体肺炎的治疗与肺炎支原体肺炎相似。

病毒性肺炎

病毒性肺炎(virus pneumonia)是由上呼吸道病毒感染向下蔓延,侵犯肺实质所致的肺部炎症。常见病毒有甲型、乙型流感病毒,腺病毒,副流感病毒,呼吸道合胞病毒和冠状病毒等。病毒主要经飞沫吸入,也可通过污染的餐具或玩具以及与病人直接接触而感染,传播广泛而迅速。以冬春季多见,暴发或散在流行。婴幼儿、老年人、原有慢性心肺疾病等免疫力差者易发病,且病情危重,可导致死亡。近年来,由于免疫抑制剂的广泛应用以及艾滋病等免疫损害人群逐年增多,单纯疱疹病毒、巨细胞病毒、水痘-带状疱疹病毒引起的成人严重肺炎有所增加。2019年底暴发的新型冠状病毒肺炎疫情被WHO定为"国际关注的突发公共卫生事件"。

【临床表现】

不同病毒感染起始症状各异,多为急性起病,但症状较轻,鼻塞、咽痛、发热、头痛、全身肌肉酸痛、倦怠等上呼吸道感染症状较突出,累及肺部后出现干咳、少痰或白色黏液痰。除某些病毒感染有特征性皮疹出现外,多数病人体征常不明显,部分或可闻及少量湿啰音,重症者可出现呼吸频率加快、发绀、心动过速等。小儿或老年人易发生重症病毒性肺炎,甚至发生休克、呼吸衰竭等并发症。

【实验室及其他检查】

1. **实验室检查** 血白细胞计数正常、稍高或偏低。血清检测病毒特异性 IgM 抗体,有助于早期诊断。双份血清抗体滴度增高 4 倍及以上具有确诊价值。采用 PCR 技术检测病毒核酸对新发变异病毒或少见病毒有确诊价值。痰涂片所见的白细胞以单核细胞为主,培养常无致病细菌生长。下呼吸道分泌物或肺活检标本培养并分离出病毒具有确诊价值,但病毒培养较困难。

2. **影像学检查** 不同病毒引起的肺炎胸部 X 线表现多样。X 线征象以间质性肺炎表现为主,可见肺纹理增多,或多叶散在斑片样密度增高模糊影,严重时见双肺弥漫性结节性浸润。

【诊断要点】

诊断需结合临床表现、胸部 X 线或 CT 影像改变,并排除细菌或其他病原体感染引起的肺炎。确

Note: _____

诊需要病原学检查证据。

【治疗要点】

以对症治疗为主。增加卧床休息,注意保暖。维持室内空气流通,采取呼吸道隔离,以避免交叉感染。提供含足够蛋白质、维生素的饮食,少食多餐,多饮水。必要时给予输液和吸氧。协助痰液较多的病人有效清除分泌物,保持呼吸道通畅。选用有效的病毒抑制药物,如利巴韦林、阿昔洛韦、奥司他韦、阿糖腺苷等。同时可辅以中医药和生物制剂治疗。合并有细菌感染时,及时应用抗生素。本病多数预后良好。

肺真菌病

肺真菌病(pulmonary mycosis)是由真菌引起的肺部疾病,主要指肺和支气管的真菌性炎症或相关病变。引起肺真菌病的真菌目前以念珠菌、曲霉最为常见。健康人对真菌具有高度的抵抗力,当机体免疫力下降时,通过呼吸道吸入或寄生于口腔及体内其他部位的真菌导致肺真菌病的机会增加。在各类肺真菌病中,侵袭性肺真菌病(invasive pulmonary fungal disease,IPFD)病情最严重,病死率最高。侵袭性肺真菌病是指真菌直接侵犯(非真菌寄生、过敏引起)气管、支气管或肺,引起气道黏膜炎症和肺部炎症肉芽肿,严重者引起坏死性肺炎,甚至血行播散至其他部位的临床疾病。

【临床表现】

临床上常表现为持续发热,经积极抗生素治疗无效。具有肺部感染的症状和体征,如咳嗽、咳痰(黏液痰或呈乳白色、棕黄色痰,也可有血痰)、胸痛、呼吸困难、消瘦、乏力等,以及肺部啰音等体征。

【实验室及其他检查】

1. **影像学检查**　侵袭性肺曲霉病早期胸部 X 线和 CT 检查可见胸膜下密度增高性结节影,病灶周围可出现晕轮征。起病 10~15 天后肺结节性实变区发生液化坏死,形成空洞或新月征。肺孢子菌肺炎胸部 CT 呈磨玻璃样肺间质浸润影,伴有低氧血症。除上述特征性影像学表现外,还可见新的非特异性肺部浸润影。

2. **病原学检测**　符合以下条件之一者可考虑微生物学检查阳性:①气管内吸出物或合格痰标本镜检发现菌丝,且培养连续≥2 次检出同种真菌;②支气管肺泡灌洗液(BALF)镜检发现菌丝,培养检出同种真菌;③合格痰或 BALF 镜检或培养发现新生隐球菌;④血液、胸腔积液等无菌体液直接镜检或细胞学检查发现真菌(镜检发现隐球菌可确诊);⑤乳胶凝集法检测隐球菌荚膜多糖抗原呈阳性反应;⑥血清 $1,3\text{-}\beta\text{-D}$-葡聚糖抗原检测(G 试验)阳性;⑦血清半乳甘露聚糖抗原(GM 试验)连续 2 次阳性。

3. **组织病理学检查**　确诊主要依靠肺组织活检的病理学检查,有真菌侵袭和相应炎症反应与肺损害的证据(如 HE、PAS、嗜银染色等),以及正常无菌腔液(如血液、胸腔积液、肺穿刺抽吸液等)真菌培养阳性。

【诊断要点】

肺真菌病临床表现无特异性,诊断需要除外其他病原体所致的肺部感染或非感染性疾病,并充分评估宿主因素(发病危险因素),结合胸部 X 线和/或 CT 检查发现肺部真菌感染的特征性表现及肺部感染的临床表现,微生物学检查或组织病理学诊断具有确诊价值。

【治疗要点】

病人除具有真菌感染的临床表现和影像学征象外,出现分泌物或体液真菌培养阳性或血清免疫学检测阳性,应立即开始抗真菌治疗。药物选择参考所检出的真菌而定。念珠菌感染常使用氟康唑、伊曲康唑、伏立康唑、卡泊芬净治疗;对侵袭性肺曲霉病两性霉素 B 或其脂质体为传统治疗,目前常用伏立康唑、伊曲康唑、卡泊芬净或米卡芬净,重症可联用不同类型的两种药物,如伏立康唑联用卡泊芬净。两性霉素 B 药物毒性反应大,应溶于 5% 葡萄糖溶液中静滴,注意避光和控制滴速,并观察畏寒、发热、心律失常和肝肾功能损害等不良反应。治疗应足量、足疗程,以免复发。轻症病人经去除诱因后病情常能逐渐好转。肺真菌病重在预防,合理应用抗生素、糖皮质激素,改善营养状态,加强口、鼻腔的清洁护理,是减少肺真菌病的主要措施。

五、肺脓肿

肺脓肿(lung abscess)是由多种病原菌引起的肺组织坏死性病变,形成包含坏死物或液化坏死物的脓腔。临床特征为急骤起病的高热、畏寒、咳嗽和咳大量脓臭痰,胸部 X 线显示一个或数个含液平面的空洞。本病可见于任何年龄,青壮年男性及年老体弱有基础疾病者多见。

【病因与发病机制】

急性肺脓肿的主要病原体是细菌,常为上呼吸道和口腔内的定植菌,包括厌氧、需氧和兼性厌氧菌。其中,厌氧菌感染占主要地位,致病菌有核粒梭形杆菌、消化球菌等。接受化学治疗、白血病或艾滋病病人等免疫力低下者,其病原菌可为真菌。急性肺脓肿经充分引流,脓液由气道排出,可使病变逐渐吸收,脓腔缩小甚至消失或仅剩少量纤维瘢痕。炎症迁延 3 个月以上不能愈合,则成为慢性肺脓肿。

根据不同病因和感染途径,肺脓肿可分为以下 3 种类型:

1. **吸入性肺脓肿**　是临床上最多见的类型。多由厌氧菌,经口、鼻、咽吸入而致病,误吸是致病的主要原因。当存在意识障碍、全身麻醉或气管插管等情况则易发生误吸,使得牙槽脓肿、扁桃体炎、鼻窦炎等脓性分泌物,口腔、鼻、咽部手术后的血块或分泌物等,经气管吸入肺内致病;或存在食管、神经系统疾病所致的吞咽困难,以及受寒、醉酒和极度疲劳所致的机体免疫力低下与气道防御清除功能减弱,亦可使病原菌随口腔分泌物、呕吐物吸入肺内而致病。

吸入性肺脓肿多单发,发病部位与支气管解剖形态和吸入时的体位有关。右主支气管较左侧粗且陡直,吸入物易进入右肺。在仰卧位时,好发于肺上叶后段或下叶背段;坐位时,好发于下叶后基底段;右侧位时,好发于右上叶前段或后段。

2. **血源性肺脓肿**　因皮肤外伤感染、疖、痈、骨髓炎所致的菌血症,病原菌、脓栓经血行播散到肺,引起小血管栓塞、肺组织化脓性炎症、坏死而形成肺脓肿。致病菌多为金黄色葡萄球菌、表皮葡萄球菌或链球菌。泌尿系统、腹腔或盆腔感染产生败血症可导致肺脓肿,其病原菌常为革兰氏阴性杆菌或少数厌氧菌。

3. **继发性肺脓肿**　可继发于:①某些肺部疾病,如细菌性肺炎、支气管扩张症、空洞型肺结核、支气管囊肿、支气管肺癌等感染,由于病原菌毒力强、繁殖快,肺组织广泛化脓、坏死而形成肺脓肿。②支气管异物堵塞是导致小儿肺脓肿的重要因素。③肺部邻近器官的化脓性病变,如食管穿孔感染、膈下脓肿、肾周围脓肿及脊柱脓肿等波及肺组织引起肺脓肿。阿米巴肝脓肿好发于右肝顶部,可穿破膈肌至右肺下叶,形成阿米巴肺脓肿。

【临床表现】

1. **症状**　发病急骤,畏寒、高热,体温达 39～40℃,伴有咳嗽、咳少量黏液痰或黏液脓性痰,如感染不能及时控制,可于发病的 10～14 天后突然咳出大量脓臭痰及坏死组织,每天量可达 300～500ml,典型痰液呈黄绿色、脓性,有时带血,大量痰液静置后可分为 3 层,腥臭痰多系厌氧菌感染所致。约 1/3 病人有不同程度的咯血,多为脓血痰,偶有中、大量咯血,可引起窒息。血源性肺脓肿多先有原发病灶引起的畏寒、高热等全身脓毒血症的表现,经数日或数周后才出现咳嗽、咳痰,痰量不多,极少咯血。若炎症累及胸膜,可出现患侧胸痛。病变范围大时,可有气促伴乏力、精神不振和食欲减退等全身中毒症状。若肺脓肿破溃到胸膜腔可致脓气胸,表现为突发性胸痛、气急。慢性肺脓肿病人除咳嗽、咳脓痰、反复发热和咯血外,还有贫血、消瘦等慢性消耗症状。

2. **体征**　肺脓肿早期,体格检查发现与肺炎相似,当脓肿形成时,所累及的肺野可闻及空瓮音或空洞性呼吸音。病变累及胸膜时有胸膜摩擦音或胸腔积液体征。慢性肺脓肿常有杵状指(趾)、贫血和消瘦。血源性肺脓肿体征多为阴性。

【实验室及其他检查】

1. **血常规检查**　白细胞计数增高,可达$(20\sim30)\times10^9$/L,中性粒细胞在 90% 以上,核明显左移,常有中毒颗粒。慢性肺脓肿病人血白细胞可稍高或正常,红细胞和血红蛋白减少。

2. **细菌学检查**　经深咳嗽或纤支镜采取的痰液细菌培养可帮助寻找致病菌。血液以及并发脓胸时的胸腔脓液标本细菌培养对确定病原体更有价值。

3. **影像学检查**　X 线胸片早期可见大片浓密模糊浸润阴影,边缘不清或团片状浓密阴影。脓肿形成、脓液排出后,可见圆形透亮区及液平面。如脓肿转为慢性,空洞壁变厚,周围纤维组织增生,邻近胸膜肥厚,纵隔可向患侧移位。血源性肺脓肿典型表现为两肺外侧有多发球形致密阴影,大小不一,中央有小脓腔和气液平面。CT 能更准确定位及发现体积较小的脓肿。

4. **纤支镜检查**　有助于明确病因、病原学诊断及治疗。通过活检、刷检及细菌学、细胞学检查获取病因诊断证据。

【诊断要点】

根据昏迷、呕吐、口腔手术、异物吸入后,出现急性发作的咳嗽、咳大量脓臭痰、高热和畏寒等病史,结合白细胞总数和中性粒细胞比例显著升高以及典型的肺野大片浓密阴影中有脓腔和液平面的 X 线征象,可作出诊断。

【治疗要点】

主要治疗措施是抗生素治疗和痰液引流。

1. **抗生素治疗**　根据病因或细菌药物敏感试验结果选择有效抗菌药物。吸入性肺脓肿多为厌氧菌感染,多对青霉素治疗敏感。对青霉素过敏或不敏感者,可用林可霉素、克林霉素或甲硝唑等药物。如抗生素有效,治疗应持续 8~12 周,直至胸片上脓腔和炎症完全消失或仅有少量稳定的残留纤维化。血源性肺脓肿多为葡萄球菌或链球菌感染,可选用耐 β-内酰胺酶的青霉素或头孢菌素。耐甲氧西林葡萄球菌感染选用万古霉素。

2. **痰液引流**　可用祛痰药、雾化吸入,以利排痰。身体状况较好者可采取体位引流。有条件宜尽早应用纤支镜冲洗及吸引治疗,可向脓腔内注入抗生素以加强局部治疗,提高疗效并缩短病程。

3. **手术治疗**　手术适应证:①肺脓肿病程超过 3 个月,经内科治疗病变未见明显吸收,并有反复感染或脓腔过大(直径>5cm)不易吸收者;②大咯血内科治疗无效或危及生命者;③并发支气管胸膜瘘或脓胸经抽吸、冲洗治疗效果不佳者;④怀疑肿瘤阻塞时。

六、肺部感染性疾病病人的护理

【护理评估】

1. **病史**
(1) 患病及治疗经过:询问与本病发生相关的因素,如有无着凉、淋雨、劳累等诱因;有无上呼吸道感染史;有无慢性阻塞性肺疾病、糖尿病等慢性基础疾病;是否吸烟及吸烟量;是否长期使用激素、免疫抑制剂等。

（2）目前病情与一般状况:确定病人现存的主要症状,有无寒战、高热、咳嗽、咳痰、胸痛等;患病后日常活动与休息、饮食、排便是否规律。

2. 身体评估

（1）全身状态:有无生命体征异常,如呼吸频率加快和节律异常、血压下降、体温升高或下降等;判断病人意识是否清楚,有无烦躁、嗜睡、惊厥和表情淡漠等意识障碍;观察病人有无急性病容和鼻翼扇动等表现。

（2）皮肤、淋巴结:有无面颊绯红、口唇发绀,皮肤、黏膜出血,浅表淋巴结肿大。

（3）胸部:病人呼吸时有无"三凹征";叩诊有无浊音;听诊可否闻及肺泡呼吸音减弱或消失、异常支气管呼吸音、胸膜摩擦音以及干、湿啰音等。

3. 实验室及其他检查

（1）血常规检查:有无白细胞计数升高、中性粒细胞增高及核左移、淋巴细胞升高。

（2）胸部 X 线检查:有无肺纹理增粗、炎性浸润影等。

（3）痰培养:有无细菌生长,药敏试验结果如何。

（4）动脉血气分析:是否有 PaO_2 减低和/或 $PaCO_2$ 升高。

【常用护理诊断/问题】

1. **体温过高**　与肺部感染有关。
2. **清理呼吸道无效**　与气道分泌物多、痰液黏稠、胸痛、咳嗽无力等有关。
3. **潜在并发症:感染性休克。**

【目标】

1. 病人体温下降,舒适感增加。
2. 能进行有效咳嗽,咳痰后呼吸平稳,呼吸音清。
3. 发生休克时,护士能及时发现并给予有效的处理,减轻其危害。

【护理措施及依据】

1. 体温过高

（1）病情观察:监测并记录生命体征,重点观察儿童、老年人、久病体弱者的病情变化。

（2）环境与休息:病室应尽可能保持安静并维持适宜的温、湿度。高热病人应卧床休息,以减少氧耗量,缓解头痛、肌肉酸痛等症状。

（3）饮食护理:提供足够热量、蛋白质和维生素的流质或半流质食物,以补充高热引起的营养物质消耗。鼓励病人多饮水,以保证足够的入量并有利于稀释痰液。

（4）发热护理:可采用温水擦浴、冰袋、冰帽等物理降温措施,以逐渐降温为宜,防止虚脱。病人大汗时,及时协助擦拭和更换衣服,避免受凉。必要时遵医嘱使用退热药或静脉补液,补充因发热而丢失较多的水分和电解质,加快毒素排泄和热量散发。心脏病病人和老年人应注意补液速度,避免过快导致急性肺水肿。

（5）口腔护理:做好口腔护理,鼓励病人经常漱口,口唇疱疹者局部涂抗病毒软膏,防止继发感染。肺脓肿病人的口腔护理尤为重要,主要原因是:①病人高热持续时间长,使口腔内唾液分泌减少,口腔黏膜干燥;②病人咳大量脓痰,利于细菌繁殖,易引起口腔炎及黏膜溃疡;③治疗中大量应用抗生素,易致菌群失调而诱发真菌感染。应协助病人在晨起、饭后、体位引流后、临睡前漱口,尤其是咳大量脓臭痰的病人,应在每次咳痰后及时漱口。

Note:

（6）用药护理：遵医嘱使用抗生素，观察疗效和不良反应。应用头孢菌素类药物（头孢拉定、头孢克洛、头孢他啶）可出现发热、皮疹、胃肠道不适等不良反应；喹诺酮类药物（氧氟沙星、环丙沙星、莫西沙星）偶见皮疹、恶心等不良反应；氨基糖苷类抗生素有肾、耳毒性，老年人或肾功能减退者应特别注意有无耳鸣、头晕、唇舌发麻等不良反应，病人一旦出现严重不良反应，应及时与医生沟通，并做相应处理。肺脓肿病人应用抗生素治疗时间较长，应向病人强调坚持治疗的重要性、疗程及可能出现的不良反应，使病人坚持治疗。

2. 清理呼吸道无效　详见本章第二节中"一、咳嗽与咳痰"的护理。

3. 潜在并发症：感染性休克

（1）病情监测：①生命体征，如有无心率加快、脉搏细速、血压下降、脉压变小、体温不升或高热、呼吸困难等，必要时进行心电监护。②精神和意识状态，如有无精神萎靡、表情淡漠、烦躁不安、神志模糊等。③皮肤、黏膜，如有无发绀、肢端湿冷。④出入量，如有无尿量减少，疑有休克应监测每小时尿量。⑤辅助检查，如有无动脉血气分析等指标的改变。

（2）感染性休克抢救配合：发现异常情况，立即通知医生，并备好物品，积极配合抢救。

1）体位：病人取仰卧中凹位，头胸部抬高约 20°，下肢抬高约 30°，以利于呼吸和静脉血回流。

2）氧疗护理：给予中、高流量吸氧，维持 $PaO_2>60mmHg$，改善缺氧状况。

3）补充血容量：快速建立两条静脉通道，遵医嘱补液，以维持有效血容量，降低血液黏滞度，防止弥散性血管内凝血。随时监测病人生命体征、意识状态的变化，必要时留置导尿以监测每小时尿量。补液速度的调整应考虑病人的年龄和基础疾病，尤其是病人的心功能状况，可以中心静脉压作为调整补液速度的指标，中心静脉压<5cmH_2O 可适当加快输液速度；中心静脉压达到或超过 10cmH_2O 时，输液速度则不宜过快，以免诱发急性心力衰竭。下列证据提示血容量已补足：口唇红润、肢端温暖、收缩压>90mmHg、尿量>30ml/h 以上。在血容量已基本补足的情况下，尿量仍<20ml/h，尿比重<1.018，应及时报告医生，警惕急性肾损伤的发生。

4）用药护理：①遵医嘱输入多巴胺、间羟胺等血管活性药物。根据血压调整滴速，维持收缩压在90～100mmHg 为宜，以保证重要器官的血液供应，改善微循环。输注过程中注意防止药液溢出血管外引起局部组织坏死。②有明显酸中毒时可应用 5% 碳酸氢钠静滴，因其配伍禁忌较多，宜单独输入。③联合使用广谱抗菌药物控制感染时，应注意药物疗效和不良反应。

【评价】

1. 病人体温恢复正常。

2. 能进行有效咳嗽，痰容易咳出，显示咳嗽次数减少或消失，痰量减少。

3. 发生休克时，护士及时发现并配合医生给予了有效的处理。

【其他护理诊断/问题】

1. **气体交换受损**　与肺实质炎症、呼吸面积减少有关。

2. **疼痛：胸痛**　与肺部炎症累及壁层胸膜有关。

3. **潜在并发症：胸腔积液、肺不张、呼吸衰竭。**

【健康指导】

1. **疾病预防指导**　避免上呼吸道感染、淋雨受寒、过度疲劳、醉酒等诱因。加强体育锻炼，增加营养。长期卧床者应注意经常改变体位、翻身、叩背，随时咳出气道内痰液。易感人群如年老体弱者、慢性病病人，可接种流感疫苗、肺炎疫苗等，以预防发病。

2. **疾病知识指导**　对病人及家属进行有关肺部感染知识的教育，使其了解肺部感染的病因和诱因。指导病人遵医嘱按疗程用药，出院后定期随访。出现高热、心率增快、咳嗽、咳痰、咯血、呼吸困

Note:

难、胸痛等症状及时就诊。

（李湘萍）

第五节　支气管扩张症

支气管扩张症（bronchiectasis）指急、慢性呼吸道感染和支气管阻塞后，反复发生支气管化脓性炎症，致使支气管壁结构破坏，管壁增厚，引起支气管异常和持久性扩张的一类异质性疾病的总称。临床特点为慢性咳嗽、咳大量脓痰和/或反复咯血。近年来，由于急、慢性呼吸道感染得到恰当治疗，其发病率有下降趋势。我国报道 40 岁以上人群中支气管扩张症的患病率可达到 1.2%。

【病因与发病机制】

有些支气管扩张症无明显病因，弥漫性支气管扩张症多发生于有遗传、免疫或解剖缺陷的病人，如囊性纤维化、纤毛运动障碍和严重 α_1-抗胰蛋白酶缺乏的病人。低免疫球蛋白血症、免疫缺陷和罕见的气道结构异常也可引起弥漫性支气管扩张如巨大气管-支气管症（Mounier-Kuhnsyndrome）和支气管软骨发育不全（Williams-Campbell 综合征）等。此外变应性支气管肺曲霉病也是诱发支气管扩张症的原因之一，未进行治疗的肺炎或气道阻塞，如异物或肿瘤、外源性压迫或肺叶切除后解剖移位等可引起局灶性支气管扩张。

以上病因可损伤气道清除和防御功能，易发生感染和炎症。反复细菌感染可使充满炎症介质和病原菌黏稠脓性液体的气道逐渐扩大，形成瘢痕和扭曲。引起感染的常见病原体为铜绿假单胞菌、流感嗜血杆菌、卡他莫拉菌、肺炎克雷伯菌、金黄色葡萄球菌、非结核分枝杆菌、腺病毒和流感病毒等。支气管壁由于水肿、炎症和新血管形成而变厚。周围间质组织和肺泡的破坏导致了纤维化和/或肺气肿。

支气管扩张常发生于段或亚段支气管壁的破坏和炎症改变，受累管壁的结构，包括软骨、肌肉和弹性组织破坏后被纤维组织替代，形成柱状扩张、囊状扩张和不规则扩张 3 种类型。病变支气管相邻肺实质可有纤维化、肺气肿、支气管肺炎和肺萎陷。炎症可使支气管壁血管增多，并伴有相应支气管动脉扩张及支气管动脉和肺动脉吻合。

【临床表现】

1. 症状

（1）持续或反复咳嗽、咳（脓）痰：是常见症状。痰液呈黄绿色，为黏液性、黏液脓性或脓性，收集后分层，即上层为泡沫、中间为浑浊黏液、下层为脓性成分、最下层为坏死组织，无明显诱因者常隐匿发病，无或有轻微症状。随着支气管感染加重，或病变累及周围肺实质出现肺炎可出现痰量增多和发热。当支气管扩张症伴急性感染时，可表现为咳嗽、咳脓痰和伴随肺炎。

（2）呼吸困难和喘息：提示广泛的支气管扩张或潜在的慢性阻塞性肺疾病。

（3）咯血：50%～70% 的病人可发生咯血，由于小动脉被侵蚀或增生血管被破坏可引起大咯血。部分病人以反复咯血为唯一症状，称为"干性支气管扩张症"。

2. 体征　气道内有较多分泌物时，体检可闻及湿啰音和干啰音，病变严重尤其伴有慢性缺氧、肺源性心脏病和右心衰竭的病人可出现杵状指和右心衰竭体征。

【实验室及其他检查】

1. 影像学检查　胸部 X 线检查：囊状支气管扩张的气道表现为显著的囊腔，腔内可存在气液平面。由于受累肺实质通气不足、萎陷，扩张的气道往往聚拢，纵切面可显示"双轨征"，横切面显示"环形阴影"，并可见气道壁增厚。胸部 CT 检查：高分辨 CT（HRCT）可在横断面上清楚地显示扩张的支气管，由于无创、易重复和易接受的特点，已成为支气管扩张症的主要诊断方法。

Note:

2. **实验室检查**　当细菌感染导致支气管扩张症急性加重时,血常规白细胞计数、中性粒细胞分类及 C 反应蛋白可升高,合并免疫缺陷者可出现血清免疫球蛋白缺乏,痰培养和药敏试验结果可指导抗菌药物的选择。

3. **纤支镜检查**　当支气管扩张呈局灶性且位于段支气管以上时,可发现弹坑样改变,纤支镜检查可明确出血、扩张或阻塞的部位,还可通过纤支镜采样用于病原学和病理诊断及指导治疗。

4. **肺功能测定**　可证实由弥漫性支气管扩张或相关阻塞性肺病导致的气流受限。

【诊断要点】

根据反复咳脓痰、咯血病史和既往有诱发呼吸道反复感染病史,胸部高分辨率 CT 显示支气管扩张的影像学改变,可明确诊断。

【治疗要点】

1. **治疗基础疾病**　对活动性肺结核伴支气管扩张症应积极抗结核治疗,低免疫球蛋白血症可用免疫球蛋白替代治疗。

2. **控制感染**　出现急性感染征象如痰量增多或脓性成分增加需应用抗感染药物。急性加重期开始抗菌药物治疗前应常规送痰培养,并即应开始经验性抗菌药物治疗。无铜绿假单胞菌感染高危因素的病人立即经验性使用对流感嗜血杆菌有活性的药物如氨苄西林/舒巴坦、阿莫西林/克拉维酸、第二代头孢菌素、第三代头孢菌素(头孢曲松钠、头孢噻肟)、莫西沙星、左氧氟沙星。存在铜绿假单胞菌感染高危因素的病人,可选择具有抗假单胞菌活性的 β-内酰胺类抗生素(头孢他啶、头孢吡肟、哌拉西林/他唑巴坦、头孢哌酮/舒巴坦)、碳青霉烯类(亚安培南、美罗培南)、氨基糖苷类、喹诺酮类(环丙沙星或左氧氟沙星),可单独或联合应用。对于慢性咳脓痰病人,可使用疗程更长的抗生素如口服阿莫西林或吸入氨基糖苷类药物,以及间断并规则使用单一抗生素或轮换使用抗生素。支气管扩张症病人容易合并曲霉的定植和感染,曲霉的侵袭性感染治疗一般选择伏立康唑。

3. **改善气流受限**　支气管扩张症病人应常规随访肺功能的变化。应用长效支气管舒张药可改善气流受限并帮助清除分泌物,伴有气道高反应和可逆性气流受限的病人有一定疗效。

4. **清除气道分泌物**　包括物理排痰和化痰药物。物理排痰如体位引流,可配合震动拍击背部协助痰液引流;气道内雾化吸入生理盐水或黏液溶解药(N-乙酰半胱氨酸),有助于痰液的稀释和排出;其他如胸壁震荡、正压通气、主动呼吸训练等合理使用。药物包括黏液溶解药、痰液促排药、抗氧化药等,N-乙酰半胱氨酸具有较强的化痰和抗氧化作用。

5. **免疫调节剂**　使用一些促进呼吸道免疫增强的药物如细菌细胞壁裂解产物可以减少支气管扩张症的急性发作。

6. **咯血的治疗**　反复咯血的病人,出血量少,可对症治疗或口服卡巴克洛(安络血)、云南白药;中等出血量者,可静脉给予垂体后叶素或酚妥拉明;出血量大、经内科治疗无效者,可考虑介入栓塞或手术治疗。使用垂体后叶素需要注意低钠血症的发生。

7. **外科治疗**　局限性的支气管扩张症,经充分内科治疗后仍顽固反复发作者,可考虑外科手术切除病变组织。如大出血来自增生的支气管动脉,经保守治疗不能缓解仍反复大咯血且病变局限者,可考虑手术治疗。

【常用护理诊断/问题、措施及依据】

1. **清理呼吸道无效**　与痰多黏稠、无效咳嗽有关。

(1) 环境与休息:保持室内空气流通,维持适宜的温湿度,急性感染或病情严重者应卧床休息,注意保暖。

(2) 饮食护理:提供高热量、高蛋白质、富含维生素饮食,避免冰冷食物诱发咳嗽,少食多餐。指导病人在咳痰后及进食前后用清水或漱口液漱口,保持口腔清洁,促进食欲。鼓励病人多饮水,每天1 500ml以上,以提供充足的水分,使痰液稀释,利于排痰。

（3）用药护理:按医嘱使用抗生素、祛痰药和支气管舒张药,指导病人掌握药物的疗效、剂量、用法和不良反应。

（4）体位引流:是利用重力作用促使呼吸道分泌物流入气管、支气管排出体外的方法,其效果与需引流部位所对应的体位有关(图2-2)。①引流前准备:向病人解释体位引流的目的、过程和注意事项,测量生命体征,听诊肺部,明确病变部位。引流前15分钟遵医嘱给予支气管舒张药(有条件可使用雾化器或手按定量吸入器)。备好排痰用纸巾或一次性容器。②引流体位:引流体位的选择取决于分泌物潴留的部位和病人的耐受程度,原则上抬高病灶部位的位置,使引流支气管开口向下,有利于潴留的分泌物随重力作用流入支气管和气管排出。首先引流上叶,然后引流下叶后基底段。如果病人不能耐受,应及时调整姿势。头部外伤、胸部创伤、咯血、严重心血管疾病和状况不稳定的病人,不宜采用头低位进行体位引流。③引流时间:根据病变部位、病情和病人状况,每天1~3次,每次15~20分钟。一般于饭前进行,早晨清醒后立即进行效果最好。如需在餐后进行,为了预防胃食管反流、恶心和呕吐等不良反应,应在餐后1~2小时进行。④引流的观察:引流时应有护士或家人协助,观察病人有无出汗、脉搏细弱、头晕、疲劳、面色苍白等表现,评估病人对体位引流的耐受程度,如病人出现心率>120次/min、心律失常、高血压、低血压、眩晕或发绀,应立即停止引流并通知医生。⑤引流的配合:在体位引流过程中,鼓励并指导病人做腹式深呼吸,辅以胸部叩击或震荡等措施。协助病人在保持引流体位时进行咳嗽,也可取坐位以产生足够的气流促进排痰,提高引流效果。⑥引流后护理:体位引流结束后,帮助病人采取舒适体位,给予清水或漱口液漱口。观察病人咳痰的性质、量及颜色,听诊肺部呼吸音的改变,评价体位引流的效果并记录。

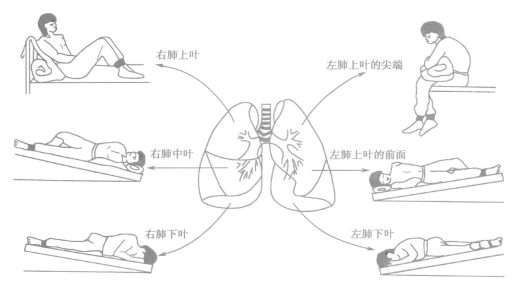

图2-2　体位引流

（5）病情观察:观察痰液的量、颜色、性质、气味和与体位的关系,痰液静置后是否有分层现象,记录24小时痰液排出量。观察咯血的颜色、性质及量。病情严重者需观察病人缺氧情况,是否有发绀、气促等表现。注意病人有无发热、消瘦、贫血等全身症状。

2. 潜在并发症:大咯血、窒息。

（1）**休息与体位**:小量咯血者以静卧休息为主,大量咯血病人应绝对卧床休息、尽量避免搬动。取患侧卧位,可减少患侧胸部的活动度,既防止病灶向健侧扩散,同时有利于健侧肺的通气功能。

（2）**饮食护理**:大量咯血者应禁食,小量咯血者宜进少量温、凉流质饮食,因过冷或过热食物均

 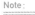

易诱发或加重咯血。多饮水,多食富含纤维素食物,以保持排便通畅,避免排便时腹压增加而引起再度咯血。

（3）对症护理:安排专人护理并安慰病人。保持口腔清洁,咯血后为病人漱口、擦净血迹,防止因口咽部异物刺激引起剧烈咳嗽而诱发咯血。及时清理病人咯出的血块及污染的衣物、被褥,有助于稳定情绪、增加安全感,避免因精神过度紧张而加重病情。对精神极度紧张、咳嗽剧烈的病人,可建议给予小剂量镇静药或镇咳药。

（4）保持呼吸道通畅:痰液黏稠无力咳出者,可经鼻腔吸痰。重症病人在吸痰前后应适当提高吸氧浓度,避免吸痰引起低氧血症。指导并协助病人将气管内痰液和积血轻轻咳出,保持气道通畅。咯血时轻轻拍击健侧背部,嘱病人不要屏气,以免诱发喉头痉挛,使血液引流不畅形成血块,导致窒息。

（5）用药护理:①垂体后叶素可收缩小动脉,减少肺血流量,从而减轻咯血。但也能引起子宫、肠道平滑肌收缩和冠状动脉收缩,故冠心病、高血压病人及孕妇忌用。静滴时速度勿过快,以免引起恶心、便意、心悸、面色苍白等不良反应。②年老体弱、肺功能不全者在应用镇静药和镇咳药后,应注意观察呼吸中枢和咳嗽反射受抑制情况,以早期发现因呼吸抑制导致的呼吸衰竭和不能咯出血块而发生窒息。

（6）窒息的抢救:对大咯血及意识不清的病人,应在病床旁备好急救设备,一旦病人出现窒息征象,应立即取头低脚高45°俯卧位,头偏向一侧,轻拍背部,迅速排出在气道和口咽部的血块,或直接刺激咽部以咳出血块。必要时用吸痰管进行负压吸引。给予高浓度吸氧。做好气管插管或气管切开的准备与配合工作,以解除呼吸道阻塞。

（7）病情观察:密切观察病人咯血的量、颜色、性质及出血的速度,观察生命体征及意识状态的变化,有无胸闷、气促、呼吸困难、发绀、面色苍白、出冷汗、烦躁不安等窒息征象;有无阻塞性肺不张、肺部感染及休克等并发症的表现。

【其他护理诊断/问题】

1. **营养失调：低于机体需要量** 与慢性感染导致机体消耗有关。
2. **焦虑** 与疾病迁延、个体健康受到威胁有关。
3. **有感染的危险** 与痰多、黏稠、不易排出有关。

【健康指导】

1. **疾病预防指导** 支气管扩张症与感染密切相关,应积极防治百日咳、麻疹、支气管肺炎、肺结核等呼吸道感染,及时治疗上呼吸道慢性病灶（如扁桃体炎、鼻窦炎等）,避免受凉、预防感冒和减少刺激性气体吸入,对预防支气管扩张症有重要意义。

2. **疾病知识指导** 帮助病人和家属了解疾病发生、发展与治疗、护理过程,与病人及家属共同制订长期防治计划。讲明加强营养对机体康复的作用,使病人能主动摄取必需的营养素,以增加机体抗病能力。鼓励病人参加体育锻炼,建立良好的生活习惯,劳逸结合,以维护心、肺功能。告知病人戒烟、避免烟雾和灰尘刺激有助于避免疾病的复发,防止病情恶化。

3. **康复指导** 强调清除痰液对减轻症状、预防感染的重要性,指导病人及家属学习和掌握有效咳嗽、胸部叩击、雾化吸入及体位引流的排痰方法,长期坚持,以控制病情的发展。

4. **病情监测指导** 指导病人自我监测病情,学会识别病情变化的征象,一旦发现症状加重,应及时就诊。

【预后】

取决于支气管扩张的范围和有无并发症。支气管扩张范围局限者,积极治疗可改善生活质量和延长寿命。支气管扩张范围广泛可损害肺功能,甚至发展至呼吸衰竭而致死亡。大咯血也可严重影响预后,合并肺气肿和肺大疱者预后较差。

(高丽红)

第六节　肺　结　核

— 导入案例与思考 —

　　王某,女,59 岁,退休工人。5 年前受凉后低热、咳嗽、咳白色黏痰,给予抗生素及祛痰治疗,1 个月后症状不见好转,体重逐渐下降,经查 X 线胸片诊断为"浸润型肺结核",予肌注链霉素 1 个月,口服利福平、异烟肼 3 个月,症状逐渐减轻,遂自行停药。此后一直咳嗽,咳少量白痰,未再复查胸片。2 个月前劳累后咳嗽加重,少量咯血伴低热、盗汗、胸闷、乏力就诊。门诊以"间断咳嗽、咳痰 5 年,加重伴咯血 2 个月"收入院。病人病后进食少,二便及睡眠正常。

　　身体评估:体温 37.4℃,脉搏 94 次/min,呼吸 22 次/min,血压 130/80mmHg,听诊双上肺呼吸音略减低,可闻及少量湿啰音,心率 94 次/min,心律齐,无杂音,腹部平软,肝脾未触及,下肢不肿。

　　实验室检查:Hb 110g/L,WBC $4.5×10^9$/L,N 53%,L 47%,PLT $210×10^9$/L,ESR 35mm/h。

　　请思考:

　　1. 导致病人此次入院的主要病因是什么?为明确病因需做哪些实验室及其他检查?

　　2. 病人痰结核分枝杆菌检查结果为涂(+),治疗上推荐的化疗方案及疗程建议是什么?

　　3. 病人目前的主要护理诊断/问题、诊断依据及相应的护理措施有哪些?

　　肺结核(pulmonary tuberculosis)是结核分枝杆菌引起的肺部慢性传染性疾病。结核病是传染性疾病领域死亡人数第一位的呼吸道传染病,严重危害人民群众的健康。目前,全球结核病负担占比最高的三个国家是印度(27%)、中国(14%)和俄罗斯(8%)。据 WHO《2021 年全球结核病报告》,2020 年全球约有 1 000 万人罹患结核病,这一数据近年下降极其缓慢。更值得关注的是,耐药结核病仍构成公共卫生威胁。我国 2020 年新发结核病人 84.2 万例。随着结核病防治工作的大力开展,结核病总的疫情虽有明显下降,但流行形势仍十分严峻。因此,结核病的防治仍是一个需要高度重视的公共卫生问题。

知 识 拓 展

耐多药结核病

　　耐多药结核病(multidrug resistance-tuberculosis,MDR-TB)是指引起结核病的细菌对用来治病的多种抗菌药物产生抵抗性,其中至少对异烟肼和利福平这两种最为有效的抗结核药物治疗没有反应。

　　2019 年,全球约有 3.3% 的新发病人和 18% 的复治病人对一线抗结核病药物利福平耐药,估算为 46.5 万人,其中耐多药结核病约占 78%。造成耐多药问题持续出现并扩散的原因是结核病的治疗管理不善以及人际间传播。如果严格遵守 6 个月药物治疗方案,向病人提供支持并加以监督,多数结核病人都可以治愈。但抗菌药物的不适当或者不正确使用,或者使用无效药物配方,以及过早中断治疗,都可以引起耐药性,进而造成传播,尤其是在拥挤环境之中。据报道,耐多药结核病的治疗难度逐渐增加,治疗选择方案数量有限且费用高昂,治疗用药的不良反应多,甚至可能引起更为严重的耐药。广泛耐药结核病(XDR-TB)是一种对一线和二线抗结核病药物耐药的严重结核病,可使用的有效药物更少,治疗方案受到严重限制,已有 117 个国家报告该病。因此,正确的结核病控制及管理至关重要。

【病因与发病机制】

1. **结核分枝杆菌** 典型的结核分枝杆菌是细长稍弯曲两端圆形的杆菌,分为人型、牛型、非洲型和鼠型4类,其中引起人类结核病的主要为人型结核分枝杆菌,其余型少见。结核分枝杆菌的生物学特性有:

(1)抗酸性:结核分枝杆菌耐酸染色呈红色,可抵抗盐酸酒精的脱色作用,故又称抗酸杆菌。

(2)生长缓慢:结核分枝杆菌为需氧菌,在良好的实验室培养条件下,12~24小时分裂一次,相比每隔15~60分钟就有规律增殖一次的大部分可培养细菌来说,结核分枝杆菌的生长是相当缓慢的。一般需培养4周才能形成1mm左右的菌落。

(3)抵抗力强:结核分枝杆菌对干燥、酸、碱、冷有较强的抵抗力。在干燥的环境中,可存活6~8个月,甚至数年,阴湿环境中能生存5个月以上。一般的化学消毒剂如除污剂或合成洗涤剂对结核分枝杆菌不起作用。但结核分枝杆菌对热、光照和紫外线照射非常敏感,在烈日下暴晒2~7小时可被杀死;紫外线灯照射30分钟有明显杀菌作用;煮沸5分钟即可被杀死。常用杀菌药中,70%酒精最佳,接触2分钟即可杀菌。5%苯酚或1.5%煤酚皂(来苏儿液)可以杀菌但需时较长,如5%苯酚需24小时才能杀死痰中的结核分枝杆菌。将痰吐在纸上直接焚烧是最简易的灭菌方法。

(4)菌体结构复杂:结核分枝杆菌菌体成分复杂,主要是类脂质、蛋白质及多糖类。类脂质占50%~60%,与结核病的组织坏死、干酪液化、空洞发生以及结核变态反应有关;菌体蛋白质是结核菌素的主要成分,诱发皮肤变态反应;多糖类参与血清反应等免疫应答。

2. **肺结核的传播** 飞沫传播是肺结核最重要的传播途径。传染源主要是痰中带菌的肺结核病人,尤其是未经治疗者。传染性的大小取决于痰内细菌量的多少,痰涂片检查阳性者属于大量排菌;痰涂片阴性而仅痰培养阳性者属于微量排菌。病人在咳嗽、咳痰、打喷嚏或高声谈笑时,可产生大量的含有结核菌的微滴,1~5μm大小的微滴可较长时间悬浮于空气中,在空气不流通的室内可达5小时,与病人密切接触者可能吸入而感染。

3. **结核分枝杆菌感染和肺结核的发生与发展**

(1)人体感染后的反应:结核菌进入人体后,可发生两种主要反应。

1)免疫反应:由于结核菌为细胞内寄生菌,主要是细胞免疫,表现为淋巴细胞致敏和吞噬细胞的功能增强。人体对结核菌的免疫力有非特异性免疫力和特异性免疫力两种,后者是通过接种卡介苗或感染结核菌后所获得的免疫力,其免疫力强于前者,但两者保护作用都是相对的。机体免疫力强可防止发病或使病变趋于局限,而生活贫困、年老、糖尿病、硅沉着病及有免疫缺陷等情况,由于机体免疫力低下而易患结核病。

2)Ⅳ型变态反应(又称迟发型超敏反应):在结核菌侵入人体后4~8周,机体组织对结核菌及其代谢产物可发生Ⅳ型变态反应。此时如用结核菌素做皮肤试验,呈阳性反应。免疫力与Ⅳ型变态反应之间关系复杂,尚不十分清楚,大致认为两者既有相似又有独立的一面,变态反应不等于免疫力。

(2)原发感染与继发感染

1)原发感染:是指机体首次感染结核分枝杆菌。人体初次感染后,若结核杆菌未被吞噬细胞完全清除,并在肺泡巨噬细胞内外生长繁殖,这部分肺组织即出现炎性病变,称为原发病灶。由于机体缺乏特异性免疫及变态反应,原发病灶中的结核菌被吞噬细胞沿淋巴管携至肺门淋巴结,引起肺门淋巴结肿大。原发病灶和肿大的气管、支气管淋巴结合称为原发综合征。原发病灶继续扩大,结核菌可直接或经血液播散至邻近组织器官,引起相应部位的结核感染。

随着机体对结核菌的特异性免疫力加强,原发病灶炎症迅速吸收或留下少量钙化灶,肿大的肺门淋巴结逐渐缩小、纤维化或钙化,播散到全身各器官的结核分枝杆菌大部分被消灭,这就是原发感染最常见的良性过程。但仍有少量结核分枝杆菌没有被消灭,长期处于休眠状态,成为继发性结核的潜在病灶。当人体免疫功能降低时,潜在病灶中的细菌可重新生长、繁殖,发生继发性结核病。

2）继发感染：是指初次感染后再次感染结核分枝杆菌，多为原发感染时潜伏下来的结核菌重新生长、繁殖所致，称内源性复发，也可以受分枝杆菌的再感染而发病，称为外源性重染。由于机体此时对结核菌已有一定的特异性免疫力，故病变常较局限，发展也较缓慢，较少发生全身播散，但局部病灶有渗出、干酪样坏死乃至空洞形成的倾向。

继发型肺结核的发病方式有两种。一种发病慢，临床症状少而轻，多发生在肺尖或锁骨下，痰涂片检查阴性，预后良好；另一种发病快，几周内即出现广泛的病变、空洞和播散，痰涂片检查阳性，有传染性，是防治工作的重点，多发生于青春期女性、营养不良、抵抗力弱的群体以及免疫功能受损者。肺结核的发生发展过程见图 2-3。

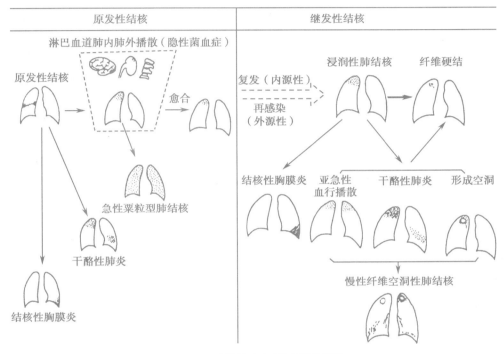

图 2-3　肺结核病自然过程示意图

知 识 拓 展

科赫（Koch）现象

1890 年 Koch 观察到，将结核分枝杆菌注射到未感染的豚鼠，10～14 天后注射局部红肿、溃烂，形成深的溃疡乃至局部淋巴结肿大，最后结核分枝杆菌全身播散，造成豚鼠死亡。将同量结核分枝杆菌注射到 3～6 周前已受少量结核分枝杆菌感染且结核菌素皮肤试验阳转的豚鼠，2～3 天后注射局部皮肤出现剧烈反应，但不久即愈合且无局部淋巴结肿大和全身播散，亦不致死亡。较快的局部红肿和表浅溃烂是由结核分枝杆菌诱导的 IV 型变态反应的表现。结核分枝杆菌无播散，引流淋巴结无肿大以及溃疡较快愈合是免疫力的反映。这种机体对结核分枝杆菌再感染和初感染所表现不同反应的现象称为 Koch 现象。

4. 结核的基本病理改变　结核病的基本病理改变为渗出、增生（结核结节形成）和干酪样坏死。渗出性病变通常出现在结核炎症的早期或病灶恶化时；增生性病变多发生于病变恢复阶段，多在菌量较少而机体抵抗力较强时发生，典型的改变是结核结节形成，为结核病的特征性病变；干酪样坏死病变常发生于机体抵抗力降低或菌量过多、变态反应过于强烈时，干酪坏死组织发生液化经支气管排出

Note：

形成空洞,其内含有大量结核菌,肉眼下见病灶呈黄灰色,质松而脆,状似干酪,故称干酪样坏死。由于在结核病的病理过程中,破坏与修复常同时进行,故上述3种基本病变可同时存在于一个病灶中,多以某一病变为主,且可相互转变。

【临床表现】

各型肺结核的临床表现不尽相同,但有共同之处。

1. 症状

(1)全身症状:发热最常见,多为长期午后低热。部分病人有乏力、食欲减退、盗汗和体重减轻等全身毒性症状。育龄女性可有月经失调或闭经。若肺部病灶进展播散时,可有不规则高热、畏寒等。

(2)呼吸系统症状

1)咳嗽、咳痰:是肺结核最常见症状。多为干咳或咳少量白色黏液痰。有空洞形成时,痰量增多;合并细菌感染时,痰呈脓性且量增多;合并厌氧菌感染时有大量脓臭痰;合并支气管结核时表现为刺激性咳嗽。

2)咯血:1/3~1/2病人有不同程度的咯血,病人常有胸闷、喉痒和咳嗽等先兆,以少量咯血多见,少数严重者可大量咯血。

3)胸痛:炎症波及壁层胸膜时可引起胸痛,为胸膜炎性胸痛,随呼吸运动和咳嗽加重。

4)呼吸困难:当病变广泛和/或患结核性胸膜炎有大量胸腔积液时,可有呼吸困难。多见于干酪性肺炎和大量胸腔积液病人,也可见于纤维空洞性肺结核的病人。

2. 体征　因病变范围和性质而异。病变范围小可无异常体征。渗出性病变范围较大或干酪样坏死时可有肺实变体征。慢性纤维空洞型肺结核或胸膜粘连增厚时,可有胸廓塌陷,纵隔及气管向患侧移位。结核性胸膜炎早期有局限性胸膜摩擦音,以后出现典型胸腔积液体征。支气管结核可有局限性哮鸣音。

3. 并发症　可并发自发性气胸、脓气胸、支气管扩张症、慢性肺源性心脏病。结核分枝杆菌随血行播散可并发淋巴结、脑膜、骨及泌尿生殖器官等肺外结核。

【实验室及其他检查】

1. 痰结核分枝杆菌检查　是确诊肺结核最特异的方法,也是制订化疗方案和考核疗效的主要依据。临床上以直接涂片镜检最常用,若抗酸杆菌阳性,肺结核诊断基本可成立。为提高检出率,应收集病人深部痰液并连续多次送检。痰结核菌培养的敏感性和特异性高于涂片法,一般需培养2~6周,培养至8周仍未见细菌生长则报告为阴性。其他如PCR、基因芯片技术等方法也可为诊断提供帮助。

2. 影像学检查　不同类型肺结核的X线影像具有各自特点,胸部X线检查是诊断肺结核的常规首选方法,可以早期发现肺结核,用于诊断、分型、指导治疗及了解病情变化。胸部CT检查能发现微小或隐蔽性病变、了解病变范围及进行肺部病变鉴别。

3. 结核菌素试验　目前我国推广的方法,是国际通用的结核菌素纯蛋白衍化物(purified protein derivative,PPD)皮内注射法,以便国际间结核感染率的比较。通常取0.1ml(5IU)结核菌素,在左前臂屈侧上中1/3交界处做皮内注射,以局部出现7~8mm大小的圆形橘皮样皮丘为宜。注射72小时(48~96小时)后测量皮肤硬结的横径和纵径,得出平均直径=(横径+纵径)/2。阴性:硬结直径<5mm或无反应;阳性:硬结直径≥5mm,其中<10mm为一般阳性,10~15mm为中度阳性,>15mm或局部出现双圈、水疱、坏死或淋巴管炎为强阳性。

结核菌素试验常作为结核分枝杆菌感染的流行病学指标,也是卡介苗接种后效果的验证指标,但其对成人结核病的诊断意义不大。由于我国是结核病高疫情国家,据估计全国约有近半人口曾受到结核分枝杆菌感染,故用 5IU 结核菌素进行检查,其阳性结果仅表示曾有结核分枝杆菌感染,并不一定患有结核病。结核菌素试验对婴幼儿的诊断价值较成人大,因年龄越小,自然感染率越低,3 岁以下强阳性反应者,应视为有新近感染的活动性结核病。结核菌素试验阴性除提示没有结核菌感染外,还见于初染结核菌 4~8 周内,机体变态反应尚未充分建立;机体免疫功能低下或受抑制时,如严重营养不良、重症结核、肿瘤、人类免疫缺陷病毒(HIV)感染、使用糖皮质激素及免疫抑制剂等情况下,结核菌素反应也可暂时消失,待病情好转结核菌素试验又会转为阳性反应。

4. 纤支镜检查　对支气管结核的诊断有重要价值。也可取肺内病灶进行活检,提供病理学诊断。

【诊断要点】

（一）诊断方法

根据结核病的症状和体征、肺结核接触史,结合胸部 X 线检查及痰结核分枝杆菌检查多可作出诊断。值得注意的是部分病人无明显症状,故 X 线健康检查是发现早期肺结核的主要方法。

（二）肺结核的诊断程序

1. 可疑症状病人筛选　咳嗽持续 2 周以上、咯血、午后低热、乏力、盗汗、月经不调或闭经,且有肺结核接触史或肺外结核者应考虑肺结核的可能性,需进行痰抗酸杆菌和胸部 X 线检查。

2. 是否肺结核　凡 X 线检查肺部发现有异常阴影者,必须通过系统检查,确定病变是结核性或其他性质。如果难以确定,可经 2 周短期观察后复查,大部分炎症病变会有所变化,而肺结核变化不大。

3. 有无活动性　如果诊断为肺结核,应进一步明确有无活动性,活动性病变必须给予治疗。病原学阳性是肺结核活动性判断的"金标准"。对于痰病原学阴性者,推荐采用 BALF 进行结核分枝杆菌培养,必要时进行肺活检,尽可能获得病原学证据。有无活动性病变还可凭借胸片病变表现判别。胸片表现为钙化、硬结或纤维化,痰检查不排菌,无任何症状,为无活动性肺结核。

4. 是否排菌　确定活动后还要明确是否排菌,是确定传染源的重要方法。痰菌检查记录格式分别以涂(+)、涂(-)、培(+)、培(-)表示痰菌阳性或阴性。病人无痰或未查痰者,注明"无痰"或"未查"。

（三）肺结核分类标准和诊断要点

目前我国实施的是《WS196—2017 结核病分类》卫生行业标准,突出了对痰结核分枝杆菌检查和化学治疗史的描述,使分类法更符合现代结核病控制的概念和实用性。

1. 结核病的分类和诊断要点　新的分类标准将结核病分为 5 种类型。

（1）原发型肺结核:也称初染结核,包括原发综合征及胸内淋巴结结核,多见于少年儿童及从边远山区、农村初进城市的成人。症状多轻微而短暂,多有结核病密切接触史,结核菌素试验多为强阳性。X 线胸片表现为哑铃形阴影,即原发病灶、引流淋巴管炎和肿大的肺门淋巴结,形成典型的原发综合征(图 2-4)。原发病灶一般吸收较快,不留任何痕迹。

（2）血行播散型肺结核:包括急性、亚急性和慢性 3 种类型。多见于婴幼儿和青少年,成人也可发生,系由病变中结核杆菌侵入血管所致。起病急、持续高热、中毒症状严重,约一半以上病人并发结核性脑膜炎。X 线显示双肺满布粟粒状阴影,常在症状出现 2 周左右出现,其大小、密度和分布均匀,结节直径 2mm 左右(图 2-5)。

（3）继发型肺结核:包括浸润性肺结核、纤维空洞性肺结核和干酪性肺炎等。多由体内潜伏病灶中的结核菌重新活动而发病,少数为外源性再感染,多见于成年人,病程长,易反

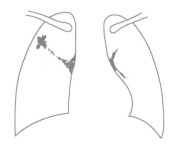

图 2-4　原发性肺结核-原发综合征

复。其中浸润性肺结核为肺结核中最常见的一种类型,多见于成年人。

1) 浸润性肺结核:多发生在肺尖和锁骨下。X线显示为片状、絮状阴影,可融合形成空洞。

2) 空洞性肺结核:空洞形态不一,多由干酪渗出病变溶解形成,洞壁不明显,有多个空腔。空洞性肺结核多有支气管播散,临床表现为发热、咳嗽、咳痰和咯血,病人痰中经常排菌。

3) 结核球:是由纤维组织包绕干酪样结核病变或阻塞性空洞被干酪物质充填而形成的球形病灶,一般为单个,直径1~3cm,多位于肺的上叶。一般表现为球形块状影,轮廓清楚,密度不均可含有钙化灶或透光区,周围可有散在的纤维增殖性病灶,常称为"卫星灶"。是相对稳定的病灶,可长期保持静止状态,但当机体抵抗力降低时,病灶可恶化进展。

4) 干酪性肺炎:发生于免疫力低下、体质衰弱、大量结核分枝杆菌感染的病人,或有淋巴结支气管瘘,淋巴结内大量干酪样物质经支气管进入肺内。分为大叶性干酪性肺炎和小叶性干酪性肺炎。

5) 纤维空洞性肺结核:肺结核未及时发现或治疗不当,使空洞长期不愈,反复进展恶化,双侧或单侧的空洞壁增厚和广泛纤维增生,造成肺门抬高,肺纹理呈垂柳样,纵隔向患侧移位,健侧可发生代偿性肺气肿(图2-6)。

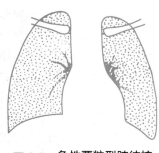

图2-5　急性粟粒型肺结核

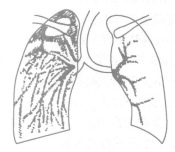

图2-6　纤维空洞性肺结核

(4)结核性胸膜炎:包括结核性干性胸膜炎、结核性渗出性胸膜炎、结核性脓胸,以结核性渗出性胸膜炎最常见。

(5)其他肺外结核:按部位和脏器命名,如骨关节结核、肾结核、肠结核等。

(6)菌阴肺结核:即3次痰涂片及1次培养阴性的肺结核。诊断标准为:①典型肺结核临床症状和胸部X线表现;②抗结核治疗有效;③临床可排除其他非结核性肺部疾患;④PPD(5IU)强阳性,血清抗结核抗体阳性;⑤痰结核菌聚合酶链反应(PCR)和探针检查呈阳性;⑥肺外组织病理证实结核病变;⑦支气管肺泡灌洗液中检出抗酸分枝杆菌;⑧支气管或肺部组织病理证实结核病变。具备①~⑥中3项或⑦和⑧中任何1项可确诊。

2. 病变范围及空洞部位　按右、左侧,分上、中、下肺野记述。以第2和第4前肋下缘内侧端将两肺分为上、中、下肺野。

3. 治疗状况记录

(1)初治:是指符合下列任何1条者:①未开始抗结核治疗的病人;②正进行标准化学治疗方案用药而未满疗程的病人;③不规则化学治疗未满1个月的病人。

(2)复治:符合下列任何1条者为复治:①初治失败的病人;②规则用药满疗程后痰菌又再次转为阳性的病人;③不规律化学治疗超过1个月的病人;④慢性排菌病人。

(四)肺结核的记录方式

按结核病分类、病变部位、范围、痰菌情况、化学治疗史、并发症、并存病、手术等顺序书写。血行播散型肺结核可注明"急性"或"慢性",继发型肺结核可注明"浸润性""纤维空洞性"等。并发症如支气管扩张症等,并存病如糖尿病,手术如肺切除术后。

记录举例:1. 纤维空洞性肺结核双上涂(+),复治;2. 肺右上叶切除术后;3. 2型糖尿病。

Note:

【治疗要点】

1. 肺结核化学治疗　化学治疗的主要作用在于迅速杀死病灶中大量繁殖的结核分枝杆菌,使病人由传染性转为非传染性,中断传播,防止耐药性产生,最终达到治愈的目的。自20世纪60年代起,结核病化学治疗成为控制结核病的有效方法,使新发结核病治愈率达95%以上。但20世纪80年代中期以来,结核病出现全球性恶化趋势,90%的结核病病人在发展中国家。为帮助病人规律服药和完成疗程,1991年WHO将全程督导短程化学治疗(directly observed treatment,short-course,DOTS)正式确定为官方策略。DOTS是救治结核病人最可行的方法,是预防结核病进一步传播的最佳方式,也是使耐药性结核病不至极端恶化的希望。这一策略是国际上公认的最符合成本-效益原则的结核病控制策略。

（1）肺结核化学治疗的生物学机制

1）细菌生长速度与药物作用:结核分枝杆菌根据其代谢状态分为A、B、C、D四群。①A菌群生长繁殖旺盛,致病力强,占细菌的绝大部分。大量的A群细菌多位于巨噬细胞外和肺空洞干酪液化部分,已被抗结核药所杀灭,也易产生耐药变异菌。②B菌群处于半静止状态,多位于巨噬细胞内酸性环境中和空洞壁坏死组织中。③C菌群处于半静止状态,可有突然间歇性短暂的生长繁殖,存在于干酪坏死灶中。④D菌群为休眠菌,不繁殖,数量很少,无致病力和传染性。抗结核药物对不同菌群的作用各异,通常多数抗结核药物可以作用于A菌群,如异烟肼和利福平具有早期杀菌作用,在治疗的48小时内迅速杀菌,使菌群数量明显减少,传染性降低或消失,痰菌阴转。B菌群和C菌群由于处于半静止状态,抗结核药物的作用相对较差,有"顽固菌"之称。杀灭B和C菌群可以防止复发。抗结核药物对D菌群无作用。

2）耐药性:耐药性分为先天耐药和继发耐药。①先天耐药为结核分枝杆菌在自然繁殖中,由于染色体基因突变而出现的极少量天然耐药菌。单用一种药物可杀灭大量敏感菌,但对天然耐药菌无效,最终菌群中以天然耐药菌为主,使该抗结核药物治疗失败。②继发耐药是药物与结核分枝杆菌接触后,部分细菌发生诱导变异,逐渐能适应在含药环境中继续生存。

3）间歇化学治疗:结核分枝杆菌与不同药物接触后产生不同时间的延缓生长期。在结核分枝杆菌重新生长繁殖前再次投以高剂量药物,可使细菌持续受抑制直至最终被消灭。如结核分枝杆菌接触异烟肼和利福平24小时后分别可有6~9天和2~3天的延缓生长期。间歇化学治疗减少了投药次数,节省了费用,也减轻了督导治疗的工作量和药物的不良反应。

4）顿服:抗结核药物血中高峰浓度的杀菌作用优于经常性维持较低药物浓度水平的情况。相同剂量药物1次顿服较每天分2次或3次服用血药浓度峰值高3倍。

（2）化学治疗的原则:早期、规律、全程、适量和联合治疗是化学治疗的原则。整个化疗方案分强化和巩固两个阶段。

1）早期:是指一旦发现和确诊结核后均应立即给予化学治疗。早期病灶内结核菌以A群为主,局部血流丰富,药物浓度高,可发挥其最大的抗菌作用,以迅速控制病情及减少传染性。

2）规律:严格按化疗方案的规定用药,不可随意更改方案、遗漏或随意中断用药,以避免细菌产生耐药。

3）全程:指病人必须按治疗方案,坚持完成规定疗程,是提高治愈率和减少复发率的重要措施。

4）适量:指严格遵照适当的药物剂量用药。用药剂量过低不能达到有效血药浓度,影响疗效,易产生耐药性;剂量过大易发生药物不良反应。

5）联合:是指根据病情及抗结核药的作用特点,联合使用两种以上药物。联合用药可杀死病灶中不同生长速度的菌群,提高疗效,还可减少和预防耐药菌的产生,增加药物的协同作用。

（3）常用抗结核药物:抗结核药物依据其抗菌能力分为杀菌药与抑菌药。常规剂量下药物在血液中(包括巨噬细胞内)的浓度能达到试管内最低抑菌浓度10倍以上时才能起杀菌作用,否则仅有抑菌作用。异烟肼(INH,H)和利福平(RFP,R)在巨噬细胞内外均能达到杀菌浓度,称全杀菌药。异烟肼是单一抗结核药中杀菌力,特别是早期杀菌力最强者,其对不断繁殖的结核菌(A群)作用最强。利福平对 A、B、C 菌群均有作用。吡嗪酰胺(PZA,Z)和链霉素(SM,S)为半杀菌药。吡嗪酰胺能杀灭巨噬细胞内酸性环境中的结核菌,是目前 B 菌群最佳的半杀菌药。链霉素主要杀灭巨噬细胞外碱性环境中的结核菌。乙胺丁醇(EMB,E)为抑菌药,与其他抗结核药联用可延缓其他药物耐药性的发生。其他抗结核药物有乙硫异烟胺、丙硫异烟胺、阿米卡星、氧氟沙星、对氨基水杨酸等。常用抗结核药的剂量、主要不良反应和注意事项见表 2-2。

表 2-2　常用抗结核药成人剂量、不良反应和注意事项

药名(缩写)	抗菌特点	每天剂量/g	主要不良反应	注意事项
异烟肼(INH,H)	全杀菌药	0.3	周围神经炎、偶有肝功能损害	避免与抗酸药同时服用,注意消化道反应、肢体远端感觉及精神状态
利福平(RFP,R)	全杀菌药	0.45~0.6*	肝功能损害、过敏反应	体液及分泌物会呈橘黄色,使角膜接触镜永久变色;监测肝毒性及过敏反应;注意药物相互作用:利福平会加快口服避孕药、降糖药、茶碱、抗凝血药等药物的排泄,降低上述药物疗效
链霉素(SM,S)	半杀菌药	0.75~1.0△	听力障碍、眩晕、肾功能损害	注意听力变化及有无平衡失调,用药前和用药后 1~2 个月进行听力检查;了解尿常规及肾功能的变化
吡嗪酰胺(PZA,Z)	半杀菌药	1.5~2.0	胃肠道不适、肝功能损害、高尿酸血症、关节痛	监测肝功能,尤其是 ALT 水平;注意关节疼痛、皮疹等反应,监测血尿酸浓度
乙胺丁醇(EMB,E)	抑菌药	0.75~1.0**	视神经炎	检查视觉灵敏度和颜色的鉴别力(用药前、用药后每 1~2 个月 1 次)

注: * 体重<50kg 用 0.45g,>50kg 用 0.6g;S、Z 用量亦按体重调节;△ 老年人每天 0.75g;** 前 2 个月 25mg/kg,其后减至 15mg/kg。

(4) 化学治疗方案:整个化疗分为强化和巩固两期。强化期旨在有效杀灭繁殖菌,迅速控制病情;巩固期的目的是杀灭生长缓慢的结核菌,以提高治愈率,减少复发。总疗程 6~8 个月,其中初治为强化期 2 个月/巩固期 4 个月,复治为强化期 2 个月/巩固期 6~10 个月。①初治涂阳肺结核的常用治疗方案(含初治涂阴有空洞形成或粟粒型肺结核):2HRZE/4HR、2H₃R₃Z₃E₃/4H₃R₃ 等;②复治涂阳肺结核的常用治疗方案有:2HRZES/6~10HRE、2H₃R₃Z₃E₃S₃/6~10H₃R₃E₃ 或 3HRZE/6~10HRE 等;③初治涂阴肺结核的常用治疗方案有:2HRZ/4HR、2H₃R₃Z₃/4H₃R₃。其中药物前面的数字分别代表强化期和巩固期的月数,而药物后面的下标代表每周服药的次数,无下标者表示为每天服用。

2. 对症治疗

(1) 毒性症状:一般在有效抗结核治疗 1~3 周内消退,不需特殊处理。若中毒症状重者,可在应用有效抗结核药的基础上短期加用糖皮质激素,以减轻中毒症状和炎症反应。

(2) 咯血:咯血量较少时,嘱卧床休息(患侧卧位),消除紧张,口服止血药。中等或大量咯血时应严格卧床休息,取患侧卧位,保证气道通畅,注意防止窒息,并配血备用。大量咯血病人可用垂体后叶素,缓慢静脉注射(15~20 分钟)或静脉滴注。必要时可经支气管镜局部止血,或插入球囊导管,压迫止血。咯血窒息是致死的主要原因,需严加防范和紧急抢救。

3. 手术治疗　适用于经合理化学治疗无效、多重耐药的厚壁空洞、大块干酪灶、结核性脓胸、支气管胸膜瘘和大咯血保守治疗无效者。

【常用护理诊断/问题、措施及依据】

1. **知识缺乏**：缺乏结核病治疗的相关知识。

（1）指导病人坚持用药：①抗结核化疗对控制结核病起决定性作用，护士应向病人及其家属反复强调化疗的重要性及意义，督促病人按医嘱服药，坚持完成规则、全程化疗，以提高治愈率、减少复发；②向病人说明化疗药的用法、疗程、可能出现的不良反应及表现，督促病人定期检查肝功能及听力情况，如出现巩膜黄染、肝区疼痛、胃肠不适、眩晕、耳鸣等不良反应要及时与医生联系，不要自行停药，大部分不良反应经相应处理可以消除。

（2）正确留取痰标本：肺结核病人有间断且不均匀排菌的特点，故需多次查痰，护士应指导病人正确留取痰标本，其要点是：病人需首先以清水漱口数次，以减少口腔杂菌污染；之后用力咳出深部第一口痰，并留于加盖的无菌容器中；标本留好后尽快送检，一般不超过 2 小时；若病人无痰，可用高渗盐水（3%～10%）超声雾化吸入导痰。通常初诊病人应留 3 份痰标本（即时痰、清晨痰和夜间痰），夜间无痰者，应在留取清晨痰后 2～3 小时再留 1 份。复诊病人应每次送检 2 份痰标本（夜间痰和清晨痰）。

（3）休息：合理休息可以调整新陈代谢，使机体各器官的功能得以调节与平衡，并使机体耗氧量减低，呼吸次数和深度亦降低，使肺获得相对休息，有利于病灶愈合。休息的程度与期限取决于病人的代谢功能、病灶的性质与病变趋势。①肺结核病人症状明显，有咯血、高热等严重结核病毒性症状，或结核性胸膜炎伴大量胸腔积液者，应卧床休息。恢复期可适当增加户外活动，以提高机体的抗病能力。②轻症病人应避免劳累和重体力劳动，保证充足的睡眠和休息，做到劳逸结合。③有效抗结核治疗 4 周以上且痰涂片证实无传染性或传染性极低的病人，应恢复正常的家庭和社会生活，可减轻病人的社会隔离感和焦虑情绪。

2. **营养失调：低于机体需要量**　与机体消耗增加、食欲减退有关。

（1）制订饮食计划：肺结核是一种慢性消耗性疾病，宜给予高热量、高蛋白、富含维生素和易消化饮食，忌烟酒及辛辣刺激食物。蛋白质可增加机体的抗病能力及机体修复能力，建议每天蛋白质摄入量为 1.5～2.0g/kg，其中鱼、肉、蛋、牛奶等优质蛋白摄入量占一半以上；多进食新鲜蔬菜和水果，以补充维生素。食物中的维生素 C 有减轻血管渗透性的作用，可以促进渗出病灶的吸收；维生素 B 对神经系统及胃肠神经有调节作用，可促进食欲。

（2）增进食欲：增加膳食品种，饮食中注意添加具有促进消化、增进食欲作用的食物，如藕粉、山楂、新鲜水果，于正餐前后适量摄入；选用合适的烹饪方法，保证饭菜的色、香、味以促进食欲，尽量采用病人喜欢的烹饪方法，增进病人的食欲；进餐时应心情愉快，可促进食物的消化吸收。食欲减退者可少量多餐。

（3）监测体重：每周测体重 1 次并记录，了解营养状态是否改善。

3. **潜在并发症：大咯血、窒息。**

护理措施详见本章第五节"支气管扩张症"的护理。

【其他护理诊断/问题】

1. **体温过高**　与结核菌感染有关。
2. **疲乏**　与结核病毒性症状有关。
3. **有孤独的危险**　与隔离性治疗有关。

【健康指导】

1. **疾病预防指导**

（1）控制传染源：控制传染源的关键是早期发现和彻底治愈肺结核病人。肺结核病程长、易复发和具有传染性,必须长期随访。对确诊的结核病人,应及时转至结核病防治机构进行统一管理,并实行全程督导短程化学治疗(DOTS)。

（2）切断传播途径:①开窗通风,保持空气新鲜,可有效降低结核病传播。涂阳肺结核病人住院治疗时需进行呼吸道隔离,每天紫外线消毒病室。②结核菌主要通过呼吸道传播,病人咳嗽或打喷嚏时应用双层纸巾遮掩;不随地吐痰,痰液应吐入带盖的容器内,用含氯消毒液浸泡1小时后再弃去,或吐入纸巾中,含有痰液的纸巾应焚烧处理;接触痰液后用流动水清洗双手。③餐具煮沸消毒或用消毒液浸泡消毒,同桌共餐时使用公筷,以防传染。④衣物、寝具、书籍等污染物可在烈日下暴晒进行杀菌。

（3）保护易感人群:①卡介苗接种。卡介苗(BCG)是一种无毒的牛型结核菌活菌疫苗,接种后可使未受过结核菌感染者获得对结核病的特异免疫力。其接种对象主要为未受感染的新生儿、儿童及青少年。②化学药物预防。对于高危人群,如与涂阳肺结核病人有密切接触且结核菌素试验强阳性者、HIV感染者、长期使用糖皮质激素及免疫抑制剂者、糖尿病等,可以服用异烟肼和/或利福平以预防发病。

2. **疾病知识指导** 嘱病人合理安排休息,恢复期逐渐增加活动,以提高机体免疫力但避免劳累;保证营养的摄入,戒烟酒;避免情绪波动及呼吸道感染。指导病人及家属保持居室通风、干燥,按要求对痰液及污染物进行消毒处理。与涂阳肺结核病人密切接触的家属必要时应接受预防性化学治疗。

3. **用药指导与病情监测** 向病人强调坚持规律、全程、合理用药的重要性,保证DOTS顺利完成。督促病人治疗期间定期复查胸片和肝、肾功能,指导病人观察药物疗效和不良反应,若出现药物不良反应及时就诊。定期随访。

【预后】

肺结核的病因明确,有成熟的预防和治疗手段,只要切实执行,本病大部分可获临床治愈或痊愈,人群的发病率也将得到有效控制。

（李湘萍）

第七节　支气管哮喘

导入案例与思考

王某,男,52岁。"反复发作喘息、气急和咳嗽3年余,急性加重1天"入院。既往有反复发作喘息、气急和咳嗽史,昨天上午去公园散步赏花后出现气急和咳嗽,休息后不见缓解。

身体评估:体温36.8℃,脉搏124次/min,呼吸36次/min,血压130/85mmHg,急性面容,端坐呼吸,大汗淋漓,双肺可闻及广泛的哮鸣音,呼气相延长,呼气流量明显降低。

实验室检查:动脉血气分析示$PaCO_2$ 50mmHg,PaO_2 50mmHg。

请思考:

1. 对该病人进行病情观察的重点有哪些?
2. 该病人目前主要的护理诊断/问题、诊断依据及相应的护理措施有哪些?

支气管哮喘(bronchial asthma)简称哮喘,是一种以慢性气道炎症和气道高反应性为特征的异质性疾病。包括气道慢性炎症、气道对多种刺激因素呈现的高反应性、多变的可逆性气流受限和气道重塑等主要特征。临床表现为反复发作的喘息、气急、胸闷或咳嗽等症状,多于夜间及凌晨发作或加重,多数病人可自行或治疗后缓解。根据全球和我国哮喘防治指南提供的资料,经过长期规范化治疗和管理,80%以上的病人达到哮喘的临床控制。

哮喘是最常见的慢性疾病之一,全球约有 3 亿哮喘病人,我国约有 3 000 万哮喘病人。世界各国哮喘患病率从 1%~18% 不等,我国成人哮喘的患病率为 1.24%,哮喘患病率逐年上升。一般认为发达国家的哮喘患病率高于发展中国家,城市高于农村。哮喘死亡率为(1.6~36.7)/10 万,多与哮喘长期控制不佳、最后一次发作时治疗不及时有关,其中大部分是可预防的。目前我国已成为全球哮喘病死率最高的国家之一。

【病因与发病机制】

1. 病因

(1) 遗传因素:哮喘是一种复杂的具有多基因遗传倾向的疾病,具有家族集聚现象,亲缘关系越近,患病率越高。目前采用全基因组关联分析(GWAS)鉴定了多个哮喘易感基因。具有哮喘易感基因的人群发病与否受环境因素的影响较大。

(2) 环境因素:①变应原性因素,如室内变应原(尘螨、家养宠物、蟑螂)、室外变应原(花粉、草粉)、职业性变应原(油漆、活性染料)、食物(鱼、虾、蛋类、牛奶)和药物(阿司匹林、抗生素);②非变应原性因素,如大气污染、吸烟、运动和肥胖等。

2. 发病机制 哮喘的发病机制尚未完全清楚,目前可概括为气道免疫-炎症机制、神经机制及其相互作用(图 2-7)。

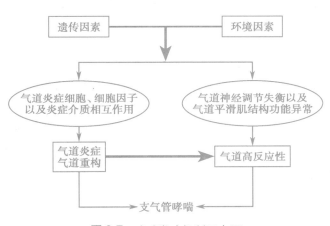

图 2-7 **哮喘发病机制示意图**

(1) 气道免疫-炎症机制

1) 气道炎症形成机制:气道慢性炎症反应是由多种炎症细胞、炎症介质和细胞因子共同参与、相互作用的结果。外源性变应原通过吸入、食入或接触等途径进入机体后,一方面引起典型的变态反应过程,另一方面导致气道慢性炎症。根据变应原吸入后哮喘发生的时间,分为速发相哮喘反应(immediate asthmatic reaction,IAR)、迟发相哮喘反应(late asthmatic reaction,LAR)和双相型哮喘反应。IAR 几乎在吸入变应原的同时立即发生,15~30 分钟达高峰,2 小时逐渐恢复正常。LAR 约在吸入变应原 6 小时后发生,持续时间长,可达数天。约半数以上病人出现迟发型哮喘反应。

2) 气道高反应性(airway hyperresponsiveness,AHR):是指气道对各种刺激因子如变应原、理化因素、运动、药物等呈现的高度敏感状态,表现为病人接触这些刺激因子时气道出现过强或过早的收缩反应。目前普遍认为气道慢性炎症是导致 AHR 的重要机制之一,当气道受到变应原或其他刺激后,多种炎症细胞释放炎症介质和细胞因子,引起气道上皮损害、上皮下神经末梢裸露等,从而导致气道高反应性。AHR 是哮喘的基本特征,可通过支气管激发试验来量化和评估,有症状的哮喘病人几乎都存在AHR,长期吸烟、接触臭氧、病毒性上呼吸道感染、慢性阻塞性肺疾病等也可出现程度较轻的 AHR。

(2) 神经调节机制:神经因素是哮喘发病的重要环节。支气管由复杂的自主神经支配,包括肾上腺素能神经、胆碱能神经和非肾上腺素能非胆碱能(NANC)神经系统。哮喘病人 β 肾上腺素受体功能低下,存在胆碱能神经张力增加时,病人对吸入组胺和醋甲胆碱的气道反应性显著增高。NANC神经系统能释放舒张和收缩支气管平滑肌的神经介质,两者平衡失调,则可引起支气管平滑肌收缩。此外,神经源性炎症能通过局部轴突反射释放感觉神经肽而引起哮喘发作。

【临床表现】

1. **症状**　典型表现为发作性伴有哮鸣音的呼气性呼吸困难,可伴有气促、胸闷或咳嗽。夜间及凌晨发作或加重是哮喘的重要临床特征。症状可在数分钟内发作,并持续数小时至数天,经平喘药物治疗后缓解或自行缓解。哮喘的具体临床表现形式及严重程度在不同时间表现为多变性。有些病人尤其青少年,其哮喘症状在运动时出现,称为运动性哮喘。此外,临床上还存在没有喘息症状的不典型哮喘,表现为发作性咳嗽、胸闷或其他症状。不典型哮喘以咳嗽为唯一症状称为咳嗽变异性哮喘,以胸闷为唯一症状称为胸闷变异性哮喘。

2. **体征**　哮喘发作时的典型体征为双肺可闻及广泛的哮鸣音,呼气音延长。但非常严重的哮喘发作时,哮鸣音反而减弱,甚至完全消失,表现为"沉默肺",是病情危重的表现。因为非发作期体检可无异常,未闻及哮鸣音,不能排除哮喘。

3. **并发症**　严重发作时可并发气胸、纵隔气肿、肺不张,长期反复发作或感染可致慢性并发症如慢性阻塞性肺疾病、支气管扩张症和肺源性心脏病。

【实验室及其他检查】

1. **痰液检查**　大多数哮喘病人痰液中嗜酸性粒细胞计数增高(>2.5%),痰液中嗜酸性粒细胞计数可作为评价哮喘气道炎症指标之一,也是评估糖皮质激素治疗反应性的敏感指标。

2. **肺功能检查**

(1) 通气功能检测:哮喘发作时呈阻塞性通气功能障碍表现,用力肺活量(FVC)正常或下降,FEV_1、FEV_1/FVC 和呼气流量峰值(peak expiratory flow,PEF)均下降,残气量及残气量与肺总量比值增加。判断气流受限的最重要指标为 $FEV_1/FVC<70\%$ 或 FEV_1 低于正常预计值的 80%。缓解期上述通气功能指标逐渐恢复。病变迁延、反复发作者,其通气功能可逐渐下降。

(2) 支气管激发试验(BPT):用以测定气道反应性。常用吸入激发剂为醋甲胆碱和组胺。观察指标包括 FEV_1、PEF 等。结果判定与采用的激发剂有关,如 FEV_1 下降≥20%为激发试验阳性,提示存在气道高反应性。激发试验适用于非哮喘发作期、FEV_1 占正常预计值 70% 以上病人的检查。

(3) 支气管舒张试验(BDT):可测定气道的可逆性改变。常用的吸入支气管舒张药如沙丁胺醇、特布他林等。舒张试验阳性判定标准:吸入支气管舒张药 20 分钟后重复测定肺功能显示 FEV_1 较用药前增加≥12%且其绝对值增加≥200ml。试验阳性提示存在可逆性的气道阻塞。

(4) 呼气流量峰值(PEF)及其变异率测定:哮喘发作时 PEF 下降。监测 PEF 日间、周间变异率有助于哮喘的诊断和病情评估。PEF 平均每天昼夜变异率>10%,或 PEF 周变异率>20%,提示存在气道可逆性的改变。

3. **影像学检查**　哮喘发作时胸部 X 线可见双肺透亮度增加,呈过度充气状态。部分病人胸部CT 可见支气管壁增厚、黏液阻塞。

4. **特异性变应原的检测**　外周血变应原特异性 IgE 增高,结合病史有助于病因诊断。血清总 IgE 增高的程度可作为重症哮喘使用抗 IgE 抗体治疗及调整剂量的依据。

5. **动脉血气分析**　哮喘发作时,可出现 PaO_2 下降。重度哮喘发作时,PaO_2 下降和 $PaCO_2$ 升高,出现呼吸性碱中毒或呼吸性酸中毒。

6. **呼出气一氧化氮(FeNO)检测**　FeNO 测定可以作为评估气道炎症和哮喘控制水平的指标,也可以用于判断吸入激素治疗的反应。

【诊断要点】

1. **诊断标准**

(1) 典型哮喘的临床症状和体征:①反复发作喘息、气急、胸闷或咳嗽,夜间及晨间多发,多与接

Note:

触变应原、冷空气、理化刺激以及病毒性上呼吸道感染、运动等有关;②发作时在双肺可闻及散在或弥漫性哮鸣音,呼气相延长;③上述症状和体征可经治疗缓解或自行缓解。

（2）可变气流受限的客观检查:①支气管激发试验阳性;②支气管舒张试验阳性;③平均每天PEF变异率>10%或PEF周变异率>20%。

符合上述症状和体征,同时具备可变气流受限客观检查中的任意一条,并除外其他疾病所引起的喘息、气急、胸闷和咳嗽,可以诊断为哮喘。

咳嗽变异性哮喘:指咳嗽作为唯一或主要症状,无喘息、气急等典型哮喘症状,同时具备可变气流受限客观检查中的任意一条,并除外其他疾病所引起的咳嗽。

2. 哮喘的分期及控制水平分级　哮喘可分为急性发作期、慢性持续期和临床缓解期。

（1）急性发作期:指喘息、气急、胸闷或咳嗽等症状突然发生或加重,伴有呼气流量降低,常因接触变应原等刺激物质或治疗不当所致。哮喘急性发作时严重程度可分为轻度、中度、重度和危重4级。

轻度:步行或上楼时气短,可有焦虑,呼吸频率轻度增加,闻及散在哮鸣音,肺通气功能和血气检查正常。

中度:稍事活动感气短,讲话常有中断。时有焦虑,呼吸频率增加,可有"三凹征",哮鸣音响亮而弥漫,心率增快,可出现奇脉,使用支气管舒张药后PEF占预计值$60\% \sim 80\%$,SaO_2为$91\% \sim 95\%$。

重度:休息时感气短,端坐呼吸,只能发单字讲话,常有焦虑和烦躁,大汗淋漓,呼吸频率>30次/min,常有"三凹征",哮鸣音响亮而弥漫,心率>120次/min,奇脉,使用支气管舒张药后PEF占预计值<60%或绝对值<100L/min,或作用时间<2小时,$PaO_2 < 60mmHg$,$PaCO_2 > 45mmHg$,$SaO_2 \leqslant 90\%$,pH可降低。

危重:病人不能讲话,嗜睡或意识模糊,胸腹矛盾运动,哮鸣音减弱甚至消失,脉率变慢或不规则,严重低氧血症和高二氧化碳血症,pH降低。

（2）慢性持续期:指病人虽然没有哮喘急性发作,但在相当长的时间内仍有不同频度和不同程度的喘息、咳嗽、胸闷等症状,可伴有肺通气功能下降。目前应用最为广泛的慢性持续期哮喘严重性评估方法为哮喘症状控制水平,具体指标见表2-3。

表2-3　哮喘症状控制水平的分级

A:哮喘症状控制			哮喘症状控制水平		
			良好控制	部分控制	未控制
过去4周病人存在:					
日间哮喘症状>2次/周	是□	否□			
夜间因哮喘憋醒	是□	否□	无	存在1~2项	存在3~4项
使用缓解药次数>2次/周	是□	否□			
哮喘引起的活动受限	是□	否□			
B:未来风险评估（急性发作风险,病情不稳定,肺功能迅速下降,药物不良反应）					
与未来不良事件风险增加的相关因素包括: 临床控制不佳;过去一年频繁急性发作;曾因严重哮喘而住院治疗;FEV_1低,烟草暴露,高剂量药物治疗					

（3）临床缓解期:指病人无喘息、气急、胸闷、咳嗽等症状1年以上,肺功能正常。

【治疗要点】

目前哮喘不能根治,但长期规范化治疗可使大多数病人达到良好或完全的临床控制。哮喘治疗的目标是长期控制症状、预防未来风险的发生,即在使用最小有效剂量药物治疗的基础上或不用药物,能使病人与正常人一样生活、工作和学习。

1. **确定并减少危险因素接触** 部分病人能找到引起哮喘发作的变应原或其他非特异刺激因素,使其脱离并长期避免接触危险因素是防治哮喘最有效的方法。

2. **药物治疗** 治疗哮喘的药物分为控制药物和缓解药物。控制药物,亦称抗炎药,指需要长期使用的药物,主要用于治疗气道慢性炎症,维持哮喘的临床控制。缓解药物,亦称解痉平喘药,指按需使用的药物,能迅速解除支气管痉挛从而缓解哮喘症状。各类药物见表2-4。

表2-4　哮喘治疗药物分类

缓解性药物	控制性药物
短效 β_2 受体激动药(SABA)	吸入型糖皮质激素(ICS)
短效吸入型抗胆碱药(SAMA)	白三烯调节剂
短效茶碱	长效 β_2 受体激动药(LABA,不单独使用)
全身用糖皮质激素	缓释茶碱
	色甘酸钠
	抗 IgE 抗体
	抗 IL-5 抗体
	联合药物(如 ICS/LABA)

(1) 糖皮质激素:简称激素,是控制哮喘最有效的药物。激素通过作用于气道炎症形成过程中的诸多环节有效控制气道炎症。分为吸入、口服和静脉用药。

1) 吸入给药:吸入型糖皮质激素(inhaled corticosteroids,ICS)是目前哮喘长期治疗的首选药物。常用药物有倍氯米松、布地奈德、氟替卡松、莫米松等,通常需规律吸入 1~2 周或以上方能起效。根据哮喘病情选择吸入不同 ICS 剂量。长期吸入较大剂量 ICS(>1 000μg/d)者应注意预防全身性不良反应,为减少吸入大剂量激素的不良反应,可采用低、中剂量 ICS 与长效 β_2 受体激动药、白三烯调节剂或缓释茶碱联合使用。布地奈德和倍氯米松还有雾化用混悬液,经特定装置雾化吸入,起效快,在应用短效支气管舒张药的基础上,可用于轻、中度哮喘急性发作的治疗。

2) 口服给药:常用泼尼松和泼尼松龙,起始剂量为 30~60mg/d,症状缓解后逐渐减量至≤10mg/d,之后停用,改为吸入剂。

3) 静脉用药:重度或严重哮喘发作时应及早静脉给予激素,琥珀酸氢化可的松常用量 100~400mg/d 或甲泼尼龙 80~160mg/d。无激素依赖倾向者可在短期(3~5 天)内停药;有激素依赖倾向者应适当延长给药时间,症状缓解后逐渐减量,之后改口服和吸入剂维持。

(2) β_2 受体激动药:分为短效 β_2 受体激动药(short-acting β_2 agonist,SABA)和长效 β_2 受体激动药(long-acting β_2 agonist,LABA)。LABA 又分为快速(数分钟)起效和缓慢(30 分钟)起效两种。

1) SABA:哮喘急性发作治疗的首选药物,包括吸入、口服和静脉 3 种制剂,首选吸入给药,常用药物有沙丁胺醇和特布他林。吸入剂包括定量气雾剂(metered dose inhaler,MDI)、干粉剂和雾化溶液。SABA 应按需间歇使用,不宜长期、单一使用。主要不良反应有心悸、骨骼肌震颤、低钾血症等。

2) LABA:是目前最常用的哮喘控制性药物,与 ICS 联合应用。常用药物有沙美特罗和福莫特罗,常用 ICS 加 LABA 的联合制剂有氟替卡松/沙美特罗吸入干粉剂和布地奈德/福莫特罗吸入干粉剂。福莫特罗为快速起效的 LABA,也可按需用于哮喘急性发作的治疗。LABA 不能单独用于哮喘的治疗。

(3) 白三烯(leukotriene,LT)调节剂:具有抗炎和舒张支气管平滑肌的作用,是目前除 ICS 外唯一可单独应用的哮喘控制性药物,适用于阿司匹林哮喘、运动性哮喘和伴有过敏性鼻炎哮喘病人的治疗。通常口服给药,常用药物有扎鲁司特和孟鲁司特。

(4) 茶碱类药物:具有舒张支气管和气道抗炎作用,是目前治疗哮喘的有效药物之一。

1) 口服给药:常用药物有氨茶碱和缓释茶碱,用于轻至中度哮喘急性发作以及哮喘的维持治疗,一般剂量每天 6~10mg/kg。口服缓释茶碱适用于夜间哮喘症状的控制。小剂量缓释茶碱与 ICS 联合是目前常用的哮喘控制性药物之一。

2）静脉用药：主要用于重症和危重症哮喘。氨茶碱首剂负荷剂量为 4~6mg/kg，加入葡萄糖溶液中缓慢静注，注射速度不宜超过 0.25mg/（kg·min），维持剂量为 0.6~0.8mg/（kg·h）。每天最大剂量不超过 1.0g(包括口服和静脉给药)。茶碱的主要不良反应包括恶心、呕吐、心律失常、血压下降及多尿。发热、妊娠、小儿或老年人，有肝、心、肾功能障碍及甲状腺功能亢进者尤需慎用。西咪替丁、喹诺酮类、大环内酯类等药物可影响茶碱代谢，合用时应减少用量。

（5）抗胆碱药：有舒张支气管及减少黏液分泌的作用。分为速效抗胆碱药（short-actingmuscarini-cantagonist，SAMA，维持 4~6 小时）和长效抗胆碱药（long-actingmuscarinicantagonist，LAMA，维持 24 小时），常用的 SAMA 异丙托溴铵有 MDI 和雾化溶液两种剂型。SAMA 主要用于哮喘急性发作的治疗，多与 β₂ 受体激动药联合应用。少数病人可有口苦或口干等不良反应。常用的 LAMA 噻托溴铵有干粉吸入剂和喷雾剂。LAMA 主要用于哮喘合并慢性阻塞性肺疾病以及慢性阻塞性肺疾病病人的长期治疗。

（6）抗 IgE 抗体：主要用于经吸入 ICS 和 LABA 联合治疗后症状仍未控制，且血清 IgE 水平增高的重症哮喘病人。

（7）抗 IL-5 治疗：减少哮喘急性加重和改善病人生命质量，对于高嗜酸性粒细胞血症的哮喘病人治疗效果好。

3. 急性发作期的治疗 治疗目标为尽快缓解气道痉挛，纠正低氧血症，恢复肺功能，预防进一步恶化或再次发作，防治并发症。

（1）轻度：经 MDI 吸入 SABA，在第 1 小时内每 20 分钟 1~2 喷。随后可调整为每 3~4 小时 1~2 喷。效果不佳时可加服茶碱缓释片，或加用短效抗胆碱药气雾剂吸入。

（2）中度：吸入 SABA，在第 1 小时内可持续雾化吸入。联合应用 SAMA、激素混悬液雾化吸入，也可联合茶碱类药物静注。在控制性药物治疗的基础上发生急性发作，应尽早口服激素，同时吸氧。

（3）重度至危重度：SABA 持续雾化吸入，联合 SAMA、激素混悬液雾化吸入以及茶碱类药物静脉注射，吸氧。尽早静脉应用激素。注意维持水、电解质平衡，纠正酸碱失衡。经上述治疗病情继续恶化者应及时给予机械通气治疗，指征包括呼吸肌疲劳、$PaCO_2 \geq 45mmHg$ 和意识改变。

4. 慢性持续期的治疗 应在评估和监测病人哮喘控制水平的基础上，定期调整哮喘长期治疗方案，以维持病人的控制水平。哮喘长期治疗方案分为 5 级（表 2-5），以最小量、最简单的联合、不良反应最少、达到最佳哮喘控制为原则，对哮喘病人进行健康教育、有效控制环境和避免诱发因素要贯穿于整个治疗过程。如果使用该级治疗方案不能使哮喘得到控制，治疗方案应该升级直至达到哮喘控制为止。当达到哮喘控制之后并能够维持至少 3 个月以上，且肺功能恢复并维持平稳状态，可考虑降级治疗。

表 2-5 **哮喘长期治疗方案**

治疗方案	第 1 级	第 2 级	第 3 级	第 4 级	第 5 级
推荐选择控制药	不需使用药物	低剂量 ICS	低剂量 ICS 加 LABA	中/高剂量 ICS 加 LABA	加其他治疗，如口服糖皮质激素
其他选择控制药	低剂量 ICS	白三烯调节剂 低剂量茶碱	中/高剂量 ICS 低剂量 ICS 加白三烯调节剂 低剂量 ICS 加茶碱	中/高剂量 ICS 加 LABA 加 LAMA 高剂量 ICS 加白三烯调节剂 高剂量 ICS 加茶碱	加 LAMA 加 IgE 单克隆抗体 加 IL-5 单克隆抗体
缓解药物	按需使用 SABA	按需使用 SABA	按需使用 SABA 或低剂量布地奈德/福莫特罗或倍氯米松/福莫特罗		

注：推荐选用的治疗方案，同时考虑病人的实际情况，如经济条件和当地医疗资源等。低剂量 ICS 指吸入布地奈德（或等效其他 ICS）200~400μg/d；中等剂量为>400μg/d，≤800μg/d；高剂量为>800μg/d，≤1 600μg/d。

5. 免疫疗法 分为特异性和非特异性两种。特异性免疫治疗(又称脱敏疗法)是指将诱发哮喘发作的特异性变应原(如螨、花粉、猫毛等)配制成各种不同浓度的提取液,通过皮下注射、舌下含服或其他途径给予对该变应原过敏的病人,提高其对此变应原的耐受性,当再次接触变应原时,不再诱发哮喘发作或发作程度减轻。本法适用于变应原明确,且在严格的环境控制和药物治疗后仍控制不良的哮喘病人,一般需治疗1~2年。非特异性免疫治疗如注射卡介苗及其衍生物、转移因子和疫苗等,有一定的辅助疗效。

6. 哮喘病人的健康教育与管理 是提高疗效、减少复发、提高病人生活质量的重要措施。

知 识 拓 展

哮喘的有效管理方法

尽管哮喘尚不能根治,但通过有效的管理,通常可以实现哮喘控制。成功的哮喘管理目标是:①达到并维持症状的控制;②维持正常活动,包括运动能力;③维持肺功能水平尽量接近正常;④预防哮喘急性加重;⑤避免因哮喘药物治疗导致的不良反应;⑥预防哮喘导致的死亡。具体方法如下:

1. **建立医患之间的合作关系** 是实现有效哮喘管理的首要措施,其目的是指导病人自我管理,对治疗目标达成共识,制订个体化的书面计划。包括:①自我监测;②对治疗方案和哮喘控制水平周期性评估;③在症状和/或PEF提示哮喘控制水平变化的情况下,针对控制水平及时调整治疗以达到并维持哮喘控制。

2. **哮喘教育** 对病人进行哮喘教育是最基本的环节,必须成为医患之间所有互动关系中的组成部分。对医院、社区的专科医生、全科医生及其他医务人员进行继续教育,通过哮喘管理知识培训,提高与病人沟通技巧,做好病人及家属教育。病人教育的目标是增加理解、增强技能、增加满意度、增强自信心、增加依从性和自我管理能力,增进健康,减少卫生保健资源的使用。

3. **哮喘控制** 在哮喘长期管理治疗过程中,必须采用评估哮喘控制方法、连续监测提供可重复的客观指标,从而调整治疗,确定维持哮喘控制所需的最低治疗级别,以便维持哮喘控制,降低医疗成本。

【护理评估】

1. 病史

(1) 患病及治疗经过:询问病人发作时的症状,如喘息、呼吸困难、胸闷或咳嗽的程度、持续时间、诱发或缓解因素。了解既往和目前的检查结果、治疗经过和病情严重程度。了解病人对所用药物的名称、剂量、用法、疗效、不良反应等知识的掌握情况,尤其是病人能否掌握药物吸入技术,是否进行长期规律的治疗,是否熟悉哮喘急性发作先兆和正确处理方法,急性发作时有无按医嘱治疗等。评估疾病对病人日常生活和工作的影响程度。

(2) 评估与哮喘有关的病因和诱因:①有无接触变应原,室内是否密封窗户,是否使用地毯、化纤饰品,是否有空调等可造成室内空气流通减少的因素存在,室内有无尘螨滋生、动物皮毛和排泄物、蟑螂等;②有无主动或被动吸烟、吸入污染空气,有无接触花粉、草粉、油漆、饲料和活性染料等;③有无进食虾蟹、鱼、牛奶、蛋类等食物;④有无服用阿司匹林、抗生素等药物史;⑤有无受凉、气候变化、剧烈运动、妊娠等诱发因素;⑥有无哮喘家族史。

(3) 心理-社会状况:哮喘是一种气道慢性炎症性疾病,病人对环境多种激发因子易过敏,发作性症状反复出现,严重时可影响睡眠和体力活动。评估病人有无烦躁、焦虑、恐惧等心理反应;有无忧郁、悲观情绪,以及对疾病治疗失去信心等。评估家属对疾病知识的了解程度和对病人关心程度、经济情况和社区医疗服务状况等。

2. 身体评估

（1）全身状态：评估病人的生命体征和精神状态，有无嗜睡、意识模糊等意识状态改变，有无痛苦面容，观察呼吸频率和脉率的情况，有无奇脉。

（2）皮肤、黏膜：观察口唇、面颊、耳郭等皮肤有无发绀，唇舌是否干燥，皮肤有无多汗、弹性降低。

（3）胸部：胸部有无过度充气，观察有无辅助呼吸肌参与呼吸和"三凹征"。听诊肺部有无哮鸣音和呼气音延长，有无胸腹反常运动，应注意非常严重的哮喘发作时，可不出现哮鸣音。

3. 实验室及其他检查

（1）痰液检查：痰涂片有无嗜酸性粒细胞增多。

（2）动脉血气分析：有无 PaO_2 降低，$PaCO_2$ 是否增高，有无呼吸性酸中毒或呼吸性碱中毒。

（3）肺功能检查：有无 FEV_1/FVC、$FEV_1\%$ 预计值、PEF 等下降，有无残气量和肺总量增加，有无残气/肺总量增高。

（4）胸部 X 线/CT 检查：有无肺透亮度增加，注意观察有无气胸、纵隔气肿、肺不张等并发症的征象。

（5）特异性变应原的检测：有无特异性 IgE 增高。

【常用护理诊断/问题】

1. **气体交换受损** 与支气管痉挛、气道炎症、气道阻力增加有关。
2. **清理呼吸道无效** 与支气管黏膜水肿、分泌物增多、痰液黏稠、无效咳嗽有关。
3. **知识缺乏**：缺乏正确使用定量雾化吸入器用药的相关知识。

【目标】

1. 病人呼吸困难缓解，能进行有效呼吸。
2. 能够进行有效的咳嗽，排出痰液。
3. 能够正确使用定量雾化吸入器。

【护理措施及依据】

1. 气体交换受损

（1）环境与体位：有明确过敏原者应尽快脱离，提供安静、舒适、温湿度适宜的环境，保持室内清洁、空气流通。根据病情提供舒适体位，如为端坐呼吸者提供床旁桌支撑，以减少体力消耗。病室不宜摆放花草，避免使用皮毛、羽绒或蚕丝织物等。

（2）饮食护理：大约 20% 的成年病人和 50% 的患儿可因不适当饮食而诱发或加重哮喘，应提供清淡、易消化、足够热量的饮食，避免进食硬、冷、油煎食物。若能找出与哮喘发作有关的食物，如鱼、虾、蟹、蛋类、牛奶等，应避免食用。某些食物添加剂如酒石黄和亚硝酸盐可诱发哮喘发作，应当引起注意。有烟酒嗜好者戒烟酒。

（3）口腔与皮肤护理：哮喘发作时，病人常会大量出汗，应每天进行温水擦浴，勤换衣服和床单，保持皮肤的清洁、干燥和舒适。协助并鼓励病人咳嗽后用温水漱口，保持口腔清洁。

（4）缓解紧张情绪：哮喘新近发生和重症发作的病人，通常会出现紧张甚至惊恐不安的情绪，多巡视病人，耐心解释病情和治疗措施，给予心理疏导和安慰，消除过度紧张情绪，对减轻哮喘发作的症状和控制病情有重要意义。

（5）用药护理：观察药物疗效和不良反应。

1）糖皮质激素：吸入药物治疗的全身性不良反应少，少数病人可出现口腔念珠菌感染和声音嘶哑，指导病人吸药后及时用清水含漱口咽部，选用干粉吸入剂或加用除雾器可减少上述不良反应。口服用药宜在饭后服用,以减少对胃肠道黏膜的刺激。气雾吸入糖皮质激素可减少其口服量,当用吸入剂替代口服剂时,通常需同时使用2周后再逐步减少口服量,指导病人不得自行减量或停药。

2)β_2受体激动药:①指导病人按医嘱用药,不宜长期、单一、大量使用,因为长期应用可引起β_2受体功能下降和气道反应性增高,出现耐药性。②指导病人正确使用雾化吸入器,以保证药物的疗效。③用药过程中观察有无心悸、骨骼肌震颤、低血钾等不良反应。

3)茶碱类药物:静脉注射时浓度不宜过高,速度不宜过快,注射时间宜在10分钟以上,以防中毒症状发生。不良反应有恶心、呕吐、心律失常、血压下降及多尿,偶有呼吸中枢兴奋,严重者可致抽搐甚至死亡。由于茶碱的"治疗窗"窄以及茶碱代谢存在较大的个体差异,用药时监测血药浓度可减少不良反应的发生,其安全浓度为$6\sim15\mu g/ml$。发热、妊娠、小儿或老年人,有心、肝、肾功能障碍及甲状腺功能亢进者不良反应增加。合用西咪替丁、喹诺酮类、大环内酯类药物可影响茶碱代谢而使其排泄减慢,应减少用药量。茶碱缓(控)释片有控释材料,不能嚼服,必须整片吞服。

4)其他:抗胆碱药吸入后,少数病人可有口苦或口干感。酮替芬有镇静、头晕、口干、嗜睡等不良反应,对高空作业人员、驾驶员、操纵精密仪器者应予以强调。白三烯调节剂的主要不良反应是轻微的胃肠道症状,少数有皮疹、血管性水肿、转氨酶升高,停药后可恢复。

(6)氧疗护理:重症哮喘病人常伴有不同程度的低氧血症,应遵医嘱给予鼻导管或面罩吸氧,吸氧流量为$1\sim3L/min$,吸入氧浓度一般不超过40%。为避免气道干燥和寒冷气流的刺激而导致气道痉挛,吸入的氧气应尽量温暖湿润。在给氧过程中,监测动脉血气分析。如哮喘严重发作,经一般药物治疗无效,或病人出现神志改变、$PaO_2<60mmHg$、$PaCO_2>50mmHg$时,应准备进行机械通气。

(7)病情观察:观察哮喘发作的前驱症状,如鼻咽痒、喷嚏、流涕、眼痒等黏膜过敏症状。哮喘发作时,观察病人意识状态、呼吸频率、节律、深度,是否有辅助呼吸肌参与呼吸运动等,监测呼吸音、哮鸣音变化,监测动脉血气和肺功能情况,了解病情和治疗效果。哮喘严重发作时,如经治疗病情无缓解,需做好机械通气的准备工作。加强对急性期病人的监护,尤其夜间和凌晨是哮喘易发作的时间,应严密观察病情。

2. 清理呼吸道无效

(1)促进有效排痰:痰液黏稠者可定时给予蒸汽或氧气雾化吸入,指导病人进行有效咳嗽、协助叩背,以促进痰液排出,无效者可用负压吸引器吸痰。

(2)补充水分:哮喘急性发作时,病人呼吸增快、出汗,常伴脱水、痰液黏稠,形成痰栓阻塞小支气管加重呼吸困难。应鼓励病人每天饮水$2\,500\sim3\,000ml$,以补充丢失的水分,稀释痰液。重症者应建立静脉通道,遵医嘱及时、充分补液,纠正水、电解质和酸碱平衡紊乱。

(3)病情观察:观察病人咳嗽情况、痰液性状和量。

3. 知识缺乏:缺乏正确使用定量雾化吸入器用药的相关知识

(1)定量雾化吸入器(MDI):MDI(图2-8)的使用需要病人协调呼吸动作,正确使用是保证吸入治疗成功的关键。①介绍雾化吸入器具:根据病人文化层次、学习能力,提供雾化吸入器的学习资料。②演示MDI的使用方法:打开盖子,摇匀药液,深呼气至不能再呼时张口,将MDI喷嘴置于口中,双唇包住咬口,以慢而深的方式经口吸气,同时以手指按压喷药,至吸气末屏气10秒,使较小的雾粒沉降在气道远端,然后缓慢呼气,休息3分钟后可再重复使用1次。③反复练习使用:医护人员演示后,指导病人反复练习,直至病人完全掌握。④特殊MDI的使用:对不易掌握MDI吸入方法的儿童或重症病人,可在MDI上加储药罐(spacer),可以简化操作,增加吸入到下呼吸道和肺部的药物量,减少雾滴在口咽部沉积引起刺激,增加雾化吸入疗效。

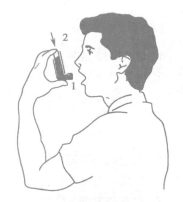

图2-8 **定量雾化吸入器**

（2）干粉吸入器：常用的有都保装置（图 2-9）和准纳器（图 2-10）。

1）都保装置（Turbuhaler）：即储存剂量型涡流式干粉吸入器，如布地奈德/福莫特罗吸入干粉剂。指导病人都保装置的使用方法：①旋转并拔出瓶盖，确保红色旋柄在下方。②拿直都保，握住底部红色部分和都保中间部分，向某一方向旋转到底，再向反方向旋转到底，即完成一次装药。在此过程中，您会听到一次"咔嗒"声。③先呼气（勿对吸嘴呼气），将吸嘴含于口中，双唇包住吸嘴用力深长地吸气，然后将吸嘴从嘴部移开，继续屏气 5 秒后恢复正常呼吸。

2）准纳器：常用的有舒利迭（福替卡松/沙美特罗吸入干粉剂）等。指导病人准纳器的使用方法：①一手握住准纳器外壳，另一手拇指向外推动准纳器的滑动杆直至发出"咔嗒"声，表明准纳器已做好吸药的准备；②握住准纳器并使远离口，在保证平稳呼吸的前提下，尽量呼气；③将吸嘴放入口中，深长、平稳地吸气，将药物吸入口中，屏气约 10 秒；④拿出准纳器，缓慢恢复呼气，关闭准纳器（听到"咔嗒"声表示关闭）。

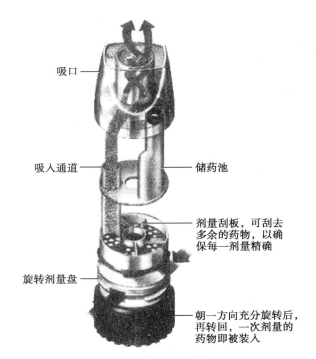

吸口

吸入通道 —— 储药池

剂量刮板，可刮去多余的药物，以确保每一剂量精确

旋转剂量盘

朝一方向充分旋转后，再转回，一次剂量的药物即被装入

图 2-9 都保装置

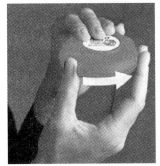 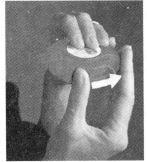 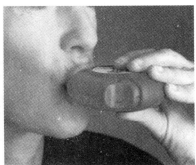

打开 推进 吸入

图 2-10 准纳器

【评价】

1. 病人呼吸频率、节律平稳，无呼吸困难和奇脉。
2. 能选择合适的排痰方法排出痰液，咳嗽、咳痰程度减轻，次数减少。
3. 能描述雾化吸入器的种类、适应证和注意事项，掌握正确使用方法。

【其他护理诊断/问题】

1. **活动耐力下降** 与缺氧、呼吸困难有关。
2. **焦虑** 与哮喘长期存在且反复急性发作有关。
3. **潜在并发症**：呼吸衰竭、纵隔气肿等。

Note：

【健康指导】

1. **疾病知识指导** 指导病人增加对哮喘的激发因素、发病机制、控制目的和效果的认识，以提高病人的治疗依从性。稳定期的维持治疗是哮喘病人疾病长期管理的重点内容，使病人懂得哮喘虽不能彻底治愈，但长期规范化治疗使大多数病人达到良好或完全的临床控制，即病人可达到没有或仅有轻度症状，能和正常人一样生活、工作和学习。

2. **避免诱因指导** 针对个体情况，指导病人有效控制可诱发哮喘发作的各种因素，如避免摄入引起过敏的食物、避免强烈的精神刺激和剧烈运动、避免持续的喊叫等过度换气动作，不养宠物，避免接触刺激性气体及预防呼吸道感染，戴围巾或口罩避免冷空气刺激。在缓解期应加强体育锻炼、耐寒锻炼及耐力训练，以增强体质。

3. **病情监测指导** 指导病人识别哮喘发作的先兆表现和病情加重的征象，学会哮喘发作时进行简单的紧急自我处理方法。学会利用峰流速仪来监测呼气流量峰值（PEF），做好哮喘日记，为疾病预防和治疗提供参考资料。峰流速仪的使用方法：取站立位，尽可能深吸一口气，然后用唇齿部分包住口含器后，以最快的速度，用1次最有力的呼气吹动游标滑动，游标最终停止的刻度，就是此次峰流速值。峰流速测定是发现早期哮喘发作最简便易行的方法，在没有出现症状之前，PEF下降，提示将发生哮喘的急性发作。临床试验观察证实，每天测量PEF并与标准PEF进行比较，不仅能早期发现哮喘发作，还能判断哮喘控制的程度和选择治疗措施。如果PEF经常有规律地保持在80%～100%为安全区，说明哮喘控制理想；PEF 50%～80%为警告区，说明哮喘加重，需及时调整治疗方案；PEF<50%为危险区，说明哮喘严重，需要立即到医院就诊。

4. **用药指导** 哮喘病人应了解自己所用各种药物的名称、用法、用量及注意事项，了解药物的主要不良反应及如何采取相应的措施来避免。指导病人或家属掌握正确的药物吸入技术，遵医嘱使用β_2受体激动药和/或吸入糖皮质激素。

5. **心理指导** 精神心理因素在哮喘的发生发展过程中起重要作用，培养良好的情绪和战胜疾病的信心是哮喘治疗和护理的重要内容。哮喘病人的心理反应可有抑郁、焦虑、恐惧、性格改变等，给予心理疏导，使病人保持规律生活和乐观情绪，积极参加体育锻炼，最大程度保持劳动能力，可有效减轻病人的不良心理反应。此外，病人常有社会适应能力下降、自信心下降、交际减少等表现，应指导病人充分利用社会支持系统，动员病人家属及朋友参与对哮喘病人的管理，为其身心康复提供各方面的支持。

【预后】

通过长期规范化治疗，儿童哮喘临床控制率可达95%，成人可达80%。轻症病人容易控制。病情重，气道反应性明显增高，出现气道重构，或伴有其他过敏性疾病者则不易控制。

（高丽红）

第八节 慢性支气管炎和慢性阻塞性肺疾病

一、慢性支气管炎

慢性支气管炎（chronic bronchitis）简称慢支，是气管、支气管黏膜及其周围组织的慢性非特异性炎症。临床上以咳嗽、咳痰或伴有喘息为主要症状，呈反复发作的慢性过程。

【病因与发病机制】

本病的病因尚不完全清楚，可能是多种环境因素与机体自身因素长期相互作用的结果。

1. **吸烟** 是最重要的环境发病因素，吸烟与慢性支气管炎的发生密切相关，吸烟者慢性支气管炎的患病率比不吸烟者高 2~8 倍。烟草中的焦油、尼古丁和氢氰酸等化学物质具有多种损伤效应，使气道净化能力下降、黏液分泌增多、气道阻力增加和诱发肺气肿形成等。

2. **职业粉尘和化学物质**　接触烟雾、变应原、工业废气及室内空气污染等浓度过高或时间过长时，均可能引起支气管炎发病。

3. **空气污染**　大气中的有害气体如二氧化硫、二氧化氮、氯气等使气道净化能力下降、黏液分泌增多，为细菌感染创造条件。

4. **感染因素**　病毒、支原体、细菌等感染是慢性支气管炎发生发展的重要原因之一。常见的病毒有流感病毒、鼻病毒、腺病毒和呼吸道合胞病毒。常见的细菌包括肺炎链球菌、流感嗜血杆菌、卡他莫拉菌和葡萄球菌等。这些感染因素都可以造成气管、支气管黏膜的损伤和慢性炎症。

5. **其他因素**　免疫功能紊乱、气道高反应性、自主神经功能失调、年龄增大等机体因素和气候等环境因素均与慢性支气管炎的发生和发展有关。

【病理】

支气管上皮细胞变性、坏死、脱落，后期出现鳞状上皮化生，纤毛变短、粘连、倒伏、脱失。各级支气管管壁均有多种炎症细胞浸润，黏膜充血、水肿，大量黏液潴留。病情继续发展，黏膜下层平滑肌束可断裂萎缩，黏膜下和支气管周围纤维组织增生。支气管壁的损伤-修复过程反复发生，瘢痕形成。进一步发展成阻塞性肺气肿时见肺泡腔扩大、肺泡弹性纤维断裂。

【临床表现】

1. **症状**　缓慢起病，病程长，反复急性发作而病情加重。主要症状为咳嗽、咳痰或伴有喘息。急性加重指咳嗽、咳痰、喘息等症状突然加重，急性加重的主要原因是病毒、细菌、支原体或衣原体等引起呼吸道感染。

（1）咳嗽：一般晨间咳嗽为主，睡眠时有阵咳或排痰，冬春季加重。

（2）咳痰：一般为白色黏液或浆液泡沫性痰，偶带血。常以清晨排痰较多。

（3）喘息或气急：喘息明显者可能伴发哮喘，若伴发肺气肿时可表现为活动后气促。

2. **体征**　早期常无异常体征。急性发作期在背部或双肺底可有干啰音、湿啰音，咳嗽后可减少或消失，如伴发哮喘可闻及广泛哮鸣音并伴有呼气相延长。

3. **并发症**　阻塞性肺气肿、支气管肺炎、支气管扩张症等。

【实验室及其他检查】

1. **胸部 X 线检查**　早期无异常。反复发作者表现为肺纹理增粗、紊乱，呈网状或条索状、斑点状阴影，双下肺野较明显。

2. **肺功能检查**　早期无异常。小气道阻塞时，最大呼气流速-容量曲线在 75% 和 50% 肺容量时，流量明显降低。当使用支气管舒张药后 $FEV_1/FVC<70\%$ 提示已发展为慢性阻塞性肺疾病。

3. **血液检查**　并发细菌感染时可出现血中白细胞总数和/或中性粒细胞计数增高。

4. **痰液检查**　痰培养可见致病菌。涂片可发现革兰氏阳性菌或革兰氏阴性菌。

【诊断要点】

依据咳嗽、咳痰或伴有喘息，每年发病持续 3 个月，并连续 2 年或 2 年以上，并排除其他可以引起类似症状的慢性疾病。

【治疗要点】

1. **急性加重期的治疗**

（1）控制感染：多经验性地选用抗生素，一般口服，病情严重时静脉给药。如左氧氟沙星 0.4g/d，每天 1 次口服；或罗红霉素 0.3g/d，分 1~2 次口服；或阿莫西林 2~4g/d，分 2~4 次口服；或头孢呋辛 1.0g/d，分 2 次口服；或复方磺胺甲噁唑 2 片/次，每天 2 次口服。如能培养出致病菌，可按药敏试验选用抗生素。

（2）镇咳祛痰：可用复方甘草合剂或复方氯化铵合剂 10ml/次，每天 3 次；或溴己新 8~16mg/次，每天 3 次；或盐酸氨溴索 30mg/次，每天 3 次；或桃金娘油 0.3g/次，每天 3 次。干咳为主者可用镇咳药物，如右美沙芬或其合剂等。

（3）平喘：可用支气管舒张药，如氨茶碱 0.1g/次，每天 3 次；或茶碱控释剂，或 β_2 受体激动药吸入。

2. 缓解期治疗

（1）戒烟，避免吸入有害气体和其他有害颗粒。

（2）增强体质，预防感冒。

（3）反复呼吸道感染者可试用免疫调节剂或中医中药，如流感疫苗、肺炎疫苗和胸腺肽等。

【常用护理诊断/问题、措施及依据】

清理呼吸道无效 与呼吸道分泌物增多、黏稠有关。

（1）保持呼吸道通畅：指导病人采取有效的咳嗽方式，遵医嘱用药、进行雾化吸入等，促进痰液的排出。

（2）饮食护理：注意饮食营养，以增强体质。饮食以高蛋白、高热量、高维生素、低脂、易消化为宜，多进食如瘦肉、蛋、奶、鱼、蔬菜和水果等。多饮水，每天不少于 1 500ml。

（3）减少急性发作：要点是增强体质、预防感冒、戒烟等，具体措施见本节"健康指导"。

【其他护理诊断/问题】

1. **体温过高** 与慢性支气管炎并发感染有关。

2. **潜在并发症**：阻塞性肺气肿、支气管扩张症。

【健康指导】

1. **疾病预防指导** 增强体质、预防感冒、戒烟，均是防治慢性支气管炎的重要措施，根据自身情况选择参加合适的体育锻炼，如健身操、太极拳、跑步等，可增加耐寒训练，如冷水洗脸、冬泳等。注意劳逸结合，保证充足睡眠。

2. **疾病知识指导** 指导病人及家属了解本病的相关知识，积极配合治疗，减少急性发作。平时多饮水，饮食清淡、富有营养、易消化。保持室内适宜的温湿度，通风良好。避免被动吸烟，避免烟雾、化学物质等有害理化因素的刺激。寒冷季节外出时适当增加衣物，防止受寒。

【预后】

部分病人可控制，不影响工作和学习；部分病人可发展成慢性阻塞性肺疾病，甚至肺源性心脏病。

二、慢性阻塞性肺疾病

导入案例与思考

　　朱某，女，68 岁。因咳嗽、咳痰、气短，活动后气短加重 1 周入院。病人反复咳嗽、咳痰 20 余年，常于天气转凉或着凉后出现上述症状，经治疗症状可明显改善，但每天晨起时仍有咳嗽，以白色黏痰为主。近 5 年来出现活动后胸闷、气促，休息后缓解。年轻时有吸烟嗜好，已戒烟 10 年。1 周前着凉后出现咳嗽、咳痰和气喘，痰多黏稠，活动后气短加重。

身体评估：体温 37.6℃，脉搏 96 次/min，呼吸 28 次/min，血压 120/78mmHg，口唇发绀，双肺呼吸音弱，可闻及散在的湿啰音。

实验室及其他检查：肺功能检查 FEV_1/FVC 为 65%，胸部 CT 显示双肺肺气肿改变。

请思考：

1. 对该病人进行病情观察的重点有哪些？

2. 该病人目前主要的护理诊断/问题、诊断依据及相应的护理措施有哪些？

慢性阻塞性肺疾病（chronic obstructive pulmonary disease，COPD）简称慢阻肺，主要特征是持续存在的呼吸系统症状和气流受限，通常与显著暴露于有害颗粒或气体引起的气道和/或肺泡异常有关。肺功能检查对确定气流受限有重要意义，在吸入支气管舒张药后 $FEV_1/FVC<70\%$ 表明存在持续气流受限。

COPD 与慢性支气管炎及肺气肿密切相关。当慢性支气管炎和肺气肿病人肺功能检查出现气流受限时，则可诊断为 COPD。如病人只有慢性支气管炎和/或肺气肿，而无持续气流受限，则不能诊断为 COPD。

一些已知病因或具有特征病理表现的疾病也可导致持续气流受限，如支气管扩张症、肺结核纤维化病变、严重的间质性肺疾病、弥漫性泛细支气管炎以及闭塞性细支气管炎等，但均不属于 COPD。

COPD 是呼吸系统疾病中的常见病和多发病，患病率和病死率均居高不下。2018 年发布的我国 COPD 流行病学调查结果显示，20 岁及以上人群 COPD 的患病率为 8.6%，40 岁以上人群的患病率高达 13.7%。在我国，COPD 是导致慢性呼吸衰竭和慢性肺源性心脏病最常见的病因，约占全部病例的 80%。因肺功能进行性减退，严重影响病人的劳动力和生活质量，造成巨大的社会和经济负担。

知识拓展

哮喘-慢性阻塞性肺疾病重叠综合征

2014 年慢性阻塞性肺疾病全球倡议（global initiative for chronic obstructive lung disease，GOLD）和全球哮喘防治倡议（global initiative for asthma，GINA）科学委员会共同商定并正式提出"哮喘-慢性阻塞性肺疾病重叠综合征"（asthma-COPD overlap syndrome，ACOS）的名称，GINA 2014 和 GOLD 2015 更新版正式发表。

ACOS 以持续性气流受限为特征，通常既有哮喘的特征，又有 COPD 的特征。当病人所具有的支持哮喘和 COPD 特征的条目为 3 条以上时，即应考虑诊断为 ACOS。如果吸入支气管舒张药后 $FEV_1/FVC<70\%$，同时伴有可逆性或显著可逆性气流受限时，则符合 ACOS 诊断，应给予 ICS 联合支气管舒张药的治疗方案。ACOS 的提出具有非常重要的临床实际意义，此类病人病情重，肺功能下降快，急性加重反复发生，预后差，消耗更多的医疗资源，临床应引起高度重视。

【病因与发病机制】

本病的病因与慢性支气管炎相似，可能是多种环境因素与机体自身因素长期相互作用的结果。本病的发病机制包括以下几个方面：

1. **炎症机制** 气道、肺实质及肺血管的慢性炎症是 COPD 的特征性改变，中性粒细胞、巨噬细胞、T 淋巴细胞等炎症细胞均参与了 COPD 的发病过程。

2. **蛋白酶-抗蛋白酶失衡机制** 蛋白水解酶对组织有损伤和破坏作用；抗蛋白酶对弹性蛋白酶等多种蛋白酶有抑制功能，其中 α_1-抗胰蛋白酶（α_1-AT）是活性最强的一种。蛋白酶增多或抗蛋白酶不足均可导致组织结构破坏，产生肺气肿。吸入有害气体和有害物质可以导致蛋白酶产生增多或活性增强，抗蛋白酶产生减少或灭活加快；氧化应激、吸烟等危险因素也可以降低抗蛋白酶的活性。

3. 氧化应激机制 许多研究表明，COPD 病人的氧化应激增加。氧化物可直接作用并破坏许多生物大分子导致细胞功能障碍或细胞死亡，还可以破坏细胞外基质；引起蛋白酶-抗蛋白酶失衡；促进炎症反应。

4. 其他机制 自主神经功能失调、营养不良、气温变化等。

上述机制共同作用，最终产生小气道病变和肺气肿病变，两者的共同作用，造成COPD 特征性的持续性气流受限，COPD 发病机制见图 2-11。

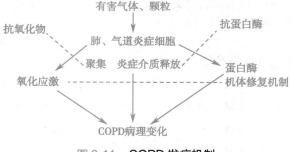

图 2-11　COPD 发病机制

【病理】

COPD 的病理改变主要表现为慢性支气管炎及肺气肿的病理变化。慢性支气管炎的病理改变见本节"慢性支气管炎"相关内容。肺气肿的病理改变可见肺过度膨胀，弹性减退，外观灰白或苍白，表面可见多个大小不一的大疱。按累及小叶部位，可将阻塞性肺气肿分为小叶中央型、全小叶型和混合型三类，以小叶中央型多见。

【临床表现】

1. 症状 起病缓慢，病程较长，早期可以没有自觉症状。主要症状包括：

（1）慢性咳嗽：常晨间咳嗽明显，夜间阵咳或排痰，随病程发展可终身不愈。

（2）咳痰：一般为白色黏液或浆液性泡沫痰，偶可带血丝，清晨排痰较多。急性发作期痰量增多，可有脓性痰。

（3）气短或呼吸困难：是 COPD 的标志性症状，最初在较剧烈活动时出现，后逐渐加重，以致在日常活动甚至休息时也感到气短。

（4）喘息和胸闷：急性加重期支气管分泌物增多，胸闷和气促加剧；部分病人特别是重度病人或急性加重时可出现喘息。

（5）其他：晚期病人有体重下降、食欲减退和营养不良等。

2. 体征 早期可无异常体征，视诊有桶状胸，部分病人呼吸变浅、频率增快等。触诊双侧语颤减弱。叩诊呈过清音，心浊音界缩小，肺下界和肝浊音界下降。听诊两肺呼吸音减弱、呼气期延长，部分病人可闻及湿啰音和/或干啰音。

3. COPD 的病情严重程度评估

（1）稳定期 COPD 病情严重程度评估

1）肺功能评估：可使用 GOLD 分级，COPD 病人吸入支气管舒张药后 $FEV_1/FVC<70\%$，再根据 FEV_1 下降程度进行气流受限的严重程度分级，见表 2-6。

表 2-6　COPD 病人气流受限严重程度的肺功能分级

肺功能分级	病人肺功能 FEV_1 占预计值的百分比/%
GOLD 1 级：轻度	≥80
GOLD 2 级：中度	50~79
GOLD 3 级：重度	30~49
GOLD 4 级：极重度	<30

Note：

2）症状评估：可采用改良版英国医学研究委员会呼吸困难问卷（mMRC 问卷）评估（表 2-7）。

表2-7 mMRC 问卷

mMRC 分级	呼吸困难症状
0 级	剧烈运动时出现呼吸困难
1 级	平地快步行走或爬缓坡时出现呼吸困难
2 级	由于呼吸困难，平地行走时比同龄人慢或需要停下来休息
3 级	平地行走 100m 左右或数分钟后即需要停下来喘气
4 级	因严重呼吸困难而不能离开家，或在穿脱衣服即出现呼吸困难

3）急性加重风险评估：上一年发生 2 次及以上急性加重，或 1 次及以上需要住院治疗的急性加重，均提示今后急性加重风险增加。

依据上述肺功能改变、临床症状和急性加重风险等，即可对稳定期 COPD 病人的病情严重程度作出综合性评估，并依据评估结果选择稳定期的主要治疗药物（表 2-8）。

表2-8 稳定期 COPD 病人病情严重程度的综合性评估及主要治疗措施

病人综合评估组	特征	上一年急性加重次数	mMRC 分级或 CAT 评分	首选治疗药物
A 组	低风险，症状少	≤1 次	0~1 级或<10	SAMA 或 SABA，必要时
B 组	低风险，症状多	≤1 次	≥2 级或≥10	LAMA 和/或 LABA
C 组	高风险，症状少	≥2 次*	0~1 级或<10	LAMA，或 LAMA 加 LABA，或 ICS 加 LABA
D 组	高风险，症状多	≥2 次*	≥2 级或≥10	LAMA 加 LABA，或加 ICS

注：SABA：短效 β_2 受体激动药；SAMA：短效抗胆碱药；LABA：长效 β_2 受体激动药；LAMA：长效抗胆碱药；ICS：吸入糖皮质激素；*：或因急性加重住院≥1 次。

（2）COPD 急性加重期病情严重程度评估：细菌或病毒感染是导致病情急性加重常见的原因。COPD 急性加重是指咳嗽、咳痰、呼吸困难比平时加重，或痰量增多，或咳黄痰，需要改变用药方案。根据临床征象将 COPD 急性加重期分为 3 级（表 2-9）。

表2-9 COPD 急性加重期的临床分级

	I	II	III
呼吸衰竭	无	有	有
呼吸频率/（次·min^{-1}）	20~30	>30	>30
应用辅助呼吸肌群	无	有	有
意识状态改变	无	无	有
低氧血症	能通过鼻导管或文丘里面罩 28%~35%浓度吸氧而改善	能通过文丘里面罩 28%~35%浓度吸氧而改善	不能通过文丘里面罩吸氧或>40%吸氧浓度而改善
高碳酸血症	无	有，$PaCO_2$ 增加到 50~60mmHg	有，$PaCO_2$ 增加到>60mmHg，或存在酸中毒（pH≤7.25）

4. COPD 并发症 慢性呼吸衰竭、自发性气胸和慢性肺源性心脏病等。

【实验室及其他检查】

1. **肺功能检查** 是判断持续气流受限的主要客观指标,FEV_1/FVC 是 COPD 的一项敏感指标,吸入支气管舒张药后 $FEV_1/FVC<70\%$ 可确定为持续气流受限。肺总量(TLC)、功能残气量(FRC)和残气量(RV)增高,肺活量(VC)减低,表明肺过度充气。

2. **影像学检查** COPD 早期胸片可无异常变化,以后可出现肺纹理增粗、紊乱和肺气肿等改变。胸部 CT 检查可见 COPD 小气道病变的表现、肺气肿的表现以及并发症的表现,高分辨率 CT 对辨别小叶中央型或全小叶型肺气肿以及确定肺大疱的大小和数量,有较高的敏感性和特异性。

3. **动脉血气分析** 对判断 COPD 晚期病人发生低氧血症、高碳酸血症、酸碱平衡失调以及呼吸衰竭有重要价值。

4. **其他** COPD 合并细菌感染时,出现外周血白细胞增高、核左移,血 C 反应蛋白浓度升高。痰培养可能检出病原菌。

【诊断要点】

根据吸烟等高危因素史、临床症状和体征等资料,临床可以怀疑 COPD。肺功能检查见持续气流受限是 COPD 诊断的必备条件,吸入支气管舒张药后 $FEV_1/FVC<70\%$ 为确定存在持续气流受限的界限,并排除可以引起类似症状和肺功能改变的其他疾病,则可明确诊断为 COPD。

【治疗要点】

1. **稳定期治疗**

(1) 病人教育与管理:最重要的是劝导病人戒烟,这是减慢肺功能损害最有效的措施。

(2) 支气管舒张药:是 COPD 稳定期病人最主要的治疗药物,可依据病人病情严重程度(表 2-8)、用药后病人的反应等因素选用。联合应用不同药理机制的支气管舒张药可增加治疗效果。

1) β_2 受体激动药:短效制剂如沙丁胺醇气雾剂,每次 $100\sim200\mu g$($1\sim2$ 喷),雾化吸入,疗效持续 $4\sim5$ 小时,每 24 小时 $\leqslant12$ 喷。长效制剂如沙美特罗和福莫特罗等每天 2 次吸入,茚达特罗每天 1 次吸入。

2) 抗胆碱能药:短效制剂如异丙托溴铵气雾剂,雾化吸入,疗效持续 $6\sim8$ 小时,每次 $40\sim80\mu g$($2\sim4$ 喷),每天 $3\sim4$ 次。长效制剂有噻托溴铵粉吸入剂,剂量 $18\mu g/d$,每天 1 次吸入。

3) 茶碱类:茶碱缓(控)释片 $0.2g/$次,每 12 小时 1 次;或氨茶碱 $0.1g/$次,每天 3 次。

(3) 糖皮质激素:对高风险病人(C、D 组病人),研究显示长期吸入糖皮质激素与长效 β_2 受体激动药的联合制剂可增加运动耐量、减少急性加重发作频率、提高生活质量。常用剂型有沙美特罗加氟替卡松、福莫特罗加布地奈德。

(4) 祛痰药:对痰不易咳出者可应用盐酸氨溴索 $30mg/$次,每天 3 次;或 N-乙酰半胱氨酸 $0.6g/$次,每天 2 次;或羧甲司坦 $0.5g/$次,每天 3 次。

(5) 长期家庭氧疗:对 COPD 伴有慢性呼吸衰竭的病人可提高生活质量和生存率,对血流动力学、运动能力和精神状态产生有益的影响。使用指征:①$PaO_2<55mmHg$ 或 $SaO_2\leqslant88\%$,有或没有高碳酸血症;②PaO_2 $55\sim60mmHg$ 或 $SaO_2<89\%$,并有肺动脉高压、右心衰竭或红细胞增多症。一般用鼻导管吸氧,氧流量为 $1\sim2L/min$,吸氧时间 $>15h/d$。目的是使病人在海平面、静息状态下,达到 $PaO_2\geqslant60mmHg$ 和/或使 SaO_2 升至 90% 以上。

2. **急性加重期治疗**

(1) 确定病因和病情严重程度:首先确定导致病情急性加重的原因并根据病情严重程度决定门诊或住院治疗。

(2) 支气管舒张药:同稳定期用药,有严重喘息症状者可给予较大剂量雾化吸入治疗,如沙丁胺醇 1 000μg 加异丙托溴铵 250~500μg，通过小型雾化器进行吸入治疗以缓解症状。

（3）低流量吸氧：氧疗是 COPD 急性加重期的基础治疗，可用鼻导管或通过文丘里面罩吸氧。鼻导管给氧时，吸入的氧浓度与给氧流量有关，估算公式为吸入氧浓度 $FiO_2(\%) = 21 + 4 \times$ 氧流量（L/min）。一般吸入氧浓度为 28%~30%，应避免吸入氧浓度过高而引起二氧化碳潴留。

（4）抗生素：COPD 急性加重并有脓性痰是应用抗生素的指征。应根据所在地常见病原菌及药物敏感情况选用抗生素治疗。门诊可选用阿莫西林-克拉维酸、头孢唑肟、头孢呋辛、左氧氟沙星、莫西沙星口服治疗。病情较重者可用第 3 代头孢菌素，如头孢曲松加入生理盐水每天 1 次静滴。住院病人可用 β-内酰胺类/β-内酰胺酶抑制剂、大环内酯类或喹诺酮类，一般静滴给药。

（5）糖皮质激素：住院治疗的急性加重期病人可口服泼尼松龙 30~40mg/d，或静脉给予甲泼尼龙 40~80mg/d，连续 5~7 天。

（6）机械通气：对于并发较严重呼吸衰竭的病人可使用机械通气治疗。

（7）其他：合理补充液体和电解质以保持机体水电解质平衡。

3. 外科治疗　仅适用于少数有特殊指征的病人，手术方式包括肺大疱切除术和肺减容手术。

【常用护理诊断/问题、措施及依据】

1. 气体交换受损　与气道阻塞、通气不足、呼吸肌疲劳、分泌物过多和肺泡呼吸面积减少有关。

（1）休息与活动：中度以上 COPD 急性加重期病人应卧床休息，协助病人采取舒适体位，极重度病人宜采取身体前倾位，使辅助呼吸肌参与呼吸。视病情安排适当的活动，以不感到疲劳、不加重症状为宜。室内保持合适的温湿度，冬季注意保暖，避免直接吸入冷空气。

（2）病情观察：观察咳嗽、咳痰及呼吸困难的程度，监测动脉血气分析和水、电解质、酸碱平衡情况。

（3）氧疗护理：呼吸困难伴低氧血症者，遵医嘱给予氧疗。一般采用鼻导管持续低流量吸氧，氧流量 1~2L/min，应避免吸入氧浓度过高而引起二氧化碳潴留。对 COPD 伴有慢性呼吸衰竭的病人，提倡长期家庭氧疗。氧疗有效的指标：病人呼吸困难减轻、呼吸频率减慢、发绀减轻、心率减慢、活动耐力增加。

（4）用药护理：遵医嘱应用抗生素、支气管舒张药和祛痰药，注意观察疗效及不良反应（见本章第七节"支气管哮喘"）。

（5）呼吸功能锻炼：COPD 病人需要增加呼吸频率来代偿呼吸困难，这种代偿多数依赖于辅助呼吸肌参与呼吸，即胸式呼吸。然而胸式呼吸的效能低于腹式呼吸，病人容易疲劳，因此，护士应指导病人进行缩唇呼吸、膈式或腹式呼吸、吸气阻力器的使用等呼吸训练，以加强胸、膈呼吸肌的肌力和耐力，改善呼吸功能。

1）缩唇呼吸：缩唇呼吸的技巧是通过缩唇形成的微弱阻力来延长呼气时间，增加气道压力，延缓气道塌陷。病人闭嘴经鼻吸气，然后通过缩唇（吹口哨样）缓慢呼气，同时收缩腹部（图 2-12）。吸气与呼气时间比为 1:2 或 1:3。

2）膈式或腹式呼吸：病人可取立位、平卧位或半卧位，两手分别放于前胸部和上腹部。用鼻缓慢吸气时，膈肌最大程度下降、腹肌松弛、腹部凸出、手感到腹部向上抬起。呼气时经口呼出，腹肌收缩、膈肌松弛、膈肌随腹腔内压增加而上抬，推动肺部气体排出，手感到腹部下降（图 2-13）。

另外，可以在腹部放置小枕头等帮助训练腹式呼吸。如果吸气时，物体上升，证明是腹式呼吸。缩唇呼吸和腹式呼吸每天训练 3~4 次，每次重复 8~10 次。腹式呼吸需要增加能量消耗，因此只能在疾病恢复期或出院前进行训练。

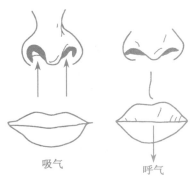

吸气　　　呼气

图 2-12　缩唇呼吸方法

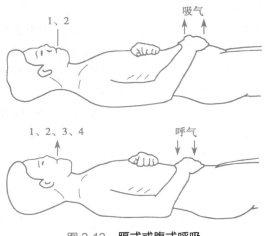

吸气

1、2

1、2、3、4

呼气

图 2-13　膈式或腹式呼吸

2. **清理呼吸道无效**　与分泌物增多而黏稠、气道湿度减低和无效咳嗽有关。

（1）保持呼吸道通畅：①湿化气道。痰多黏稠、难以咳出的病人需多饮水，以达到稀释痰液的目的，也可遵医嘱每天进行雾化吸入。②有效咳痰。如晨起时咳嗽，排出夜间聚积在肺内的痰液；就寝前咳嗽排痰有利于病人的睡眠。咳嗽时，病人取坐位，头略前倾，双肩放松，屈膝，前臂垫枕，如有可能应使双足着地，有利于胸腔的扩展，增加咳痰的有效性。咳痰后恢复坐位，进行放松性深呼吸。③协助排痰。护士或家属给予胸部叩击或体位引流，有利于分泌物的排出。也可用特制的按摩器协助排痰。

（2）用药护理：注意观察药物疗效和不良反应。①止咳药：喷托维林是非麻醉性中枢镇咳药，不良反应有口干、恶心、腹胀、头痛等。②祛痰药：溴己新偶见恶心、转氨酶增高，消化性溃疡者慎用。盐酸氨溴索是润滑性祛痰药，不良反应较轻。

（3）病情观察：密切观察咳嗽、咳痰的情况，包括痰液的颜色、量及性状，以及咳痰是否顺畅。

3. **焦虑**　与健康状况的改变、病情危重、经济状况有关。

（1）去除产生焦虑的原因：COPD 病人因长期患病、社会活动减少、经济收入降低等因素失去自信，易形成焦虑和抑郁的心理状态，部分病人因此不愿意配合治疗，护士应帮助病人消除焦虑的原因。

（2）帮助病人树立信心：护士应针对病人及其家属对疾病的认知和态度以及由此引起的心理、性格、生活方式等方面的改变，与病人及其家属共同制订和实施康复计划，避免诱因，定期进行呼吸肌功能锻炼，坚持合理用药，减轻症状，增强战胜疾病的信心。

（3）应用放松技术：指导病人缓解焦虑的方法，如听轻音乐、下棋、做游戏等娱乐活动，以分散注意力，减轻焦虑。

【其他护理诊断/问题】

1. **活动耐力下降**　与疲劳、呼吸困难、氧供与氧耗失衡有关。
2. **营养失调：低于机体需要量**　与食欲降低、摄入减少、腹胀、呼吸困难、痰液增多有关。

【健康指导】

1. **疾病预防指导**　戒烟是预防 COPD 的重要措施，最重要的是劝导吸烟的病人戒烟，这是减慢肺功能损害最有效的措施之一。对吸烟的病人采用多种宣教措施，有条件者可以考虑使用辅助药物。吸烟者戒烟能有效延缓肺功能进行性下降。控制职业和环境污染，减少有害气体或粉尘、通风不良的烹饪或燃料烟雾的吸入，防治呼吸道感染对预防 COPD 也十分重要。对于患有慢性支气管炎等 COPD 高危人群应定期进行肺功能监测，尽可能及早发现 COPD 并及时采取干预措施。COPD 的早期发现和早期干预十分重要。

2. **疾病知识指导**　教会病人和家属依据呼吸困难与活动之间的关系，或采用呼吸困难问卷、自我评估测试问卷，判断呼吸困难的严重程度，以便合理安排工作和生活。使病人理解康复锻炼的意义，发挥病人的主观能动性，制订个体化锻炼计划，进行腹式/膈式呼吸或缩唇呼吸训练等，以及步行、慢跑、气功等体育锻炼。指导病人识别使病情恶化的因素，在呼吸道传染病流行期间尽量避免到人群密集的公共场所；潮湿、大风、严寒气候时避免室外活动，根据气候变化及时增减衣物，避免受凉感冒。

3. **饮食指导**　呼吸功的增加可使热量和蛋白质消耗增多，导致营养不良。应制订足够热量和蛋

Note:

白质的营养丰富的饮食计划。正餐进食量不足时,应安排少量多餐,避免在餐前和进餐时过多饮水。腹胀的病人应进软食。避免进食产气食物,如汽水、啤酒、豆类、马铃薯和胡萝卜等;避免易引起便秘的食物,如油煎食物、干果、坚果等。

4. 心理指导　引导病人适应慢性病并以积极的心态对待疾病,培养生活兴趣,如听音乐、养花草等爱好,以分散注意力,减少孤独感,缓解焦虑、紧张的精神状态。

5. 家庭氧疗指导　护士应指导病人和家属做到:①了解氧疗的目的、必要性及注意事项;②注意安全,供氧装置周围严禁烟火,防止氧气燃烧爆炸;③氧疗装置定期更换、清洁、消毒。

【预后】

COPD 预后与病情轻重及是否合理治疗有关,积极治疗可延缓病情进展。

(高丽红)

第九节　慢性肺源性心脏病

肺源性心脏病(cor pulmonale)简称肺心病,指由于支气管-肺组织、胸廓或肺血管病变引起肺血管阻力增加,产生肺动脉高压,继而右心室结构和/或功能改变的疾病。根据起病缓急和病程长短,可分为急性肺心病和慢性肺心病两类,急性肺心病常见于急性大面积肺栓塞,本节重点论述慢性肺心病。

慢性肺心病是常见的呼吸系统疾病。《中国心血管健康与疾病报告 2020》显示,我国肺心病病人有 500 万。慢性肺心病的患病率存在地区差异,北方地区高于南方地区,农村高于城市。患病率随年龄增高而增加,吸烟者比不吸烟者患病率明显增多,男女无明显差异。冬春季节和气候骤变时,易出现急性发作。

【病因与发病机制】

1. 病因

(1) 支气管、肺疾病:最多见为 COPD,占 80%~90%,其次为哮喘、支气管扩张症、肺结核、间质性肺疾病等。

(2) 胸廓运动障碍性疾病:较少见,严重胸廓或脊椎畸形以及神经肌肉疾患均可引起胸廓活动受限、肺受压、支气管扭曲或变形,气道引流不畅,肺部反复感染,并发肺气肿或纤维化,最终引起慢性肺心病。

(3) 肺血管疾病:特发性或慢性栓塞性肺动脉高压、肺小动脉炎均可引起肺血管阻力增加、肺动脉压升高和右心室负荷加重,发展为慢性肺心病。

(4) 其他:原发性肺泡通气不足及先天性口咽畸形、睡眠呼吸暂停低通气综合征等均可产生低氧血症,引起肺血管收缩,导致肺动脉高压,发展为慢性肺心病。

2. 发病机制

(1) 肺动脉高压的形成:不同疾病所致肺动脉高压的机制不完全一样,本节主要讨论低氧性肺动脉高压,尤其 COPD 所致肺动脉高压的机制。

1) 肺血管阻力增加的功能性因素:肺血管收缩在低氧性肺动脉高压的发生中起着关键作用。缺氧、高碳酸血症和呼吸性酸中毒导致肺血管收缩、痉挛,其中缺氧是肺动脉高压形成最重要的因素。缺氧时收缩血管的活性物质增多,使肺血管收缩,血管阻力增加。缺氧使肺血管平滑肌细胞膜对 Ca^{2+} 的通透性增加,直接使肺血管平滑肌收缩。另外,高碳酸血症时,H^+ 产生增多,使血管对缺氧的敏感性增强,致肺动脉压增高。

2) 肺血管阻力增加的解剖学因素:解剖学因素系指肺血管解剖结构的变化,形成肺循环血流动力学障碍。主要原因有:①长期反复发作的 COPD 及支气管周围炎,可累及邻近肺小动脉,引起血管炎,使肺血管阻力增加,产生肺动脉高压。②肺气肿导致肺泡内压增高,压迫肺泡毛细血管,造成管腔狭窄或闭塞。肺泡壁破裂造成毛细血管网的毁损,当肺泡毛细血管床减损超过70%时肺循环阻力增大。③肺血管重构:慢性缺氧使肺血管收缩,管壁张力增高。缺氧时肺内产生多种生长因子,可直接刺激管壁平滑肌细胞、内膜弹力纤维及胶原纤维增生。④血栓形成:多发性肺微小动脉原位血栓形成,引起血管阻力增加,加重肺动脉高压。

3)血液黏稠度增加和血容量增多:慢性缺氧导致继发性红细胞生成增多,血液黏稠度增加。缺氧可使醛固酮分泌增加,引起水、钠潴留;缺氧又使肾小动脉收缩,肾血流量减少也加重水、钠潴留,血容量增多。血液黏稠度增加和血容量增多,可使肺动脉压升高。

(2)心脏病变和心力衰竭:肺循环阻力增加导致肺动脉高压,右心发挥代偿作用,以克服肺动脉压升高的阻力而发生右心室肥厚。随着病情进展,肺动脉压持续升高,右心失代偿而致右心衰竭。

(3)其他重要器官的损害:缺氧和高碳酸血症可导致重要器官如脑、肝、肾、胃肠及内分泌系统、血液系统等发生病理改变,引起多脏器的功能损害。

【临床表现】

1. 肺、心功能代偿期

(1)症状:COPD病人可有咳嗽、咳痰、气促,活动后可有心悸、呼吸困难、乏力和劳动耐力下降,少有胸痛或咯血。

(2)体征:原发肺脏疾病体征,可有不同程度的发绀和肺气肿体征,可见肺动脉高压和右室扩大的体征。

2. 肺、心功能失代偿期

(1)呼吸衰竭

1)症状:呼吸困难加重,夜间为甚,常有头痛、失眠、食欲下降、白天嗜睡,甚至出现表情淡漠、神志恍惚、谵妄等肺性脑病的表现。

2)体征:明显发绀,球结膜充血、水肿,严重时可有视网膜血管、视盘水肿等颅内压升高的表现。腱反射减弱或消失,出现病理反射。因高碳酸血症可出现周围血管扩张的表现,如皮肤潮红、多汗。

(2)右心衰竭

1)症状:明显气促、心悸、食欲缺乏、腹胀、恶心等。

2)体征:发绀明显,颈静脉怒张,心率增快,可出现心律失常,剑突下可闻及收缩期杂音,甚至出现舒张期杂音。肝大并有压痛,肝颈静脉回流征阳性,下肢水肿,重者可有腹水。

3. 并发症　肺性脑病、电解质及酸碱平衡紊乱、心律失常、休克、消化道出血和弥散性血管内凝血等。

【实验室及其他检查】

1. 胸部 X 线检查　除肺、胸基础疾病及急性肺部感染的特征外,尚有肺动脉高压征象。

2. 心电图检查　心电图对慢性肺心病的诊断阳性率为 $60.1\% \sim 88.2\%$。主要表现有电轴右偏、肺性 P 波。

3. 超声心动图检查　超声心动图诊断慢性肺心病的阳性率为 $60.6\% \sim 87.0\%$。

4. 动脉血气分析　可出现低氧血症,甚至呼吸衰竭或合并高碳酸血症。

5. 血液检查　红细胞及血红蛋白可升高,全血及血浆黏度可增加,心功能不全时可伴有肾功能或肝功能异常。

6. 其他　早期或缓解期病人可行肺功能检查。痰细菌学检查可指导抗生素的选用。

【诊断要点】

根据病人有 COPD 或慢性支气管炎、肺气肿病史,或其他胸肺疾病病史,并出现肺动脉压增高、右心室增大或右心功能不全的征象,可作出诊断。

【治疗要点】

1. 肺、心功能代偿期　可采用综合治疗措施,延缓基础疾病进展,增强病人的免疫功能,预防感染,减少或避免急性加重,加强康复锻炼和营养,必要时长期家庭氧疗或家庭无创呼吸机治疗等。

2. 肺、心功能失代偿期　治疗原则为积极控制感染,保持呼吸道通畅,改善呼吸功能,纠正缺氧和二氧化碳潴留,控制呼吸衰竭和心力衰竭,处理并发症。

(1) 控制感染:参考痰培养及药敏试验选择抗生素。没有培养结果时,根据感染的环境及痰涂片结果选用抗生素。常用青霉素类、氨基糖苷类、喹诺酮类或头孢菌素类药物。注意继发真菌感染的可能。

(2) 控制呼吸衰竭:使用支气管舒张药和祛痰药、吸痰、通畅呼吸道,改善通气功能。合理氧疗。需要时给予无创正压通气或气管插管有创正压通气治疗。详见本章第十四节"呼吸衰竭"的治疗。

(3) 控制心力衰竭:慢性肺心病病人一般经积极控制感染,改善呼吸功能、纠正缺氧和二氧化碳潴留后,心力衰竭便能得到改善,病人尿量增多、水肿消退,不需常规使用利尿药和正性肌力药。但病情较重或对上述治疗无效的病人,可适当选用利尿药、正性肌力药或扩血管药物。

1) 利尿药:具有消除水肿、减少血容量、减轻右心前负荷的作用。原则上选用作用温和的利尿药,联合保钾利尿药,宜短期、小剂量使用。如氢氯噻嗪 25mg,每天 1~3 次;联用螺内酯 20~40mg,每天 1~2 次。应用利尿药易出现低钾、低氯性碱中毒,痰液黏稠不易排痰和血液浓缩,应注意预防。

2) 正性肌力药:由于慢性缺氧和感染,慢性肺心病病人对洋地黄类药物耐受性低,容易中毒,出现心律失常。原则上选用作用快、排泄快的洋地黄类药物,小剂量(常规剂量的 1/2 或 2/3 量)静脉给药。用药前注意纠正缺氧,防治低钾血症,以免发生药物毒性反应。

【常用护理诊断/问题、措施及依据】

1. **气体交换受损**　与肺血管阻力增高引起肺瘀血、肺血管收缩导致肺血流量减少有关。
护理措施详见本章第二节"肺源性呼吸困难"的护理。

2. **清理呼吸道无效**　与呼吸道感染、痰多黏稠有关。
护理措施详见本章第二节"咳嗽与咳痰"的护理。

3. **活动耐力下降**　与心、肺功能减退有关。

(1) 休息与活动:让病人了解充分休息有助于心肺功能的恢复,在心肺功能失代偿期,应绝对卧床休息,协助采取舒适体位,如半卧位或坐位,以减少机体耗氧量,促进心肺功能的恢复,减慢心率和减轻呼吸困难。代偿期以量力而行、循序渐进为原则,鼓励病人进行适量活动,活动量以不引起疲劳、不加重症状为度。对于卧床病人,应协助定时翻身、变换姿势。依据病人的耐受能力指导病人在床上进行缓慢的肌肉松弛活动,如上肢交替前伸、握拳,下肢交替抬离床面,使肌肉保持紧张 5 秒后,松弛平放床上。鼓励病人进行呼吸功能锻炼,提高活动耐力。指导病人采取既有利于气体交换又能节省能量的姿势,如站立时,背倚墙,使膈肌和胸廓松弛,全身放松。坐位时凳高合适,两足正好平放在地,身体稍向前倾,两手摆在双腿上或趴在小桌上,桌上放软枕,使病人胸椎与腰椎尽可能在一直线上。卧位时抬高床头,并略抬高床尾,使下肢关节轻度屈曲。

(2) 病情观察:观察病人的生命体征及意识状态,注意有无发绀和呼吸困难及其严重程度,定期监测动脉血气分析,观察有无右心衰竭的表现,密切观察病人有无头痛、烦躁不安、神志改变等。

4. **体液过多**　与心排血量减少、肾血流灌注量减少有关。

(1) 饮食护理:给予高纤维素、易消化清淡饮食,防止因便秘、腹胀而加重呼吸困难。避免含糖高的食物,以免引起痰液黏稠。如病人出现水肿、腹水或尿少时,应限制钠、水摄入,钠盐<2g/d、水分<1 500ml/d、蛋白质 1.0~1.5g/(kg·d),因碳水化合物可增加二氧化碳生成量,增加呼吸负担,故碳

水化合物摄入一般不超过总热量的60%。少食多餐,减少用餐时的疲劳,进餐前后漱口,保持口腔清洁,促进食欲。必要时遵医嘱静脉补充营养。

（2）用药护理:①对二氧化碳潴留、呼吸道分泌物多的重症病人慎用镇静药、麻醉药、催眠药,如必须用药,使用后注意观察是否有抑制呼吸和咳嗽反射减弱的情况。②应用利尿药后易出现低钾、低氯性碱中毒而加重缺氧,过度脱水引起血液浓缩、痰液黏稠不易排出等不良反应,应注意观察及预防。使用排钾利尿药时,督促病人遵医嘱补钾。利尿药尽可能在白天给药,避免夜间频繁排尿而影响病人睡眠。③使用洋地黄类药物时,应询问有无洋地黄用药史,遵医嘱准确用药,注意观察药物毒性反应。④应用血管扩张药时,注意观察病人心率及血压情况。血管扩张药在扩张肺动脉的同时也扩张体循环动脉,往往造成血压下降,反射性心率增快、PaO_2下降、$PaCO_2$升高等不良反应。⑤使用抗生素时,注意观察感染控制的效果、有无继发性感染。

（3）皮肤护理:注意观察全身水肿情况、有无压力性损伤。因慢性肺心病病人常有营养不良和身体下垂部位水肿,若长期卧床,极易发生压力性损伤。指导病人穿宽松、柔软的衣服,定时更换体位或使用气垫床。

5. 潜在并发症:肺性脑病。

（1）休息与安全:病人绝对卧床休息,呼吸困难者取半卧位,有意识障碍者,予床挡进行安全保护,必要时专人护理。

（2）氧疗护理:持续低流量、低浓度给氧,氧流量1~2L/min,浓度在25%~29%。防止高浓度吸氧抑制呼吸,加重缺氧和二氧化碳潴留。

（3）用药护理:遵医嘱应用呼吸兴奋药,观察药物的疗效和不良反应。出现心悸、呕吐、震颤、惊厥等症状,立即通知医生。

（4）病情观察:定期监测动脉血气分析,密切观察病情变化,出现头痛、烦躁不安、表情淡漠、神志恍惚、精神错乱、嗜睡和昏迷等症状时,及时通知医生并协助处理。

【其他护理诊断/问题】

1. **营养失调:低于机体需要量** 与呼吸困难、疲乏等引起食欲减退有关。
2. **有皮肤完整性受损的危险** 与水肿、长期卧床有关。
3. **潜在并发症:心律失常、休克、消化道出血。**

【健康指导】

1. **疾病预防指导** 由于慢性肺心病是各种原发肺胸疾病晚期的并发症,应对高危人群进行宣传教育,劝导戒烟,积极防治COPD等慢性支气管肺疾病,以降低发病率。

2. **疾病知识指导** 使病人和家属了解疾病发生、发展过程,减少反复发作的次数。积极防治原发病,避免和防治各种可能导致病情急性加重的诱因,坚持家庭氧疗等。加强饮食营养,以保证机体康复的需要。病情缓解期应根据肺、心功能及体力情况进行适当的体育锻炼和呼吸功能锻炼,如散步、气功、太极拳、腹式呼吸、缩唇呼吸等,改善呼吸功能,提高机体免疫功能。

3. **病情监测指导** 告知病人及家属病情变化的征象,如体温升高、呼吸困难加重、咳嗽剧烈、咳痰不畅、尿量减少、水肿明显或发现病人神志淡漠、嗜睡、躁动、口唇发绀加重等,均提示病情变化或加重,需及时就诊。

【预后】

慢性肺心病常反复急性加重,随肺功能的损害病情逐渐加重,多数预后不良,病死率在10%~15%,但经积极治疗可延长病人寿命,提高生活质量。

（高丽红）

第十节　肺血栓栓塞症

肺血栓栓塞症(pulmonary thromboembolism,PTE)是肺栓塞的最常见类型。肺栓塞(pulmonary embolism,PE)是以各种栓子阻塞肺动脉或其分支为发病原因的一组疾病或临床综合征。当栓子为血栓时,称为肺血栓栓塞症,以肺循环和呼吸功能障碍为主要临床和病理生理特征。大多数肺栓塞由血栓引起,但也可以由脂肪、羊水和空气等所致。肺动脉发生栓塞后,如其所支配区的肺组织因血流受阻或中断而发生坏死,称为肺梗死(pulmonary infarction,PI)。引起 PTE 的血栓主要来源于深静脉血栓(deep venous thrombosis,DVT)。PTE 与 DVT 是一种疾病过程在不同部位、不同阶段的表现,两者合称为静脉血栓栓塞症(venous thromboembolism,VTE)。

目前,VTE 已成为世界性的重要健康问题,其发病率和病死率均较高,仅 2018 年,全球就有 10 万人死于 PTE,大多 PTE 死于 PE 发生后数小时到数天,其中,70%死于 PE 发生后 1 小时内。欧盟 6 个主要国家的症状性 VTE 发生例数每年>100 万,34%表现为突发性致死性 PTE。美国每年约有 35 万例 VTE 发生。我国住院病人中 PTE 的比例为 1.45‰,随着诊断意识和检查技术的提高,PTE 已不再视为"少见病"。然而,由于 PTE 症状缺乏特异性且无特殊的检查技术,漏诊和误诊现象仍然比较普遍。

【**病因与发病机制**】

PTE 由来源于下腔静脉径路、上腔静脉径路或右心腔的血栓引起,其中大部分血栓来源于下肢深静脉,特别是从腘静脉上端到髂静脉的下肢近端深静脉(占 50%～90%)。近年来,由于颈内静脉和锁骨下静脉内插入或留置导管和静脉内化疗的增加,使来源于上腔静脉径路的血栓较以前增多。

1. **危险因素**　任何可以导致血液淤滞(stasis of blood)、静脉系统内皮损伤(endothelial vessel wall injury)和血液高凝状态(hypercoagulability)的因素,即 Virchow 三要素,都可以使 DVT 和 PTE 发生的危险性增高,一般分为原发性和继发性因素两类。

(1) 原发性因素:主要由遗传变异引起,包括 V 因子突变、蛋白 C 缺乏、蛋白 S 缺乏和抗凝血酶缺乏等,以 40 岁以下的年轻病人无明显诱因反复发生 DVT 和 PTE 为特征。

(2) 继发性因素:是指后天获得的易发生 DVT 和 PTE 的病理生理改变、医源性因素及病人自身因素,如创伤和/或骨折、脑卒中、心力衰竭、急性心肌梗死、恶性肿瘤、外科手术、植入人工假体、中心静脉插管、妊娠及产褥期、口服避孕药、因各种原因的制动/长期卧床、长途航空或乘车旅行和高龄等,这些因素可单独存在,也可同时存在并发挥协同作用。其中高龄是独立的危险因素。

2. **发病机制**　外周静脉血栓形成后,一旦血栓脱落,即可随静脉血流移行至肺动脉内,形成 PTE(图 2-14)。急性肺栓塞发生后,由于血栓机械性堵塞肺动脉及由此引发的神经-体液因素的作用,可以导致一系列循环和呼吸功能的改变。

(1) 血流动力学改变:①肺动脉压升高。肺血管阻塞后,机械阻塞及由此诱发的血管收缩可使肺血管阻力增加、肺动脉压升高。②右心功能不全。由于肺动脉压升高导致右心室后负荷增加所致。③低血压休克。由于右心功能不全、右心室压力升高使室间隔左移,导致左心室充盈减少、心排血量下降所致。④右心室心肌缺血。PTE 急性期的重要病理生理改变。由于主动脉内低血压和右心室压力升高,使冠状动脉灌注压降低,导致心肌尤其是右心室心肌处于低灌注状态,同时右心室后负荷增加使右心室耗氧量增加,两者相互作用导致心肌损害,进一步可形成恶性循环,最终导致死亡。

(2) 呼吸功能不全:主要是由于血流动力学改变所致。包括:①心排血量降低导致混合静脉血氧饱和度下降。②栓塞部位血流减少和非栓塞区血流增加导致通气/血流比例失调。③右心房压升高超过左心房压,使功能性闭合的卵圆孔重新开放,导致心内右向左分流。④栓塞部位肺泡表面活性物质分泌减少,肺泡萎陷,呼吸面积减小。同时肺顺应性下降使肺体积缩小,导致肺不张。⑤由于各种炎性介质和血管活性物质释放引起毛细血管通透性增高,间质和肺泡内液体增多或出血,累及胸膜

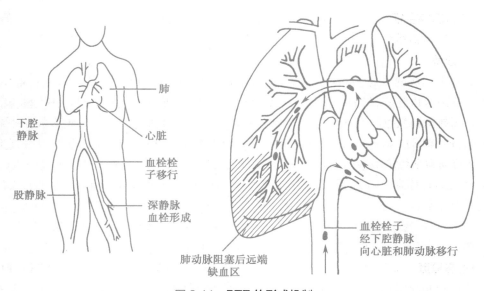

图 2-14 PTE 的形成机制

外周深静脉血栓形成后脱落,随静脉血流移行至肺动脉内,形成肺动脉内血栓栓塞。

可出现胸腔积液。

(3)肺梗死(PI):肺组织接受肺动脉、支气管动脉和肺泡内气体弥散三重氧供,故 PTE 病人很少出现 PI,只有当病人同时存在心肺基础疾病或病情严重影响到肺组织的多重氧供时,才会导致 PI。

(4)慢性血栓栓塞性肺动脉高压(chronic thromboembolic pulmonary hypertension,CTEPH):急性 PTE 后血栓未完全溶解,出现血栓机化,致使肺血管管腔狭窄甚至闭塞,肺动脉压力持续升高,继而出现右心室肥厚甚至右心衰竭。

PTE 病人的病情严重程度取决于上述机制的综合作用,栓子的大小和数量、栓塞次数及间隔时间、是否同时存在其他心肺疾病等对发病过程和预后有重要影响。

【临床表现】

1. **症状** PTE 的临床特点包括症状缺乏特异性和症状多样性,可以从无症状、隐匿到血流动力学不稳定甚至猝死。常见症状包括:

(1)不明原因的呼吸困难:多于栓塞后即刻出现,尤在活动后明显,为 PTE 最常见的症状,约 81% 的病人存在呼吸困难。

(2)胸痛:包括胸膜炎性胸痛或心绞痛样胸痛。

(3)晕厥:可为 PTE 的唯一或首发症状。

(4)烦躁不安、惊恐甚至濒死感:由严重呼吸困难和剧烈胸痛所致。

(5)咯血:常为小量咯血,大咯血少见。急性 PTE 时,咯血主要反映局部肺泡的血性渗出,并不意味病情严重。当呼吸困难、胸痛和咯血同时出现时称为"肺梗死三联征"。

(6)咳嗽:早期为干咳或伴有少量白痰。

2. **体征**

(1)呼吸系统体征:呼吸急促、发绀,动脉血氧饱和度下降;肺部哮鸣音和/或细湿啰音。

(2)循环系统体征:心率加快,严重时可出现血压下降甚至休克;颈静脉充盈或异常搏动;肺动脉瓣区第二心音亢进或分裂,三尖瓣区收缩期杂音。

(3)发热:多为低热,少数病人体温可达 38℃ 以上。

3. **深静脉血栓** 如肺栓塞继发于下肢深静脉血栓形成,可伴有患肢肿胀、周径增粗、疼痛或压痛、皮肤色素沉着和行走后患肢易疲劳或肿胀加重。

Note:

4. **肺栓塞后综合征**　是指病人 PTE 后出现的一系列症状(如呼吸困难)和客观表现(通气-血流比例失衡),导致生活质量下降。

5. **临床分型**

(1) 急性肺血栓栓塞症:①高危(大面积)PTE(massive PTE),以休克和低血压为主要表现(由于右心功能衰竭或心血管闭塞所致),收缩压<90mmHg 或与基线值相比,下降幅度≥40mmHg,持续 15 分钟以上。须排除新发生的心律失常、低血容量或感染中毒症所致的血压下降。②中危(次大面积)PTE(submassive PTE),未出现休克和低血压但存在右心功能不全和/或心肌损伤。③低危(非大面积)PTE,血流动力学稳定且无右心功能不全和心肌损伤,病死率<1%。

(2) 慢性血栓栓塞性肺动脉高压:常表现为呼吸困难、乏力、运动耐力下降,后期出现右心衰竭的临床表现。

【实验室及其他检查】

1. **实验室检查**　急性 PTE 时,血浆 D-二聚体(D-dimer)升高,但对 PTE 无诊断价值,但若 D-dimer 含量低于 $500\mu g/L$,可基本排除急性 PTE,配合 Wells PTE 临床可能性评分表,正确性更高。动脉血气分析表现为低氧血症、低碳酸血症,肺泡-动脉血氧分压差$[P_{(A-a)}O_2]$增大。

知 识 拓 展

Wells PTE 临床可能性评分表

当怀疑病人可能发生 PTE,在进一步检查前,可先采用 Wells PTE 临床可能性评分表(表 2-10)进行评估。

表 2-10　Wells PTE 临床可能性评分表

评估内容	赋分
DVT 症状或体征	3
除 PTE 外,其他诊断的可能性很小	3
心率>100 次/min	1.5
4 周内制动/手术	1.5
有 DVT 或 PTE 病史	1.5
咯血	1
活动性癌症	1

注:>6.0 分为高度可能,2.0~6.0 分为中度可能,<2.0 分为低度可能。

如果 Wells PTE 临床可能性评估为中度可能,D-dimer<500ng/ml;或 Wells PTE 可能性评估为低度可能,D-dimer<1 000ng/ml,可以基本排除 PTE。

---

2. **心电图与超声心动图检查**　大多数 PTE 病人可出现非特异性心电图异常,以窦性心动过速最常见。当有肺动脉及右心压力升高时,可出现 $V_1 \sim V_4$ ST 段异常和 T 波倒置、$S_1 Q_{\mathrm{III}} T_{\mathrm{III}}$ 征(即 I 导联出现明显的 S 波,III 导联出现大 Q 波且 T 波倒置)等,观察到心电图的动态改变要比静态异常更具临床意义。超声心动图表现为右心室和/或右心房扩大、室间隔左移和运动异常、近端肺动脉扩张、三尖瓣反流和下腔静脉扩张等。

3. **下肢深静脉检查**　包括超声检查和静脉造影等,超声检查为诊断 DVT 最简便的方法。

4. 影像学检查

（1）胸部 X 线检查：可见肺动脉阻塞征、肺动脉高压征及右心扩大征，前者表现为区域性肺纹理变细、稀疏或消失，肺野透亮度增加；后者表现为右下肺动脉干增宽或伴截断征，肺动脉段膨隆，右心室扩大。有些病人可见肺组织继发改变如尖端指向肺门的楔形阴影等。

（2）螺旋 CT 检查：是 PTE 确诊手段，灵敏度为 90%～95%，特异度达 100%。直接征象表现为肺动脉内低密度充盈缺损，部分或完全包围在不透光的血流之间（轨道征），或呈完全充盈缺损。间接征象包括肺野楔形密度增高影，条带状高密度区或盘状肺不张，中心肺动脉扩张及远端血管分支减少或消失。

（3）放射性核素肺通气/血流灌注扫描（$\dot{V}_A/\dot{Q}$）：是 PTE 的重要诊断方法，以肺段分布的肺血流灌注缺损，并与通气显像不匹配为典型征象。

（4）MRI 或磁共振肺动脉造影（magnetic resonance pulmonary angiography，MRPA）：用于诊断段以上肺动脉内血栓及对碘造影剂过敏的病人。

（5）肺动脉造影：以肺动脉内造影剂充盈缺损，伴或不伴轨道征的血流阻断为直接征象，是目前临床诊断 PTE 的经典方法。但由于本检查为有创性检查，有发生严重甚至致命性并发症的可能，不作为首选检查和常规检查。

【诊断要点】

PTE 的诊断一般按疑诊、确诊、求因 3 个步骤进行。疑诊是当病人存在 DVT 危险因素并出现不明原因的呼吸困难、胸痛、晕厥、休克，或伴有单侧或双侧不对称性下肢肿胀、疼痛等，应进行相应的 D-dimer、动脉血气分析、心电图和超声心动图、X 胸片检查。对于上述检查提示 PTE 者，应安排 PTE 的确诊检查，包括螺旋 CT、$\dot{V}_A/\dot{Q}$ 扫描、MRI/MRPA 和肺动脉造影 4 项，其中 1 项阳性即可明确诊断。同时应寻找 PTE 的成因和危险因素（求因），进行下肢深静脉检查以明确有无 DVT，并寻找发生 DVT 和 PTE 的诱发因素。

慢性血栓栓塞性肺动脉高压的诊断除相关临床表现外，影像学检查证实肺动脉阻塞。右心导管检查示静息肺动脉平均压>25mmHg，活动后肺动脉平均压>30mmHg；超声心动图检查示右心室壁增厚。

【治疗要点】

1. **一般处理**　对高度疑诊或确诊 PTE 的病人，应进行严密监护，监测呼吸、心率、血压、静脉压、心电图及动脉血气的变化。病人应卧床休息，保持大便通畅，避免用力，以免促进深静脉血栓脱落。必要时可适当使用镇静、止痛、镇咳等对症治疗。

2. **呼吸循环支持**　有低氧血症者可经鼻导管或面罩给氧。对于出现右心功能不全且血压下降者，可使用多巴酚丁胺、多巴胺、去甲肾上腺素等。如果上述治疗无效，需要考虑进行外科治疗或使用体外膜氧合器（extracorporeal membrane oxygenerator，ECMO）治疗。

3. **抗凝治疗**　抗凝能够有效预防血栓再形成和复发，为机体发挥自身的纤溶机制溶解血栓创造条件，是 PTE 和 DVT 的基本治疗方法。常用药物包括肝素和华法林，当临床疑诊 PTE 时，即可开始使用肝素进行抗凝治疗。

（1）肝素：包括普通肝素和低分子肝素。普通肝素首剂负荷量 2 000～5 000U 或 80U/kg 静脉注射，继以 18U/（kg·h）持续静滴，应用时根据活化部分凝血活酶时间（activated partial thromboplastin time，APTT）调整剂量，使注射后 6～8 小时内的 APTT 达到并维持于正常值的 1.5～2.5 倍。肝素在使用期间需监测血小板，以防出现肝素诱导的血小板减少症（heparin-induced thrombocytopenia，HIT）。低分子肝素根据体重给药，每天 1～2 次皮下注射，不需监测 APTT 和调整剂量。常用低分子肝素包括那曲肝素钙、依诺肝素钠、达肝素钠。

（2）磺达肝癸钠：是一种小分子的合成戊糖，通过与抗凝血酶特异性结合抑制 X a 因子而发挥抗凝作用，无 HIT 作用。磺达肝癸钠需按体重给药，体重<50kg、50～100kg 和>100kg 时，其剂量分为

5mg/d、7.5mg/d 和 10mg/d。

（3）华法林：在肝素/磺达肝癸钠开始应用后的第 1 天加用华法林口服，初始剂量为 3.0~5.0mg/d。由于华法林需要数天才能发挥全部作用，因此需与肝素至少重叠使用 5 天，当国际标准化比率（international normalized ratio，INR）达到 2.0~3.0，或凝血酶原时间（prothrombin time，PT）延长至正常值的 1.5~2.5 倍并持续 24 小时，方可停用肝素，单独口服华法林治疗，并根据 INR 或 PT 调节华法林的剂量。口服华法林的疗程至少为 3 个月。对于栓子来源不明的首发病例，至少治疗 6 个月；对复发性 VTE、或危险因素长期存在者，应延长抗凝治疗时间至 12 个月或以上，甚至终身抗凝。妊娠期禁用华法林，改用肝素治疗。产后和哺乳期妇女可以服用华法林。

（4）新型口服抗凝药：如达比加群酯、利伐沙班、阿哌沙班，直接作用于凝血因子发挥抗凝作用。

4. 溶栓治疗　包括静脉溶栓和导管溶栓。

（1）适应证：溶栓治疗可迅速溶解部分或全部血栓，恢复肺组织灌注，降低 PTE 病人的病死率和复发率，主要适用于大面积 PTE 病人。对于次大面积 PTE，若无禁忌证可考虑溶栓；而对于血压和右心室运动功能均正常的病人，则不宜溶栓。溶栓的时间窗一般为 14 天以内，但若近期有新发 PTE 征象可适当延长。溶栓应尽可能在 PTE 确诊的前提下慎重进行，但对有明确溶栓指征的病人宜尽早开始溶栓。

（2）禁忌证：溶栓治疗的主要并发症为出血，以颅内出血最为严重，发生率 1%~2%，发生者近半数死亡。因此，用药前应充分评估出血的危险性，溶栓治疗的绝对禁忌证有活动性内出血和近期自发性颅内出血。相对禁忌证包括 2 周内的大手术、严重创伤、分娩、器官活检或不能压迫止血部位的血管穿刺；10 天内的胃肠道出血；1 个月内的神经外科或眼科手术；3 个月内的缺血性脑卒中；难于控制的重度高血压（收缩压>180mmHg，舒张压>110mmHg）、心肺复苏、血小板计数减少、妊娠；细菌性心内膜炎；严重肝、肾功能不全；糖尿病出血性视网膜病变；高龄（年龄>75 岁）等。对于致命性大面积 PTE，上述绝对禁忌证亦应视为相对禁忌证。

（3）常用溶栓药物：①尿激酶（urokinase，UK）。2 小时溶栓方案：20 000U/kg 持续静滴 2 小时；或负荷量 4 400U/kg，静注 10 分钟，随后以 2 200U/（kg·h）持续静滴 12 小时。②链激酶（SK）。负荷量 250 000U，静注 30 分钟，随后以 100 000U/h 持续静滴 12~24 小时。链激酶具有抗原性，故用药前需肌注苯海拉明或地塞米松，以防止过敏反应，且 6 个月内不宜再次使用。③重组组织型纤溶酶原激活剂（recombinant tissue type plasminogen activator，rt-PA），50mg 持续静滴 2 小时。

溶栓治疗后，应每 2~4 小时测一次 APTT，当 APTT 降至正常值的 2 倍（≤60 秒）时即应启动规范的抗凝治疗。

5. 肺动脉导管碎解和抽吸血栓　适用于肺动脉主干或主要分支的高危（大面积）PTE 并存在以下情况者：溶栓治疗禁忌；经溶栓或积极的内科治疗无效；在溶栓起效前很可能发生致命性休克。

6. 肺动脉血栓摘除术（surgical pulmonary embolectomy）　手术风险大，死亡率高，需较高的技术条件，仅适用于经积极内科治疗无效的紧急情况（如大面积 PTE）或有溶栓禁忌证者。

7. 放置腔静脉滤器　为预防再次发生栓塞，可根据 DVT 的部位放置下腔静脉或上腔静脉滤器，置入滤器后如无禁忌证，宜长期服用华法林抗凝，定期复查有无滤器上血栓形成。

8. 慢性血栓栓塞性肺动脉高压的治疗　每天口服华法林 3.0~5.0mg，根据 INR 调整剂量，保持 INR 为 2.0~3.0；若阻塞部位处于手术可及的肺动脉近端，可考虑行肺动脉血栓内膜剥脱术；反复下肢深静脉血栓脱落者，可放置下腔静脉滤器。

【常用护理诊断/问题、措施及依据】

1. 气体交换受损　与肺血管阻塞所致通气/血流比例失调有关。

（1）保持氧气供需平衡：当病人突然出现呼吸困难、胸痛时，需立即通知医生，并且要安慰病人，抬高床头，协助病人取舒适体位。在持续监测和评估病人其他表现的同时要做好给氧、动脉血气分析和进行相关辅助检查的准备。主要护理措施包括休息和给氧。①休息：包括生理和心理两方面。活动、呼吸运动加快、心率加快、情绪紧张和恐惧均可增加氧气消耗,加重缺氧,因此,病人应绝对卧床休息,抬高床头或取半卧位,指导病人进行深慢呼吸,并通过采用放松术等方法减轻恐惧心理,降低耗氧量。②给氧:病人有呼吸困难时,应立即根据缺氧严重程度选择适当的给氧方式和吸入氧浓度进行给氧治疗,以提高肺泡氧分压(P_AO_2)。对于轻度或中度呼吸困难的病人可采用鼻导管或面罩给氧,对于严重呼吸困难的病人可能需要机械通气。

(2) 呼吸及重要脏器功能监测:对高度怀疑或确诊 PTE 的病人,需住重症监护病房,对病人进行严密监测。①呼吸状态:当出现呼吸浅促,动脉血氧饱和度降低,心率加快等表现,提示呼吸功能受损、机体缺氧。②意识状态:监测病人有无烦躁不安、嗜睡、意识模糊、定向力障碍等脑缺氧的表现。③循环状态:需监测病人有无颈静脉充盈、肝大、肝颈静脉回流征阳性、下肢水肿及静脉压升高等右心功能不全的表现。当较大的肺动脉栓塞后,可使左心室充盈压降低、心排血量减少,因此需严密监测血压和心率的改变。④心电活动:肺动脉栓塞时可导致心电图的改变,当监测到心电图的动态改变时,有利于肺栓塞的诊断。溶栓治疗后如出现胸前导联 T 波倒置加深可能是溶栓成功、右室负荷减轻和急性右心扩张好转的表现。另外,严重缺氧的病人可导致心动过速和心律失常,需严密监测病人的心电改变。

(3) 溶栓与抗凝治疗的护理:按医嘱及时、正确给予溶栓及抗凝药,监测疗效及不良反应。

1) 溶栓药应用护理:按医嘱给予溶栓药,应注意对临床及相关实验室检查情况进行动态观察,评价溶栓疗效。溶栓治疗的主要并发症是出血,最常见的出血部位为血管穿刺处,严重的出血包括腹膜后出血和颅内出血,后者发生率为 1%~2%,一旦发生,预后差,约半数病人死亡。因此对溶栓治疗病人应:①密切观察出血征象,如皮肤青紫、血管穿刺处出血过多、血尿、腹部或背部疼痛、严重头疼、神志改变等。②严密监测血压,当血压过高时及时报告医生进行适当处理。③给药前宜留置外周静脉套管针,以方便溶栓过程中取血监测,避免反复穿刺血管。静脉穿刺部位压迫止血需加大力量并延长压迫时间。④溶栓治疗后,应每 2~4 小时测定一次 PT 或 APTT,当其水平降至正常值的 2 倍时遵医嘱开始应用肝素抗凝。

2) 抗凝药应用护理:①肝素。在开始治疗后的最初 24 小时内每 4~6 小时监测 APTT,达到稳定治疗水平后,改为每天监测 APTT。肝素治疗的不良反应包括出血和肝素诱导的血小板减少症(HIT),出血的监测见"溶栓药应用护理"。HIT 的发生率较低,但一旦发生,常比较严重,因此在治疗的第 1 周应每 1~2 天、第 2 周起每 3~4 天监测血小板计数,若出现血小板迅速或持续降低达 30% 以上,或血小板计数<$100×10^9$/L,应报告医生停用肝素。②华法林。华法林的疗效主要通过监测 INR 是否达到并保持在治疗范围进行评价,因此,在治疗期间需定期监测 INR。在 INR 未达到治疗水平时需每天监测,达到治疗水平时每周监测 2~3 次,共监测 2 周,以后延长到每周监测 1 次或更长。华法林的主要不良反应是出血,观察见"溶栓药应用护理"。发生出血时用维生素 K 拮抗。应用华法林治疗的前几周还可能引起血管性紫癜,导致皮肤坏死,需注意观察。

(4) 消除再栓塞的危险因素:①急性期,病人除绝对卧床外,还需避免下肢过度屈曲,一般在充分抗凝的前提下卧床时间为 2~3 周;保持大便通畅,避免用力,以防下肢血管内压力突然升高,使血栓再次脱落形成新的危及生命的栓塞。②恢复期,需预防下肢血栓形成,如病人仍需卧床,下肢须进行适当的活动或被动关节活动,穿抗栓袜或气压袜,不在腿下放置垫子或枕头,以免加重下肢循环障碍。③观察下肢深静脉血栓形成的征象。由于下肢深静脉血栓形成以单侧下肢肿胀最为常见,因此需测量和比较双侧下肢周径,并观察有无局部皮肤颜色的改变,如发绀。下肢周径的测量方法:大、小腿周径的测量点分别为髌骨上缘以上 15cm 处和髌骨下缘以下 10cm 处,双侧下肢周径差>1cm 有临床意义。检查是否存在 Homan 征阳性(轻轻按压膝关节并取屈膝、踝关节急速背曲时出现腘窝部、腓肠肌疼痛)。

(5) 右心功能不全的护理:如病人出现右心功能不全的症状,需按医嘱给予正性肌力药物,限制水钠摄入,并按慢性肺心病进行护理。

(6) 低排血量和低血压的护理:当病人心排血量减少出现低血压甚至休克时,应按医嘱给予静脉输液和升压药物,记录液体出入量,当病人同时伴有右心功能不全时尤应注意液体出入量的调整,

Note:

平衡低血压需输液和心功能不全需限制液体之间的矛盾。

2. 焦虑　与突发严重呼吸困难、胸痛有关。

（1）评估焦虑程度：针对病人焦虑程度采取适当的措施。

（2）增加安全感：当病人突然出现严重的呼吸困难和胸痛时，医务人员需保持冷静，避免引起紧张慌乱的气氛而加重病人的恐惧心理。护士应尽量陪伴病人，告知病人目前的病情变化，让病人确信目前的治疗能够帮助缓解症状，用病人能够理解的词句和方式解释各种设备、治疗措施和护理操作，并采用非言语性沟通技巧，如抚摸、握住病人的手等增加病人的安全感，减轻其恐惧。当病情骤变时，亲人的陪伴可有效地降低病人的焦虑和恐惧心理，因此，在不影响抢救的前提下，可允许家属陪伴病人。

（3）鼓励病人充分表达自己的情感：应用适当的沟通技巧促使病人表达自己的担忧和疑虑。

（4）用药护理：按医嘱适当使用镇静、止痛、镇咳等相应的对症治疗措施缓解症状，减轻焦虑，注意观察疗效和不良反应。

【其他护理诊断/问题】

有出血的危险　与溶栓、抗凝治疗有关。

【健康指导】

1. 疾病预防指导　①对存在 DVT 危险因素的人群，应指导其避免可能增加静脉血流淤滞的行为，如长时间保持坐位特别是坐时跷"二郎腿"以及卧床时膝下放置枕头，穿束膝长筒袜，长时间站立不活动等，长途旅行应每 1~2 小时站起来走动一下。②对于卧床病人应鼓励其进行床上肢体活动，不能自主活动的病人需进行被动关节活动，病情允许时需协助早期下地活动和走路。不能活动的病人，将腿抬高至心脏以上水平，可促进下肢静脉血液回流。③卧床病人可利用机械作用如穿加压弹力抗栓袜、应用下肢间歇序贯加压充气泵等促进下肢静脉血液回流。④指导病人适当增加液体摄入，防止血液浓缩。由于高脂血症、糖尿病等疾病可导致血液高凝状态，应指导病人积极治疗原发病。⑤对于血栓形成高危病人，应指导其按医嘱使用抗凝药防止血栓形成。

2. 病情监测指导　向病人介绍 DVT 和 PTE 的表现。对于长时间卧床的病人，若出现一侧肢体疼痛、肿胀，应注意 DVT 发生的可能；如突然出现胸痛、呼吸困难、咳血痰等表现时应注意 PTE 复发的可能性，需及时告知医护人员或及时就诊。

3. 用药指导　由于 PTE 的复发率较高，出院后常需要继续口服华法林进行抗凝治疗，因此需进行以下几方面的指导：①按医嘱服用华法林，不可擅自停药。②定期测量 INR，如 INR 低于 1.5 或高于 2.5 需及时看医生。③应选用软毛牙刷刷牙，男性剃须应使用电动剃须刀，以减少出血风险。④一旦观察到出血的表现，应立即到医院复诊。⑤没有医生处方不能服用阿司匹林以及其他非处方药物。⑥随身携带"服用抗凝药物"的标签。

4. 心理支持　PTE 病人在发作时通常有濒死感，出院后通常会经历栓塞后恐惧症，担心再次发生 PTE。因此，需要对病人提供心理上的援助和支持，并告知病人按医嘱服用抗凝药物可以有效预防 PTE 发生。另外大多数病人在 PTE 后 1 年内有生活质量下降，可指导病人进行相应的心肺康复，并改变不健康生活方式，一般 1 年后生活质量会逐渐改善。

【预后】

大面积 PTE 的病死率大于 15%。PTE 或 VTE 的 30 天全因死亡率为 9%~11%，3 个月死亡率为 8.6%~17%。6 个月内的复发率为 2%~8%，5 年复发率高达 23%。PTE 急性期后肺动脉血栓通常不能完全溶解，部分病人发展为慢性血栓性肺动脉高压。

（吴　瑛）

Note：

第十一节 原发性支气管肺癌

原发性支气管肺癌(primary bronchogenic lung cancer)简称肺癌(lung cancer),是起源于呼吸上皮细胞(支气管、细支气管和肺泡)的恶性肿瘤。肺癌是严重危害人类健康和生命的疾病,根据 WHO 公布的资料显示,2020 年新发肺癌病例 220 万,仅次于乳腺癌居全球第二;死亡人数 180 万,仍居全球癌症首位。我国国家癌症中心统计数据显示,2015 年我国肺癌发病率和死亡率均居恶性肿瘤首位,其中新发肺癌病例 78.7 万,肺癌死亡病例 63.1 万,男性高于女性,且与以往数据相比,发病率和死亡率均呈上升趋势。肺癌早期多无明显症状,约 2/3 的病人确诊时已属晚期,因此 5 年生存率低于 20%。

【病因与发病机制】

肺癌的病因与发病机制尚不明确,研究表明与下列因素相关:

1. **吸烟** 吸烟是肺癌发生率和死亡率进行性增加的首要原因,与所有病理类型肺癌的危险性相关。烟草烟雾中至少包含 69 种已知的致癌物质,约 85% 的肺癌病人有吸烟史。与不吸烟者相比,吸烟者发生肺癌的危险性平均高 10 倍,重度吸烟者可高 10~25 倍。开始吸烟年龄越小、吸烟时间越长、吸烟量越大,肺癌的发病率及死亡率越高。戒烟后肺癌发生的危险性逐渐降低,研究表明,戒烟 2~15 年期间肺癌发生的危险性进行性减少,此后的发病率相当于终身不吸烟者。

环境烟草烟雾(environmental tobacco smoke,ETS)或称二手烟或被动吸烟也是肺癌的病因之一。非吸烟者与吸烟者共同生活多年后其患肺癌的风险增加 20%~30%,且患肺癌的危险性随配偶吸烟量的增多而增加。

2. **职业致癌因子** 已被确认的致癌物质包括石棉、砷、铬、镍、双氯甲基乙醚、芥子气、多环芳香烃类,及铀、镭等放射物质衰变时产生的氡和氡气,微波辐射和电离辐射等。这些因素可使肺癌发生的危险性增加 3~30 倍,吸烟可明显加重这些危险。肺癌的形成是一个长期的过程,潜伏期可达 20 年或更久,因此病人可能在停止接触致癌物质很长时间后才发生肺癌。

3. **空气污染** 大气污染包括室外大环境污染和室内小环境污染。城市中的汽车尾气、工业废气等均含有如苯并芘、氧化亚砷、放射性物质、镍、铬化合物、NO、SO_2 及不燃的脂肪族碳氢化合物等致癌物质。研究表明,城市居民的肺癌发生率高于乡村,且随城市化的程度而升高。室内被动吸烟、燃料燃烧和烹饪过程中均能产生致癌物质。室内接触煤烟或其不完全燃烧物是肺癌的危险因素,特别对女性腺癌的影响较大。

4. **电离辐射** 大剂量电离辐射可引起肺癌,不同射线产生的效应不同。电离辐射包括来自体外或因吸入放射性气体和粉尘引起的体内照射。

5. **饮食** 有研究表明,成年期蔬菜、水果的摄入量低及血清中 β 胡萝卜素水平低的人群,肺癌发生的风险增加。

6. **遗传和基因改变** 遗传因素与肺癌的相关性受到重视,肺癌的许多特征提示其发生可能存在家族相关性。肺癌可能是外因通过内因而发病的,外因可诱发细胞的恶性转化和不可逆基因改变,包括原癌基因的恶化、抑癌基因的失活、自反馈分泌环的活化及细胞凋亡的抑制。肺癌的发生涉及一系列的基因改变,多种基因变化的累积才会导致细胞生长和分化的失控而发生癌症。

7. **其他** 结核病被美国癌症协会列为肺癌的发病因素之一,结核病病人患肺癌的危险性是正常人群的 10 倍。此外,一些慢性肺部疾病如慢性阻塞性疾病、特发性肺纤维化、尘肺、病毒和真菌(黄曲霉)等,与肺癌的发生可能也有一定关系。

【分类】

1. **按解剖学部位分类**

(1) 中央型肺癌:发生在段及以上支气管的肺癌,鳞状上皮细胞癌和小细胞肺癌较多见。

（2）周围型肺癌：发生在段支气管以下的肺癌，腺癌较多见。

2. 按组织病理学分类

（1）非小细胞肺癌（non-small cell lung cancer，NSCLC）：最为常见，约占 85%。

1）鳞状上皮细胞癌：简称鳞癌，分为角化型、非角化型和基底细胞样型。鳞癌多起源于段或亚段支气管黏膜，有向管腔内生长的倾向，早期常引起支气管狭窄，导致肺不张或阻塞性肺炎。癌组织易变性、坏死，形成空洞或癌性肺脓肿。鳞癌一般生长较慢，转移晚，5 年生存率较高，常见于老年男性。

2）腺癌：分为黏液型、非黏液型或黏液/非黏液混合型。腺癌主要起源于支气管黏液腺，可发生于中央气道或细小支气管，倾向于气管外生长，也可循肺泡壁蔓延，临床多表现为周围型实质肿块或磨玻璃结节。由于腺癌富含血管，局部浸润和血行转移较早，易累及胸膜引起胸腔积液。腺癌是肺癌最常见的类型，女性多见。

3）大细胞癌：是一种未分化的非小细胞癌，较为少见，占肺癌的 10% 以下。转移较晚，手术切除机会较大。

4）其他：腺鳞癌、肉瘤样癌、唾液腺型癌、淋巴上皮瘤样癌等。

（2）小细胞肺癌（small cell lung cancer，SCLC）：是一种低分化的神经内分泌肿瘤，细胞质内含有神经内分泌颗粒，具有内分泌和化学受体功能，能分泌 5-羟色胺、组胺、儿茶酚胺等物质，可引起类癌综合征。SCLC 常发生于大支气管，多为中央型，典型表现为肺门肿块和肿大的纵隔淋巴结引起的咳嗽和呼吸困难。SCLC 增殖快速，早期广泛转移，初次确诊时 60%~88% 的病人已有肺外转移。

【临床分期】

2015 年国际肺癌研究学会（IASLC）公布了第 8 版肺癌 TNM 分期系统（表 2-11，表 2-12）。

表 2-11 肺癌的 TNM 分期

原发肿瘤 （T）	T_x：未发现原发肿瘤，或通过痰液细胞学或支气管灌洗查见肿瘤细胞，但影像学或支气管镜无法发现 T_0：无原发肿瘤的证据 T_{is}：原位癌 T_1：肿瘤最大径≤3cm，周围包绕肺组织和脏层胸膜，支气管镜见肿瘤侵及叶支气管，未侵及主支气管 T_{1a}：肿瘤最大径≤1cm T_{1b}：肿瘤最大径>1cm，≤2cm T_{1c}：肿瘤最大径>2cm，≤3cm T_2：符合以下任何一个条件即归为 T_2：肿瘤最大径>3cm，≤5cm；侵犯主支气管（不常见的表浅扩散型肿瘤，无论体积大小，侵犯限于支气管壁时，虽可能侵犯主支气管，仍为 T_1），但未侵及隆突；侵及脏层胸膜；有阻塞性肺炎或者部分或全肺不张 T_{2a}：肿瘤最大径>3cm，≤4cm T_{2b}：肿瘤最大径>4cm，≤5cm T_3：符合以下任何一个条件即归为 T_3：肿瘤最大径>5cm，≤7cm；直接侵及以下任何一个器官，包括：胸壁（含肺上沟瘤）、膈神经、心包；全肺肺不张肺炎；同一肺叶出现孤立性癌结节 T_4：肿瘤最大径>7cm；无论大小，侵及以下任何一个器官，包括纵隔、心脏、大血管、隆突、喉返神经、主气管、食管、椎体、膈肌；同侧不同肺叶内出现孤立癌结节
区域淋巴结 （N）	N_x：区域淋巴结无法评估 N_0：无区域淋巴结转移 N_1：同侧支气管周围和/或同侧肺门淋巴结以及肺内淋巴结转移，包括原发肿瘤直接侵及的肺内淋巴结 N_2：同侧纵隔内和/或隆突下淋巴结转移 N_3：对侧纵隔、对侧肺门、同侧或对侧前斜角肌及锁骨上淋巴结转移
远处转移 （M）	M_x：远处转移无法评估 M_0：无远处转移 M_1：远处转移 M_{1a}：局限于胸腔内，包括胸膜播散（恶性胸腔积液、心包积液或胸膜结节）以及对侧肺叶出现癌结节 M_{1b}：远处器官单发转移灶 M_{1c}：多个或单个器官多处转移

表 2-12 TNM 分期与临床分期的关系

临床分期	TNM 分期	临床分期	TNM 分期
隐性癌	$T_x N_0 M_0$	ⅡB 期	$T_3 N_0 M_0 ; T_{1a-2b} N_1 M_0$
0 期	$T_{is} N_0 M_0$	ⅢA 期	$T_4 N_0 M_0 ; T_{3-4} N_1 M_0 ; T_{1a-2b} N_2 M_0$
ⅠA 期：ⅠA1	$T_{1a} N_0 M_0$	ⅢB 期	$T_{3-4} N_2 M_0 ; T_{1a-2b} N_3 M_0$
ⅠA2	$T_{1b} N_0 M_0$	ⅢC 期	$T_{3-4} N_3 M_0$
ⅠA3	$T_{1c} N_0 M_0$	ⅣA 期	$T_{1-4} N_{0-3} M_{1a-1b}$
ⅠB 期	$T_{2a} N_0 M_0$	ⅣB 期	$T_{1-4} N_{0-3} M_{1c}$
ⅡA 期	$T_{2b} N_0 M_0$		

【临床表现】

肺癌的临床表现与肿瘤所在的部位、大小、类型、发展阶段、有无并发症或转移密切相关。多数病人就诊时已表现出与肺癌有关的症状和体征,仅 5%~15% 的病人无症状。

1. 原发肿瘤引起的症状和体征

(1) 咳嗽:为早期症状,多表现为无痰或少痰的刺激性干咳。当肿瘤引起支气管狭窄可使咳嗽加重,多为持续性,呈高调金属音性咳嗽或刺激性呛咳。黏液型腺癌可咳大量黏液痰。继发感染时痰量增多,呈黏液脓性。

(2) 血痰或咯血:多见于中央型肺癌。肿瘤向管腔内生长可有间断或持续性痰中带血,侵蚀大血管时,可引起大咯血。

(3) 气短或喘鸣:肿瘤向管腔内生长,或转移至肺门淋巴结导致肿大的淋巴结压迫主支气管或隆突,或转移引起大量胸腔积液、心包积液、上腔静脉阻塞、膈肌麻痹,或广泛的肺部侵犯时,可有呼吸困难、气短、喘息,偶尔表现为喘鸣,听诊时有局限或单侧哮鸣音。

(4) 发热:肿瘤组织坏死可引起发热,但多数发热由肿瘤引起的阻塞性肺炎所致,抗生素治疗效果不佳。

(5) 消瘦:为恶性肿瘤常见症状。肺癌晚期由于肿瘤毒素、感染、疼痛等致食欲减退,可表现为消瘦或恶病质。

2. 肿瘤局部扩展引起的症状和体征

(1) 胸痛:肿瘤侵犯胸膜或胸壁时,可产生不规则的钝痛、隐痛或剧痛,在呼吸、咳嗽时加重;侵犯肋骨、脊柱时可有压痛点,与呼吸、咳嗽无关。肿瘤压迫肋间神经时,胸痛可累及其分布区域。

(2) 声音嘶哑:肿瘤直接压迫或转移至纵隔淋巴结后压迫喉返神经(多见左侧)可引起声音嘶哑。

(3) 吞咽困难:肿瘤侵犯或压迫食管可引起吞咽困难,也可引起气管-食管瘘,导致纵隔或肺部感染。

(4) 胸腔积液:肿瘤转移累及胸膜或肺淋巴回流受阻,可致胸腔积液。

(5) 上腔静脉阻塞综合征:肿瘤直接侵犯纵隔,或转移的肿大淋巴结压迫上腔静脉,或癌栓阻塞腔静脉均可导致静脉回流受阻。表现为颈面部及上肢水肿、颈静脉扩张和胸壁静脉曲张。严重者皮肤可呈暗紫色,眼结膜充血,视物模糊,头晕、头痛。

(6) 心包积液:肿瘤直接侵犯心包或阻塞心脏的淋巴引流导致心包积液。

(7) 霍纳(Horner)综合征:肺上沟瘤是肺尖部肺癌,易压迫颈交感神经,引起患侧上睑下垂、瞳孔缩小、眼球内陷,同侧额部与胸壁少汗或无汗,称为 Horner 综合征。

3. 肿瘤远处转移引起的症状和体征 病理解剖结果显示,小细胞癌肺癌病人 95% 以上有胸外转移,其次为腺癌和大细胞肺癌病人(约为80%),鳞癌病人约50%以上。大约1/3有症状的病人是胸外转移所致。肺癌可转移至任何器官系统,累及相关部位出现相应的症状和体征。

(1)中枢神经系统转移:颅内转移可引起颅内压增高的症状,如头痛、恶心、呕吐等,也可表现为眩晕、复视、共济失调、癫痫发作和偏瘫等。压迫脊髓束可引起背痛、下肢无力、感觉异常、大小便失禁及截瘫等症状。

(2)骨骼转移:引起局部疼痛、压痛及病理性骨折。常见部位为肋骨、脊椎、骨盆和四肢长骨,多为溶骨性病变。

(3)腹部转移:可转移至肝脏、胰腺、胃肠道、肾上腺等,表现为食欲减退、肝区疼痛或腹痛、肝大、黄疸、腹水及胰腺炎等症状。

(4)淋巴结转移:锁骨上淋巴结是常见的部位,多位于胸锁乳突肌附着处的后下方,单个或多个,固定质硬,逐渐增大、增多,可融合成团,多无疼痛及压痛。腹膜后淋巴结转移也较为常见。

4. 胸外表现 指肺癌非转移性胸外表现或称为副癌综合征(paraneoplastic syndrome),可出现在肺癌发现的前、后,SCLC多见。

(1)内分泌综合征:指肿瘤细胞分泌一些具有生物活性的多肽和胺类物质,如抗利尿激素(ADH)、促肾上腺皮质激素(ACTH)、甲状旁腺激素(PTH)和促性腺激素等,表现出相应的临床症状和体征。如抗利尿激素分泌异常综合征、异位ACTH综合征、高钙血症、异位分泌促性腺激素(男性乳房轻度发育、肥大性肺性骨关节病)等。

(2)骨骼-结缔组织综合征:包括原发性肥大性骨关节病、肌无力样综合征、多发性周围神经炎、亚急性小脑变性、皮质变性和多发性肌炎等。

(3)血液学异常及其他:1%~8%的病人有凝血、血栓或其他血液学异常表现。肺癌伴发血栓性疾病的预后较差。

【实验室及其他检查】

1. 影像学检查

(1)胸部X线检查:是发现肺癌最常用的方法之一。但分辨率低,不易发现肺部微小结节和隐蔽部位病灶,对早期肺癌的检出有一定的局限性。

1)中央型肺癌:肿瘤向管内生长可出现支气管阻塞征象,多为一侧肺门类圆形阴影,边缘毛糙,可有分叶或切迹;合并阻塞性肺炎或肺不张时,下缘可呈现为倒S状影像,是右上叶中央型肺癌的典型征象。肿瘤部分或全部阻塞支气管时,可形成局限性肺气肿、肺不张、阻塞性肺炎和继发性肺脓肿等征象。

2)周围型肺癌:早期多表现为局限性小斑片状阴影,边缘不清,密度较淡,也可呈结节、网状、球状阴影或磨玻璃影。随着肿瘤增大,阴影逐渐增大,密度增高,呈圆形或类圆形病灶,边缘模糊不规则,可见切迹或呈分叶状,伴有脐凹征或细毛刺。

(2)胸部CT检查:CT分辨率更高,可检出直径约2mm的微小结节及隐秘部位(如心脏后、脊柱旁、肺尖、肋膈角和肋骨头等)的病变,还可显示肺门及纵隔淋巴结肿大,明确病灶与周围气道和血管的关系。低剂量螺旋CT是早期肺癌筛查的最佳方式。

(3)MRI检查:不推荐作为肺癌的常规检查。在明确肿瘤与大血管之间的关系上优于CT,但发现肺部小病灶(<5mm)则不如CT敏感。

(4)PET和PET-CT检查:PET可以无创、动态地将机体的功能及代谢变化以形态学的方式进行显像。PET-CT将PET和CT相结合,可同时获得解剖定位和生物代谢信息,对发现早期肺癌和其他部位转移灶,以及肺癌分期和疗效评价均优于现有的其他影像学检查。PET-CT阳性的病变仍需细胞学或病理学检查进行确诊。

(5)骨γ闪烁显像:可了解有无骨转移。

2. 病理学检查

（1）痰脱落细胞学检查：敏感性小于70%，但特异性高。取气道深部的痰液，及时送检，送检3次以上符合标准的痰标本可提高检查阳性率。

（2）胸腔积液细胞学检查：有胸腔积液的病人，可抽取积液进行细胞学检查，检出率40%～90%，多次送检有助于提高阳性率。

（3）呼吸内镜检查

1）支气管镜：支气管镜直视下组织活检加细胞刷检对中央型肺癌诊断阳性率可达90%左右。周围型肺癌可行经支气管镜肺活检，也可在X线/CT引导下或导航技术引导下活检，提高阳性率。

2）胸腔镜及纵隔镜：胸腔镜可用于胸膜下病变的诊断，同时可观察有无胸膜转移。纵隔镜可明确有无纵隔淋巴结转移，用于手术前评估淋巴结分期。

（4）针吸活检：包括经胸壁穿刺肺活检、浅表淋巴结活检及闭式胸膜针刺活检等。

（5）开胸肺活检：经上述多项检查仍未能确诊时，可考虑进行开胸肺活检。

3. 肿瘤标志物检测　目前尚无诊断敏感性和特异性高的肿瘤标志物。癌胚抗原（carcinoembryonic antigen，CEA）、神经元特异性烯醇化酶（neuron-specific enolase，NSE）、细胞角蛋白19片段（CYFRA21-1）及胃泌素释放肽前体（progastrin releasing peptide，ProGRP）检测或联合检测，对肺癌的诊断有一定的参考价值。

4. 基因诊断及其他　肺癌的发生被认为是由于原癌基因的激活和抑癌基因的缺失所致，癌基因产物如 *c-myc* 基因扩增，*ras* 基因突变，抑癌基因 *Rb*、*p53* 异常等有助于肺癌的诊断。基因检测还可用于识别靶向药物的最佳用药人群。

【诊断要点】

1. CT 确定部位　临床症状或放射学征象怀疑肺癌的病人先行胸腹部 CT 检查，发现肿瘤的原发部位、纵隔淋巴结侵犯及其他部位转移的情况。

2. 组织病理学诊断　怀疑肺癌的病人必须进行组织学标本诊断。

3. 分子病理学诊断　有条件时应同时进行肿瘤组织的分子病理学检测，以利于制订个体化的治疗方案。

【治疗要点】

肺癌的治疗需根据病人的身体状况、病理学类型（包括分子病理学诊断）、临床分期等合理地采取包括手术、化疗、放疗及生物靶向治疗等在内的多学科综合治疗模式，强调个体化治疗，以达到根治或最大程度地控制肿瘤、提高治愈率、改善生活质量、延长生存期的目的。

1. 手术治疗　外科手术是早期肺癌的最佳治疗手段，手术应力争根治性切除，并进行 TNM 分期，指导术后的综合治疗。胸腔镜（包括机器人辅助）等微创手术安全可行，对可行外科手术治疗的病人，在不影响肿瘤学原则的前提下推荐胸腔镜手术路径。

（1）NSCLC：Ⅰ期和Ⅱ期的病人，根治性手术切除是首选的治疗方式。T_3N_1，$T_{1-3}N_2$ 的ⅢA 期病人需包括手术治疗联合术后化疗或放化疗等的多学科综合治疗方案。Ⅱ～Ⅲ期肺癌根治性手术后需术后辅助化疗。术前化疗（新辅助化疗）可使原先不能手术的病人降低 TNM 分期而可以手术。

（2）SCLC：90%以上的病人就诊时已有胸内或远处转移，不推荐手术治疗。无纵隔淋巴结转移的 $T_{1-2}N_0$ 的病人，可考虑肺叶切除和淋巴结清扫。所有术后的 SCLC 病人均需化疗。

2. 化疗　主要用于肺癌晚期或复发病人的治疗，还可用于术后辅助化疗、术前新辅助化疗以及联合放疗的综合治疗等。化疗需严格掌握指征，综合考虑病人的疾病分期、身体状况、自身意愿、药物不良反应和生活质量等。如病人体力状况评分≤2 分（0 分：活动能力正常；1 分：能自由走动及从事轻体力活动；2 分：生活自理，<50%的时间卧床；3 分：生活部分自理，>50%的时间卧床或坐轮椅；4

分:卧床不起;5 分:死亡),机体功能可耐受可给予化疗。常用的化疗药物包括铂类(顺铂、卡铂、洛铂)、吉西他滨、培美曲塞、紫杉类(紫杉醇、多西他赛)、长春瑞滨、依托泊苷和喜树碱类似物(伊立替康)等。目前一线化疗方案推荐含铂的两药联合方案,二线化疗推荐多西他赛或培美曲塞单药治疗。一般治疗 2 个周期后评估疗效,密切监测及防治不良反应,酌情调整药物和/或剂量。

(1) NSCLC:对化疗反应差,对于晚期和复发的病人联合化疗方案可缓解症状和提高生存率。目前一线化疗推荐含铂的两药联合化疗,治疗 4~6 个周期。一线治疗失败者,推荐多西他赛或培美曲赛单药二线化疗。

(2) SCLC:对化疗非常敏感,是治疗基本方案。一线化疗方案包括依托泊苷或伊立替康联合顺铂或卡铂,治疗 4~6 个周期。复发病人根据复发类型选择二线化疗方案或一线方案的再次使用。

3. 放疗　分为根治性放疗、姑息性放疗、辅助放疗、新辅助化放疗和预防性放疗等。根治性放疗适用于病灶局限、因各种原因不能手术的病人,辅以化疗,可以提高疗效。姑息性放疗可抑制肿瘤的发展,延迟扩散和缓解症状。辅助放疗适用于术前放疗或术后切缘阳性的病人。预防性放疗适用于全身治疗有效的 SCLC 病人全脑放疗。肺癌的各种病理类型中,SCLC 对放疗的敏感性最高,其次为鳞癌和腺癌。

4. 靶向治疗　靶向治疗是以肿瘤细胞或组织的驱动基因变异及肿瘤相关信号通路的特异性分子为靶点,利用分子靶向药物特异性阻断该靶点的生物学功能,选择性地逆转肿瘤细胞的恶性生物学行为,达到抑制肿瘤生长甚至使肿瘤消退的目的。靶向治疗成功的关键是选择特异性的标靶人群。

5. 其他治疗　包括中医中药治疗、支气管动脉灌注化疗、经气管镜介入治疗等。中西医协同治疗,可减少肺癌病人化疗、放疗的不良反应,促进机体恢复。

【常用护理诊断/问题、措施及依据】

1. 恐惧　与肺癌确诊、不了解治疗计划及预感疾病及治疗对机体功能的影响和死亡的威胁有关。

(1) 加强沟通:多与病人交谈,观察有无血压增高、紧张、烦躁不安、失眠、心悸等恐惧表现。了解病人的心理状态及对诊断、治疗的认知和理解程度。根据病人的年龄、性格、职业、文化程度等进行个体化的沟通,鼓励病人表达自己的感受,耐心倾听,建立良好的护患关系。

(2) 讨论病情:根据病人对疾病的认知和关心程度、心理承受能力及家属的意见,以适当的方式和语言与病人讨论病情、检查、治疗方案。引导病人面对现实,积极配合检查及治疗。

(3) 心理与社会支持:当病人得知自己患肺癌时,会面临巨大的心理应激,而心理应激的结果会对疾病产生积极或消极的影响。可通过多种途径为病人及家属提供心理与社会支持,鼓励病人及家属充分了解并积极参与治疗护理方案的制订与实施。介绍治疗成功病例,以增强病人治疗的信心。帮助病人建立良好有效的社会支持系统,指导家庭成员及朋友多关心病人,在病人出现负面情绪时给予积极的鼓励和帮助,使病人感受到关爱,激起生活的热情,保持积极的情绪,对抗疾病。

2. 疼痛　与肿瘤细胞浸润、肿瘤压迫或转移有关。

(1) 疼痛的观察和评估:评估疼痛的部位、性质、程度、持续时间;导致疼痛加重或缓解的因素;疼痛对进食、睡眠、活动及日常生活的影响程度。使用止痛药的频率、作用及有无药物不良反应。

(2) 避免加重疼痛的因素:①预防上呼吸道感染,尽量避免咳嗽,必要时给予止咳药物;②活动困难的病人,搬动时应小心,尽量平缓轻柔地给病人变换体位,避免推、拉等动作,防止用力不当导致病人疼痛;③指导和协助胸痛病人用手或枕头护住胸部,以减轻深呼吸、咳嗽或变化体位引起的疼痛。

(3) 心理护理:耐心倾听病人诉说,肯定病人存在的疼痛及疼痛对机体的影响,教会病人正确描述疼痛的程度及转移注意力的技术,与病人共同找出缓解疼痛的方法。为病人提供舒适、安静的环境,避免精神紧张,减轻恐惧等情绪的影响。与家属共同做好病人的心理护理,调节病人的情绪和行为。

Note:

（4）用药护理：①疼痛影响病人的情绪或日常生活时,应尽早建议遵医嘱使用止痛药物,用药期间加强观察,以确定有效止痛的药物及剂量。尽量使用口服给药,有需要时应按时用药,而不是在疼痛发作时再给药。②止痛药剂量应根据病人需求由小到大直至病人疼痛消失为止。③及时评估药物的疗效,了解疼痛缓解的程度及止痛药物作用持续时间,对生活质量的改善情况。根据评估的结果及时与医生沟通,按需调整用药方案。④加强药物不良反应的预防及护理,如阿片类药物有便秘、恶心、呕吐、精神紊乱等不良反应,应指导病人多进食富含纤维素的蔬菜和水果,或使用缓泻药等,以预防和缓解便秘。

3. **营养失调：低于机体需要量** 与癌症致机体过度消耗、肿瘤压迫食管致吞咽困难、化疗致食欲下降、摄入量不足有关。

（1）饮食护理：①了解病人的饮食习惯、营养状态和饮食摄入情况,影响进食的因素（如有无口腔溃疡、呼吸困难、对餐饮的接受程度等）。②向病人及家属强调增加营养与促进康复的关系,与病人及家属共同制订既适合病人饮食习惯,又有利于疾病康复的饮食计划。原则上给予高热量、高蛋白、高维生素、易消化的食物,并注意调配食物的色、香、味。研究表明,多摄入水果、蔬菜有益于肺癌的预后。③提供轻松、舒适、愉快的进餐环境,尽可能安排病人与他人共同进餐,少量多餐;餐前休息片刻,做好口腔护理。④有吞咽困难者进食宜慢,采取半卧位,以免发生呛咳或吸入性肺炎,甚至窒息。因化疗引起胃肠道反应影响进食者,应根据情况给予相应的处理。

（2）营养支持：①肠内营养。不能经口进食或经口进食不能满足机体需要的病人,首先推荐通过肠内营养补充或提供维持机体必需的营养。②静脉营养。病人不能耐受肠内营养,存在肠内营养禁忌证或肠内营养不能满足机体需求时可静脉给予营养制剂,如脂肪乳、氨基酸、复方营养制剂等。

4. **潜在并发症：化疗药物不良反应。**

护理措施详见第六章第五节中的"急性白血病"。

【其他护理诊断/问题】

1. **有皮肤完整性受损的危险** 与接受放疗后皮肤受损,或长期卧床导致局部循环障碍、营养不良等导致皮肤压力性损伤的发生有关。

2. **潜在并发症：肺部感染、呼吸衰竭、放射性食管炎、放射性肺炎等。**

【健康指导】

1. **疾病预防指导** ①戒烟:不吸烟、及早戒烟可能是预防肺癌最有效的方法之一。鼓励病人戒烟,避免被动吸烟。戒烟门诊、戒烟热线等可为病人戒烟提供帮助。②改善工作和生活环境:避免接触与肺癌发生有关的因素,加强职业接触中的劳动保护。③早期筛查:对肺癌高危人群进行定期筛查,以早发现、早诊断、早治疗。

2. **疾病知识指导** 提倡健康的生活习惯,加强营养,合理安排休息及活动,增强机体抵抗力,避免呼吸道感染。督促病人坚持放、化疗等治疗。出现呼吸困难、疼痛等症状加重或不能缓解时及时就医。

3. **心理指导** 指导病人尽快脱离心理应激,保持良好的精神状态,积极应对疾病,增强疾病治疗的信心。解释治疗过程中可能出现的不良反应及应对方式,使病人做好必要的准备,消除恐惧心理,完成治疗方案。可采取一些分散注意力的方法,如看书、听音乐等,以减轻痛苦。鼓励病人进行力所能及的家务活动或社会活动,增强信心。

4. **临终关怀指导** 对肿瘤晚期的病人,指导家属做好临终前的关怀和护理,告知家属对症处理的措施,使病人平静有尊严地走完人生的最后旅途。

【预后】

肺癌预后取决于早发现、早诊断、早治疗。早期诊断的不足导致肺癌预后差,约85%的病人在确诊后 5 年内死亡；只有约 15% 的病人确诊时病变局限，这些病人的 5 年生存率可达 50%。

（朱　晶）

第十二节　胸　膜　疾　病

胸膜由覆盖于肺表面的脏层胸膜（visceral pleura）和覆盖于肋骨、膈肌和纵隔表面的壁层胸膜（parietal pleura）组成，壁层胸膜含有感觉神经和淋巴管，而脏层胸膜不含感觉神经。脏层和壁层胸膜之间是连续的，闭合形成胸膜腔（pleural space）。正常情况下，胸膜腔内呈负压，确保肺处于扩张状态。

一、胸腔积液

正常情况下，胸膜腔内仅有微量液体，在呼吸运动时起润滑作用。胸膜腔内液体简称胸液（pleural fluid），其形成与吸收处于动态平衡状态，任何原因使胸液形成过多或吸收过少时，均可导致胸液异常积聚，称为胸腔积液（pleural effusion），又称胸水。

【胸腔内液体循环机制】

胸液的形成主要取决于壁层和脏层毛细血管与胸膜腔内的压力梯度，有两种方向相反的压力促使液体的移动，即流体静水压和胶体渗透压。壁层胸膜毛细血管的流体静水压约为 $30cmH_2O$，而胸腔内压约为 $-5cmH_2O$，其流体静水压差为 $30-(-5)=35cmH_2O$，故液体从壁层胸膜的毛细血管向胸腔内移动。与流体静水压相反的压力是胶体渗透压梯度，血浆胶体渗透压约 $34cmH_2O$，胸腔积液含有少量蛋白质，其胶体渗透压约 $5cmH_2O$，产生的胶体渗透压梯度为 $34-5=29cmH_2O$。因此，流体静水压与胶体渗透压的梯度差为 $35-29=6cmH_2O$，故液体从壁层胸膜的毛细血管进入胸膜腔（见图 2-15 带箭头虚线）。而脏层胸膜液体移动的净梯度接近零，故胸腔积液主要由壁层淋巴管微孔重吸收。

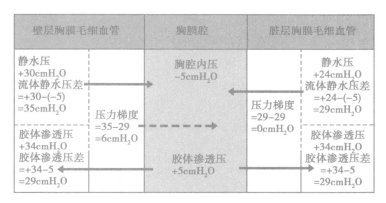

图 2-15　人体正常情况下液体进出胸膜腔的压力对比

【病因与发病机制】

许多肺、胸膜和肺外疾病均可引起胸腔积液。胸腔积液可以根据其发生机制和化学成分不同分为漏出液（transudate）、渗出液（exudate）、血液、脓液和乳糜液，其中积液成分为后三者的又称为血胸（hemothorax）、脓胸（empyema）和乳糜胸（chylothorax）。临床上常见的病因和发病机制有：

1. **胸膜毛细血管内静水压增高**　如充血性心力衰竭、缩窄性心包炎、血容量增加、上腔静脉或奇静脉受阻等因素均可使胸膜毛细血管内静水压增高，使胸液形成增多，产生胸腔漏出液。

2. **胸膜通透性增加**　如胸膜炎症、系统性红斑狼疮、类风湿关节炎、胸膜肿瘤、肺梗死等，产生胸腔渗出液。

Note：

3. **胸膜毛细血管内胶体渗透压降低** 如低白蛋白血症、肝硬化、肾病综合征、急性肾小球肾炎等,产生胸腔漏出液。

4. **壁层胸膜淋巴引流障碍** 如淋巴导管阻塞、发育性淋巴引流异常等,产生胸腔渗出液。

5. **损伤** 如主动脉瘤破裂、食管破裂、胸导管破裂等,产生血胸、脓胸和乳糜胸。

6. **其他** 药物与放射治疗、液体负荷过大、中心静脉置管穿破和腹膜透析等,都可以引起渗出性或漏出性胸腔积液。

【临床表现】

1. **症状** 胸腔积液症状的轻重取决于积液量和原发疾病。

(1) 呼吸困难:最常见,与胸腔积液的量有关,多伴有胸痛和咳嗽。少量胸腔积液常无症状,当胸腔积液量超过 500ml 时,由于胸腔积液可使胸廓顺应性下降、膈肌受压、纵隔移位和肺容量下降,可出现胸闷和呼吸困难,并随积液量的增多而加重。

(2) 病因相关的伴随症状:导致胸腔积液的病因不同,其伴随症状亦不同。结核性胸膜炎多见于青年人,常有发热、干咳;恶性胸腔积液多见于中年以上病人,伴有消瘦和呼吸道或原发部位肿瘤的症状;炎性积液多为渗出性,伴有咳嗽、咳痰和发热;心力衰竭所致胸腔积液为漏出液,伴有心功能不全的其他表现;肝脓肿所致的右侧胸腔积液可为反应性胸膜炎,亦可为脓胸,常伴有发热和肝区疼痛。

2. **体征** 少量积液时,体征不明显或可闻及胸膜摩擦音。中至大量积液时,患侧呼吸运动受限,肋间隙饱满;语颤减弱或消失,可伴有气管、纵隔向健侧移位;局部叩诊呈浊音;积液区呼吸音减弱或消失。肺外疾病引起的胸腔积液可有原发病的体征。

【实验室及其他检查】

1. **影像学检查** 胸部 X 线检查是用于发现胸腔积液的首要影像学方法,少量胸腔积液时,患侧肋膈角变钝或消失;中等量积液时,呈内低外高的弧形积液影;大量积液时整个患侧胸部呈致密阴影,气管和纵隔推向健侧;平卧时积液散开,使整个肺野透亮度降低。大量积液时常遮盖肺内原发病灶。CT 或 PET-CT 检查可显示少量胸腔积液、肺和胸膜病变、纵隔和气管旁淋巴结病变,有助于病因诊断。B 超灵敏度高,定位准确,临床上用于估计胸腔积液的量和深度,协助胸腔穿刺定位。

2. **胸腔积液检查** 对明确胸腔积液的性质和病因至关重要,疑为渗出液或性质不能确定时需经胸腔穿刺作胸腔积液检查,但如存在漏出液病因则避免胸腔穿刺。

(1) 外观和气味:漏出液透明清亮,静置后不凝。渗出液颜色不一,以草黄色多见,可有凝块。血性胸液呈程度不等的洗肉水样或静脉血样。乳糜胸的胸腔积液呈乳状。巧克力色胸腔积液考虑阿米巴肝囊肿破溃入胸腔的可能。黑色胸腔积液可能为曲霉感染。黄绿色胸腔积液见于类风湿关节炎。当厌氧菌感染时,胸腔积液常有恶臭味。

(2) 比重和 pH:漏出液比重<1.018,渗出液比重>1.018。正常胸液 pH 7.6 左右,pH 降低见于脓胸、食管破裂、结核性和恶性胸腔积液。

(3) 细胞:正常胸液中有少量间皮细胞或淋巴细胞。漏出液细胞数常<$100×10^6$/L,以淋巴细胞与间皮细胞为主;渗出液细胞常>$500×10^6$/L,主要是白细胞,中性粒细胞增多时,提示急性炎症;淋巴细胞为主则多为结核性或恶性。脓胸时白细胞数>$500×10^9$/L。胸液中红细胞>$5×10^9$/L 时呈淡红色,多由恶性肿瘤或结核所致,应注意与胸腔穿刺损伤血管引起的血性胸液相鉴别;红细胞>$100×10^9$/L 时应考虑创伤、肿瘤和肺梗死;胸液中红细胞比容>外周血红细胞比容 50%时为血胸。40%~90%的恶性胸液可查到恶性肿瘤细胞。

(4) 生化成分:包括葡萄糖、蛋白质、类脂和酶。漏出液和大多数渗出液葡萄糖定量与血糖近似,当葡萄糖含量<3.3mmol/L 时可能为脓胸、类风湿关节炎、结核性或恶性胸腔积液,当葡萄糖和 pH 均较低,提示肿瘤广泛浸润。渗出液蛋白含量>30g/L,胸腔积液/血清蛋白比值>0.5;而漏出液蛋白

Note:

含量<30g/L。类脂用于鉴别乳糜胸。胸腔积液中乳酸脱氢酶（LDH）水平则是反映胸膜炎症程度的指标,其值越高,炎症越明显。渗出液的 LDH 含量增高,大于 200U/L,且胸腔积液/血清 LDH 比值>0.6;LDH>500U/L 常提示为恶性肿瘤或胸腔积液已并发细菌感染。胸腔积液淀粉酶升高可见于急性胰腺炎、恶性肿瘤等。结核性胸膜炎时,胸腔积液中腺苷脱氨酶（ADA）多高于 45U/L。

（5）病原体:胸腔积液涂片查找细菌及培养,有助于病原学诊断。

（6）免疫学检查:结核性胸膜炎胸腔积液的干扰素水平增高。系统性红斑狼疮及类风湿关节炎引起的胸腔积液中补体 C3、C4 成分降低,免疫复合物的含量增高。系统性红斑狼疮胸腔积液中抗核抗体滴度可达 1∶160。类风湿关节炎胸腔积液中类风湿因子>1∶320。

（7）肿瘤标志物:肿瘤标志物的测定可以用于区别良、恶性胸腔积液。恶性胸腔积液在早期即可出现癌胚抗原（CEA）升高,且比血清更显著。

3. 胸膜活检　对确定胸腔积液的病因具有重要意义,方法包括经皮闭式胸膜活检、胸膜针刺活检、胸腔镜或开胸活检。

4. 支气管镜检查　用于咯血或疑有气道阻塞的病人。

【诊断要点】

胸腔积液的诊断和鉴别诊断分 3 个步骤,即确定有无胸腔积液,区别漏出液和渗出液,寻找胸腔积液的病因。根据临床表现和影像学、超声检查,可明确有无胸腔积液和积液量。胸腔积液检查大致可确定积液的性质和原因。

【治疗要点】

胸腔积液为胸部疾病或全身疾病的一部分,病因治疗尤为重要。漏出液常可在纠正病因后吸收。结核性胸膜炎,类肺炎性胸腔积液和脓胸,以及恶性胸腔积液的治疗如下:

1. 结核性胸膜炎

（1）一般治疗:包括休息、营养支持和对症治疗。

（2）抽液治疗:结核性胸膜炎病人胸腔积液中的蛋白含量高,易引起胸膜粘连,故应尽早抽尽胸腔内积液,防止或减轻粘连,同时可解除对心肺和血管的压迫作用,使被压迫的肺迅速复张,改善呼吸,减轻结核中毒症状。大量胸腔积液者首次抽液量不超过 700ml,每周抽液 2～3 次,每次抽液量不应超过 1 000ml,直至胸腔积液完全消失。一般情况下无须在抽液后注入抗结核药物,但可注入链激酶预防胸膜粘连。

（3）抗结核药物治疗:详见本章第六节"肺结核"。

（4）糖皮质激素:疗效不肯定,如全身中毒症状严重、有大量胸腔积液者,可在有效抗结核药物治疗的同时,加用糖皮质激素,常用泼尼松每天 30mg,分 3 次口服。

2. 类肺炎性胸腔积液和脓胸　类肺炎性胸腔积液（parapneumonic effusion）一般胸腔积液量较少,经有效抗生素治疗后可吸收,大量胸腔积液时需胸腔穿刺抽液,胸腔积液 pH<7.2 时需行胸腔闭式引流。脓胸治疗原则是控制感染、引流胸腔积液、促使肺复张、恢复肺功能。具体治疗包括:

（1）抗生素治疗:原则是足量,急性期可联合抗厌氧菌的药物,全身及胸腔内给药,疗程需体温正常后继续用药 2 周以上,以防复发。

（2）引流:为脓胸最基本的治疗方法,可采取反复抽脓或闭式引流。可用 2% 碳酸氢钠或生理盐水反复冲洗胸腔,然后注入适量的溶栓制剂如链激酶或尿激酶或 rt-PA,使脓液稀释易于引流,但支气管胸膜瘘的病人不宜冲洗胸腔,以防细菌播散。慢性脓胸应改进原有的脓腔引流,也可采用外科胸膜剥脱术等治疗。

（3）支持治疗:给予高能量、高蛋白、富含维生素的饮食,纠正水、电解质、酸碱平衡紊乱。

3. 恶性胸腔积液　是晚期恶性肿瘤的常见并发症,治疗方法包括原发病的治疗和胸腔积液的治疗。

（1）去除胸腔积液：恶性胸腔积液的生长速度极快，常因大量积液的压迫引起严重呼吸困难，甚至导致死亡，需反复穿刺抽液。必要时可用细管做胸腔内插管进行持续闭式引流，细管引流具有创伤小、易固定、效果好、可随时胸腔内注入药物等优点。

（2）减少胸腔积液的产生：反复抽液或持续引流可丢失大量蛋白，造成低蛋白血症，使胸膜毛细血管内胶体渗透压降低，进一步促进胸腔积液的产生，可采用化学性胸膜固定术（chemical pleurodesis）和免疫调节治疗减少胸腔积液的产生。化学性胸膜固定术指在抽吸胸腔积液或胸腔插管引流后，在胸腔内注入博来霉素、顺铂、丝裂霉素等抗肿瘤药物，也可注入胸膜粘连剂如滑石粉等，使胸膜发生粘连，以减缓胸腔积液的产生。免疫调节治疗是在胸腔内注入生物免疫调节剂如短小棒状杆菌疫苗、白细胞介素-2、干扰素等，可抑制恶性肿瘤细胞、增强淋巴细胞局部浸润及活性，并使胸膜粘连。

（3）外科治疗：经上述治疗仍不能使肺复张者，可行胸-腹腔分流术或胸膜切除术。

【常用护理诊断/问题、措施及依据】

气体交换受损　与大量胸腔积液压迫使肺不能充分扩张，气体交换面积减少有关。

（1）氧疗护理：大量胸腔积液影响呼吸时按病人的缺氧情况给予低、中流量持续吸氧，以弥补气体交换面积的不足，改善病人的缺氧状态。

（2）减少氧耗：大量胸腔积液致呼吸困难或发热者，应卧床休息，减少氧耗，以减轻呼吸困难症状。胸腔积液消失后还需继续休养2~3个月，避免疲劳。

（3）促进呼吸功能

1）体位：按照胸腔积液的部位采取适当体位，一般取半卧位或患侧卧位，减少胸腔积液对健侧肺的压迫。

2）胸腔抽液或引流的护理：详见本节"胸腔闭式引流"的护理和本章第十五节中"二、胸膜腔穿刺术"的护理。

3）保持呼吸道通畅：鼓励病人积极排痰，保持呼吸道通畅。

4）呼吸功能锻炼：胸膜炎病人在恢复期，应每天督导病人进行缓慢的腹式呼吸。经常进行呼吸功能锻炼可减少胸膜粘连的发生，提高通气量。

5）缓解胸痛：胸腔积液的病人常有胸痛，并随呼吸运动而加剧，为了减轻疼痛，病人常采取浅快的呼吸方式，可导致缺氧加重和肺不张，因此，需协助病人取患侧卧位，必要时用宽胶布固定胸壁，以减少胸廓活动幅度，减轻疼痛，或遵医嘱给予止痛药。

6）康复锻炼：待体温恢复正常，胸液抽吸或吸收后，鼓励病人逐渐下床活动，增加肺活量。

（4）病情观察：注意观察病人胸痛及呼吸困难的程度、体温的变化。监测血氧饱和度或动脉血气分析的改变。在胸腔穿刺过程中应注意观察抽液速度、抽液量及病人呼吸、脉搏、血压的变化，如出现呼吸困难、剧咳、咳大量泡沫状痰，双肺满布湿啰音，可能是胸腔抽液过快、过多使胸腔压力骤降，出现复张后肺水肿或循环衰竭，应立即停止抽液并给氧，根据医嘱应用糖皮质激素及利尿药，控制液体入量，必要时准备气管插管机械通气。若抽液时发生头晕、心悸、冷汗、面色苍白、脉细等表现应考虑"胸膜反应"，处理见本章第十五节中"二、胸膜腔穿刺术"。穿刺后仍需继续观察其呼吸、脉搏、血压的变化，注意穿刺处有无渗血或液体渗出。

【其他护理诊断/问题】

1. **体温过高**　与感染等因素有关。
2. **营养失调：低于机体需要量**　与胸膜炎、胸腔积液引起高热、消耗状态有关。
3. **疼痛：胸痛**　与胸膜摩擦或胸腔穿刺术有关。

【健康指导】

1. 疾病知识指导　　向病人及家属讲解加强营养是胸腔积液治疗的重要组成部分,需合理调配饮食,进高热量、高蛋白、富含维生素的食物,增强机体抵抗力。指导病人合理安排休息与活动,逐渐增加活动量,避免过度劳累。

2. 用药指导　　向病人及家属解释本病的特点及目前的病情,介绍所采用的治疗方法、药物剂量、用法和不良反应。对结核性胸膜炎的病人需特别强调坚持用药的重要性,即使临床症状消失,也不可自行停药;应定期复查,遵从治疗方案,防止复发。如出现呼吸困难或气短加重、咳嗽和咯血,可能为胸腔积液复发,需及时就诊。

二、气胸

胸膜腔为不含气体的密闭潜在腔隙,当气体进入胸膜腔,造成积气状态时,称为气胸(pneumothorax)。气胸可分为自发性、外伤性和医源性三类。自发性气胸(spontaneous pneumothorax)指肺组织及脏层胸膜的自发破裂,或胸膜下肺大疱自发破裂,使肺及支气管内气体进入胸膜腔所致的气胸。自发性气胸为内科急症,多发生于年轻人,男性多见,女性与男性的发病比为1:(1.5~3.3)。外伤性和医源性气胸见《外科护理学》。

【病因与发病机制】

自发性气胸以继发于肺部基础疾病为多见,称为继发性自发性气胸;其次是原发性自发性气胸,多发生于无基础肺疾病的健康人。随着胸部影像学检查(如CT和胸腔镜检查)的发展,一些之前认为没有肺部基础疾病的原发性自发性气胸病人,实质上有独立于肺小泡或肺大疱的肺气肿样改变、胸膜孔隙增加或脏层胸膜缺损。

1. 继发性自发性气胸(secondary spontaneous pneumothorax,SSP)　　由于肺结核、COPD、艾滋病合并卡氏肺孢子菌感染、肺癌、肺脓肿等肺部基础疾病可引起细支气管的不完全阻塞,形成肺大疱破裂。有些女性可在月经来潮后24~72小时内发生气胸,病理机制尚不清楚,可能是胸膜上有异位子宫内膜破裂所致。脏层胸膜破裂或胸膜粘连带撕裂时如导致其中的血管破裂可形成自发性血气胸。

2. 原发性自发性气胸(primary spontaneous pneumothorax,PSP)　　多见于瘦高体形的男性青壮年,常规X线检查除可发现胸膜下肺大疱(pleural bleb)外,肺部无显著病变。胸膜下肺大疱的产生原因尚不清楚,可能与吸烟、瘦高体形、非特异性炎症瘢痕或先天性弹力纤维发育不良有关。航空、潜水作业时无适当防护措施或从高压环境突然进入低压环境也可发生气胸。抬举重物、用力过猛、剧咳、屏气甚至大笑等可成为促使气胸发生的诱因。

气胸发生后,胸膜腔内压力增高,失去了负压对肺的牵引作用,且正压对肺产生压迫,使肺失去膨胀能力,导致限制性通气功能障碍,表现为肺容量减小、肺活量降低、最大通气量降低。但由于初期血流量并不减少,产生通气/血流比例下降、动静脉分流增加,从而出现低氧血症。大量气胸时,不但失去了胸腔负压对静脉血回心的吸引作用,而且胸膜腔内正压还对心脏和大血管产生压迫作用,使心脏充盈减少,导致心排血量减少,出现心率加快、血压降低甚至休克。张力性气胸可引起纵隔移位,导致循环障碍,甚至窒息死亡。

【临床类型】

根据脏层胸膜破裂口的情况和气胸发生后对胸膜腔内压力的影响,自发性气胸通常分为以下3种类型:

1. 闭合性(单纯性)气胸　　胸膜破裂口较小,随肺萎陷而闭合,气体不再继续进入胸膜腔。胸膜腔内压的正负取决于进入胸膜腔内的气体量,抽气后压力下降且不再复升。

2. 交通性（开放性）气胸 胸膜破裂口较大或两层胸膜间有粘连或牵拉，使破口持续开放，吸气与呼气时气体自由进出胸膜腔。患侧胸膜腔内压在 0cmH₂O 上下波动，抽气后可恢复负压，但数分钟后压力又复升至抽气前水平。

3. 张力性（高压性）气胸 胸膜破裂口呈单向活瓣或活塞作用，吸气时因胸廓扩大、胸膜腔内压变小而开启，空气进入胸膜腔；呼气时因胸膜腔内压升高压迫活瓣而关闭，使气体不能排出，致使胸膜腔内气体不断积聚，压力持续升高，可高达 10~20cmH₂O，抽气后胸膜腔内压可下降，但又迅速复升。此型气胸对呼吸循环的影响最大，可迅速危及生命，应紧急抢救处理。

【临床表现】

1. 症状

（1）胸痛：部分病人可能有抬举重物、用力过猛、剧咳、屏气或大笑等诱因存在，多数病人发生在正常活动或安静休息时，偶有在睡眠中发生。病人突感一侧针刺样或刀割样胸痛，持续时间较短，继之出现胸闷、呼吸困难。

（2）呼吸困难：严重程度与有无肺基础疾病及肺功能状态、气胸发生速度、胸膜腔内积气量及压力这几个因素有关。若气胸发生前肺功能良好，尤其是年轻人，即使肺压缩 80% 也无明显呼吸困难。如原有严重肺功能减退，即使小量气胸，也可出现明显呼吸困难，病人不能平卧或取被迫健侧卧位，以减轻呼吸困难。大量气胸，尤其是张力性气胸时，由于胸膜腔内压骤增、患侧肺完全压缩、纵隔移位，可迅速出现呼吸循环障碍，表现为烦躁不安、挣扎坐起、表情紧张、胸闷、发绀、冷汗，脉速、虚脱、心律失常，甚至出现休克、意识丧失和呼吸衰竭。

2. 体征 取决于积气量，小量气胸时体征不明显。大量气胸时，出现呼吸增快，呼吸运动减弱，发绀，患侧胸部膨隆；气管向健侧移位，肋间隙增宽，语颤减弱；叩诊过清音或鼓音，心浊音界缩小或消失，右侧气胸时肝浊音界下降；患侧呼吸音减弱或消失，左侧气胸或并发纵隔气肿时可在左心缘处听到与心脏搏动一致的气泡破裂音，称 Hamman 征。液气胸时，可闻及胸内振水声。血气胸如失血量过多或张力性气胸发生循环障碍时，可出现血压下降，甚至发生休克。

临床上，如自发性气胸病人的呼吸频率<24 次/min，心率 60~120 次/min，血压正常，呼吸室内空气时 SaO₂>90%，两次呼吸间说话成句，此时称为稳定型气胸，否则为不稳定型气胸。

【实验室及其他检查】

1. 胸部 X 线检查 是诊断气胸的重要方法，并可显示肺受压程度，肺内病变情况以及有无胸膜粘连、胸腔积液及纵隔移位等。X 线胸片典型表现为：被压缩肺边缘呈外凸弧形线状阴影，称为气胸线（图 2-16），线外透亮度增强，无肺纹理。大量积气时，肺被压向肺门，呈球形高密度影，纵隔和心脏向健侧移位。合并积液或积血时，可见气液平面。气胸容量的大小可依据后前位 X 线胸片上气胸线到侧胸壁的距离近似判断，当此距离为 1cm 和 2cm 时，气胸容量分别约占单侧胸腔容量的 25% 和 50%，故气胸线到侧胸壁的距离<2cm 为小量气胸，≥2cm 为大量气胸。如果从肺尖部测量，则气胸线到侧胸壁的距离<3cm 为小量气胸，≥3cm 为大量气胸。

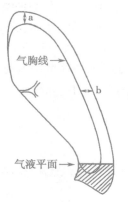

2. 胸部 CT 检查 表现为胸膜腔内极低密度气体影，伴有肺组织不同程度的萎缩改变。CT 对于小量气胸、局限性气胸以及肺大疱与气胸的鉴别比 X 线胸片更敏感和准确。

图 2-16 气胸线和气胸容量测定法

【诊断要点】

根据突发性胸痛伴呼吸困难及相应的气胸体征，可初步诊断。X

线胸片或 CT 显示气胸线可确诊。若病情十分危重无法搬动病人拍摄 X 线胸片时,可在患侧胸腔体征最明显处试验穿刺,如抽出气体,可证实气胸的诊断。

【治疗要点】

自发性气胸的治疗目的是促进患侧肺复张、消除病因及减少复发。

1. **保守治疗**　适用于稳定型小量闭合性气胸,具体方法包括严格卧床休息、给氧、酌情给予镇静和镇痛等药物、积极治疗肺基础疾病。由于胸膜腔内气体的吸收有赖于胸膜腔内气体分压与毛细血管气体分压的压力梯度,高浓度吸氧(面罩吸入 10L/min 的氧)可加大压力梯度,加快胸膜腔内气体的吸收。在保守治疗过程中需密切观察病情,尤其在气胸发生后 24~48 小时内。

2. **排气疗法**

(1) 胸膜腔穿刺排气:适用于小量气胸、呼吸困难较轻、心肺功能尚好的闭合性气胸病人。通常选择患侧锁骨中线外侧第 2 肋间为穿刺点(局限性气胸除外),皮肤消毒后,用胸穿针穿刺入胸膜腔,并用胶管(便于抽气时钳夹,防止空气进入)将针头与 50ml 或 100ml 注射器相连进行抽气并测压,直到病人呼吸困难缓解为止。胸膜腔内气体较多时,1 次抽气量不宜超过 1 000ml,每天或隔天抽气 1 次。

张力性气胸病人的病情危急,短时间内可危及生命,紧急时亦需立即胸膜腔穿刺排气。在无其他抽气设备时,为了抢救病人生命,可立即将无菌粗针头经患侧肋间插入胸膜腔,使胸膜腔内高压气体得以排出,达到暂时减压和挽救病人生命的目的。亦可将橡皮指套扎在该粗针头的尾部,在指套顶端剪一裂缝,使高压气体从小裂缝排出,待胸膜腔内压减至负压时,套囊塌陷,裂缝关闭,外界空气不能进入胸腔。

(2) 胸腔闭式引流:对于呼吸困难明显、肺压缩程度较大的不稳定型气胸病人,包括交通性气胸、张力性气胸和气胸反复发作的病人,无论气胸容量多少,均应尽早行胸腔闭式引流。插管部位一般都取锁骨中线外侧第 2 肋间或腋前线第 4、5 肋间(局限性气胸和有胸腔积液的病人需经 X 线胸片定位)。插管前,先在选定部位用气胸箱测定胸膜腔内压力以了解气胸类型,然后在局麻下将引流导管经胸部切口插入胸膜腔。大多数病人选用 16~22F 导管,如有支气管胸膜瘘或机械通气的病人,应选择 24~28F 的大导管。导管固定后,另一端连接 Heimlich 单向活瓣或胸腔闭式引流装置进行引流,使胸膜腔内压力保持在 $-2~-1cmH_2O$ 或以下,插管成功则导管持续逸出气泡,呼吸困难迅速缓解,压缩的肺可在几小时至数天内复张。肺复张不满意时可采用负压吸引。对于肺压缩严重、时间较长的病人,插管后应夹闭引流管分次引流,避免胸膜腔内压力骤降产生肺复张后肺水肿。

3. **手术治疗**　自发性气胸的复发率在 25%~54%,对于复发性气胸、长期气胸、张力性气胸引流失败、双侧自发性气胸、血气胸、胸膜增厚致肺膨胀不全或影像学有多发性肺大疱的病人,可经胸腔镜行直视下粘连带烙断术,促使破口关闭;也可开胸行破口修补术、肺大疱结扎术或肺叶肺段切除术。手术治疗的成功率高,复发率低。

4. **化学性胸膜固定术**　对于气胸反复发生,肺功能欠佳,不宜手术治疗的病人,可胸腔内注入硬化剂,如多西环素、无菌滑石粉等,产生无菌性胸膜炎症,使两层胸膜粘连,胸膜腔闭合,达到预防气胸复发的目的。

5. **并发症及处理**　气胸病人常见的并发症包括纵隔气肿与皮下气肿、血气胸及脓气胸,根据临床情况给予相应处理。

【常用护理诊断/问题、措施及依据】

潜在并发症:严重缺氧、循环衰竭。

(1) 休息与体位:急性自发性气胸病人应绝对卧床休息,避免用力、屏气、咳嗽等增加胸腔内压的活动。血压平稳者取半坐位,有利于呼吸、咳嗽排痰及胸腔引流。卧床期间,协助病人每 2 小时翻身1次。如有胸腔引流管,翻身时应注意防止引流管脱落。

（2）氧疗护理:根据病人缺氧的严重程度选择适当的给氧方式和吸入氧流量,保证病人 $SaO_2 >$ 90%。对于保守治疗的病人,需给予 10L/min 的高浓度吸氧,有利于促进胸膜腔内气体的吸收。

（3）病情观察:密切观察病人的呼吸频率、呼吸困难和缺氧情况、治疗后反应和治疗后患侧呼吸音的变化等,有无心率加快、血压下降等循环衰竭征象。大量抽气或放置胸腔引流管后,如呼吸困难缓解后再次出现胸闷,并伴有顽固性咳嗽、患侧肺部湿啰音,应考虑复张性肺水肿的可能,立即报告医生进行处理。

（4）心理护理:病人由于疼痛和呼吸困难会出现紧张、焦虑和恐惧等情绪反应,导致耗氧量增加、呼吸浅快,从而加重呼吸困难和缺氧。因此当病人呼吸困难严重时应尽量在床旁陪伴,解释病情和及时回应病人的需求。在做各项检查、操作前向病人解释其目的、效果和感觉,即使是在非常紧急的情况下,也要在实施操作的同时用简单明了的语言进行必要的解释,不应只顾执行治疗性护理而忽视病人的心理状态。

（5）排气治疗病人的护理:做好胸腔抽气或胸腔闭式引流的准备和配合工作,使肺尽早复张,减轻呼吸困难症状。胸腔闭式引流的护理包括:

1）术前准备

A. 病人准备:向病人简要说明排气疗法的目的、意义、过程及注意事项,以取得病人的理解与配合。告知病人会使用局部麻醉,因此不会感觉到疼,但当胸腔引流管插入时会感到压力。

B. 用物准备:无菌手套和无菌手术衣、皮肤消毒液（常用碘伏）、局部麻醉药（1% 或 2% 利多卡因）、无菌胸腔闭式引流包、无菌胸腔闭式引流装置及无菌蒸馏水或生理盐水。胸腔闭式引流装置有单瓶、双瓶和三瓶（图 2-17）,其工作原理见《外科护理学》相应章节。目前有相应的一次性胸腔闭式引流装置（图 2-17A、B 为一次性三腔型引流装置,其瓶体部分由积液腔、水封腔和调压腔三个腔组成）。由于一次性引流装置可以有效避免交叉感染,且消毒灭菌彻底,是临床常用的胸腔闭式引流装置。使用时需严格检查胸腔引流装置内包装和瓶体是否完好,并分别在水封腔和调压腔注入无菌蒸馏水或生理盐水至标记水位线,注水后将水封腔的加水口密封盖拧紧,确保处于密闭状态。

如使用非一次性胸腔引流装置（图 2-17C、D）,为了使胸膜腔内压力保持在 $1~2cmH_2O$,需将连接胸腔引流管的玻璃管一端置于水面下 $1~2cm$（图 2-17C）。引流瓶塞上的另一短玻璃管为排气管,其下端应距离液面 5cm 以上。如同时引流液体时,需在水封瓶之前增加一贮液瓶（图 2-17D）,使液体引流入贮液瓶中,确保水封瓶液面的恒定。引流效果不佳时按医嘱连接负压引流装置,注意保持负压在 $-20~-10cmH_2O$ 之间。为了防止负压过大造成肺损伤,确保病人的安全,需在水封与负压吸引之间增加一调压瓶（图 2-17D）。调压瓶中的压力调节管末端应根据所需负压的大小保持在水面下 10~20cm 处,并确保压力调节管的瓶外端处于开放状态,使负压过大时外界空气可以经压力调节管进入调压瓶内,确保胸腔所承受的吸引负压不会超过设置值。

2）术中配合:协助医生摆好体位,一般为坐位或侧卧位。插管过程中需密切观察病人的生命体征,并注意安慰和支持病人。

3）保证有效的引流

A. 确保引流装置安全:所有接口的地方要用胶带加固,防止脱开。引流瓶应放在低于病人胸部且不易绊到的地方,任何时候其液平面都应低于引流管胸腔出口平面 60cm,以防瓶内液体反流进入胸腔。引流管长度适宜,妥善固定于床旁,既要便于病人翻身活动,又要避免过长扭曲受压。密切观察水封瓶液面,确保水封瓶中的长管末端始终在液面下 $1~2cm$。经常观察调压腔的液面,必要时添加无菌生理盐水确保调压腔的长管末端距离液面深度与要求的负压相符。

B. 观察气体排除情况:放置胸腔管后,需定时观察有无气体自水封瓶液面逸出,刚开始时,病人在平静呼吸时即有气泡排除,随着肺的复张,排除的气泡逐渐减少。

C. 观察引流管通畅情况:密切观察水封瓶内引流管内的水柱是否随呼吸上下波动,开始时,水柱

Note:

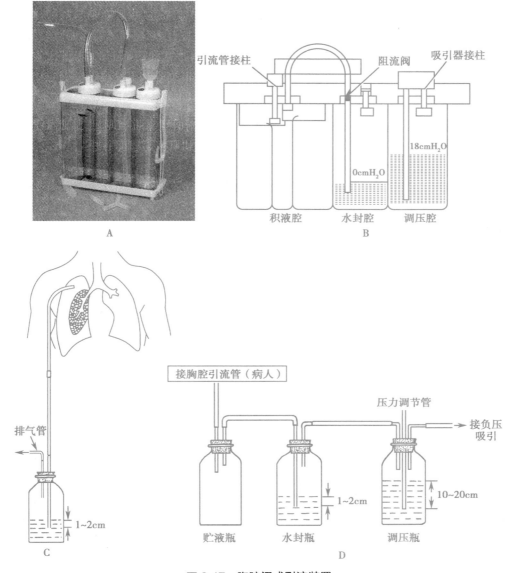

图 2-17　胸腔闭式引流装置

A. 一次性胸腔闭式引流装置；B. 一次性三腔胸腔闭式引流装置模式图；C. 单瓶水封瓶闭式引流装置；D. 三瓶贮液、水封、调压瓶闭式引流装置。

的波动较大，待肺复张后，水柱波动范围逐渐减小。当看不到水柱波动时，可请病人做深呼吸或咳嗽，如水柱有波动，表明引流通畅。若水柱波动不明显，液面未见气泡冒出，病人无胸闷、呼吸困难，可能肺组织已复张；若病人症状缓解不明显，甚至出现呼吸困难加重、发绀、大汗、胸闷、气管偏向健侧等症状，可能为引流管不通畅或部分滑出胸膜腔，应立即通知医生及时更换导管或做其他处理。如同时引流液体，应定时观察和记录引流液的量、色和性状，为了正确及时了解各时间段的引流量，每次观察引流量后可在积液腔做一标记。如果出现引流液浑浊或超过 70ml/h 应及时通知医生。

　　D. 防止胸腔积液或渗出物堵塞引流管：引流液黏稠或血液时，应根据病情每 1~2 小时挤捏引流管 1 次，两手交替由胸腔端向引流瓶端方向进行顺序挤压，也可以一手将近胸腔端的引流管折叠，阻断引流管，另一手自引流管阻断处的远端开始，捏紧引流管并自近心端向远心端滑行以排空引流管内的液体，在滑行挤压引流管 10cm 左右时，继续捏紧引流管，松开近胸腔端折叠阻断的引流管，此时，引流管内形成一定的负压，可以引流出不太坚固的血凝块或凝固的纤维素。在实施这一操作时要注意，折叠引流管的手应固定，确保折叠处与胸壁之间的引流管在另一手滑行时不会受到牵拉，防止引流管

Note:

意外脱出。

E. 防止意外:搬动病人时需要用两把血管钳将引流管双重夹紧,防止在搬动过程中发生引流管滑脱、漏气或引流液反流等意外情况。若胸腔引流管不慎滑出胸腔时,应嘱病人呼气,同时迅速用凡士林纱布及胶布封闭引流口,并立即通知医生进行处理。

4）引流装置及伤口护理:一次性引流装置可每周更换一次,但非一次性闭式引流系统需每天更换引流瓶。更换时应严格执行无菌操作,注意连接管和接头处的消毒。更换前用双钳夹闭引流管近心端,更换完毕检查无误后再放开,以防止气体进入胸腔。伤口敷料每1~2天更换1次或根据敷料制造商建议的更换时间更换敷料,有分泌物渗湿或污染时及时更换。

5）肺功能锻炼:鼓励病人每2小时进行1次深呼吸、咳嗽(但应避免持续剧烈的咳嗽)和吹气球练习,协助病人经常更换体位,病情允许时可协助病人在床上坐起或下地走路,以促进受压萎陷的肺扩张,加速胸腔内气体排出,促进肺尽早复张。

6）拔管护理:观察引流管拔除指征,如引流管无气体逸出且病人无呼吸困难等症状1~2天后,夹闭引流管1天病人无气急、呼吸困难,X线透视或X线胸片示肺已全部复张,可拔除引流管。拔管前做好病人和物品的准备,拔管后注意观察有无胸闷、呼吸困难、切口处漏气、渗出、出血、皮下气肿等情况,如发现异常应及时处理。

知 识 拓 展

一种新型电子胸腔引流系统

第一个便携式电子胸腔引流系统于2007年问世。2014年,首个具有监测排气和引流功能的数字胸腔引流系统正式启用(图2-18)。这种新型电子胸腔引流系统自带真空泵,使由管道和集液瓶组成的密闭系统形成一个负压环境,促进胸腔内气体和液体的引流。该系统中还安置了气体和液体引流量监测器,可以实时精确地监测气体和液体的引流量。以每分钟排除气体的毫升数精确监测气体排除速度,改变了传统胸腔引流装置通过观察引流瓶中气泡数估计气体排除量的方式。此外,该设备在胸腔引流管的胸腔端安装了压力感受器,可以实时客观地监测病人胸腔内压力,并通过反馈机制,自动调整系统内负压,使胸腔内压力维持在预设水平,其误差仅为0.1cmH$_2$O,从而可以有效地保证引流效果,促进肺复张。研究表明,与传统胸腔引流装置相比,这种新型的电子引流系统可以显著缩短胸腔引流管放置时间(平均缩短1.1天);另外,便携式装置可以促进胸腔引流病人早期带管活动,增加舒适度,促进康复,从而缩短住院时间,减少并发症,降低医疗费用。

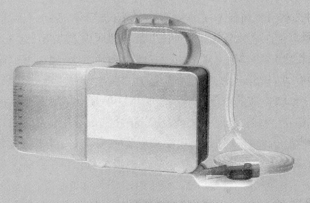

图2-18 电子胸腔引流系统

【其他护理诊断/问题】

1. **焦虑**　与呼吸困难、胸痛、气胸复发、胸腔穿刺或胸腔闭式引流术有关。
2. **疼痛：胸痛**　与脏层胸膜破裂、引流管置入有关。
3. **活动耐力下降**　与日常活动时氧供不足有关。

【健康指导】

1. **疾病知识指导**　向病人介绍继发性自发性气胸的发生是由于肺组织有基础疾病存在,因此遵医嘱积极治疗肺部基础疾病对于预防气胸的复发极为重要。指导病人避免气胸诱发因素:①避免抬举重物、剧烈咳嗽、屏气、用力排便,采取有效措施预防便秘;②注意劳逸结合,在气胸痊愈后的1个月内,不进行剧烈运动,如打球、跑步等;③保持心情愉快,避免情绪波动;④劝导吸烟者戒烟。

2. **病情监测指导**　告知病人一旦出现突发性胸痛,随即感到胸闷、气急时,可能为气胸复发,应及时就诊。

【预后】

气胸的预后取决于原发病、气胸的类型、有无并发症等,大部分气胸可以治愈,但复发率较高,约1/3气胸2~3年内可能同侧复发。复发性气胸可考虑外科手术或经胸腔镜治疗。

（吴　瑛）

第十三节　睡眠呼吸暂停低通气综合征

睡眠呼吸暂停低通气综合征(sleep apnea hypopnea syndrome,SAHS)是以睡眠过程中呼吸节律和通气功能异常为主要特征的疾病。睡眠呼吸暂停(sleep apnea)指在睡眠过程中口鼻呼吸气流中止或明显减弱(较基线幅度下降≥90%),持续时间10秒及以上,分为:①中枢型睡眠呼吸暂停(central sleep apnea,CSA),主要由呼吸中枢神经功能调节异常所致,表现为呼吸气流及胸腹部呼吸运动同时消失;②阻塞型睡眠呼吸暂停(obstructive sleep apnea,OSA),主要由上气道阻塞引起,表现为呼吸气流消失但胸腹部呼吸运动存在,常出现胸、腹部的矛盾呼吸。低通气(hypopnea)指在睡眠过程中口鼻呼吸气流较基线水平下降≥30%并伴动脉血氧饱和度(SaO_2)降低≥4%,持续时间≥10秒,或呼吸气流较基线水平下降≥50%并伴SaO_2降低≥3%,持续时间≥10秒。SAHS包括阻塞型睡眠呼吸暂停低通气综合征(obstructive sleep apnea hypopnea syndrome,OSAHS)和中枢型睡眠呼吸暂停综合征(central sleep apnea syndrome,CSAS),本节重点介绍OSAHS。

OSAHS是指由多种原因导致睡眠过程中反复出现低通气和/或呼吸暂停,引起慢性间歇性低氧血症、高碳酸血症和睡眠结构紊乱,进而使机体发生一系列病理生理改变的临床综合征。主要表现为睡眠过程中打鼾伴呼吸暂停和日间嗜睡、疲乏、记忆力下降等。研究表明,它是冠心病、高血压、心律失常、心力衰竭、卒中等心脑血管疾病独立的危险因素,并可导致认知功能障碍、2型糖尿病等多器官系统损害,是一种全身性疾病。在欧美等发达国家,OSAHS的成人患病率为2%~4%,国内多家医院的流行病学调查资料显示,OSAHS的患病率为3.5%~4.8%。男女比例为(2~4):1,女性绝经后患病率明显增高。老年人睡眠呼吸暂停发生率增加。

【病因与发病机制】

1. **中枢型睡眠呼吸暂停综合征**　单纯CSAS较少见,一般不超过睡眠呼吸暂停病人的10%,主要与呼吸中枢呼吸调控功能的不稳定性增强有关。可引起呼吸中枢调节异常的病因主要包括各种中枢神经系统疾病、脑外伤、充血性心力衰竭、麻醉和药物中毒等。

2. 阻塞型睡眠呼吸暂停低通气综合征　OSAHS 是最常见的睡眠呼吸疾病,分为成年和儿童两个类型,具有家庭聚集性和遗传倾向。多数病人有肥胖或超重,和/或存在上呼吸道解剖结构狭窄,如鼻腔阻塞(变应性鼻炎、鼻息肉、鼻甲肥大、鼻中隔偏曲、鼻部肿瘤)、软腭松弛下垂、扁桃体腺样体肥大、悬雍垂过长过粗、舌体肥大、舌根后坠、咽腔狭窄、咽部肿瘤、下颌后缩、颞颌关节功能障碍和小颌畸形等。长期大量饮酒、服用镇静催眠类药物、吸烟、患有甲状腺功能减退、充血性心力衰竭、肢端肥大症等疾病也会导致或加重 OSAHS。OSAHS 的发生与上气道狭窄直接相关,呼吸中枢反应性降低和内分泌紊乱等因素也与其发病相关。

OSAHS 病人入睡后,舌咽部肌群松弛,舌根后坠、咽部狭窄,在吸气时胸腔负压的作用下,软腭悬雍垂、舌根坠入咽腔紧贴咽后壁,造成上气道狭窄、闭塞,引起呼吸暂停。呼吸停止后体内缺氧和二氧化碳潴留,刺激呼吸感受器,使中枢呼吸驱动增加,大脑出现唤醒反应(微觉醒),使舌、咽部肌群张力增加,呼吸肌收缩。当气道压力足以冲破上气道阻塞时,上气道重新开放,呼吸恢复,体内二氧化碳排出,氧分压上升,病人再度入睡。睡眠过程中可反复出现上述过程,导致反复发作的低氧血症、高碳酸血症以及睡眠质量低下,并引起呼吸、心血管、神经、血液、内分泌等多器官系统功能障碍。

【临床表现】

1. 夜间临床表现

(1) 打鼾:几乎所有的 OSAHS 病人都有打鼾。典型表现为鼾声响亮且不规律,伴有间歇的呼吸停止,"鼾声—呼吸气流停止—喘气—鼾声"交替出现。夜间或晨起口干是病人自我发现夜间打鼾的可靠征象。

(2) 呼吸暂停:为主要症状,多为同房间或同床睡眠者发现病人有呼吸暂停,常担心呼吸不能恢复而将其推醒。呼吸暂停的时间大多为 10~30 秒,偶尔会长达 2 分钟或更长,多随着大喘气、憋醒或响亮的鼾声而终止。病人多有胸腹矛盾呼吸,严重者可出现发绀甚至昏迷。

(3) 憋醒:多数病人仅出现脑电图觉醒波,少数病人会有突然憋醒坐起,感胸闷、心慌、心前区不适,深呼吸后可缓解。

(4) 多动不安:因缺氧,夜间睡眠时病人会有多动不安、频繁翻身、肢体舞动甚至因窒息而挣扎。

(5) 夜尿增多:部分病人夜间小便次数增多,少数病人可出现遗尿。老年和重症病人症状突出。

(6) 睡眠行为异常:表现为磨牙、惊恐、呓语、幻听和做噩梦等。

2. 白天临床表现

(1) 嗜睡:是 OSAHS 病人就诊时最常见的主诉。轻者表现为日常工作和学习时困倦、瞌睡,严重者在吃饭或与人说话时就可入睡。入睡快是较敏感的征象。

(2) 疲倦乏力:尽管在有充分睡眠时,病人仍常感到疲倦乏力,工作效率下降。

(3) 认知障碍:表现为注意力不集中,精细操作能力下降,记忆力、判断力和反应能力下降,可加重老年痴呆症状。

(4) 头痛头晕:常在清晨或夜间出现,以隐痛多见,不剧烈,可持续 1~2 小时。

(5) 性格变化:出现烦躁、易激动、焦虑等,家庭、工作和生活均受一定影响,可出现抑郁症。

(6) 性功能减退:约 10% 的男性病人可能出现性欲减退,甚至阳痿。

3. 并发症　OSAHS 病人可出现高血压包括顽固性高血压、冠心病、心律失常、糖尿病、代谢综合征、慢性肺心病、继发性红细胞增多症、缺血性脑卒中或出血性脑卒中、胃食管反流、心理异常和情绪障碍等并发症。

【实验室及其他检查】

1. 血常规检查　长期低氧血症的病人会出现红细胞计数和血红蛋白的升高。

2. 动脉血气分析　病情严重或并发慢性肺心病、呼吸衰竭时可有低氧血症、高碳酸血症和呼吸性酸中毒。

3. **多导睡眠监测（polysomnography，PSG）** 是确诊 OSAHS 及其严重程度分级的"金标准"，并可用于评价各种治疗手段的疗效。可参照睡眠呼吸暂停低通气指数（apnea hypopnea index，AHI）即睡眠过程中每小时出现呼吸暂停和低通气的次数，以及夜间最低 SaO_2，对疾病严重程度进行分级，见表 2-13。

表 2-13　睡眠呼吸暂停低通气综合征的病情分度

病情分度	AHI/（次·h⁻¹）	夜间最低 SaO₂/%
轻度	5~15	85~90
中度	>15，≤30	≥80，<85
重度	>30	<80

4. **肺功能检查** 部分病人表现为限制性肺通气功能障碍。

5. **其他** 胸部 X 线、心电图及超声心动图检查，并发有肺动脉高压、高血压、冠心病时，可出现心影增大、心肌肥厚、心肌缺血、心律失常等表现。鼻咽镜检查可评价上气道解剖异常的程度。头颅 X 线检查可了解颌面部异常的程度。

【诊断要点】

根据病人睡眠时打鼾伴呼吸暂停、白天嗜睡、肥胖、上气道狭窄等临床症状可初步考虑 OSAHS，进一步确诊需进行多导睡眠监测。美国睡眠医学会对 OSAHS 的诊断标准是：AHI≥15 次/h（以 OSA 为主），伴或不伴临床症状；或 AHI≥5 次/h（以 OSA 为主），伴临床症状，可确诊。

【治疗要点】

1. **一般治疗** 包括通过饮食、药物或手术减肥及控制体重；睡眠时改变体位，采用侧卧位或抬高床头；戒烟酒，慎用镇静催眠或肌松类药物；避免日间过度劳累等。

2. **病因治疗** 纠正引起 OSAHS 或使其加重的基础疾病。

3. **无创气道正压通气治疗（non-invasive positive pressure ventilation，NPPV 或 NIPPV）** 是中至重度 OSAHS 的一线治疗手段，包括持续气道正压通气（continuous positive airway pressure，CPAP）、双相气道正压通气（bi-level positive airway pressure，BiPAP）和自动气道正压通气（auto-titrating positive airway pressure，APAP）。由于不同病人受体重、上气道结构、睡眠时体位和睡眠阶段等因素的影响不同，其维持上气道开放所需要的最低有效治疗压力也不同，且同一病人在睡眠的不同阶段所需要的压力也不断变化。因此，在首次治疗前需先进行压力滴定（pressure titration），以确定能消除病人在所有睡眠阶段以及不同体位所发生的呼吸暂停和/或低通气等呼吸事件的最低治疗压力。根据压力滴定的结果，设置通气模式及通气参数后，病人可在家中长期治疗，定期复诊，根据病情变化调整治疗压力。

（1）持续气道正压通气：为首选治疗方式，通过气道内持续正压通气，可减低上气道阻力，使上气道畅通，从而有效地改善夜间呼吸暂停和低通气，纠正夜间低氧血症，同时改善白天过度嗜睡等症状。适应证包括：①中度、重度 OSAHS 病人；②轻度 OSAHS 但有明显临床症状，合并或并发心脑血管疾病、糖尿病等的病人；③经手术或其他治疗后仍存在 OSA 的病人；④合并慢性阻塞性肺疾病病人；⑤OSAHS 病人的围术期治疗。相对禁忌证包括：昏迷、肺大疱、气胸或纵隔气肿、血压明显降低（<90/60mmHg）、急性心肌梗死血流动力学不稳定、脑脊液漏、颅脑外伤或颅内积气、急性鼻炎或中耳炎以及青光眼。

（2）双相气道正压通气：在吸气相和呼气相分别给予不同水平的送气压力，病人吸气时，送气压力较高,而呼气时,送气压力较低。既保证了上气道开放,又更符合病人的呼吸生理过程,可增加治疗的依从性。适用于:①CPAP 压力需求较高(治疗压力超过 15cmH$_2$O)的病人;②不耐受 CPAP 的病人;③合并 COPD 且有二氧化碳潴留的病人。

4. **口腔矫治器治疗** 口腔矫治器(oral appliance,OA)对阻塞好发处从腭咽到舌咽都有明显的扩张。下颌前移器目前在临床上应用较多,其通过前移下颌位置,使舌根部及舌骨前移,上气道扩张,可单独使用或配合其他治疗手段使用。

5. **手术治疗** 不作为 OSAHS 的初始治疗手段,仅适用于确实有手术可以解除的上气道解剖结构异常的病人,需严格掌握手术指征。手术治疗的主要目标是纠正上气道解剖狭窄,解除上气道阻塞或降低气道阻力。包括鼻腔手术(鼻息肉摘除术、鼻中隔矫正术、鼻甲切除术等),扁桃体及腺样体切除术,气管切开术,腭垂软腭咽成形术,以及正颌手术等。

【常用护理诊断/问题、措施及依据】

气体交换受损 与睡眠时呼吸暂停、低通气有关。

(1)体位:指导并协助病人采用有效措施维持侧卧位睡眠,适当抬高床头。

(2)戒烟酒:吸烟可引起上呼吸道慢性炎症,增加上呼吸道狭窄。饮酒会加重病人打鼾及睡眠期间的呼吸暂停。指导病人戒烟及控制饮酒量,睡前 3~5 小时避免饮酒。

(3)控制体重:鼓励超重(BMI≥23kg/m^2)的病人减重;指导病人调整饮食结构,控制热量,减少高脂、高糖、煎炸、油腻等食品的摄入,不暴饮暴食。适当运动,必要时可在专业的治疗医护人员的指导下进行锻炼、减轻体重。

(4)减少危险因素:避免服用镇静催眠类药物,防治上呼吸道感染,积极治疗引起或加重 OSAHS 的基础疾病如甲状腺功能减低、胃食管反流等。

(5)NPPV 治疗的护理:见本章第十五节中的"三、机械通气"。

【其他护理诊断/问题】

1. **睡眠型态紊乱** 与睡眠中打鼾、呼吸暂停和憋醒有关。
2. **超重/肥胖** 与能量摄入及消耗失衡等有关。
3. **疲乏** 与夜间呼吸暂停、憋醒,白天嗜睡、精力不足有关。

【健康指导】

1. **疾病知识指导** 使病人了解 OSAHS 的相关知识,认识引起和加重疾病的因素,树立战胜疾病的信心,坚持治疗。养成良好的生活习惯,积极减肥、戒烟酒、调整睡眠姿势及避免睡前服用镇静催眠类药物。指导病人及家属自我监测病情的方法,家属夜间睡眠时注意观察病人鼾声、憋气及睡眠呼吸暂停的变化情况。定期随访,评估治疗的依从性及效果。

2. **运动指导** 肥胖是引起睡眠呼吸暂停的主要原因之一,适当的运动可以减肥、调整机体脂肪分布。鼓励病人进行合理有效的体育锻炼,增加有效通气。

3. **NPPV 治疗指导** 设置呼吸机模式和参数后,指导病人回家长期、经常(1 个月内超过 70% 的夜间,每晚 4 小时以上)地进行 NPPV 治疗。治疗过程中正确进行自我监测并记录治疗感受及存在的问题。在治疗开始的第 1 周、第 1 个月和第 3 个月进行随访,以后每半年到 1 年随访,随访时评估治疗过程中的舒适性、疗效、依从性和耐受性,必要时调整压力以增加依从性。NPPV 使用过程中选择合适的鼻(面)罩,以鼻罩和鼻枕为宜;罩松紧适宜,受压部位使用皮肤保护敷料可以防止压力性损伤的发生;治疗时注意有效湿化以减轻鼻和口咽部的不适症状(鼻塞、口干、疼痛等)。

Note:

(朱 晶)

第十四节　呼吸衰竭和急性呼吸窘迫综合征

一、呼吸衰竭

呼吸衰竭(respiratory failure)简称呼衰,指各种原因引起的肺通气和/或换气功能严重障碍,以致在静息状态下亦不能维持足够的气体交换,导致低氧血症伴或不伴高碳酸血症,进而引起一系列病理生理改变和相应临床表现的综合征。由于临床表现缺乏特异性,明确诊断需依据动脉血气分析,若在海平面、静息状态、呼吸空气条件下,$PaO_2 < 60mmHg$,伴或不伴 $PaCO_2 > 50mmHg$,即可诊断为呼吸衰竭。

【病因与发病机制】

（一）病因

呼吸过程由外呼吸、气体运输和内呼吸三个环节组成,当参与外呼吸(肺通气和肺换气)的任何一个环节发生严重病变,都可导致呼吸衰竭,包括:①气道阻塞性病变如COPD、重症哮喘等,引起肺通气不足,导致缺氧和二氧化碳潴留,发生呼吸衰竭。②肺组织病变如严重肺炎、肺气肿、肺水肿等,均可导致有效弥散面积减少、肺顺应性减低、通气/血流比例失调,造成缺氧或合并二氧化碳潴留。③肺血管疾病如肺栓塞可引起通气/血流比例失调,导致呼吸衰竭。④心脏疾病如缺血性心脏病、严重心脏瓣膜病等可导致通气和换气功能障碍,从而导致缺氧和/或二氧化碳潴留。⑤胸廓与胸膜病变如胸外伤造成的连枷胸、胸廓畸形、广泛胸膜增厚、气胸等,造成通气减少和吸入气体分布不均,导致呼吸衰竭。⑥神经肌肉病变如脑血管疾病、脊髓颈段或高位胸段损伤、重症肌无力等均可累及呼吸肌,造成呼吸肌无力或麻痹,导致呼吸衰竭。

（二）发病机制

1. 低氧血症和高碳酸血症的发生机制　各种病因通过引起肺泡通气不足、弥散障碍、肺泡通气/血流比例失调、肺内动-静脉解剖分流增加和氧耗量增加5个主要机制,使通气和/或换气过程发生障碍,导致呼吸衰竭。临床上往往是多种机制并存。

（1）肺泡通气不足(hypoventilation):健康成人在静息状态下有效通气量需达4L/min方能维持正常肺泡氧分压(P_AO_2)和二氧化碳分压(P_ACO_2)。当二氧化碳产生量(VCO_2)增加时,需通过增加通气量来维持正常的 P_ACO_2。各种原因导致肺泡通气不足时,使进出肺的气体量减少,导致 P_AO_2 降低和 P_ACO_2 升高(图2-19),从而导致缺氧和二氧化碳潴留。

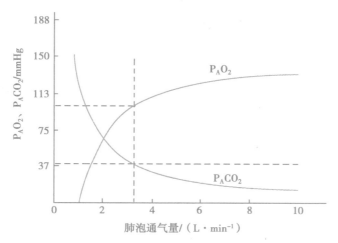

图2-19　P_AO_2 和 P_ACO_2 与肺泡通气量的关系

（2）弥散障碍（diffusion abnormality）：血液与肺泡内的气体交换是通过肺泡膜的物理弥散过程实现的。气体的弥散量取决于肺泡膜两侧的气体分压差、气体弥散系数、肺泡膜的弥散面积、厚度和通透性、气体和血液接触的时间等。许多肺部疾病如肺实变、肺不张可引起弥散面积减少，肺水肿和肺纤维化等使弥散距离增宽，从而导致弥散障碍。由于氧气的弥散速度比 CO_2 慢，且氧气的弥散能力仅为 CO_2 的 1/20，故弥散障碍时通常以低氧血症为主。

（3）通气/血流比例失调（ventilation-perfusion mismatch）：通气/血流比例是指每分钟肺泡通气量与每分钟肺毛细血管总血流量之比（$\dot{V}_A/\dot{Q}$），正常成人安静时约为 4L/5L＝0.8（图 2-20A）。有两种情况可导致 $\dot{V}_A/\dot{Q}$ 比例失调：

1）部分肺泡通气不足：由于 COPD、肺炎、肺不张和肺水肿等病变并非均匀分布，病变严重部位肺泡通气明显减少，而血流未相应减少，使 $\dot{V}_A/\dot{Q}$ <0.8，此时流经该区肺动脉的静脉血未经充分氧合便掺入肺静脉中，称为肺动静脉分流或功能性分流（图 2-20B），使 PaO_2 降低。

2）部分肺泡血流不足：当肺血管发生病变时，如肺栓塞等，使部分肺泡血流量减少，$\dot{V}_A/\dot{Q}$ >0.8，导致病变肺区的肺泡气不能充分利用，形成功能性无效腔增大，又称无效腔样通气（dead space-like ventilation），见图 2-20C。此时，虽流经的血液 PaO_2 升高，其含氧量却增加很少；而健康肺区却因血流量增加而使 $\dot{V}_A/\dot{Q}$ 低于正常，导致功能性分流增加，出现 PaO_2 降低。

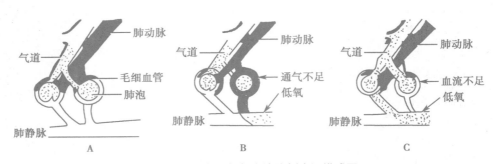

图 2-20　肺泡通气与血流比例失调模式图
A. 正常 $\dot{V}_A/\dot{Q}$ ＝0.8；B. 功能性动-静脉分流 $\dot{V}_A/\dot{Q}$ <0.8；C. 无效腔样通气 $\dot{V}_A/\dot{Q}$ >0.8。

通气/血流比例失调通常仅导致低氧血症，而 $PaCO_2$ 升高常不明显，其原因为：①氧解离曲线呈 S 形，而肺部病变通常仅导致部分肺泡通气不足，正常肺泡毛细血管血氧饱和度（SaO_2）已处于曲线的平台，无法携带更多的氧以代偿病变区的血氧含量下降；而 CO_2 解离曲线在生理范围内呈直线，有利于通气良好区排出足够的 CO_2 以代偿通气不足区出现的二氧化碳潴留。但如病变广泛，亦可导致二氧化碳潴留。②动脉与混合静脉血的氧分压差（59mmHg）比二氧化碳分压差（5.9mmHg）大 10 倍，因此，未动脉化的血液掺入后氧分压的下降程度大于二氧化碳分压的升高程度。

（4）肺内动-静脉解剖分流增加（increased intrapulmonary anatomic shunt）：这是 $\dot{V}_A/\dot{Q}$ 比例失调的特例，常见于动静脉瘘。由于肺动脉内的静脉血未经氧合直接流入肺静脉，造成低氧血症，因此提高吸入氧浓度并不能改善缺氧。

（5）氧耗量增加：当各种原因导致氧耗量增加时，可使肺泡氧分压下降，此时需通过增加通气量防止缺氧，若同时伴有通气功能障碍，则会出现严重的低氧血症。发热、寒战、呼吸困难和抽搐均可增加氧耗量，寒战时耗氧量可达 500ml/min；严重呼吸困难时，用于呼吸的氧耗量可达到正常的十几倍。

2. 低氧血症和高碳酸血症对机体的影响

（1）对中枢神经系统的影响：脑组织耗氧量大，为全身耗氧量的 1/5～1/4，因此对缺氧十分敏感。通常供氧完全停止 4～5 分钟即可引起不可逆的脑损害。缺氧对中枢神经系统的影响程度取决于缺氧的程度（表 2-14）和发生速度。

表 2-14　缺氧程度对中枢神经系统的影响

PaO$_2$/mmHg	临床表现
≤60	注意力不集中、视力和智力轻度减退
<40	头痛、烦躁不安、定向力和记忆力障碍、精神错乱、嗜睡、谵妄
<30	神志丧失甚至昏迷
<20	数分钟即可出现神经细胞不可逆转性损伤

二氧化碳轻度增加时,对皮质下层刺激加强,间接引起皮质兴奋,病人往往出现失眠、精神兴奋、烦躁不安、言语不清、精神错乱;当二氧化碳潴留使脑脊液 H$^+$浓度增加时,可影响脑细胞代谢,降低脑细胞兴奋性,抑制皮质活动,表现为嗜睡、昏迷、抽搐和呼吸抑制。这种由缺氧和二氧化碳潴留导致的神经精神障碍症候群称为肺性脑病(pulmonary encephalopathy),又称为二氧化碳麻醉(carbon dioxide narcosis)。

缺氧、二氧化碳潴留及酸中毒可使脑血管扩张和血管内皮损伤,血管通透性增加,同时可引起脑细胞内钠、水增加,导致脑间质和脑细胞水肿,颅内压增高,压迫脑组织和血管,进一步加重脑缺氧,形成恶性循环。

(2) 对循环系统的影响:缺氧和二氧化碳潴留均可引起反射性心率加快、心肌收缩力增强、心排血量增加。同时可使交感神经兴奋,引起皮肤和腹腔器官血管收缩,而冠脉血管主要受局部代谢产物的影响而扩张,血流量增加。严重缺氧和二氧化碳潴留可直接抑制心血管中枢,造成心脏活动受抑和血管扩张、血压下降和心律失常等严重后果。急性严重缺氧可导致心室颤动或心脏骤停。长期慢性缺氧可导致心肌纤维化、心肌硬化、肺动脉高压,最终发展为肺心病。

(3) 对呼吸的影响:缺氧和二氧化碳潴留对呼吸的影响都是双向的,既有兴奋作用又有抑制作用。当 PaO$_2$<60mmHg 时,可作用于颈动脉体和主动脉体化学感受器,反射性兴奋呼吸中枢。但若缺氧缓慢加重,这种反射作用比较迟钝。另一方面,缺氧可对呼吸中枢产生直接抑制作用,且当 PaO$_2$<30mmHg 时,抑制作用占优势。二氧化碳对呼吸中枢具有强大的兴奋作用,二氧化碳浓度增加时,通气量明显增加,PaCO$_2$ 每增加 1mmHg,通气量增加 2L/min。但当 PaCO$_2$>80mmHg 时,会对呼吸中枢产生抑制和麻痹作用,通气量反而下降,此时呼吸运动主要靠缺氧的反射性呼吸兴奋作用维持。

(4) 对消化系统和肾功能的影响:严重缺氧可使胃壁血管收缩,胃黏膜屏障作用降低。而二氧化碳潴留可增强胃壁细胞碳酸酐酶活性,使胃酸分泌增多,出现胃肠黏膜糜烂、坏死、溃疡和出血。缺氧可直接或间接损害肝细胞,使丙氨酸氨基转移酶上升;也可使肾血管痉挛、肾血流量减少,导致肾功能不全。

(5) 对酸碱平衡和电解质的影响:严重缺氧可抑制细胞能量代谢的中间过程,使能量产生降低,并产生大量乳酸和无机磷,引起代谢性酸中毒。严重或持续缺氧可使能量产生不足,导致钠泵功能障碍,使细胞内 K$^+$转移至血液,而 Na$^+$和 H$^+$进入细胞内,造成高钾血症和细胞内酸中毒。慢性二氧化碳潴留时肾脏排出 HCO$_3^-$减少以维持正常 pH,机体为维持血中主要阴离子的相对恒定,出现排 Cl$^-$增加,造成低氯血症。PaCO$_2$ 增高(>45mmHg)可使 pH 下降(<7.35),导致呼吸性酸中毒。

【分类】

1. **按动脉血气分析分类**　① I 型呼吸衰竭:又称缺氧性呼吸衰竭,无二氧化碳潴留。血气分析特点为 PaO$_2$<60mmHg、PaCO$_2$ 降低或正常,见于换气功能障碍(通气/血流比例失调、弥散功能损害和肺动静脉分流)疾病。② II 型呼吸衰竭:又称高碳酸性呼吸衰竭,既有缺氧,又有二氧化碳潴留,血气分析特点为 PaO$_2$<60mmHg、PaCO$_2$>50mmHg,系肺泡通气不足所致。

2. **按发病急缓分类**　①急性呼吸衰竭:由于多种突发致病因素使通气或换气功能迅速出现严重

障碍,在短时间内发展为呼吸衰竭。因机体不能很快代偿,如不及时抢救,将危及病人生命。②慢性呼吸衰竭:由于呼吸和神经肌肉系统的慢性疾病,导致呼吸功能损害逐渐加重,经过较长时间发展为呼吸衰竭。由于缺氧和二氧化碳潴留系逐渐加重,在早期机体可代偿适应,多能耐受轻工作及日常活动,此时称为代偿性慢性呼吸衰竭。若在此基础上并发呼吸系统感染或气道痉挛等,可出现急性加重,在短时间内 PaO_2 明显下降、$PaCO_2$ 明显升高,则称为慢性呼衰急性加重,其临床情况兼有急性呼吸衰竭的特点。

3. **按发病机制分类**　①泵衰竭:由呼吸泵(驱动或制约呼吸运动的神经、肌肉和胸廓)功能障碍引起,以Ⅱ型呼吸衰竭表现为主;②肺衰竭:由肺组织及肺血管病变或气道阻塞引起,可表现Ⅰ型或Ⅱ型呼吸衰竭。

【临床表现】

除呼衰原发疾病的症状、体征外,主要为缺氧和二氧化碳潴留所致的呼吸困难和多脏器功能障碍。

1. **呼吸困难**　多数病人有明显的呼吸困难,急性呼吸衰竭早期表现为呼吸频率增加,病情严重时出现呼吸困难,辅助呼吸肌活动增加,可出现"三凹征"。慢性呼衰表现为呼吸费力伴呼气延长,严重时呼吸浅快,并发二氧化碳麻醉时,出现浅慢呼吸或潮式呼吸。

2. **发绀**　是缺氧的典型表现。当 SaO_2 低于 90% 时,出现口唇、指甲和舌发绀。另外,发绀的程度与还原型血红蛋白含量相关,因此红细胞增多者发绀明显,而贫血病人则不明显。

3. **神经精神症状**　急性呼衰可迅速出现精神紊乱、躁狂、昏迷、抽搐等症状。慢性呼衰随着 $PaCO_2$ 升高,出现先兴奋后抑制症状。兴奋症状包括烦躁不安、昼夜颠倒甚至谵妄。二氧化碳潴留加重时导致肺性脑病,出现抑制症状,表现为表情淡漠、肌肉震颤、间歇抽搐、嗜睡甚至昏迷等。

4. **循环系统表现**　多数病人出现心动过速,严重缺氧和酸中毒时,可引起周围循环衰竭、血压下降、心肌损害、心律失常甚至心脏骤停。二氧化碳潴留者出现体表静脉充盈、皮肤潮红、温暖多汗、血压升高;慢性呼衰并发肺心病时可出现体循环瘀血等右心衰竭表现。因脑血管扩张,病人常有搏动性头痛。

5. **消化和泌尿系统表现**　急性严重呼衰时可损害肝、肾功能,并发肺心病时出现尿量减少。部分病人可引起应激性溃疡而发生上消化道出血。

【实验室及其他检查】

1. **动脉血气分析**　$PaO_2 < 60mmHg$,伴或不伴 $PaCO_2 > 50mmHg$,pH 可正常或降低。

2. **影像学检查**　X 线胸片、胸部 CT 和放射性核素肺通气/灌注扫描等可协助分析呼衰的原因。

3. **其他**　肺功能的检测能判断通气功能障碍的性质及是否合并有换气功能障碍,并对通气和换气功能障碍的严重程度进行判断。纤支镜检查可以明确大气道情况和取得病理学证据。

【诊断要点】

有导致呼吸衰竭的病因或诱因;有低氧血症或伴高碳酸血症的临床表现;动脉血气分析可判断呼吸衰竭的严重程度,胸部影像学、肺功能和纤支镜检查可明确呼衰原因。

【治疗要点】

呼吸衰竭的处理原则是保持呼吸道通畅,迅速纠正缺氧、改善通气、积极治疗原发病、消除诱因、加强一般支持治疗和对其他重要脏器功能的监测与支持、预防和治疗并发症。

1. **保持呼吸道通畅**　气道不通畅可加重呼吸肌疲劳,气道分泌物积聚时可加重感染,并可导致肺不张,减少呼吸面积,加重呼吸衰竭,因此,保持气道通畅是纠正缺氧和二氧化碳潴留的最重要措施。

（1）清除呼吸道分泌物及异物。

（2）昏迷病人采用仰头提颏法打开气道并将口打开。

（3）缓解支气管痉挛：用支气管舒张药如 β_2 受体激动药、糖皮质激素等缓解支气管痉挛。急性呼吸衰竭病人需静脉给药。

（4）建立人工气道：如上述方法不能有效地保持气道通畅，可采用简易人工气道或气管内导管（气管插管和气管切开）建立人工气道，简易人工气道主要有口咽通气道、鼻咽通气道和喉罩，是气管内导管的临时替代方式。

2. **氧疗**　任何类型的呼衰都存在低氧血症，故氧疗是呼衰病人的重要治疗措施，但不同类型的呼吸衰竭其氧疗的指征和给氧方法不同。原则是Ⅱ型呼吸衰竭应给予低浓度（<35%）持续吸氧；Ⅰ型呼吸衰竭则可给予较高浓度（>35%）吸氧。急性呼吸衰竭的给氧原则：在保证 PaO_2 迅速提高到 60mmHg 或末梢血氧饱和度（SpO_2）达 90% 以上的前提下，尽量降低吸氧浓度。

3. **增加通气量、减少二氧化碳潴留**

（1）正压机械通气和体外膜肺氧合：对于呼吸衰竭严重、经上述处理不能有效地改善缺氧和二氧化碳潴留时，需考虑无创或有创正压机械通气（见本章第十五节中"三、机械通气"）。当机械通气无效时，可采用体外膜氧合器（ECMO），为一种体外生命支持技术，通过部分或全部替代心肺功能，使其充分休息，为原发病的治疗争取更多的时间。

（2）呼吸兴奋药：呼吸兴奋药通过刺激呼吸中枢或外周化学感受器，增加呼吸频率和潮气量，改善通气。由于正压机械通气的广泛应用，呼吸兴奋药的应用不断减少。使用原则：①必须在保持气道通畅的前提下使用，否则会促发呼吸肌疲劳，并进而加重二氧化碳潴留；②脑缺氧、脑水肿未纠正而出现频繁抽搐者慎用；③病人的呼吸肌功能应基本正常；④不可突然停药。主要用于以中枢抑制为主、通气量不足所致的呼衰，不宜用于以换气功能障碍为主所致的呼衰。常用药物多沙普仑等。

4. **病因治疗**　在解决呼吸衰竭本身造成危害的前提下，针对不同病因采取适当的治疗措施是治疗呼吸衰竭的根本所在。感染是慢性呼吸衰竭急性加重的常见诱因，且呼吸衰竭常继发感染，因此需根据病原菌进行积极抗感染治疗。

5. **一般支持疗法**　包括纠正酸碱平衡失调和电解质紊乱、加强液体管理、维持血细胞比容、保证充足的营养及能量供给等。如果呼吸性酸中毒的发生发展过程缓慢，机体常以增加碱储备来代偿，当呼吸性酸中毒纠正后，原已增加的碱储备会使 pH 升高，对机体造成严重危害，因此，在纠正呼吸性酸中毒的同时需给予盐酸精氨酸和氯化钾，以防止代谢性碱中毒的发生。

6. **重要脏器功能的监测与支持**　重症病人需转入 ICU 进行积极抢救和监测，预防和治疗肺动脉高压、肺心病、肺性脑病、肾功能不全和消化道功能障碍，尤其要注意预防多器官功能障碍综合征（multiple organ dysfunction syndrome，MODS）的发生。

二、急性呼吸窘迫综合征

急性呼吸窘迫综合征（acute respiratory distress syndrome，ARDS）是指由各种肺内和肺外致病因素所致的急性弥漫性、炎症性肺损伤引起的急性呼吸衰竭。临床上以呼吸窘迫、顽固性低氧血症和呼吸衰竭为特征，肺部影像学表现为非均一性、渗出性病变。主要病理特征为炎症导致的肺微血管通透性增高、肺泡渗出液中富含蛋白质，进而导致肺水肿和透明膜形成，常伴肺泡出血。病理生理改变以肺容积减少、肺顺应性降低和严重通气/血流比例失调为主。

【病因与发病机制】

1. **病因**　ARDS 的病因尚不清楚。与 ARDS 发病相关的危险因素包括肺内（直接）因素和肺外（间接）因素两类。

（1）肺内因素：指对肺的直接损伤。包括：①生物性因素，如重症肺炎；②化学性因素，如吸入胃内容物、毒气、烟尘及长时间吸入纯氧等；③物理性因素，如肺挫伤、淹溺。国外报道，误吸胃内容物是发生 ARDS 的最常见危险因素，而我国最主要的危险因素是重症肺炎。

（2）肺外因素：包括各种类型的非心源性休克、非肺源性感染中毒症、严重的非胸部创伤、重度烧伤、输血相关急性肺损伤、胰腺炎、药物过量等。

2. 发病机制 ARDS 的发病机制仍不十分清楚。虽然有些致病因素可以对肺泡膜造成直接损伤，但 ARDS 的本质是多种炎症细胞及其释放的炎性介质和细胞因子间接介导的肺炎症反应，是系统性炎症反应综合征（systemic inflammatory response syndrome，SIRS）的肺部表现。SIRS 是一种机体失控的自我持续放大和自我破坏的炎症瀑布反应，在启动 SIRS 的同时，机体启动一系列内源性抗炎介质和抗炎性内分泌激素进行抗炎反应，称为代偿性抗炎症反应综合征（compensatory anti-inflammatory response syndrome，CARS）。如果 SIRS 和 CARS 在发展过程失去平衡，就会导致 MODS，ARDS 是发生 MODS 时最早受累也是最常出现的脏器功能障碍表现。

在 ARDS 的发展中，炎症细胞和炎症介质起着至关重要的作用。巨噬细胞、中性粒细胞、血管内皮细胞和血小板可以产生多种炎症介质和细胞因子，最主要的是肿瘤坏死因子α和白细胞介素-1，进而导致大量中性粒细胞在肺泡内聚集、激活，并通过"呼吸爆发"释放自由基、蛋白酶和炎症介质，导致肺毛细血管内皮细胞和肺泡上皮细胞损伤，血管通透性增高和微血栓形成，大量富含蛋白质和纤维蛋白的液体渗出到肺间质和肺泡，形成透明膜，进一步导致肺间质纤维化。

肺泡大量积水又可使肺泡表面物质减少，出现小气道陷闭和肺泡萎陷，使功能残气量和有效参与气体交换的肺泡数量减少，因而称 ARDS 肺为"婴儿肺（baby lung）""小肺（small lung）"，导致弥散和通气功能障碍、通气/血流比例失调和肺顺应性下降。另外，由于病变不均，重力依赖区（dependent regions，如仰卧时靠近背部的肺区）出现严重肺水肿和肺不张，通气功能极差；而非重力依赖区（non-dependent regions，如仰卧时靠近前胸壁的肺区）的肺泡通气功能基本正常，从而进一步加重肺内分流，造成严重的低氧血症和呼吸窘迫。

3. 病理 ARDS 的主要病理改变为肺广泛充血、水肿和肺泡内透明膜形成，包括渗出期、增生期和纤维化期三个病理阶段，常重叠存在。ARDS 肺组织的大体表现为呈暗红或暗紫红的肝样变，可见水肿、出血，重量明显增加，切面有液体渗出，故有"湿肺"之称。显微镜下早期可见微血管充血、出血和微血栓，肺间质和肺泡内有炎症细胞浸润和富含蛋白质的液体；72 小时后形成透明膜，伴灶性或大片肺泡萎陷，可见 I 型肺泡上皮受损坏死；1~3 周后，逐渐过渡到增生期和纤维化期，可见 II 型肺泡上皮和成纤维细胞增生、胶原沉积，肺泡的透明膜经吸收消散而修复或形成纤维化。

【临床表现】

除原发病的表现外，常在受到发病因素攻击（严重创伤、休克、误吸胃内容物等）后 72 小时内发生，表现为突然出现进行性呼吸困难、发绀，常伴有烦躁、焦虑、出汗，病人常感到胸廓紧束、严重憋气，即呼吸窘迫，不能被氧疗所改善，也不能用其他心肺疾病所解释。早期多无阳性体征或闻及少量细湿啰音；后期可闻及水泡音及管状呼吸音。

【实验室及其他检查】

1. 胸部 X 线检查 X 线胸片表现以演变快速、多变为特点。早期无异常或出现肺纹理增多，边缘模糊。继之出现斑片状并逐渐融合成大片状的磨玻璃或实变浸润影（图 2-21），后期可出现肺间质纤维化改变。

2. 动脉血气分析 以低 PaO_2、低 $PaCO_2$ 和高 pH 为典型表现，后期可出现 $PaCO_2$ 升高和 pH 降低。肺氧合功能指标包括肺泡-动脉血氧分压差 $[P_{(A-a)}O_2]$、肺内分流（Q_S/Q_T）、呼吸指数 $[P_{(A-a)}O_2/PaO_2]$、氧合指数（PaO_2/FiO_2，以 PaO_2 的 mmHg 值除以吸入氧浓度 FiO_2 获得）等，其中 PaO_2/FiO_2 为最

Note：

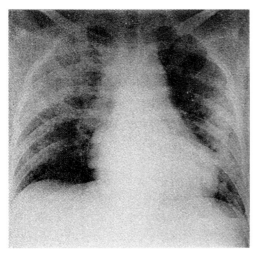

图 2-21 ARDS 病人胸片示两肺广泛斑片浸润影

常使用的指标,对建立诊断、严重程度分级和疗效评价均有重要意义。正常值为 400~500mmHg,ARDS 时≤300mmHg。

3. 床边肺功能监测 表现肺顺应性降低和无效腔通气量比例(V_D/V_T)增加,但无呼气流速受限。

4. 心脏超声和肺动脉导管检查 通常仅用于与左心衰竭鉴别有困难时,一般肺毛细血管楔压(PCWP)<12mmHg,若>18mmHg 则支持左心衰竭的诊断。但由于心源性肺水肿与 ARDS 有并存的可能性,目前认为 PCWP>18mmHg 并不能排除 ARDS。

【诊断要点】

根据 ARDS 柏林定义,符合下列 4 项条件者可诊断为 ARDS:

1. 有明确的 ARDS 致病因素且在一周内出现的急性或进展性呼吸困难。

2. 胸部 X 线平片/胸部 CT 显示两肺浸润阴影,不能完全用胸腔积液、肺叶/全肺不张和结节影解释。

3. 呼吸衰竭不能完全用心力衰竭和液体负荷过重解释。如果临床没有危险因素,需要用客观检查(如超声心动图)来评价心源性肺水肿。

4. 低氧血症,氧合指数≤300mmHg。用于计算氧合指数的 PaO_2 需在机械通气参数呼气末正压(positive end-expiratory pressure,PEEP)/持续气道内正压(CPAP)不低于 5cmH$_2$O 的条件下测定;所在地海拔超过 1 000m 时,需对 PaO_2/FiO_2 进行校正,校正 PaO_2/FiO_2=实际(PaO_2/FiO_2)×(所在地大气压值/760)。

根据氧合指数,可确定 ARDS 的严重程度:

轻度:200mmHg<PaO_2/FiO_2≤300mmHg。

中度:100mmHg<PaO_2/FiO_2≤200mmHg。

重度:PaO_2/FiO_2≤100mmHg。

【治疗要点】

ARDS 的治疗原则同一般急性呼吸衰竭,主要治疗措施包括积极治疗原发病、氧疗、机械通气和调节液体平衡等。

1. 原发病治疗 是治疗 ARDS 的首要原则和基础,应积极寻找原发病灶并予以彻底治疗。原因不能明确时,都应怀疑感染的可能,治疗上宜选择广谱抗生素。

2. 氧疗 一般需用面罩进行高浓度(>50%)给氧,使 PaO_2≥60mmHg 或 SaO_2≥90%。

3. 机械通气 一旦诊断为 ARDS 应尽早进行机械通气,以提供充分的通气和氧合,支持器官功能。轻度 ARDS 可试用无创正压通气(NIPPV),无效或病情加重时应尽快行气管插管进行有创机械通气。但由于 ARDS 病变的不均匀性和"小肺"特点,常规机械通气的潮气量可以使顺应性较好的处于非重力依赖区肺泡过度充气而造成肺泡破坏,加重肺损伤;而萎陷的肺泡在通气过程中仍维持于萎陷状态,使局部扩张肺泡与萎陷肺泡之间产生剪切力,进一步加重肺损伤。因此,目前 ARDS 机械通气主要采用肺保护性通气(lung-protective ventilation),主要措施如下:

(1) PEEP 的调节:适当的 PEEP 可以使萎陷的小气道和肺泡重新开放,防止肺泡随呼吸周期反复开闭,并可减轻肺损伤和肺泡水肿,从而改善肺泡弥散功能和通气/血流比例,减少分流,达到改善氧合功能和肺顺应性的目的。但 PEEP 可增加胸腔正压,减少回心血量,因此使用时应注意:①对于血容量不足的病人,应补充足够的血容量,但要避免过量而加重肺水肿;②从低水平开始,先用 5cmH$_2$O,逐渐增加到合适水平,一般为 8~18cmH$_2$O,以维持 PaO_2>60mmHg 而 FiO_2<0.6。

Note:

（2）小潮气量（low tidal volume）：潮气量设在 6～8ml/kg，使吸气平台压控制在 30～35cmH$_2$O 以下，防止肺泡过度充气，可允许一定程度的二氧化碳潴留和呼吸性酸中毒（pH 7.25～7.30），酸中毒严重时需适当补碱。

（3）通气模式的选择：目前尚无统一的标准，压力控制通气可以保证气道吸气压不超过预设水平，避免肺泡过度扩展而导致呼吸机相关肺损伤，较常用。其他可选的通气模式包括双相气道正压通气、压力释放通气等。高频振荡通气可以改善病人的肺功能，但不能提高生存率。联合使用肺复张法（recruitment maneuver）、俯卧位辅助通气等可进一步改善氧合。

知识拓展

俯卧位辅助通气的研究进展

俯卧位通气作为一种治疗 ARDS 的辅助方法，由 Piehl 等于 1976 年首先提出。多年来对俯卧位在治疗 ARDS 中的作用及机制进行了大量的动物实验研究和临床研究，已经证实俯卧位通气能通过多种途径和机制明显改善大多数 ARDS 病人的氧合状态。包括：①使萎陷的肺泡复张；②重新分布肺内通气，增加灌注较好的背侧肺组织通气量，减少肺内分流；③使潮气量分布均一化，一方面可减少肺内分流，另一方面可减少肺组织的剪切力，减少呼吸机相关性肺损伤的发生；④体位引流作用促进气道内分泌物及液体的排出，改善通气和弥散功能，并可减少呼吸机相关性肺炎的发生；⑤改善血流动力学，减少心律失常的发生率。Cochrane 图书馆出版的一项俯卧位通气降低 ARDS 病人死亡率的荟萃分析显示，虽然其总体效应并未达到统计学意义，但分组分析发现，发病后 48 小时内采取俯卧位通气、每天俯卧位通气时间≥16 小时和有严重低氧血症（氧合指数＜100mmHg）病人可降低死亡率。俯卧位通气的并发症包括压力性损伤和气管插管阻塞。

4. **液体管理**　为了减轻肺水肿，需要以较低的循环容量来维持有效循环，保持双肺相对"干"的状态。在血压稳定的前提下，出入液量宜呈轻度负平衡。适当使用利尿药可以促进肺水肿的消退。一般 ARDS 早期不宜输入胶体液，因内皮细胞受损，毛细血管通透性增加，胶体液可渗入间质加重肺水肿。大量出血病人必须输血时，最好输新鲜血，用库存 1 周以上的血时应加用微过滤器，避免发生微血栓而加重 ARDS。

5. **营养支持与监护**　ARDS 时机体处于高代谢状态，应补充足够的营养。由于在禁食 24～48 小时后即可以出现肠道菌群异位，且全静脉营养可引起感染和血栓形成等并发症，因此宜早期开始胃肠营养。病人应安置在 ICU，严密监测呼吸、循环、水、电解质、酸碱平衡等，以便及时调整治疗方案。

6. **其他治疗**　糖皮质激素、表面活性物质替代治疗、吸入一氧化二氮等可能有一定的价值。

【预后】

尽管现代复苏技术和危重疾病早期抢救水平提高，并在 ARDS 的发病机制、病理生理和呼吸支持等方面亦有显著进展，但其病死率仍高达 36%～44%，多数（49%）死于 MODS，单纯由于呼吸衰竭导致的死亡仅占所有死亡病人的 16%。存活者大多在 1 年内肺功能恢复到接近正常，部分病人可遗留肺纤维化，但多不影响生活质量。

三、呼吸衰竭和急性呼吸窘迫综合征病人的护理

【常用护理诊断/问题、措施及依据】

1. **气体交换受损**　与非心源性肺水肿、通气/血流比例失调等有关。

（1）体位、休息与活动：帮助病人取舒适且有利于改善呼吸状态的体位，一般呼吸衰竭的病人取

半卧位或坐位，趴伏在床桌上，借此增加辅助呼吸肌的效能，促进肺膨胀。为减少体力消耗、降低氧耗量，病人需卧床休息，并尽量减少自理活动和不必要的操作。ARDS 在必要时可采用俯卧位辅助通气，以改善氧合。

在帮助病人放置俯卧位前，需给病人的眼睛涂上润滑剂，并贴上胶布保证眼睛闭上，各种管路和引流管妥善放置以防止意外脱出。俯卧位常见的意外或并发症包括管路和引流管脱出或阻塞、血流动力学不稳定、严重面部水肿、压力性损伤、误吸和角膜溃疡等。

（2）氧疗护理：氧疗能提高肺泡内氧分压，使 PaO_2 和 SaO_2 升高，从而减轻组织损伤，恢复脏器功能；减轻呼吸做功，减少耗氧量；降低缺氧性肺动脉高压，减轻右心负荷。因此，氧疗是低氧血症病人的重要处理措施，应根据其基础疾病、呼吸衰竭的类型和缺氧的严重程度选择适当的给氧方法和吸入氧分数。Ⅰ型呼吸衰竭和 ARDS 病人需吸入较高浓度氧气，使 PaO_2 迅速提高到 $\geqslant 60mmHg$ 或 $SaO_2 \geqslant 90\%$。Ⅱ型呼吸衰竭的病人一般在 $PaO_2 < 60mmHg$ 时才开始氧疗，应予低浓度（<35%）持续给氧，使 PaO_2 控制在 60mmHg 或 SaO_2 在 90% 或略高，以防因缺氧完全纠正，使外周化学感受器失去低氧血症的刺激而导致呼吸抑制，反而会导致呼吸频率和幅度降低，加重缺氧和二氧化碳潴留。

1）给氧方法：常用的给氧法有鼻导管、鼻塞和面罩给氧。鼻导管和鼻塞法使用简单方便，不影响咳痰和进食；但吸入氧浓度不稳定，高流量时对局部黏膜有刺激，故氧流量不能大于 7L/min，用于轻度呼吸衰竭和Ⅱ型呼吸衰竭的病人。面罩包括普通面罩（simple face mask）、非重复呼吸面罩（non-rebreather mask）和文丘里面罩（Venturi mask）。①使用普通面罩（图 2-22）以 5~8L/min 的氧流量给氧时，FiO_2 约分别为 40%（5L/min）、45%~50%（6L/min）和 55%~60%（8L/min），用于低氧血症比较严重的Ⅰ型呼衰和 ARDS 病人。②非重复呼吸面罩（图 2-23）带有储氧袋，在面罩和储氧袋之间有一单向阀，病人吸气时允许氧气进入面罩内，而呼气时避免呼出废气进入储氧袋。面罩上还有数个呼气孔，并有单向皮瓣，允许病人呼气时将废气排入空气中，并在吸气时阻止空气进入面罩内，因此，这种面罩的吸入氧浓度最高，可达 90% 以上，常用于有严重低氧血症、呼吸状态极不稳定的Ⅰ型呼衰和 ARDS 病人。③文丘里面罩（图 2-24）能够提供准确的吸入氧分数，在面罩的底部与供氧源之间有一调节器，可以准确控制进入面罩的空气量，并通过调节氧流量精确地控制空气与氧气混合的比例，因此能够按需要调节吸入氧浓度，对于 COPD 引起的呼吸衰竭尤其适用。

2）效果观察：氧疗过程中，应注意观察氧疗效果，如吸氧后呼吸困难缓解、发绀减轻、心率减慢，表示氧疗有效；如果意识障碍加深或呼吸过度表浅、缓慢，可能为二氧化碳潴留加重。应根据动脉血气分析结果和病人的临床表现，及时调整吸氧流量或浓度，保证氧疗效果，防止氧中毒和二氧化碳麻醉。如通过普通面罩或无重复呼吸面罩进行高浓度氧疗后，不能有效地改善病人的低氧血症，应做好无创或有创机械通气的准备，如选择有创机械通气，需配合医生进行气管插管和机械通气，机械通气的护理详见本章第十五节中"三、机械通气"。

3）注意事项：氧疗时应注意保持吸入氧气的湿化，以免干燥的氧气对呼吸道产生刺激作用，并促进气道黏液栓形成。输送氧气的导管、面罩、气管导管等应妥善固定，使病人舒适；保持其清洁与通畅，定时更换消毒，防止交叉感染。向病人及家属说明氧疗的重要性，嘱其不要擅自停止吸氧或变动氧流量。

（3）促进有效通气：指导Ⅱ型呼吸衰竭的病人进行腹式呼吸和缩唇呼吸，通过腹式呼吸时膈肌的运动和缩唇呼

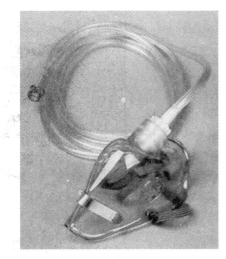

图 2-22 **普通面罩**

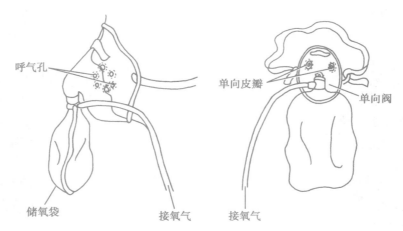

图 2-23　非重复呼吸面罩

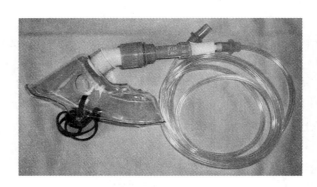

图 2-24　文丘里面罩

吸促使气体均匀而缓慢地呼出,以减少肺内残气量,增加有效通气量,改善通气功能。

（4）用药护理:按医嘱及时准确给药,并观察疗效和不良反应。静脉点滴时速度不宜过快,注意观察呼吸频率、节律、意识变化以及动脉血气的变化,以便调节剂量。如出现恶心、呕吐、烦躁、面色潮红、皮肤瘙痒等现象,需减慢滴速。若经 4~12 小时未见疗效,或出现肌肉抽搐等严重不良反应时,应及时通知医生。病人使用呼吸兴奋药时应保持呼吸道通畅,适当提高吸入氧浓度。

（5）预防 ICU 谵妄和虚弱:ICU 谵妄和虚弱是 ICU 病人两个最常见且具有严重不良后果的并发症,不仅会增加病人的 ICU 和住院死亡率,同时与病人出院后身体功能和认知功能下降有关,也会增加出院后死亡率。呼吸衰竭和 ARDS 通常需在 ICU 进行治疗和监护,同时,严重缺氧、病情危重、机械通气、使用镇静和止痛药物等因素使病人处于并发 ICU 谵妄和虚弱的高危状态。由于 ICU 谵妄和虚弱的发生是多种危险因素共同作用的结果,因此,主要采用针对多种危险因素的集束化预防措施,常用 ABCDEF 集束化干预。

A:对疼痛进行评估、预防和管理。

B:针对使用镇静药的病人进行早期苏醒试验,对于有创机械通气的病人需进行早期自主呼吸试验,以达到早期撤机的目的。

C:指镇静药和止痛药的选择,由于应用镇静药和止痛药是 ICU 病人发生谵妄的主要危险因素之一,因此,需选用相对导致谵妄风险较低的药物。

D:需对 ICU 病人进行常规的 ICU 谵妄评估和管理,包括进行谵妄常规评估（每天 2 次）、反复定向训练、改善昼夜睡眠-苏醒周期、减少听力和视力障碍等。

E:进行早期活动和早期锻炼。

F:指给家属赋能并鼓励家属参与病人的照护。

Note:

智能化 ICU 谵妄管理系统

智能化 ICU 谵妄管理系统是一款辅助护理人员进行 ICU 谵妄临床决策的移动应用软件,用于评估、预防或处理 ICU 谵妄,包含 4 个模块:①谵妄评估。医护人员可以选择适当谵妄评估工具,然后根据相关的提示语逐项进行评估,最后该系统会根据各条目的评估结果来自动判定病人是否发生谵妄。②ICU 谵妄危险因素评估。医护人员通过填写 ICU 谵妄危险因素评估单的项目,该系统会自动显示病人目前存在的谵妄危险因素以及谵妄发生风险预测值。③谵妄护理计划。该模块根据病人目前存在的谵妄危险因素,自动制订个性化的谵妄护理计划。④谵妄护理执行单。该系统根据预先设定的时间提醒护理人员实施相应的护理措施。该系统主要用于早期发现 ICU 谵妄、识别 ICU 谵妄危险因素、提高护理人员实施 ABCDEF 集束化干预措施的依从性,进而降低 ICU 谵妄的发生率或缩短谵妄持续时间。

（6）心理护理:呼吸衰竭和 ARDS 病人因呼吸困难、预感病情危重、可能危及生命等,常会产生紧张、焦虑情绪。应多了解和关心病人的心理状况,特别是对建立人工气道和使用机械通气的病人,应经常巡视,让病人说出或写出引起或加剧焦虑的因素,指导病人应用放松、分散注意力和引导性想象技术,以缓解紧张和焦虑情绪。

（7）病情监测:呼吸衰竭和 ARDS 病人均需收住 ICU 进行严密监护。监测内容包括:①呼吸状况。呼吸频率、节律和深度,使用辅助呼吸肌呼吸的情况,呼吸困难的程度。②缺氧及二氧化碳潴留情况。观察有无发绀、球结膜水肿、肺部有无异常呼吸音及啰音。③循环状况。监测心率、心律及血压,必要时进行血流动力学监测。④意识状况及神经精神状态。观察有无肺性脑病的表现,如有异常应及时通知医生。昏迷者应评估瞳孔、肌张力、腱反射及病理反射。⑤液体平衡状态。观察和记录每小时尿量和液体出入量,有肺水肿的病人需适当保持负平衡。⑥实验室检查结果。监测动脉血气分析和生化检查结果,了解电解质和酸碱平衡情况。

（8）急救配合与护理:备齐有关抢救用品,发现病情恶化时需及时配合抢救,赢得抢救时机,提高抢救成功率。同时做好病人家属的心理支持。

2. 清理呼吸道无效　与呼吸道感染、分泌物过多或黏稠、咳嗽无力及大量液体和蛋白质漏入肺泡有关。

（1）保持呼吸道通畅,促进痰液引流:呼吸衰竭及 ARDS 病人的呼吸道净化作用减弱,炎性分泌物增多,痰液黏稠,引起肺泡通气不足。在氧疗和改善通气之前,必须采取各种措施,使呼吸道保持通畅。具体方法包括:①指导并协助病人进行有效的咳嗽、咳痰。②每 1~2 小时翻身 1 次,并给予叩背,促使痰液排出。③病情严重、意识不清的病人因其口、咽及舌部肌肉松弛,咳嗽无力,分泌物黏稠不易咳出,可导致分泌物及舌后坠堵塞气道,应取仰卧位,头后仰,托起下颌,并用多孔导管经鼻或经口进行机械吸引,以清除口咽部分泌物,并能刺激咳嗽,有利于气道内的痰液咳出。如有气管插管或气管切开,则给予气管内吸痰,必要时也可用纤支镜吸痰并冲洗。吸痰时应注意无菌操作。严重 ARDS 病人使用 PEEP 后常会出现"PEEP 依赖",如中断 PEEP,即使是吸痰时的短时间中断也会出现严重低氧血症和肺泡内重新充满液体,此时需要更大的 PEEP 和较长的时间(通常 >30 分钟)才能使病人恢复到吸痰前的血氧水平。因此,宜使用密闭系统进行吸痰和呼吸治疗,保持呼吸机管道的连接状态,避免中断 PEEP。④饮水、口服或雾化吸入祛痰药可湿化和稀释痰液,使痰液易于咳出或吸出。

（2）痰的观察与记录:注意观察痰的色、质、量、味及痰液的实验室检查结果,并及时做好记录。按医嘱及实验室检查要求正确留取痰液检查标本。发现痰液出现特殊气味或痰液量、色及黏稠度等发生变化,应及时与医生联系,以便调整治疗方案。

（3）使用抗生素的护理：按医嘱正确使用抗生素，以控制肺部感染。密切观察药物的疗效与不良反应。

【其他护理诊断/问题】

1. **低效性呼吸型态** 与不能进行有效呼吸有关。
2. **焦虑** 与呼吸窘迫、疾病危重以及对环境和事态失去自主控制有关。
3. **生活自理缺陷** 与严重缺氧、呼吸困难、机械通气有关。
4. **营养失调：低于机体需要量** 与气管插管和代谢增高有关。
5. **言语沟通障碍** 与建立人工气道、极度衰弱有关。
6. **潜在并发症**：误吸、呼吸机相关性肺炎、呼吸机相关肺损伤、重要器官缺氧性损伤等。

【健康指导】

1. **疾病知识指导** 向病人及家属讲解疾病的发生、发展和转归。可借助简易图片进行讲解，使病人理解康复保健的意义与目的。与病人一起回顾日常生活中所从事的各项活动，根据病人的具体情况指导病人制订合理的活动与休息计划，教会病人避免氧耗量较大的活动，并在活动过程中增加休息。指导病人合理安排膳食，加强营养，改善体质。避免劳累、情绪激动等不良因素刺激。

2. **康复指导** 教会病人有效呼吸和咳嗽咳痰技术，如缩唇呼吸、腹式呼吸、体位引流、叩背等方法，提高病人的自我护理能力，延缓肺功能恶化。指导并教会病人及家属合理的家庭氧疗方法及注意事项。鼓励病人进行耐寒锻炼和呼吸功能锻炼，如用冷水洗脸等，以提高呼吸道抗感染的能力。避免吸入刺激性气体，劝告吸烟病人戒烟并避免二手烟。告知病人尽量少去人群拥挤的地方，避免与呼吸道感染者接触，减少感染的机会。

3. **用药指导与病情监测** 出院时应将病人使用的药物、剂量、用法和注意事项告知病人，并写在纸上交给病人以便需要时使用。若有气急、发绀加重等变化，应尽早就医。

（吴　瑛）

第十五节　呼吸系统常用诊疗技术及护理

一、支气管镜检查术

支气管镜（bronchoscope）检查术是呼吸系统疾病诊断和治疗的重要手段。支气管镜分为可弯曲支气管镜（包括纤支镜和电子支气管镜）及硬质支气管镜。目前临床应用较多的为可弯曲支气管镜，本部分主要介绍可弯曲支气管镜（以下简称支气管镜）检查。

支气管镜是利用光学纤维内镜或电子内镜从口腔、鼻腔、气管导管或气管切开套管进入气管及支气管管腔，在直视下进行检查及治疗的手段。通过支气管镜可对气管及支气管病变进行活检或刷检，钳取异物，吸引或清除阻塞物，支气管及肺泡灌洗行细胞学或液性成分检查，气管内注入药物，切除气管腔内的良性肿瘤等。

随着支气管镜诊疗技术的发展，支气管镜检查及治疗的范围不断扩大。支气管腔内超声（endobronchial ultrasound，EBUS）检查、经支气管针吸活检术（transbronchial needle aspiration，TBNA）以及超声引导下经支气管针吸活检术（EBUS-TBNA）可以透过管壁对气管支气管以外的病变、肺门及纵隔淋巴结进行穿刺活检；电磁导航支气管镜（electromagnetic navigation bronchoscopy，EBN）可对常规支气管镜无法到达的肺外周病变、纵隔及肺门淋巴结进行定位及活检；自体荧光支气管镜通过利用异常组织和周围正常组织自体荧光特性的不同，而识别异常组织的存在，可早期发现支气管黏膜的原位癌及癌前病变，提高了早期肺癌诊断的敏感度。

Note:

【适应证】

1. 原因不明的咯血或痰中带血,持续 1 周及以上,尤其是年龄>40 岁者。

2. 原因不明的慢性咳嗽,怀疑气管支气管肿瘤、异物或其他病变者。

3. 原因不明的突发喘息、喘鸣,尤其是局限性哮鸣,需排除大气道狭窄或梗阻时。

4. 原因不明的声音嘶哑,可能因喉返神经麻痹或气道新生物引起时。

5. 任何原因引起的单侧肺、肺叶或肺段不张,不明原因的弥漫性肺实质疾病,临床影像学怀疑各种支气管、气管瘘,需协助明确诊断者。

6. 疑诊气管、支气管、肺部肿瘤或肿瘤性病变需要确定病理分型分期者。

7. 不能明确诊断、进展迅速、抗生素治疗效果欠佳的下呼吸道感染或伴有免疫功能受损者。

8. 器官或骨髓移植后新发肺部病变,或疑诊移植肺免疫排斥、移植物抗宿主病。

9. 气道异物、外伤、烧伤,气道狭窄等的评估及治疗。

10. 原因不明的纵隔淋巴结肿大、纵隔异物。

11. 其他如清除黏稠的气道分泌物、黏液栓;行支气管、肺泡灌洗及用药;引导气管插管等。

【禁忌证】

支气管镜检查目前无绝对禁忌证,相对禁忌证的范围也逐渐缩小。但下列情况下行支气管镜检查及治疗的风险高于一般人群,术前应慎重评估,权衡利弊,若必须进行时,需要做好抢救的准备。

1. 活动性大咯血。

2. 急性心肌梗死。

3. 血小板计数<$20×10^9$/L。血小板计数<$60×10^9$/L 时不建议进行活检。

4. 妊娠期。

5. 恶性心律失常、高血压危象、不稳定性心绞痛、严重心肺功能不全、严重肺动脉高压、颅内高压、主动脉瘤、主动脉夹层、严重精神疾病及全身极度衰竭等。

【方法】

病人常取仰卧位,根据病情也可取半卧位或坐位。支气管镜一般经鼻或口插入,直视下有序地全面窥视可见范围的鼻、咽、气管、隆突及支气管,重点观察可疑部位,必要时对病变部位进行活检和/或治疗。

【护理】

1. 术前护理

(1) 病人准备:向病人及家属说明检查目的、操作过程及配合注意事项,以消除紧张情绪,取得配合。局部麻醉时术前禁食 4 小时、禁水 2 小时;全身麻醉时术前禁食 8 小时、禁水 2 小时。提前取下活动性义齿。使用抗凝药的病人根据检查的要求及病情遵医嘱提前停用抗凝药。术前常规建立静脉通道,并保留至术后恢复期结束。

(2) 术前检查:术前完善胸部 X 片或 CT,凝血功能及心电图等检查。

(3) 物品准备:备好吸引器和复苏设备,以防术中出现喉痉挛和呼吸窘迫,或因麻醉药物的作用抑制病人的咳嗽和呕吐反射,使分泌物不易咳出。

2. 术中配合

(1) 观察病人的生命体征、SpO_2 和反应。必要时遵医嘱给予氧疗。

(2) 遵医嘱用药,并做好吸引、灌洗、活检、治疗等操作的配合。

3. 术后护理

（1）病情观察：观察病人生命体征，有无发热、胸痛、呼吸困难及咯血等。向病人说明术后数小时内，特别是活检后会有少量咯血及痰中带血，缓解病人紧张情绪。对咯血者应通知医生，并观察咯血的性质及量。行支气管肺活检的病人注意观察有无气胸的发生。

（2）避免误吸：局麻术后 2 小时或全麻术后 6 小时才可饮水、进食。进食前试验小口喝水，无呛咳再进食。

（3）减少咽喉部刺激：术后数小时内避免谈话和咳嗽，使声带得以休息，以免声音嘶哑和咽喉部疼痛。

二、胸膜腔穿刺术

胸膜腔穿刺术（thoracentesis）是自胸膜腔内抽取积液或积气的操作，常用于检查胸腔积液的性质，抽气、抽液减压以及进行胸膜腔内给药等。

【适应证】

1. 诊断性胸膜腔穿刺术　原因不明的胸腔积液，可抽取积液进行常规、生化、微生物及细胞学检测，明确性质，协助诊断。

2. 治疗性胸膜腔穿刺术　①抽出胸膜腔内的积气和积液，减轻对肺组织的压迫，促进肺复张，缓解呼吸困难等症状；②抽吸胸膜腔内的脓液，行胸腔冲洗治疗脓胸；③胸膜腔给药，可注入抗生素、抗癌药物及促进胸膜粘连的药物等。

【禁忌证】

1. 身体衰弱、病情危重不能耐受穿刺者。
2. 对麻醉药物过敏者。
3. 存在未纠正的凝血功能障碍及严重出血倾向者。
4. 有精神疾病或不合作者。
5. 穿刺部位或附近有感染。
6. 疑为胸腔棘球蚴病病人，穿刺可能造成感染扩散。

【方法】

1. 病人体位　病人坐在有靠背的椅子上面向椅背，双前臂置于椅背上。不能起床和气胸的病人，可取半卧位，患侧前臂上举抱于枕部。

2. 穿刺部位　穿刺点选在胸部叩诊实音或鼓音最明显的部位。胸腔积液通常选择肩胛线或腋后线第 7、8 肋间隙，也可选腋中线第 6、7 肋间隙或腋前线第 5 肋间隙；包裹性积液可结合 X 线或超声检查确定；气胸一般选择患侧锁骨中线第 2 肋间隙。

3. 穿刺方法　以穿刺点为中心、直径 15cm 左右常规消毒皮肤，2% 利多卡因局部浸润麻醉。穿刺者左手示指和中指固定穿刺部位的皮肤，右手持针沿麻醉处缓缓地刺入胸壁，当针锋抵抗感突感消失时，打开开关进行抽吸。穿刺及抽吸过程中严格无菌操作，同时应注意避免损伤肺组织，并保持其密闭性，防止发生气胸。抽吸结束后穿刺点局部消毒，覆盖无菌纱布，稍用力压迫片刻后嘱病人静卧。

4. 抽液抽气量　每次抽液、抽气不宜过多、过快，防止胸腔内压骤然下降，发生复张后肺水肿或循环障碍、纵隔移位等。复张性肺水肿病人可表现为剧烈咳嗽、胸痛、呼吸困难、心悸、烦躁、咳大量白色或粉红色泡沫痰，有时伴发热、恶心及呕吐，严重者甚至出现休克及昏迷，需立即处理。减压抽液时，首次抽液量不宜超过 700ml，以后每次不超过 1 000ml；如为脓胸，每次尽量抽尽；如为诊断性抽液，抽取 50~100ml 送检即可。如治疗需要，抽液抽气后可向胸膜腔内注射药物。

【护理】

1. 术前护理

（1）向病人及家属解释穿刺目的、操作步骤以及术中注意事项,协助病人做好心理准备,配合穿刺。对于精神紧张者,病情允许时可术前半小时给予药物镇静止痛。

（2）术前指导病人练习穿刺体位,并告知病人术中保持体位,不要随意活动,避免咳嗽及深呼吸,以免损伤脏层胸膜和肺组织。

2. 术中配合　穿刺过程中密切观察病人的呼吸、脉搏、血压、面色等的变化,询问病人有无异常感觉,以判定病人对穿刺的耐受性。如病人感不适,应立即减慢或停止抽吸。若病人出现头晕、心悸、出冷汗、面色苍白、胸部有压迫感或剧痛、晕厥等表现,提示可能出现胸膜过敏反应,应立即停止抽吸,取平卧位,遵医嘱皮下注射 0.1% 肾上腺素 0.3~0.5ml,或其他对症处理。

3. 术后护理

（1）记录穿刺的时间,抽液抽气的量,胸腔积液的颜色、性质以及病人在术中的情况。

（2）嘱病人静卧休息,鼓励深呼吸,促进肺膨胀。

（3）并发症的观察:术后密切观察病人的呼吸、脉搏、血压、主诉症状等,注意有无血胸、气胸、肺水肿等并发症的发生。

（4）穿刺部位观察:穿刺部位如出现红、肿、热、痛、液体溢出或体温升高时及时通知医生。保持穿刺部位敷料清洁干燥。

三、机械通气

机械通气(mechanical ventilation,MV)是在病人自主通气和/或氧合功能出现障碍时,运用机械装置(主要是呼吸机)使病人恢复有效通气并改善氧合的方法。通过机械通气可以改善病人的通气、换气功能及减少呼吸功耗。根据是否建立人工气道分为有创机械通气和无创机械通气。

有创机械通气

有创机械通气指通过人工气道(经鼻或口气管插管、气管切开等)进行机械通气的方式。

【适应证】

1. 适应证　①通气功能障碍为主的疾病:包括阻塞性通气功能障碍如 COPD 急性加重、哮喘急性发作等,限制性通气功能障碍如神经肌肉疾病、间质性肺疾病、胸廓畸形等;②换气功能障碍为主的疾病:如 ARDS、重症肺炎、严重的心源性肺水肿等;③强化气道管理:如需保持呼吸道通畅、防止窒息和使用某些呼吸抑制药物时;④其他:如心肺复苏等。

2. 应用指征　尚无统一标准,有下列情况存在时,宜尽早建立人工气道,进行机械通气:①严重呼吸衰竭和 ARDS 病人经积极治疗,情况无改善甚至恶化者;②呼吸型态严重异常,成人呼吸频率>40次/min 或<6 次/min,或呼吸不规则、自主呼吸微弱或消失;③呼吸衰竭伴严重意识障碍;④严重低氧血症,$PaO_2 \leqslant 50mmHg$,尤其是充分氧疗后仍≤50mmHg;⑤$PaCO_2$ 进行性升高,pH 动态下降。

【禁忌证】

随着机械通气技术的进步,有创机械通气治疗无绝对禁忌证。相对禁忌证仅为未引流的气胸及纵隔气肿。

【机械通气对生理功能的影响】

正压机械通气为目前临床最主要的机械通气方式,可使肺泡内压及胸腔内压升高,因此会对呼吸和循环产生一系列不同于自然呼吸的影响。

1. 对呼吸功能的影响　①呼吸肌:可部分或全部替代呼吸肌做功,使呼吸肌得以放松和休息,同时通过纠正低氧血症和高碳酸血症而改善呼吸肌做功环境;但长期使用可使呼吸肌出现失用性萎缩。②肺泡:可使萎陷的肺泡复张、减轻肺水肿、增加肺泡表面活性物质的生成、改善肺顺应性。③气道:扩张气道,降低气道阻力。④肺容积:通过改善肺顺应性,降低气道阻力和对气道、肺的机械性扩张使肺容积增加,而呼气末正压(PEEP)可以进一步增加呼气末的肺容积。⑤气体分布:通过改善肺顺应性及气道阻力而改善气体分布。⑥肺泡通气/血流比例($\dot{V}_A/\dot{Q}$):一方面通过改善肺泡通气和复张萎陷的肺泡,降低无效腔通气,改善$\dot{V}_A/\dot{Q}$比例。另一方面,肺泡压过高,肺血管受压,肺血流较少;通气较差的区域血流增多,使分流增加,$\dot{V}_A/\dot{Q}$恶化。⑦弥散功能:一方面,通过改善肺水肿、增加功能残气量而改善弥散功能;另一方面,因回心血量减少、肺血管床容积下降,使弥散功能降低。

2. 对循环功能的影响　正压通气可使回心血量减少,心排血量下降,严重时血压下降。通常认为平均气道压>7cmH$_2$O 或 PEEP>5cmH$_2$O 即可引起血流动力学的变化。

【机械通气的实施】

1. 人机连接方式

(1) 气管插管:气管插管有经口和经鼻插管两种途径。经口插管易于插入,适用于紧急抢救或留置时间不长的病人,是临床上最常用的插管方式。

(2) 气管切开:适用于需长期呼吸道管理及机械通气,或头部外伤、上呼吸道狭窄或阻塞等情况需要使用机械通气者。气管切开创伤大、操作复杂、可能发生切口出血或感染等,不适用紧急抢救,一般不作为机械通气的首选途径。

2. 通气模式　指呼吸机在每一个呼吸周期中气流发生的特点,主要体现在吸气触发方式、吸-呼切换方式、潮气量大小和流速波形。常用的通气模式有:

(1) 控制通气(controlled mechanical ventilation,CMV):呼吸机完全替代病人自主呼吸的通气模式,包括容量控制和压力控制通气。

(2) 辅助通气(assisted mechanical ventilation,AMV):依靠病人自主吸气触发呼吸机按照预设的潮气量(VT)或吸气压力进行通气,呼吸功由呼吸机和病人共同完成。

(3) 辅助/控制通气(assisted/controlled MV,A/C):辅助通气和控制通气两种模式的结合。

(4) 间歇指令通气(intermittent mandatory ventilation,IMV)和同步间歇指令通气(synchronized IMV,SIMV):IMV指呼吸机按预设的通气频率给予CMV,间歇期允许病人进行自主呼吸,但由于呼吸机以固定频率进行呼吸,可能出现人机对抗。SIMV弥补了这一缺陷,即呼吸机预设的呼吸频率由病人触发,若病人在预设的时间内没有出现吸气动作,则呼吸机按预设参数送气,增加了人机协调。

(5) 压力支持通气(pressure support ventilation,PSV):是一种由病人自主呼吸触发,并决定呼吸频率和吸/呼比的通气模式。用于有一定自主呼吸能力、呼吸中枢驱动稳定或准备撤机的病人。

(6) 持续气道正压(CPAP):在自主呼吸的条件下,整个呼吸周期内都给予相同水平的气道正压,使气道处于持续正压状态。

3. 通气参数设置

(1) 吸入氧浓度(fraction inspired oxygen,FiO$_2$):选择范围为21%~100%,调节原则是在保证氧合的前提下,尽量使用较低的FiO$_2$。

(2) 潮气量(VT):5~12ml/kg体重,使用过程中根据动脉血气分析和呼吸力学等监测指标进行调整。

(3) 呼吸频率(RR):与VT配合以保证足够的每分通气量(MV)。一般12~20次/min。阻塞性通气障碍的病人宜用缓慢的频率,有利于呼气;而ARDS等限制性通气障碍的病人可选用较快的RR,配以较小的VT,有利于减少由克服弹性阻力所做的功和对心血管系统的不良影响。

(4) 吸气时间与吸/呼比(I/E):机械通气病人通常设置的吸气时间为0.8~1.2秒,或吸/呼比为

1:（1.5~2），阻塞性通气障碍的病人可延长呼气时间,有利于气体排出。

（5）呼气末正压（PEEP）:主要作用是纠正低氧血症和对抗内源性 PEEP,一般在 5~10cmH$_2$O。

（6）报警参数:设置报警参数可以保证呼吸机使用的安全,报警参数设置一般为高于或低于目标值15%。常用的报警参数包括:①压力报警。吸气峰压过高易造成肺的气压伤,并对循环产生不良影响。气道压突然升高常见于咳嗽、痰液过多或黏稠阻塞气道,或输入气体管道扭曲、受压等。压力上限报警通常设置为高于病人的吸气峰压 5~10cmH$_2$O,一般不超过 40cmH$_2$O。气道低压报警可以在呼吸机管道脱落、气囊漏气或充盈不足等不能维持气道压时发出报警,下限设定在 PEEP 以上2cmH$_2$O。②低通气容量报警。分钟通气量的下限可以保证病人通气量不低于安全值。③高呼吸频率报警。当病人自主呼吸过快时,需及时处理,防止过度通气。④窒息时间。当过了预设时间（通常为 10~20 秒）而呼吸机未感知到病人呼吸时,无呼吸报警即启动,可能的情况有呼吸机管路脱开、气道或管道阻塞、病人无呼吸努力等。

4. 并发症

（1）呼吸机相关性肺炎（ventilator associated pneumonia,VAP）:在接受机械通气 48 小时后发生的肺炎,包括机械通气撤机、拔管 48 小时内发生的肺炎。VAP 是机械通气病人常见的并发症,可成为机械通气失败的主要原因,并且是 ICU 病人的重要死因。VAP 的危险因素包括高龄、误吸、平卧位、过度镇静、长时间机械通气、急性肺部疾病等。

（2）呼吸机相关性肺损伤（ventilator-induced lung injury,VILI）:指机械通气对正常肺组织的损伤或使已损伤的肺组织损伤加重。包括气压伤、容积伤、萎陷伤和生物伤。气压伤典型临床表现包括纵隔气肿、皮下气肿、气胸、张力性肺大疱等,其中张力性气胸最为严重,危及病人生命,临床上应加强观察和预防。

（3）氧中毒:长时间吸入高浓度氧气,机体可能产生功能性或器质性的损害,常表现为肺及表面黏膜、毛细血管和中枢神经系统的损害。病人可出现胸骨后灼热感、疼痛、烦躁、呼吸频率增快、恶心、呕吐、干咳、进行性呼吸困难等症状。

（4）其他:肺不张、呼吸性碱中毒、血流动力学紊乱等。

（5）人工气道相关并发症

1）气管导管移位或脱出:原因包括导管固定不牢、躁动和头颈部活动幅度过大、医护人员操作不当及病人自己拔出等。病人可因自主呼吸过弱或因带呼吸机管道呼吸、无效腔过大,形成严重的重复呼吸而窒息。常表现为呼吸机低潮气量报警、窒息等,应紧急使用简易呼吸器通气和供氧,保持呼吸道通畅。

2）人工气道堵塞:常因黏痰、痰痂、呕吐物堵塞,导管扭曲,导管套囊滑脱堵塞等引起。表现为不同程度的呼吸困难,严重时导致窒息。

3）气道损伤:与建立人工气道时的机械损伤、气道内吸引、气道腐蚀、气囊压迫等有关。表现为出血、肉芽增生、气管-食管瘘等。

5. 机械通气的撤离（weaning from mechanical ventilation）　简称撤机,是指逐渐减少机械通气的时间,同时逐步恢复病人的自主呼吸,直到完全撤机的过程。当病人需要进行机械通气的病因已基本去除、血流动力学稳定、自主呼吸能维持机体适当的通气时可考虑撤机,撤机前需进行撤机筛查试验和自主呼吸试验。对于机械通气时间较长的病人,撤机可能是一个比较艰难的过程,在撤机前须做好充分的准备,积极创造条件,把握撤机时机。撤机过程中需严格执行撤机方案,严密观察病人的撤机反应,确保撤机过程的安全。

【护理】

1. 气管插管和机械通气的准备

（1）确保氧供:多数机械通气常在紧急情况下实施,病人常处于严重低氧血症甚至生命垂危状态,因此在建立人工气道之前,需保持气道通畅(体位或放置口咽通气道),如普通高浓度氧疗不能使病人的 PaO_2 或 SaO_2 达到维持生命的水平,需用简易呼吸器(图 2-25)接 100% 的纯氧人工通气,以维持适当氧供和通气,确保生命安全。

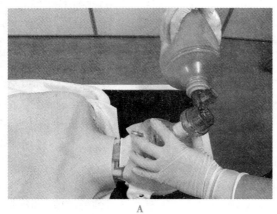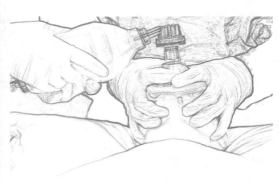

图 2-25　简易呼吸器通气
A. 单人操作手法;B. 双人操作手法。

（2）物品准备:床边备齐气管插管用品、负压吸引用物、呼吸机、抢救车等,确保用物完整、功能良好。连接呼吸机管路,并接模拟肺,开机检查呼吸机功能完好后,按医嘱设置初始通气参数。

（3）病人准备

1）心理准备:由于严重呼吸困难、生命垂危、对机械通气的效果和安全性不了解等因素,清醒病人常有焦虑和恐惧心理。因此,需用简单易懂的语言向病人解释气管插管和机械通气的目的及操作过程,尤其要告知病人插管时和插管后不能说话,并指导病人如何配合及以非言语方式表达其需求。有家属在场时,向家属进行必要的解释,缓解家属的焦虑情绪。

2）体位准备:将床头移开距墙 60~80cm,取下床头板,使插管医生能够站在病人的头侧进行操作。病人取平卧位,去枕后仰,必要时肩下垫小垫枕,使口轴线、咽轴线和喉轴线尽量呈一直线(图 2-26)。

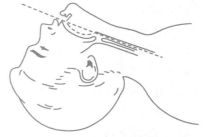

图 2-26　气管插管时病人体位

2. 气管插管时的配合

（1）监测:监测病人的生命体征和氧合状况,注意有无心律失常和误吸发生。

（2）确保通气和氧供:如插管时间超过 30 秒尚未成功,需提醒医生暂停插管,用简易呼吸器进行人工通气给氧,防止因严重低氧血症导致心跳、呼吸骤停。

（3）吸痰:插管过程中如分泌物多影响插管和通气时,应及时吸引。

（4）判断气管插管位置:气管插管插入后,需立即检查插管的位置是否正确、恰当。最常用的方法是听诊法,用简易呼吸器加压送气,听诊双肺有无呼吸音、呼吸音是否对称。床边 X 线胸片和监测呼气末二氧化碳波形的改变可以帮助判断气管插管的位置。

（5）固定和连机:插管成功后妥善固定,清除气道内分泌物,连接呼吸机开始机械通气。测量插管末端到门齿的距离,并记录。

3. 机械通气病人的护理

（1）病人监护

1）呼吸系统:①观察呼吸频率、节律、深度,监测有无自主呼吸,自主呼吸与呼吸机是否同步;评估有无呼吸困难、人机对抗等。②监测血氧饱和度、动脉血气分析及呼气末 CO_2 浓度,评估通气、氧合

Note：

及机体酸碱平衡情况,指导呼吸机参数的合理调节。③观察呼吸道分泌物的颜色、性质、量和黏稠度,为肺部感染的治疗和气道护理提供依据。④胸部 X 线检查,可及时发现肺不张、呼吸机相关性肺损伤、呼吸机相关性肺炎等机械通气引起的并发症,并可了解气管插管的位置。

2)循环系统:正压通气使胸腔内压增高,静脉回心血量减少,心脏前负荷降低,心排血量下降,组织灌注不足,出现血压下降、心律失常、尿量减少等。使用中应注意监测心率、心律、血压的变化。

3)意识状态:缺氧和/或二氧化碳潴留引起意识障碍的病人,机械通气后病人意识障碍程度减轻,表明通气状况改善;若意识障碍程度加重,应考虑机械通气支持是否得当,或病人病情是否发生变化。

4)皮肤、黏膜:观察气管插管或切开周围皮肤、黏膜的颜色,疼痛情况,皮肤刺激征象;及时发现并处理口腔溃疡、继发性真菌感染或伤口感染。注意皮肤的颜色、弹性及温度,了解缺氧和二氧化碳潴留改善情况,低氧血症会出现口唇及甲床发绀;皮肤潮红、多汗、浅表静脉充盈提示仍有二氧化碳潴留。观察有无皮下气肿,出现时常与气胸、气管切开有关。

5)体温:病人发生 VAP 或原有肺部感染加重时,可出现体温升高,发热又会增加氧耗和 CO_2 的产生。注意评估病人肺部感染的情况,同时可根据体温升高的程度酌情调节通气参数,并适当降低湿化温度以增加呼吸道的散热。

6)消化系统:机械通气病人长时间卧床、使用镇静药及肌松药、低钾血症等造成肠蠕动减慢,可导致便秘及腹胀,注意观察有无腹部胀气和肠鸣音减弱,腹胀严重者需遵医嘱给予胃肠减压。同时观察病人有无呕吐,若呕吐咖啡色胃内容物或出现黑便,需警惕有无消化道出血。

7)出入量:心排血量下降、肾灌注压下降及缺氧可使肾供血不足,肾小球滤过率降低,抗利尿激素释放增加,导致肾功能不全,体内水钠潴留,原有肾功能不全者更为突出。注意观察和记录病人的血压及 24 小时出入量,观察有无水肿及水肿的加重。如尿量增多,水肿逐渐消退,说明肾功能改善;若尿量减少或无尿,要考虑体液不足、低血压和肾功能不全等原因。

(2)呼吸机参数及功能的监测:定时检查呼吸机各项通气参数是否与医嘱要求设定的参数一致,各项报警参数的设置是否恰当,报警器是否处于开启状态。报警时,及时分析报警的原因并进行及时有效的处理。

(3)气道管理

1)气道内吸引:人工气道的病人上呼吸道原有功能丧失,尤其是镇静药的使用,显著降低了病人的咳嗽能力,导致气道分泌物不能有效排出,应及时通过机械吸引清除气道内分泌物。吸痰是一种潜在损害的操作,不应把吸痰作为常规,应在有临床指征时按需吸引。吸痰时注意加强对病人生命体征、血氧饱和度等各项指标的观察。

2)吸入气体的温化和湿化:温化和湿化是维持人工气道病人气道黏膜、纤毛的正常功能,降低呼吸道感染的重要方式之一。理想的气道湿化是使近端气道内的气体温度达 37℃,相对湿度达 100%。常见的气道湿化的方法包括加热湿化器加温湿化、湿热交换器(人工鼻)湿化、雾化加湿等。

3)气囊管理:气囊的基本作用是防止漏气和误吸,气囊上滞留物是 VAP 病原的重要来源,管理好气囊是降低 VAP 发生的重要手段之一。气囊管理的重点包括:①维持适当的气囊压力,气囊充气后压力维持在 $25 \sim 30cmH_2O$。气囊压力过高,压迫超过一定时间会导致气道黏膜缺血甚至坏死,严重时发生气管食管瘘;气囊压力低会导致漏气、误吸等。体位改变、吸痰、咳嗽等均可影响气囊压力,需持续监测并调整。②定期清除气囊上滞留物,尤其在气囊放气之前。

4)防止意外:①妥善固定,每班记录导管固定的情况、外露的长度,预防并及时发现导管移位、脱出;②积水杯方向向下,位于呼吸机回路最低点,及时清除回路和积水杯内的积水,防止误吸。

(4)生活护理:机械通气的病人完全失去生活自理能力,需随时评估并帮助病人满足各项生理需要,做好口腔护理、皮肤护理等,注意预防血栓及皮肤压力性损伤的发生。

(5)心理与社会支持:机械通气病人常会产生无助感,焦虑加重,降低对机械通气的耐受性和人机协调性。对意识清楚的病人,应主动关心病人,与其交流,帮助病人学会应用手势、卡片、写字等非言语沟通方式表达其需求,以缓解焦虑和无助感,增加人机协调。

无创机械通气

无创机械通气是指无须建立人工气道的机械通气方式,包括气道内正压通气和胸外负压通气等,前者最为常见。本部分主要介绍气道内正压通气,又称无创正压通气(NPPV 或 NIPPV)(图 2-27),包括双相气道正压(BiPAP)和持续气道正压(CPAP)等多种通气模式。NPPV 具有不建立人工气道、减少了人工气道的并发症、病人痛苦少、人机配合好、使用方便等优点;缺点是需要病人的配合,不能有效地进行气道管理,漏气影响通气效果。

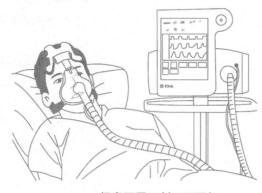

图 2-27　经鼻面罩无创正压通气

【适应证】

NPPV 主要适用于轻、中度的呼吸衰竭,没有紧急气管插管指征、生命体征相对稳定且没有禁忌证的病人。

1. **呼吸衰竭应用指征**　①中至重度呼吸困难:表现为呼吸急促(COPD 病人的呼吸频率>24 次/min,心力衰竭病人的呼吸频率>30 次/min);动用辅助呼吸肌呼吸或出现胸腹矛盾运动。②血气异常:pH < 7.35, $PaCO_2$ > 45mmHg, 或氧合指数 < 200mmHg。

2. **COPD**　COPD 急性加重期主要用于伴中度呼吸性酸中毒(pH 为 7.25~7.35)的病人。COPD 稳定期使用指征包括:①伴有乏力、呼吸困难、嗜睡等症状;②气体交换异常,表现为 $PaCO_2$≥55mmHg 或在低流量氧疗情况下 $PaCO_2$ 为 50~55mmHg, 伴夜间 SaO_2<88% 的累计时间占监测时间的 10% 以上;③支气管舒张药、糖皮质激素、氧疗等治疗无效。

3. **心源性肺水肿**　NPPV 可改善心源性肺水肿病人呼吸困难症状,改善心功能,降低气管插管率及病死率。

4. **其他**　包括哮喘急性严重发作、手术后呼吸衰竭、ARDS、胸壁畸形或神经肌肉疾病、胸部创伤、睡眠呼吸暂停低通气综合征、辅助撤机及辅助支气管镜检查等。

【禁忌证】

1. **绝对禁忌证**　①心跳或呼吸停止;②自主呼吸微弱、昏迷;③误吸危险性高、不能清除口咽及上呼吸道分泌物、呼吸道保护能力差;④颈部和面部创伤、烧伤及畸形;⑤上呼吸道梗阻;⑥严重低氧血症(PaO_2<45mmHg)和严重酸中毒(pH≤7.20)。

2. **相对禁忌证**　①合并其他器官功能衰竭(血流动力学指标不稳定、不稳定的心律失常,消化道穿孔/大出血,严重脑部疾病等);②未经引流的气胸;③近期面部、颈部、口腔、咽腔、食管及胃部手术;④严重感染;⑤气道分泌物多或排痰障碍;⑥病人明显不合作或极度紧张。

【NPPV 的实施及护理】

1. **呼吸机的选用及准备**　临床上常用无创正压通气专用呼吸机,使用前检查呼吸机及温化、湿化系统的性能是否完好。

2. **病人教育**　NPPV 需要病人的合作才能达到治疗效果,因此治疗前应做好病人教育,以消除恐惧,取得配合,提高治疗依从性,同时也可以提高病人的应急能力,以便在紧急情况下(如咳嗽、咳痰或呕吐时)能够迅速拆除连接,提高安全性。病人教育内容包括:①治疗的作用和目的;②连接和拆除的

Note:

方法;③治疗过程中可能出现的各种感觉和症状,帮助病人正确区分正常和异常情况;④治疗过程中可能出现的问题及应对措施,如鼻/面罩可能使面部有不适感,使用鼻罩时要闭口呼吸,注意咳痰和减少漏气等;⑤指导病人有规律地放松呼吸,提高人机协调性;⑥鼓励病人主动排痰并指导吐痰的方法;⑦嘱病人(或照护者)如出现不适时及时告知医护人员。

3. 人机连接方式的选择 人机连接方式包括鼻罩、口鼻面罩、全面罩、鼻囊管和接口器等,由于病人脸形和对连接方式偏好的不同,选择适合的连接方式可以提高病人的耐受性。目前临床上最常用的是鼻罩和口鼻面罩,使用前应提供不同大小型号的罩以供选用。通常轻症病人可先试用鼻罩、鼻囊管或接口器;比较严重的呼吸衰竭病人多选用口鼻面罩;老年或无牙齿的病人口腔支撑能力较差,主张用口鼻面罩。佩戴连接器的具体步骤是:①协助病人摆好体位;②选择适合病人病情和脸形的罩并正确置于病人面部,鼓励病人用手扶住罩,用头带将其固定;③调整好罩的位置和固定带的松紧度(以头带下可插入 1~2 根手指为宜),使之佩戴舒适且漏气量最小。对于自理能力较强的病人,应鼓励病人自己掌握佩戴和拆除的方法。

4. 通气模式的选择 BiPAP 和 CPAP 是临床上常用的通气模式。一些新的通气模式,如比例辅助通气模式、压力调节容积控制通气模式等,可根据病人需求选用。

5. 通气参数的设置及调节 通气参数的设置通常以"病人可以耐受的最高吸气压"为原则,由于病人完全从自主呼吸过渡到正压通气需要一个适应过程,因此开始戴机时通常给予比较低的压力水平(CPAP 4~5cmH_2O 或吸气压 6~8cmH_2O,呼气压 4cmH_2O),经过 2~20 分钟逐渐加压到治疗水平,并在治疗过程中根据病人的病情变化和适应性随时调整参数,以达到治疗目标。

6. 密切监测

(1)病情监测:监测病人的意识,生命体征,呼吸频率、节律、深度,呼吸困难的程度和缓解情况,血氧饱和度,动脉血气分析,心电图,鼻/面罩舒适度和治疗的依从性。治疗有效的指标为:气促改善、呼吸频率减慢、辅助呼吸肌运动减轻、反常呼吸消失、血氧饱和度增加、心率改善等;动脉血气分析示 PaCO_2、pH 和 PaO_2 改善。

(2)通气参数监测:包括潮气量、通气频率、吸入氧浓度、吸气压力、呼气压力等参数,是否有漏气以及人机同步性等。

7. 并发症的预防及处理

(1)口咽干燥:多见于使用鼻罩又有经口漏气时,寒冷季节尤为明显。使用加热湿化器、避免漏气和间断饮水可以缓解症状。

(2)罩压迫和鼻面部皮肤损伤:在开始进行 NPPV 通气时即在鼻面部使用皮肤保护敷料和减压贴以减少皮肤压力性损伤发生的风险。使用时选择大小合适的罩、位置放置良好、固定松紧度适中。使用间歇可松开罩让病人休息或轮换使用不同类型的罩,以避免同一部位长时间受压。

(3)胃胀气:主要由反复吞气或上气道内压力超过食管贲门括约肌的张力,气体直接进入胃内所致,昏迷及全身状态差的病人由于贲门括约肌张力降低,更容易发生。在保证疗效的前提下应尽量避免吸气压力过高(<25cmH_2O)。有明显胃胀气时,可进行胃肠减压。

(4)误吸:误吸可以造成吸入性肺炎和窒息,尽管发生率较低,但后果严重。对于有反流和误吸高风险的病人应避免使用 NPPV;避免饱餐后使用 NPPV;治疗过程中协助病人取半卧位并按医嘱使用促进胃动力的药物可以预防误吸的发生。

(5)排痰障碍:多见于咳嗽排痰能力较差的病人。鼓励病人主动咳嗽排痰,必要时经口/鼻吸痰或经支气管镜吸痰。

(6)漏气:漏气可以导致触发困难、人机不同步和气流过大,使病人感觉不舒服和影响治疗效果,是 NPPV 治疗常见的问题,发生率可达 20%~25%。治疗过程中应经常检查是否存在漏气并及时调整罩的位置和固定带的张力,用鼻罩时可使用下颌托协助口腔的封闭。

(7)其他:①不耐受。指病人自觉 NPPV 治疗造成了不适,无法耐受治疗。使用前选择适合的连接方式,规范操作程序,合理设置参数,使用过程中严密监护及耐心指导可以帮助提高病人的耐受度。②恐惧(幽闭症)。部分病人对戴罩,尤其是口鼻面罩有恐惧心理,有效的病人教育和合适的解释通常能减轻或消除恐惧;也可请病人观察其他病人成功治疗的案例,增加治疗信心。③睡眠性上气道阻塞。由于睡眠时上气道肌肉松弛所致,应注意观察病人入睡后的呼吸情况,如出现上气道阻塞,可采用侧卧位或在睡眠时增加 PEEP 的方法。

8. NPPV 的撤离 NPPV 的撤离指标主要依据病人临床症状及病情是否稳定。撤机方法:在逐渐降低压力支持水平的同时,逐步减少通气时间(先减少白天通气时间,再减少夜间通气时间)。

(朱晶 吴瑛)

思 考 题

1. 王某,男,52 岁,司机。诊断 2 型糖尿病近 10 年,10 天前发现右臀部一处疖肿,未予诊治,3 天前出现发热、咳嗽、咳少量黄色脓痰,伴大汗、全身关节肌肉酸痛,1 天前觉呼吸困难及右侧胸痛,门诊就诊。身体评估:体温 39.2℃,脉搏 92 次/min,呼吸 22 次/min,血压 125/80mmHg,神志清楚,急性病容,口角有疱疹,双肺可闻及湿啰音,深吸气时可闻胸膜摩擦音。实验室及其他检查:血常规示白细胞 $18.5×10^9$/L,中性粒细胞 86.7%;胸部 X 线检查示两肺有散在密度较淡的片状阴影,内有透光区及可疑气液平面。接诊医生初步判断:社区获得性肺炎。

问题:

(1) 医生初步判断为"社区获得性肺炎"的主要依据是什么?发病诱因是什么?为明确病因需要进行何种检查?

(2) 病人痰涂片发现革兰氏阳性球菌,可初步判断致病菌是什么?

(3) 该病人治疗首选的药物及疗程?

(4) 病人目前的主要护理诊断/问题及依据是什么?请列出相应的护理措施。

2. 梁某,男,28 岁,厨师。既往体健,有肺结核接触史。1 个月前出现低热,下午明显,偶有夜间出汗,体温最高不超过 38℃。咳嗽、咳少量白色黏痰,无咯血及胸痛,自服治疗感冒药物和止咳药,症状未见明显好转,且乏力感逐渐加重,遂来就诊。身体评估:体温 37.8℃,脉搏 86 次/min,呼吸 20 次/min,血压 120/80mmHg。一般状况无明显异常,浅表淋巴结无肿大,咽无充血、红肿,右上肺叩诊音稍浊,语颤稍增强,可闻及支气管肺泡呼吸音和少量湿啰音。实验室及其他检查:血常规示血红蛋白 130g/L,白细胞 $9.1×10^9$/L,中性粒细胞百分比 68.0%,血小板计数 $141×10^9$/L,血沉 36mm/h;尿常规(-),粪便常规(-),PPD 试验强阳性。接诊医生初步判断:肺结核。

问题:

(1) 医生初步判断为"肺结核"的主要依据是什么?

(2) 如果要进一步明确诊断,该病人还需要接受哪些检查,其意义是什么?

(3) 如何判断病人的肺结核是否有活动性?是否有传染性及传染性强弱?

(4) 病人目前的主要护理诊断/问题有哪些?依据是什么?应给予该病人主要的健康指导是什么?

3. 李某,男,25 岁。咳嗽、发热 2 周,喘息 5 天就诊入院。两周前因受凉出现咽痛、咳嗽、发热,以干咳为主,最高体温 37.8℃。口服感冒药后发热症状明显改善,自觉呼吸时有哮鸣音。常于夜间憋醒,接触冷空气或烟味后症状加重。既往患过敏性鼻炎 5 年。身体评估:体温 36.2℃,脉搏 80 次/min,呼吸 24 次/min,血压 120/80mmHg,神志清楚,口唇无发绀,双肺可闻及哮鸣音。心界不大,心率 80 次/min,律齐,未闻及杂音。

问题:

(1) 该病人可能的诊断有哪些?

（2）该病人应选用的治疗药物有哪些？

（3）应用足量解痉平喘和糖皮质激素等药物治疗均无效，病人呼吸浅快、神志不清，PaO_2 50mmHg，$PaCO_2$ 80mmHg。此时应采取哪些紧急救治措施？

（4）对该病人实施的护理措施有哪些？

4. 王某，女，74 岁。因跌倒后右腿股骨颈骨折入院，在全麻下行人工髋关节置换术，病人术后制动，恢复良好。术后第 3 天夜间 10 点，病人突然感到胸闷、呼吸困难、胸痛，并随呼吸运动加重。病人表情惊恐、烦躁不安、口唇发绀，心率 128 次/min，偶有室性早搏，呼吸 30 次/min，血压 84/56mmHg，SaO_2 90%，肺部可闻及细湿啰音，无颈静脉怒张，肝颈静脉回流征阴性。螺旋 CT 诊断为肺血栓栓塞症，给予 rt-PA 溶栓治疗后普通肝素抗凝治疗。

问题：

（1）该病人存在哪些肺血栓栓塞症的危险因素？

（2）在病人出现呼吸困难等临床表现时，PTE 临床可能性评估的风险程度如何？此时的临床分类是什么？请说明理由。

（3）病人此时最主要的护理诊断/问题是什么？需采取哪些有针对性的护理措施？

5. 林某，男，65 岁。COPD 病史 30 年，慢性呼吸衰竭病史 10 年。3 天前因着凉感冒后出现发热，半天前出现呼吸困难加重伴意识模糊、躁动，被家属送入医院。既往吸烟史 40 年，每天 1 包，10 年前已戒烟。身体评估：体温 39.0℃，脉搏 124 次/min，呼吸 30 次/min，血压 150/92mmHg。半卧位，意识模糊，唇颊发绀，双肺语颤减弱，叩诊过清音，肺部可闻及哮鸣音和湿啰音。实验室检查：白细胞 14×10^9/L，中性粒细胞 92%，PaO_2 52mmHg，$PaCO_2$ 70mmHg。

问题：

（1）根据现有资料，该病人最可能的医疗诊断是什么？依据是什么？

（2）目前需要立刻给予的治疗护理措施是什么？为什么？

（3）病人出现意识模糊的机制是什么？

（4）目前病人最主要的护理诊断/问题是什么？诊断依据是什么？

（5）针对病人最主要的护理诊断/问题，需采取哪些有针对性的护理措施？

第三章

循环系统疾病病人的护理

03章 数字内容

　　循环系统疾病包括心脏和血管疾病,合称心血管病。据 WHO《2019 年全球卫生估计报告》,心脏病仍是全球首要死因,占所有死因总数的 16%。《中国心血管健康与疾病报告 2020》指出,中国心血管病患病率处于持续上升阶段,推算心血管病现患人数 3.3 亿,其中高血压2.45 亿,脑卒中 1 300 万,冠心病 1 139 万,心力衰竭 890 万,肺心病 500 万,风心病 250 万,先心病 200 万。心血管病死亡率仍居城乡居民总死亡原因的首位,农村为 46.66%,城市为43.81%。中国心血管病负担日渐加重,已成为重大公共卫生问题,防治心血管病刻不容缓。随着人口老龄化及城镇化进程的加快,不合理膳食、超重和肥胖、吸烟、缺乏体力活动等不良生活方式持续流行,致使我国心血管病预防和管理形势更加严峻。近年来,党和国家对心血管病防治工作高度重视,基础研究获得成效,临床诊治技术大幅提升,器械研发方兴未艾,康复工作亦长足发展。一方面要强调高水平医疗,改善医疗质量,加强对心血管危险因素的控制;另一方面也必须大力开展健康知识普及,强调每个人是自己健康的第一责任人,积极控制行为危险因素,如避免不健康饮食、规律身体活动等。心血管全生命周期的健康管理,防、治、康一体化离不开多学科团队的共同努力,护理人员也发挥着越来越重要的职能。

第一节 概 述

【循环系统的结构功能与疾病的关系】

循环系统由心脏、血管和调节血液循环的神经-体液组成。其主要功能是为全身各器官组织运输血液,通过血液将氧、营养物质等供给组织,并将组织产生的代谢废物运走,以保证人体新陈代谢的正常进行,维持生命活动。此外,循环系统还具有内分泌功能。

1. 心脏

(1) 心脏结构:心脏是一个中空器官,分为左、右心房和左、右心室4个腔。左、右心房之间为房间隔,左、右心室之间为室间隔。左心房、左心室之间的瓣膜称二尖瓣,右心房、右心室之间的瓣膜称三尖瓣,两侧瓣膜均有腱索与心室乳头肌相连。左、右心室与大血管之间亦有瓣膜相隔,左心室与主动脉之间的瓣膜称主动脉瓣,右心室与肺动脉之间的瓣膜称肺动脉瓣。心壁可分为3层:内层为心内膜,由内皮细胞和薄结缔组织构成;中层为心肌层,心室肌远较心房肌厚,以左心室为甚;外层为心外膜,即心包的脏层,紧贴于心脏表面,与心包壁层之间形成一个间隙,称为心包腔,腔内含少量浆液,在心脏收缩和舒张时起润滑作用。感染累及心脏可发生心内膜炎、心肌炎、心包炎,当心包腔内积液量增多达一定程度时可产生心脏压塞的症状和体征。

(2) 心脏传导系统:某些心肌细胞可以自发地发生动作电位,具有自律性和兴奋性。心脏传导系统包括窦房结、结间束、房室结、房室束、左右束支及其分支和浦肯野纤维(图3-1)。窦房结为心脏正常的起搏点,自律性最高,窦房结内的兴奋传至心房肌,使心房收缩。同时兴奋可经结间束下传至房室结,再经房室束进入心室,房室束进入室间隔分成左、右束支,分别沿心室内膜下行,最后以细小分支即浦肯野纤维分布于心室肌,引起心室收缩。当心脏传导系统的自律性和传导性发生异常改变或存在异常传导组织时,可发生各种心律失常。

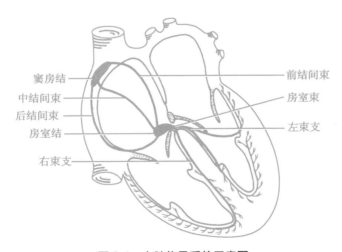

图 3-1 心脏传导系统示意图

(3) 冠状动脉:冠状动脉是供应心脏本身血液的血管,分为左、右冠状动脉。左冠状动脉主干起源于主动脉根部左冠窦,然后分为前降支和回旋支,前降支主要供应左室前壁、前乳头肌、心尖、室间隔前2/3、右室前壁一小部分的血液;回旋支主要负责左房、左室侧壁、左室前壁一小部分、左室后壁的一部分或大部分及窦房结(约40%人群)的血液供应。右冠状动脉起源于主动脉根部右冠窦,主要负责右房、右室前壁大部分、右室侧壁和右室后壁的全部、左室后壁的一部分及室间隔的后1/3、房室结和窦房结(约60%人群)的血液供应。当冠状动脉中的某一支血管发生慢性闭塞时,其他两支血管有可能通过侧支形成来维持其分布区心肌的血供,但侧支形成的能力受自身和外界多种因素的影响,个体差异很大。当冠状动脉的一支或多支发生狭窄甚至阻塞而侧支循环尚未建立时,则可造成相应供血区域的心肌发生缺血性改变或坏死(图 3-2)。

2. **血管** 血管分动脉、毛细血管和静脉 3 类。动脉的主要功能为输送血液到器官组织,其管壁含平滑肌和弹性纤维,能在各种血管活性物质的作用下收缩和舒张,影响局部血流量,改变血流阻力,故又称"阻力血管"。毛细血管是人体进行物质及气体交换的场所,故称其为"功能血管"。静脉管壁薄,弹性小,主要功能是汇集从毛细血管来的血液,将血液送回心脏,其容量大,又称"容量血管"。阻力血管与容量血管对维持和调节心功能有重要作用。

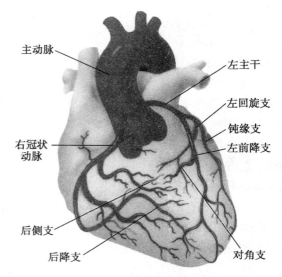

图 3-2 冠状动脉解剖示意图

3. **血液循环** 人体的血液循环分为体循环和肺循环。血液由左心室泵出,经主动脉及其分支到达全身毛细血管,再通过各级静脉由上、下腔静脉口入右心房,此为体循环。血液由右心室泵出,经肺动脉瓣流入肺动脉,由肺进行气体交换后形成动脉血,再经左、右各两个肺静脉口流入左心房,此为肺循环(图 3-3)。房间隔、室间隔结构完整及心脏瓣膜结构与功能正常,方能保证血液朝一个方向流动,防止出现血液反流或分流。炎症、退行性

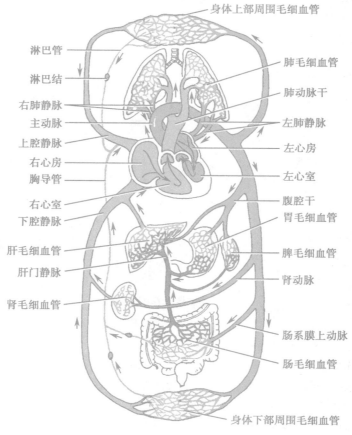

图 3-3 人体血液循环示意图

Note:

改变等原因可引起瓣膜粘连、挛缩、钙化、僵硬,导致瓣口狭窄和/或关闭不全,胚胎期发育异常造成间隔缺损等,均可引起血流动力学障碍。

4. 调节循环系统的神经-体液

(1) 调节循环系统的神经:主要包括交感神经和副交感神经。当交感神经兴奋时,通过肾上腺素能 α 和 β_1 受体,使心率加快,心肌收缩力增强,外周血管收缩,血管阻力增加,血压升高。当副交感神经兴奋时,通过乙酰胆碱能受体,使心率减慢,心肌收缩力减弱,外周血管扩张,血管阻力减小,血压下降。

(2) 调节循环系统的体液因素:如肾素-血管紧张素-醛固酮系统(renin-angiotensin-aldosterone system,RAAS)、血管内皮因子、某些激素和代谢产物等。肾素-血管紧张素-醛固酮系统是调节钠钾平衡、血容量和血压的重要因素。血管内皮细胞生成的收缩物质,如内皮素、血管收缩因子等具有收缩血管作用;内皮细胞生成的舒张物质,如前列环素、一氧化氮等具有扩张血管作用。这两类物质的平衡对维持正常的循环功能起重要作用。

【 **心血管病的分类** 】

1. 按病因分类 根据致病因素可将心血管病分为先天性和后天性两类。先天性心血管病为心脏、大血管在胚胎期发育异常所致,如动脉导管未闭、房间隔缺损、室间隔缺损、法洛四联症等。后天性心血管病为出生后心脏、大血管受外界因素或机体内在因素作用而致病,如冠心病、风湿性心脏瓣膜病、原发性高血压、肺心病、感染性心内膜炎、甲状腺功能亢进性心脏病、贫血性心脏病等。

2. 按病理解剖分类 不同病因的心血管病可同时或分别引起心内膜、心肌、心包或大血管具有特征性的病理解剖变化。按病理解剖可分为心内膜病(心内膜炎、瓣膜狭窄或关闭不全等)、心肌病(心肌炎症、肥厚、缺血、坏死等)、心包疾病(心包炎症、积液、缩窄等)、大血管疾病(动脉粥样硬化、夹层、血栓形成或栓塞、血管炎症等)。

3. 按病理生理分类 按不同心血管病引起的病理生理变化可分为心力衰竭、心律失常、心源性休克、心脏压塞等。

在诊断心血管病时,需将病因、病理解剖和病理生理分类诊断先后列出。例如诊断风湿性心脏瓣膜病时要列出:风湿性心脏瓣膜病(病因);二尖瓣狭窄伴关闭不全(病理解剖);心房颤动,心功能Ⅳ级(病理生理)。

【 **护理评估** 】

在全面收集病人主、客观资料的基础上,对循环系统疾病病人进行护理评估时应着重注意如下内容:

(一) 病史

1. 患病及诊治经过 患病的起始情况和时间,有无明显诱因,主要症状及其特点(如出现的部位、性质、严重程度、持续时间、发作频率、加重或缓解因素),有无伴随症状,是否呈进行性加重,有无并发症。既往检查结果、治疗经过及效果。是否遵从医嘱治疗,包括药物治疗(如药物种类和用法)和非药物治疗(如心衰和高血压病人能否遵从低盐饮食)。

2. 目前状况 目前的主要不适及病情变化,对日常活动、饮食、睡眠、大小便有无影响,体重、营养状态有无改变。

3. 相关病史 病人有无与心血管病相关的疾病,如糖尿病、甲状腺功能亢进、贫血、风湿热、慢性阻塞性肺部疾病等,是否已进行积极的治疗,疗效如何。病人直系亲属中有无与遗传相关的心血管病,如肥厚型心肌病、原发性高血压、冠心病等。

4. 心理-社会状况

(1) 病人角色:病人对疾病的性质、过程、预后及防治知识的了解程度。患病对病人生活、工作或学习的影响。病人是否能适应角色转变,正确应对。

（2）心理状况:有无焦虑、抑郁、恐惧等心理反应及其严重程度。在患病急性期,病人常因疾病引起的严重症状如呼吸困难、心悸、晕厥、疼痛伴濒死感而产生恐惧;在康复期,部分病人常由于疾病带来生活上的限制、病情的反复、职业的改变或提前退休、在家中角色地位的改变、家人过分保护等因素而感到自尊受到威胁,进而产生自卑、抑郁等负性情绪,还可能因担心心脏介入手术风险及效果而焦虑。

（3）性格特征:评估病人是否容易出现情绪激动、精神紧张。研究证实,A 型性格是冠心病、原发性高血压的危险因素之一。此外,情绪激动和精神紧张也是引起心绞痛发作、心衰加重、血压升高的常见诱因之一。

（4）社会支持系统:应评估病人的家庭成员组成,家庭经济状况,文化、教育背景,对病人所患疾病的认识,对病人的关心和支持程度。病人工作单位所能提供的支持,有无医疗保障。病人出院后的就医条件,居住地的社区保健资源等。

5. 生活史

（1）个人史:评估病人的居住地在城市还是农村;居住条件是宽敞、干燥,还是拥挤、潮湿,有无充足的阳光。从事的职业是脑力劳动还是体力劳动,是否需要高度集中注意力或久坐少动。原发性高血压、冠心病多见于久坐少动人群,风湿性心脏瓣膜病则在住房拥挤、环境潮湿的居民中发病率明显增高。

（2）生活方式:评估病人是否经常摄入高热量、高胆固醇、高脂肪、含盐或含咖啡因过多的食物,是否经常暴饮暴食。这些因素往往是某些心血管疾病(如冠心病、高血压)的危险因素。病人排尿有无异常,有无定时排便的习惯,有无便秘。日常生活是否有规律,生活自理的程度如何。是否有规律地进行体育锻炼,主要的运动方式及运动量。有无烟酒嗜好,每天吸烟、饮酒的量及持续年限,是否已戒烟酒。

此外,临床常用一些通用或专科的风险评估工具和量表协助评估,如跌倒评分、压力性损伤风险评分、血栓风险评估、营养筛查及评估、焦虑抑郁评分、心房颤动病人血栓风险及抗凝出血评分等,以评估风险程度,采取预见性护理措施。

（二）身体评估

1. 全身状态　①生命体征:生命体征评估对于判断心血管病病人病情具有重要意义。如感染性心内膜炎病人常有体温升高;心房颤动病人脉搏短绌;奇脉是心脏压塞的表现之一;心源性呼吸困难病人发生呼吸频率、节律及深度的变化;高血压病人血压有不同程度的升高;主动脉瓣关闭不全病人脉压增大。②面容与表情:心绞痛、心肌梗死病人胸痛发作时常表情痛苦;二尖瓣狭窄病人可出现"二尖瓣面容"。③体位:是否能平卧,严重心力衰竭的病人常取半卧位或端坐位。④营养状态:晚期心衰病人常因长期食欲下降而消瘦,部分高血压、冠心病病人体型肥胖。⑤有无杵状指/趾。

2. 皮肤、黏膜　皮肤、黏膜的颜色、温度和湿度,有无发绀,有无身体低垂部位水肿。

3. 肺部　注意有无干、湿啰音,啰音的部位;是否伴有胸腔积液征。两侧肺底湿啰音常见于左心衰竭肺淤血病人。

4. 心脏血管　有无心前区隆起。心尖搏动的位置和范围是否正常,有无震颤和心包摩擦感。叩诊心界大小是否正常。听诊心率快慢,心律是否整齐,心音有无增强或减弱,有无奔马律,各瓣膜区有无病理性杂音,有无心包摩擦音。是否有颈静脉充盈或怒张;有无足背动脉搏动减弱或双下肢皮温、颜色、腿围不一致等。

5. 腹部　有无腹水征及肝颈静脉回流征,听诊肠鸣音有无异常。

（三）实验室及其他检查

1. 血液检查　如血常规、电解质、血脂、血糖、脑钠肽、心肌坏死标志物、肝肾功能、血培养、动脉血气分析等。不仅有利于了解循环系统疾病的危险因素、协助病因诊断,还有助于病情严重程度和病程演变的判断、了解治疗效果。

2. **心电图检查**　包括常规心电图、动态心电图、运动心电图、遥测心电图、食管心电图、起搏电生理、心室晚电位和心率变异性分析等。下面着重介绍常用的前三种。

（1）心电图（electrocardiogram,ECG）：是循环系统疾病病人最常用的无创性检查之一,是诊断心律失常和急性心肌梗死的重要手段,还可用于电解质紊乱、房室肥大的判断。检查时要求病人仰卧,双臂与躯干平行,平静呼吸,避免紧张,防止产生干扰波形而影响分析。

（2）动态心电图（dynamic electrocardiogram,DCG）：又称 Holter 心电图（Holter ECG monitoring）,能记录受检者连续 24～72 小时心电信号,提高对非持续性心律失常及短暂心肌缺血发作的检出率。动态心电图可提供以下信息:①心率,包括 24 小时平均心率、最快和最慢心率;②心律失常的类型、发作时间;③心脏停搏的持续时间、次数;④心电图的波形改变,如 ST 段抬高或下移;⑤心电图改变发生的时间,病人当时的活动状况及伴随症状。根据动态心电图资料,可了解临床症状（如心悸、晕厥、胸痛）与心电图变化之间的关系,有助于分析和寻找这些症状的原因。检查前应告知病人,为取得可靠资料,应将自己 24 小时内的活动情况、出现的症状按时间顺序做好记录;若出现电极片脱落,及时告知医护人员进行更换。植入式循环记录器可以连续记录更长时间（最长 3 年）的心电活动,对晕厥病因的评估等有重要参考价值。

（3）运动心电图（exercise electrocardiography）：可用于早期冠心病的诊断和心功能的评价。常用平板运动试验。检查前应向病人说明此检查的目的及如何进行运动;嘱病人试验前 3 小时禁食,禁止吸烟,衣着要适于运动;由于某些药物可影响运动时的心率和血压变化,使试验结果的分析复杂化,应在医生指导下决定是否停用这些药物。运动试验结束后应注意观察血压、心率和心电图变化至少 10～15 分钟,确保安全后方可离开。

3. **动态血压监测（ambulatory blood pressure monitoring，ABPM）**　采用血压测量和记录装置,按设定的时间间隔测量并记录 24 小时的血压,以了解不同生理状态下血压的波动变化。主要观察指标有 24 小时平均血压、昼夜变化规律及血压波动情况、夜间平均血压等。正常人 24 小时血压白昼高、夜间低,血压值分布趋势图呈杓形。部分高血压病人的血压趋势图呈非杓形或反杓形。动态血压监测有助于早期高血压的诊断,协助鉴别原发性、继发性、难治性、白大衣高血压及隐匿性高血压,还可用来评价降压药的效果,指导合理用药。

4. **心脏影像学检查**

（1）心脏超声（echocardiography）检查:包括 M 型超声心动图、二维超声心动图、彩色多普勒血流显像、经食管超声、心脏声学造影、实时三维心脏超声等。可用于了解心脏结构、心内或大血管内血流方向和速度、心瓣膜的形态和活动度、瓣口面积、心室收缩和舒张功能、判断存活心肌、了解冠脉侧支循环、评价血运重建效果等情况。

（2）胸部 X 线检查:可显示心脏、大血管的外形。二尖瓣型心脏常见于二尖瓣狭窄,主动脉型心脏常见于高血压、主动脉瓣关闭不全,普遍增大型心脏常见于全心衰竭、心肌病。肺循环影像有助于先天性心脏病、肺动脉高压、肺淤血和肺水肿的诊断。

（3）心脏 CT 检查:常规 CT 主要用于观察心脏结构、心肌、心包和大血管病变。近年来冠状动脉 CT 造影发展迅速,逐渐成为评估冠状动脉粥样硬化的有效无创成像方法,是筛选和诊断冠心病的重要手段。

（4）MRI 检查:对心肌病、心包疾病、主动脉瘤、主动脉夹层及大动脉炎的诊断具有较大价值。采用延迟增强技术可定量测定心肌瘢痕面积,识别存活心肌。

（5）放射性核素（radionuclide examination）检查:目前临床上应用较多的是心肌灌注显像和 PET,可定量分析心肌灌注、心肌存活情况和心脏功能。心肌各部位放射性物质聚集的多少与该部位冠状动脉血液灌注量成正相关,局部心肌缺血、细胞坏死及瘢痕形成表现为放射性稀疏区或缺损,运动或药物负荷可提高诊断的敏感性。

Note:

5. **心导管术和血管造影**　经外周血管,采用经皮穿刺技术,在 X 线透视下,将特制的导管送入右心或左心系统或分支血管内,测量不同部位的压力、血氧饱和度,测定心功能,记录心内局部电活动或注射造影剂显示心脏和血管图像,可获得准确的诊断资料,详见本章第十二节"循环系统常用诊疗技术及护理"。

（孙国珍）

第二节　循环系统疾病病人常见症状体征的护理

一、心源性呼吸困难

心源性呼吸困难(cardiogenic dyspnea)指各种心血管疾病引起的呼吸困难。最常见的病因是左心衰竭引起的肺淤血,亦见于右心衰竭、心包积液、心脏压塞时。心源性呼吸困难常表现为:①劳力性呼吸困难,在体力活动时发生或加重,休息后缓解或消失,常为左心衰竭最早出现的症状。系因运动使回心血量增加,加重了肺淤血。开始多发生在较重体力活动时,休息后缓解,随着病情进展,轻微体力活动时即可出现。引起呼吸困难的体力活动类型包括上楼、步行、穿衣、洗漱、吃饭、讲话等。②夜间阵发性呼吸困难,是心源性呼吸困难的特征之一。即病人在夜间入睡后因突然胸闷、气急而憋醒,被迫坐起,呼吸深快。轻者数分钟至数十分钟后症状逐渐缓解,重者可伴有咳嗽、咳白色泡沫痰、气喘、发绀、肺部哮鸣音,称为"心源性哮喘"。其发生机制包括:平卧位时回心血量增加,肺淤血加重;横膈高位,肺活量减少;夜间迷走神经张力增高,小支气管收缩等。③端坐呼吸,为严重肺淤血的表现,即静息状态下病人仍觉呼吸困难,不能平卧。依病情轻重依次可表现为被迫采取高枕卧位、半坐卧位、端坐位,甚至需双下肢下垂。

【护理评估】

1. **病史**　评估呼吸困难发生的缓急、时间、特点、严重程度,能否平卧,夜间有无憋醒,何种方法可使呼吸困难减轻,是否有咳嗽、咳痰、乏力等伴随症状,痰液的性状和量。对日常生活和活动耐力的影响,大小便是否正常,病人是否有精神紧张、焦虑不安甚至悲观绝望。

2. **身体评估**　包括呼吸频率、节律、深度,脉搏,血压,意识状况,体位,面容与表情,皮肤、黏膜有无发绀。双肺是否可闻及湿啰音或哮鸣音,啰音的范围。心脏有无扩大,心率、心律、心音的改变,有无奔马律。

3. **实验室及其他检查**　根据末梢血氧饱和度(SpO_2)和动脉血气分析结果,判断病人缺氧程度及酸碱平衡状况。X 线胸片有助于判断肺淤血、肺水肿或肺部感染的严重程度,有无胸腔积液或心包积液。

【常用护理诊断/问题】

1. **气体交换受损**　与肺淤血、肺水肿或伴肺部感染有关。
2. **活动耐力下降**　与呼吸困难所致能量消耗增加和机体缺氧状态有关。

【目标】

1. 病人呼吸困难减轻或消失,发绀减轻,肺部湿啰音减少或消失,血氧饱和度和动脉血气分析结果恢复正常。
2. 主诉活动耐力逐渐增加,活动时心率、血压正常,无明显不适。

【护理措施及依据】

1. **气体交换受损**

（1）休息与体位:病人有明显呼吸困难时应卧床休息,以减轻心脏负荷,利于心功能恢复。劳力

Note:

性呼吸困难者,应减少活动量,以不引起症状为度。夜间阵发性呼吸困难者,应给予高枕卧位或半卧位,加强夜间巡视。端坐呼吸者,可使用床上小桌,让病人扶桌休息;病人喜欢坐于床沿者,给其提供有扶手的座椅,谨防跌倒,同时加强安全宣教。注意病人体位的舒适与安全,可用枕或软垫支托肩、臂、骶、膝部,以避免受压。应保持病室安静、整洁,利于病人休息,适当开窗通风,每次 15~30 分钟,但注意不要让风直接对着病人。病人应衣着宽松,盖被轻软,以减轻憋闷感。

（2）氧疗护理:对于有低氧血症者,纠正缺氧对保护心脏功能、减少缺氧性器官功能损害有重要的意义。氧疗方法包括鼻导管吸氧、面罩吸氧、无创正压通气吸氧等,应根据病人血氧饱和度及动脉血气分析结果进行选择。

（3）控制液体入量:容量超负荷可能会加重心源性呼吸困难。评估病人临床表现,判断容量超负荷状况,如肺部啰音范围、颈静脉怒张和水肿程度等,根据病人容量超负荷程度及每天的出量决定入量,保持液体负平衡状态直至恢复正常。

（4）心理护理:呼吸困难病人常因影响日常生活及睡眠而心情烦躁、痛苦、焦虑。应与家属一起安慰鼓励病人,帮助树立战胜疾病的信心,稳定病人情绪,以降低交感神经兴奋性,有利于减轻呼吸困难。

（5）病情监测:密切观察呼吸困难有无改善,发绀是否减轻,听诊肺部湿啰音是否减少,监测 SpO_2、动脉血气分析结果是否正常等。若出现呼吸困难加重、烦躁、口唇发绀或 SpO_2 降低到 90% 以下,立即报告医生。

2. 活动耐力下降

（1）评估活动耐力:评估病人心功能状态,判断活动受限程度。了解病人过去和现在的活动型态,确定既往活动的类型、强度、持续时间和耐受力,判断病人恢复以往活动型态的潜力。

（2）制订活动计划:与病人及家属一起确定活动量和持续时间,根据病人身体状况和活动时的反应,确定活动的强度、持续时间和频度,可选择呼吸肌训练（如缩唇呼吸、腹式呼吸、人工对抗阻力呼吸）、力量训练和平衡训练,逐步增加有氧运动。病人可遵循卧床休息→床边活动→病室内活动→病室外活动→上下楼梯的活动步骤。当病人活动耐力有所增加时适当给予鼓励,增强病人信心。

（3）活动中监测:早期活动应在心电监护下进行,观察病人对增加活动量后的反应。若病人活动中出现呼吸超过 30 次/min,心率超过 120 次/min 或基础心率增加 20 次/min 以上,收缩压上升 >30mmHg 或降低 >10mmHg,出现明显心前区不适、呼吸困难加重、头晕眼花、面色苍白、出冷汗、极度疲乏时,应停止活动,以此作为限制最大活动量的指征。若休息 3~5 分钟后症状仍不缓解应报告医生,协助处理。

（4）协助和指导病人生活自理:病人卧床期间加强生活护理,包括饮食护理、皮肤与口腔护理等。进行床上主动或被动的肢体活动,以保持肌张力,预防下肢静脉血栓形成。在活动耐力可及的范围内,鼓励病人尽可能生活自理。教育家属对病人生活自理给予理解和支持,避免病人养成过分依赖的习惯。护士还应为病人的自理活动提供方便和指导:抬高床头,使病人容易坐起;利用床上小桌,让病人可以坐在床上就餐;指导病人使用病房中的辅助设备如床栏杆、椅背、扶手等,以节省体力和保证安全;将经常使用的物品放在病人容易取放的位置;教给病人保存体力、减少氧耗的技巧,如以均衡的速度进行自理活动或其他活动,在较长活动中穿插休息,有些自理活动如刷牙、洗脸等可坐着进行。

（5）出院指导:出院前根据病人病情及居家生活条件如居住的楼层、卫生设备条件以及家庭支持能力等进行活动指导;指导病人在职业、家庭、社会关系等方面进行必要的角色调整。

【评价】

1. 病人呼吸困难减轻或消失,夜间能平卧入睡,发绀消失,肺部无啰音,血氧饱和度和动脉血气分析恢复正常。

2. 能根据自身耐受能力,完成活动计划,主诉活动耐力增加,活动时无明显不适。

二、心源性水肿

心源性水肿（cardiogenic edema）指心血管病引起的水肿。最常见的病因是右心衰竭。其发生机制主要是：①有效循环血量不足，肾血流量减少，肾小球滤过率降低，继发性醛固酮分泌增多，水钠潴留；②体循环静脉压增高，毛细血管静水压增高，组织液回吸收减少；③淤血性肝硬化导致蛋白质合成减少、胃肠道淤血导致食欲下降及消化吸收功能下降，继发低白蛋白血症，血浆胶体渗透压下降。心源性水肿的特点是下垂性、凹陷性水肿，常见于卧床病人的腰骶部、会阴或阴囊，非卧床病人的足踝、胫前。重者可延及全身，甚至出现胸腔积液、腹水。此外，病人还可伴有尿量减少、近期体重增加等。心源性水肿的护理详见本章第三节"一、慢性心力衰竭"的有关护理措施。

三、胸痛

多种循环系统疾病可导致胸痛（chest pain）。常见病因包括各种类型的心绞痛、急性心肌梗死、梗阻性肥厚型心肌病、急性主动脉夹层、急性心包炎、心血管神经症等，其特点见表3-1。胸痛的护理见本章第七节、第九节和第十一节有关稳定型心绞痛和急性冠脉综合征、心肌疾病、心包疾病等疾病护理相关内容。

表 3-1　几种常见胸痛特点比较

病因	特点
稳定型心绞痛	多位于胸骨后，呈发作性压榨样痛，于体力活动或情绪激动时诱发，休息或含服硝酸甘油后可缓解
急性心肌梗死	疼痛多无明显诱因，程度较重，持续时间较长，可伴心率、血压改变，含服硝酸甘油多不能缓解
梗阻性肥厚型心肌病	含服硝酸甘油无效甚至加重
急性主动脉夹层	可出现胸骨后或心前区撕裂样剧痛或烧灼痛，可向背部放射
急性心包炎	疼痛可因呼吸或咳嗽而加剧，呈锐痛，持续时间较长
心血管神经症	可出现心前区针刺样疼痛，但部位常不固定，与体力活动无关，且多在休息时发生，伴神经衰弱症状

四、心悸

心悸（palpitation）是一种自觉心脏跳动的不适感。常见的病因有：①心律失常，如心动过速、心动过缓、期前收缩、心房扑动或颤动等；②心脏搏动增强，见于各种器质性心血管病（如二尖瓣、主动脉瓣关闭不全）及全身性疾病（如甲状腺功能亢进、贫血）；③心血管神经症。此外，生理性因素如健康人剧烈运动、精神紧张或情绪激动、过量吸烟、饮酒、饮浓茶或咖啡，应用某些药物如肾上腺素、阿托品、氨茶碱等可引起心率加快、心肌收缩力增强而致心悸。心悸严重程度并不一定与病情成正比。初次、突发的心律失常，心悸多较明显；慢性心律失常者，因逐渐适应可无明显心悸；紧张、焦虑及注意力集中时心悸更明显。心悸一般无危险性，但少数由严重心律失常所致者可发生猝死，因此需要对其原因和潜在危险性作出判断。心悸的护理见本章第四节"心律失常"等相关内容。

五、心源性晕厥

心源性晕厥（cardiogenic syncope）系因心排血量骤减、中断或严重低血压而引起脑供血骤然减少或停止而出现的短暂意识丧失，常伴有肌张力丧失而跌倒的临床征象。近乎晕厥指一过性黑矇，肌张力降低或丧失，但不伴意识丧失。一般心脏供血暂停3秒以上即可发生近乎晕厥；5秒以上可发生晕厥；超过10秒可能出现抽搐，称阿-斯综合征（Adams-Stokes syndrome）。心源性晕厥的常见病因包括严重心律失常(如病窦综合征、房室传导阻滞、室性心动过速)和器质性心脏病(如严重主动脉瓣狭窄、梗阻性肥厚型心肌病、急性心肌梗死、急性主动脉夹层、心脏压塞、左房黏液瘤)。晕厥发作时先兆症状常不明显,持续时间甚短。大部分晕厥病人预后良好,反复发作的晕厥系病情严重和危险的征兆。心源性晕厥的护理见本章第四节"心律失常"等相关内容。

(孙国珍)

第三节　心力衰竭

导入案例与思考

吴某,女,63岁,农民。病人1周前无明显诱因出现胸闷、气喘,伴双下肢水肿。诉食欲下降,尿量减少,夜间常常憋醒,睡眠差。拟"心力衰竭"收治心内科。

既往有风湿性心脏病病史20年,否认疫区旅居史及传染性疾病接触史,无外伤手术史。

身体评估:体温37.2℃,脉搏111次/min,呼吸26次/min,血压100/65mmHg。喜坐于床边,颈静脉怒张,双下肢膝盖以下明显凹陷性水肿。

请思考:

1. 为明确诊断,该病人需做哪些实验室及其他检查?

2. 病人目前的主要护理诊断/问题及依据是什么? 相应的护理措施有哪些?

3. 病人入院后第3天晚间突发呼吸困难,频频咳嗽,咳粉红色泡沫痰,挣扎坐起,端坐呼吸,烦躁不安。病人可能发生了什么病情变化? 如何紧急处理?

心力衰竭(heart failure,HF)简称心衰,是各种心脏结构或功能性疾病导致心室充盈和/或射血功能受损,心排血量不能满足机体组织代谢需要,以肺循环和/或体循环淤血、器官组织血液灌注不足为临床表现的一组综合征,主要表现为呼吸困难、体力活动受限和体液潴留。根据心衰发生的时间、速度、严重程度可分为慢性心衰和急性心衰,以慢性心衰居多。按心衰发生的部位可分为左心衰、右心衰和全心衰。根据左心室射血分数(left ventricular ejection fraction,LVEF)分为四类:即射血分数降低的心衰(HF with reduced EF,HFrEF),LVEF≤40%;射血分数中间值的心衰(HF with mid-range EF,HFmrEF),LVEF 41%~49%;射血分数保留的心衰(HF with preserved EF,HFpEF),LVEF≥50%;射血分数改善的心衰(HF with improved EF,HFimpEF),基线 LVEF≤40%,第二次测量时比基线增加≥10%且>40%。

一、慢性心力衰竭

慢性心力衰竭简称慢性心衰,是心血管疾病的终末期表现和最主要死因,是临床常见的危重症。心衰的患病率与年龄相关,60岁以下人群患病率<2%,而75岁及以上人群可>10%。由于人口的老龄化和对急性心血管疾病的治疗进展,预计在未来20年内,慢性心衰的患病率将增加25%。在我国,引起慢性心衰的病因以高血压为首,其次是冠心病,风湿性心脏病比例则趋下降,但仍不可忽视。

【病因】

1. 基本病因

(1) 心肌损害:原发性心肌损害包括缺血性心肌损害(如冠心病心肌缺血或心肌梗死)、心肌炎和心肌病;继发性心肌损害如内分泌代谢性疾病(糖尿病、甲状腺疾病)、心肌淀粉样变性、结缔组织病、心脏毒性药物等并发的心肌损害。

（2）心脏负荷过重

1）压力负荷（后负荷）过重：见于高血压、主动脉瓣狭窄、肺动脉高压、肺动脉瓣狭窄等左、右心室收缩期射血阻力增加的疾病。

2）容量负荷（前负荷）过重：见于心脏瓣膜关闭不全等引起的血液反流；先天性心脏病如间隔缺损、动脉导管未闭等引起的血液分流。此外，伴有全身循环血量增多的疾病如慢性贫血、甲状腺功能亢进症、围生期心肌病等。

2. 诱因　有基础心脏病的病人，其心力衰竭症状常由一些增加心脏负荷的因素所诱发。

（1）感染：呼吸道感染是最常见、最重要的诱因，感染性心内膜炎也不少见。

（2）心律失常：心房颤动是诱发心力衰竭的重要因素，其他各种类型的快速型心律失常以及严重的缓慢型心律失常亦可诱发心力衰竭。

（3）过度体力消耗或情绪激动：如剧烈运动、妊娠后期及分娩过程、暴怒等。

（4）血容量增加：如钠盐摄入过多，输液或输血过快、过多。

（5）治疗不当：如不恰当停用利尿药物或降压药等。

（6）原有心脏病变加重或并发其他疾病：如冠心病发生心肌梗死、风湿性心脏瓣膜病出现风湿活动等。

【病理生理】

心力衰竭始于心肌损伤，导致病理性重塑，引起心室扩大和/或肥大。起初，肾素-血管紧张素-醛固酮系统（RAAS）、抗利尿激素激活和交感神经兴奋为主的代偿机制，尚能通过水钠潴留、外周血管收缩及增强心肌收缩力等维持正常心脏输出，但这些神经-体液机制最终将导致直接细胞毒性，引起心肌纤维化，导致心律失常及泵衰竭。

1. Frank-Starling 机制　增加心脏前负荷使回心血量增多，心室舒张末期容积增加，从而增加心排血量及心脏做功量。但同时也导致心室舒张末压力增高，心房压、静脉压随之升高。图 3-4 示左心室功能曲线。当左心室舒张末压>18mmHg 时，出现肺淤血；若心脏指数<2.2L/（min·m²）时，出现低心排血量的症状和体征。

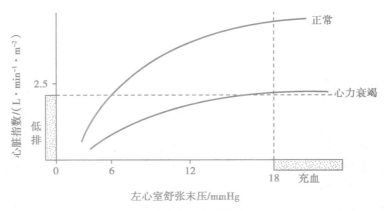

图 3-4　左心室功能曲线

2. 神经-体液机制

（1）交感神经兴奋性增强：心力衰竭病人血中去甲肾上腺素水平升高，作用于心肌 β_1 肾上腺素能受体，增强心肌收缩力并提高心率，以增加心排血量。但同时外周血管收缩，心脏后负荷增加，心率加快，使心肌耗氧量增加。去甲肾上腺素对心肌有直接毒性作用，促使心肌细胞凋亡，参与心室重塑的病理过程。此外，交感神经兴奋还可使心肌应激性增强而有促心律失常作用。

（2）**肾素-血管紧张素-醛固酮系统（RAAS）激活**：心排血量降低致肾血流量减少，RAAS 激活，心肌收缩力增强,周围血管收缩以维持血压,调节血液再分配,保证心、脑等重要脏器的血供;促进醛固酮分泌,水、钠潴留,增加体液量及心脏前负荷,起到代偿作用。但同时RAAS激活促进心脏和血管重塑,加重心肌损伤和心功能恶化。

（3）其他体液因子的改变:心力衰竭时除上述两个主要神经内分泌系统的代偿机制外,另有多种体液因子参与心血管系统调节,并在心肌和血管重塑中起重要作用。

1）利钠肽类:包括心钠肽(atrial natriuretic peptide,ANP)、脑钠肽(brain natriuretic peptide,BNP)和C型利钠肽(C-type natriuretic peptide,CNP)。ANP主要由心房分泌,心室肌也有少量表达,心房压力增高时释放,其生理作用是扩张血管和利尿排钠,对抗水钠潴留效应。BNP主要由心室肌细胞分泌,生理作用与ANP相似但较弱,BNP水平随心室壁张力而变化并对心室充盈压具有负反馈调节作用。CNP主要位于血管系统内,生理作用尚不明确,可能参与或协同RAAS的调节作用。心衰时心室壁张力增加,BNP及ANP分泌明显增加,其增高程度与心衰的严重程度成正相关,可作为评定心衰进程和判断预后的指标。

2）抗利尿激素(antidiuretic hormone,ADH):又称精氨酸血管升压素(arginine vasopressin,AVP):由垂体分泌,具有抗利尿和促周围血管收缩作用。AVP的释放受心房牵张感受器调控。心衰时心房牵张感受器敏感性下降,不能抑制AVP释放而使血浆AVP水平升高。AVP可引起全身血管收缩,减少游离水清除致水潴留增加,同时增加心脏前后负荷。

另外,内皮素、一氧化氮、缓激肽以及一些细胞因子、炎症介质等均参与慢性心衰的病理生理过程。

3. 心室重塑　在心脏功能受损、心腔扩大、心肌肥厚的代偿过程中,心肌细胞、胞外基质、胶原纤维网等均发生相应变化,即心室重塑,是心衰发生发展的基本病理机制。除因代偿能力有限、代偿机制的负面影响外,心肌细胞的能量供应不足及利用障碍导致心肌细胞坏死、纤维化也是失代偿发生的一个重要因素。心肌细胞减少使心肌整体收缩力下降;纤维化的增加又使心室顺应性下降,重塑更趋明显,心肌收缩力不能发挥其应有的射血效应,形成恶性循环,最终导致不可逆转的终末阶段。

此外,心脏舒张功能不全的机制大体上分为两大类:一是能量供应不足时钙离子回摄入肌浆网及泵出胞外的耗能过程受损,导致主动舒张功能障碍。如冠心病明显缺血时,在出现收缩功能障碍前即可出现舒张功能障碍。二是心室肌顺应性减退及充盈障碍,主要见于心室肥厚如高血压及肥厚型心肌病,心室充盈压明显增高,当左心室舒张末压过高时,肺循环出现高压和淤血,即舒张性心功能不全,此时心肌的收缩功能尚可保持,心脏射血分数正常,故又称左心室射血分数正常的心力衰竭。

【临床表现】

1. 左心衰竭　以肺循环淤血和心排血量降低为主要表现。

（1）症状

1）呼吸困难:不同程度的呼吸困难是左心衰竭最主要的症状。可表现为劳力性呼吸困难、夜间阵发性呼吸困难或端坐呼吸。

2）咳嗽、咳痰和咯血:咳嗽、咳痰是肺泡和支气管黏膜淤血所致。开始常于夜间发生,坐位或立位时咳嗽可减轻或消失。白色浆液性泡沫状痰为其特点,偶可见痰中带血丝。长期慢性肺淤血,肺静脉压力升高,导致肺循环和支气管血液循环之间在支气管黏膜下形成侧支,血管一旦破裂可引起咯血。

3）疲倦、乏力、头晕、心悸:主要是由于心排血量降低,器官、组织血液灌注不足及代偿性心率加快所致。

4）少尿及肾功能损害症状:左心衰竭致肾血流量减少,可出现少尿。长期慢性的肾血流量减少导致血尿素氮、肌酐升高并可有肾功能不全的症状。

（2）体征

1）肺部湿啰音:由于肺毛细血管压增高,液体渗出至肺泡而出现湿性啰音。随着病情加重,肺部啰音可从局限于肺底部直至全肺。

2）心脏体征：除基础心脏病的体征外，一般均有心脏扩大及相对性二尖瓣关闭不全的反流性杂音、肺动脉瓣区第二心音亢进及第三心音或第四心音奔马律。

2. 右心衰竭 以体循环淤血为主要表现。

（1）症状

1）消化道症状：胃肠道及肝淤血引起腹胀、食欲下降、恶心、呕吐等，是右心衰最常见的症状。

2）呼吸困难：部分右心衰由左心衰进展而来，原已有呼吸困难症状。单纯性右心衰为分流性先天性心脏病或肺部疾病所致，也有明显的呼吸困难。

（2）体征

1）水肿：其特征为对称性、下垂性、凹陷性水肿，重者可延及全身。可伴有胸腔积液，以双侧多见，若为单侧则以右侧更多见，主要与体静脉和肺静脉压同时升高、胸膜毛细血管通透性增加有关。

2）颈静脉征：颈静脉充盈、怒张是右心衰的主要体征，肝颈静脉回流征阳性则更具特征性。

3）肝脏体征：肝脏常因淤血而肿大，伴压痛。持续慢性右心衰可致心源性肝硬化，晚期可出现肝功能受损、黄疸及腹水。

4）心脏体征：除基础心脏病的相应体征外，右心衰时可因右心室显著扩大而出现三尖瓣关闭不全的反流性杂音。

3. 全心衰竭 右心衰继发于左心衰而形成全心衰竭，右心衰时右心排血量减少，因此呼吸困难等肺淤血症状反而有所减轻。扩张型心肌病等表现为左、右心室衰竭者，左心衰的表现以心排血量减少的相关症状体征为主，肺淤血症状往往不严重。

4. 心功能分级与分期

（1）心功能分级：心力衰竭的严重程度常采用美国纽约心脏病协会（New York Heart Association，NYHA）的心功能分级方法（表3-2）。这种分级方案简便易行，临床应用最广，但其缺点是仅凭病人的主观感受进行评价，短时间内变化的可能性较大，且个体间的差异也较大。

（2）心力衰竭分期：由美国心力衰竭学会、欧洲心脏病学会心力衰竭协会、日本心力衰竭学会共同撰写的《心力衰竭的通用定义和分类》将心衰分为四期（表3-3）。

表3-2 NYHA 心功能分级

心功能分级	依据及特点
Ⅰ级	病人患有心脏病，但日常活动量不受限制，一般活动不引起乏力、呼吸困难等心衰症状
Ⅱ级	体力活动轻度受限。休息时无自觉症状，但平时一般活动可出现上述症状，休息后很快缓解
Ⅲ级	体力活动明显受限。休息时无症状，低于平时一般活动量时即可引起上述症状，休息较长时间后症状方可缓解
Ⅳ级	不能从事任何体力活动，休息时亦有心衰的症状，稍有体力活动后症状即加重。如无须静脉给药，可在室内或床边活动者为Ⅳa级，不能下床并需静脉给药支持者为Ⅳb级

表3-3 心力衰竭分期

心衰分期	依据及特点
A 期（心衰风险期）	病人有心衰风险但目前或既往无心衰症状或体征，且没有心脏结构或生物标志物证据
B 期（心衰前期）	病人目前或既往无心衰症状体征，但存在结构性心脏病或心功能异常或利钠肽水平升高的证据
C 期（心衰期）	病人目前或既往存在心脏结构和/或功能异常引起的心衰症状体征
D 期（晚期心衰）	病人休息时有严重心衰症状或体征，尽管接受了指南指导的管理和治疗，但仍反复住院，需要接受高级治疗，如心脏移植、机械循环支持或姑息治疗

（3）6 分钟步行试验(6 minutes walk test,6MWT)：让病人在平直走廊里尽可能快地行走，测定其 6 分钟的步行距离：<150m 为重度心衰；150～450m 为中度心衰；>450m 为轻度心衰。该评估方法简单易行，安全方便。通过评定慢性心衰病人的运动耐力评价心衰严重程度和疗效。

【实验室及其他检查】

1. **血液检查**　BNP 和氨基末端脑钠肽前体(NT-pro BNP)是心衰诊断、病人管理、临床事件风险评估中的重要指标。未经治疗的病人若 BNP 或 NT-pro BNP 水平正常可基本排除心衰诊断，已接受治疗者 BNP 或 NT-pro BNP 水平高则提示预后差。但很多疾病均可导致 BNP 升高，因此特异性不高。其他包括血常规、肝肾功能、电解质、肌钙蛋白、血糖、血脂、甲状腺功能等也需要适当监测。

2. **胸部 X 线检查**　心影大小及外形可为病因诊断提供重要依据，心脏扩大的程度和动态改变也可间接反映心功能状态。肺淤血的有无及其程度直接反映左心功能状态。

3. **超声心动图检查**　比 X 线检查更准确地评价各心腔大小变化及心瓣膜结构及功能，是诊断心衰最主要的仪器检查。以收缩末及舒张末的容量差计算左室射血分数(LVEF)，可反映心脏收缩功能，正常 LVEF>50%，LVEF≤40% 提示收缩功能障碍；超声多普勒可显示心动周期中舒张早期与舒张晚期(心房收缩)心室充盈速度最大值之比(E/A)，是临床上最实用的判断舒张功能的方法，正常人 E/A 值不应小于 1.2，舒张功能不全时 E/A 值降低。

4. **放射性核素检查**　放射性核素心血池显影有助于判断心室腔大小，计算 EF 值及左心室最大充盈速率，反映心脏收缩及舒张功能。行心肌灌注显像可评价存活/缺血心肌。

5. **心脏 MRI 检查**　能评价左右心室容积、心功能、节段性室壁运动、心肌厚度、瓣膜及心包疾病等。因其精确度及可重复性而成为评价心室容积和室壁运动的"金标准"。

6. **心肺运动试验**　在运动状态下测定病人对运动的耐受量，仅适用于慢性稳定性心衰病人。可测定最大耗氧量，即运动量虽继续增加，耗氧量已达峰值不再增加时的值，表明此时心排血量已不能按需要继续增加。心功能正常时此值应>20ml/(min·kg)。无氧阈值即病人呼气中 CO_2 的增长超过了氧耗量的增长，标志着无氧代谢的出现，此值越低说明心功能越差。

7. **有创性血流动力学检查**　包括右心导管检查(见本章第十二节"心导管检查术")、动脉内血压监测、肺动脉导管、脉搏波指示连续心排血量监测等，主要适用于血流动力学状态不稳定，病情严重且治疗效果不理想的病人。经静脉将漂浮导管插入至肺小动脉，测定各部位的压力及血液含氧量，计算心脏指数及肺毛细血管楔压，直接反映左心功能。正常时心脏指数>2.5L/(min·m²)，肺毛细血管楔压<12mmHg。脉搏波指示连续心排血量监测可估测血容量、外周血管阻力、全心排血量等指标，更好地指导容量管理，通常仅适用于具备条件的监护病房。

【诊断要点】

心力衰竭的诊断是综合病因、病史、症状、体征、实验室及其他检查指标而作出的。其中有明确的器质性心脏病是诊断的基础，特异的症状和体征，如左心衰竭肺循环淤血引起不同程度的呼吸困难，右心衰竭体循环淤血引起颈静脉怒张、肝大、水肿等是诊断心衰的重要依据。

【治疗要点】

心衰的治疗目标为防止和延缓心衰的发生发展，缓解临床症状，提高运动耐量和生活质量，降低住院率与病死率。治疗原则：采取综合治疗措施，包括对各种可致心功能受损的疾病进行早期管理，调节心衰代偿机制，减少其负面效应，如拮抗神经-体液因子的过度激活，阻止或延缓心室重塑的进展。

(一)病因治疗及消除诱因

1. **病因治疗**　针对所有可能导致心脏功能受损的常见疾病如高血压、冠心病等，在尚未造成心

Note:

脏结构改变前即应早期进行有效治疗。

2. 消除诱因 如积极选用适当抗生素控制感染。对于心室率很快的心房颤动，如不能及时复律应尽快控制心室率。应注意检查并纠正甲状腺功能亢进、贫血等。

（二）药物治疗

1. 利尿药 利尿药通过排钠排水减轻心脏的容量负荷，是心衰治疗中改善症状的"基石"，原则上在慢性心衰急性发作和明显体液潴留时应用。常用利尿药有袢利尿药，如呋塞米、托拉塞米；噻嗪类利尿药，以氢氯噻嗪为代表；保钾利尿药包括螺内酯、阿米洛利等。利尿药的适量应用至关重要，一般控制体重下降 $0.5 \sim 1 kg/d$ 直至达到水钠潴留纠正后的目标体重。AVP 受体拮抗药托伐普坦通过结合 V_2 受体减少水的重吸收，不增加排钠，可用于治疗伴低钠血症的心衰。

2. 肾素-血管紧张素-醛固酮系统（RAAS）抑制剂

（1）血管紧张素转化酶抑制剂（angiotensin converting enzyme inhibitor, ACEI）：通过抑制肾素-血管紧张素系统，发挥扩张血管作用，更重要的是在改善心室重塑中起关键作用，从而延缓心衰进展、降低远期死亡率。现主张对有心血管危险因素的 A 期病人即可开始使用，以更有效地预防心衰发生。ACEI 治疗应从小剂量开始，病人能够很好耐受后逐渐加量，至适量后长期维持终身用药，避免突然撤药。ACEI 种类很多，如卡托普利 $12.5 \sim 25 mg/$次，每天 2 次；贝那普利、培哚普利等为长效制剂，每天 1 次，可提高病人服药的依从性。

（2）血管紧张素 Ⅱ 受体拮抗药（angiotensin Ⅱ receptor blocker, ARB）：心衰病人治疗首选 ACEI，当 ACEI 引起干咳、血管性水肿而不能耐受时，可改用 ARB。常用药物有氯沙坦、缬沙坦、坎地沙坦、厄贝沙坦等。小剂量开始，逐步增至目标推荐剂量或可耐受最大剂量。

（3）血管紧张素受体脑啡肽酶抑制剂（angiotensin receptor neprilysin inhibitor, ARNI）：能抑制血管收缩，改善心肌重构，显著降低心衰住院和心血管死亡风险，改善心衰症状和生活质量，推荐用于 HFrEF 病人。常用药物有沙库巴曲缬沙坦。

（4）醛固酮受体拮抗药：螺内酯是应用最广泛的醛固酮受体拮抗药，对抑制心血管重塑、改善远期预后有很好的作用。小剂量（亚利尿药量）20mg，每天 1 ~ 2 次。

3. β 受体拮抗药 可抑制交感神经激活对心衰代偿的不利作用，抑制心室重塑，长期应用能减轻症状、改善预后，降低死亡率和住院率。所有病情稳定的心衰病人均应服用 β 受体拮抗药，除非有禁忌证或不能耐受。为了减少 β 受体拮抗药负性肌力作用的不良影响，原则上应待心衰情况稳定后从小剂量开始，逐渐增加剂量，适量长期维持。静息心率是评估心脏 β 受体有效阻滞的指标之一，通常心率降至 60 次/min 的剂量为 β 受体拮抗药应用的目标剂量或最大可耐受剂量。常用药物有美托洛尔、比索洛尔、卡维地洛。症状改善常在用药后 2 ~ 3 个月才出现。

4. 正性肌力药物

（1）洋地黄类药物：洋地黄可增强心肌收缩力，抑制心脏传导系统，对迷走神经系统的直接兴奋作用是洋地黄的一个独特优点，可对抗心衰时交感神经兴奋的不利影响，但不足以取代 β 受体拮抗药的作用。常用药物有地高辛、毛花苷 C（西地兰）、毒毛花苷 K 等。地高辛适用于中度心衰的维持治疗，目前采用维持量法给药，0.125mg/d，口服，每天 1 次，70 岁以上或肾功能损害者宜减量，必要时还需监测血药浓度。毛花苷 C、毒毛花苷 K 为快速起效的静脉注射制剂，适用于急性心衰或慢性心衰加重时，特别适用于心衰伴快速心房颤动者。

（2）非洋地黄类正性肌力药

1）β 受体激动药：静脉使用多巴胺 $2 \sim 5 \mu g/(kg \cdot min)$，能增强心肌收缩力，扩张血管，特别是肾小动脉扩张，而心率加快不明显，有利于心衰治疗。多巴酚丁胺是多巴胺的衍生物，两者短期静滴在慢性心衰加重时起到帮助病人渡过难关的作用，连续使用超过 72 小时可能出现耐药，长期使用将增加死亡率。

2）磷酸二酯酶抑制剂：主要药物有米力农，能增强心肌收缩力。仅限于重症心衰治疗效果不好时短期应用,因其长期使用死亡率较不用者更高。

（3）左西孟旦:是一种钙增敏剂,其正性肌力作用独立于 β 肾上腺素能刺激,可用于正接受 β 受体拮抗药治疗的病人。该药在缓解症状和改善预后等方面有作用,且使 BNP 水平明显下降。

5. 伊伐布雷定 是心脏窦房结起搏电流(I_f)的一种选择性特异性抑制剂,降低窦房结发放冲动的频率,从而减慢心率。适用于窦性心律的病人,药物治疗已达最大耐受剂量或不能耐受 β 受体拮抗药,心率仍≥70 次/min,并持续有症状者。

6. 钠-葡萄糖协同转运蛋白 2（sodium-glucose co-transporters 2，SGLT2）抑制剂 SGLT2 抑制剂通过抑制近端肾小管钠转运起到利尿作用,促进尿钠排出,改善利尿药抵抗,同时还有降低动脉僵硬度、改善内皮功能、改善心肌代谢等作用。已使用指南推荐剂量 ACEI/ARB、β 受体拮抗药及醛固酮受体拮抗药或达到最大耐受剂量后,NYHA 心功能分级 Ⅱ~Ⅳ级、仍有症状的 HFrEF 病人,推荐加用 SGLT2 抑制剂如达格列净,以进一步降低心血管死亡和心衰恶化风险。

7. 扩血管药物 慢性心衰的治疗并不推荐血管扩张药物的应用,仅在伴有心绞痛或高血压的病人可考虑联合治疗,对存在心脏流出道或瓣膜狭窄的病人禁用。

（三）非药物治疗

1. 心脏再同步化治疗（cardiac resynchronization therapy，CRT） 对于慢性心衰伴心室失同步化收缩的病人,通过植入三心腔起搏装置,改善房室、室间和/或室内收缩同步性,增加心排血量,可改善心衰症状,提高运动耐量和生活质量,减少住院率并明显降低死亡率。CRT 的 Ⅰ 类适应证包括:已接受最佳药物治疗仍持续存在心衰症状的窦性心律病人,LVEF≤35%,NYHA 心功能分级 Ⅱ~Ⅳ级、心室收缩不同步(QRS 间期>130 毫秒)。但部分病人对 CRT 治疗反应不佳,完全性左束支传导阻滞是 CRT 有反应的最重要预测指标。

2. 植入型心律转复除颤器（implantable cardioverter defibrillator，ICD） 可用于心脏性猝死的预防。

3. 左心室辅助装置（left ventricular assist device，LVAD） 适用于严重心脏事件后或准备行心脏移植术病人的短期过渡治疗和急性心衰的辅助性治疗。LVAD 的小型化、精密化、便携化已可实现,有望用于药物疗效不佳的心衰病人,成为心衰器械治疗的新手段。

4. 心脏移植 是治疗晚期心力衰竭的最终治疗方法,但因其供体来源及排异反应而难以广泛开展。

5. 其他非药物治疗 如经导管二尖瓣修复术、经皮左心室室壁瘤减容术,心血管再生及基因治疗等目前仍处于临床试验阶段,可能将为心衰治疗提供新方法。

（四）舒张性心力衰竭的治疗

舒张性心衰治疗原则与收缩性心衰有所不同:应积极寻找并治疗基础病因,如治疗冠心病或主动脉瓣狭窄、有效控制血压等;β 受体拮抗药可通过减慢心率使舒张期相对延长而改善舒张功能,改善心肌顺应性;钙通道阻滞药降低心肌细胞内钙浓度,改善心肌主动舒张功能,降低血压,减轻心肌肥厚,主要用于肥厚型心肌病;ACEI 能有效控制血压,改善心肌及小血管重塑,有利于改善舒张功能,最适用于高血压和冠心病;尽量维持窦性心律,保持房室顺序传导,保证心室舒张期充分的容量;对肺淤血症状明显者,可适量应用硝酸酯制剂或利尿药降低前负荷;在无收缩功能障碍的情况下,禁用正性肌力药。

【护理评估】

1. 病史

（1）患病及治疗经过:有无冠心病、高血压、心肌病、瓣膜病等基础心脏疾病病史;有无呼吸道感染、心律失常、过度劳累等诱发因素。询问病程经过,如首次发病的时间;呼吸困难的特点和严重程度;有无咳嗽、咳痰或痰中带血;有无乏力、头晕、失眠等。以上症状常是左心衰竭病人的主诉。还应

Note:

了解病人是否有食欲下降、恶心、呕吐、腹胀、体重增加及身体低垂部位水肿等右心衰竭表现。了解相关检查结果、用药情况及效果。

（2）目前病情与一般状况：询问此次发病情况，病情是否有加重趋势。询问病人食欲、饮水量、摄盐量；睡眠状况；尿量是否减少，有无便秘；日常生活是否能自理，活动受限的程度。

（3）心理-社会状况：心力衰竭往往是心血管病发展至晚期的表现。长期的疾病折磨和心衰反复出现，体力活动受到限制，甚至不能从事任何体力活动，生活上需他人照顾，常使病人陷于焦虑、抑郁、孤独、绝望甚至对死亡的恐惧之中。家属和亲人可因长期照顾病人而产生沉重的身心负担或忽视病人的心理感受。

2. 身体评估

（1）全身状态：①生命体征，如有无体温升高、呼吸状况、脉搏快慢及是否规则、有无血压降低；②意识与精神状况；③体位，是否采取半卧位或端坐位。

（2）心肺：①两肺有无湿啰音或哮鸣音、啰音的部位和范围；②心脏是否扩大、心尖搏动的位置和范围、心率是否加快、有无心尖部奔马律、有无病理性杂音等。

（3）其他：有无皮肤、黏膜发绀；有无颈静脉怒张、肝颈静脉回流征阳性；肝脏大小、质地；水肿的部位及程度，有无压力性损伤，有无胸腔积液征、腹水征。

3. 实验室及其他检查 重点了解胸部 X 线检查、超声心动图、BNP 等，以判断有无心力衰竭及严重程度。查看血常规、电解质、肝肾功能、动脉血气分析结果。

【常用护理诊断/问题】

1. **气体交换受损** 与左心衰竭致肺循环淤血有关。
2. **体液过多** 与右心衰竭致体循环淤血、水钠潴留、低白蛋白血症有关。
3. **活动耐力下降** 与心排血量下降有关。
4. **有洋地黄中毒的危险** 与高龄、肾功能减退等高危人群使用洋地黄有关。

【目标】

1. 病人呼吸困难明显改善，发绀消失，肺部啰音减少或消失，动脉血气分析指标恢复正常。
2. 能叙述并执行低盐饮食计划，水肿、腹水减轻或消失。皮肤完整，无压力性损伤。
3. 能说出限制最大活动量的指征，遵循活动计划，主诉活动耐力增加。
4. 能叙述洋地黄中毒的表现，一旦发生中毒，得以及时发现和控制。

【护理措施及依据】

1. 气体交换受损

（1）详见本章第二节心源性呼吸困难"气体交换受损"的护理措施。

（2）氧疗护理：氧疗仅用于存在低氧血症（$SpO_2 < 90\%$）时，根据缺氧程度调节氧流量，使病人 $SpO_2 \geq 95\%$。

（3）用药护理

1）血管紧张素转化酶抑制剂：其主要不良反应包括干咳、低血压和头晕、肾损害、高钾血症、血管神经性水肿等。在用药期间需监测血压，避免体位的突然改变，监测血钾水平和肾功能。若病人出现不能耐受的咳嗽或血管神经性水肿应停止用药。

2）β 受体拮抗药：主要不良反应有液体潴留（可表现为体重增加）和心衰恶化、心动过缓和低血压等，应注意监测心率和血压，当病人心率低于 60 次/min 或低血压时，应及时报告医生。

（4）心理护理：焦虑、抑郁和孤独在心衰恶化中发挥重要作用，心理疏导可改善心功能，必要时请心理科会诊，酌情应用抗焦虑或抗抑郁药物。

2. 体液过多

（1）体位：伴胸腔积液或腹水者宜采取半卧位。下肢水肿者如无明显呼吸困难，可抬高下肢，以利于静脉回流，增加回心血量，从而增加肾血流量，提高肾小球滤过率，促进水钠排出。注意病人体位的舒适与安全，必要时加用床挡防止坠床。

（2）饮食护理：给予低盐、低脂、易消化饮食，少量多餐，伴低白蛋白血症者可静脉补充白蛋白。钠摄入量 2~3g/d。告知病人及家属低盐饮食的重要性并督促执行。限制含钠量高的食品如腌或熏制品、香肠、罐头食品、海产品、苏打饼干等。注意烹饪技巧，可用糖、代糖、醋等调味品以增进食欲。心衰伴营养不良风险者应给予营养支持。

（3）控制液体入量：心衰病人液体入量限制在 1.5~2.0L/d，一般保持出入量负平衡约 500ml，有利于减轻症状和充血。尽量避免输注氯化钠溶液。

（4）使用利尿药的护理：遵医嘱正确使用利尿药，注意药物不良反应的观察和预防。袢利尿药和噻嗪类利尿药最主要的不良反应是低钾血症，从而诱发心律失常或洋地黄中毒，故应监测血钾。病人出现低钾血症时常表现为乏力、腹胀、肠鸣音减弱、心电图 U 波增高等。服用排钾利尿药时多补充含钾丰富的食物，如鲜橙汁、西红柿汁、柑橘、香蕉、枣、杏、无花果、马铃薯、深色蔬菜等，必要时遵医嘱补充钾盐。口服补钾宜在饭后，以减轻胃肠道不适；外周静脉补钾时每 500ml 液体中 KCl 含量不宜超过 1.5g。噻嗪类的其他不良反应有胃部不适、呕吐、腹泻、高血糖、高尿酸血症等。螺内酯的不良反应有嗜睡、运动失调、男性乳房发育、面部多毛等，肾功能不全及高钾血症者禁用。另外，非紧急情况下，利尿药的应用时间选择早晨或日间为宜，避免夜间排尿过频而影响病人的休息。

（5）病情监测：每天在同一时间、着同类服装、用同一体重计测量体重，时间安排在病人晨起排尿后、早餐前最适宜。准确记录 24 小时液体出入量。有腹水者应每天测量腹围。

（6）皮肤护理：保持床褥清洁、柔软、平整、干燥，严重水肿者可使用气垫床。定时协助或指导病人变换体位，膝部及踝部、足跟处可垫软枕以减轻局部压力。使用便盆时动作轻巧，勿强行推、拉，防止擦伤皮肤。嘱病人穿柔软、宽松的衣服。用热水袋保暖时水温不宜太高，防止烫伤。心衰病人常因呼吸困难而被迫采取半卧位或端坐位，最易发生压力性损伤的部位是骶尾部，可用减压敷料保护局部皮肤，并保持会阴部清洁干燥。有胸腔积液的病人喜患侧卧位，应注意受压部位的皮肤护理。

3. 活动耐力下降

（1）制订活动计划：告知病人运动训练的治疗作用，鼓励病人体力活动（心衰症状急性加重期或怀疑心肌炎的病人除外），督促其坚持动静结合，循序渐进增加活动量。可根据心功能分级安排活动量：Ⅳb 级病人卧床休息，日常生活由他人照顾。但长期卧床易致静脉血栓形成甚至肺栓塞，因此病人卧床期间应进行被动或主动运动，如四肢的屈伸运动、翻身、踝泵运动，每天温水泡脚，以促进血液循环；可选择呼吸肌训练（如缩唇呼吸、腹式呼吸、人工对抗阻力呼吸）、力量训练等；Ⅳa 级的病人可下床站立或室内缓步行走，在协助下生活自理，以不引起症状加重为度，遵循卧床休息→床边活动→病室内活动→病室外活动→上下楼梯的活动步骤。心功能Ⅲ级：严格限制一般的体力活动，鼓励病人日常生活自理，每天下床行走；心功能Ⅱ级：适当限制体力活动，增加午睡时间，不影响轻体力劳动或家务劳动，鼓励运动康复；心功能Ⅰ级：不限制一般体力活动，鼓励参加体育锻炼，但应避免剧烈运动。稳定性心衰病人可依据心肺运动试验结果制订个体化运动处方，6 分钟步行试验也可以作为制订运动量的重要依据。

（2）活动中监测：若病人活动中有呼吸困难、胸痛、心悸、头晕、疲劳、大汗、面色苍白、低血压等情况时应停止活动。如病人经休息后症状仍持续不缓解，应及时通知医生。运动治疗中需要进行心电监护的指征包括：LVEF<30%；安静或运动时出现室性心律失常；运动时收缩压降低；心脏性猝死、心肌梗死、心源性休克的幸存者等。

4. 有洋地黄中毒的危险

（1）预防洋地黄中毒：①洋地黄用量个体差异很大，老年人、心肌缺血缺氧、重度心衰、低钾、低镁血症、肾功能减退等情况对洋地黄较敏感,使用时应严密观察病人用药后反应。②与奎尼丁、胺碘酮、维拉帕米、阿司匹林等药物合用,可增加中毒机会,在给药前应了解是否使用了以上药物。③必要时监测血清地高辛浓度。④严格按时按医嘱给药,用毛花苷 C 或毒毛花苷 K 时务必稀释后缓慢(10~15 分钟)静注,并同时监测心率、心律及心电图变化。

（2）观察洋地黄中毒表现:洋地黄中毒最重要的反应是各类心律失常,最常见者为室性期前收缩,多呈二联律或三联律,其他如房性期前收缩、心房颤动、房室传导阻滞等,快速房性心律失常伴传导阻滞是洋地黄中毒的特征性表现。胃肠道反应如食欲下降、恶心、呕吐和神经系统症状如头痛、倦怠、视物模糊、黄视、绿视等在用维持量法给药时已相对少见。

（3）洋地黄中毒的处理:①立即停用洋地黄。②低血钾者可口服或静脉补钾,停用排钾利尿药。③纠正心律失常。快速性心律失常可用利多卡因或苯妥英钠,一般禁用电复律,因易致心室颤动;有传导阻滞及缓慢性心律失常者可用阿托品静注或安置临时心脏起搏器。

【评价】

1. 病人呼吸困难减轻或消失,发绀消失,肺部啰音减少或消失,动脉血气分析指标恢复正常。

2. 能说出低盐饮食的重要性和服用利尿药的注意事项,水肿、腹水减轻或消失。皮肤无破损,未发生压力性损伤。

3. 疲乏、气急、虚弱感消失,活动时无不适感,活动耐力增加。

4. 未发生洋地黄中毒。

【其他护理诊断/问题】

1. **有皮肤完整性受损的危险**　与长期卧床或强迫体位、水肿、营养不良有关。

2. **有电解质失衡的危险**　与体液过多、肾功能损害、利尿治疗有关。

3. **焦虑**　与慢性病程、病情反复发作呈加重趋势、担心疾病预后有关。

4. **营养失调：低于机体需要量**　与长期食欲下降有关。

【健康指导】

1. **疾病预防指导**　对心衰风险期的病人即应强调积极干预各种危险因素,包括控制血压、血糖、血脂,积极治疗原发病。避免可增加心力衰竭危险的行为,如吸烟、饮酒。避免各种诱发因素,如感染(尤其是呼吸道感染)、过度劳累、情绪激动、输液过快过多等。育龄妇女应在医生指导下决定是否可以妊娠与自然分娩。

2. **疾病知识指导**　饮食宜低盐低脂、易消化、富营养,每餐不宜过饱。肥胖者应控制体重,消瘦者应增强营养支持。运动锻炼可以减少神经内分泌系统的激活和延缓心室重塑的进程,对减缓心力衰竭病人自然病程有利,是一种能改善病人临床状态的辅助治疗手段。所有稳定性慢性心力衰竭并且还能够参加体力适应计划者,都应当考虑运动锻炼。运动前应进行医学与运动评估,根据心肺运动试验制订个体化运动处方,可以选择中等强度持续运动或间歇高强度运动,运动方式以有氧运动为主,抗阻运动可作为有氧运动的有效补充。运动过程中应做好监测与管理,保障运动安全,提高运动依从性。

3. **用药指导与病情监测**　坚持遵医嘱服药,告知病人药物的名称、剂量、用法、作用与不良反应。掌握自我调整基本治疗药物的方法:每天测量体重,若 3 天内体重增加 2kg 以上,应考虑已有水钠潴留(隐性水肿),需要利尿或加大利尿药用量;根据心率和血压调整 β 受体拮抗药、ACEI 或 ARB 的剂量。病人一般 1~2 个月随访 1 次,病情加重时(如疲乏加重、水肿再现或加重、静息心率增加≥15~20 次/min、活动后气急加重等)及时就诊。

4. **照顾者指导**　教育家属给予病人积极的支持,帮助其树立战胜疾病的信心,保持情绪稳定,积极配合治疗。必要时教主要照顾者掌握 CPR 技术。

【预后】

心力衰竭病人 4 年死亡率达 50%，严重心衰病人 1 年死亡率高达 50%。尽管心衰治疗有了很大进展，但死亡人数仍在不断增加。以下参数有助于判断心衰预后：LVEF 降低、NYHA 分级恶化、低钠血症、运动峰耗氧量减少、心电图 QRS 增宽、慢性低血压、静息心动过速、肾功能不全、不能耐受常规治疗、难治性容量超负荷、BNP 显著升高或居高不下等，均预示再住院和死亡风险增加。

二、急性心力衰竭

急性心力衰竭是指心衰的症状和体征急性发作或急性加重的一种临床综合征。可表现为心脏急性病变导致的新发心衰或慢性心衰急性失代偿。临床上以急性左心衰竭较为常见，多表现为急性肺水肿或心源性休克，是严重的急危重症，抢救是否及时、合理与预后密切相关，本节将重点讨论。

【病因与发病机制】

1. **病因**　常见病因包括：慢性心衰急性加重；急性心肌坏死和/或损伤，如广泛心肌梗死、重症心肌炎；急性血流动力学障碍。急性心衰的诱发因素包括：快速性心律失常或严重心动过缓；急性冠脉综合征伴机械性并发症，如室间隔穿孔、二尖瓣腱索断裂；高血压危象；心脏压塞；围生期心肌病；感染等。

2. **发病机制**　心脏收缩力突然严重减弱，或左室瓣膜急性反流，心排血量急剧减少，左室舒张末压迅速升高，肺静脉回流不畅，导致肺静脉压快速升高，肺毛细血管压随之升高使血管内液体渗入肺间质和肺泡内，形成急性肺水肿。肺水肿早期可因交感神经激活，血压升高，但随病情持续进展，血压将逐步下降。

【临床表现】

突发严重呼吸困难，呼吸频率可达 30~50 次/min，端坐呼吸，频繁咳嗽，咳粉红色泡沫痰，有窒息感而极度烦躁不安、恐惧。面色灰白或发绀，大汗，皮肤湿冷，尿量显著减少。肺水肿早期血压可一过性升高，如不能及时纠正，血压可持续下降直至休克。听诊两肺满布湿啰音和哮鸣音，心率快，心尖部第一心音减弱，可闻及舒张早期第三心音奔马律，肺动脉瓣区第二心音亢进。

【诊断要点】

根据基础心血管疾病、诱因、临床表现（病史、症状和体征）以及各种检查（心电图、X 线胸片、超声心动图、BNP）作出急性心衰的诊断。

【抢救配合与护理】

1. **体位**　①出现突发性端坐呼吸、夜间阵发性呼吸困难时，提示肺水肿，需要提供高背、高枕等支托物协助病人取端坐位；②出现持续性低血压，伴皮肤湿冷、苍白和发绀，尿量减少，意识障碍，口渴、口干等低血容量表现时，应迅速采取平卧位或休克卧位，抬高头部及下肢，以增加回心血量；并注意保暖；③半卧位或端坐位易导致心排血量减少，病情相对平稳时，应采取病人自感舒适的体位，以半卧位角度 30° 以下为宜。

2. **氧疗**　适用于有低氧血症的病人，首先应保证有开放的气道，立即给予鼻导管高流量给氧；面罩给氧适用于伴呼吸性碱中毒以及未合并二氧化碳潴留、需高流量给氧的病人。病情严重者应采用面罩呼吸机持续加压（CPAP）或双水平气道正压（BiPAP）给氧。

3. **救治准备**　迅速开放静脉通道，留置导尿管，心电监护及血氧饱和度监测等。

Note:

4. 遵医嘱用药

（1）吗啡：吗啡不仅可使病人镇静，减少躁动，同时也通过扩张小血管而减轻心脏负荷。一般予2.5~5.0mg 静脉缓慢注射，亦可皮下或肌内注射。伴明显和持续低血压、休克、意识障碍、COPD 等病人禁用。观察病人有无呼吸抑制、血压下降等不良反应。

（2）快速利尿药：呋塞米 20~40mg 静注，4 小时后可重复 1 次。可迅速利尿，有效降低心脏前负荷。

（3）血管扩张药：可选用硝普钠、硝酸甘油静滴，严格按医嘱定时监测血压，用输液泵控制滴速，根据血压调整剂量，维持收缩压在 90~100mmHg。

1）硝普钠：为动、静脉血管扩张药。起始剂量 0.3μg/（kg·min），酌情逐渐增加剂量至 5μg/（kg·min）。硝普钠见光易分解，应现配现用，避光滴注，药物保存和连续使用不宜超过 24 小时。硝普钠的代谢产物含氰化物，通常疗程不要超过 72 小时。

2）硝酸甘油：扩张小静脉，降低回心血量。一般从 10μg/min 开始，每 10 分钟调整 1 次，每次增加 5~10μg。

3）人重组脑钠肽（rhBNP）：属内源性激素物质，具有扩张静脉和动脉、排钠利尿、抑制 RAAS 和交感神经、扩张血管等作用。适用于急性失代偿性心衰。

（4）正性肌力药物

1）洋地黄制剂：尤其适用于快速心房颤动或已知有心脏增大伴左心室收缩功能不全的病人。可用毛花苷 C 稀释后静注，首剂 0.4~0.8mg，2 小时后可酌情再给 0.2~0.4mg。

2）非洋地黄类正性肌力药物：如多巴胺、多巴酚丁胺、米力农等，适用于低心排血量综合征，可缓解组织低灌注所致的症状，保证重要脏器血液供应。

3）左西孟旦：适用于无显著低血压或低血压倾向的急性左心衰病人。

（5）氨茶碱：解除支气管痉挛，并有一定的增强心肌收缩、扩张外周血管作用。

5. 非药物治疗 无创机械通气或气管插管机械通气，应用于合并严重呼吸衰竭经常规治疗不能改善者及心肺复苏病人。主动脉内球囊反搏适用于心源性休克病人，可有效改善心肌灌注，降低心肌耗氧量和增加心排血量。连续性肾脏替代治疗用于高容量负荷且对利尿药抵抗、低钠血症且出现相应症状、肾功能严重受损且药物不能控制时，帮助滤除代谢废物和液体，维持体内稳态。左心室辅助装置通过辅助心室泵血来维持外周灌注并减少心肌耗氧量，从而减轻心脏损伤，可用于高危冠心病和急性心肌梗死病人。体外膜氧合器（ECMO）用于在心脏不能维持全身灌注或者肺不能进行充分气体交换时提供体外心肺功能支持，急性心衰时可替代心脏功能，使心脏有充分的时间恢复，可作为心脏移植过渡治疗。

6. 出入量管理 无明显导致低血容量的因素（大出血、严重脱水、大汗淋漓等）者每天液体入量一般宜在 1 500ml 以内，不超过 2 000ml。保持每天出入量负平衡约 500ml，严重肺水肿者负平衡为 1 000~2 000ml/d，甚至可达 3 000~5 000ml/d，以减少水钠潴留，缓解症状。如肺淤血、水肿明显消退，应减少水负平衡量，逐步过渡到出入量大体平衡。在负平衡下应注意防止低血容量、低血钾和低血钠等。

7. 病情监测 严密监测血压、呼吸、血氧饱和度、心率、心电图。观察病人意识、精神状态，皮肤颜色、温度及出汗情况，颈静脉充盈程度，肺部啰音或哮鸣音的变化，监测出入量和体重。了解 NT-proBNP、动脉血气分析、电解质、肝肾功能、心脏超声结果等。对安置漂浮导管者，严密监测血流动力学指标的变化。

8. 心理护理 恐惧或焦虑可导致交感神经系统兴奋性增高，使呼吸困难加重。医护人员在抢救时必须保持镇静、操作熟练、忙而不乱，使病人产生信任与安全感。避免在病人面前讨论病情，以减少误解。护士应与病人及家属保持密切接触，解释病情及救治情况，提供情感支持。

9. 做好基础护理与日常生活护理。

【健康指导】

向病人及家属介绍急性心力衰竭的病因,指导其继续针对基本病因和诱因进行治疗。指导病人在静脉输液前应主动向医护人员说明病情,便于在输液时控制输液量及速度,防止诱发急性肺水肿。

(孙国珍)

第四节　心　律　失　常

心律失常(cardiac arrhythmia)指心脏冲动的频率、节律、起源部位、传导速度或激动次序的异常。

【分类】

心律失常按其发生机制可分为冲动形成异常和冲动传导异常两大类。按照心律失常发生时心率的快慢,可将心律失常分为快速性心律失常和缓慢性心律失常两大类。按照发生部位分为室上性(包括窦性、房性、房室交界区)和室性心律失常两大类。本节主要按照心律失常发生机制进行分类。

1. 冲动形成异常

(1) 窦性心律失常:①窦性心动过速;②窦性心动过缓;③窦性心律不齐;④窦性停搏。

(2) 异位心律

1) 被动性异位心律:①逸搏(房性、房室交界区性、室性);②逸搏心律(房性、房室交界区性、室性)。

2) 主动性异位心律:①期前收缩(房性、房室交界区性、室性);②阵发性心动过速(房性、房室交界区性、房室折返性、室性);③心房扑动、心房颤动;④心室扑动、心室颤动。

2. 冲动传导异常

(1) 干扰和干扰性房室分离:常为生理性。

(2) 心脏传导阻滞:①窦房传导阻滞;②房内传导阻滞;③房室传导阻滞;④室内阻滞(左束支、右束支和分支传导阻滞)。

(3) 折返性心律:阵发性心动过速,常见房室结折返、房室折返、心室内折返。

(4) 房室间传导途径异常:预激综合征。

3. 冲动形成异常和冲动传导异常并存　反复心律和并行心律等。

4. 人工心脏起搏参与的心律　包括起搏器的起搏、感知、与自身心律的相互影响等。

【发病机制】

心律失常的发生机制包括冲动形成异常、冲动传导异常或两者并存。

1. 冲动形成异常

(1) 异常自律性:自主神经系统兴奋性改变或心脏传导系统的内在病变,均可导致原有正常自律性的心肌细胞不适当冲动的发放。此外,原来无自律性的心肌细胞(如心房肌、心室肌)亦可在病理状态下出现异常自律性,如心肌缺血、药物影响、电解质紊乱、儿茶酚胺增多等均可导致异常自律性。

(2) 触发活动:是指心房、心室与房室束-浦肯野组织在动作电位后产生除极活动,被称为后除极。正常情况下,后除极震荡电位振幅较低,达不到阈电位,因而不引起触发活动。若后除极的振幅增高并抵达阈值,便可引起反复激动,持续的反复激动导致快速性心律失常。多见于心肌缺血再灌注、低血钾、高血钙及洋地黄中毒时。

2. 冲动传导异常　折返是快速性心律失常最常见的发病机制。产生折返需要具备以下基本条件:①心脏两个或多个部位的传导性与不应期各不相同,相互连结形成一个闭合环;②其中一条通道发生单向传导阻滞;③另一通道传导缓慢,使原先发生阻滞的通道有足够时间恢复兴奋性;④原先阻滞的通道恢复激动,从而完成 1 次折返激动。冲动在环内反复循环,产生持续而快速的心律失常(图 3-5)。

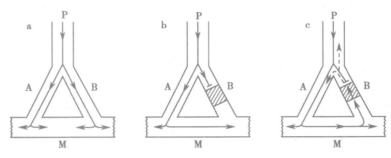

图 3-5　典型折返激动示意图

一、窦性心律失常

正常窦性心律的冲动起源于窦房结,成人频率为 60～100 次/min。心电图显示窦性心律的 P 波在 Ⅰ、Ⅱ、aVF 导联直立,aVR 导联倒置,PR 间期 0.12～0.20 秒。窦性心律失常是窦房结冲动发放频率异常或者窦性冲动向心房传导异常所导致的心律失常。

窦性心动过速

成人窦性心律的频率超过 100 次/min,称为窦性心动过速(sinus tachycardia)(图 3-6)。窦性心动过速通常逐渐开始与终止,其频率大多在 100～150 次/min,偶有高达 200 次/min。刺激迷走神经可使其频率逐渐减慢。窦性心动过速是人体生理性或病理性应激反应的表现。健康人可在吸烟、饮茶或咖啡、饮酒、体力活动或情绪激动等情况下发生窦性心动过速;某些病理状态,如发热、甲状腺功能亢进、贫血、心肌缺血、心力衰竭、休克以及应用肾上腺素或阿托品等药物亦可引起窦性心动过速。

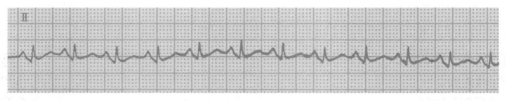

图 3-6　窦性心动过速
Ⅱ导联的 P 波正向,PR 间期 0.14 秒,心率 125 次/min。

窦性心动过速不能作为原发的心律失常治疗,而应针对病因和诱因,去除诱发因素,如治疗心力衰竭、纠正贫血、控制甲状腺功能亢进等。必要时 β 受体拮抗药如美托洛尔、非二氢吡啶类钙通道阻滞药如地尔硫䓬可用于减慢心率。

窦性心动过缓

成人窦性心律的频率低于 60 次/min,称为窦性心动过缓(sinus bradycardia)(图 3-7)。窦性心动过缓常同时伴发窦性心律不齐(不同 PP 间期的差异大于 0.12 秒)。常见于健康的青年人、运动员、睡眠状态,窦房结病变、急性下壁心肌梗死亦常发生窦性心动过缓。其他原因包括颅内疾患、严重缺氧、甲状腺功能减退、阻塞性黄疸,以及应用 β 受体拮抗药、非二氢吡啶类钙通道阻滞药、洋地黄、胺碘酮或拟胆碱药等。

Note:

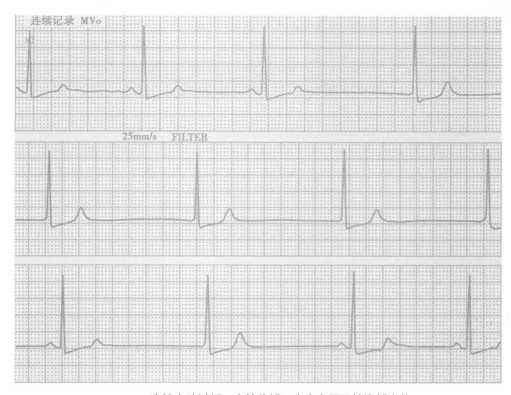

图 3-7　窦性心动过缓，窦性停搏，房室交界区性逸搏心律

监护导联连续记录,示窦性心动过缓,频率约 43 次/min,第 3 与第 4 个 P 波之间长达 9.2 秒,出现房室交界区性逸搏心律,频率 35 次/min,第 4 与第 5 个 P 波之间亦有 3.44 秒的间歇,期间可见一次房室交界区性逸搏。

无症状的窦性心动过缓通常无须治疗。如因心率过慢而出现心排血量不足的症状,可应用阿托品或异丙肾上腺素等药物,但长期应用往往效果不确切,易发生不良反应,故应考虑心脏起搏治疗。

窦 性 停 搏

窦性停搏或窦性静止(sinus pause or sinus arrest)是指窦房结在一个较长时间内不能产生冲动。心电图表现为比正常 PP 间期显著长的时间内无 P 波发生或 P 波与 QRS 波群均不出现,长的 PP 间期与基本的窦性 PP 间期无倍数关系(图 3-7)。迷走神经张力增高或颈动脉窦过敏均可发生窦性停搏。急性下壁心肌梗死、窦房结变性与纤维化、脑血管病变、应用洋地黄或乙酰胆碱等药物亦可引起窦性停搏。长时间的窦性停搏后,低位的潜在起搏点如房室交界区或心室可发出单个逸搏或出现逸搏心律控制心室。一旦窦性停搏时间过长而无逸搏,病人可发生头晕、黑矇、晕厥,严重者可发生阿-斯综合征,甚至死亡。窦性停搏的治疗可参照"病态窦房结综合征"。

病态窦房结综合征

病态窦房结综合征(sick sinus syndrome,SSS)简称病窦综合征,是由窦房结病变导致功能减退,从而产生多种心律失常的综合表现。

1. **病因**　引起窦房结功能减退的原因较多。如硬化与退行性变、淀粉样变性、甲状腺功能减退、纤维化与脂肪浸润等均可损害窦房结,导致窦房结起搏与窦房传导功能障碍;窦房结周围神经和心房肌的病变、窦房结动脉供血减少、迷走神经张力增高、某些抗心律失常药物抑制窦房结功能,亦可导致

Note:

其功能障碍。

2. **临床表现**　病人可出现与心动过缓有关的心、脑等脏器供血不足的症状,如发作性头晕、黑矇、心悸、乏力等,严重者可发生晕厥。如有心动过速发作,则可出现心悸、心绞痛、充血性心力衰竭等症状。

3. **心电图特征**　主要包括:①非药物引起的持续而显著的窦性心动过缓(50 次/min 以下);②窦性停搏与窦房传导阻滞;③窦房传导阻滞与房室传导阻滞并存;④心动过缓-心动过速综合征(慢-快综合征),是指心动过缓与房性快速性心律失常(如房性心动过速、心房扑动、心房颤动)交替发作;⑤长间歇后可见房室交界区性逸搏心律或室性逸搏心律(图 3-7)。

4. **治疗要点**　无症状者不必治疗,仅定期随诊观察;有症状者应接受起搏器治疗。心动过缓-心动过速综合征病人发作心动过速时,单独应用抗心律失常药物可能加重心动过缓,应用起搏治疗后,病人仍有心动过速发作,则可同时应用抗心律失常药物。在有心房颤动相关心动过缓或在心房颤动复律后有症状性自律性恢复停搏,应行心房颤动导管射频消融术。

二、房性心律失常

房性期前收缩

房性期前收缩(atrial premature beats)是指激动起源于窦房结以外心房任何部位的一种主动性异位心律。正常成人进行 24 小时心电监测,约 60% 有房性期前收缩发生。

1. **病因**　各种器质性心脏病病人均可发生房性期前收缩,并可能是快速性房性心律失常的先兆。心脏结构正常者也可能发生。

2. **临床表现**　病人一般无明显症状,频发房性期前收缩者可感心悸、胸闷,自觉心脏有停跳感。

3. **心电图特征**　①房性期前收缩的 P 波提前发生,与窦性 P 波形态不同;②包括期前收缩在内的前后 2 个窦性 P 波的间期短于窦性 PP 间期的 2 倍,称为不完全性代偿间歇;③下传的 QRS 波群形态通常正常,少数无 QRS 波群发生(称阻滞的或未下传的房性期前收缩),或出现宽大畸形的 QRS 波群(称室内差异性传导)(图 3-8)。

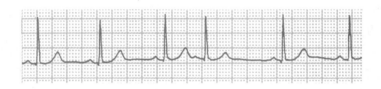

图 3-8　房性期前收缩
图中第 4 个 P 波提前发生,与窦性 P 波形态不同,其后 QRS 波群形态正常,代偿间歇不完全。

4. **治疗要点**　房性期前收缩通常无须治疗。吸烟、饮酒与咖啡均可诱发房性期前收缩,应劝导病人戒除或减量。当有明显症状或因房性期前收缩触发室上性心动过速时,可给予药物如 β 受体拮抗药、非二氢吡啶类钙通道阻滞药、普罗帕酮、胺碘酮等治疗。

房性心动过速

房性心动过速(atrial tachycardia)简称房速,指起源于心房,无房室结参与维持的心动过速。根据发病机制包括自律性增高、折返和触发活动。根据起源点不同分为局灶性房性心动过速(focal atrial tachycardia)和多源性房性心动过速(multifocal atrial tachycardia),多源性房性心动过速又称为紊乱性房性心动过速(chaotic atrial tachycardia),是严重肺部疾病常见心律失常,最终可能发展为心房颤动。

1. **病因** 冠心病、COPD、洋地黄中毒、大量饮酒、代谢障碍均可为致病原因。心外科手术或导管消融术后导致的手术瘢痕也可引起房性心动过速。个别见于无器质性心脏病的儿童或青少年。

2. **临床表现** 病人可有心悸、胸闷、头晕、胸痛、呼吸困难、乏力等症状,有些病人也可无任何症状。合并有器质性疾病可出现晕厥、心肌缺血、肺水肿等。发作呈短暂、间歇或持续性。当房室传导比率发生变动时,听诊心律不恒定。

3. **心电图特征** 局灶性房性心动过速心电图特征表现:①心房率通常为150~200次/min;②P波形态与窦性者不同;③常出现二度Ⅰ型或Ⅱ型房室传导阻滞,呈现2:1房室传导者常见,但心动过速不受影响;④P波之间等电位线仍存在;⑤刺激迷走神经不能终止心动过速,仅加重房室传导阻滞;⑥发作开始时心率逐渐加速(图3-9)。

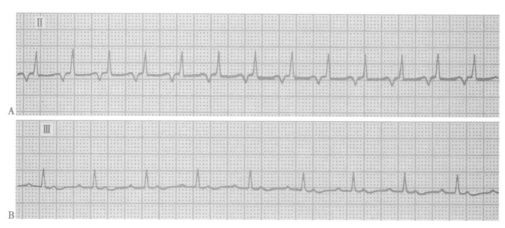

图3-9 局灶性房性心动过速

A. Ⅱ导联每个QRS波群之间均有倒置的P波,频率140次/min,PR间期0.12秒,QRS波群形态与时限正常;
B. 另一病人Ⅲ导联,P波频率300次/min,P波与QRS波群数目之比为2:1,为阵发性房速合并2:1房室传导阻滞。

多源性房性心动过速心电图表现:①通常有3种或3种以上形态各异的P波,PR间期各不相同;②心房率100~130次/min;③大多数P波能下传心室,但部分P波因过早发生而受阻,心室律不规则,最终可能发展为心房颤动(图3-10)。

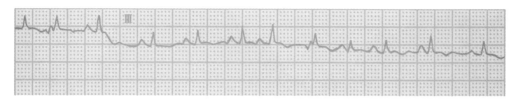

图3-10 多源性房性心动过速

Ⅲ导联有多种形态各异的P波,平均频率128次/min,PP间期、PR间期、RR间期均不一致。

4. **治疗要点** 房性心动过速处理原则取决于病人是否出现血流动力学障碍。如房速合并房室传导阻滞时,心室率通常不太快,无须紧急处理。若由洋地黄中毒所致,心室率达140次/min以上或伴严重心力衰竭、休克时,应紧急治疗。洋地黄中毒引起者的处理详见本章第三节。非洋地黄中毒引起者:应积极针对原发病因治疗;洋地黄、β受体拮抗药、非二氢吡啶类钙通道阻滞药可用于减慢心室率;未能恢复窦性心律者可加用ⅠA、ⅠC或Ⅲ类抗心律失常药(表3-4);血流动力学不稳定时立即行直流电复律。少数持续发作而药物治疗无效时,考虑射频消融治疗。

表 3-4　抗心律失常药物分类

药物类别		作用机制	常用药物
Ⅰ 类	Ⅰ A	减慢动作电位 0 相上升速度,延长动作电位时程	奎尼丁、普鲁卡因胺、丙吡胺等
	Ⅰ B	不减慢动作电位 0 相上升速度,缩短动作电位时程	美西律、利多卡因、苯妥英钠等
	Ⅰ C	减慢动作电位 0 相上升速度,减慢传导与轻微延长动作电位时程	佛卡尼、恩卡尼、普罗帕酮等
Ⅱ 类		阻断 β 肾上腺素能受体	美托洛尔、阿替洛尔、比索洛尔等
Ⅲ 类		阻断钾通道与延长复极	胺碘酮、决奈达隆、索他洛尔、多非利特等
Ⅳ 类		阻滞慢钙通道	维拉帕米、地尔硫草等

心 房 扑 动

心房扑动(atrial flutter)简称房扑,是介于房速和房颤之间的快速性心律失常。

1. **病因**　多发生于心脏病病人,包括风湿性心脏病、冠心病、高血压性心脏病、先天性心脏病及修补术后、心肌病等。肺栓塞、慢性心力衰竭、房室瓣狭窄与反流导致心房增大者,亦可出现房扑。房扑也可见于无器质性心脏病者。

2. **临床表现**　房扑往往有不稳定的倾向,可恢复窦性心律或进展为心房颤动,但亦可持续数月或数年。房扑的临床表现取决于心室率的快慢以及原发疾病的严重程度。房扑心室率不快时,病人可无症状;心室率快可引起心悸、胸闷、呼吸困难、头晕等症状。房扑心室率过快导致低血压时可诱发心绞痛与心力衰竭。体格检查可见快速的颈静脉扑动。

3. **心电图特征**　①心房活动呈现规律的锯齿状扑动波,称 F 波。扑动波之间的等电位线消失,在 Ⅱ、Ⅲ、aVF 或 V₁ 导联最明显。心房率通常为 250~350 次/min(图 3-11)。②心室律规则或不规则,

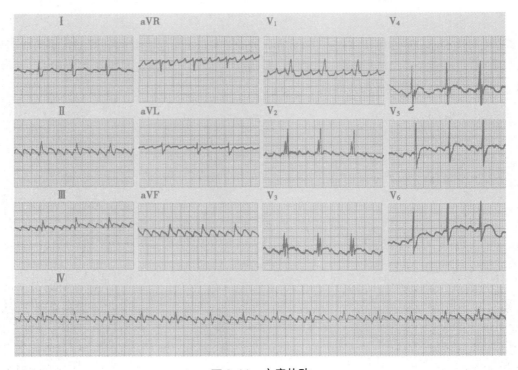

图 3-11　心房扑动

图中可见快速而规则的锯齿状扑动波(F 波),频率 300 次/min,RR 间期规则,房室传导比例为 4:1。

取决于房室传导是否恒定,不规则的心室律系由于传导比率发生变化所致。③QRS波群形态正常,伴有室内差异传导或原有束支传导阻滞者 QRS 波群可增宽、形态异常。

4. **治疗要点**　应针对原发病进行治疗。最有效的终止房扑方法为直流电复律。若房扑引起血流动力学不稳定,应选择直流电复律或快速心房起搏终止;血流动力学稳定者可选用药物治疗,包括钙通道阻滞药(如维拉帕米或地尔硫草)、β 受体拮抗药(如艾司洛尔)、洋地黄减慢心室率。ⅠA(如奎尼丁)、ⅠC(如普罗帕酮)和Ⅲ类抗心律失常药物有助于转复心律并提高复律后维持窦性心律的可能性。如果房扑合并冠心病、充血性心力衰竭等时,应用ⅠA、ⅠC类药物容易导致严重的室性心律失常,此时应选择胺碘酮。房扑的药物疗效有限,射频消融术可根治房扑,对于症状明显或引起血流动力学不稳定者可选用。持续性房扑、反复发作性房扑以及房颤与房扑相互转换者应给予抗凝治疗。具体抗凝策略同房颤。

心 房 颤 动

心房颤动(atrial fibrillation)简称房颤,是严重的心房电活动紊乱,是临床上最常见的心律失常之一,随着年龄增长,房颤发生率成倍增加。

1. **病因**　房颤常发生于器质性心脏病病人,如冠心病、高血压性心脏病、风湿性心脏病二尖瓣狭窄、甲状腺功能亢进性心脏病、缩窄性心包炎、心肌病、感染性心内膜炎及慢性肺心病等。房颤的发病率随年龄增长而增高;正常人在情绪激动、运动或急性乙醇中毒时亦可发生房颤。房颤发生在无结构性心脏病的中青年,称孤立性房颤或特发性房颤。

2. **临床表现**　房颤症状的轻重受心室率快慢的影响。心室率不快时可无症状,但多数病人有心悸、胸闷、气短,心室率过快导致低血压时可能诱发心绞痛或心力衰竭。房颤并发血栓栓塞的危险性甚大,栓子来自左心房,多在左心耳部。非瓣膜性心脏病合并房颤者发生脑卒中的机会比无房颤者高5~7倍,二尖瓣狭窄或二尖瓣脱垂合并房颤时,脑栓塞的发生率更高。心脏听诊第一心音强弱不等,心律极不规则,当心室率快时可有脉搏短绌。根据房颤发作持续时间的长短可分为不同的类型。

知 识 拓 展

2020 欧洲心脏病学会（ESC）心房颤动诊疗指南关于房颤的分类

首次诊断房颤:以前未诊断房颤,无论时程或有无房颤相关症状/严重程度。

阵发性房颤:房颤在发作 7 天内自行或干预后终止。

持续性房颤:房颤持续维持 7 天以上,包括在 7 天以上通过心脏复律(药物或电复律)的发作。

长程持续性房颤:决定接受节律控制策略时,持续房颤时程>12 个月。

永久性房颤:病人和医生接受房颤,不再进一步尝试转复/维持窦性心律。

---

3. **心电图特征**　①P 波消失,代之以大小不等、形态不一、间隔不匀的颤动波,称 f 波,频率350~600 次/min。②R-R 间隔极不规则。③QRS 波群形态一般正常,当心室率过快,伴有室内差异性传导时 QRS 波群增宽变形(图 3-12)。

4. **治疗要点**　房颤的治疗强调综合管理,提出"ABC 整体路径管理"。"A"是抗凝或卒中预防(anticoagulation/avoid stroke):确定卒中风险及评估病人出血风险,并注意可控出血因素,综合选择口服抗凝药物;"B"是指症状管理(better symptom management):据病人症状、生活质量评分及病人意愿,选择更好的措施控制心率和心律,包括电复律、抗心律失常药物及消融;"C"是指优化心血管合并症和危险因素的管理(cardiovascular and comorbidity optimization):加强对心血管危险因素和生活方式的管理,如戒烟、减肥、避免饮酒过量和适当运动。房颤的综合管理对于改善预后至关重要。治疗原则

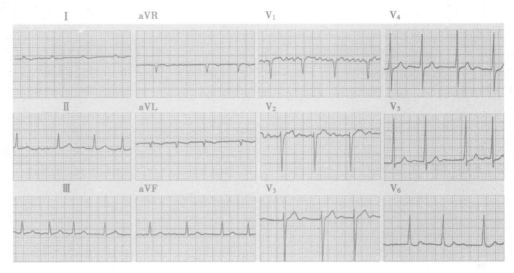

图 3-12　心房颤动

图中各导联 P 波消失,代之以大小不等、形态各异的心房颤动波(f 波),频率约 428 次/min,QRS 波群形态和时限正常,RR 间期绝对不规则,频率约 72 次/min。

是:治疗原发疾病和诱发因素基础上,积极预防血栓栓塞发生、转复并维持窦性心律及控制心室率。

(1) 积极寻找和治疗基础心脏病,控制诱发因素。

(2) 抗凝治疗:房颤病人栓塞风险较高,需要依据栓塞风险进行选择性抗凝治疗。目前有两类口服抗凝药:维生素 K 拮抗药(华法林)和非维生素 K 拮抗药(新型口服抗凝药 NOAC)。华法林是一种双香豆素衍生物,通过抑制维生素 K 及其 2,3-环氧化物(维生素 K 环氧化物)的相互转化而发挥抗凝作用。NOAC 包括 Xa 抑制剂(利伐沙班、阿哌沙班和依度沙班)和直接凝血酶抑制剂(达比加群),通过与凝血酶或 Xa 因子可逆性结合而发挥抗凝作用。NOAC 是一类有效降低脑卒中栓塞风险、出血风险低、安全性较好的抗凝药,具有以下优点:①服用简单,不需常规监测凝血;②除特殊情况(肾功能不全、高龄、低体重等),一般治疗人群不需常规调整剂量;③口服后吸收快,血药浓度较快达到峰值并发挥抗凝作用;④半衰期较短,停药后抗凝作用较快消失;⑤不受食物影响。

对于心脏瓣膜病者(人工机械心脏瓣膜或中、重度二尖瓣狭窄),需要应用华法林抗凝。对于非心脏瓣膜病者,需使用 $CHADS_2$ 或 CHA_2DS_2-VASc 评分系统进行栓塞风险的动态评估。$CHADS_2$ 对于低危脑卒中病人的评估不够准确,所以目前临床多使用 CHA_2DS_2-VASc 评分系统进行栓塞风险评估(表 3-5)。若 CHA_2DS_2-VASc 评分为 0 分(男性)或 1 分(女性),不抗凝;CHA_2DS_2-VASc 评分≥1 分(男性)或≥2 分(女性)者,根据获益和风险衡量,优选抗凝治疗;CHA_2DS_2-VASc 评分≥2 分(男性)或≥3 分(女性)者,推荐口服华法林或 NOAC 治疗,服用华法林使凝血酶原时间国际标准化比值(INR)维持在 2.0～3.0。房颤病人抗凝同时需要使用 HAS-BLED 评分系统(表 3-6)进行出血风险动态评估,HAS-BLED 评分≥3 分为高出血风险。但应注意,对于高出血风险病人应积极纠正可逆出血因素,而不应该将出血评分增高作为抗凝治疗禁忌证。

表 3-5　非瓣膜性心房颤动脑卒中危险 CHA_2DS_2-VASc 评分系统

首字母	危险因子	评分
C	充血性心衰/左室功能不全	1
H	高血压	1
A	年龄≥75 岁	2
D	糖尿病	1

续表

首字母	危险因子	评分
S	脑卒中/TIA/血栓-栓塞形成	2
V	血管疾病	1
A	年龄 65~74 岁	1
Sc	性别类型(女性)	1
总计		9

注:TIA 为短暂性脑缺血发作;血管疾病包括既往心肌梗死、外周动脉疾病、主动脉斑块。

表 3-6　出血风险评估 HAS-BLED 评分系统

首字母	临床特点	评分
H	高血压	1
A	肾功能或肝功能异常(每项 1 分)	1 或 2
S	卒中史	1
B	出血史	1
L	不稳定的 INR 值	1
E	高龄(年龄>65 岁)	1
D	药物或嗜酒(每项 1 分)	1 或 2
总计		9

注:高血压定义为收缩压>160mmHg;肝功能异常定义为慢性肝病(如肝纤维化)或胆红素>2 倍正常值上限,丙氨酸氨基转移酶>3 倍正常值上限;肾功能异常定义为维持性透析或肾移植或血清肌酐≥200μmol/L;出血指既往有出血史和/或出血倾向;不稳定的 INR 值是指口服维生素 K 拮抗药时国际标准化比值(INR)处于治疗窗内的时间<60%;药物指合并应用抗血小板药物和非甾体抗炎药。

在房颤持续时间>48 小时或持续时间不明的病人中,拟行择期心脏复律前应使用剂量调整的华法林有效抗凝(INR 2.0~3.0),或使用 NOAC 进行至少 3 周的抗凝治疗。经食管超声检查无左心房或心耳血栓者,在抗凝治疗下,提前进行转律治疗(不必等待 3 周的抗凝)。复律后继续进行 4 周的抗凝治疗。其后,具有栓塞危险因素的病人,应继续长期抗凝治疗。房颤发作<48 小时的病人在应用普通肝素或低分子肝素或 NOAC 治疗下可直接进行心脏复律。转律后,具有卒中危险因素者应继续长期抗凝治疗,无血栓栓塞危险因素者停用抗凝药物。房颤发生>48 小时且伴血流动力学不稳定(心绞痛、心肌梗死、休克或肺水肿)应立即进行心脏复律,尽快启动抗凝治疗,复律后继续维持,口服抗凝治疗的持续时间取决于病人是否存在卒中的危险因素。

知 识 拓 展

左心耳封堵术

房颤病人约 90% 的血栓起源于左心耳。目前已将房颤作为左心耳封堵术(left atrial appendage closure,LAAC)的适应证。通过 LAAC 将左心耳隔绝于系统循环之外,从源头上预防绝大多数的血栓形成和脱落引起的血栓栓塞事件。LAAC 适用于 CHA_2DS_2-VASc 评分≥2 分的非瓣膜性房颤病人,同时具备以下情况之一:①不适合长期规范抗凝治疗;②长期规范抗凝治疗的基础上仍发生卒中或栓塞;③HAS-BLED 评分≥3 分;④需要合并应用抗血小板药物治疗;⑤不愿意长期抗凝治疗。

Note:

（3）转复和维持窦性心律治疗：房颤转复为窦性心律的方法有 3 种，包括药物、电复律、导管消融术。ⅠA（奎尼丁、普鲁卡因胺）、ⅠC（普罗帕酮）或Ⅲ类（胺碘酮、伊布利特）抗心律失常药物均可转复房颤，转复成功率 60%。奎尼丁可诱发致命性室性心律失常，目前很少应用；ⅠC 类药物可致室性心律失常，适用于非器质性心脏病；胺碘酮致心律失常发生率低，是目前维持窦性心律常用药物，尤其适用于器质性心脏病者。房颤持续发作伴血流动力学障碍者首选电复律。

对于症状明显、药物治疗无效的阵发性房颤病人，射频消融术可作为一线治疗方法。病史短、药物治疗无效且无明显器质性心脏病病人的症状性持续性房颤以及存在心力衰竭和/或射血分数降低的症状性房颤病人，也可行导管射频消融术。其他方法包括外科迷宫手术也具有较高成功率。

（4）控制心室率治疗：持续性房颤病人选择减慢心室率治疗的同时注意血栓栓塞的预防，预后与复律后维持窦性心律无明显差别，因其简便易行更适用于老年病人。可选用 β 受体拮抗药或钙通道阻滞药、洋地黄控制心室率。对于无症状者的房颤，且左心室收缩功能正常者，控制静息心室率<110 次/min 即可。对于症状明显或出现心动过速心肌病时，应控制静息心室率<80 次/min，中等运动量时心室率<110 次/min。对于心室率较慢的病人，最长 R-R 间期>5 秒或症状显著者，可考虑植入起搏器治疗。

三、房室交界区性心律失常

房室交界区性期前收缩

房室交界区性期前收缩（premature atrioventricular junctional beats）简称交界性期前收缩。冲动起源于房室交界区，可前向和逆向传导，分别产生提前发生的 QRS 波群与逆行 P 波。逆行 P 波可位于 QRS 波群之前（PR 间期<0.12 秒）、之中或之后（RP 间期<0.20 秒）。QRS 波群形态正常，当发生室内差异性传导时，QRS 波群形态可有变化（图 3-13）。交界性期前收缩通常无须治疗。

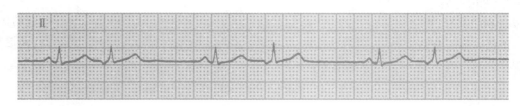

图 3-13　房室交界区性期前收缩呈二联律
Ⅱ导联第 2、4、6 个 QRS 波群提前发生，形态正常，其前有逆行 P 波，PR 间期<0.12 秒。

与房室交界区相关的折返性心动过速

与房室交界区相关的折返性心动过速或称阵发性室上性心动过速（paroxysmal supraventricular tachycardia，PSVT）简称室上速。房室结内折返性心动过速是最常见的室上速类型，本节将重点叙述。

1. **病因**　病人通常无器质性心脏病表现，不同性别与年龄均可发生。

2. **临床表现**　心动过速突然发作与终止，持续时间长短不一。发作时病人常有心悸、胸闷、头晕，少见有晕厥、心绞痛、心力衰竭、休克者。症状轻重取决于发作时心室率快慢及持续时间。听诊心律绝对规则，心尖部第一心音强度恒定。

3. **心电图特征**　①心率 150~250 次/min，节律规则；②QRS 波群形态及时限正常（伴室内差异性传导或原有束支传导阻滞者可异常）；③P 波为逆行性（Ⅱ、Ⅲ、aVF 导联倒置），常埋藏于 QRS 波群内或位于其终末部分，与 QRS 波群保持恒定关系；④起始突然，通常由一个房性期前收缩触发（图 3-14）。

4. **治疗要点**

（1）急性发作期：应根据病人基础心脏状况、既往发作状况以及对心动过速耐受程度作出适当

Note：

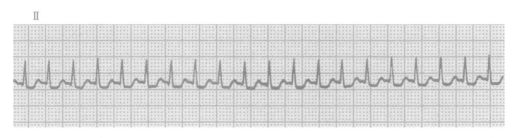

图 3-14　阵发性室上性心动过速
Ⅱ 导联示连续快速规则的 QRS 波群,其形态和时限均正常,频率 212 次/min,未见明确 P 波。

处理。①若病人心功能、血压正常,可尝试刺激迷走神经,如诱导恶心、Valsalva 动作(深吸气后屏气,再用力做呼气动作)、按摩颈动脉窦(病人取仰卧位,先右侧,每次约 5~10 秒,切勿双侧同时按摩)、将面部浸于冰水内等。现主张采用改良 Valsalva 动作,可以大大提高终止室上速的成功率。即要求病人在半卧位情况下完成并保持 Valsalva 动作,随即取仰卧位,被动抬高双腿。为使上述动作标准化,可要求病人屏气的力度达到能吹动 10ml 注射器活塞的程度(先抽动活塞后再吹)。②腺苷与钙通道阻滞药:首选药物为腺苷,6~12mg 快速静注,起效迅速,不良反应为胸部压迫感、呼吸困难、面色潮红、窦缓、房室传导阻滞等,由于半衰期短于 6 秒,不良反应会很快消失。国内有应用三磷酸腺苷(ATP)终止室上性心动过速的报道,不良反应及注意事项同腺苷。无效时改为静注维拉帕米(首次 5mg,无效时隔 10 分钟再静注 5mg)或地尔硫䓬。③洋地黄类:如毛花苷 C 静注。除伴有心力衰竭者可作首选外,其他病人已较少应用。④β 受体拮抗药与普罗帕酮:β 受体拮抗药也能有效终止心动过速,以选择短效 β 受体拮抗药如艾司洛尔较为合适。普罗帕酮 1~2mg/kg 静脉注射,注意结构性心脏病病人禁用。⑤升压药:如去氧肾上腺素、甲氧明、间羟胺等,对低血压者,通过反射性兴奋迷走神经终止心动过速。⑥食管心房调搏术常能有效终止发作。⑦以上治疗无效或当病人出现严重心绞痛、低血压、心力衰竭时应施行同步直流电复律。

(2) 预防复发:导管射频消融技术已十分成熟,具有安全、迅速、有效且能根治心动过速的优点,应优先考虑应用。不能行导管射频消融术治疗的可选用长效钙通道阻滞药、β 受体拮抗药、洋地黄或普罗帕酮。

预激综合征

预激综合征(preexcitation syndrome)又称 Wolf-Parkinson-White 综合征(WPW 综合征),是指心电图呈预激(即冲动提前激动心室的一部分或全部)表现,临床上有心动过速发作。

1. **病因**　发生预激的解剖学基础是在房室间除有正常的传导组织以外,还存在一些由异常心肌纤维组成的肌束。连接心房与心室之间者称房室旁道或 Kent 束。另外尚有 3 种较少见的旁道即心房-房室束、房室结-心室纤维和分支-室纤维。

2. **临床表现**　心室预激本身不引起症状,具有心室预激表现者其快速型心律失常的发生率为 1.8%,并随年龄增长而增加。其中 80% 为房室折返性心动过速,15%~30% 为房颤,5% 为房扑。频率过快的心动过速(特别是持续发作的房颤)可恶化为心室颤动或导致心力衰竭、低血压。

3. **心电图特征**　房室旁道典型预激表现为:①窦性搏动的 PR 间期短于 0.12 秒;②某些导联的 QRS 波群超过 0.12 秒;③QRS 波群起始部分粗钝,称预激波或 δ 波,终末部分正常;④ST-T 波呈继发性改变,与 QRS 波群主波方向相反(图 3-15)。

预激综合征发作房室折返性心动过速,最常见的类型是通过房室结前向传导,经旁道作逆向传导,称正向房室折返性心动过速,QRS 波群形态与时限正常。约 5% 的病人折返路径恰巧相反:经旁道前传、房室结逆向传导,产生逆向房室折返性心动过速,QRS 波群增宽、畸形,易与室性心动过速混淆。预激综合征病人亦可发生心房颤动与扑动,若冲动沿旁道下传,由于其不应期短,会产生极快的心室

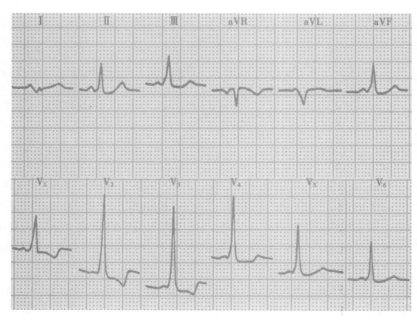

图 3-15 预激综合征
PR 间期 0.09 秒, QRS 波时限为 0.12 秒, 起始部明显粗钝(δ波)。

率, 甚至演变为心室颤动, 应特别警惕。

4. **治疗要点** 若病人从无心动过速发作或偶尔发作但症状轻微者, 需要通过危险分层决定是否接受导管射频消融术, 心律失常风险为高危以及即将从事特殊行业工作(如飞行员)的病人应给予导管射频消融术治疗。如发作频繁、症状明显者应积极治疗, 治疗方法包括药物和经导管射频消融术。

预激综合征病人发作正向房室折返性心动过速, 治疗方案可参照房室结内折返性心动过速, 首选药物为腺苷或维拉帕米静注, 也可选普罗帕酮。预激综合征病人发作心房扑动与颤动, 伴有晕厥或低血压时, 应立即电复律。治疗药物宜选择延长房室旁路不应期的药物, 如普鲁卡因胺或普罗帕酮。应当注意, 静脉注射胺碘酮与维拉帕米会加速预激综合征合并房颤病人的心室率, 甚至还会诱发心室颤动, 故应禁用。洋地黄缩短旁路不应期, 使心室率加快, 亦不能使用。

经导管消融旁道作为根治预激综合征病人室上性心动过速发作应列为首选, 并可考虑在较早期应用, 已可取代大多数药物治疗。

四、室性心律失常

室性期前收缩

室性期前收缩(premature ventricular beats)是一种最常见的心律失常, 指房室束及分叉以下异位兴奋灶提前除极而产生的期前收缩。

1. **病因** 正常人与各种心脏病病人均可发生室性期前收缩, 室性期前收缩的发病率随年龄增长而逐步增高。心肌炎症、缺血、缺氧、麻醉和手术等均可使心肌受到机械、电、化学性刺激而发生室性期前收缩, 常见于冠心病、心肌病、心肌炎、风湿性心脏病与二尖瓣脱垂者。此外, 药物中毒、电解质紊乱、精神不安、过量烟酒等亦能诱发室性期前收缩。

2. **临床表现** 室性期前收缩的临床表现因人而异, 大多数病人可无明显症状, 病人常无与室性期前收缩直接相关的症状, 病人是否有症状或症状的轻重程度与期前收缩的频发程度不一定直接相关。病人可感到心悸、胸闷、心脏停搏感, 类似电梯快速升降的失重感或代偿间歇后有力的心脏搏动。

Note:

听诊时,室性期前收缩之第二心音强度减弱,仅能听到第一心音,其后出现较长的停歇。桡动脉搏动减弱或消失。

3. **心电图特征**　①提前发生的 QRS 波群,宽大畸形,时限通常大于 0.12 秒,其前无相关 P 波。②ST 段与 T 波的方向与 QRS 主波方向相反。③大多数室性期前收缩与其前面的窦性搏动之间期(称为配对间期)恒定。④室性期前收缩后可见一完全性代偿间歇,若室性期前收缩恰巧插入两个窦性搏动之间,不产生室性期前收缩后停顿,称为间位性室性期前收缩。⑤室性期前收缩的类型:室性期前收缩可孤立或规律出现。二联律指每个窦性搏动后跟随一个室性期前收缩;三联律指每两个窦性搏动后出现一个室性期前收缩,如此类推;连续发生两个室性期前收缩称为成对室性期前收缩;室性期前收缩的 R 波落在前一个 QRS-T 波群的 T 波上称 R on T 现象;同一导联内室性期前收缩形态相同者为单形性室性期前收缩,形态不同者称多形性或多源性室性期前收缩(图 3-16)。

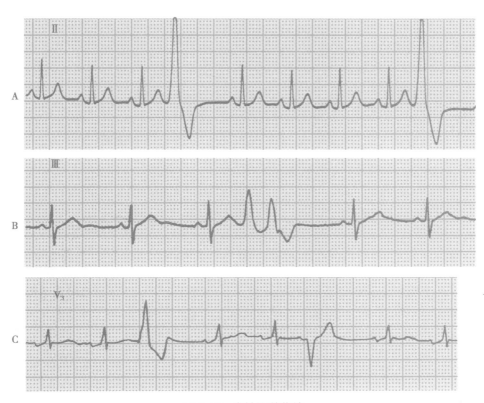

图 3-16　室性期前收缩
A. Ⅱ导联第 4、9 个 QRS 提前发生,明显增宽畸形,其前无 P 波,其后有完全性代偿间歇;B. Ⅲ导联第 3 个窦性搏动后连续发生两个增宽畸形的 QRS 波群,其前无 P 波;C. V₃ 导联第 3、6 个 QRS 波群提前发生,增宽畸形,形态不同,为多源性室性期前收缩。

4. **治疗要点**

(1) 无器质性心脏病:对于无器质性心脏病的病人,室性期前收缩不会增加其发生心脏性死亡的危险性,不建议应用抗心律失常药物治疗,更不宜静脉应用抗心律失常药。如有明显症状,应向病人说明其良性预后,减轻焦虑;避免诱发因素如咖啡、浓茶、应激状态;药物宜选用 β 受体拮抗药、美西律、普罗帕酮等,不应使用胺碘酮。少部分起源于右心室流出道和左心室后间隔的频发室性期前收缩,如果病人症状明显,抗心律失常药物效果不佳,或不能应用抗心律失常药物,且无器质性心脏病可考虑行导管射频消融术治疗,成功率较高。

(2) 器质性心脏病

1) 急性心肌缺血:对于急性心肌梗死并发室性期前收缩者,首选再灌注治疗,不主张预防性应用利多卡因等抗心律失常药物。如果进行再灌注治疗前已经出现频发室性期前收缩、多源性室性期前收缩,可在纠正病因时应用 β 受体拮抗药,尤其是及时纠正电解质紊乱如低钾、低镁血症。避免使用 I A 类抗心律失常药物,因为药物本身可引起其他类型心律失常,增加总死亡率和猝死风险。

2）急性肺水肿或严重心力衰竭:并发室性期前收缩者,治疗应针对改善血流动力学障碍,同时注意有无洋地黄中毒或电解质紊乱(低钾、低镁)。

3）慢性心脏病变:心肌梗死后或心肌病病人常伴室性期前收缩,应避免使用 I 类抗心律失常药物,因其本身有致心律失常作用,虽能有效减少室性期前收缩,但总死亡率和猝死的风险反而增加。β 受体拮抗药对室性期前收缩的疗效不显著,但能降低心肌梗死后猝死发生率、再梗死率和总死亡率;对于口服 β 受体拮抗药有禁忌证的病人可选择胺碘酮抗心律失常治疗。

室性心动过速

室性心动过速(ventricular tachycardia)简称室速,指起源于房室束及分叉以下的特殊传导系统或者心室肌的连续 3 个或 3 个以上的异位心搏。及时识别和治疗室速具有非常重要的临床意义。按室速发作时的持续时间和血流动力学改变可将其分为非持续性室速(发作持续时间短于 30 秒,能自行终止)、持续性室速(发作持续时间超过 30 秒,需药物或电复律方能终止)、无休止性室速(室速不间断反复发作,其间可有窦性心律,但大部分时间为室速)。

1. **病因**　室速常发生于各种器质性心脏病病人,最常见为冠心病,尤其是心肌梗死。其次是心肌病、心力衰竭、二尖瓣脱垂、心脏瓣膜病等。其他病因包括代谢障碍、电解质紊乱、长 QT 综合征等。偶可发生于无器质性心脏病者。

2. **临床表现**　室速临床症状的轻重视发作时心室率、持续时间、基础心脏病变和心功能状态不同而异。非持续性室速的病人通常无症状。持续性室速常伴明显血流动力学障碍与心肌缺血,临床上可出现气促、少尿、低血压、晕厥、心绞痛等。听诊心律轻度不规则。如发生完全性室房分离,则第一心音强度经常变化。

3. **心电图特征**　①3 个或 3 个以上的室性期前收缩连续出现。②QRS 波群畸形,时限超过 0.12 秒,ST-T 波方向与 QRS 波群主波方向相反。③心室率一般为 100～250 次/min,心律规则或略不规则。④心房独立活动,P 波与 QRS 波群无固定关系,形成室房分离,偶尔个别或所有心室激动逆传夺获心房。⑤心室夺获或室性融合波:是确立室速诊断的重要依据。心室夺获是指室速发作时少数室上性冲动下传心室,表现为窄 QRS 波群,其前有 P 波;室性融合波的 QRS 波群形态介于窦性与异位心室搏动之间,其意义为部分夺获心室(图 3-17)。

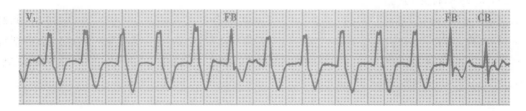

图 3-17　**室性心动过速**
V₁ 导联快速、增宽畸形的心室波群,时限 0.12 秒,频率 136 次/min,RR 间期略不规则,其间有独立的窦性 P 波;第 6、12 个 QRS 波群为室性融合波,第 13 个 QRS 波群为心室夺获。

尖端扭转是多形性室速的一个特殊类型,因发作时 QRS 波群的振幅和波峰呈周期性改变,宛如围绕等电位线连续扭转而得名(图 3-18)。频率 200～250 次/min,QT 间期常超过 0.5 秒,U 波显著。其病因常为先天性、电解质紊乱(尤其是低钾低镁血症)、抗心律失常药物、颅内病变、心动过缓(特别是三度房室传导阻滞)等。当室性期前收缩发生在舒张晚期、落在前面 T 波的终末部(R on T 现象),可诱发尖端扭转型室速。尖端扭转型室速可进展为心室颤动或猝死。

4. **治疗要点**　目前除了 β 受体拮抗药、胺碘酮之外,尚未能证实其他抗心律失常药物能降低心

Note:

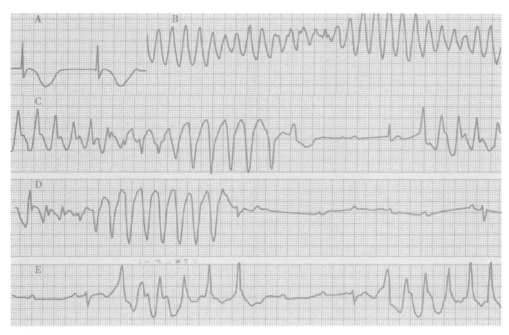

图 3-18　尖端扭转型室速
QRS 波群的振幅和波峰呈周期性改变,围绕等电位线呈典型的扭转状。

脏性猝死的发生率。对于室速的治疗一般遵循的原则是:有器质性心脏病或有明确诱因者应首先给予针对性治疗;无器质性心脏病者发生非持续性室速,如无症状或血流动力学影响,处理的原则同室性期前收缩;持续性室速发作,无论有无器质性心脏病,均应给予治疗;有器质性心脏病的非持续性室速亦应考虑治疗。

(1) 终止室速发作:室速病人如无血流动力学障碍,首先可选用胺碘酮、利多卡因、β 受体拮抗药静注。若病人已发生低血压、休克、心绞痛、脑部血流灌注不足等症状,应迅速施行电复律。对尖端扭转型室速,应努力寻找和去除导致 QT 间期延长的病变及停用有关的药物,治疗可试用镁盐、异丙肾上腺素,对心动过缓和明显长间歇依赖者可使用临时心脏起搏,I A 或 III 类抗心律失常药物(如普鲁卡因胺、胺碘酮、索他洛尔)可使 QT 间期更加延长,属禁用。针对室速持续发作者,可经静脉插入电极导管至右室,应用超速起搏终止心动过速。

(2) 预防复发:应努力寻找及治疗诱发与维持室速的各种可逆性病变,如缺血、低血压、低血钾等。治疗充血性心力衰竭有助于减少室速的发生。窦性心动过缓或者房室传导阻滞时,心室率过缓时利于室性心律失常的发生,可给予阿托品或临时起搏器治疗。在药物预防效果大致相同的情况下,应选择潜在不良反应较少的抗心律失常药。

心室扑动与心室颤动

心室扑动(ventricular flutter)与心室颤动(ventricular fibrillation)为致命性心律失常。

1. **病因**　常见于缺血性心脏病。此外,抗心律失常药物尤其是引起 QT 间期延长与尖端扭转的药物、严重缺氧、预激综合征合并房颤与极快的心室率、电击伤等亦可引起。

2. **临床表现**　临床表现包括意识丧失、抽搐、呼吸停止甚至死亡。触诊大动脉搏动消失、听诊心音消失、血压无法测到。

3. **心电图特征**　心室扑动呈正弦波图形,波幅大而规则,频率为 150~300 次/min,有时难以与室速鉴别。心室颤动的波形、振幅及频率均极不规则,无法辨认 QRS 波群、ST 段与 T 波(图 3-19)。

4. **治疗要点**　详见本章第五节"心脏骤停与心脏性猝死"的处理。

Note:

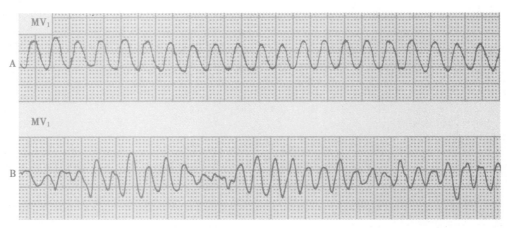

图 3-19　心室扑动与心室颤动

A. 监护导联呈连续的波动,形态似正弦波,频率为 230 次/min,无法分辨 QRS-T 波群,为心室扑动;B. 呈形态、振幅各异的不规则波动,频率约 310 次/min,QRS 波群消失,为心室颤动。

五、心脏传导阻滞

冲动在心脏传导系统的任何部位传导时均可发生减慢或阻滞。若发生在窦房结与心房之间,称窦房传导阻滞;发生在心房与心室之间,称房室传导阻滞;位于心房内,称房内传导阻滞;位于心室内,称室内传导阻滞。按传导阻滞的严重程度,通常将其分为三度。一度传导阻滞的传导时间延长,全部冲动仍能传导。二度传导阻滞分为两型,即莫氏Ⅰ型(文氏型)和Ⅱ型。Ⅰ型阻滞表现为传导时间进行性延长,直至 1 次冲动不能传导;Ⅱ型阻滞表现为间歇出现的传导阻滞。三度又称完全性传导阻滞,此时全部冲动不能被传导。本节重点阐述房室传导阻滞和室内传导阻滞。

房室传导阻滞

房室传导阻滞(atrioventricular block,AVB)又称房室阻滞,是指房室交界区脱离了生理不应期后,心房冲动传导延迟或不能传导至心室。

1. **病因**　正常人或运动员可出现一度或二度Ⅰ型房室传导阻滞,与迷走神经张力增高有关,常发生在夜间。更多见于病理情况下,如急性心肌梗死、冠状动脉痉挛、病毒性心肌炎、心肌病、急性风湿热、先天性心血管病、原发性高血压、心脏手术、电解质紊乱、药物中毒等。

2. **临床表现**　一度房室传导阻滞病人通常无症状,听诊第一心音强度减弱。二度房室传导阻滞病人可有心悸与心搏脱漏,二度Ⅰ型房室传导阻滞病人第一心音强度逐渐减弱并有心搏脱漏,Ⅱ型病人亦有间歇性心搏脱漏,但第一心音强度恒定。三度房室传导阻滞是一种严重的心律失常,临床症状取决于心室率的快慢与伴随病变,症状包括疲乏、头晕、晕厥、心绞痛、心衰等。若心室率过慢导致脑缺血,病人可出现暂时性意识丧失,甚至抽搐,即阿-斯综合征,严重者可猝死。听诊第一心音强度经常变化,间或听到响亮清晰的第一心音("大炮音")。

3. **心电图特征**

(1) 一度房室传导阻滞:每个冲动都能传导至心室,但 PR 间期超过 0.20 秒(图 3-20)。

(2) 二度房室传导阻滞

1) Ⅰ型:①PR 间期进行性延长,相邻 RR 间期进行性缩短,直至一个 P 波受阻不能下传至心室;②包含受阻 P 波在内的 RR 间期小于正常窦性 PP 间期的 2 倍,最常见的房室传导比例为 3∶2 或 5∶4(图 3-21A)。该型很少发展为三度房室传导阻滞。

2) Ⅱ型:心房冲动传导突然阻滞,但 PR 间期恒定不变,下传搏动的 PR 间期大多正常(图 3-21B)。当 QRS 波群增宽、形态异常时,阻滞位于房室束-浦肯野系统;若 QRS 波群正常,阻滞可能位

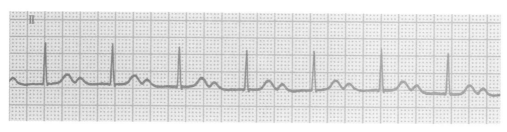

图 3-20　**一度房室传导阻滞**
Ⅱ导联每个 P 波后均跟随 QRS 波群,PR 间期 0.39 秒。

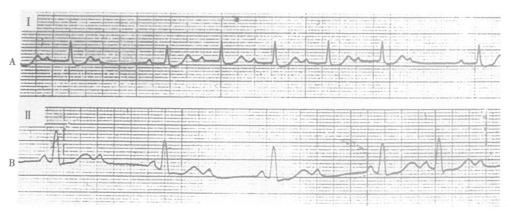

图 3-21　**二度房室传导阻滞**
A. Ⅰ导联 P 波规律出现,由左起第 3 个 P 波开始,PR 间期逐渐延长,直至第 8 个 P 波后脱漏一个 QRS 波群,出现长间歇,形成 6:5 房室传导,为二度Ⅰ型房室传导阻滞;B. 另一病人Ⅱ导联 P 波规律出现,P 波与 QRS 群数目之比为 2:1~3:2,下传的 PR 间期为 0.14 秒,且恒定不变,为二度Ⅱ型房室传导阻滞。

于房室结内。本型易转变为三度房室传导阻滞。

（3）三度房室传导阻滞:①心房与心室活动各自独立、互不相关。②心房率快于心室率,心房冲动来自窦房结或异位心房节律。③心室起搏点通常在阻滞部位稍下方。如位于房室束及其附近,心室率约 40~60 次/min,QRS 波群正常,心律亦较稳定;如位于室内传导系统的远端,心室率可在 40 次/min 以下,QRS 波群增宽,心室率亦常不稳定(图 3-22)。

4. 治疗要点　应针对不同病因进行治疗。一度或二度Ⅰ型房室传导阻滞心室率不太慢者无须特殊治疗。二度Ⅱ型或三度房室传导阻滞如心室率慢伴有明显症状或血流动力学障碍,甚至阿-斯综合征发作者,应给予心脏起搏治疗。阿托品、异丙肾上腺素仅适用于无心脏起搏条件的应急情况。

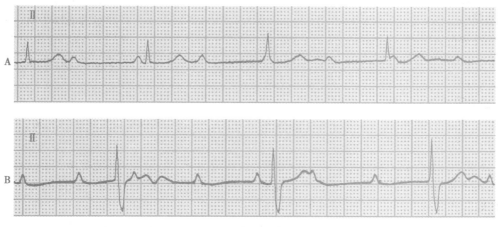

图 3-22　**三度房室传导阻滞**
图中窦性 P 波规则,QRS 波群节律规则,P 波与 QRS 波群互不相关。

Note:

室内传导阻滞

室内传导阻滞(intraventricular block)又称室内阻滞,指房室束分叉以下部位的传导阻滞。室内传导系统由三个部分组成:右束支、左前分支、左后分支,室内传导阻滞病变可累及单支、双支、三支。心电图上表现为右束支阻滞、左束支阻滞、左前分支阻滞、左后分支阻滞,本节重点阐述右束支阻滞和左束支阻滞。

1. **病因** 右束支阻滞较为常见,常发生于风湿性心脏瓣膜病、高血压性心脏病、冠心病、心肌疾病、先天性心脏病,亦可见于大面积肺梗死,正常人也可发生右束支传导阻滞。左束支阻滞常发生于慢性心力衰竭、急性心肌梗死、高血压性心脏病、心肌疾病、风湿性心脏瓣膜病、梅毒性心脏病、急性感染等。

2. **临床表现** 通常无临床症状,间可听到第一、第二心音分裂。

3. **心电图特征**

(1) 右束支阻滞:QRS 时限≥0.12 秒;V_1、V_2 导联呈 rsR′,R′粗钝;V_5、V_6 导联呈 qRS 型,S 波宽阔;T 波与 QRS 波主波方向相反(图 3-23)。不完全性右束支传导阻滞图形与上述图形相似,但是 QRS 时限<0.12 秒。

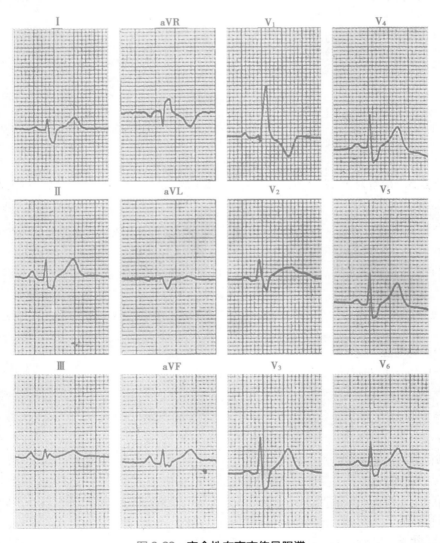

图 3-23 完全性右束支传导阻滞

窦性心律,PR 间期 0.16 秒,QRS 时限 0.14 秒,V_1 导联呈 rsR 型,Ⅰ、Ⅱ、V_4~V_6 导联 S 波增宽粗钝,aVR 导联 R 波宽钝。

（2）左束支阻滞：QRS 时限≥0.12 秒；V_5、V_6 导联 R 波宽大，顶部有切迹或粗钝，前方无 q 波，T 波与 QRS 波主波方向相反；V_1、V_2 导联呈宽阔的 QS 型或 rS 型（图 3-24）。不完全性左束支传导阻滞图形与上述图形相似，但是 QRS 时限<0.12 秒。

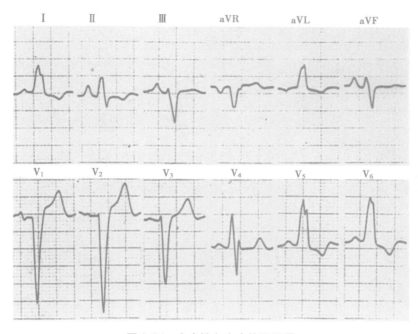

图 3-24　**完全性左束支传导阻滞**
窦性心律，PR 间期 0.16 秒，QRS 时限 0.14 秒，V_5、V_6、Ⅰ、aVL 导联 R 波宽阔，顶部有切迹或粗钝，无 q 波及 S 波，V_1 导联呈 QS 型。

4. 治疗要点　应针对不同病因进行治疗。单支阻滞无临床症状者不需抗心律失常药物治疗。但双分支阻滞有可能进展为完全性房室传导阻滞，应密切观察与随访。急性前壁心肌梗死发生双分支阻滞，伴有晕厥发作者，应及早考虑心脏起搏治疗。慢性心衰并发左束支阻滞是考虑 CRT 治疗的重要指征。

六、心律失常病人的护理

【**常用护理诊断/问题、措施及依据**】

1. 活动耐力下降　与心律失常导致心悸或心排血量减少有关。

（1）**休息与体位**：保证病人充分的休息与睡眠，做好心理护理，保持情绪稳定，必要时遵医嘱给予镇静药。病人当心律失常发作导致胸闷、心悸、头晕等不适时采取高枕卧位、半卧位或其他舒适体位，尽量避免左侧卧位，因左侧卧位时病人常能感觉到心脏的搏动而使不适感加重。

（2）**氧疗护理**：伴呼吸困难、发绀等缺氧表现时，给予氧气吸入，根据缺氧程度调整氧流量。

（3）**制订活动计划**：评估病人心律失常的类型及临床表现，与病人及家属共同制订活动计划。对无器质性心脏病的良性心律失常病人，鼓励其正常工作和生活，建立健康的生活方式，保持心情舒畅，避免过度劳累。窦性停搏、二度Ⅱ型或三度房室传导阻滞、持续性室速等严重心律失常病人或快速心室率引起血压下降者，应卧床休息，以减少心肌耗氧量。卧床期间加强生活护理。

（4）**抗心律失常药物用药护理**：严格遵医嘱按时按量给予抗心律失常药物，静注时速度宜慢（腺苷除外），一般 5~15 分钟内注完，静滴药物时尽量用输液泵调节速度。胺碘酮静脉用药易引起静脉炎，应选择大血管，配制药物浓度不要过高，严密观察穿刺局部情况，谨防药物外渗。观察病人意识和生命体征,必要时监测心电图,注意用药前、用药过程中及用药后的心率、心律、PR 间期、QT 间期等变化,以判断疗效和有无不良反应。常用抗心律失常药物的不良反应见表 3-7。

表 3-7 常用抗心律失常药物的不良反应

常用药物	不良反应	
	心脏方面	心外方面
奎尼丁	窦性停搏、房室传导阻滞、QT 间期延长与尖端扭转型室速、晕厥	食欲下降、恶心、呕吐、腹痛腹泻;视、听觉障碍及意识模糊;皮疹、发热、血小板减少、溶血性贫血
普鲁卡因胺	中毒浓度抑制心肌收缩力,低血压、传导阻滞、QT 间期延长与多形性室速	胃肠道反应较奎尼丁少见;中枢神经系统反应较利多卡因多见;发热、粒细胞减少症;药物性狼疮
利多卡因	少数引起窦房结抑制、室内传导阻滞	眩晕、感觉异常、意识模糊、谵妄、昏迷
普罗帕酮	窦房结抑制、房室传导阻滞、加重心力衰竭	眩晕、口内金属味、视力模糊;胃肠道不适;加重支气管痉挛
β 受体拮抗药	低血压、心动过缓、心力衰竭	乏力;加重哮喘与 COPD;间歇性跛行、雷诺现象;精神抑郁;糖尿病病人可能引起低血糖
胺碘酮	心动过缓,致心律失常很少发生,偶有尖端扭转型室速	最严重的心外毒性为肺纤维化、转氨酶升高,偶致肝硬化;甲状腺功能亢进或减退;光过敏、角膜色素沉着;胃肠道反应
维拉帕米	已应用 β 受体拮抗药或有血流动力学障碍者易引起低血压、心动过缓、房室传导阻滞、心搏停顿	偶有肝毒性,使地高辛血浓度增高
腺苷	可有短暂窦性停搏、室性期前收缩或非持续性室性心动过速	面部潮红、呼吸困难、胸部压迫感,通常持续短于 1 分钟

2. 潜在并发症:猝死。

(1) 评估危险因素:评估引起心律失常的原因,如有无冠心病、心力衰竭、心肌病、心肌炎、药物中毒等,有无电解质紊乱(如低钾血症、高钾血症)和低氧血症、酸碱平衡失调等。遵医嘱配合治疗,协助纠正诱因。

(2) 心电监护(cardiac monitoring):对严重心律失常者,应持续心电监护,严密监测心率、心律、心电图、生命体征、血氧饱和度变化。发现频发(每分钟在 5 次以上)、多源性、成对的或呈 R on T 现象的室性期前收缩,室速,预激伴发房颤,窦性停搏,二度 Ⅱ 型或三度房室传导阻滞等,立即报告医生。安放监护电极前注意清洁皮肤,用乙醇棉球去除油脂,电极放置部位应避开胸骨右缘及心前区,以免影响做心电图和紧急电复律;1~2 天更换电极片 1 次或电极片松动时随时更换,去除电极片后及时清洁皮肤。部分病人易致过敏,应观察有无皮肤发红、瘙痒、水疱甚至破溃等。

(3) 急救配合与护理:对于高危病人,应留置静脉导管,备好抗心律失常药物及其他抢救药品、除颤器、临时起搏器等。一旦发生猝死立即配合抢救,详见本章第五节"心脏骤停与心脏性猝死"的处理及第十二节"心脏起搏治疗""心脏电复律"。

3. 潜在并发症:血栓、栓塞。

抗凝药物用药护理:应遵医嘱严格按时按量给予抗凝药物,观察疗效及不良反应。两类口服抗凝药物的用药注意事项如下:

(1) 华法林:华法林的吸收、药物动力学及药效学受遗传和环境因素(例如药物、饮食、各种疾病状态)影响。在合并用药、饮食或疾病变化时,应及时监测 INR 并调整剂量。华法林的最佳抗凝强度为 INR 2.0~3.0,此时出血和血栓栓塞的危险均最低。病人口服华法林 2~3 天后开始每天或隔天监测 INR,直到 INR 达到治疗目标并维持至少 2 天。此后,根据 INR 结果的稳定性数天至 1 周监测 1

次,出院后稳定的病人可每 4 周监测 1 次。

（2）新型口服抗凝药（NOAC）：NOAC 半衰期短,用药后 12~24 小时作用即可消失,因此必须保证病人服药的依从性,以免因药效下降而发生血栓栓塞。如果发生漏服,每天 2 次用药的药物漏服 6 小时以内,应该补服前次漏服的剂量；每天 1 次用药的药物漏服 12 小时以内,应该补服前次漏服的剂量。超过此期限,不再补服,而且下一次仍使用原来剂量,不要加倍。

4. **有受伤的危险**　与心律失常引起的头晕、晕厥有关。

（1）评估危险因素：向病人及知情者询问病人晕厥发作前有无诱因及先兆症状,了解晕厥发作时的体位、晕厥持续时间、伴随症状等。必要时心电监护,动态观察心律失常的类型。

（2）休息与活动：心律失常频繁发作,伴有头晕、晕厥或曾有跌倒病史者应卧床休息,协助生活护理。嘱病人避免单独外出,防止意外。

（3）避免诱因：嘱病人避免剧烈活动、情绪激动或紧张、快速改变体位等,一旦有头晕、黑矇等先兆时立即平卧,以免跌倒受伤。

（4）遵医嘱给予治疗：如心率显著缓慢的病人可予阿托品、异丙肾上腺素等药物或配合人工心脏起搏治疗；对其他心律失常病人可遵医嘱给予抗心律失常药物。

【其他护理诊断/问题】

1. **焦虑**　与心律失常反复发作、疗效欠佳、疾病知识欠缺、对住院环境及仪器设备陌生有关。
2. **恐惧**　与室速无休止发作、ICD 反复放电有关。
3. **潜在并发症：心力衰竭**。

【健康指导】

1. **疾病知识指导**　向病人及家属讲解心律失常的常见病因、诱因及防治知识。嘱病人注意劳逸结合、生活规律,保证充足的休息与睡眠；保持乐观、稳定的情绪；戒烟酒,避免摄入刺激性食物如咖啡、浓茶等,避免饱餐；避免感染、发热；低钾血症易诱发室性期前收缩或室速,应注意预防、监测与纠正。心动过缓病人应避免排便时过度屏气,以免兴奋迷走神经而加重心动过缓。

2. **用药指导与病情监测**　说明按医嘱服抗心律失常药物、抗凝药物的重要性,不可自行减量、停药或擅自改用其他药物。告知病人药物可能出现的不良反应；教给病人自测脉搏的方法以利于自我监测病情；服用抗凝药期间使用软毛牙刷刷牙,避免可能产生激烈碰撞的运动,观察有无牙龈渗血、皮肤瘀斑,注意大小便颜色的变化。嘱有异常时及时就诊。

3. **照顾者指导**　针对室速和室颤高危人群,教会其家属初级心肺复苏以备应急。

【预后】

心律失常的预后主要取决于心律失常的类型及并发器质性心脏病的严重程度。人工心脏起搏治疗或射频消融术可使部分心律失常病人获得根治,极大提高生活质量,延长寿命。但亦有部分严重心律失常如室性心动过速可演变为心室颤动而猝死。

（单伟超）

第五节　心脏骤停与心脏性猝死

心脏骤停（sudden cardiac arrest,SCA）指心脏射血功能突然终止。心脏骤停发生后,由于脑血流突然中断,10 秒左右病人即可出现意识丧失。如能及时救治,病人可以存活,否则将导致生物学死亡,自发逆转者少见。心脏骤停常为心脏性猝死的直接原因。

心脏性猝死（sudden cardiac death,SCD）指急性症状发作后 1 小时内发生的以意识骤然丧失为特征、由心脏原因引起的生物学死亡。心脏骤停与心脏性猝死的区别在于前者通过紧急治疗有逆转的可能性,而后者是生物学功能不可逆转的停止。

【病因与发病机制】

绝大多数心脏性猝死发生在有器质性心脏病的病人,其中以冠心病最常见,尤其是心肌梗死。心肌梗死后左室射血分数降低是心脏性猝死的主要预测因素;频发性与复杂性室性期前收缩亦可预示心肌梗死存活者发生猝死的危险。各种心肌病引起的心脏性猝死约占5%~15%,是<35岁人群心脏性猝死的主要原因。

心脏性猝死主要为致命性快速心律失常所致,如室扑、室颤和室速;其次为严重缓慢心律失常和心室停顿,较少见的是无脉性电活动。非心律失常性心脏性猝死所占比例较少,常由心脏破裂、心脏流入和流出道的急性阻塞、急性心脏压塞等所致。

【临床表现】

心脏性猝死的临床经过可分为前驱期、终末事件期、心脏骤停、生物学死亡4个时期。不同病人各期表现有明显差异。

1. 前驱期 在猝死前数天至数月,有些病人可出现胸痛、气促、疲乏、心悸等非特异性症状,亦可无前驱表现。

2. 终末事件期 指心血管状态出现急剧变化到心脏骤停发生前的一段时间,自瞬间至持续1小时不等。典型表现有严重胸痛、急性呼吸困难、突发心悸或晕厥等。

3. 心脏骤停 意识丧失为该期的特征。心脏骤停是临床死亡的标志,临床表现为:①意识突然丧失或伴有短阵抽搐;②呼吸断续、喘息,随后呼吸停止;③皮肤苍白或明显发绀,瞳孔散大,大小便失禁;④颈、股动脉搏动消失;⑤心音消失。

4. 生物学死亡 从心脏骤停至发生生物学死亡时间的长短取决于原发病的性质以及心脏骤停至复苏开始的时间。心脏骤停发生后,大部分病人将在4~6分钟内开始发生不可逆脑损害,随后经数分钟过渡到生物学死亡。

【心脏骤停的处理】

心脏骤停的生存率很低,抢救成功的关键是快速识别和启动急救系统,尽早进行心肺复苏(cardiopulmonary resuscitation,CPR)和复律治疗。

对院外心脏骤停病人,非专业施救者应尽早启动心肺复苏。为避免因无法准确判断病人脉搏情况而延迟或不启动心肺复苏,非专业施救者可以根据病人意识水平及呼吸状况而启动心肺复苏,不再强调以有无脉搏作为判定心脏骤停的标准,且在实施心肺复苏时,可进行单纯胸外心脏按压。自动体外除颤仪(automated external defibrillators,AED)除颤可作为基础生命支持的一部分,当不能立即取得AED时,应立即进行CPR,并同时让人获取AED进行除颤。取得AED后,检查心律,室颤者,除颤1次后,立即继续5个周期的CPR(约2分钟),如仍为室颤心律,则再除颤1次。

院内标准心肺复苏分为初级心肺复苏和高级心肺复苏。可按以下顺序进行:

1. 识别心脏骤停 当发现无反应或突然倒地的病人时,首先观察其对刺激的反应,如轻拍肩部并呼叫"你怎么样啦?"判断呼吸运动、大动脉有无搏动(10秒内完成)。突发意识丧失,无呼吸或无正常呼吸(即仅有喘息),视为心脏骤停,呼救和立即开始CPR。

2. 呼救 高声呼救,请求他人帮助。在不延缓实施心肺复苏的同时,应设法拨打急救电话,启动急救系统。

3. 初级心肺复苏 即基础生命支持(basic life support,BLS)。主要措施包括胸外按压(compressions)、开放气道(airway)、人工呼吸(breathing)、除颤,前三者被简称为"C-A-B三部曲"。首先应保持正确的体位,病人仰卧在坚固的平面上,提倡同步分工合作的复苏方法。

（1）胸外按压:是建立人工循环的主要方法。成人在开放气道前先进行胸外按压。胸外按压通过增加胸膜腔内压和直接按压心脏产生一定的血流,配合人工呼吸可为心脏和脑等重要器官提供一定的含氧血液,为进一步复苏创造条件。胸外按压的正确部位是胸骨中下 1/3 交界处。用一只手的掌根部放在胸骨的下半部,另一手掌重叠放在这只手背上,手掌根部横轴与胸骨长轴确保方向一致,为保证每次按压后使胸廓充分回弹,施救者在按压间隙,手可以放在病人胸上,但是不能有任何力量（图 3-25）。按压时肘关节伸直,依靠肩部和背部的力量垂直向下按压,成人使胸骨下压至少 5cm,但应避免超过 6cm,随后突然松弛,按压和放松的时间大致相等。按压频率在 100~120 次/min。胸外按压过程中应尽量减少中断直至自主循环恢复或复苏终止,中断尽量不超过 10 秒,除非特殊操作,如建立人工气道、除颤时。建议利用实时视听反馈以保持 CPR 质量。胸外按压的并发症主要有肋骨骨折、心包积血或心脏压塞、气胸、血胸、肺挫伤等,应遵循正确的操作方法,尽量避免其发生。

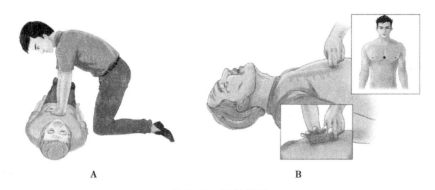

图 3-25　**胸外按压**

A. 操作者肩部正对病人胸骨上方,肘部保持伸直;B. 胸外按压的部位是胸骨中下部,双乳头之间。

（2）开放气道:保持呼吸道通畅是成功复苏的重要一步。采用仰头抬颏法开放气道,即术者将一手置于病人前额加压使病人头后仰,另一手的示指、中指抬起下颏,使下颏尖、耳垂的连线与地面呈垂直,以畅通气道。迅速清除病人口中异物和呕吐物,必要时使用吸引器,取下活动性义齿。

（3）人工呼吸:开放气道后,先将耳朵贴近病人的口鼻附近,感觉和倾听有无呼吸,如确定呼吸停止,在确保气道通畅的同时,立即开始人工通气,气管内插管是建立人工通气的最好方法。当时间或条件不允许时,常采用口对口呼吸。术者一手的拇指、示指捏住病人鼻孔,吸一口气,用口唇把病人的口全部罩住,然后缓慢吹气,给予足够的潮气量产生可见的胸廓抬起,每次吹气应持续 1 秒以上（图3-26）。每 30 次胸外按压连续给予 2 次通气,通气频率为 10~12 次/min。但口对口呼吸是临时性抢救措施,应争取尽快气管内插管,以人工气囊挤压或人工呼吸机进行辅助呼吸与给氧,纠正低氧血症。

（4）除颤（defibrillation）:心脏骤停时最常见的心律失常是室颤,因此迅速恢复有效的心律是复苏成功至关重要的一步。一旦心电监护显示为心室颤动或扑动,应立即除颤。对于单相波除颤,成人推荐电击能量 360J,双相波除颤可选择 150~200J 能量,若无效可立即进行第 2 次和第 3 次除颤。此时应尽量改善通气和矫正血液生化指标的异常,以利重建稳定的心律。

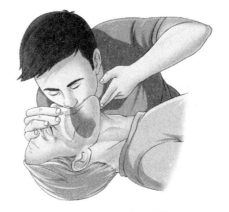

图 3-26　**口对口呼吸**

4. 高级心肺复苏　即高级心血管生命支持（advanced cardiovascular life support, ACLS）,是以基础生命支持为基础,应用辅助设备、特殊技术等建立更有效的通气和血液循环。主要措施有气管插管、给氧、起搏和药物治疗。在复苏过程中必须持续监测心电图、血压、血氧饱和度等,持续测量动脉血压和呼气末二氧化碳分压有利于提高 CPR 质量,必要时进行有创血流动力学监测,如动脉血气分析、动脉压、肺动脉压等。

（1）气管插管与给氧:若病人自主呼吸没有恢复,应尽早行气管插管,以纠正低氧血症。院外病人常用简易球囊维持通气,医院内病人常用呼吸机,开始可给予 100% 浓度的氧气,然后根据动脉血气分析结果进行调整。

（2）起搏(pacing):对有症状的心动过缓病人,尤其是当高度房室传导阻滞发生在房室束以下时,则应施行起搏治疗。

（3）药物治疗:尽早开通静脉通道,给予急救药物。外周静脉通常选用肘正中静脉或颈外静脉,中心静脉可选用颈内静脉、锁骨下静脉和股静脉。静脉通路是高级心血管生命支持复苏期间的首选给药通路,如果不能建立静脉通路,可以考虑改用骨髓腔输液。

1）血管升压药:肾上腺素,作为拟交感类药,是 CPR 的首选药物,应尽早给药。可用于电击无效的室颤、无脉性室速、无脉性电活动、心室停搏。若连续 3 次除颤无效提示预后不良,应继续胸外按压和人工通气,并常规给予肾上腺素 1mg 静注,再除颤 1 次。如仍未成功,肾上腺素可每 3~5 分钟重复1 次,中间给予除颤。血管升压素与肾上腺素作用相同,也可作为一线药物,只推荐使用 1 次,40U 静注。严重低血压时可用去甲肾上腺素、多巴胺、多巴酚丁胺。

2）抗心律失常药:①胺碘酮,使用肾上腺素 2~3 次后仍存在无脉性室速或室颤,在继续 CPR 的过程中可静脉给予抗心律失常药胺碘酮。用法:胺碘酮首次 150mg 缓慢静注(10 分钟),可重复给药总量达 500mg,随后先按 1mg/min 静滴,然后 0.5mg/min 持续静滴,每天总量可达 2g,根据需要可维持数天。②利多卡因,没有胺碘酮时考虑使用。用法:利多卡因 1~1.5mg/kg,3~5 分钟内静注,若无效可每 5~10 分钟 0.5~0.75mg/kg 重复 1 次,总剂量达 3mg/kg。③硫酸镁,适用于低镁血症、电击无效的室颤、低镁血症的室性心动过速、尖端扭转型室性心动过速、地高辛中毒。用法:硫酸镁 1~2g,5% 葡萄糖 10ml 稀释,静注,10~15 分钟后可重复。④阿托品,适用于缓慢性心律失常、心室停搏、无脉性电活动。用法:阿托品 1~2mg 静注,每 3~5 分钟重复使用,最大总量不超过 3mg。缓慢心律失常,有条件者及早施行起搏治疗。

3）纠正代谢性酸中毒的药物:5% 碳酸氢钠,适用于心脏骤停或复苏时间过长者,或早已存在代谢性酸中毒、高钾血症者。用法:初始剂量 1mmol/kg,在持续心肺复苏过程中,每 15 分钟重复 1/2 量,最好根据动脉血气分析结果调整补给量。复苏过程中产生的代谢性酸中毒通过改善通气常可得到改善,不应过分积极补充碳酸氢钠。

【复苏后处理】

心肺复苏后的处理原则和措施包括维持有效的循环和呼吸功能,特别是脑灌注,预防再次心脏骤停,维持水、电解质和酸碱平衡,防治脑缺氧和脑水肿、急性肾损伤和继发感染等。

脑复苏是心肺复苏最后成功的关键。主要措施包括:①降温。复苏后的高代谢状态或其他原因引起的体温增高可导致脑组织氧供需关系明显失衡,从而加重脑损伤。应密切观察体温变化,积极采取降温退热措施。自主循环恢复后几分钟至几小时将体温降至 32~34℃ 为宜,持续 12~24 小时。②脱水。可选用渗透性利尿药 20% 甘露醇或 25% 山梨醇快速静滴,以减轻脑水肿;亦可联合使用呋塞米(首次 20~40mg,必要时增加至 100~200mg 静注)、25% 白蛋白(20~40ml)或地塞米松(5~10mg,每 6~12 小时静注),有助于避免或减轻渗透性利尿导致的"反跳现象"。③防治抽搐。应用冬眠药物,如二氢麦角碱 0.6mg、异丙嗪 50mg 稀释于 5% 葡萄糖 100ml 中静滴;亦可用地西泮 10mg 静注。④高压氧治疗。通过增加血氧含量及弥散,提高脑组织氧分压,改善脑缺氧,降低颅内压,有条件者应尽早应用。⑤促进早期脑血流灌注。如抗凝以疏通微循环,钙通道阻滞药解除脑血管痉挛。

心脏骤停存活者需要较长康复期,应评估其对疾病的认知和社会心理需求并给予相应支持,做好心理护理,减轻病人恐惧,更好地配合治疗。出院前应进行神经、心肺功能和认知功能的全面评估,进行焦虑、抑郁、创伤后应激反应和疲劳度等评估,制订多学科医疗、护理和康复治疗计划,出院后继续治疗和随访。

【心脏骤停的预后】

心脏骤停复苏成功的病人,及时评估左心室功能非常重要。和左心室功能正常病人相比,左心室功能减退的病人心脏骤停复发的可能性大,对抗心律失常药物的反应差,死亡率较高。

急性心肌梗死早期的原发性心室颤动导致的心脏骤停,若经及时除颤易获复律成功。急性下壁心肌梗死并发的缓慢性心律失常或心室停搏所致的心脏骤停,预后良好;急性广泛前壁心肌梗死并发房室或室内阻滞引起的心脏骤停多预后不良。继发于急性大面积心肌梗死及血流动力学异常的心脏骤停,即时死亡率高达 59%~89%,心肺复苏不易成功。即使复苏成功,亦难以维持稳定的血流动力学状态。

(张会君)

第六节　心脏瓣膜病

心脏瓣膜病(valvular heart disease)是由于炎症、黏液样变性、退行性改变、先天畸形、缺血性坏死、创伤等原因引起的单个或多个瓣膜结构(包括瓣叶、瓣环、腱索或乳头肌)的功能或结构异常,导致瓣膜口狭窄和/或关闭不全的一类心脏病。其中以二尖瓣受累最为常见,其次是主动脉瓣。

心脏瓣膜病是临床上常见的心脏病之一。随着人口寿命的延长和动脉硬化的增加,钙化性主动脉瓣狭窄和瓣膜黏液样变性的发病率不断增高。如今,我国风湿性心脏瓣膜病随着生活和医疗水平的提高,人群患病率正有所下降,但仍然是最常见的心脏瓣膜病。

风湿性心脏瓣膜病(rheumatic valvular heart disease)简称风心病,是由于 A 组乙型溶血性链球菌感染所致,其致病机制与继发于链球菌感染后异常免疫反应有关。主要累及 40 岁以下人群,2/3 的病人为女性。临床上以二尖瓣最常受累,其次为主动脉瓣,有效控制和预防风湿热活动,是延缓病情进展和恶化的重要措施之一。随着我国人口老龄化程度加深,老年退行性瓣膜病也受到极大的关注,其以主动脉瓣膜病变最为常见,其次是二尖瓣病变。本节重点介绍风心病。

一、二尖瓣狭窄

二尖瓣狭窄(mitral stenosis)是一种二尖瓣无法正常开放导致的心脏瓣膜病,由于瓣膜交界粘连、瓣叶游离缘粘连、腱索粘连融合等病变导致二尖瓣开放受限,瓣口面积减少。瓣叶钙化沉积有时可延展累及瓣环,使瓣环显著增厚。同时,慢性二尖瓣狭窄可导致左心房扩大及左心房壁钙化。

【病因与发病机制】

二尖瓣狭窄最常见的致病原因是风湿热。急性风湿热后,至少需 2 年形成明显二尖瓣狭窄。约半数病人无急性风湿热史,但多有反复发生咽峡炎或扁桃体炎史。单纯二尖瓣狭窄约占风心病的25%,二尖瓣狭窄伴关闭不全占 40%,主动脉瓣常同时受累。

二尖瓣狭窄的血流动力学异常系由于舒张期血流流入左心室受阻。正常成人二尖瓣口面积为$4 \sim 6 cm^2$。当瓣口面积减少至 $1.5 \sim 2 cm^2$(轻度狭窄)时,左心房压力升高,左心房代偿性扩张及肥厚以增强收缩。当瓣口面积减少到 $1 \sim 1.5 cm^2$(中度狭窄)甚至减少至 $1 cm^2$ 以下(重度狭窄)时,左房压力开始升高,使肺静脉和肺毛细血管压力相继增高,导致肺顺应性降低,临床上出现劳力性呼吸困难,称左房失代偿期。由于左房压和肺静脉压升高,引起肺小动脉反应性收缩,最终导致肺小动脉硬化,肺动脉压力增高。重度肺动脉高压使右心室后负荷增加,右心室扩张肥厚,三尖瓣和肺动脉瓣关闭不

Note:

全,导致右心衰竭,称右心受累期。

【临床表现】

1. **症状** 病人一般在瓣口面积减少到 $1.5cm^2$ 以下,即中度狭窄时出现临床症状。临床表现主要由左心衰竭引起,最终发展为全心衰竭。

(1) 呼吸困难:是最常见的早期症状,劳累、精神紧张、感染、性活动、妊娠或心房颤动为其诱因。多先有劳力性呼吸困难,随狭窄加重,出现夜间阵发性呼吸困难和端坐呼吸。

(2) 咳嗽:常见,尤其在冬季明显。表现在卧床时干咳,可能与支气管黏膜淤血水肿易引起慢性支气管炎,或左心房增大压迫左主支气管有关。

(3) 咯血:可表现为痰中带血或血痰。突然咯大量鲜血,是由于严重二尖瓣狭窄,左心房压力突然增高,肺静脉压力增高,支气管静脉破裂出血所致。粉红色泡沫样痰为急性肺水肿的特征。

(4) 其他症状:左心房显著扩大、左肺动脉扩张压迫左喉返神经可引起声音嘶哑,压迫食管可引起吞咽困难;右心衰竭时可出现食欲减退、腹胀、恶心等消化道淤血症状。

2. **体征** 重度狭窄者常呈"二尖瓣面容"(文末彩图 3-27),口唇及双颧发绀。心前区隆起,心尖部可触及舒张期震颤,心界于第 3 肋间向左扩大。心尖部 S_1 亢进,呈拍击性,在胸骨左缘 3、4 肋间至心尖内上方可闻及开瓣音,若瓣叶失去弹性则亢进的 S_1 及开瓣音可消失;心尖部可闻及舒张中、晚期隆隆样杂音,呈递增性,以左侧卧位、呼吸末及活动后杂音更明显。P_2 亢进或伴分裂;由于肺动脉扩张引起相对性肺动脉瓣关闭不全,胸骨左缘第 2 肋间闻及短的收缩期喷射音和递减型高调叹气样舒张早期杂音(Graham Steell 杂音)。

3. **并发症**

(1) 心房颤动:为相对早期的常见并发症。起始可为阵发性,之后可转为持续性或永久性心房颤动。突发快速心房颤动为左房衰竭和右心衰竭甚至急性肺水肿的常见诱因。心房颤动随着左心房增大和年龄增长其发生率也会增加。

(2) 急性肺水肿:为重度二尖瓣狭窄的严重并发症。

(3) 血栓栓塞:20%的病人可发生体循环栓塞,以脑动脉栓塞最多见,亦可发生于四肢、脾、肾、肠系膜动脉栓塞,栓子多来源于扩大的左心房伴房颤者。来源于右心房的栓子可导致肺栓塞。

(4) 肺部感染:较常见,感染后常诱发或加重心力衰竭。

(5) 感染性心内膜炎:较少见。

【实验室及其他检查】

1. **胸部 X 线检查** 轻度二尖瓣狭窄时,X 线表现可正常。中、重度狭窄,左心房显著增大时,心影呈梨形(二尖瓣型心脏)。

2. **心电图检查** 左心房增大,可出现"二尖瓣型 P 波",P 波宽度>0.12 秒,伴切迹(图 3-28)。QRS 波群示电轴右偏和右心室肥厚。

3. **超声心动图检查** 为明确和量化诊断二尖瓣狭窄的可靠方法。M 型超声示二尖瓣前叶活动

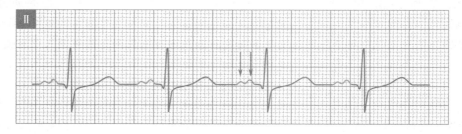

图 3-28 二尖瓣型 P 波

曲线 EF 斜率降低,双峰消失,前后叶同向运动,呈"城墙样"改变。二维超声心动图可显示狭窄瓣膜的形态和活动度,测量瓣口面积。彩色多普勒血流显像可实时观察二尖瓣狭窄的射流。经食管超声心动图有利于左心房附壁血栓的检出。

【诊断要点】

结合病史寻找病因,根据临床表现及心尖区有舒张期隆隆样杂音伴 X 线或心电图示左心房增大,一般可诊断二尖瓣狭窄,超声心动图检查可确诊。

【治疗要点】

1. **一般治疗**　①有风湿活动者,应给予抗风湿治疗。风湿热反复发作与风心病恶化有关,因此特别重要的是预防风湿热复发,对于既往有风湿热发作或有风心病征象的病人,应进行预防链球菌感染的二级预防。一般应坚持至病人 40 岁甚至终身应用苄星青霉素 120 万 U,每 4 周肌注 1 次。②呼吸困难者应减少体力活动,限制钠盐摄入,口服利尿药,避免和控制诱发急性肺水肿的因素,如急性感染、贫血等。③无症状者,避免剧烈体力活动,定期(6～12 个月)复查。

2. **并发症的治疗**

(1) 心房颤动:急性心房颤动伴快速心室率时可先静注毛花苷 C 注射液,若效果不满意,可静脉注射地尔硫䓬或艾司洛尔;如出现肺水肿、休克、心绞痛或晕厥时,应立即电复律。

慢性心房颤动:①如心房颤动病程<1 年,左心房直径<60mm,无高度或完全性房室传导阻滞和病态窦房结综合征,可行电复律或药物转复,成功恢复窦性心律后需长期口服抗心律失常药物,预防或减少复发。复律之前 3 周和成功复律之后 4 周需服抗凝药物(华法林)预防栓塞。②如病人不宜复律,或复律失败,或复律后不能维持窦性心律且心室率快,则可口服 β 受体拮抗药,控制静息时的心室率在 70 次/min 左右,日常活动时的心率在 90 次/min 左右。如心室率控制不满意,可加用地高辛,每天 0.125～0.25mg。③如无禁忌证,长期服用华法林。

(2) 急性肺水肿:处理原则见本章第三节"急性心力衰竭"。但应注意:①避免使用以扩张小动脉为主、减轻心脏后负荷的血管扩张药物,应选用扩张静脉系统、减轻心脏前负荷为主的硝酸酯类药物;②正性肌力药物对二尖瓣狭窄引起的肺水肿无益,仅在心房颤动伴快速心室率时可静注毛花苷 C,以减慢心室率。

(3) 预防栓塞:有栓塞史或超声检查示左心房附壁血栓者,如无抗凝禁忌证,应长期服用华法林,以预防血栓形成和栓塞事件的发生,尤其是脑动脉栓塞的发生。

3. **介入和手术治疗**　为治疗本病的有效方法。当二尖瓣口有效面积<1.5cm^2,伴有症状,尤其症状进行性加重时,应用介入或手术方法扩大瓣口面积,减轻狭窄。如果肺动脉高压明显,即使症状轻,也应及早进行干预。包括经皮球囊二尖瓣成形术、闭式分离术、直视分离术和人工瓣膜置换术等。

二、二尖瓣关闭不全

二尖瓣关闭不全(mitral incompetence)是由于二尖瓣的自身结构组织发生受损,导致在左心室收缩过程中,无法完全闭合,最终会使得血液反向流入左心房,使左心房负荷和左心室舒张期负荷增加,从而引起一系列血流动力学变化。二尖瓣包括四个成分:瓣叶、瓣环、腱索和乳头肌,其中任何一个发生结构异常或功能失调,均可导致二尖瓣关闭不全。二尖瓣关闭不全常与二尖瓣狭窄同时存在,亦可单独存在。

【病因与发病机制】

风湿性损害是最为常见的原因,风湿性炎症引起瓣叶僵硬、变性、瓣缘卷缩、连接处融合及腱索融合缩短,使心室收缩时两瓣叶不能紧密闭合。但近年来研究发现,二尖瓣关闭不全单纯由风湿性炎症

Note:＿＿＿＿

引起所占的比例逐年减少，其他病因包括二尖瓣脱垂、瓣环病变、乳头肌功能异常、腱索断裂等，其中腱索断裂是非风湿性单纯性二尖瓣关闭不全的重要病因。

慢性二尖瓣反流时，左室对慢性容量负荷过度的代偿为左室舒张末期容量增大，根据 Frank-Starling 机制使左室心搏量增加。心肌代偿性离心性扩大和肥厚，更有利于左室舒张末期容量的增加。此外，左室收缩期将部分血液排入低压的左房，室壁应力下降快，有利于左室排空。因此，在代偿期可维持正常心搏量多年。慢性二尖瓣反流时，左房顺应性增加，左房扩大，同时扩大的左房和左室在较长时间内适应容量负荷增加，使左房压和左室舒张末压不致明显上升，故肺淤血暂不出现。但持续严重的过度负荷，终致左室心肌功能衰竭。左室舒张末压和左房压明显上升，肺淤血出现，继而导致肺动脉高压和右心衰竭，最终导致全心衰竭。

【临床表现】

1. **症状**　轻度二尖瓣关闭不全者可终身无症状，严重反流时有心排血量减少，首先出现的突出症状是疲乏无力，肺淤血的症状如呼吸困难出现较晚。随着病情的发展，可表现为腹胀、食欲缺乏、肝淤血肿大、水肿和胸腹水等右心衰竭的症状，与此相反，左心衰竭的症状有所减轻。

2. **体征**　心尖搏动呈高动力型，向左下移位（文末彩图 3-29A）。第一心音减弱，心尖区可闻及全收缩期高调一贯型吹风样杂音，向左腋下和左肩胛下区传导，可伴震颤。右心衰竭时有颈静脉怒张（文末彩图 3-29B）、肝颈静脉回流征阳性、肝大和双下肢水肿等体征。

3. **并发症**　与二尖瓣狭窄相似，但感染性心内膜炎较二尖瓣狭窄时多见，而体循环栓塞比二尖瓣狭窄时少见。

【实验室及其他检查】

1. **胸部 X 线检查**　慢性重度反流常见左心房、左心室增大，增大的左心房可推移和压迫食管，左心衰竭时可见肺淤血和间质性肺水肿征。

2. **心电图检查**　慢性重度二尖瓣关闭不全主要为左心房肥厚心电图表现，部分有左心室肥厚和非特异性 ST-T 改变，少数有右心室肥厚征，心房颤动常见。

3. **超声心动图检查**　M 型和二维超声心动图不能确定二尖瓣关闭不全。脉冲多普勒超声和彩色多普勒血流显像可在二尖瓣左心房侧探及明显收缩期反流束，诊断二尖瓣关闭不全的敏感性几乎达 100%，且可半定量反流程度。二维超声可显示二尖瓣结构的形态特征，有助于明确病因。

4. **其他**　放射性核素心室造影，可测定左室收缩、舒张末期容量和休息、运动时射血分数以判断左室收缩功能，通过左心室与右心室心搏量之比值评估反流程度。左心室造影，通过观察收缩期造影剂反流入左心房的量，亦可半定量反流程度。

【诊断要点】

主要诊断依据为心尖区典型收缩期杂音伴 X 线或心电图提示左心房、左心室增大，超声心动图检查有确诊价值。

【治疗要点】

内科治疗包括预防风湿活动和感染性心内膜炎，针对并发症治疗，对于合并左室功能不全的继发性二尖瓣反流，心衰药物治疗是主要的手段。内科治疗一般为术前过渡措施，外科治疗为恢复瓣膜关闭完整性的根本措施，包括瓣膜修补术和人工瓣膜置换术。

三、主动脉瓣狭窄

主动脉瓣狭窄（aortic stenosis）指主动脉瓣病变引起主动脉瓣开放受限、狭窄，左室到主动脉内的血流受阻。风湿性主动脉瓣狭窄大多伴有关闭不全或二尖瓣病变。

【病因与发病机制】

主动脉瓣狭窄的病因主要有先天性病变、退行性变和炎症性病变。单纯主动脉瓣狭窄多为先天性或退行性变,极少数为炎症性,且男性多见。

正常成人主动脉瓣口面积 $3.0 \sim 4.0 \text{cm}^2$,当瓣口面积减少一半时,收缩期仍无明显跨瓣压差;当瓣口面积 $\leq 1.0 \text{cm}^2$ 时,左室收缩压明显升高,跨瓣压差显著。主动脉瓣狭窄使左室射血阻力增加,左室向心性肥厚,室壁顺应性降低,引起左室舒张末压进行性升高,因而使左房后负荷增加,左房代偿性肥厚。最终因心肌缺血和纤维化等导致左心衰竭,心排血量减少,可引起头晕、黑矇和晕厥等脑缺血的表现。

【临床表现】

1. **症状**　出现较晚。呼吸困难、心绞痛和晕厥为典型主动脉瓣狭窄的三联征。

（1）呼吸困难:劳力性呼吸困难见于95%的有症状病人,常为首发症状;进而可发生夜间阵发性呼吸困难、端坐呼吸和急性肺水肿,由左心室后负荷增加导致左心衰竭引起。

（2）心绞痛:见于60%的有症状病人,是重度主动脉瓣狭窄病人最早出现也是最常见的症状。常由运动诱发,休息后缓解。主要由心肌缺血引起,原因为左心室壁增厚,心室收缩压升高和射血时间延长,增加心肌耗氧量;左心室舒张末压升高致舒张期主动脉-左心室压差降低,减少冠状动脉灌注压。

（3）晕厥:见于1/3的有症状病人,多发生于直立、运动中或运动后即刻,少数在休息时发生,由于脑缺血引起。

2. **体征**　心尖搏动相对局限、持续有力,呈抬举样心尖搏动。主动脉瓣第一听诊区可闻及粗糙而响亮的吹风样收缩期杂音,听诊在胸骨右缘第 $1 \sim 2$ 肋间最为清楚,并向颈动脉传导,常伴震颤。第一心音正常,第二心音常为单一性,严重狭窄者呈逆分裂。肥厚的左心房强有力收缩产生明显的第四心音。动脉脉搏上升缓慢、细小而持续(细迟脉)。严重主动脉瓣狭窄者,同时触诊心尖部和颈动脉,可发现颈动脉搏动明显延迟。在晚期,收缩压和脉压均下降。

3. **并发症**　约10%的病人可发生心房颤动。主动脉瓣钙化侵及传导系统可致房室传导阻滞;左心室肥厚、心内膜下心肌缺血或冠状动脉栓塞可致室性心律失常,上述两种情况均可导致晕厥甚至心脏性猝死,猝死一般发生于先前有症状者。病人若发生左心衰竭,自然病程明显缩短,因此终末期的右心衰竭少见。感染性心内膜炎、体循环栓塞较少见。

【实验室及其他检查】

1. **胸部 X 线检查**　心影正常或左心室轻度增大,左心房可能轻度增大,升主动脉根部常见狭窄后扩张。

2. **心电图检查**　重度狭窄者有左心室肥厚伴继发性 ST-T 改变。可有心律失常。

3. **超声心动图检查**　为明确诊断和判定狭窄程度的重要方法。二维超声心动图对探测主动脉瓣异常十分敏感,有助于显示瓣膜结构。多普勒超声可测出主动脉瓣瓣口面积及跨瓣压差,从而评估其狭窄程度。

【诊断要点】

根据主动脉瓣区典型收缩期杂音伴震颤,较易诊断。确诊有赖于超声心动图。

【治疗要点】

1. **内科治疗**　包括预防感染性心内膜炎和风湿热复发。如有频发房性期前收缩,应予抗心律失常药物预防心房颤动,一旦出现应及时转复为窦性心律。心绞痛者可试用硝酸酯类药物。心力衰竭者宜限制钠盐摄入,可小心应用洋地黄和利尿药,但过度利尿可发生直立性低血压;不使用小动脉扩张药,以防血压过低。

2. **介入和外科治疗**　人工瓣膜置换术是治疗成人主动脉瓣狭窄的主要方法,适应证为重度狭窄伴心绞痛、晕厥或心力衰竭症状的病人,其远期预后比二尖瓣病变和主动脉关闭不全的换瓣效果好。近年来,经导管主动脉瓣置换术(transcatheter aortic valve replacement,TAVR)在一些不适合外科手术的高危病人中疗效和安全性获得肯定;对于适合使用生物瓣膜的病人,应根据是否存在症状、病人的年龄和预期寿命、干预指征、预测的手术风险、解剖学等因素来决策选择外科主动脉瓣置换还是经导管主动脉瓣置换。经皮球囊主动脉瓣成形术,临床应用范围局限,主要适用对象为高龄、有心力衰竭等手术高危的病人。如果介入治疗后预期生存时间>12 个月且生活质量可接受,TAVR 是任何年龄段有症状、手术风险高或有手术禁忌病人的首选;如果 TAVR 术后预期生存时间<12 个月或预期生活质量改善很小,共同决策后建议采取姑息治疗。

四、主动脉瓣关闭不全

主动脉瓣关闭不全(aortic incompetence)是由于主动脉瓣本身病变和/或主动脉根部疾病所致。

【病因与发病机制】

约 2/3 的主动脉瓣关闭不全为风心病所致。由于风湿性炎性病变使瓣叶纤维化、增厚、缩短、变形,影响舒张期瓣叶边缘对合,可造成关闭不全。

主动脉瓣反流引起左心室舒张末容量增加,使每搏容量增加和主动脉收缩压增加,而有效每搏血容量降低。左心室扩张,不至于因容量负荷过度而明显增加左心室舒张末压。左心室心肌重量增加使心肌氧耗增多,主动脉舒张压降低使冠状动脉血流减少,两者引起心肌缺血、缺氧,促使左心室心肌收缩功能降低,直至发生左心衰竭。

【临床表现】

1. **症状**　早期可无症状。最先的症状表现为与心搏量增多有关的心悸、心前区不适、头部动脉强烈搏动感等。晚期可出现左心室衰竭的表现。常有体位性头晕,心绞痛发作较主动脉瓣狭窄时少见,晕厥罕见。

2. **体征**　心尖搏动向左下移位,呈抬举样心尖搏动。胸骨左缘第 3、4 肋间可闻及高调叹气样舒张期杂音,坐位前倾和深呼气时易听到。重度反流者,常在心尖区听到舒张中晚期隆隆样杂音(Austin-Flint 杂音),其产生机制被认为系严重的主动脉瓣反流使左心室舒张压快速升高,导致二尖瓣处于半关闭状态和主动脉瓣反流血液与左心房流入的血液发生冲击、混合,产生涡流而形成的杂音。

周围血管征常见,包括随心脏搏动的点头征、颈动脉和桡动脉扪及水冲脉、毛细血管搏动征、股动脉枪击音等,用听诊器压迫股动脉可听到双期杂音。

3. **并发症**　感染性心内膜炎、室性心律失常、心力衰竭常见,心脏性猝死少见。

【实验室及其他检查】

1. **胸部 X 线检查**　左心室增大,升主动脉继发性扩张明显,外观呈"主动脉型"心脏,即靴形心。
2. **心电图检查**　左心室肥厚劳损伴电轴左偏及继发性非特异性 ST-T 改变。
3. **超声心动图检查**　M 型超声示二尖瓣前叶或室间隔纤细扑动;二维超声可显示瓣膜和主动脉根部的形态改变;脉冲多普勒和彩色多普勒血流显像在主动脉瓣的心室侧可探及全舒张期反流束,为最敏感的确定主动脉瓣反流的方法,并可通过计算反流血量与搏出血量的比例,判断其严重程度。

4. **放射性核素心室造影**　可测定左心室收缩、舒张末容量和静息、运动时射血分数,判断左心室功能。

5. **主动脉造影**　当无创技术不能确定反流程度,并考虑外科治疗时,可行选择性主动脉造影,半定量反流程度。

【诊断要点】

根据胸骨左缘第3、4肋间典型舒张期杂音伴周围血管征可诊断为主动脉瓣关闭不全。超声心动图可助确诊。

【治疗要点】

预防感染性心内膜炎、风湿活动,左心室功能有减低的病人应限制体力活动,左心室扩大但收缩功能正常的病人,应用 ACEI 等扩血管药物,可延迟或减少主动脉瓣手术的需要。无症状且左心室功能正常病人不需要内科治疗,但应该进行及时的随访。人工瓣膜置换术或主动脉修复术为严重主动脉瓣关闭不全的主要治疗方法。

五、心脏瓣膜病病人的护理

【常用护理诊断/问题、措施及依据】

1. **体温过高**　与风湿活动、并发感染有关。

(1) 病情观察:测量体温,根据体温升高程度决定测量频次,注意热型,以协助诊断。观察有无风湿活动的表现,如皮肤环形红斑、皮下结节、关节红肿及疼痛不适等。体温超过 38.5℃ 时给予物理降温或遵医嘱给予药物降温,半小时后测量体温并记录降温效果。

(2) 休息与活动:卧床休息,限制活动量,以减少机体消耗。协助生活护理,出汗多的病人应勤换衣裤、被褥,防止受凉。待病情好转,实验室检查正常后再逐渐增加活动。

(3) 饮食护理:给予高热量、高蛋白、高维生素的清淡易消化饮食,以促进机体恢复。

(4) 用药护理:遵医嘱给予抗生素及抗风湿药物治疗。苄星青霉素又称长效青霉素,是由青霉素的二苄基乙二胺盐与适量缓冲剂及助悬剂混合制成。使用前,询问青霉素过敏史,常规青霉素皮试;注射后注意观察过敏反应和注射局部的疼痛、压痛反应。阿司匹林可导致胃肠道反应、牙龈出血、血尿、柏油样便等不良反应,应饭后服药并观察有无出血。

2. **潜在并发症:心力衰竭。**

(1) 避免诱因:积极预防和控制感染,纠正心律失常,避免劳累和情绪激动等诱因,以免发生心力衰竭。

(2) 心力衰竭的观察与护理:监测生命体征,评估病人有无呼吸困难、乏力、食欲减退、少尿等症状,检查有无肺部湿啰音、肝大、下肢水肿等体征。一旦发生则按心衰进行护理。

3. **潜在并发症:栓塞。**

(1) 评估栓塞的危险因素:阅读超声心动图报告,注意有无心房、心室扩大及附壁血栓;心电图有无异常,尤其是有无心房颤动;是否因心力衰竭而活动减少、长期卧床。

(2) 休息与活动:左房内有巨大附壁血栓者应绝对卧床休息,以防血栓脱落造成其他部位栓塞。病情允许时应鼓励并协助病人翻身、活动下肢及用温水泡脚或下床活动,防止下肢深静脉血栓形成。

(3) 用药护理:遵医嘱用药,如抗心律失常、抗血小板聚集的药物,预防附壁血栓形成和栓塞,护理措施详见本章第四节"心律失常"的护理"。

(4) 栓塞的观察与处理:密切观察有无栓塞征象(详见本章第十节"感染性心内膜炎"的护理),

一旦发生,立即报告医生,按照动脉栓塞(如脑栓塞)的诊治原则处理。

【其他护理诊断/问题】

1. **有感染的危险**　与机体抵抗力下降有关。
2. **潜在并发症:心律失常、感染性心内膜炎、猝死**。
3. **焦虑**　与慢性病程呈加重趋势,担心疾病预后、手术、工作、生活等有关。

【健康指导】

1. **疾病知识指导**　告知病人及家属本病的病因和病程进展特点,并定期门诊复查。有手术适应证者告知病人尽早择期手术,以免失去最佳手术时机。为避免病情加重,一旦发生感染应尽快就诊;在拔牙、内镜检查、导尿术、分娩、人工流产等手术操作前应告知医生有关病史,便于预防性使用抗生素,防止发生感染性心内膜炎。
2. **用药指导**　告知病人遵医嘱坚持用药的重要性,指导用药方法。
3. **生活指导**　尽可能改善居住环境中潮湿、阴暗等不良条件,保持室内空气流通、温暖、干燥,阳光充足。日常生活中适当锻炼,加强营养,提高机体抵抗力,预防风湿活动。注意防寒保暖,避免与上呼吸道感染、咽炎病人接触,预防感染。避免重体力劳动、剧烈运动或情绪激动而加重病情。
4. **心理指导**　鼓励病人树立信心,做好长期与疾病作斗争以控制病情进展的思想准备。育龄妇女,病情较重不能妊娠者,做好病人及其配偶的思想工作。

【预后】

各种心脏瓣膜病病程长短不一,有的可长期处于代偿期而无明显症状,有的则病情进展迅速,最常见的死亡原因是心力衰竭。手术治疗可显著提高病人的生活质量和存活率。

(张会君)

第七节　冠状动脉粥样硬化性心脏病

—————————————————— 导入案例与思考 ——————————————————

　　吴某,男,67岁。4小时前无明显诱因突然出现胸痛,程度剧烈,不能缓解,疼痛部位以心前区为主,疼痛范围约手掌大小,呈压榨样疼痛,伴全身大汗、心悸、肩背部及咽喉部放射痛。无恶心、呕吐,无胸闷、气短、乏力,无咳嗽、咳痰、咯血。自服"速效救心丸"后症状无缓解,来院急诊。

　　既往健康,否认高血压、糖尿病、高脂血症、结核、肝炎等病史,否认手术、外伤、输血史,否认食物及药物过敏史。

　　身体评估:体温36.4℃,脉搏70次/min,呼吸43次/min,血压95/62mmHg。神志清楚,体型偏胖,颈软,平卧位颈静脉充盈明显,气管居中,甲状腺不大。胸廓无畸形,双肺呼吸音低,未闻及干湿啰音。心界不大,未见抬举样搏动,心率74次/min,律齐,各瓣膜区未及明显杂音。急诊心电图示:Ⅱ、Ⅲ、aVF导联ST段弓背抬高0.3~0.4mV。

　　请思考:

1. 为进一步明确诊断,该病人需做哪些实验室及其他检查?
2. 病人目前主要的护理诊断/问题是什么?
3. 针对主要的护理诊断,应该采取哪些护理措施?
4. 若病人突然发生二度Ⅱ型房室传导阻滞,该如何处理?

冠状动脉粥样硬化性心脏病(coronary atherosclerotic heart disease)指冠状动脉粥样硬化使血管腔狭窄或阻塞,导致心肌缺血缺氧或坏死而引起的心脏病,简称冠心病(coronary heart disease,CHD)。

动脉粥样硬化(atherosclerosis)是因动脉内膜积聚的脂质外观呈黄色粥样而得名。其特点是受累动脉的病变从内膜开始,先后有脂质积聚、纤维组织增生和钙质沉着,并有动脉中层的逐渐退变和钙化,在此基础上继发斑块内出血、斑块破裂及局部血栓形成。冠心病是动脉粥样硬化导致器官病变的最常见类型,也是严重危害人类健康的常见病。我国冠心病死亡率农村地区高于城市地区,男性高于女性,总体呈上升趋势,农村地区上升更明显。急诊经皮冠状动脉介入治疗率明显增加,溶栓治疗率下降,但总再灌注治疗率并未提高。

【病因】

本病病因尚未完全明确。研究表明,本病是多种因素作用于不同环节所致的冠状动脉粥样硬化,这些因素亦称为危险因素。主要危险因素包括:

1. **年龄、性别** 本病多见于 40 岁以上人群,49 岁以后发病明显增加,但近年来发病年龄有年轻化趋势。女性发病率较低,与雌激素有抗动脉粥样硬化的作用有关,故女性在绝经期后发病率迅速增高。

2. **血脂异常** 脂质代谢异常是动脉粥样硬化最重要的危险因素。总胆固醇(total cholesterol,TC)、甘油三酯、低密度脂蛋白胆固醇(LDL-C)或极低密度脂蛋白胆固醇增高,高密度脂蛋白胆固醇减低、载脂蛋白 A 降低、载脂蛋白 B 增高,脂蛋白(a)增高都被认为是危险因素,目前最肯定的是 LDL-C 的致动脉粥样硬化作用。在临床实践中,降低 LDL-C 水平是治疗的靶目标。

3. **高血压** 血压增高与本病密切相关。60%~70%的冠状动脉粥样硬化病人有高血压,高血压病人患冠心病的概率增高 3~4 倍。可能由于高血压时内皮细胞损伤,LDL-C 易进入动脉壁,并刺激平滑肌细胞增生,引起动脉粥样硬化。

4. **吸烟** 吸烟者的发病率和病死率增高 2~6 倍,且与每天吸烟的支数成正比。被动吸烟也是危险因素。吸烟者前列环素释放减少,血小板易在动脉壁黏附聚集;使血中的 HDL-C 降低、TC 增高,易致动脉粥样硬化。烟草中的尼古丁可直接作用于冠状动脉和心肌,导致动脉痉挛和心肌损伤。

5. **糖尿病和糖耐量异常** 糖尿病病人发病率比非糖尿病者高出数倍,且病变进展迅速。糖尿病者多伴有高甘油三酯血症或高胆固醇血症,如同时伴有高血压,则动脉粥样硬化的发病率明显增高。糖尿病病人还常有凝血因子Ⅷ增高及血小板功能增强,加速血栓形成并引起动脉管腔闭塞。近年来研究认为,胰岛素抵抗和动脉粥样硬化的发生有密切关系,2 型糖尿病病人常有胰岛素抵抗和高胰岛素血症伴发冠心病。

其他危险因素包括:①肥胖;②家族史;③A 型性格;④口服避孕药;⑤不良饮食习惯,如进食过多的高热量、高动物脂肪、高胆固醇、高糖饮食等。

【临床分型】

根据病理解剖和病理生理变化,本病有不同的临床分型。1979 年 WHO 曾将本病分为隐匿型或无症状性冠心病、心绞痛、心肌梗死、缺血性心肌病、猝死 5 型。近年趋于根据发病特点和治疗原则将本病分为慢性冠脉疾病(chronic coronary artery disease,CAD)或称慢性缺血综合征(chronic ischemic syndrome,CIS)和急性冠脉综合征(acute coronary syndrome,ACS)两大类。前者包括稳定型心绞痛、隐匿型冠心病和缺血性心肌病。后者包括不稳定型心绞痛(unstable angina,UA)、非 ST 段抬高心肌梗死(non-ST-segment elevation myocardial infarction,NSTEMI)、ST 段抬高心肌梗死(ST-segment elevation myocardial infarction,STEMI),也有将冠心病猝死包括在内。本节重点介绍稳定型心绞痛和急性冠脉综合征。

一、稳定型心绞痛

稳定型心绞痛(stable angina pectoris)亦称劳力性心绞痛,是在冠状动脉狭窄的基础上,由于心肌负荷的增加而引起心肌急剧的、暂时的缺血与缺氧的临床综合征。本病的临床重要特征是在数月内,疼痛发作的程度、频率、持续时间、性质和诱因无明显变化。

【病因与发病机制】

正常情况下,冠状动脉血流具有很大的储备力量,机体在剧烈体力活动、情绪激动时,对氧的需求增加,冠状动脉适当扩张,血流量增加(可增加6~7倍),达到供求平衡。当冠状动脉粥样硬化致冠脉狭窄或部分闭塞时,其血流量减少,对心肌的供血量相对固定。在休息时尚能维持供需平衡,可无症状;在劳累、情绪激动、饱餐、寒冷等情况下,心脏负荷突然增加,心率加快、心肌张力和心肌收缩力增加等致使心肌耗氧量增加,而狭窄冠状动脉的供血却不能相应增加以满足心肌对血液的需求时,即可引起心绞痛。

产生疼痛感觉的直接因素,可能是在缺血、缺氧的情况下,心肌内积聚过多的代谢产物,如乳酸、丙酮酸、磷酸等酸性物质,或类似激肽的多肽类物质,刺激心脏内自主神经传入纤维末梢,经第1~5胸交感神经节和相应的脊髓段,传至大脑,产生疼痛感觉。这种痛觉反映在与自主神经进入水平相同脊髓段的脊神经所分布的区域,即胸骨后及两臂的前内侧与小指,尤其是在左侧,产生相应部位放射痛。

【临床表现】

1. **症状**　以发作性胸痛为主要临床表现,典型疼痛的特点为:

(1) **部位**:主要在胸骨体之后,可波及心前区,手掌大小范围,界限不很清楚,常放射至左肩、左臂内侧达环指和小指,或至颈、咽或下颌部。

(2) **性质**:胸痛常为压迫、发闷或紧缩性,也可有烧灼感,但不像针刺或刀割样锐性痛,偶伴濒死感。有些病人仅觉胸闷而非胸痛。发作时,病人往往不自觉地停止正在进行的活动,直至症状缓解。

(3) **诱因**:体力劳动、情绪激动、饱餐、寒冷、吸烟、心动过速、休克等均可诱发。疼痛多发生于劳力或情绪激动的当时,而不是在其之后发生。

(4) **持续时间**:疼痛一般持续数分钟至十余分钟,多为3~5分钟。

(5) **缓解方式**:一般在停止原来诱发症状的活动后即可缓解;舌下含服硝酸甘油等硝酸酯类药物也能在几分钟内缓解。

2. **体征**　平时一般无异常体征。心绞痛发作时,病人可出现表情焦虑、出冷汗、心率增快、血压升高,心尖部听诊有时出现第四或第三心音奔马律;可有暂时性心尖部收缩期杂音,是乳头肌缺血以致功能失调引起二尖瓣关闭不全所致。

【实验室及其他检查】

1. **实验室检查**　血糖和血脂检查可以了解冠心病危险因素;胸痛明显的病人需要查血清心肌损伤标志物,包括心肌肌钙蛋白、肌酸激酶(CK)及其同工酶(CK-MB)。

2. **心电图检查**　是发现心肌缺血、诊断心绞痛最常用的检查方法。主要包括静息心电图、运动心电图和24小时动态心电图。约有半数病人静息心电图正常,可有陈旧性心肌梗死的改变或非特异性ST段和T波异常。心绞痛发作时,多数病人出现暂时性心内膜下心肌缺血引起的ST段压低($\geqslant 0.1mV$),T波低平或倒置;在平时有T波持续倒置的病人,发作时可变为直立。心电图负荷试验及24小时动态心电图可显著提高上述心肌缺血性改变的检出率。

3. **冠状动脉多层螺旋CT造影**　通过冠状动脉二维或三维重建,有助于冠脉管腔狭窄程度和管壁钙化情况的判断。未发现钙化及狭窄病变者可基本上排除冠心病;但对管腔狭窄严重程度的判断有一定的局限性,尤其是当有管壁钙化存在时。

4. 放射性核素检查　主要包括核素心肌显像和负荷试验、放射性核素心腔造影和 PET-CT 心肌显像。前者利用放射性铊心肌显像所示灌注缺损提示心肌供血不足或血供消失,对心肌缺血诊断较有价值;放射性核素心腔造影可测定左心室射血分数及显示心肌缺血区室壁局部运动障碍;PET-CT 通过心肌灌注和代谢显像匹配分析可准确评估心肌活力。

5. 有创性检查　冠状动脉造影是目前冠心病临床诊断的"金标准"。可显示冠状动脉各主干及分支狭窄性病变的部位并估计其严重程度,对明确诊断、指导治疗和预后判断意义重大(详见本章第十二节中"冠状动脉介入性诊断及治疗")。冠脉内超声显像、冠脉内光学相干断层扫描、冠脉血流储备分数测定等也可用于冠心病的诊断并有助于指导介入治疗。

6. 超声心动图检查　多数病人静息时检查无异常,有陈旧性心肌梗死或严重心肌缺血者可探测到缺血区心室壁的运动异常。

【诊断要点】

根据冠心病的各种危险因素、典型的发作性胸痛和心肌缺血的检查证据,除外其他原因引起的心绞痛,一般即可建立诊断。根据加拿大心血管病学会(CCS)分级,可将心绞痛严重程度分为 4 级(表 3-8)。

表 3-8　心绞痛严重程度分级

分级	分级标准
Ⅰ级	一般日常活动不引起心绞痛,用力、速度快、长时间的体力活动引起发作
Ⅱ级	日常体力活动稍受限,饭后、情绪激动时受限更明显
Ⅲ级	日常体力活动稍受限,以一般速度在一般条件下平地步行 1km 或上一层楼即可引起心绞痛发作
Ⅳ级	轻微活动即可引起心绞痛,甚至休息时也有发作

【治疗要点】

稳定型心绞痛的治疗原则是改善冠状动脉血供和降低心肌耗氧,减轻症状和/或缺血发作;积极治疗动脉粥样硬化,避免各种诱发因素和纠正各种危险因素;预防心肌梗死和猝死,提高生活质量。

1. 发作时的治疗

(1)休息:发作时立即休息,一般病人停止活动后症状即逐渐消失。

(2)药物治疗:宜选用作用较快的硝酸酯制剂,这类药物除可扩张冠状动脉、增加冠状动脉血流量外,还可扩张外周血管,减轻心脏负荷和减少心肌耗氧量,从而缓解心绞痛。常用药物:①硝酸甘油。0.5mg 舌下含服,1~2 分钟内显效,约 30 分钟后作用消失;每隔 5 分钟可重复 1 次,但一般连续服用不超过 3 次;还可采用喷雾剂,每次 0.4mg,15 分钟内不超过 1.2mg。主要的不良反应包括头痛、面色潮红、低血压,首次服用时应注意防止发生直立性低血压。②硝酸异山梨酯。5~10mg 舌下含化,2~5 分钟见效,作用维持 2~3 小时。

2. 缓解期的治疗　缓解期一般不需卧床休息。应尽量避免各种明确的诱因。药物治疗以减轻症状、改善缺血及预后的药物为主。非药物治疗包括运动锻炼疗法、血管重建治疗、增强型体外反搏等。

(1)药物治疗

1)改善心肌缺血及减轻症状的药物

A. β 受体拮抗药:能抑制心脏 β 肾上腺素能受体,减慢心率、减弱心肌收缩力、降低血压,从而降低心肌耗氧量,可以减少心绞痛发作和增加运动耐量。长期应用还能降低心绞痛病人死亡和心肌梗死的风险。推荐使用无内在拟交感活性的 $β_1$ 受体拮抗药,如美托洛尔、比索洛尔等,只要无禁忌证(严重心动过缓和高度房室传导阻滞、窦房结功能紊乱、支气管痉挛或哮喘),应作为稳定型心绞痛的初始治疗药物。

B. 硝酸酯制剂:为非内皮依赖性血管扩张药,能减少心肌需氧和改善心肌灌注,从而降低心绞痛发作的频率和减轻症状。由于此类药物可反射性引起交感神经活性加强而使心率加快、心肌耗氧量增加,因此临床上常与 β 受体拮抗药或非二氢吡啶类钙通道阻滞药等负性心率药物联合使用,其抗心绞痛作用优于单独用药。常用药物有二硝酸异山梨酯、单硝酸异山梨酯。在服药期间,每天用药应留有充足的无药间期,以减少耐药性的发生。

C. 钙通道阻滞药:抑制钙离子内流和心肌细胞兴奋-收缩耦联中钙离子的利用,抑制心肌收缩;并通过扩张冠状动脉,解除冠状动脉痉挛,改善心内膜下心肌的供血;扩张周围血管、减轻心脏负荷,从而缓解心绞痛;还可以降低血黏度,抗血小板聚集,改善心肌的微循环。常用药物有维拉帕米、硝苯地平缓释制剂、地尔硫䓬。

D. 其他:曲美他嗪,通过抑制脂肪酸氧化和增加葡萄糖代谢,提高氧利用率而改善心肌缺血。中医中药治疗目前以"活血化瘀""芳香温通"和"祛痰通络"法为常用疗法。此外,针刺或穴位按摩治疗也可能有一定疗效。

2) 预防心肌梗死和改善预后的药物

A. 环氧化酶(COX)抑制剂:通过抑制血小板环氧化酶活性而阻断血栓素 A_2(TXA_2)的合成,达到抗血小板聚集的作用,包括不可逆 COX 抑制剂(阿司匹林)和可逆 COX 抑制剂(吲哚布芬)。阿司匹林是抗血小板治疗的"基石",病人若没有用药禁忌证都应该服用。阿司匹林的最佳剂量范围为 75~150mg/d。其主要不良反应为胃肠道出血或过敏。吲哚布芬胃肠反应小,出血风险少,可考虑用于胃肠道出血或消化性溃疡病史等阿司匹林不能耐受病人的替代治疗,维持剂量为每次 100mg,每天 2 次。

B. P_2Y_{12} 受体拮抗药:通过阻断血小板的 P_2Y_{12} 受体抑制 ADP 诱导的血小板活化。目前临床常用药物有氯吡格雷和替格瑞洛。主要用于支架植入以后及有阿司匹林禁忌证的病人,常用维持剂量为氯吡格雷 75mg/次,每天 1 次;或替格瑞洛 90mg/次,每天 2 次。

C. 调血脂药物:首选他汀类药物,如辛伐他汀、阿托伐他汀、普伐他汀等,该类药物能有效降低 TC 和 LDL-C,延缓斑块进展,使斑块稳定。所有的冠心病病人,无论其血脂水平如何,都应该服用他汀类药物,并根据目标 LDL-C 水平调整剂量。其他降低 LDL-C 水平的药物包括胆固醇吸收抑制剂依折麦布和前蛋白转化酶枯草溶菌素 9(PCSK9)抑制剂。

D. ACEI 或 ARB:在稳定型心绞痛病人中,合并糖尿病、心力衰竭或左心室收缩功能不全的高危病人应该使用 ACEI,常用药物有卡托普利、依那普利、培哚普利等。若病人发生刺激性干咳等情况不能耐受 ACEI,可服用 ARB,常用药物有氯沙坦、缬沙坦等。

(2)冠状动脉血运重建治疗:稳定型心绞痛病人可择期进行血运重建治疗。常用方法包括:①经皮冠状动脉介入治疗(percutaneous coronary intervention,PCI)(详见本章第十二节中"冠状动脉介入性诊断及治疗")。②冠状动脉旁路移植术(coronary artery bypass graft,CABG)。通过选取病人自身的大隐静脉作为旁路移植材料,一端吻合在主动脉,另一端吻合在有病变的冠状动脉段的远端;或游离内乳动脉与病变冠状动脉远端吻合,引主动脉的血流以改善病变冠状动脉所供血心肌的血流供应(图 3-30)。

PCI 或 CABG 的选择需要根据冠状动脉病

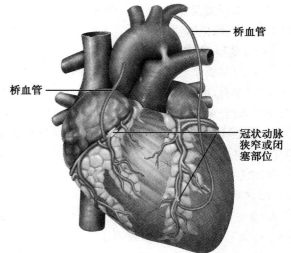

图 3-30　冠状动脉旁路移植术示意图

桥血管

桥血管

冠状动脉狭窄或闭塞部位

Note:

变情况、病人对开胸手术的耐受程度和病人的意愿等综合因素而定。但是,对全身情况能够耐受开胸手术的病人、左主干合并 2 支以上冠脉病变或多支血管病变合并糖尿病者,首选 CABG。

（3）增强型体外反搏(enhanced external counterpulsation,EECP):EECP 装置是具有我国自主知识产权的下半身气囊序贯加压式体外反搏器。EECP 治疗能降低病人心绞痛发作频率,改善运动负荷试验中的心肌缺血情况,能使 75%~80% 的病人症状获得改善。对于药物治疗难以奏效又不适宜血管重建术的慢性稳定型心绞痛可试用。一般每天 1 小时,12 天为 1 个疗程。

知 识 拓 展

下半身气囊序贯加压式体外反搏器工作原理

在病人的小腿、大腿及臀部分段包裹特制的气囊套,在心室舒张期各段气囊由远及近地以大约 50 毫秒的时差序贯充气加压,使舒张期压力升高(又称舒张期"增压波"),推挤血液流入主动脉,改善冠状动脉的血供,同时使静脉回心血流量增加,提高心排血量;当心脏进入收缩期,全部气囊迅速同步排气,下肢减压,动脉舒张,接纳来自主动脉的血液,因而心脏的后负荷得以减轻。

【常用护理诊断/问题、措施及依据】

1. 疼痛:胸痛　与心肌缺血、缺氧有关。

（1）休息与活动:心绞痛发作时应立即停止正在进行的活动,就地休息。

（2）心理护理:安慰病人,解除紧张不安情绪,以减少心肌耗氧量。

（3）疼痛观察:评估病人疼痛的部位、性质、程度、持续时间,观察病人有无焦虑、出冷汗、恶心、呕吐等伴随症状。疼痛发作时测血压、心率,做心电图,为判断病情提供依据。

（4）用药护理:①心绞痛发作时给予舌下含服硝酸甘油(嚼碎后含服效果更好),用药后注意观察病人胸痛变化情况,如服药后 3~5 分钟仍不缓解可重复使用。对于心绞痛发作频繁者,可遵医嘱给予硝酸甘油静滴,应使用微量泵控制滴速,以防低血压发生。部分病人用药后出现面部潮红、头部胀痛、头晕、心动过速、心悸等不适,应告知病人是由于药物所产生的血管扩张作用导致,以解除顾虑。②应用他汀类药物时,应严密监测转氨酶及肌酸激酶等生化指标,及时发现药物可能引起的肝功能损害和肌病。采用强化降脂治疗时,应注意监测药物的安全性。

（5）PCI 护理:详见本章第十二节中"冠状动脉介入性诊断及治疗"。

（6）减少或避免诱因:疼痛缓解后,与病人一起分析引起心绞痛发作的诱因。保持排便通畅,切忌用力排便,以免诱发心绞痛;调节饮食,禁烟酒;保持心境平和,改变焦躁易怒、争强好胜的性格等。

2. 活动耐力下降　与心肌氧的供需失调有关。

（1）评估活动受限程度:评估病人由于心绞痛发作而带来的活动受限程度。

（2）制订活动计划:心绞痛发作时应立即停止活动,缓解期的病人一般不需要卧床休息。根据病人的活动能力制订合理的活动计划,鼓励病人参加适当的体力劳动和体育锻炼,最大活动量以不发生心绞痛症状为度,避免竞赛活动和屏气用力动作,避免精神过度紧张的工作和长时间工作。适当运动有利于侧支循环的建立,提高病人的活动耐力。对于规律性发作的劳力性心绞痛,可进行预防用药,如在就餐、排便等活动前含服硝酸甘油。

（3）观察与处理活动中不良反应:监测病人活动过程中有无胸痛、呼吸困难、脉搏增快等反应,出现异常情况应立即停止活动,并给予含服硝酸甘油、吸氧等处置。

【其他护理诊断/问题】

知识缺乏:缺乏纠正危险因素、控制诱发因素及预防心绞痛发作的知识。

【健康指导】

1. 疾病知识指导　生活方式的改变是冠心病治疗的基础。应指导病人：①合理膳食。宜摄入低热量、低脂、低胆固醇、低盐饮食，多食蔬菜、水果和粗纤维食物如芹菜、糙米等，预防便秘，避免暴饮暴食，注意少量多餐。②戒烟限酒。③适量运动。运动方式应以有氧运动为主，每天30分钟，注意运动的强度和时间因病情和个体差异而不同。④心理平衡。调整心态，减轻精神压力，逐渐改变急躁易怒性格，保持心理平衡。可采取放松技术或与他人交流的方式缓解压力。

2. 避免诱发因素　告知病人及家属过劳、情绪激动、饱餐、用力排便、寒冷刺激等都是心绞痛发作的诱因，应注意尽量避免。

3. 病情监测指导　教会病人及家属心绞痛发作时的缓解方法，胸痛发作时应立即停止活动或舌下含服硝酸甘油。如服用硝酸甘油不缓解，或心绞痛发作比以往频繁、程度加重、疼痛时间延长，应立即到医院就诊，警惕心肌梗死的发生。不典型心绞痛发作时可能表现为牙痛、上腹痛等，为防止误诊，可先按心绞痛发作处理并及时就医。告知病人应定期复查心电图、血压、血糖、血脂、肝功能等。

4. 用药指导　指导病人出院后遵医嘱服药，不要擅自增减药量，自我监测药物的不良反应。外出时随身携带硝酸甘油以备急需。硝酸甘油见光、受潮易分解，应放在棕色瓶内密闭保存，以免见光、潮解失效。药瓶开封后每6个月更换1次药物，以确保疗效。

【预后】

稳定型心绞痛病人除用药物或血管重建手段防止心绞痛再次发作外，从阻止动脉粥样硬化病情进展、预防心肌梗死等方面综合管理可以显著改善预后。

二、急性冠脉综合征

急性冠脉综合征（ACS）是一组由急性心肌缺血引起的临床综合征，主要包括不稳定型心绞痛（UAP）、非ST段抬高心肌梗死（NSTEMI）和ST段抬高心肌梗死（STEMI），UAP和NSTEMI又统称非ST段抬高急性冠脉综合征（non-ST-segment elevation acute coronary syndrome，NSTE-ACS）。动脉粥样硬化不稳定斑块破裂导致冠状动脉内急性血栓形成，被认为是大多数ACS发病的主要病理基础。

不稳定型心绞痛（UAP）和非ST段抬高心肌梗死（NSTEMI）

不稳定型心绞痛指介于稳定型心绞痛和急性心肌梗死之间的临床状态，包括除稳定型劳力性心绞痛之外的初发型、恶化型劳力性心绞痛和各种自发性心绞痛。若不稳定型心绞痛伴有血清心肌坏死标志物升高，即可确立非ST段抬高心肌梗死的诊断。UAP/NSTEMI的病因和临床表现相似但程度不同，其主要区别在于缺血是否严重到使得心肌损伤所产生的心肌坏死标志物足以被检测到。

【病因与发病机制】

UAP/NSTEMI病理机制为不稳定的粥样硬化斑块破裂或糜烂基础上血小板聚集、并发血栓形成、冠状动脉痉挛、微血管栓塞导致急性或亚急性心肌供氧减少和缺血加重。虽然也可因劳力负荷诱发，但劳力负荷终止后胸痛并不能缓解。其中，NSTEMI常因心肌严重的持续性缺血导致心肌坏死，病理上出现局灶性或心内膜下心肌坏死。

少数UAP病人心绞痛发作有明确的诱发因素，称为继发性UAP。①心肌氧耗增加：感染、甲状腺功能亢进、心律失常；②冠状动脉血流减少：低血压；③血液携氧能力下降：贫血、低氧血症。

【临床表现】

1. 症状　NSTE-ACS典型临床症状表现为胸骨后压榨性疼痛，并且向左上臂（双上臂或右上臂少见）、颈或下颌放射，症状可为间歇性或持续性。其临床特点包括：长时间（>20分钟）静息性心绞痛；

Note:

新发(最近 1 个月内发生的)心绞痛,表现为自发性心绞痛或劳力性心绞痛(CCS Ⅱ 或 Ⅲ 级);过去稳定型心绞痛最近 1 个月内症状加重,且具有至少 CCS Ⅲ 级的特点(恶化性心绞痛);心肌梗死后 1 个月内发生的心绞痛。

2. **体征**　体检时能听到一过性第三心音或第四心音,以及由于二尖瓣反流引起的一过性收缩期杂音,不具有特异性,但是详细的体格检查可发现潜在的加重心肌缺血的危险因素,并成为判断预后非常重要的依据。

【实验室及其他检查】

1. **心电图检查**　心电图不仅可以帮助诊断,而且根据其异常的严重程度和范围可以提供预后信息。症状发作时的心电图和之前的心电图对比,可提高心电图异常的诊断价值。大多数病人胸痛发作时有 ST 段压低或一过性 ST 段抬高、T 波低平或倒置。

通常上述心电图动态改变可随着心绞痛的缓解而完全或部分消失。如果心电图正常而病人胸痛持续,应在 15~30 分钟内复查,尤其注意及时记录胸痛发作时的心电图变化。ST 段下移的导联数和幅度与心肌缺血的范围相关,缺血范围越大,风险越高。若病人具有稳定型心绞痛的典型病史或冠心病诊断明确,即使没有心电图改变,也可以根据临床表现作出 UAP 的诊断。

2. **冠状动脉造影**　冠状动脉造影能提供详细的血管相关信息,帮助指导治疗并评价预后。在造影正常或无阻塞性病变的 UAP 病人中,有可能是误诊或胸痛为冠脉痉挛、冠脉内血栓自发性溶解、微循环灌注障碍所致。

3. **心肌标志物检查**　肌钙蛋白(cTn)T 和 I 较传统的 CK 和 CK-MB 更为敏感可靠,所有疑似NSTE-ACS 的病人均应在症状发作后 3~6 小时内检测 cTnT 和 cTnI。cTn 至少有一次超过正常对照值的 99 个百分位,被认为是 cTn 升高。与标准 cTn 检测相比,高敏肌钙蛋白(hs-cTn)检测可更早发现心肌梗死,hs-cTn 可作为心肌细胞损伤的量化指标,即 hs-cTn 水平越高,心肌梗死的可能性越大,死亡风险越大。

4. **其他**　超声心动图和放射性核素等检查的结果与稳定型心绞痛相似,但阳性发现率会更高。

【诊断要点】

根据心绞痛症状、典型的缺血性心电图改变(新发的或一过性 ST 段压低 ≥0.1mV 或 T 波倒置)和心肌损伤标志物测定,可作出 UAP/NSTEMI 诊断。肌钙蛋白(cTn)是 NSTE-ACS 最敏感和最特异的心肌损伤生物标志物,在症状发生后 24 小时内,肌钙蛋白峰值超过正常对照值的 99 个百分位需考虑NSTEMI 的诊断。当冠心病可能性为低危或中危,且 cTn 和/或心电图不能确定诊断时,可考虑行冠状动脉 CT 检查,排除 NSTE-ACS。

【治疗要点】

UAP/NSTEMI 是具有潜在危险的严重疾病,病情发展常难以预料,应使病人处于监控之下。疼痛发作频繁或持续不缓解的病人应立即住院,紧急处理。

1. **一般处理**　卧床休息,24 小时心电监护,严密观察血压、脉搏、呼吸、心率、心律变化,有呼吸困难、发绀者应给氧,维持血氧饱和度达到 95% 以上。如有必要应重复检测心肌坏死标志物。

2. **缓解疼痛**　心绞痛发作时,单次含化或喷雾吸入硝酸酯制剂往往不能缓解症状,一般建议每隔 3~5 分钟 1 次,共用 3 次。若仍无效,可静脉应用硝酸甘油持续静滴或微量泵输注,以 5~10μg/min 开始,每 5~10 分钟增加 10μg/min,直至症状缓解或出现头痛、血压下降等明显不良反应。静脉应用硝酸甘油后,在症状消失 12~24 小时后改用口服制剂。

对于所有无禁忌证的 UAP/NSTEMI 病人,应及早开始用 β 受体拮抗药。少数情况下,如伴血压明显升高、心率增快者可静滴艾司洛尔 250μg/(kg·min),停药后 20 分钟内作用消失。也可用非二氢吡啶类钙通道阻滞药,如地尔硫䓬 $1\sim5\mu g/(kg\cdot min)$ 持续静滴,常可控制发作。必要时可给予镇静药吗啡。

3. 抗栓治疗　抗血小板药物包括阿司匹林、氯吡格雷及替格瑞洛。阿司匹林是抗血小板治疗的"基石",如无禁忌证,所有病人均应长期口服阿司匹林。一旦诊断 UAP/NSTEMI,均应尽快给予 P_2Y_{12} 受体拮抗药,除非有极高出血风险等禁忌证,应在阿司匹林基础上联合应用 1 种 P_2Y_{12} 受体拮抗药,并维持至少 12 个月。抗凝治疗是为了抑制凝血酶的生成和/或活化,减少血栓相关的事件发生,抗凝联合抗血小板治疗比任何单一治疗更有效。目前在临床上常用的抗凝药物包括肝素和低分子量肝素。

4. 冠状动脉血运重建治疗　参考稳定型心绞痛血运重建治疗的 PCI 和 CABG。对于个别病情极严重者,保守治疗效果不佳,心绞痛发作时 ST 段压低>0.1mV,持续时间>20 分钟,或血肌钙蛋白升高者,在有条件的医院可行急诊 PCI。

5. 其他　UAP/NSTEMI 经治疗病情稳定,出院后应继续强调抗凝和调脂治疗,特别是应用他汀类药物以促使斑块稳定。缓解期的随访及长期治疗方案与稳定型心绞痛相同。

急性 ST 段抬高心肌梗死(STEMI)

STEMI 是指急性心肌缺血性坏死,为在冠状动脉病变的基础上发生冠状动脉血供急剧减少或中断,使相应心肌严重而持久地急性缺血导致心肌细胞死亡。临床表现有持久的胸骨后剧烈疼痛、发热、白细胞计数和血清心肌坏死标志物增高以及心电图进行性改变;可发生心律失常、休克或心力衰竭,属 ACS 的严重类型。

【病因与发病机制】

本病的基本病因是冠状动脉粥样硬化(偶为冠状动脉栓塞、炎症、先天性畸形、痉挛和冠状动脉口阻塞所致),造成一支或多支血管管腔狭窄和心肌供血不足,而侧支循环尚未充分建立。一旦血供急剧减少或中断,使心肌急性缺血达 20~30 分钟或以上,即可发生 STEMI。其发病机制多数是不稳定冠脉粥样硬化斑块破溃,继而出血或管腔内血栓形成,使血管腔完全闭塞,少数情况是粥样斑块内或其下发生出血或血管持续痉挛,也可以使冠状动脉完全闭塞。

促使粥样斑块破溃出血及血栓形成的诱因有:①晨起 6 时至 12 时交感神经活性增加,机体应激反应增强,心肌收缩力、心率、血压增高,冠状动脉张力增高;②饱餐特别是进食大量高脂饮食后,血脂增高,血黏度增高;③重体力活动、情绪过分激动、寒冷刺激、血压剧升或用力排便时,左心室负荷明显加重,心肌需氧量猛增;④休克、脱水、出血、外科手术或严重心律失常,使心排血量骤降,冠状动脉灌流量锐减。

【临床表现】

与梗死的部位、大小、侧支循环情况密切相关。

1. 先兆　50%~81%的病人在发病前数天有乏力、胸部不适、活动时心悸、气急、烦躁、心绞痛等前驱症状,以新发生心绞痛或原有心绞痛加重最为突出。心绞痛发作较以往频繁、性质较剧烈、持续时间长,硝酸甘油疗效差,诱发因素不明显。心电图示 ST 段一过性明显抬高或压低,T 波倒置或增高,即不稳定型心绞痛情况。及时发现、处理心肌梗死先兆,可使部分病人避免发生 STEMI。

2. 症状

(1)疼痛:为最早出现的最突出的症状,多发生于清晨。疼痛的性质和部位与心绞痛相似,但程度更剧烈,多伴有大汗、烦躁不安、恐惧及濒死感,持续时间可达数小时或数天,休息和服用硝酸甘油不缓解。部分病人疼痛可向上腹部放射而被误诊为急腹症或因疼痛向下颌、颈部、背部放射而误诊为其他疾病。少数病人无疼痛,一开始即表现为休克或急性心力衰竭。

(2)全身症状:一般在疼痛发生后 24~48 小时出现,表现为发热、心动过速、白细胞增高和血沉增快等,由坏死物质吸收所引起。体温可升高至 38℃ 左右,很少超过 39℃,持续约 1 周。

Note:

（3）胃肠道症状：疼痛剧烈时常伴恶心、呕吐、上腹胀痛，与迷走神经受坏死心肌刺激和心排血量降低组织灌注不足等有关。肠胀气亦不少见，重者可发生呃逆。

（4）心律失常：见于75%~95%的病人，多发生在起病1~2天，24小时内最多见。各种心律失常中以室性心律失常最多，尤其是室性期前收缩，如室性期前收缩频发（每分钟5次以上），成对出现或呈非持续性室性心动过速，多源性或落在前一心搏的易损期时（R on T），常为心室颤动的先兆。室颤是急性心肌梗死早期，特别是病人入院前的主要死因。下壁心肌梗死易发生房室传导阻滞及窦性心动过缓；前壁心肌梗死易发生室性心律失常，如发生房室传导阻滞表明梗死范围广泛、情况严重。

（5）低血压和休克：疼痛发作期间血压下降常见，但未必是休克，如疼痛缓解而收缩压仍低于80mmHg，且病人表现为烦躁不安、面色苍白、皮肤湿冷、脉细而快、大汗淋漓、少尿、神志迟钝，甚至晕厥者则为休克表现。一般多发生在起病后数小时至1周内，约20%的病人会出现，主要为心源性休克，为心肌广泛坏死、心排血量急剧下降所致。右心室梗死者容易出现低血压，但很少伴发心源性休克。

（6）心力衰竭：发生率为32%~48%，主要为急性左心衰竭，可在起病最初几天内发生，或在疼痛、休克好转阶段出现，为心肌梗死后心脏舒缩力显著减弱或不协调所致。表现为呼吸困难、咳嗽、发绀、烦躁等症状，重者可发生肺水肿，随后可发生颈静脉怒张、肝大、水肿等右心衰表现。右心室梗死者可一开始就出现右心衰竭表现，伴血压下降。

根据有无心力衰竭表现及其相应的血流动力学改变严重程度，急性心肌梗死引起的心力衰竭按Killip分级可分为4级（表3-9）。

表3-9　Killip分级

分级	特点
Ⅰ级	无明显的心力衰竭
Ⅱ级	有左心衰竭，肺部啰音<50%肺野
Ⅲ级	肺部啰音>50%肺野，可出现急性肺水肿
Ⅳ级	心源性休克，有不同阶段和程度的血流动力学障碍

3. **体征**　心脏浊音界可正常或轻至中度增大；心率多增快，也可减慢；心尖部第一心音减弱，可闻第四心音（心房性）或第三心音（心室性）奔马律；可有各种心律失常；10%~20%病人在起病第2~3天出现心包摩擦音，为反应性纤维性心包炎所致；亦有部分病人在心前区可闻及收缩期杂音或喀喇音，为二尖瓣乳头肌功能失调或断裂所致；除心肌梗死早期血压可增高外，几乎所有病人都有血压下降。

4. **并发症**

（1）乳头肌功能失调或断裂（dysfunction or rupture of papillary muscle）：二尖瓣乳头肌因缺血、坏死等使收缩功能发生障碍，造成二尖瓣脱垂及关闭不全。总发生率可高达50%。轻者可以恢复；重者见于下壁心肌梗死，乳头肌整体断裂，左心功能衰竭，迅速发生急性肺水肿，在数天内死亡。

（2）心脏破裂（rupture of the heart）：少见，常在起病1周内出现。多为心室游离壁破裂，造成心包积液引起急性心脏压塞而猝死。偶有室间隔破裂，可引起心力衰竭和休克而在数日内死亡。

（3）栓塞（embolism）：发生率1%~6%，见于起病后1~2周。如为左心室附壁血栓脱落所致，则引起脑、肾、脾或四肢等动脉栓塞。由下肢静脉血栓脱落所致，则产生肺动脉栓塞，大块肺栓塞可导致猝死。

（4）心室壁瘤（cardiac aneurysm）：简称室壁瘤，主要见于左心室，发生率5%~20%。较大的室壁瘤体检时可见左侧心界扩大，超声心动图可见心室局部有反常搏动，心电图示ST段持续抬高。室壁瘤可导致心力衰竭、栓塞和室性心律失常。

Note：

（5）心肌梗死后综合征（post-infarction syndrome）：发生率为 10%，于 STEMI 后数周至数月内出现，可反复发生。表现为心包炎、胸膜炎或肺炎，有发热、胸痛等症状，可能为机体对坏死组织的过敏反应。

【实验室及其他检查】

1. 心电图检查 对疑似 STEMI 的胸痛病人，应在首次医疗接触（first medical contact，FMC）后 10 分钟内记录 12 导联心电图，推荐记录 18 导联心电图，尤其是下壁心肌梗死需加做 $V_{3R} \sim V_{5R}$ 和 $V_7 \sim V_9$ 导联。FMC 时间是指病人首次接触到医生、护士或者其他急救人员（可以给病人提供 ECG 和初始的治疗措施）的时间。

（1）特征性改变：STEMI 的特征性心电图表现为 ST 段弓背向上型抬高（呈单相曲线）伴或不伴病理性 Q 波、R 波减低（正后壁心肌梗死时，ST 段变化可以不明显），常伴对应导联镜像性 ST 段压低。但 STEMI 早期多不出现这种特征性改变，而表现为超急性 T 波（异常高大且两支不对称）改变和/或 ST 段斜直型升高，并发展为 ST-T 融合，伴对应导联的镜像性 ST 段压低。

（2）动态性改变：STEMI 的心电图演变过程为：①在起病数小时内可无异常或出现异常高大两支不对称的 T 波，为超急性期改变。②数小时后，ST 段明显抬高，弓背向上，与直立的 T 波连接，形成单相曲线；数小时至 2 天内出现病理性 Q 波，同时 R 波减低，为急性期改变（图 3-31、图 3-32）。Q 波在 3 ~ 4 天内稳定不变，此后 70% ~ 80% 永久存在。③如果早期不进行治疗干预，抬高的 ST 段可在数天至 2 周内逐渐回到基线水平，T 波逐渐平坦或倒置，为亚急性期改变。④数周至数月后，T 波呈 V 形倒置，两支对称，为慢性期改变。T 波倒置可永久存在，也可在数月至数年内逐渐恢复。

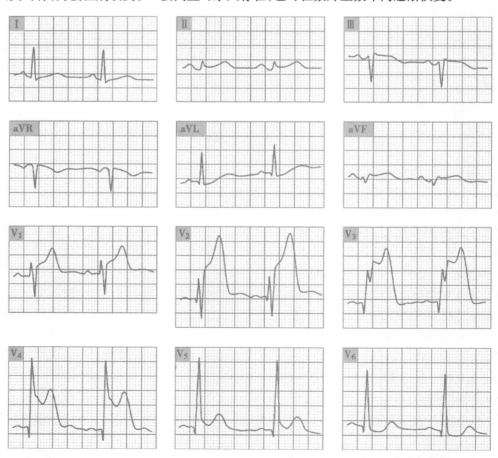

图 3-31 急性前壁心肌梗死的心电图

图示 V_3、V_4 导联 QRS 波群呈 qR 型，ST 段明显抬高；V_2 导联 QRS 波群呈 qRs 型，ST 段明显抬高；V_5 导联 QRS 波群呈 qR 型，ST 段抬高；V_1 导联 ST 段亦抬高。

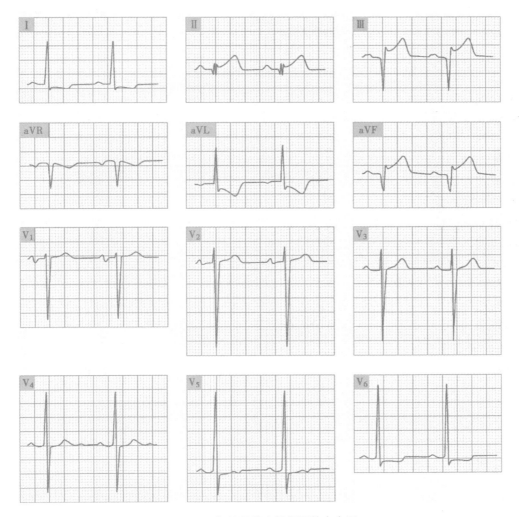

图 3-32　急性下壁心肌梗死的心电图

图示Ⅲ、aVF 导联 QRS 波群呈 Qr 型,Q 波深、宽,ST 段抬高;Ⅱ导联 QRS 波群呈 qRsr 型,ST 段抬高;Ⅰ、aVL 导联 ST 段压低,T 波倒置。此外,V_1、V_2 导联 S 波深;V_5、V_6 导联 R 波高,ST 段压低,T 波低、双相,提示左心室肥大和劳损。

（3）定位诊断:STEMI 的定位和范围可根据出现特征性改变的导联数来判断:$V_1 \sim V_3$ 导联示前间壁 MI,$V_3 \sim V_5$ 导联示局限前壁 MI,$V_1 \sim V_5$ 导联示广泛前壁 MI,Ⅱ、Ⅲ、aVF 导联示下壁 MI,Ⅰ、aVL 导联示高侧壁 MI,V_7、V_8 导联示正后壁 MI,Ⅱ、Ⅲ、aVF 导联伴右胸导联(尤其是 V_{3R}、V_{4R})ST 段抬高,可作为下壁 MI 及右心室梗死的参考指标。

2. 超声心动图检查　二维和 M 型超声心动图有助于了解心室壁的运动和左心室功能,诊断室壁瘤和乳头肌功能失调等。

3. 放射性核素检查　可显示 STEMI 的部位与范围,观察左心室壁的运动和左心室射血分数,有助于判定心室的功能、诊断梗死后造成的室壁运动失调和室壁瘤。

4. 实验室检查

（1）起病 24~48 小时后白细胞计数增高至（10~20）×10^9/L,中性粒细胞增多,嗜酸性粒细胞减少或消失,血沉增快,C 反应蛋白增高均可持续 1~3 周。

（2）血清心肌坏死标志物:对心肌坏死标志物的测定应综合评价,建议于入院即刻、2~4 小时、6~9 小时、12~24 小时测定血清心肌坏死标志物。①心肌肌钙蛋白 I（cTnI）或心肌肌钙蛋白 T（cTnT）的增高是诊断心肌坏死最特异和敏感的首选指标,在起病 2~4 小时后升高,cTnI 于 10~24 小时达高峰,7~10 天降至正常,cTnT 于 24~48 小时达高峰,10~14 天降至正常。②肌酸激酶同工酶(CK-MB),对判断心肌坏死的临床特异性较高,在起病后 4 小时内增高,16~24 小时达高峰,3~4 天恢复正常。由于首次 STEMI 后肌钙蛋白将持续升高一段时间(7~14 天),CK-MB 适于早期(<4 小时)STEMI 诊断和再发 MI 诊断。连续测定 CK-MB 还可判定溶栓治疗后梗死相关动脉开通,此时 CK-MB 峰值前移(14 小时以内)。③肌红蛋白,有助于早期诊断,但特异性较差,于起病后 2 小时内即升高,12 小时内达高峰,24~48 小时内恢复正常。

曾沿用多年的急性心肌梗死心肌酶测定,包括肌酸激酶(CK)、天门冬氨酸氨基转移酶(AST)、乳酸脱氢酶(LDH),其特异性及敏感性均远不如上述心肌坏死标志物,但仍有参考价值。三者在心肌梗死发病后 6~10 小时开始升高,按序分别于 12 小时、24 小时及 2~3 天内达高峰,又分别于 3~4 天、3~6 天及 1~2 周内回降至正常。

【诊断要点】

STEMI 的诊断标准,必须至少具备下列 3 项标准中的 2 项,特别是后 2 项,方可确诊:①缺血性胸痛的临床病史;②心电图的动态演变;③血清心肌坏死标志物浓度的动态改变。

对老年病人,突然发生严重心律失常、休克、心力衰竭而原因未明,或突然发生较重而持久的胸闷或胸痛者,都应考虑本病的可能,并先按急性心肌梗死来处理。

【治疗要点】

早期、快速并完全地开通梗死相关动脉是改善 STEMI 病人预后的关键。建立区域协同救治网络和规范化胸痛中心是缩短 FMC 至导丝通过梗死相关动脉时间的有效手段。

治疗原则是尽早使心肌血液再灌注,以挽救濒死的心肌,防止梗死面积扩大和缩小心肌缺血范围,保护和维持心脏功能,及时处理严重心律失常、泵衰竭和各种并发症,防止猝死,注重二级预防。

1. 一般治疗

(1)休息:病人未行再灌注治疗前,应绝对卧床休息,保持环境安静,防止不良刺激,解除恐惧心理。

(2)氧疗护理:高氧状态会导致或加重未合并低氧血症的 STEMI 病人的心肌损伤。动脉血氧饱和度>90%的病人不推荐常规吸氧。当病人合并低氧血症($SaO_2<90\%$或$PaO_2<60mmHg$)时应吸氧。

(3)监测:急性期应住在冠心病监护病房(coronary care unit,CCU),进行心电、血压、呼吸监测 3~5 天,除颤仪处于随时备用状态。严重泵衰竭者应监测肺毛细血管压和静脉压。

2. 缓解疼痛 选择以下药物尽快缓解疼痛:①吗啡 2~4mg 静注,必要时 5~10 分钟可重复使用,总量不宜超过 15mg,以减轻病人交感神经过度兴奋和濒死感。用药期间,注意防止呼吸功能抑制和血压降低等不良反应。②硝酸甘油 0.3mg 或硝酸异山梨酯 5~10mg 舌下含服或静滴,注意心率增快和血压降低。再灌注心肌疗法能有效解除疼痛。

3. 再灌注心肌 血管开通时间越早,挽救的心肌越多。积极的治疗措施是起病 3~6 小时(最多 12 小时)内使闭塞的冠状动脉再通,心肌得到再灌注,濒临坏死的心肌可能得以存活或使坏死范围缩小,对梗死后心肌重塑有利,改善预后。将病人从非 PCI 医院转运到 PCI 医院的时间延迟不超过 120 分钟,理想时间是在 90 分钟内。

(1)急诊 PCI:有条件的医院对具备适应证的病人应尽快实施直接 PCI,多可获得更好的治疗效果。

(2)溶栓疗法(thrombolytic therapy):无条件施行介入治疗或延误再灌注时机者,若无禁忌证,应立即(接诊后 30 分钟内)予以溶栓治疗。发病 3 小时内,心肌梗死溶栓治疗血流完全灌注率高,获益最大。年龄≥75 岁者应首选 PCI,选择溶栓治疗时应慎重,并酌情减少溶栓药物剂量。

1)适应证:急性胸痛发病未超过 12 小时,预期 FMC 至导丝通过梗死相关动脉时间超过 120 分

Note:

钟;无溶栓禁忌证;发病 12~24 小时仍有进行性缺血性胸痛和心电图至少 2 个或 2 个以上相邻导联 ST 段抬高>0.1mV,或血流动力学不稳定,若无直接 PCI 条件且无溶栓禁忌证,应考虑溶栓治疗。

2）禁忌证:绝对禁忌证包括出血性脑卒中病史,6 个月内发生过缺血性脑卒中,中枢神经系统损伤、肿瘤或动静脉畸形,近 1 月内有严重创伤/手术/头部损伤、胃肠道出血,已知原因的出血性疾病（不包括月经来潮）,明确、高度怀疑或不能排除主动脉夹层,24 小时内接受非压迫性穿刺术（如肝脏活检、腰椎穿刺）。相对禁忌证包括 6 个月内有短暂脑缺血发作、妊娠或产后 1 周、严重未控制的高血压(>180/110mmHg)、晚期肝脏疾病、感染性心内膜炎、活动性消化性溃疡、长时间或有创复苏。

3）溶栓药物:常用药物有非特异性和特异性纤溶酶原激活剂,建议优先选用特异性纤溶酶原激活剂。①特异性纤溶酶原激活剂:重组组织型纤溶酶原激活剂(rt-PA)阿替普酶是目前常用的溶栓药,90 分钟内不超过 100mg（根据体重）,可选择性激活纤溶酶原,对全身纤溶活性影响较小,无抗原性;但其半衰期短,需要同时联合使用肝素,防止再闭塞。②非特异性纤溶酶原激活剂:如尿激酶,可直接将循环血液中的纤溶酶原转变为有活性的纤溶酶,无抗原性和过敏反应。

（3）紧急 CABG:介入治疗失败或溶栓治疗无效有手术指征者,宜争取 6~8 小时内施行主动脉-冠状动脉旁路移植术。

4. 抗栓治疗 阿司匹林联合 1 种 P_2Y_{12} 受体拮抗药的双联抗血小板治疗(dual antiplatelet therapy,DAPT)是抗栓治疗的基础。

（1）抗血小板治疗:无禁忌证的 STEMI 病人溶栓或 PCI 前均应立即嚼服阿司匹林 150~300mg 负荷剂量,继以 75~100mg/d 长期维持;或替格瑞洛 180mg 负荷剂量,而后给予 90mg/次,每天 2 次。在替格瑞洛无法获得或有禁忌证时可选用氯吡格雷。静脉溶栓者,如年龄≤75 岁,在阿司匹林基础上给予氯吡格雷 300mg 负荷量,维持量 75mg,每天 1 次。如年龄>75 岁,则使用氯吡格雷首剂 75mg,维持量 75mg/次,每天 1 次。

（2）抗凝治疗:接受 PCI 治疗的 STEMI 病人,术中均应给予肠外抗凝药物。应权衡有效性、缺血和出血风险,选择性使用普通肝素、依诺肝素或比伐卢定。静脉溶栓治疗的 STEMI 病人应至少接受 48 小时抗凝治疗,或用至接受血运重建治疗,或住院期间使用,最长不超过 8 天。可根据病情选用普通肝素、依诺肝素或磺达肝葵钠。

5. 消除心律失常 心律失常必须及时消除,以免演变为严重心律失常甚至猝死。

（1）发现室性期前收缩或室性心动过速,立即用利多卡因 50~100mg 静注,每 5~10 分钟重复 1 次,至期前收缩消失或总量达 300mg,继以 1~3mg/min 静滴维持,如室性心律失常反复发作者可用胺碘酮。出现与 QT 间期延长有关的尖端扭转型室速时,静脉缓慢推注 1~2g 的镁剂(>5 分钟)。

（2）发生心室颤动或持续多形性室性心动过速时,尽快采用电除颤或同步直流电复律,在未取得除颤器之前应立即开始 CPR;单形性室性心动过速药物疗效不满意时应及早同步直流电复律。

（3）缓慢性心律失常,可用阿托品 0.5~1mg 肌注或静注。

（4）二度或三度房室传导阻滞,伴有血流动力学障碍者,宜用临时心脏起搏器。

（5）室上性快速心律失常药物治疗不能控制时,可考虑同步直流电复律。

6. 控制低血压和休克 STEMI 时可有心源性休克,也伴有血容量不足、外周血管舒缩障碍等因素存在。因此,应在血流动力学监测下,采用升压药、血管扩张药、补充血容量和纠正酸中毒等抗休克处理。为降低心源性休克的病死率,有条件的医院考虑主动脉内球囊反搏术辅助循环,然后做选择性动脉造影,立即行 PCI 或 CABG 术。右心室梗死病人应尽早施行再灌注治疗,维持有效的右心室前负荷,避免使用利尿药和血管扩张药。

7. 治疗心力衰竭 主要是治疗急性左心衰竭,以应用吗啡（或哌替啶）和利尿药为主,也可选用血管扩张药减轻左心室的前、后负荷。STEMI 发生后 24 小时内不宜用洋地黄制剂。

8. 其他治疗

（1）β 受体拮抗药、钙通道阻滞药和血管紧张素转化酶抑制剂:在起病的早期即应用美托洛尔、阿替洛尔或普萘洛尔等 β 受体拮抗药,尤其是前壁心肌梗死伴有交感神经功能亢进者,可防止梗死范围的扩大,改善预后。钙通道阻滞药中的地尔硫草亦有类似效果。血管紧张素转化酶抑制剂中的卡托普利、依那普利等有助于改善恢复期心肌的重构,降低心力衰竭的发生率,从而降低死亡率。

(2)极化液疗法:氯化钾 1.5g、普通胰岛素 10U 加入 10% 葡萄糖溶液 500ml 中,静滴,每天 1 次,7～14 天为一疗程。可促进心肌摄取和代谢葡萄糖,促使钾离子进入细胞内,恢复心肌细胞膜极化状态,利于心肌收缩,减少心律失常。

急性冠脉综合征病人的护理

【护理评估】

ACS 是最常见的心血管急症,护士应在最快时间内协助描记心电图,进行心电、血压监测,给氧,建立静脉通道,抽血送检等。在此基础上,分步完成护理评估,不能延误抢救时间。

1. 病史

(1)本次发病特点与目前病情:评估病人此次发病有无明显的诱因,胸痛发作的特征,尤其是起病的时间、疼痛剧烈程度、是否进行性加重,有无恶心、呕吐、乏力、头晕、呼吸困难等伴随症状,是否有心律失常、休克、心力衰竭的表现。

(2)患病及治疗经过:评估病人有无心绞痛发作史,病人患病的起始时间,患病后的诊治过程,是否遵从医嘱治疗,目前用药及有关的检查等。

(3)危险因素评估:包括病人的年龄、性别、职业;有无家族史;了解病人有无肥胖、血脂异常、高血压、糖尿病等危险因素;有无摄入高脂饮食、吸烟等不良生活习惯,是否有充足的睡眠,有无锻炼身体的习惯;了解工作与生活压力情况及性格特征等。

(4)心理-社会状况:ACS 病人胸痛程度异常剧烈,病人可有濒死感,或行紧急溶栓、介入治疗,由此产生恐惧心理。由于 ACS 使病人活动耐力和自理能力下降,生活上需要照顾;病人入院后住 CCU,需面对一系列检查和治疗,加上对预后的担心、对工作与生活的顾虑等,病人易产生焦虑。

2. 身体评估

(1)全身状态:观察病人的精神意识状态,尤其注意有无面色苍白、表情痛苦、大汗或神志模糊、反应迟钝甚至晕厥等表现。观察病人的体温、脉搏、呼吸、血压有无异常及其程度。

(2)心脏听诊:注意心率、心律、心音的变化,有无奔马律、心脏杂音及肺部啰音等。

3. 实验室及其他检查

(1)心电图检查:心电图是否有 ACS 的特征性、动态性变化,对下壁心肌梗死者应加做右胸导联,判断有无右心室梗死。连续心电监护有无心律失常等。

(2)血液检查:定时抽血检测血清心肌标志物;评估血常规检查有无白细胞计数增高及血清电解质、血糖、血脂等有无异常。

【常用护理诊断/问题】

1. **疼痛:胸痛** 与心肌缺血坏死有关。
2. **活动耐力下降** 与心肌氧的供需失调有关。
3. **有便秘的危险** 与进食少、活动少、不习惯床上排便有关。
4. **潜在并发症:心律失常、休克、急性左心衰竭、猝死。**
5. **恐惧** 与起病急、病情危重、环境陌生等因素有关。

【目标】

1. 病人主诉疼痛程度减轻或消失。
2. 能主动参与制订活动计划并按要求进行活动。主诉活动耐力增强,活动后无不适反应。

3. 能配合采取预防便秘的措施,不发生便秘。

4. 心律失常、休克、心衰能被及时发现和处理,不发生猝死。

5. 情绪稳定,能积极配合治疗与护理。

【护理措施及依据】

1. 疼痛:胸痛

(1) 休息:发病 12 小时内应绝对卧床休息,保持环境安静,限制探视,并告知病人和家属,卧床休息及有效睡眠可以降低心肌耗氧量和交感神经兴奋性,有利于缓解疼痛,以取得合作。

(2) 饮食护理:拟行急诊 PCI 或 CABG 的病人暂禁食,有恶心、呕吐等胃肠道症状者也应禁食,其他病人在起病后 4~12 小时内给予流质饮食,逐步过渡到低饱和脂肪、低胆固醇清淡饮食,要求饱和脂肪占总热量 7% 以下,胆固醇<200mg/d,提倡少量多餐。

(3) 氧疗护理:低氧血症(SpO_2<90% 或 PaO_2<60mmHg)时给予氧疗。

(4) 止痛治疗的护理:遵医嘱给予吗啡或哌替啶止痛,注意有无呼吸抑制等不良反应。给予硝酸酯类药物时应随时监测血压的变化,维持收缩压在 100mmHg 以上。

(5) 溶栓治疗的配合与护理

1) 协助评估病人是否有溶栓禁忌证。

2) 溶栓前先检查血常规、出凝血时间和血型。

3) 迅速建立静脉通路,遵医嘱应用溶栓药物,注意观察有无不良反应。①过敏反应:表现为寒战、发热、皮疹等;②低血压(收缩压低于 90mmHg);③出血:包括皮肤、黏膜出血,血尿、便血、咯血、颅内出血等,一旦出血,应紧急处理。

4) 溶栓疗效观察:溶栓开始后 60~90 分钟内密切监测临床症状、心电图变化。可根据下列指标判断溶栓是否成功:①胸痛缓解或消失;②抬高的 ST 段回降≥50%;③出现再灌注性心律失常,如加速性室性自主心律、室速、窦性心动过缓、房室传导阻滞或束支传导阻滞突然改变或消失;④心肌标志物峰值提前,如 cTnT 峰值提前至发病后 12 小时内,CK-MB 峰值提前至发病后 14 小时内。也可根据冠状动脉造影直接判断溶栓是否成功。

2. 活动耐力下降

(1) 评估康复训练的适应证:住院期间开始康复的指征包括:过去的 8 小时内没有新的或再发胸痛;肌钙蛋白水平无进一步升高;没有出现新的心衰失代偿先兆(静息呼吸困难伴湿啰音);过去 8 小时内没有新的明显的心律失常或心电图动态改变;静息心率 50~100 次/min;静息血压 90~150/60~100mmHg;血氧饱和度>95%。

(2) 解释合理运动的重要性:目前主张早期运动,实现早期康复。向病人说明活动耐力恢复是一个循序渐进的进程,既不能操之过急,过早或过度活动,也不能因担心病情而不敢活动。急性期卧床休息可减轻心脏负荷,减少心肌耗氧量,缩小梗死范围,有利于心功能的恢复。病情稳定后应逐渐增加活动量,可促进侧支循环的形成,提高活动耐力。适宜的运动能降低血中胆固醇浓度和血小板聚集率,减缓动脉硬化和血栓形成,避免再发 ACS,也能辅助调整 ACS 后病人的情绪,改善睡眠和饮食,增强其康复信心,提高生活质量,延长存活时间。

(3) 制订个体化运动处方:推荐住院期间 4 步早期运动和日常生活指导计划。A 级:上午取仰卧位,双腿分别做直腿抬高运动,抬腿高度为 30°,双臂向头侧抬高深吸气,放下慢呼气,5 组/次;下午取床旁坐位或站立 5 分钟。B 级:上午床旁站立 5 分钟;下午床旁行走 5 分钟。C 级:床旁行走 10 分钟,每天 2 次。D 级:病室内活动 10 分钟,每天 2 次。

(4) 活动中监测:住院病人运动康复和日常活动指导必须在心电、血压监护下进行。避免或停止运动的指征:运动时心率增加>20 次/min;舒张压≥110mmHg;与静息时比较收缩压升高>40mmHg,或收缩压下降>10mmHg;明显的室性或房性心动过速;二度或三度房室传导阻滞;心电图有 ST 段动态改变;存在不能耐受的症状,如胸痛、心悸、气短、头晕等。

3. 有便秘的危险

（1）评估排便情况：如排便的次数、性状及排便难易程度，平时有无习惯性便秘，是否服用通便药物。

（2）指导病人采取通便措施：合理饮食，及时增加富含纤维素的食物如水果、蔬菜的摄入；无糖尿病者每天清晨给予蜂蜜 20ml 加温开水同饮；适当腹部按摩（按顺时针方向）以促进肠蠕动。一般在病人无腹泻的情况下常规应用缓泻药，以防止便秘时用力排便导致病情加重。床边使用坐便器比床上使用便盆更为舒适，可允许病人床边使用坐便器，排便时应提供隐蔽条件，如屏风遮挡。一旦出现排便困难，应告知医护人员，可使用开塞露或低压盐水灌肠。

4. 潜在并发症：心律失常、休克、急性左心衰竭、猝死

（1）心电监护：及时发现心率与心律的变化，在 ACS 溶栓治疗后 24 小时内易发生再灌注性心律失常，特别是在溶栓治疗即刻至溶栓后 2 小时内应设专人床旁心电监护。发现频发室性期前收缩，成对出现或呈非持续性室速，多源性或 R on T 现象的室性期前收缩及严重的房室传导阻滞时，应立即通知医生，遵医嘱使用利多卡因等药物，警惕室颤或心脏骤停、心脏性猝死的发生。监测电解质和酸碱平衡状况，因电解质紊乱或酸碱平衡失调时更容易并发心律失常。

（2）血压监测：动态观察病人有无血压下降，是否伴有烦躁不安、面色苍白、皮肤湿冷、脉细而快、大汗淋漓、少尿、神志迟钝，甚至晕厥。一旦发现病人有血压下降趋势应及时报告医生，遵医嘱给予相应处理。

（3）心力衰竭的观察与护理：ACS 病人在起病最初几天，甚至在梗死演变期可发生心力衰竭，特别是急性左心衰竭。应严密观察病人有无呼吸困难、咳嗽、咳痰、少尿、低血压、心率加快等，听诊肺部有无湿啰音。避免情绪激动、饱餐、用力排便等可加重心脏负担的因素。必要时做好有创血流动力学监测，一旦发生心力衰竭，则按心力衰竭进行护理。

（4）准备好急救药物和抢救设备如除颤器、起搏器等，随时做好抢救准备。

5. 恐惧

（1）简要解释病情及治疗方案：医护人员简要解释 ACS 的疾病特点与治疗配合要点，说明不良情绪会增加心肌耗氧量而不利于病情的控制。

（2）环境介绍：向病人说明 CCU 的良好诊疗条件和先进技术，告知病人其病情的任何变化都在医护人员的严密监护之下，病人可以安心休息，有不舒适及时告知医护人员即可。

（3）心理支持：允许病人表达内心感受，给予目光交流、肢体接触、语言安慰等心理支持手段，鼓励病人战胜疾病的信心。医护人员工作应紧张有序，给病人以信赖感，避免忙乱而带给病人不安全感。妥善安排探视时间，给予亲情抚慰。

（4）减少干扰：将监护仪的报警声尽量调低，医护人员应轻声细语，以免影响病人休息，增加病人的心理负担。烦躁不安者可肌注地西泮使病人镇静。

【评价】

1. 病人主诉疼痛症状消失。

2. 能叙述限制最大活动量的指征，参与制订并遵循活动计划，活动过程中无并发症，主诉活动耐力增强。

3. 能配合采取预防便秘的措施，未发生便秘。

4. 避免或纠正了诱发因素，心律失常、低血压、心衰得到了及时发现与处理，未发生猝死。

5. 情绪稳定，恐惧减轻，能积极配合治疗与护理。

【健康指导】

1. ACS 救治知识宣教 应通过健康教育和媒体宣传，使公众了解 ACS 的早期症状。教育病人

在发生疑似心肌梗死症状（胸痛）时尽早拨打"120"急救电话，及时就医，避免因自行用药或长时间多次评估症状而延误治疗。有条件时应尽可能提前经远程无线系统或微信等将心电图传送到相关医院，并在 10 分钟内确诊。应在公众中普及心肌再灌注治疗知识，以减少签署手术知情同意书时的延误，最大限度地提高心肌再灌注效率。

2. **疾病知识指导**　告知病人 ACS 的疾病特点，树立终身治疗的观念，积极做到全面综合的二级预防，即冠心病二级预防 ABCDE 原则（表 3-10），遵从营养、运动、精神心理、用药、戒烟限酒五方面的要求，保持乐观、平和的心态，降低再发心血管事件和猝死风险，尽早恢复体力和回归社会，获得正常或者接近正常的生活状态。

表 3-10　冠心病二级预防 ABCDE 原则

代号	释义
A	aspirin（阿司匹林或联合使用氯吡格雷）抗血小板聚集 anti-anginal therapy 抗心绞痛治疗，如硝酸酯类制剂
B	β 受体拮抗药 blood pressure control 控制血压
C	cholesterol lowing 控制血脂水平 cigarette quitting 戒烟
D	diet control 控制饮食 diabetes treatment 治疗糖尿病
E	Exercise 鼓励有计划的、适当的运动锻炼 Education 病人及其家属教育，普及有关冠心病的知识

3. **用药指导**　ACS 病人因用药多、长期用药和药品贵等，往往用药依从性低。需要采取形式多样的健康教育，指导病人严格遵医嘱服药，列举不遵医行为导致严重后果的病例，让病人认识到遵医嘱用药的重要性。告知药物的用法、作用和不良反应，并教会病人定时测脉搏、血压，发护嘱卡或个人用药手册，定期电话随访，提高其用药依从性。若胸痛发作频繁、程度较重、时间较长，服用硝酸酯制剂疗效较差时，提示急性心血管事件，应及时就医。

4. **运动康复指导**　康复运动前应进行医学评估与运动评估，确定康复运动的指征。心肺运动试验是测定运动耐力的重要标准，应根据试验结果与病人一起制订个体化运动处方，指导病人出院后的运动康复训练。运动形式以行走、慢跑、简化太极拳、游泳等有氧运动为主，可联合静力训练和负重等抗阻运动；运动强度根据个体心肺功能，循序渐进，一般选择靶心率为最大心率的 70%~85% 控制运动强度；运动频率为有氧运动每周 3~5 天，最好每天运动。个人卫生活动、家务劳动、娱乐活动等也对病人有益。

5. **照顾者指导**　ACS 是心脏性猝死的高危因素，应教会家属心肺复苏的基本技术以备急用。指导家属要鼓励和支持病人，创造一个良好的身心休养环境，生活中避免对其施加压力，当病人出现紧张、焦虑或烦躁等不良情绪时，应予以理解并进行疏导，必要时争取病人工作单位和同事的支持。

【预后】

UAP/NSTEMI 有进展为 STEMI 或死亡的风险。需坚持长期的药物治疗，严格控制危险因素，以延缓病情进展，改善预后。

STEMI 的预后与梗死范围的大小、侧支循环建立情况以及治疗是否及时、恰当有关。随着诊疗技术的进展，STEMI 病人急性期病死率已经大大下降，采用监护治疗后由过去的 30% 左右降至 15% 左右，采用溶栓治疗后进一步降至 8% 左右，住院 90 分钟内实施介入治疗后则降至 4% 左右。STEMI 病人死亡多发生在第 1 周内，尤其是数小时内如发生严重心律失常、心力衰竭或心源性休克者，病死率尤高。

（张会君　孙国珍）

第八节 原发性高血压

 ———————————— 导入案例与思考 ————————————

刘某,女,56岁,在行走时突感头痛、头晕,伴恶心、呕吐,继而跌倒在地,呼之不应,伴四肢抽搐,小便失禁,被急送我院。既往有高血压病史10年,未正规服用降压药物,未自我监测血压。

身体评估:意识模糊,烦躁,体温37.1℃,脉搏100次/min,呼吸20次/min,血压210/120mmHg。双肺呼吸音清,未闻及干湿啰音。心律齐,各瓣膜听诊区未闻及病理性杂音。腹平软,无压痛、反跳痛及肌紧张,未闻及血管杂音。神经系统查体阴性,双下肢无水肿。

请思考:

1. 该病人初步诊断是什么?

2. 为进一步明确诊断,还需询问家属关于病人的哪些情况,需要做哪些身体评估? 需要做哪些实验室及其他检查?

3. 该病人目前的护理诊断/问题有哪些? 应采取哪些护理措施?

高血压是以体循环动脉压升高为主要临床表现的心血管综合征,可分为原发性高血压(primary hypertension)和继发性高血压(secondary hypertension)。原发性高血压又称高血压病,是心脑血管疾病最重要的危险因素,可损伤心、脑、肾等重要脏器的结构和功能,最终导致这些器官功能衰竭。继发性高血压是由某些确定疾病或病因引起的血压升高,约占5%。

高血压患病率在不同国家、地区或种族之间有差别,工业化国家较发展中国家高,美国黑种人约为白种人的2倍。我国高血压患病率男性高于女性;患病率及血压水平随年龄增长而升高,老年人以收缩期高血压多见;患病率存在地区、城乡和民族差别,北方高、南方低的现象仍存在,但目前呈现出大中型城市患病率较高、农村地区患病率增长速度较城市快、高原少数民族地区患病率较高的特点。2012—2015年全国调查,我国18岁及以上居民高血压患病粗率为27.9%(标化率23.2%),然而知晓率、治疗率和控制率分别为51.6%、45.8%和16.8%,因此高血压防治任务仍然十分艰巨。

【病因与发病机制】

原发性高血压是在一定的遗传背景下由多种环境因素的交互作用,使正常血压调节机制失代偿所致。因此,高血压是多因素、多环节、多阶段和个体差异性较大的疾病。

1. 与高血压发病有关的因素

(1) 遗传因素:原发性高血压有明显的家族聚集性,双亲均患高血压者,其子女发病概率高达46%,约60%高血压病人有高血压家族史。高血压的遗传可能存在主要基因显性遗传和多基因关联遗传两种方式。在遗传表型上,不仅血压升高发生率体现遗传性,而且在血压升高程度、并发症发生以及其他有关因素(如肥胖)方面,也有遗传性。

(2) 环境因素

1) 饮食:高钠低钾饮食是我国人群重要的高血压发病危险因素,且中国人群普遍对钠敏感。高蛋白质摄入、饮食中饱和脂肪酸或饱和脂肪酸与不饱和脂肪酸比值较高也属于升压因素。饮酒与血压水平线性相关。叶酸缺乏导致血浆同型半胱氨酸水平增高,与高血压发病成正相关,尤其增加高血压引起脑卒中的风险。

2) 精神应激:城市脑力劳动者高血压患病率超过体力劳动者,长期精神紧张是高血压患病的危险因素,因精神紧张可激活交感神经,使血压升高。长期噪声环境中的工作者患高血压较多。

3）吸烟：吸烟可使交感神经末梢释放去甲肾上腺素增加，使血压增高，同时，吸烟所引发的氧化应激可通过损害一氧化氮介导的血管舒张引发血压增高。

（3）其他因素：超重和肥胖是高血压患病的重要危险因素，腹型肥胖者容易发生高血压。50%的睡眠呼吸暂停低通气综合征病人患有高血压，且血压升高程度与疾病病程和严重程度有关。口服避孕药、麻黄碱、糖皮质激素、非甾体抗炎药、甘草等也可使血压升高。此外，糖尿病、血脂异常、大气污染、久坐或运动不足等均是高血压的危险因素。

2. 发病机制

（1）神经机制：各种原因使大脑皮质下神经中枢功能发生变化，神经递质浓度与活性异常，导致交感神经系统活性亢进，血浆儿茶酚胺浓度升高，阻力小动脉收缩增强，导致血压上升。

（2）肾脏机制：各种原因引起肾性水钠潴留，机体为避免心排血量增高使组织过度灌注，全身阻力小动脉收缩增强，导致外周血管阻力增高。也可能通过排钠激素分泌释放增加使外周血管阻力增高。

（3）激素机制：肾素-血管紧张素-醛固酮系统（RAAS）激活，肾小球入球小动脉的球旁细胞分泌肾素，激活从肝脏产生的血管紧张素原，生成血管紧张素Ⅰ（ATⅠ），然后经血管紧张素转换酶（ACE）生成血管紧张素Ⅱ（ATⅡ）。作用于血管紧张素Ⅱ受体，使小动脉平滑肌收缩，刺激肾上腺皮质球状带分泌醛固酮，通过交感神经末梢突触前膜的正反馈使去甲肾上腺素分泌增加。这些作用均可使血压升高，参与高血压发病并维持。

（4）血管机制：大动脉、小动脉结构和功能的变化在高血压发病中发挥着重要作用。血管内皮细胞通过生成、激活和释放各种血管活性物质，如一氧化氮（NO）、前列环素、内皮素等，调节心血管功能；年龄增长及各种心血管危险因素导致血管内皮细胞功能异常，影响动脉弹性；阻力小动脉结构和功能改变，影响外周压力反射点的位置或反射波强度，对脉压增大起重要作用。

（5）胰岛素抵抗（insulin resistance，IR）：是指必须以高于正常的胰岛素释放水平来维持正常的糖耐量，表示机体组织对胰岛素处理葡萄糖的能力减退。约50%原发性高血压病人存在IR，尤其在肥胖、甘油三酯增高、高血压及糖耐量减退同时并存的四联症病人中最为明显。多数认为IR引起继发性高胰岛素血症，高胰岛素血症使肾脏水钠的重吸收增加，交感神经系统活动亢进，动脉弹性减退，导致血压升高。

【临床表现】

1. 一般表现

（1）症状：原发性高血压大多数起病缓慢，无特殊症状，导致诊断延迟，仅在测血压时或发生心、脑、肾并发症时才被发现。常见症状有头晕、头痛、颈项板紧、疲劳、心悸、耳鸣等，在紧张或劳累后加重，但并不一定与血压水平成正比，也可出现视力模糊、鼻出血等较重症状。

（2）体征：一般较少，应重点检查周围血管搏动、血管杂音、心脏杂音等项目。心脏听诊可闻及主动脉瓣区第二心音亢进、收缩期杂音或收缩早期喀喇音。

2. 高血压急症和亚急症

（1）高血压急症（hypertensive emergencies）：指原发性或继发性高血压病人，在某些诱因作用下，血压突然和显著升高（一般超过180/120mmHg），同时伴有进行性心、脑、肾等重要靶器官功能不全的表现。高血压急症包括高血压脑病（血压极度升高突破了脑血流自动调节范围，表现为严重头痛、恶心、呕吐及嗜睡、癫痫发作和昏迷）、颅内出血（脑出血和蛛网膜下腔出血）、脑梗死、急性心力衰竭、急性冠状动脉综合征、主动脉夹层、子痫、急性肾小球肾炎等。少数病人舒张压持续≥130mmHg，伴有头痛，视力模糊，眼底出血、渗出和视盘水肿，肾脏损害突出，持续蛋白尿、血尿及管型尿，称为恶性高血压。应注意血压水平的高低与急性靶器官损害的程度并非成正比，但如血压不及时控制在合理范围内会对脏器功能产生严重影响，甚至危及生命。

（2）高血压亚急症（hypertensive urgencies）：指血压显著升高但不伴靶器官损害。病人可以有血压明显升高造成的症状,如头痛、胸闷、鼻出血和烦躁不安等。高血压亚急症与高血压急症的唯一区别标准是有无新近发生的急性进行性严重靶器官损害。

3. 并发症

(1) 脑血管病:包括脑出血、脑血栓形成、腔隙性脑梗死和短暂性脑缺血发作。长期高血压使脑血管发生缺血与变性,容易形成微动脉瘤,从而发生脑出血。高血压促使脑动脉粥样硬化,可并发脑血栓形成。脑小动脉闭塞性病变,主要发生在大脑中动脉的垂直穿透支,引起腔隙性脑梗死。

(2) 心力衰竭和冠心病:左心室后负荷长期增高可致心室肥厚、扩大,最终导致心力衰竭。长期血压升高引起动脉血管内膜的机械性损伤,脂质易沉积于血管壁,导致附壁血栓形成;高血压病人交感神经兴奋,释放儿茶酚胺过多,可直接损伤动脉血管壁,还可引起冠状动脉痉挛,加速冠状动脉粥样硬化的进程,导致冠心病。

(3) 慢性肾衰竭:长期持久的血压升高可致进行性肾小球硬化,并加速肾动脉粥样硬化的发生,出现蛋白尿、肾损害,晚期可有肾衰竭。

(4) 主动脉夹层:本症是血液渗入主动脉壁中层形成的夹层血肿,是猝死的病因之一。

(5) 视网膜病变:视网膜小动脉早期发生痉挛,随着病程进展出现硬化改变。血压急骤升高可引起视网膜渗出、出血和视盘水肿。

【实验室及其他检查】

检查的目的是明确危险因素,寻找继发性高血压存在的证据,是否伴有靶器官损害,检查应遵从由简入繁的顺序。

1. 基本项目 血生化(血钾、空腹血糖、血清总胆固醇、甘油三酯、高密度脂蛋白胆固醇、低密度脂蛋白胆固醇、尿酸和肌酐);血常规;尿液分析(尿蛋白、尿糖和尿沉渣镜检);心电图。

2. 推荐项目 24 小时动态血压监测、超声心动图、颈动脉超声、餐后 2 小时血糖、血同型半胱氨酸、尿白蛋白定量、尿蛋白定量、眼底检查、X 线胸片、脉搏波传导速度以及踝臂指数等。

3. 选择项目 对疑似继发性高血压的病人,可以根据需要选择。如血浆肾素活性,血和尿醛固酮、皮质醇,血游离甲氧基肾上腺素及甲氧基去甲肾上腺素,血和尿儿茶酚胺,动脉造影、肾和肾上腺超声、CT 或 MRI、睡眠呼吸监测等。对有并发症的高血压病人,应进行相应的心、脑、肾功能检查。

【诊断要点】

1. 高血压的定义及分级 高血压被定义为未使用降压药情况下,非同日 3 次测量诊室血压,收缩压≥140mmHg 和/或舒张压≥90mmHg;既往有高血压史,现正在服降压药,虽血压<140/90mmHg,仍可诊断为高血压。根据血压升高水平,进一步将高血压分为 1~3 级,具体见表 3-11。

表 3-11 血压水平分类和定义(中国高血压防治指南,2018)

类别	收缩压/mmHg		舒张压/mmHg
正常血压	<120	和	<80
正常高值	120~139	和/或	80~89
高血压	≥140	和/或	≥90
1 级高血压(轻度)	140~159	和/或	90~99
2 级高血压(中度)	160~179	和/或	100~109
3 级高血压(重度)	≥180	和/或	≥110
单纯收缩期高血压	≥140	和	<90

注:以上标准适用于≥18 岁成人,当收缩压和舒张压分属于不同分级时,以较高的级别作为标准。

目前我国仍以诊室血压作为高血压诊断的依据,有条件的应同时采用家庭血压或动态血压诊断高血压,其中家庭血压≥135/85mmHg,动态血压24小时平均值≥130/80mmHg、白天平均值≥135/85mmHg或夜间平均值≥120/70mmHg为高血压诊断的阈值,与诊室血压的140/90mmHg相对应。动态血压监测是由仪器自动定时测量血压,每隔15~30分钟自动测压,连续24小时或更长时间。可评估24小时血压昼夜节律、直立性低血压、餐后低血压等,可诊断"白大衣高血压"、发现隐蔽性高血压和顽固性高血压。动态血压监测已成为诊断高血压、评估心脑血管疾病发生风险和降压疗效、指导个体化治疗不可或缺的检测手段。

2. **心血管风险分层** 高血压病人的预后不仅与血压升高水平有关,而且与其他心血管危险因素以及靶器官损害程度有关。因此,从指导治疗和判断预后的角度,对高血压病人作心血管风险分层,即根据血压升高水平、其他心血管危险因素、靶器官损害和伴随临床疾患情况(表3-12),将高血压病人分为低危、中危、高危和很高危4个层次(表3-13)。

表3-12 影响高血压病人心血管预后的重要因素(中国高血压防治指南,2018)

心血管危险因素	靶器官损害	伴随临床疾患

• 高血压(1~3级)
• 男性>55岁;女性>65岁
• 吸烟或被动吸烟
• 糖耐量受损(2小时血糖7.8~11.0mmol/L)和/或空腹血糖异常(6.1~6.9mmol/L)
• 血脂异常
  TC≥5.2mmol/L 或 LDL-C≥3.4mmol/L或HDL-C<1.0mmol/L
• 早发心血管病家族史
  (一级亲属发病年龄<50岁)
• 腹型肥胖或肥胖
• 高同型半胱氨酸血症(≥15μmol/L)
	• 左心室肥厚
	• 颈动脉超声IMT≥0.9mm或动脉粥样斑块
	• 颈-股动脉脉搏波速度≥12m/s(∗选择使用)
	• 踝臂指数<0.9(∗选择使用)
	• 估算的肾小球滤过率降低[eGFR 30~59ml/(min·1.73m²)]或血清肌酐轻度升高:男性115~133μmol/L,女性107~124μmol/L
	• 微量白蛋白尿:30~300mg/24h或白蛋白/肌酐比≥30mg/g(3.5mg/mmol)
		• 脑血管病
		  脑出血,缺血性脑卒中,短暂性脑缺血发作
		• 心脏疾病
		  心肌梗死史,心绞痛,冠状动脉血运重建,慢性心力衰竭,心房颤动
		• 肾脏疾病
		  糖尿病肾病,肾功能受损[eGFR<30ml/(min·1.73m²)],血肌酐升高(男性≥133μmol/L,女性≥124μmol/L),蛋白尿(≥300mg/24h)
		• 外周血管疾病
		• 视网膜病变
		  出血或渗出,视盘水肿
		• 糖尿病

注:TC:总胆固醇;LDL-C:低密度脂蛋白胆固醇;HDL-C:高密度脂蛋白胆固醇;IMT:颈动脉内膜中层厚度。

表3-13 高血压病人心血管风险水平分层标准(中国高血压防治指南,2018)

其他危险因素和病史	血压			
	收缩压130~139mmHg和/或舒张压85~89mmHg	1级高血压	2级高血压	3级高血压
无		低危	中危	高危
1~2个危险因素	低危	中危	中危/高危	很高危
≥3个危险因素,靶器官损害,或慢性肾脏病3期,无并发症的糖尿病	中危/高危	高危	高危	很高危
临床并发症,或慢性肾脏病≥4期,有并发症的糖尿病	高危/很高危	很高危	很高危	很高危

【治疗要点】

治疗高血压的主要目的是最大限度地降低心脑血管并发症的发生与死亡总体危险。因此,在治疗高血压的同时,应干预所有其他可逆性心血管危险因素、靶器官损害以及各种并存的临床情况。在

Note:

病人能耐受的情况下,逐步降压达标,一般高血压病人,应将血压降至 140/90mmHg 以下;老年(≥65岁)高血压病人,血压应降至<150/90mmHg,如果能耐受,可进一步降至<140/90mmHg;一般糖尿病或慢性肾脏病或病情稳定的冠心病合并高血压病人,血压控制目标<130/80mmHg。

1. 非药物治疗 主要指生活方式干预,即去除不利于身体和心理健康的行为和习惯。健康的生活方式可以预防或延迟高血压的发生,也可降低血压,提高降压药物的疗效,降低心血管风险。适用于各级高血压病人(包括使用降压药物治疗的病人)。主要措施包括:①控制体重;②减少食物中钠盐的摄入量,并增加钾盐的摄入量;③减少脂肪摄入;④戒烟、限酒;⑤增加运动;⑥减轻精神压力,保持心理平衡;⑦必要时补充叶酸制剂。

2. 药物治疗

(1) 药物治疗时机:①高危、很高危病人,应立即开始降压药物治疗;②中危、低危病人在改善生活方式下分别随访 1 个月和 3 个月,多次测量血压仍≥140/90mmHg,可开始降压药物治疗。

(2) 降压药物种类与作用特点:目前常用降压药物可归纳为 5 类,即利尿药、β 受体拮抗药、钙通道阻滞药(CCB)、血管紧张素转化酶抑制剂(ACEI)、血管紧张素 II 受体拮抗药(ARB)(表 3-14)。

表 3-14 常用口服降压药物名称、剂量及用法

药物分类		药物名称	每天剂量/mg	用法/(次·d⁻¹)
利尿药	噻嗪类利尿药	氢氯噻嗪	6.25~25	1
		氯噻酮	12.5~25	1
		吲达帕胺	0.625~2.5	1
	袢利尿药	呋塞米	20~80	1~2
		托拉塞米	5~10	1
	保钾利尿药	阿米洛利	5~10	1~2
	醛固酮受体拮抗药	螺内酯	20~60	1~3
β 受体拮抗药		普萘洛尔	20~90	2~3
		美托洛尔(平片)	50~100	2
		美托洛尔(缓释片)	47.5~190	1
		阿替洛尔	12.5~50	1~2
		比索洛尔	2.5~10	1
钙通道阻滞药	二氢吡啶类	硝苯地平	10~30	2~3
		硝苯地平(控释片)	30~60	1
		氨氯地平	2.5~10	1
		尼群地平	20~60	2~3
		非洛地平(缓释片)	2.5~10	1
		拉西地平	4~8	1
	非二氢吡啶类	维拉帕米(缓释片)	120~480	1~2
		地尔硫䓬(缓释片)	90~360	1~2
血管紧张素转化酶抑制剂		卡托普利	25~300	2~3
		依那普利	2.5~40	2
		贝那普利	5~40	1
		福辛普利	10~40	1
		培哚普利	4~8	1
血管紧张素 II 受体拮抗药		氯沙坦	25~100	1
		缬沙坦	80~160	1
		厄贝沙坦	150~300	1
		替米沙坦	40~80	1

1）利尿药：主要通过排钠，降低细胞外容量，减轻外周血管阻力发挥降压作用。噻嗪类使用最多，适用于轻、中度高血压病人。降压起效较平稳、缓慢，持续时间相对较长，作用持久。痛风病人禁用。

2）β受体拮抗药：主要通过抑制过度激活的交感神经活性、抑制心肌收缩力、减慢心率发挥降压作用；降压起效较迅速、强力。适用于各种不同程度的高血压病人，尤其是心率较快的中青年病人或合并心绞痛、慢性心力衰竭的病人，对老年高血压疗效相对较差。

3）钙通道阻滞药：主要通过阻断血管平滑肌细胞上的钙离子通道，发挥扩张血管、降低血压的作用。对老年高血压病人有较好的降压疗效；高钠摄入和非甾体抗炎药不影响降压疗效；可用于合并糖尿病、冠心病或外周血管病的病人。降压起效迅速，降压疗效和降压幅度相对较强，剂量与疗效成正相关。

4）血管紧张素转化酶抑制剂：通过抑制血管紧张素转化酶阻断肾素血管紧张素Ⅱ的生成，抑制激肽酶的降解而发挥降压作用。降压起效缓慢，逐渐增强，在3~4周时达最大作用。特别适用于伴有心力衰竭、心肌梗死、心房颤动、蛋白尿、糖耐量减退或糖尿病肾病的高血压病人。

5）血管紧张素Ⅱ受体拮抗药：通过阻断血管紧张素Ⅱ受体发挥降压作用。降压起效缓慢，但持久而平稳，在6~8周时达最大作用。低盐饮食或与利尿药联合使用能明显增强疗效。

（3）降压药物应用原则：①小剂量开始，初始治疗时通常采用较小的有效治疗剂量，并根据需要，逐步增加剂量。②优先选择长效制剂，其目的主要是有效控制夜间血压与晨峰血压，有效预防心脑血管并发症发生。③联合用药，2级以上高血压为达到目标血压常需联合治疗。对血压≥160/100mmHg或高于目标血压20/10mmHg或高危及以上的病人，起始即可采用小剂量两种降压药联合治疗。④个体化，根据病人具体情况及个人意愿或长期承受能力，选择适合病人的降压药物。

联合用药方案：我国临床优先推荐的几种联合用药方案是ACEI/ARB+二氢吡啶类CCB；ACEI/ARB+噻嗪类利尿药；二氢吡啶类CCB+噻嗪类利尿药；二氢吡啶类CCB和β受体拮抗药。3种降压药的联合治疗方案除有禁忌证外必须包含利尿药。

3. 高血压急症的治疗

（1）处理原则：①及时降压。选择有效的降压药物，静脉给药，持续监测血压。②控制性降压。血压控制是在保证重要脏器灌注基础上的迅速降压，初始阶段（一般数分钟至1小时内）降压的目标为平均动脉压的降低幅度不超过治疗前水平的25%；在其后2~6小时内应将血压降至安全水平（一般为160/100mmHg左右）。临床情况稳定后，在之后的24~48小时逐步将血压降至正常水平。同时，针对不同的靶器官损害进行相应处理。③合理选择降压药。要求药物起效迅速，短时间内达到最大作用；作用持续时间短，停药后作用消失较快；不良反应较小。④避免使用的药物。治疗开始时不宜使用强力的利尿药。

（2）降压药物的选择：①硝普钠，为首选药物，能同时直接扩张动脉和静脉，降低心脏前、后负荷，降压效果迅速。开始以0.25~10μg/(kg·min)静脉泵入，逐渐增加剂量，根据血压水平调节速率。②硝酸甘油，扩张静脉和选择性扩张冠状动脉与大动脉，降低动脉压作用不及硝普钠。开始时以5~100μg/min静脉泵入。③尼卡地平，二氢吡啶类钙通道阻滞药，降压的同时还能改善脑血流量。从0.5μg/(kg·min)开始，逐步增加至10μg/(kg·min)。④拉贝洛尔，兼有α受体拮抗作用的β受体拮抗药，起效较迅速，但持续时间较长。缓慢静脉注射20~100mg，然后以0.5~2mg/min静滴。

4. 高血压亚急症的治疗 高血压亚急症病人，可在24~48小时内将血压缓慢降至160/100mmHg。大多数高血压亚急症病人可通过口服降压药控制，如口服CCB、ACEI、ARB和β受体拮抗药，也可根据情况应用袢利尿药。

【护理评估】

1. 病史

（1）患病及治疗经过：了解病人确诊高血压的时间，既往血压控制情况及血压最高水平，伴随症状及程度;是否使用降压药治疗,其疗效及不良反应;是否遵从医嘱治疗,对不遵从医嘱者,进一步评估不遵从的原因。评估病人有无冠心病、心力衰竭、脑血管病、周围血管病、糖尿病、痛风、血脂异常、支气管痉挛、睡眠呼吸暂停低通气综合征、肾脏疾病等病史;直系亲属中有无高血压、糖尿病、冠心病、脑卒中家族史及其发病年龄。

（2）目前病情与一般状况:评估病人目前血压水平、有无伴随症状及程度;有无跌倒等受伤的危险;有无心血管危险因素、靶器官损害程度及伴随的临床疾患,评估病人的心血管风险程度。评估病人与疾病相关的生活方式,如是否存在膳食脂肪、盐摄入过多;是否有烟酒嗜好;体力活动以及体重变化情况;是否服用使血压升高的药物等。

（3）心理-社会状况:评估病人的性格特点、文化程度、工作环境、心理状况及有无精神创伤史等;对高血压疾病相关知识的了解程度;病人的社会支持情况。

2. 身体评估　　正确测量血压和心率,必要时测定立卧位血压和四肢血压;测量体重指数、腰围及臀围;评估有无继发性高血压的相关体征(如触诊肾脏增大提示多囊肾或嗜铬细胞瘤;股动脉脉搏消失或延迟出现、下肢血压低于上臂血压提示主动脉缩窄等);听诊颈动脉、胸主动脉、腹部动脉和股动脉有无杂音等。

3. 实验室及其他检查　　根据检查结果,了解病人是否存在危险因素、是否伴有靶器官损害,并寻找继发性高血压存在的证据等。

【常用护理诊断/问题】

1. 疼痛:头痛　　与血压升高有关。

2. 有受伤的危险　　与头晕、视力模糊、意识改变或发生直立性低血压有关。

3. 潜在并发症:高血压急症。

【目标】

1. 病人头痛症状减轻或消失。
2. 掌握高血压和直立性低血压的临床表现和预防措施,住院期间无受伤情况出现。
3. 能自觉避免高血压急症的诱发因素,一旦出现高血压急症,能够得到及时有效的救治。

【护理措施及依据】

1. 疼痛:头痛

（1）减少引起或加重头痛的因素:为病人提供安静、温暖、舒适的环境,尽量减少探视。护士操作应相对集中,动作轻巧,防止过多干扰病人。头痛时嘱病人卧床休息,抬高床头,改变体位时动作要慢。避免劳累、情绪激动、精神紧张、环境嘈杂等不良因素。向病人解释头痛主要与高血压有关,血压恢复正常且平稳后头痛症状可减轻或消失。指导病人使用放松技术,如心理训练、音乐治疗、缓慢呼吸等。

（2）用药护理:遵医嘱应用降压药物治疗,密切监测血压变化以判断疗效,并注意观察药物的不良反应。如噻嗪类利尿药可引起低钾血症和影响血尿酸代谢,痛风病人禁用。保钾利尿药可引起高血钾,不宜与 ACEI 合用,肾功能不全者慎用。β 受体拮抗药可导致心动过缓、乏力、四肢发冷,对心肌收缩力、窦房结及房室传导有抑制作用,并可增加气道阻力,急性心力衰竭、哮喘、病态窦房结综合征、房室传导阻滞病人禁用。二氢吡啶类钙通道阻滞药可引起心率增快、面部潮红、头痛、下肢水肿等,非二氢吡啶类可抑制心脏收缩功能和传导功能,导致二度至三度房室传导阻滞。血管紧张素转化酶抑制剂主要是可引起刺激性干咳和血管性水肿。

2. 有受伤的危险

（1）避免受伤:定时测量病人血压并做好记录。病人有头晕、眼花、耳鸣、视力模糊等症状时,应嘱病人卧床休息,如厕或外出时有人陪伴。伴恶心、呕吐的病人,应将痰盂放在病人伸手可及处,呼叫器也应放在病人手边,防止取物时跌倒。避免迅速改变体位,活动场所应设有相关安全设施,必要时加用床挡。

（2）直立性低血压的预防及处理:直立性低血压是指在体位变化时发生的血压突然过度下降（先让病人平卧 5 分钟后测量血压,改为直立位后 1 分钟和 3 分钟再分别测量血压,若站立位血压较平卧位时收缩压/舒张压下降>20/10mmHg,或下降幅度为原来血压的 30%以上）,同时伴有头晕或晕厥、乏力、心悸、出汗、恶心、呕吐等供血不足的症状。①向病人讲解直立性低血压的表现,尤其是在联合用药、服首剂药物或加量时应特别注意。②预防方法:避免长时间站立,尤其在服药后最初几小时;改变姿势,特别是从卧位、坐位起立时动作宜缓慢;服药后应休息一段时间再进行活动;不宜大量饮酒。③一旦发生直立性低血压,应平卧,且下肢取抬高位,以促进下肢血液回流。

3. 潜在并发症：高血压急症

（1）避免诱因:向病人讲明高血压急症的诱因,应避免情绪激动、劳累、寒冷刺激和随意增减药量。

（2）病情监测:定期监测血压,一旦发现血压急剧升高、剧烈头痛、呕吐、大汗、视力模糊、面色及意识状态改变、肢体运动障碍等症状,立即通知医生。

（3）急症护理:病人应绝对卧床休息,避免一切不良刺激和不必要的活动,协助生活护理。安抚病人情绪,必要时应用镇静药。并发急性左心衰者给予高流量氧疗,加强心电监护。昏迷的病人应保持呼吸道通畅,头偏向一侧,防止窒息;烦躁或抽搐的病人应防止坠床。迅速建立静脉通路,遵医嘱尽早应用降压药物进行控制性降压。应用硝普钠时,应注意避光,并持续监测血压,严格遵医嘱控制滴速。当病人出现剧烈头痛、恶心、呕吐时,考虑为脑水肿,可根据医嘱用 20%甘露醇 250ml 快速静脉滴注,也可遵医嘱使用地塞米松 10~20mg 静脉注射。对抽搐的病人,可遵医嘱静注地西泮或 10%水合氯醛保留灌肠。

【评价】

1. 病人头痛症状减轻或消失。
2. 能够掌握高血压和直立性低血压的临床表现和预防措施,未发生受伤。
3. 能够自觉避免高血压急症的诱发因素,未发生高血压急症或高血压急症得到了及时有效处理。

【其他护理诊断/问题】

1. **活动耐力下降**　与长期血压升高致心功能减退有关。
2. **焦虑**　与血压控制不满意、已发生并发症有关。
3. **知识缺乏：缺乏疾病预防、保健知识和高血压用药知识。**

【健康指导】

1. **疾病知识指导**　让病人了解病情,包括高血压分级、危险因素、同时存在的临床疾患情况及危害,了解降压目标（详见本节"治疗要点"）,以及控制血压及终身治疗的必要性。

2. **生活方式指导**　告知病人改变不良生活习惯,不仅可以预防或延迟高血压的发生,还可以降低血压,提高降压药物的疗效,从而降低心血管风险。

（1）饮食指导:①减少钠盐摄入,告知病人钠盐可升高血压以及高血压的发病风险,每天钠盐摄入量应低于 6g,增加钾盐摄入,建议使用可定量的盐勺。减少味精、酱油等调味品的使用,减少咸菜、火腿、卤制、腌制等食品的摄入。②限制总热量,尤其要控制油脂类的摄入量。③营养均衡,适量补充蛋白质,增加新鲜蔬菜和水果,增加膳食中钙的摄入。

Note：

（2）控制体重：高血压病人应控制体重，使 BMI<24kg/m²，男性腰围<90cm，女性腰围<85cm。告知病人高血压与肥胖密切相关，减轻体重可以改善降压药物的效果及降低心血管事件的风险。最有效的减重措施是控制能量摄入和增加体力活动。

（3）戒烟限酒：吸烟是心血管事件的主要危险因素，被动吸烟也会显著增加心血管疾病危险。指导病人戒烟，必要时可药物干预。指导病人限酒，不提倡高血压病人饮酒，如饮酒，则应少量，白酒、葡萄酒（或米酒）与啤酒的量分别少于 50ml、100ml、300ml。

（4）运动指导：定期的体育锻炼可增加能量消耗、降低血压、改善糖代谢等。指导病人根据年龄和血压水平及个人兴趣选择适宜的运动方式，合理安排运动量。建议每周 4~7 天、每次累计 30~60 分钟的中等强度运动，如步行、慢跑、骑车、游泳和跳舞等。运动形式可采取有氧、抗阻和伸展运动等，以有氧运动为主。运动强度因人而异，常用运动时最大心率来评估运动强度，中等强度运动为能达到最大心率［最大心率（次/min）= 220−年龄］的 60%~70% 的运动量。高危病人运动前需进行评估。

3. **用药指导**　①强调长期药物治疗的重要性，降压治疗的目的是使血压达到目标水平，从而降低脑卒中、急性心肌梗死和肾脏疾病等并发症发生和死亡的危险。②遵医嘱按时按量服药，告知有关降压药的名称、剂量、用法、作用及不良反应，并提供书面说明材料。③不能擅自突然停药，经治疗血压得到满意控制后，可遵医嘱逐步减少剂量。如果突然停药，可导致血压突然升高，特别是冠心病病人突然停用 β 受体拮抗药可诱发心绞痛、心肌梗死等。

4. **家庭血压监测指导**　家庭血压测量可获取日常生活状态下病人的血压信息，可帮助排除"白大衣高血压"，检出隐蔽性高血压，在增强病人参与诊治的主动性、改善病人治疗依从性等方面具有优点。应教会病人和家属正确的血压监测方法，推荐使用合格的上臂式自动血压计自测血压。血压未达标者，建议每天早晚各测量血压 1 次，每次测量 2~3 遍，连续 7 天，以后 6 天血压平均值作为医生治疗的参考。血压达标者，建议每周测量 1 次。指导病人掌握测量技术，规范操作，如实记录血压测量结果，随访时提供给医护人员作为治疗参考。

5. **心理指导**　应采取各种措施，帮助病人预防和缓解精神压力，纠正和治疗病态心理，必要时建议病人寻求专业心理辅导或治疗。

6. **定期随访**　经治疗后血压达标者，可每 3 个月随访 1 次；血压未达标者，建议每 2~4 周随访 1 次。当出现血压异常波动或出现症状时，随时就诊。

【预后】

绝大部分高血压可以预防，可以控制。高血压一旦发生，就需要终身管理。高血压的危害性除与病人血压水平相关外，还取决于同时存在的其他心血管病危险因素、靶器官损伤以及合并的其他疾病情况。如得到合理正确的治疗，一般预后良好，死亡原因以脑血管病常见，其次为心力衰竭和肾衰竭。

（刘志燕）

第九节　心肌疾病

心肌疾病是由不同病因引起的心肌病变导致心肌机械和/或心电功能障碍。目前心肌疾病的具体分类如下：

遗传性心肌病：肥厚型心肌病、右心室发育不良心肌病、左心室致密化不全、离子通道病（长 QT 间期综合征、Brugada 综合征、短 QT 间期综合征、儿茶酚胺敏感性室速等）。

混合型心肌病：扩张型心肌病、限制型心肌病。

获得性心肌病：感染性心肌病、心动过速心肌病、心脏气球样变、围生期心肌病。

由其他心血管疾病继发的心肌病理性改变不属于心肌病的范畴，如心脏瓣膜病、高血压性心脏病、先天性心脏病、冠心病等所致的心肌病变。

本节重点阐述扩张型心肌病、肥厚型心肌病和心肌炎。

一、扩张型心肌病

扩张型心肌病(dilated cardiomyopathy,DCM)是一类以左心室或双心室扩大伴收缩功能障碍为特征的心肌病。临床表现为心脏扩大、心力衰竭、心律失常、血栓栓塞及猝死。该病较为常见,我国患病率为(13~84)/10万。

【病因与发病机制】

多数DCM病例病因与发病机制未明,可能的病因包括遗传、感染、非感染性炎症、中毒、内分泌和代谢紊乱、精神创伤等。

1. **遗传**　25%~50%的DCM病例有基因突变或家族遗传背景,遗传方式主要为常染色体显性遗传,目前已发现超过60个基因的相关突变与家族遗传性或散发的DCM有关。这些致病基因编码多种蛋白,包括心肌细胞肌节蛋白、肌纤维膜蛋白、细胞骨架蛋白等。

2. **感染**　病原体直接侵袭和由此引发的慢性炎症和免疫反应是造成心肌损害的机制。以病毒最常见,常见的病毒有柯萨奇病毒B、ECHO病毒、脊髓灰质炎病毒、流感病毒、腺病毒等。部分细菌、真菌、立克次体和寄生虫等也可以引起心肌炎症并发展为DCM。

3. **炎症**　如肉芽肿性心肌炎见于结节病和巨细胞性心肌炎。多种结缔组织病如多肌炎和皮肌炎、系统性红斑狼疮、系统性血管炎等均可累及心肌,引起获得性DCM。

4. **其他**　嗜酒是我国DCM的常见病因之一,围生期心肌病也是临床较常见的心肌病。此外,化疗药物和某些心肌毒性药物、硒缺乏、嗜铬细胞瘤、甲状腺疾病等因素亦可引起DCM。

【临床表现】

1. **症状**　起病隐匿,早期可无症状。临床主要表现为活动时呼吸困难和运动耐量下降,随着病情加重可出现夜间阵发性呼吸困难和端坐呼吸等左心衰竭症状,并逐渐出现食欲下降、腹胀及下肢水肿等右心衰竭症状。合并心律失常时可表现为心悸、头晕、黑矇甚至猝死。持续顽固低血压往往是DCM晚期的表现。发生栓塞时可表现为相应脏器受累的表现。

2. **体征**　主要体征为心界扩大,听诊心音减弱,可闻及第三心音或第四心音,心率快时呈奔马律,有时可于心尖部闻及收缩期杂音。心衰时可见肺循环和体循环淤血的体征(详见本章第三节)。

【实验室及其他检查】

1. **胸部X线检查**　心影增大,心胸比>50%,可出现肺淤血征。

2. **心电图检查**　缺乏诊断特异性。可见R波递增不良、室内传导阻滞,QRS波增宽常提示预后不良。严重的左心室纤维化还可出现病理性Q波。常见ST段压低和T波倒置。可见各类期前收缩、非持续性室速、心房颤动等多种心律失常同时存在。

3. **超声心动图检查**　是诊断和评估DCM最常用的检查手段。早期可仅表现为左心室轻度扩大,后期各心腔均增大,以左心室扩大为著,室壁运动减弱,LVEF明显降低,提示心肌收缩功能下降;彩色血流多普勒显示二尖瓣、三尖瓣反流;左心室心尖部附壁血栓等。

4. **其他**　心脏MRI检查对于心肌病诊断及预后评估有很高的价值;心肌核素显像、心内膜心肌活检、心导管检查和心血管造影等均有助于诊断和鉴别诊断。

【诊断要点】

对于有慢性心力衰竭临床表现,超声心动图检查有心腔扩大和心脏收缩功能降低,即应考虑本病诊断。但须除外继发原因,如心脏瓣膜病、冠心病、高血压性心脏病、先天性心脏病等。

Note:

【治疗要点】

治疗旨在阻止基础病因介导的心肌损害,阻断造成心力衰竭加重的神经-体液机制,控制心律失常,预防栓塞和猝死,提高生活质量和延长生存时间。

1. **病因治疗** 应积极寻找病因,给予相应治疗,如控制感染、严格限酒或戒酒、治疗相应的内分泌疾病或自身免疫病,纠正液体负荷过重及电解质紊乱,改善营养失衡等。

2. **防治心力衰竭** 在疾病早期虽已出现心脏扩大但尚未出现心衰症状的阶段即开始积极的药物干预治疗,包括 β 受体拮抗药、ACEI 或 ARB,可减缓心室重构及心肌进一步损伤,延缓病变发展。随病程进展,病人出现心衰临床表现,应按慢性心衰诊治指南进行治疗,详见本章第三节。

3. **抗凝治疗** 血栓栓塞是 DCM 常见的并发症,对于已有心房颤动、已有附壁血栓形成或有血栓栓塞病史的病人须长期口服华法林或新型口服抗凝药进行治疗。

4. **心律失常和心脏性猝死的防治** 心房颤动的治疗详见本章第四节。植入型心律转复除颤器(ICD)预防心脏性猝死的适应证包括有持续性室速史或有室速、室颤导致的心脏骤停史;LVEF ≤35%,NYHA 心功能分级 Ⅱ~Ⅲ 级,预期生存时间>1 年且有一定生活质量。

二、肥厚型心肌病

肥厚型心肌病(hypertrophic cardiomyopathy,HCM)是一种遗传性心肌病,以心室非对称性肥厚为解剖特征。根据有无左心室流出道梗阻分为梗阻性与非梗阻性 HCM。国外报道人群患病率为 200/10 万,我国有调查显示 HCM 的患病率为 180/10 万,好发于男性。

【病因与发病机制】

本病为常染色体显性遗传,具有遗传异质性。目前已发现至少 18 个疾病基因和 500 种以上变异,约占 HCM 病例的一半,其中最常见的基因突变是 β-肌球蛋白重链与肌球蛋白结合蛋白 C 的编码基因。HCM 表型呈多样性,与致病的突变基因、基因修饰及不同的环境因子有关。

【临床表现】

不同类型病人的临床表现差异较大,半数病人可无症状或体征,尤其是非梗阻型病人。临床上以梗阻型病人的表现较为突出。

1. **症状** HCM 的临床症状变异性大,一些病人可长期无症状,而有些病人首发症状就是猝死。儿童或青年期确诊的 HCM 病人症状更多、预后更差。症状与左心室流出道梗阻、心功能受损、快速或缓慢型心律失常等有关,主要包括劳力性呼吸困难、胸痛、心悸、晕厥。

2. **体征** 主要体征有心脏轻度增大。梗阻性 HCM 病人在胸骨左缘第 3、4 肋间可闻及喷射性收缩期杂音,心尖部也常可闻及收缩期杂音。增加心肌收缩力或减轻心脏前负荷的措施,如应用正性肌力药物、含服硝酸甘油、瓦尔萨尔瓦(Valsalva)动作或取站立位均可使杂音增强;相反,使用 β 受体拮抗药、取蹲位等可使杂音减弱。

【实验室及其他检查】

1. **胸部 X 线检查** 心影正常或左心室增大。

2. **心电图检查** 主要表现为左心室高电压、ST 段压低、倒置 T 波和异常 Q 波。室内传导阻滞和室性心律失常亦常见。

3. **超声心动图检查** 是临床最主要的诊断手段。心室非对称性肥厚而无心室腔增大为其特征。舒张期室间隔厚度达 15mm,伴有流出道梗阻的病例可见室间隔流出道部分向左心室突出,左心室顺应性降低致舒张功能障碍。部分病人心肌肥厚限于心尖部。

Note:

4. 其他　心脏 MRI、心导管检查及心血管造影有助确诊。心内膜心肌活检可见心肌细胞肥大、排列紊乱、局限性或弥漫性间质纤维化,有助于诊断。

【诊断要点】

根据病史及体格检查,超声心动图示舒张期室间隔厚度达 15mm。如有阳性家族史(猝死、心肌肥厚等)更有助于诊断。基因检查有助于明确遗传学异常。

【治疗要点】

治疗旨在通过减轻流出道梗阻、改善心室顺应性、防治血栓栓塞事件、识别高危猝死病人,从而改善症状、减少并发症和预防猝死。

1. 药物治疗　药物治疗是基础。β 受体拮抗药是梗阻性 HCM 的一线治疗用药,可改善心室松弛,增加心室舒张期充盈时间。非二氢吡啶类钙通道阻滞药也具有负性变时和减弱心肌收缩力作用,可用于不能耐受 β 受体拮抗药的病人。由于担心出现心动过缓和低血压,一般不建议两药合用。当出现心力衰竭时需要采用针对性处理。胺碘酮能减少阵发性心房颤动发作。除非禁忌,病人一般需要口服抗凝药治疗。避免使用增强心肌收缩力的药物(如洋地黄)及减轻心脏负荷的药物(如硝酸甘油),以免加重左室流出道梗阻。

2. 非药物治疗　室间隔部分心肌切除术适用于药物治疗无效、心功能 Ⅲ～Ⅳ 级、存在严重流出道梗阻(静息或运动时流出道压力阶差大于 50mmHg)的病人。无水乙醇化学消融术是经冠状动脉间隔支注入无水乙醇造成该供血区域心室间隔心肌坏死,从而减轻左心室流出道梗阻。对于有双腔起搏适应证的病人,选择最佳的房室起搏间期并放置右心室心尖部起搏可望减轻左心室流出道梗阻;ICD 能有效预防猝死。

三、心肌炎

心肌炎(myocarditis)是心肌的炎症性疾病。最常见病因为病毒感染,细菌、真菌、螺旋体、立克次体、原虫、蠕虫等感染也可引起心肌炎。非感染性心肌炎的病因包括放射、药物、毒物、结缔组织病、巨细胞心肌炎、结节病等。起病急缓不一,病程多呈自限性,但也可进展为扩张型心肌病,少数呈暴发性导致急性泵衰竭或猝死。本节重点阐述病毒性心肌炎。

【病因与发病机制】

多种病毒可能引起心肌炎,柯萨奇 B 组病毒、ECHO 病毒、脊髓灰质炎病毒等为常见病毒,尤其是柯萨奇 B 组病毒为最常见致病原因,占 30%～50%。此外,流感、风疹、单纯疱疹、肝炎病毒、HIV 等也能引起心肌炎。

病毒性心肌炎的发病机制包括:①病毒直接作用,造成心肌损害。②病毒介导的免疫损伤(主要是 T 淋巴细胞介导)。此外还有多种细胞因子和 NO 等介导的心肌损害和微血管损伤。这些变化均可损害心脏组织结构和功能。

【临床表现】

病毒性心肌炎病人的临床表现取决于病变的广泛程度与部位。轻者可完全没有症状,重者甚至出现心源性休克及猝死。本病好发于年轻人,但任何年龄均可发病。

1. 症状　多数病人在发病前 1～3 周有病毒感染前驱症状,如发热、全身倦怠感和肌肉酸痛,或恶心、呕吐、腹泻等消化道症状。随后出现胸痛、心悸、胸闷、呼吸困难、水肿,甚至晕厥、猝死。临床诊断的病毒性心肌炎绝大部分以心律失常为主诉或首见症状就诊。

2. 体征　常有心律失常,以房性或室性期前收缩及房室传导阻滞最为多见。心率可增快且与体温不相称。听诊可闻及第三、第四心音或奔马律,部分病人心尖部可闻及收缩期吹风样杂音。心衰病人可有肺部湿啰音、颈静脉怒张、肝大、心脏扩大、下肢水肿等体征。重者可出现血压降低、四肢湿冷等心源性休克体征。

【实验室及其他检查】

1. **血液检查** 血沉增快、C 反应蛋白阳性;心肌损伤标志物检查可有心肌肌酸激酶(CK-MB)及肌钙蛋白增高。

2. **病毒检测** 血清学检测仅对病因有提示作用,不能作为诊断依据。确诊有赖于心内膜、心肌或心包组织内病毒、病毒抗原、病毒基因片段或病毒蛋白的检出,因其有创,轻症病人一般不常规检查。

3. **胸部 X 线检查** 可见心影扩大或正常。

4. **心电图检查** 常见 ST 段轻度移位和 T 波倒置。可出现多种心律失常,尤其是室性心律失常和房室传导阻滞等。但对心肌炎的诊断既缺乏特异性也缺乏敏感性。

5. **超声心动图检查** 可正常,或左心室增大,室壁运动减弱,左心室收缩功能减低,附壁血栓等。

【诊断要点】

病毒性心肌炎的诊断主要为临床诊断,根据典型的前驱感染史、相应的临床表现、心电图和心肌标志物增高等证据,应考虑此诊断。确诊有赖于心内膜心肌活检。

若病人有阿-斯综合征发作、心力衰竭、心源性休克、持续性室性心动过速伴低血压等在内的 1 项或多项表现,可诊断为重症病毒性心肌炎。若仅在病毒感染后 3 周内出现少数期前收缩或轻度 T 波改变,不宜轻易诊断为急性病毒性心肌炎。

【治疗要点】

病毒性心肌炎尚无特异性治疗措施,最核心的治疗原则是处理好心律失常和心衰。

1. **避免运动** 心肌炎急性期应限制体力活动直至完全恢复,一般为起病后 6 个月。

2. **对症治疗** 血流动力学不稳定者应尽快入住 ICU,对于伴有心源性休克或严重心室功能障碍的急性/暴发性心肌炎病例,可能需要心室辅助装置或体外膜氧合器(ECMO)来作为心脏移植或疾病恢复的过渡。血流动力学稳定的心衰病人应使用利尿药、ACEI 或 ARB、醛固酮受体拮抗药。出现快速性心律失常者,可选用抗心律失常药物;高度房室传导阻滞或窦房结功能损害时,可考虑使用临时心脏起搏治疗。

3. **免疫调节治疗** 疱疹病毒感染者可使用阿昔洛韦、更昔洛韦等;干扰素治疗可清除左心室功能障碍者的肠道病毒和腺病毒染色体。

4. **其他治疗** 应用促进心肌代谢的药物如三磷酸腺苷、辅酶 A 等。

四、心肌疾病病人的护理

【常用护理诊断/问题、措施及依据】

1. **疼痛:胸痛** 与肥厚心肌需氧增加而供血供氧不足有关。

(1)疼痛评估:评估疼痛的部位、性质、程度、持续时间、诱因及缓解方式,注意血压、心率、心律及心电图变化。

(2)疼痛护理:胸痛发作时立即停止活动,卧床休息;安慰病人,解除紧张情绪;遵医嘱使用 β 受体拮抗药或钙通道阻滞药,注意有无心动过缓等不良反应;不宜用硝酸酯类药物。

(3)避免诱因:嘱病人避免激烈运动、突然屏气或站立、持重、情绪激动、饱餐、寒冷刺激,戒烟

Note:

酒,防止诱发心绞痛。

2. **活动耐力下降** 与病毒性心肌炎引起的心肌受损、并发心律失常或心力衰竭有关。

（1）休息与活动:病毒性心肌炎急性期应以卧床休息为主,限制体力活动直至完全恢复。向病人解释急性期适当休息可减轻心脏负荷,减少心肌耗氧,有利于心功能的恢复,防止病情加重或转为慢性病程。病人症状消失、血液学指标等恢复正常后方可逐渐增加活动量。协助病人满足生活需要。保持环境安静,限制探视,减少不必要的干扰,保证病人充分的休息和睡眠时间。

（2）活动中监测:病情稳定后,与病人及家属一起制订并实施每天活动计划,严密监测活动时心率、心律、血压变化。若活动后出现胸闷、心悸、呼吸困难、心律失常等,应停止活动,以此作为限制最大活动量的指征。

（3）心理护理:病毒性心肌炎病人以青壮年占多数,患病常影响病人日常生活、学习或工作,从而易产生焦急、烦躁等情绪。应向病人说明本病的演变过程及预后,使病人安心休养,告知病人体力恢复需要一段时间,不要急于求成。当活动耐力有所增加时,应及时给予鼓励。对不愿活动或害怕活动的病人,应给予心理疏导,督促病人完成耐力范围内的活动量。

3. **潜在并发症:心力衰竭、心律失常。**

心肌病病人并发心力衰竭时,护理措施详见本章第三节"心力衰竭"。对重症心肌炎和暴发性心肌炎病人,急性期应严密心电监护直至病情平稳。注意心率、心律、心电图变化,密切观察有无心衰症状或体征,同时准备好抢救仪器及药物。一旦发生严重心律失常或急性心力衰竭,立即配合急救处理。

【其他护理诊断/问题】

1. **有受伤的危险** 与梗阻性肥厚型心肌病所致头晕及晕厥有关。
2. **潜在并发症:猝死、栓塞。**
3. **焦虑** 与担心疾病预后、学习和前途有关。
4. **知识缺乏:缺乏配合治疗等方面的知识。**

【健康指导】

1. **疾病预防指导** HCM 病人的一级亲属应接受心电图、超声心动图检查和基因筛查,以协助早期诊断。

2. **饮食指导** 病毒性心肌炎病人应进食高蛋白、高维生素、清淡易消化饮食,尤其是补充富含维生素 C 的食物如新鲜蔬菜、水果,以促进心肌代谢与修复。戒烟酒及刺激性食物。心肌疾病病人一旦发生心力衰竭,应注意低盐饮食。

3. **活动指导** DCM 病人一般按心功能分级进行活动。HCM 病人应避免竞技性运动或剧烈的体力活动,避免情绪激动、持重或屏气用力等,减少晕厥和猝死的危险。有晕厥病史或猝死家族史者应避免独自外出活动,以免发作时无人在场而发生意外。病毒性心肌炎病人急性期应限制体力活动直至完全恢复,一般为起病后 6 个月;无并发症者可考虑恢复学习或轻体力工作;适当锻炼身体,增强机体抵抗力,6 个月至 1 年内避免剧烈运动或重体力劳动、妊娠等。

4. **用药指导** DCM 病人应遵医嘱服用 β 受体拮抗药、ACEI 或 ARB 类药物,以减缓心室重构及心肌进一步损伤。HCM 病人坚持服用 β 受体拮抗药或钙通道阻滞药,以提高存活年限。说明药物的名称、剂量、用法,教会病人及家属观察药物疗效及不良反应。

5. **病情监测指导** 教会病人自测脉率、节律,发现异常或有胸闷、心悸等不适及时就诊。定期门诊复查心电图、超声心动图等。病人有猝死风险者,应教会家属 CPR 技术。

【预后】

扩张型心肌病预后较差,确诊后 5 年生存率约 50%,10 年生存率约 25%。死亡原因多为心力衰

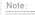
Note:

竭、严重心律失常。近年来,由于治疗手段的进步,病人存活率提高。HCM 预后差异很大,是青少年和运动猝死最主要的一个原因,少数进展为晚期心衰,另有少部分出现心房颤动和栓塞。不少病人症状轻微,预期寿命可接近常人。

心肌炎的临床结局和预后决定于病因、临床表现和疾病阶段。约 50% 的急性心肌炎病例在 2~4 周恢复,约 25% 的病例发展为持续的心功能障碍,12%~25% 的病例会急剧恶化或者死亡或者进展为需要心脏移植的晚期 DCM。

（孙国珍）

第十节　感染性心内膜炎

导入案例与思考

李某,男,42 岁,因反复发热 2 月入院。既往有风湿性心脏瓣膜病史,不明原因出现发热持续 2 个月,体温为 37~39℃。无寒战,伴有全身疲乏,膝关节酸痛。1 月前出现多汗、轻度活动后心悸、气短症状。自服"抗病毒冲剂",在当地医院用青霉素 640 万 U、环丙沙星等治疗未好转来我院就诊。

身体评估:体温 38.5℃,脉搏 105 次/min,呼吸 18 次/min,血压 110/70mmHg,神志清楚,自主体位,二尖瓣面容,心界向左下扩大,心尖区闻及粗糙吹风样杂音。睑结膜略苍白,扁桃体无肿大,脾肋下 2cm 可触及,右手中指指腹可见 Osler 结节,触之疼痛。

实验室及其他检查:超声心动图示二尖瓣前叶见直径 6mm 的赘生物回声。血培养 2 次为甲型溶血性链球菌。

请思考:

1. 对该病人进行护理评估的重点有哪些?

2. 病人目前可能的医疗诊断是什么? 诊断依据?

3. 病人目前主要的护理诊断/问题有哪些? 应采取哪些护理措施?

感染性心内膜炎(infective endocarditis,IE)为心脏内膜表面的微生物感染,伴赘生物形成。赘生物为大小不等、形状不一的血小板和纤维素团块,内含大量微生物和少量炎症细胞,瓣膜为最常受累部位。根据病程可将 IE 分为急性 IE 和亚急性 IE;根据获得途径可分为社区获得性 IE、医疗相关性 IE(院内感染和非院内感染)和经静脉毒品滥用者 IE;根据瓣膜材质可将 IE 分为自体瓣膜心内膜炎和人工瓣膜心内膜炎。本节主要阐述自体瓣膜心内膜炎。

【病因与发病机制】

1. **病因**　IE 的主要病原微生物是链球菌和金黄色葡萄球菌。急性者主要是由金黄色葡萄球菌引起,少数由肺炎球菌、淋球菌、A 组链球菌和流感杆菌所致。亚急性者主要由甲型溶血性链球菌引起,其次为 D 组链球菌(牛链球菌和肠球菌)、表皮葡萄球菌等。

2. **发病机制**

(1) 亚急性 IE:至少占 2/3 的病例,发病与以下因素有关:

1) 血流动力学因素:主要发生于器质性心脏病,首先为心脏瓣膜病,其次是先天性心脏病。赘生物常位于血流从高压腔经病变瓣口或先天缺损至低压腔产生高速射流和湍流的下游,高速射流冲击心脏或大血管内膜处可致局部损伤,易于感染。

2) 非细菌性血栓性心内膜炎:当内膜的内皮受损,血小板在该处聚集,形成血小板微血栓和纤维蛋白沉着,成为结节样无菌性赘生物,是细菌定植瓣膜表面的重要因素。

3）短暂性菌血症及感染性赘生物形成：各种感染或细菌寄居的皮肤、黏膜创伤（如手术、器械操作等）常导致短暂性菌血症，循环中的细菌如定植在无菌性赘生物上，感染性心内膜炎即可发生，细菌是否能定植取决于发生菌血症之频度和循环中细菌的数量以及细菌黏附于无菌性赘生物的能力。

（2）急性 IE：发病机制尚不清楚，主要累及正常心瓣膜。病原菌来自皮肤、肌肉、骨骼或肺等部位的活动性感染灶。循环中细菌量大，细菌毒力强，具有高度侵袭性和黏附于内膜的能力。主动脉瓣常受累。

【临床表现】

1. **发热** 是最常见的症状，一般>38℃。亚急性者起病隐匿，可有全身不适、乏力、食欲下降和体重减轻等非特异性症状。可出现弛张热，午后和晚上高热，常伴有头痛、背痛和肌肉关节痛。急性者呈暴发性败血症过程，可有寒战、高热。

2. **心脏杂音** 80%～85%病人有病理性杂音，可由基础心脏病和/或心内膜炎导致瓣膜损害所致。

3. **周围体征** 多为非特异性，近年已不多见。①瘀点：可出现在任何部位，以锁骨以上皮肤、口腔黏膜和睑结膜多见；②指（趾）甲下线状出血；③Osler 结节：在指（趾）垫出现的豌豆大的红或紫色痛性结节；④罗特（Roth）斑：为视网膜的卵圆形出血斑，中心呈白色；⑤Janeway 损害：为手掌和足底处直径 1～4mm 的无痛性出血红斑。

4. **动脉栓塞** 赘生物碎片脱落可导致栓塞，占 20%～40%。可发生于机体的任何部位，常见于脑、心、脾、肺、肾、肠系膜和四肢。

5. **感染的非特异性症状** 贫血较为常见；脾大占 10%～40%。

6. **并发症**

（1）心脏并发症：心力衰竭为最常见并发症，其次可见心肌脓肿、急性心肌梗死、心肌炎和化脓性心包炎等。

（2）细菌性动脉瘤：占 3%～5%，受累动脉依次为近端主动脉和脑、内脏和四肢动脉。一般见于病程晚期，多无症状。

（3）迁移性脓肿：常发生于肝、脾、骨髓和神经系统。

（4）神经系统并发症：约 1/3 病人有神经系统受累的表现，如出现脑栓塞、脑细菌性动脉瘤、脑出血、中毒性脑病、脑脓肿和化脓性脑膜炎等。

（5）肾脏并发症：大多数病人有肾损害，包括肾动脉栓塞和肾梗死、肾小球肾炎、肾脓肿等。

【实验室及其他检查】

1. **血培养** 是最重要的诊断方法，药物敏感试验可为治疗提供依据。近期未接受过抗生素治疗的病人阳性率可高达 95%以上，2 周内用过抗生素或采血、培养技术不当，常降低血培养的阳性率。

2. **尿液检查** 可见镜下血尿和轻度蛋白尿，肉眼血尿提示肾梗死。红细胞管型和大量蛋白尿提示弥漫性肾小球肾炎。

3. **血液检查** 血常规检查进行性贫血较常见，白细胞计数正常或轻度升高，分类计数中性粒细胞轻度左移。血沉升高。

4. **免疫学检查** 25%的病人可有高丙种球蛋白血症，80%病人可出现循环中免疫复合物，病程 6 周以上的亚急性病人中 50%类风湿因子阳性。

5. **超声心动图检查** 可发现赘生物、瓣周并发症等支持心内膜炎的证据，帮助诊断 IE。经胸超声心动图可检出 50%～75%的赘生物；经食管超声心动图诊断 IE 的敏感性为 90%～100%。大多数情况下只需行经胸超声心动图，当存在人工机械瓣、监测右心系统病变及检测心肌脓肿时才需行经食管超声心动图。

6. **其他** 胸部 X 线检查可了解心脏外形、肺部表现等；心电图可发现急性心肌梗死或心律失常等;聚合酶链反应是利用分子生物学技术对 DNA 进行提纯、放大,能够确定是否有致病菌的存在,是目前鉴别血培养阴性的心内膜炎的唯一方法。

【诊断要点】

IE 的临床表现缺乏特异性,血培养和超声心动图对本病诊断有重要价值。IE 的杜克(Duke)诊断标准是:满足 2 项主要标准,或 1 项主要标准+3 项次要标准,或 5 项次要标准可确诊。

1. **主要标准**

（1）血培养阳性（符合以下至少 1 项标准）:①两次不同时间的血培养检出同一典型 IE 致病微生物（如甲型溶血性链球菌、牛链球菌、金黄色葡萄球菌）;②多次血培养检出同一 IE 致病微生物（2 次至少间隔 12 小时以上的血培养阳性、3 次血培养均阳性或 4 次及以上的血培养多数为阳性）;③Q 热病原体 1 次血培养阳性或其 IgG 抗体滴度>1:800。

（2）心内膜受累证据（符合以下至少 1 项标准）:①超声心动图异常（赘生物、脓肿、人工瓣膜裂开）;②新出现的瓣膜反流。

2. **次要标准**　①易患因素:心脏本身存在易患因素,或静脉药物成瘾者;②发热:体温≥38℃;③血管征象:主要动脉栓塞、感染性肺梗死、细菌性动脉瘤、颅内出血、结膜瘀点以及 Janeway 损害;④免疫性征象:肾小球肾炎、Osler 结节、Roth 斑及类风湿因子阳性;⑤致病微生物感染证据:不符合主要标准的血培养阳性,或与 IE 一致的活动性致病微生物感染的血清学证据。

【治疗要点】

1. **抗微生物药物治疗**　为最重要的治疗措施,用药原则为:①早期应用,在 3~5 次血培养后即可开始治疗;②足量用药,大剂量和长疗程,旨在完全消灭藏于赘生物内的致病菌,抗生素的联合应用能起到快速的杀菌作用;③静脉用药为主;④病原微生物不明时,急性者选用针对金黄色葡萄球菌、链球菌和革兰氏阴性杆菌均有效的广谱抗生素,亚急性者选用针对大多数链球菌（包括肠球菌）的抗生素;⑤已培养出病原微生物时,应根据药物敏感试验结果选择用药。

2. **药物选择**　本病大多数致病菌对青霉素敏感,可作为首选药物。联合用药以增加杀菌能力,如氨苄西林、万古霉素、庆大霉素等,真菌感染者选用两性霉素 B。

3. **手术治疗**　有严重心脏并发症或抗生素治疗无效的病人应及时考虑外科手术治疗,活动性自体瓣膜心内膜炎手术适应证如下:

（1）主要适应证:①由瓣膜功能衰竭所致的心力衰竭;②尽管积极抗生素治疗,仍有持续败血症;③再发栓塞。

（2）次要适应证:①脓肿、假性动脉瘤以及 1 个（多个）瓣叶破裂或瘘引起异常交通的征象表明局部感染扩散时;②不容易治愈或对心脏结构破坏力大的病原微生物感染时;③抗生素治疗后仍病原不明;④伴有心衰的左侧急性金黄色葡萄球菌性 IE;⑤血培养阴性,足够抗生素治疗,持续发热 10 天以上。

【常用护理诊断/问题、措施及依据】

1. **体温过高**　与感染有关。

（1）发热护理:高热病人卧床休息,病室的温度和湿度适宜。可采用冰袋或温水擦浴等物理降温措施,动态监测体温变化情况,每 4~6 小时测量体温 1 次并准确绘制体温曲线,判断病情进展及治疗效果。出汗较多时可在衣服与皮肤之间垫以柔软毛巾,便于潮湿后及时更换,增加舒适感,并防止因频繁更衣而导致病人受凉。评估病人有无皮肤瘀点、指(趾)甲下线状出血、Osler 结节和 Janeway 损害等及消退情况。

（2）正确采集血标本:告知病人及家属为提高血培养结果的准确率,需多次采血,且采血量较

Note:

多,在必要时甚至需暂停抗生素,以取得理解和配合。对于未经治疗的亚急性病人,应在第 1 天每间隔 1 小时采血 1 次,共 3 次。如次日未见细菌生长,重复采血 3 次后,开始抗生素治疗。已用过抗生素者,停药 2~7 天后采血。急性病人应在入院后 3 小时内,每隔 1 小时采血 1 次,共取 3 次血标本后,按医嘱开始治疗。本病的菌血症为持续性,无须在体温升高时采血。每次采血 10~20ml,同时做需氧和厌氧培养,至少应培养 3 周。

(3)饮食护理:给予清淡、高蛋白、高热量、高维生素、易消化的饮食,以补充发热引起的机体消耗。鼓励病人多饮水,做好口腔护理。有心力衰竭征象的病人按心力衰竭病人饮食进行指导。

(4)使用抗生素的护理:遵医嘱使用抗生素治疗,观察药物疗效、可能产生的不良反应,并及时报告医生。告知病人抗生素是治疗本病的关键,病原菌隐藏在赘生物内和内皮下,需坚持大剂量长疗程的抗生素治疗才能杀灭。严格按时间用药,以确保维持有效的血药浓度。注意保护静脉,可使用静脉留置针,避免多次穿刺增加病人痛苦。

2. 潜在并发症:栓塞。

心脏超声可见巨大赘生物的病人,应绝对卧床休息,防止赘生物脱落导致栓塞而出现意外。观察病人有无栓塞征象,重点观察瞳孔、意识、肢体活动及皮肤温度等。当病人突然出现胸痛、气急、发绀和咯血等症状,要考虑肺栓塞的可能;出现腰痛、血尿等考虑肾栓塞的可能;出现意识和精神改变、失语、吞咽困难、肢体感觉或运动功能障碍、瞳孔大小不对称,甚至抽搐或昏迷征象时,警惕脑血管栓塞的可能;出现肢体突发剧烈疼痛、局部皮肤温度改变、动脉搏动减弱或消失要考虑外周动脉栓塞的可能;突发剧烈腹痛,应警惕肠系膜动脉栓塞。出现可疑征象,应及时报告医生并协助处理。

【其他护理诊断/问题】

1. **营养失调:低于机体需要量**　与食欲下降、长期发热导致机体消耗过多有关。
2. **潜在并发症:心力衰竭。**

【健康指导】

1. **疾病预防指导**　向病人和家属讲解本病的病因与发病机制、致病菌侵入途径等。嘱病人平时注意防寒保暖,避免感冒,少去公共场所,加强营养,增强机体抵抗力,合理安排休息。指导病人养成良好的口腔卫生习惯和定期牙科检查的习惯。在施行口腔和咽喉部手术如拔牙、扁桃体切除术,上呼吸道手术或操作,泌尿、生殖、消化道侵入性诊治或其他外科手术治疗前,应说明自己患有心脏瓣膜病、心内膜炎等病史,以预防性使用抗生素。勿挤压痤疮、疖、痈等感染病灶,减少病原体入侵的机会。

2. **用药指导**　告知病人早期、足量应用抗生素是治疗 IE 的关键,应遵医嘱用药,切勿擅自停药,一旦出现不良反应,如恶心、呕吐、食欲减退及真菌感染,应及时告知医生。

3. **病情监测指导**　教会病人自我监测体温变化,有无栓塞表现,定期门诊随访。

【预后】

预后取决于病原菌对抗生素的敏感性、治疗是否及时、病原微生物种类、超声心动图征象、病前心肾功能状况,以及病人年龄、手术时机、治疗条件和并发症的严重程度。大多数病人可获得细菌学治愈,但近期和远期病死率仍较高,治愈后 5 年存活率仅 60%~70%,10% 的病人在治疗后数月或数年内再次复发。

(刘志燕)

第十一节　心包疾病

心包疾病是由感染、肿瘤、代谢性疾病、尿毒症、自身免疫病、外伤等引起的心包病理性改变。临

Note:

床上按病程分为：①急性心包炎，病程<6周，包括纤维素性心包炎、渗出性（浆液性或血性）心包炎；②亚急性心包炎，病程6周~3个月，包括渗出性-缩窄性心包炎、缩窄性心包炎；③慢性心包炎，病程>3个月，包括缩窄性心包炎、渗出性心包炎、粘连性（非缩窄性）心包炎。按病因分为感染性心包炎和非感染性心包炎。本节重点介绍急性心包炎、心包积液及心脏压塞和缩窄性心包炎。

一、急性心包炎

急性心包炎（acute pericarditis）为心包脏层和壁层的急性炎症性疾病。

【病因】

最常见病因是病毒感染，其他包括细菌、自身免疫病、肿瘤、尿毒症、急性心肌梗死后心包炎、主动脉夹层、胸壁外伤及心脏手术后。有些病人无法明确病因，称为特发性急性心包炎或急性非特异性心包炎。

【临床表现】

1. **症状** 胸骨后、心前区疼痛为急性心包炎的主要症状，常见于炎症变化的纤维蛋白渗出期。疼痛性质尖锐，与呼吸运动有关，常因咳嗽、深呼吸、变换体位或吞咽动作而加重，疼痛可放射到颈部、左侧肩部及左上肢，亦可达上腹部。疼痛也可为压榨性，位于胸骨后，需注意与急性心肌梗死相鉴别。部分病人可因心脏压塞出现呼吸困难、水肿等症状。感染性心包炎可伴发热。

2. **体征** 心包摩擦音是急性心包炎最具诊断价值的典型体征，因炎症使变得粗糙的壁层与脏层心包在心脏活动时相互摩擦而发生，呈抓刮样粗糙的高频音。多位于心前区，以胸骨左缘第3、4肋间最为明显，坐位时身体前倾、深吸气或将听诊器胸件加压更易听到。心包摩擦音可持续数小时、数天甚至数周，当积液增多将两层心包分开时，摩擦音即可消失。

【实验室及其他检查】

1. **实验室检查** 取决于原发病，如感染引起者常有外周血白细胞计数增加、血沉增快等，自身免疫病可有免疫指标阳性，尿毒症可见肌酐明显升高等。

2. **胸部X线检查** 可见心影向两侧增大，而肺部无明显充血现象，是心包积液的有力证据。

3. **心电图检查** 常规导联（除aVR外）普遍ST段抬高呈弓背向下型，数小时至数天后，ST段回到基线，逐渐出现T波低平及倒置，持续数周至数月后T波可逐渐恢复正常。积液量较大时可出现QRS波群低电压及电交替。

4. **超声心动图检查** 对诊断心包积液简单易行，迅速可靠。并可在超声引导下行心包穿刺引流，增加成功率和安全性。

5. **心脏MRI检查** 能清晰显示心包积液容量和分布情况，帮助分辨积液的性质，测量心包厚度等。延迟增强扫描可见心包强化，对诊断心包炎较敏感。

【诊断要点】

一般根据临床表现、X线检查、心电图、超声心动图可作出心包炎的诊断；再结合相关病史、全身表现及心包穿刺等辅助检查可作出病因诊断。

【治疗要点】

1. **病因治疗** 针对病因，应用抗生素、抗结核药物、化疗药物等治疗。

2. **对症治疗** 疼痛者应用镇痛药，首选非甾体抗炎药，必要时给予吗啡类药物。其他药物治疗效果不佳者可给予糖皮质激素。

3. 心包穿刺　可解除心脏压塞和减轻大量渗液引起的压迫症状。

4. 心包切开引流及心包切除术等

二、心包积液及心脏压塞

心包疾患或其他病因累及心包可以造成心包渗出和心包积液（pericardial effusion），当积液迅速增多或积液量达到一定程度时，可造成心脏输出量和回心血量明显下降而产生临床症状，即心脏压塞（cardiac tamponade）。心脏压塞的临床特征为贝克（Beck）三联征，即低血压、心音低弱、颈静脉怒张。

【病因与病理生理】

肿瘤、特发性心包炎、肾衰竭已成为心包积液的 3 个主要致病因素。严重的体循环淤血可产生漏出性心包积液；穿刺伤、心室破裂等可造成血性心包积液。心包内少量积液一般不影响血流动力学，但如果液体迅速增多导致心包无法迅速伸展而使心包内压急剧上升，将引起心脏受压，导致心室舒张期充盈受阻，周围静脉压升高，最终使心排血量显著降低，血压下降，产生急性心脏压塞。

【临床表现】

1. 症状　病人最突出的症状是呼吸困难，也可因压迫气管、食管而产生干咳、声音嘶哑及吞咽困难，还可出现上腹部疼痛，严重者心排血量显著下降，可造成急性循环衰竭甚至休克。

2. 体征　心尖搏动减弱，心脏叩诊浊音界向两侧增大，皆为绝对浊音区，心音弱而遥远，脉搏可减弱或出现奇脉；积液量大时可于左肩胛骨下出现浊音，听诊闻及支气管呼吸音，称心包积液征，又称尤尔特（Ewart）征；大量心包积液病人收缩压降低，而舒张压变化不大，脉压变小；大量心包积液影响静脉回流，可出现体循环淤血的表现，如颈静脉怒张、肝大、肝颈静脉回流征阳性、腹水及下肢水肿等。

3. 心脏压塞　短期内出现大量心包积液可引起急性心脏压塞，表现为窦性心动过速、血压下降、脉压变小和静脉压明显升高。如果心排血量显著下降，可造成急性循环衰竭和休克。如果体液积聚较慢，则出现亚急性或慢性心脏压塞，产生体循环静脉淤血征象，表现为颈静脉怒张，库斯莫尔（Kussmaul）征（吸气时颈静脉充盈更明显），还可出现奇脉。

【实验室及其他检查】

1. 胸部 X 线检查　可见心影向两侧增大呈烧瓶状，心脏搏动减弱或消失；肺部无明显充血而心影显著增大是诊断心包积液的有力证据，可与心力衰竭相鉴别。

2. 心电图检查　可见肢体导联 QRS 低电压，大量渗液时可见 P 波、QRS 波、T 波电交替，常伴窦性心动过速。

3. 超声心动图检查　对诊断心包积液迅速可靠。心脏压塞时的特征为舒张早期右心室游离壁塌陷及舒张末期右心房塌陷；吸气时右心室内径增大，左心室内径减小，室间隔左移。超声心动图还可用于引导心包穿刺引流。

4. 心包穿刺　能迅速缓解心脏压塞；同时，可以对心包积液进行相关检查，以明确病因。

【诊断要点】

根据病人症状、体征可初步诊断，超声心动图可确诊。病因诊断可根据临床表现、实验室检查尤其是心包穿刺液检查结果进一步明确。

【治疗要点】

解除心脏压塞最简单有效的手段是心包穿刺引流。对所有血流动力学不稳定的急性心脏压塞病人，均应紧急行心包穿刺或外科心包开窗引流，以解除心脏压塞；对伴休克的病人，需扩容治疗，以增

Note：

加右心房及左心室舒张末期压力；对于血流动力学稳定的心包积液病人，应明确病因，针对原发病进行治疗。

三、缩窄性心包炎

缩窄性心包炎（constrictive pericarditis）是指心脏被致密厚实的纤维化或钙化心包所包围，使心室舒张期充盈受限而产生一系列循环障碍的疾病。

【病因与病理生理】

以结核性心包炎最为常见，其次为急性非特异性心包炎、化脓性或创伤性心包炎演变而来；近年来放射性心包炎和心脏手术后引起者逐渐增多；少数与肿瘤、自身免疫性疾病、尿毒症等有关。炎症后随渗出液逐渐吸收可有纤维组织增生，心包增厚粘连、钙化，最终形成坚厚的瘢痕，使心包失去伸缩性，心室舒张期扩张受阻、充盈减少，心搏量下降而产生血液循环障碍。

【临床表现】

常见症状为劳力性呼吸困难，主要与心排血量降低有关。可伴有疲乏、活动耐力下降、上腹胀满或疼痛等症状。体征有心率增快、脉压变小，颈静脉怒张、肝大、腹水、下肢水肿等；可见 Kussmaul 征。心脏体检可见心浊音界正常或稍大，心尖搏动减弱或消失，心音减弱，可出现奇脉和心包叩击音。

【实验室及其他检查】

胸部 X 线检查心影偏小、正常或轻度增大；心电图有 QRS 波群低电压、T 波低平或倒置；超声心动图对缩窄性心包炎诊断价值较心包积液低，可见心包增厚、室壁活动减弱、室间隔矛盾运动等；CT 和心脏 MRI 成像对该病诊断优于超声心动图；右心导管检查血流动力学可有相应改变。

【诊断要点】

根据临床表现、实验室及其他检查可明确典型缩窄性心包炎诊断。

【治疗要点】

心包切除术是目前缩窄性心包炎的唯一有效的治疗措施。通常在心包感染得到控制、结核活动已静止时即应手术。

四、心包疾病病人的护理

【常用护理诊断/问题、措施及依据】

1. **气体交换受损** 与心包积液、肺或支气管受压有关。

（1）呼吸监测：观察病人呼吸困难的程度，有无呼吸浅快、发绀，监测动脉血气分析结果。

（2）一般护理：协助病人取舒适卧位，如半坐卧位或坐位。保持环境安静，限制探视，注意病室的温度和湿度，避免病人受凉，以免发生呼吸道感染而加重呼吸困难。病人衣着应宽松，以免妨碍胸廓运动。遵医嘱用药，控制输液速度，防止加重心脏负荷。胸闷气急出现低氧血症者给予氧气吸入。疼痛明显者给予止痛药，以减轻疼痛对呼吸功能的影响。

（3）心包穿刺术的配合与护理

1）术前护理：备齐物品，向病人说明手术的意义和必要性，进行心理护理；询问病人是否有咳嗽，必要时给予镇咳治疗；保护病人隐私，并注意保暖；操作前开放静脉通路，准备好急救药品；进行心电、血压监测；术前需行超声检查，以确定积液量和穿刺部位，并对最佳穿刺点做好标记。

2）术中配合：嘱病人勿剧烈咳嗽或深呼吸；严格无菌操作，抽液过程中随时夹闭胶管，防止空气进入心包腔；抽液要缓慢，每次抽液量不超过 500ml，以防急性右室扩张，一般第 1 次抽液量不宜超过 200ml，若抽出新鲜血液，应立即停止抽吸，密切观察有无心脏压塞症状；术中密切观察病人的反应，如病人出现心率加快、出冷汗、头晕等异常情况，应立即停止操作，及时协助医生处理。

3）术后护理：穿刺部位覆盖无菌纱布并固定；穿刺后 2 小时内继续心电、血压监测，嘱病人休息，并密切观察生命体征变化；心包引流者需做好引流管的护理，待每天心包抽液量<25ml 时拔除导管；记录抽液量、颜色、性质，按要求及时送检。

2. 疼痛：胸痛　与心包炎症有关。

（1）疼痛评估：如病人疼痛的部位、性质及其变化情况，是否可闻及心包摩擦音。

（2）休息与体位：指导病人卧床休息，勿用力咳嗽、深呼吸或突然改变体位，以免引起疼痛加重。

（3）用药护理：遵医嘱给予非甾体抗炎药，注意观察病人有无胃肠道反应、出血等不良反应。若疼痛加重，可应用吗啡类药物。应用抗菌、抗结核、抗肿瘤等药物治疗时做好相应观察与护理。

【其他护理诊断/问题】

1. **体液过多**　与渗出性或缩窄性心包炎心功能下降有关。
2. **体温过高**　与心包炎症有关。
3. **活动耐力下降**　与心排血量减少有关。

【健康指导】

1. **日常生活指导**　嘱病人注意休息，加强营养，增强机体抵抗力。进食高热量、高蛋白、高维生素、易消化饮食，限制钠盐摄入。注意防寒保暖，防止呼吸道感染。

2. **用药与治疗指导**　告知病人坚持足够疗程药物治疗（如抗结核治疗）的重要性，不可擅自停药，防止复发；注意药物不良反应；定期随访检查肝肾功能。对缩窄性心包炎病人说明行心包切除术的重要性，解除其思想顾虑，尽早接受手术治疗。术后病人仍应坚持休息半年左右，加强营养，以利于心功能的恢复。

【预后】

急性心包炎的预后取决于病因，也与是否早期诊断及正确治疗有关。除肿瘤性心包炎外，大多数病人预后良好，结核性心包炎如不积极治疗常可演变为慢性缩窄性心包炎。缩窄性心包炎如诊断明确，并及时行心包切除术，病人长期生存率与一般人群相当，但少数病人预后差，病情逐渐恶化，因心力衰竭或并发感染而死亡。

（刘志燕）

第十二节　循环系统常用诊疗技术及护理

一、心脏起搏治疗

心脏起搏器简称起搏器（pacemaker），是一种医用电子仪器，它通过发放一定形式的电脉冲刺激心脏，使之激动和收缩，即模拟正常心脏的冲动形成和传导，以治疗由于某些心律失常所致的心脏功能障碍。心脏起搏技术是目前心律失常介入治疗的重要方法之一。心脏起搏器由脉冲发生器（pulse generator，PG，即起搏器本身）和起搏电极导线（lead）两部分组成。人工心脏起搏器的分类方法有很多种，根据起搏器应用的方式分为临时心脏起搏（采用体外携带式起搏器）和植入式心脏起搏（起搏器一般埋植在病人胸部的皮下组织内）。

【起搏器的功能及类型】

1. **起搏器命名代码**　为使日益增多的起搏器的命名统一,目前多采用 2002 年由北美心脏起搏与电生理学会及英国心脏起搏和电生理学组专家委员会制定的 NASPE/BPEG 起搏器代码,即 NBG 代码命名不同类型的起搏产品。

由于起搏治疗技术进展迅速,现行的代码规则从出现至今已经有很大的改变,现将常用的代码命名介绍如下(表 3-15)。了解起搏器代码的意义十分重要,例如:VVI 起搏代表该起搏器起搏的是心室,感知的是自身心室信号,自身心室信号被感知后抑制起搏器发放一次脉冲;DDD 起搏器起搏的是心房及心室,感知的是心房及心室信号,自身心房及心室信号被感知后抑制或触发在不应期内发放一次脉冲;AAIR 起搏器起搏的是心房,感知的是自身的心房信号,自身心房信号被感知后抑制起搏器发放一次脉冲,并且起搏频率可根据病人的需要进行调整,即频率适应性功能(第四位 R 表示)。另外还有 VDD、DDI 等起搏方式。

表 3-15　NBG 起搏器代码

位置	I	II	III	IV	V
类目	起搏心腔	感知心腔	感知后的反应	程控功能/频率应答	抗快速型心律失常功能
字母	V=心室	V=心室	T=触发	P=程控频率和/或输出	P=抗心动过速起搏
	A=心房	A=心房	I=抑制	M=多项参数程控	S=电击
	D=双腔	D=双腔	D=I+T	C=通讯	D=P+S
	O=无	O=无	O=无	R=频率应答	O=无
				O=无	

2. **起搏器的功能类型**

(1) 心室按需(VVI)型起搏器:电极置于心室。起搏器按规定的周长或频率发放脉冲起搏心室,如有自身的心搏,起搏器能感知自身心搏的 QRS 波,起抑制反应,并重整脉冲发放周期,避免心律竞争。但此型起搏器只保证心室起搏节律,而不能保持房室顺序收缩,因而是非生理性的。

(2) 心房按需(AAI)型起搏器:电极置于心房。起搏器按规定的周长或频率发放脉冲起搏心房,并下传激动心室,以保持心房和心室的顺序收缩。如有自身的心房搏动,起搏器能感知自身的 P 波,起抑制反应,并重整脉冲发放周期,避免心房节律竞争。

(3) 双腔(DDD)起搏器:心房和心室均放置电极。如自身心率慢于起搏器的低限频率,导致心室传导功能障碍,则起搏器感知 P 波触发心室起搏(呈 VDD 工作方式)。如心房的自身频率过缓,但房室传导功能是好的,则起搏器起搏心房,并下传心室(呈 AAI 工作方式)。此种起搏器能保持心房和心室的顺序收缩。

(4) 频率自适应(R)起搏器:起搏器的起搏频率能根据机体对心排血量的要求而自动调节适应,起搏频率加快,则心排血量相应增加,满足机体生理需要。具有频率自适应的 VVI 起搏器,称为 VVIR 型;具有频率自适应的 AAI 起搏器,称为 AAIR 型;具有频率自适应的 DDD 起搏器,称为 DDDR 型。

(5) ICD、CRT-P、CRT-D:即植入型心律转复除颤器(ICD)和心脏再同步治疗起搏器(CRT-P)以及可提供除颤治疗及心脏再同步治疗的心脏再同步治疗除颤器起搏器(CRT-D)。ICD 具备除颤、复律、抗心动过速起搏及抗心动过缓起搏等功能。CRT 目前主要用于纠正由于双室收缩不同步引发的心力衰竭。

目前,希浦系统起搏作为生理性起搏方式已在国内多家中心开展,尤其是左束支起搏技术,被临床广泛关注。此外,无导线起搏器(又称"胶囊起搏器")体积小、重量轻,已开始进入临床使用。

【适应证】

1. **植入式心脏起搏**

（1）明确的症状性心动过缓,建议植入起搏器。

（2）指南指导下的疾病治疗和管理导致症状性窦性心动过缓者,临床需要继续治疗且没有其他代替治疗。

（3）快慢综合征且症状由心动过缓引起者。

（4）有症状的心脏变时功能不全者(病人活动时心率升高不明显),行植入式起搏并采用频率应答功能以提高活动心率。

（5）永久性心房颤动且有症状性心动过缓,建议植入起搏器。

（6）非可逆或非生理原因导致的获得性二度Ⅱ型房室传导阻滞、高度房室传导阻滞、三度房室传导阻滞,无论有无临床症状,均应植入起搏器。

（7）存在病态窦房结综合征者,症状由病窦引起。

（8）反射性晕厥的病人,年龄≥40岁,出现反复发作的无征兆的晕厥,并且记录到症状性的心脏停搏和/或房室传导阻滞。

（9）有症状的束支阻滞者,且行电生理检查发现希氏束至心室间期≥70毫秒或者房室结以下位置阻滞的晕厥病人。

（10）交替性束支传导阻滞病人。

近年来,随着起搏新技术的不断研发,起搏器治疗的适应证不断扩展,如预防和治疗长QT间期综合征的恶性室性心律失常,辅助治疗梗阻性肥厚型心肌病等。

2. **临时心脏起搏**　适用于:①阿-斯综合征发作、一过性高度或完全房室传导阻滞且逸搏心律过缓;②操作过程中或急性心肌梗死、药物中毒、严重感染等危急情况下出现危及生命的缓慢型心律失常。植入临时起搏器之后,如评估病人有植入永久性起搏器的指征,应尽早更换为永久性起搏器。也可超速抑制治疗异位快速心律失常。

【方法】

1. **植入式心脏起搏**　适用于所有需长期起搏的病人。①单腔起搏:将电极导线从头静脉、腋静脉、锁骨下静脉或颈内静脉跨越三尖瓣送入右心室内嵌入肌小梁中,脉冲发生器多埋藏在胸壁胸大肌表面,而非皮下组织中。②双腔起搏:一般将心房起搏电极导线顶端置于右心房,心室起搏电极置于右心室。③三腔起搏:如行双房起搏则左房电极放置在冠状窦内,如行心脏再同步治疗(双心室)时,左室电极经过冠状窦放置在左室侧壁冠状静脉处。

2. **临时心脏起搏**　采用电极导线经外周静脉(常用股静脉或锁骨下静脉)送至右心室,电极接触到心内膜,起搏器置于体外。放置时间不能太久,一般不能超过1个月,以免发生感染。

【护理】

1. **术前护理**

（1）心理护理:根据病人的年龄、文化程度、心理素质等,采用适当的形式向病人及家属介绍手术的必要性和安全性,手术的过程、方法和注意事项,以解除思想顾虑和精神紧张,取得最佳手术配合。必要时手术前应用镇静药,保证充足的睡眠。

（2）协助检查:指导病人完成必要的实验室及其他检查,如血常规、尿常规、血型、出凝血时间、胸部X线、心电图、动态心电图、超声心动图等。

（3）皮肤准备:植入式起搏备皮范围是左上胸部,包括颈部和腋下,备皮后注意局部皮肤清洁;临时起搏器通常经股静脉,备皮范围是会阴部及双侧腹股沟。

Note:

（4）抗生素皮试。

（5）训练病人平卧位床上排尿，以免术后由于卧床体位而出现排尿困难。

（6）术前应用抗凝血药者需停用至凝血酶原时间恢复在正常范围内。如不能停用药物者，术前应准备止血药，以备术中使用。

（7）术前建立静脉通道，术前30分钟至2小时预防性应用抗生素1次。

2. 术中配合

（1）严密监测心率、心律、呼吸及血压的变化，发现异常立即通知医生。

（2）关注病人的感受，了解病人术中疼痛情况及其他不适主诉，并做好安慰解释工作，帮助病人顺利配合手术。

3. 术后护理

（1）休息与活动：术后将病人平移至床上，植入式起搏者需保持平卧位或略向左侧卧位4~6小时，如病人平卧体位不适，可抬高床头30°~60°。术侧肢体肩关节不宜过度活动，肘关节以下可活动，术侧手掌进行握拳运动以预防血栓形成。勿用力咳嗽，如出现咳嗽症状，尽早应用镇咳药。经股静脉安置临时起搏器的病人需绝对卧床，平卧或左侧卧位，术侧肢体避免屈曲或活动过度。卧床期间做好生活护理。术后第1次下床活动应动作缓慢，防止跌倒。

（2）监测：术后描记12导联心电图，进行心电监护，监测脉搏、心率、心律、心电变化及病人自觉症状，及时发现有无电极导线移位或起搏器起搏、感知障碍。术后监测体温，观察有无腹壁肌肉抽动、心肌穿孔等表现，及时报告医生并协助处理。出院前常规行胸部X线检查和起搏器功能测试。

（3）伤口护理与观察：植入式起搏者伤口局部以沙袋加压6小时，且每间隔2小时解除压迫5分钟；或局部加压包扎即可。保持切口处皮肤清洁干燥，严格无菌换药，术后24小时换药1次，伤口无异常可2~3天换药1次。观察起搏器囊袋有无肿胀，观察伤口有无渗血、红、肿，病人有无局部疼痛、皮肤变暗发紫、波动感等，及时发现出血、感染等并发症。如切口愈合良好，一般术后第7天拆线（采用可吸收缝线者多不用拆线）。临时起搏者每天换药，防止感染。

（4）植入式心脏起搏器安装术后无须常规应用抗生素预防感染。临时起搏器安装一般不需应用抗生素，依据病情如病人以股静脉入路，并且留置时间长，可预防性应用抗生素。禁用活血化瘀药物，防止皮下瘀血。

【健康指导】

1. 起搏器知识指导 告知病人起搏器的设置频率及使用年限。指导其妥善保管好起搏器卡（有起搏器型号、有关参数、安装日期、品牌等），外出时随身携带，便于出现意外时为诊治提供信息。告知病人应避免强磁场和高电压的场所（如核磁、激光、变电站等），但家庭生活用电一般不影响起搏器工作。嘱病人一旦接触某种环境或电器后出现胸闷、头晕等不适，应立即离开现场或不再使用该种电器。随着技术的不断更新，目前移动电话对起搏器的干扰作用很小，推荐平时将移动电话放置在远离起搏器至少15cm的口袋内，拨打或接听电话时采用对侧。

2. 病情监测指导 教会病人每天自测脉搏2次，出现脉率比设置频率低10%或再次出现安装起搏器前的症状应及时就医。不要随意抚弄起搏器植入部位。自行检查该部位有无红、肿、热、痛等炎症反应或出血现象，出现不适立即就医。

3. 活动指导 早期靠近心脏起搏器肩关节只能进行轻微活动，避免剧烈运动，装有起搏器的一侧上肢应避免做用力过度或幅度过大的动作（如打网球、举重物等），以免影响起搏器功能或使电极脱落。

4. 定期随访 植入起搏器后的随访时间与病人临床情况变化、植入的起搏器类型有关，一般要求植入后1个月、3个月、6个月各随访1次，以后每3个月至半年随访1次。接近起搏器使用年限时，应缩短随访间隔时间，改为每月1次或更短一些，在电池耗尽之前及时更换起搏器。

二、心脏电复律

心脏电复律是在短时间内向心脏通以高压强电流,使全部或大部分心肌瞬间同时除极,然后心脏自律性最高的起搏点重新主导心脏节律,通常是窦房结。因最早用于消除心室颤动,故亦称为心脏电除颤,用于电复律的仪器称作除颤器。

【适应证】

1. 心室颤动、心室扑动、无脉性室性心动过速是心脏电除颤的绝对指征。
2. 心房颤动和心房扑动伴血流动力学障碍者可选择电复律。
3. 药物及其他方法治疗无效或有严重血流动力学障碍的阵发性室上性心动过速、室性心动过速、预激综合征伴心房颤动者可选择电复律。

【禁忌证】

1. 病史多年,心脏(尤其是左心房)明显增大及心房内有新鲜血栓形成或近 3 个月有栓塞史。
2. 伴高度或完全性房室传导阻滞的心房颤动或扑动。
3. 伴病态窦房结综合征的异位性快速心律失常。
4. 有洋地黄中毒、严重低钾血症时,暂不宜电复律。

【电复律种类与能量选择】

1. **直流电非同步电除颤** 临床上用于心室颤动与扑动,此时已无心动周期,也无 QRS 波,病人意识多已丧失,应立即实施电除颤。除颤开始时间越早,除颤成功率越高。通常成人使用单相波除颤能量为 360J,双向波能量为 200J。有时快速的室性心动过速或预激综合征合并快速心房颤动均有宽大的 QRS 和 T 波,除颤器在同步工作方式下无法识别 QRS 波而不放电,此时也可用低电能非同步电除颤,以免延误病情。

2. **直流电同步电复律** 适用于除心室颤动与扑动以外的快速型心律失常。除颤器一般设有同步装置,选择"同步"键,则可使放电时电流正好与心电图上的 R 波同步,即电流刺激落在心室肌的绝对不应期,从而避免在心室的易损期放电导致室速或室颤。通常经胸壁体外电复律能量选择为:心房颤动和室上性心动过速在 100~150J;室性心动过速为 100~200J;心房扑动所需能量一般较小,在 50~100J。

【同步电复律的护理】

1. **术前护理**
(1)向择期复律的病人介绍电复律的目的和必要性、大致过程、可能出现的不适和并发症,取得其合作。
(2)遵医嘱做术前检查(如血电解质等)。
(3)遵医嘱停用洋地黄类药物 24~48 小时,给予改善心功能、纠正低钾血症和酸中毒的药物。有心房颤动的病人复律前应进行抗凝治疗。
(4)复律术前禁食 6 小时,排空膀胱。
(5)物品准备:除颤器、生理盐水、导电糊、纱布垫、地西泮、心电和血压监护仪及心肺复苏所需的抢救设备和药品。

2. **术中配合**
(1)病人平卧于绝缘的硬板床上,松开衣领,有义齿者取下,开放静脉通路,给予氧气吸入。术前做全导联心电图。

 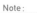

（2）清洁电击处的皮肤,连接好心电导联线,贴放心电监护电极片时注意避开除颤部位。

（3）连接电源,打开除颤器开关,选择一个 R 波高耸的导联进行示波观察。选择"同步"键。

（4）遵医嘱用地西泮 0.3~0.5mg/kg 缓慢静注,至病人睫毛反射开始消失的深度。麻醉过程中严密观察病人的呼吸。

（5）充分暴露病人前胸,将两电极板上均匀涂满导电糊或包以生理盐水浸湿的纱布,分别置于胸骨右缘第 2、3 肋间和心尖部,两电极板之间距离不应小于 10cm,与皮肤紧密接触,并有一定压力。按"充电"钮充电到所需功率,嘱任何人避免接触病人及病床,两电极板同时放电,此时病人身体和四肢会抽动一下,通过心电示波器观察病人的心律是否转为窦性心律。

（6）根据情况决定是否需要再次电复律。

3. 术后护理

（1）病人卧床休息 24 小时,清醒后 2 小时内避免进食,以免恶心、呕吐。

（2）持续心电监护 24 小时,注意心律、心率变化。

（3）密切观察病情变化,如意识状态、瞳孔、呼吸、血压、皮肤及肢体活动情况,及时发现病人有无栓塞征象,有无因电击而致的各种心律失常及局部皮肤灼伤、肺水肿等并发症,并协助医生给予处理。

（4）遵医嘱继续服用奎尼丁、洋地黄或其他抗心律失常药物以维持窦性心律。

临床上一旦心电监护发现室扑、室颤,此时病人意识已丧失,需紧急直流电非同步电除颤,详见本章第五节。

三、心导管检查术

心导管检查是通过心导管插管术（cardiac catheterization）进行心脏各腔室、瓣膜与血管的构造及功能的检查,包括右心导管检查与选择性右心造影、左心导管检查与选择性左心造影,是一种非常有价值的诊断方法。其目的是明确诊断心脏和大血管病变的部位与性质、病变是否引起了血流动力学改变及其程度,为采用介入性治疗或外科手术提供依据。

【适应证】

1. 需做血流动力学检测者,从静脉置入漂浮导管至右心及肺动脉及其分支。

2. 先天性心脏病,特别是有心内分流的先心病诊断。

3. 心内电生理检查。

4. 室壁瘤需了解瘤体大小与位置以决定手术指征。

5. 静脉及肺动脉造影。

6. 选择性冠状动脉造影术。

7. 心肌活检术。

【禁忌证】

1. 感染性疾病,如感染性心内膜炎、败血症、肺部感染等。

2. 严重心律失常及严重的高血压未加控制者。

3. 电解质紊乱,洋地黄中毒。

4. 有出血倾向者,现有出血性疾病或正在进行抗凝治疗。

5. 外周静脉血栓性静脉炎。

6. 严重肝、肾损害者。

【方法】

一般采用赛丁格（Seldinger）经皮穿刺法,局麻后自股静脉、上肢贵要静脉或锁骨下静脉（右心导管术)或股动脉(左心导管术)插入导管到达相应部位。连续测量并记录压力,必要时采血行动脉血气分析。插入造影导管至相应部位,注入造影剂,进行造影。

【护理】

1. 术前护理

（1）向病人及家属介绍手术的方法和意义、手术的必要性和安全性,以解除思想顾虑和精神紧张,必要时手术前晚遵医嘱给予口服镇静药,保证充足的睡眠。

（2）指导病人完成必要的实验室检查(血尿常规、血型、出凝血时间、电解质、肝肾功能)、胸部 X 线、超声心动图等。

（3）根据需要行双侧腹股沟及会阴部或上肢、锁骨下静脉穿刺术区备皮及清洁皮肤。穿刺股动脉者训练病人术前进行床上排尿。指导病人衣着舒适,术前排空膀胱。

（4）穿刺股动脉者检查两侧足背动脉搏动情况并标记,以便于术中、术后对照观察。

（5）术前不需禁食,术前一餐饮食以六成饱为宜,可进食米饭、面条等,不宜喝牛奶、吃海鲜和油腻食物,以免术后卧床出现腹胀或腹泻。

2. 术中配合

（1）严密监测生命体征、心律、心率变化,准确记录压力数据,出现异常及时通知医生并配合处理。

（2）因病人采取局麻,在整个检查过程中意识始终是清醒的,因此,尽量多陪伴在病人身边,多与病人交谈,分散其注意力,以缓解对陌生环境和仪器设备的紧张焦虑感等。同时告知病人出现任何不适应及时告知医护人员。

（3）维持静脉通路通畅,准确及时给药。准确递送所需各种器械,完成术中记录。备齐抢救药品、物品和器械,以供急需。

3. 术后护理

（1）卧床休息,做好生活护理。

（2）静脉穿刺者肢体制动 4～6 小时;动脉穿刺者压迫止血 15～20 分钟后进行加压包扎,以 1kg 沙袋加压伤口 6 小时,肢体制动 12～24 小时。观察动、静脉穿刺点有无出血与血肿,如有异常立即通知医生。检查足背动脉搏动情况,比较两侧肢端的颜色、温度、感觉与运动功能情况。

（3）监测病人的全身状态,尤其是生命体征。观察术后并发症,如心律失常、空气栓塞、出血、感染、热原反应、心脏压塞、心脏穿孔等。

四、射频消融术

射频消融术(radio frequency catheter ablation,RFCA)是利用电极导管在心腔内某一部位释放射频电流而导致局部心内膜及心内膜下心肌的凝固性坏死,达到阻断快速心律失常异常传导束和起源点的介入性技术。射频电流是一种正弦波形,是频率为 300～750kHz 的交流电流。

【适应证】

1. 预激综合征合并阵发性心房颤动和快速心室率。

2. 房室折返性心动过速、房室结折返性心动过速、房速和无器质性心脏病证据的室性期前收缩和室性心动过速呈反复发作性,或合并有心动过速心肌病,或者血流动力学不稳定者。

3. 发作频繁和/或症状重、药物治疗不能满意控制的心肌梗死后室速,多为 ICD 的补充治疗。

4. 发作频繁、心室率不易控制的房扑。

5. 发作频繁、症状明显的心房颤动。

6. 不适当窦速合并心动过速心肌病。

【禁忌证】

同"心导管检查术"。

【方法】

首先行电生理检查以明确诊断并确定消融靶点。选用射频消融导管引入射频电流。消融左侧房室旁路时,消融导管经股动脉逆行或股静脉经房间隔置入;消融右侧房室旁路或改良房室结时,消融导管经股静脉置入。确定电极到位后,能量 5~55W 放电 10~60 秒。重复电生理检查,确认异常传导途径或异位兴奋灶消失。由于目前尚未完全认识心房颤动的发生机制,导致消融方法的多样性,常用术式包括肺静脉隔离、冷冻球囊消融术。

【护理】

1. **术前护理** 基本同"心导管检查术",同时应注意以下几点:

（1）术前停用抗心律失常药物 5 个半衰期以上。

（2）常规 12 导联心电图检查,必要时进行食管调搏、动态心电图（Holter）等检查。

（3）心房颤动消融者术前服用华法林维持 INR 在 2.0~3.0 或者新型口服抗凝药物（NOAC）至少 3 周或行食管超声检查确认心房内无血栓方可手术。华法林抗凝达标者术前无须停药。新型口服抗凝药物达比加群、利伐沙班、阿哌沙班用于术前抗凝,优点是不需要 INR 监测,不需要常规调整剂量,较少食物或药物相互作用,但费用较高,原则上不可用于严重肾功能不全病人。

2. **术中配合**

（1）严密监护病人血压、呼吸、心率、心律等变化,密切观察有无心脏压塞、心脏穿孔、房室传导阻滞或其他严重心律失常等并发症,并积极协助医生进行处理。

（2）做好病人的解释工作,如药物、发放射频电能引起的不适症状,或由于术中靶点选择困难导致手术时间长等,以缓解病人紧张与不适,帮助病人顺利配合手术。

3. **术后护理** 基本同心导管检查术,同时应注意以下几点:

（1）描记 12 导联心电图。

（2）观察术后并发症,如房室传导阻滞、窦性停搏、血栓与栓塞、气胸、心脏压塞等。

（3）房颤消融者因抗凝治疗,需适当延长卧床时间,防止出血。术后根据出血情况,在术后 12~24 小时重新开始抗凝,出血风险高的病人可延迟到 48~72 小时再重新开始抗凝治疗。至少继续 2 个月的华法林或新型口服抗凝药抗凝治疗,根据病人卒中风险情况而不是消融成功与否决定导管消融后是否需要 2 个月以上的长期抗凝。必要时遵医嘱使用胺碘酮、美托洛尔等药物。

五、心脏瓣膜病介入性治疗

经导管主动脉瓣置换术

经导管主动脉瓣置换术（TAVR）是一种微创瓣膜置换术,是通过介入导管技术,将人工心脏瓣膜输送至主动脉瓣位置,从而完成人工瓣膜植入,恢复瓣膜功能。在我国自 2010 年实施首例以来,该技术逐步在国内推广应用,尤其是 2017 年两款国产瓣膜上市以来,我国 TAVR 进入快速、全面发展阶段。

【适应证】

1. **重度主动脉瓣狭窄** 超声心动图示跨主动脉瓣平均压力差 ≥40mmHg,或主动脉瓣口面积 <1.0cm^2,或有效主动脉瓣口面积指数 <0.5cm^2/m^2。

Note:

2. **病人有症状**　如气促、胸痛、晕厥、NYHA 心功能分级 Ⅱ 级以上，且该症状明确为主动脉瓣狭窄所致。

3. **解剖学上适合 TAVR**　根据瓣膜钙化程度、主动脉瓣环内径及高度、冠状动脉开口高度、入径血管内径等评估适合 TAVR。

4. 积极治疗主动脉瓣狭窄后的预期寿命超过 12 个月。

5. 外科手术极高危（无年龄要求），或者中、高危且年龄≥70 岁。

同时符合以上所有条件者为 TAVR 的绝对适应证。另外，外科术后人工生物瓣退化也是 TAVR 的绝对适应证。

【禁忌证】

1. 左心室内血栓。
2. 左心室流出道梗阻。
3. 入径或者主动脉根部解剖形态不适合 TAVR（如冠状动脉堵塞风险高）。
4. 积极治疗主动脉瓣狭窄后的预期寿命小于 12 个月。

【方法】

经皮股动脉入路将超硬导丝导入左心室内，沿超硬导丝送入球囊扩张及瓣膜输送系统，沿瓣膜输送系统将瓣膜送至主动脉瓣处相应位置释放。手术过程中需在对侧股动脉入路行测压及造影指引下释放主动脉瓣膜。

经皮球囊二尖瓣成形术

经皮球囊二尖瓣成形术（percutaneous balloon mitral valvuloplasty，PBMV）是缓解单纯二尖瓣狭窄的首选方法，可获得与外科二尖瓣闭式分离术相似的效果。具有创伤小、相对安全、疗效佳、恢复快、可重复应用等特点，同时对于拒绝和不能耐受外科手术的病人，也是一种有效的治疗方法。

【适应证】

1. 中度至重度二尖瓣狭窄，瓣叶较柔软，无明显钙化，且无左心房血栓或无中重度二尖瓣关闭不全，心功能分级 Ⅱ~Ⅲ 级者。
2. 外科分离术后再狭窄。

【禁忌证】

1. 二尖瓣狭窄伴有中度至重度的二尖瓣反流及主动脉瓣病变。
2. 左心房血栓或近期（半年内）有体循环栓塞史。
3. 严重的瓣下结构病变，二尖瓣有明显钙化为相对禁忌证。
4. 合并严重冠状动脉疾病需冠状动脉旁路移植术治疗。

【方法】

经皮穿刺后将球囊导管从股静脉送入右心房，通过房间隔穿刺送入左心房并到达二尖瓣口，稀释造影剂向球囊内快速加压充盈，膨胀的球囊将粘连狭窄的二尖瓣交界部分离。

经皮球囊肺动脉瓣成形术

经皮球囊肺动脉瓣成形术（percutaneous balloon pulmonary valvuloplasty，PBPV）是治疗单纯肺动脉瓣狭窄的首选治疗方法，具有不需开胸、创伤小且相对安全等优点。

Note：

【适应证】

1. 以单纯肺动脉瓣狭窄伴有狭窄后扩张者效果最佳。

2. 狭窄程度以跨瓣压差≥40mmHg 为介入指征。

3. 肺动脉瓣狭窄,手术治疗后出现再狭窄者亦可行 PBPV。

4. 复杂的先天性心脏病手术前的缓解治疗,或不能接受手术者的姑息治疗,如肺动脉瓣狭窄合并房间隔缺损等。

【禁忌证】

1. 肺动脉瓣下狭窄即右室流出道漏斗部狭窄者。

2. 肺动脉瓣上狭窄瓣膜发育不良,无肺动脉狭窄后扩张者。

【方法】

经皮穿刺股静脉,插入右心导管测得肺动脉瓣狭窄压力阶差,将球囊扩张导管送入,直至球囊中部恰好跨在肺动脉瓣处,向球囊中注入稀释的造影剂,充盈、加压,直至球囊被狭窄瓣口压迫形成的"腰状征"消失,表示扩张成功。

经皮肺动脉瓣置入术

经皮肺动脉瓣置入术(percutaneous pulmonary valve implantation,PPVI)是最早应用于临床的经皮瓣膜置换技术,主要用于右心室流出道重建术后并发右心室流出道功能不全的病人。

【适应证】

1. 伴有右心室流出道(right ventricular outflow tract,RVOT)狭窄的先心病外科矫治术后并发的中重度肺动脉反流(pulmonary regurgitation,PR)。

2. 病人有 RVOT 功能不全相关症状,包括运动耐量下降、右心衰竭;或者病人无症状但有以下任一种情况:①中度以上功能性三尖瓣反流;②心脏 MRI 测得的右心室舒张末期容积指数≥130ml/m²;③MRI 测得的右心室射血分数<45%;④QRS 波宽度≥160 毫秒;⑤持续性房性或室性心律失常。

3. 解剖学上适合行 PPVI。

4. 年龄≥10 岁或体重≥25kg。

【禁忌证】

1. 肺动脉高压(平均压≥25mmHg)。

2. 严重肺动脉(pulmonary artery,PA)或分支狭窄。

3. 解剖学评估不适合,包括血管入径无法送入瓣膜或 RVOT-PA 无法放置瓣膜,或者术前检查提示瓣膜支架有压迫冠状动脉可能。

4. 存在心导管的手术禁忌。

【方法】

经皮穿刺股动、静脉。经右股静脉入路行右心导管检查。经左股静脉入路行造影测量 RVOT、PA、肺动脉瓣环内径及 RVOT、PA 长度。将超硬导丝导入 PA 远段,沿该导丝送入测量球囊导管至 RVOT-PA 处,将测量球囊打开使其固定在 PA 内,测定球囊的直径,观察球囊的形态,再选择合适瓣膜的型号释放瓣膜。

心脏瓣膜病介入性治疗的护理

1. 术前护理　术前根据医嘱完善常规化验以及血型、备血和相关检查。向病人介绍手术的目的、方法及注意事项,减轻紧张心理,取得配合。手术当天做好皮肤准备。全麻病人严格禁食、禁饮6~8小时。建立静脉通路。全麻病人按麻醉科医嘱给予术前用药,严密观察病人有无不良反应。导管室护士应于术前完善相关器械准备。

2. 术中配合

（1）备好手术台,协助消毒、铺巾、导尿,贴好电极和除颤贴片,连接血流动力及心电监护设备,拆开相关手术器械。

（2）严密监护病人血压、呼吸、心率、心律等变化,密切观察有无房室传导阻滞、ST段抬高、心脏压塞、心脏穿孔等并发症,并协助医生进行处理。

3. 术后护理

（1）全面了解病人的手术情况,遵医嘱执行术后用药。

（2）落实全身麻醉术后护理:密切监测生命体征、心电图、血氧饱和度。观察病人意识状况、基本生理反射和知觉。遵医嘱禁食、禁饮,清醒2~4小时后开始予少量流质饮食,无呛咳则给予半流质饮食。观察病人伤口情况,术肢皮温、颜色、动脉搏动情况,遵医嘱双下肢制动,指导趾端活动,鼓励病人早期下床活动,预防血栓形成。

（3）做好相关导管护理:包括气管插管(气管插管尽早拔除)、临时起搏器、深静脉导管、导尿管、有创动脉血压导管等。

（4）观察有无并发症:包括心律失常、脑梗死、穿刺部位出血、瓣周漏、心脏压塞、心肌梗死等。

六、主动脉内球囊反搏术

主动脉内球囊反搏(intra-aortic balloon bump,IABP)装置由球囊导管和驱动控制系统两部分组成。目前使用的是双腔球囊导管,除与球囊相连的管腔外,还有一个中心腔,可通过压力传感器监测主动脉内的压力。驱动控制系统由电源、驱动系统、监测系统、调节系统和触发系统等组成。触发模式包括心电触发、压力触发、起搏信号触发和内触发。工作原理:主动脉内球囊通过与心动周期同步充放气,达到辅助循环的作用。在舒张早期主动脉瓣关闭后瞬间立即充盈球囊,大部分血流逆行向上,升高主动脉根部压力,增加冠状动脉的血流灌注,使心肌的供血量增加;小部分血流被挤向下肢及肾脏,轻度增加外周灌注。在等容收缩期主动脉瓣开放前瞬间快速排空球囊,产生"空穴"效应,降低心脏后负荷、左心室舒张末期容积和室壁张力,减少心脏做功及心肌氧耗,增加心排血量。

【适应证】

1. 急性心肌梗死伴心源性休克。
2. 急性心肌梗死伴机械并发症如急性二尖瓣反流、乳头肌功能不全、室间隔穿孔。
3. 难治性不稳定型心绞痛。
4. 难以控制的心律失常。
5. 顽固性左心衰竭伴心源性休克。
6. 血流动力学不稳定的高危PCI病人(如左主干病变、严重多支病变或重度左心室功能不全等)。
7. 冠状动脉旁路手术和术后支持治疗。
8. 心脏外科术后低心排血量综合征。
9. 心脏移植的支持治疗。

【禁忌证】

1. 重度主动脉瓣关闭不全。

2. 主动脉夹层动脉瘤或胸主动脉瘤。

3. 脑出血或不可逆的脑损害。

4. 严重的主动脉或髂动脉血管病变。

5. 凝血功能异常。

【方法】

在无菌操作下,经股动脉穿刺送入 IABP 球囊导管至降主动脉起始下方 1~2cm 处,确定位置后缝合固定 IABP 球囊导管,经三通接头将导管体外端连接反搏仪,调整各种参数后开始反搏。

【护理】

1. 术前护理

(1) 协助医生根据病情向病人及家属交代 IABP 的必要性和重要性,介绍手术大致过程及可能出现的并发症,争取尽早实施 IABP 术,以免错过最佳抢救时机。

(2) 检查双侧足背动脉、股动脉搏动情况并做标记;听诊股动脉区有无血管杂音。完善血常规及血型、尿常规、出凝血时间等相关检查,必要时备血。

(3) 股动脉穿刺术区备皮。给予留置导尿,建立静脉通路,以备术中急用。

(4) 术前常规遵医嘱给予抗血小板聚集药物与地西泮等镇静药物。

(5) 备齐术中用物、抢救物品、器械和药品。

2. 术中配合 基本同"心导管检查术",还应注意以下几点:

(1) 记录 IABP 前病人生命体征、心率、心律、心排血量、心脏指数等相关指标,以利于术后评价效果。

(2) 术中严密监护病人的意识、血压、心率、心律、呼吸等变化,一旦出现紧急情况,积极配合医生进行抢救。

3. 术后护理

(1) 病人卧床休息,肢体制动,插管侧大腿弯曲不应超过 30°,床头抬高也不应超过 30°,以防导管打折或移位。协助做好生活护理和基础护理,定时协助病人翻身、拍背,减少坠积性肺炎及压力性损伤的发生。对意识不清病人还应注意做好安全护理。

(2) 每小时使用肝素盐水冲洗测压管道,以免血栓形成,注意严格无菌操作;每小时检查穿刺局部有无出血和血肿情况;每小时观察病人足背动脉搏动情况,注意观察皮肤的温度和病人自我感觉情况。

(3) 持续监测并记录病人生命体征、意识状态、尿量、心排血量、心脏指数、心电图变化(主要是反搏波形变化情况)、搏动压力情况等,观察循环辅助的效果,如出现异常及时通知医生。

(4) 仔细观察及发现反搏有效的征兆。反搏满意的临床表现为病人神志清醒、尿量增加、中心静脉压和左心房压在正常范围内、升压药物剂量大幅度减少甚至完全撤除,反搏时可见主动脉收缩波降低而舒张波明显上升是反搏辅助有效的最有力证据。

(5) 遵医嘱进行血、尿等实验室检查,及时报告医生检查结果。

(6) 血流动力学稳定后,根据病情逐渐减少主动脉球囊反搏比率,最后停止反搏,进行观察。每次变换频率间隔应在 1 小时左右,停止反搏后带管观察的时间不可超过 30 分钟,以免发生 IABP 球囊导管血栓形成。

(7) 并发症观察与处理

1) 下肢缺血:可出现双下肢疼痛、麻木、苍白或水肿等缺血或坏死的表现。较轻者应使用无鞘的 IABP 球囊导管或插入 IABP 球囊导管后撤出血管鞘管;严重者应立即撤出 IABP 球囊导管。

2) 主动脉破裂:表现为突然发生的持续性撕裂样胸痛、血压和脉搏不稳定甚至休克等不同表现。

Note:

一旦发生,应立即终止主动脉内球囊反搏,撤出 IABP 球囊导管,配合抢救。

3）感染:表现为局部发热、红、肿、化脓,严重者出现败血症。严格无菌操作和预防性应用抗生素可控制其发生率。

4）出血、血肿:股动脉插管处出血较常见,可压迫止血后加压包扎。

5）气囊破裂而发生气栓塞:气囊破裂时,导管内出现血液,反搏波形消失,应立即停止反搏,更换气囊导管。

七、冠状动脉介入性诊断及治疗

冠状动脉介入性诊断及治疗技术包括冠状动脉造影术和经皮冠状动脉介入治疗技术。冠状动脉造影术(coronary arterial angiography,CAG)可以提供冠状动脉病变的部位、性质、程度、范围、侧支循环状况等的准确资料,有助于选择最佳治疗方案和判断预后,是临床诊断冠心病的"金标准"。评定冠状动脉再灌注血流一般用 TIMI(thrombolysis in myocardial infarction)试验所提出的分级标准,见表3-16。经皮冠状动脉介入治疗(PCI)是用心导管技术疏通狭窄甚至闭塞的冠状动脉管腔,从而改善心肌血流灌注的方法,包括经皮冠状动脉腔内成形术(percutaneous transluminal coronary angioplasty,PTCA)、经皮冠状动脉内支架植入术(percutaneous intracoronary stent implantation)、冠状动脉内旋切术、旋磨术和激光成形术。

表 3-16　TIMI 分级

TIMI 分级	判断标准
0 级	无血流灌注,闭塞血管远端无血流
Ⅰ 级	造影剂部分通过,冠状动脉狭窄远端不能完全充盈
Ⅱ 级	冠状动脉狭窄远端可完全充盈,但显影慢,造影剂消除也慢
Ⅲ 级	冠状动脉远端造影剂完全而且迅速充盈和消除,同正常冠状动脉血流

【适应证】

1. 冠状动脉造影术

(1)药物治疗效果不好,估计要做血运重建的心绞痛病人;病人的心绞痛症状不严重,但其他检查提示多支血管病变、左主干病变。

(2)不稳定型心绞痛,如新发生的心绞痛、梗死后心绞痛,变异型心绞痛;急性心肌梗死病人等。

(3)冠心病的诊断不明确,需要做冠状动脉造影明确诊断,如不典型的胸痛,无创检查的结果模棱两可。

(4)难以解释的心力衰竭或室性心律失常。

(5)拟进行其他较大手术而疑诊冠心病的病人,包括心电图异常(Q 波、ST-T 改变)、不典型心绞痛和年龄>65 岁的病人;拟行心脏手术的病人,如年龄>50 岁应常规行冠状动脉造影。

2. 经皮冠状动脉介入治疗

(1)稳定型心绞痛:左主干病变直径狭窄>50%;前降支近段狭窄≥70%;伴左心室功能减低的 2支或 3 支病变;心肌核素等检测方法证实缺血面积大于左心室面积的 10%;任何血管狭窄≥70%伴心绞痛,且优化药物治疗无效;有呼吸困难或慢性心力衰竭,且缺血面积大于左心室 10%,或存活心肌的血供由狭窄≥70%的血管供应者。

(2)不稳定型心绞痛、非 ST 段抬高心肌梗死。

(3)介入治疗后心绞痛复发,血管再狭窄的病人。

(4)急性 ST 段抬高心肌梗死。

1）直接 PCI:①发病 12 小时以内急性 ST 段抬高心肌梗死;②院外心脏骤停复苏成功的 STEMI 病人;③合并心源性休克、急性严重心力衰竭,无论是否时间延迟;④发病时间超过 12 小时,临床和/或心电图仍存在进行性缺血证据。

2）补救性 PCI:溶栓治疗后仍有明显胸痛,抬高的 ST 段无明显降低,冠状动脉造影显示 TIMI 0~Ⅱ级血流者。

3）溶栓治疗后 PCI:溶栓后应尽早将病人转运至有 PCI 条件的医院,在溶栓后 2~24 小时内常规行冠状动脉造影术并对梗死相关血管血运重建治疗。

【禁忌证】

以下禁忌证是相对的,若因冠脉血管原因而危及病人生命急需行 PCI 时,则无须考虑禁忌证,但应做好充分的术前准备。

1. 无心肌缺血或心肌梗死症状和证据者。

2. 冠状动脉轻度狭窄(<50%)或仅有痉挛者。

3. 近期有严重出血病史,凝血功能障碍,不能耐受抗血小板和抗凝双重治疗者。

4. 造影剂过敏、严重心肺功能不全不能耐受手术、晚期肿瘤、消耗性恶病质、严重肝肾衰竭者。

【方法】

以下重点介绍 CAG、PTCA 及冠状动脉内支架植入术。

1. CAG 是用特制定型的心导管经桡动脉、股动脉或肱动脉送到主动脉根部(目前最常选用经桡动脉途径),分别插入左、右冠状动脉口,注入造影剂使冠状动脉及其主要分支显影。

2. PTCA 是在冠状动脉造影确定狭窄病变部位后,将带球囊的导管送入冠状动脉到达狭窄节段,扩张球囊使狭窄管腔扩大,是冠状动脉介入治疗最基本的手段。近年来,药物涂层球囊(drug coated balloon,DCB)作为一种新的介入治疗技术广泛应用于冠心病分叉病变及再狭窄病变治疗。DCB 通过局部向冠状动脉血管壁释放抗增殖药物,从而达到抑制血管内膜增生的效果。DCB 治疗避免了异物置入,为病人保留了必要时的后续治疗机会。

3. 冠状动脉内支架植入术 是将不锈钢或合金材料制成的支架植入病变的冠状动脉内,支撑其管壁,以保持管腔内血流畅通。支架植入术是在 PTCA 基础上发展而来的,目的是防止和减少 PTCA 后急性冠状动脉闭塞和后期再狭窄,以保证血流通畅。

【护理】

1. 术前护理 同"心导管检查术",还应注意以下几点:

(1)术前指导:进行呼吸、屏气、咳嗽训练以便于术中顺利配合手术。

(2)术前口服抗血小板聚集药物:①择期 PCI 者术前口服阿司匹林和氯吡格雷或替格瑞洛;②对于行急诊 PCI 或术前 6 小时内给药者,遵医嘱服用负荷剂量的阿司匹林和氯吡格雷或替格瑞洛。

(3)对于已经服用华法林的病人,术前通常无须停用华法林,但需要查 INR。使用新型口服抗凝药的病人,急诊 PCI 无须中断。而择期 PCI 可考虑术前停药,停药时间取决于使用的药物和肾功能(通常术前停药 12~24 小时,达比加群酯经肾脏清除率较高,肾功能不全病人需要考虑延长停药时间),均无须桥接治疗。

(4)拟行桡动脉穿刺者,术前行艾伦试验(Allen test),即同时按压桡、尺动脉,嘱病人连续伸屈 5 指至掌面苍白时松开尺侧,如 10 秒内掌面颜色恢复正常,提示尺动脉功能好,可行桡动脉介入治疗。避免在术侧上肢留置静脉套管针。标记双侧足背动脉以备穿刺股动脉时监测。

2. 术中配合 同"心导管检查术",还应注意:

(1)告知病人如术中有心悸、胸闷等不适,应立即报告医生。球囊扩张时,病人可有胸闷、心绞痛发作的症状,做好安慰解释工作,并给予相应处置。

（2）重点监测导管定位时、造影时、球囊扩张时及有可能出现再灌注心律失常时心电和血压的变化,发现异常,及时报告医生并采取有效措施。

3. 术后护理

（1）妥善安置病人至病床,查看静脉输液、伤口、末梢循环状况等,了解病人术中情况,如病变血管情况、植入支架的个数、病变是否全部得到处理、术中有无异常、抗凝血药用量等。

（2）对于复杂病变或基础疾病严重的病人行心电、血压监护至少 24 小时。严密观察有无心律失常、心肌缺血、心肌梗死等急性期并发症。对血压不稳定者应每 15~30 分钟测量 1 次,直至血压稳定后改为每 1 小时测量 1 次。

（3）即刻做 12 导联心电图,与术前对比,有症状时再复查。

（4）不同穿刺部位的观察与护理

1）经桡动脉穿刺:术后可立即拔除鞘管,对穿刺点局部压迫 4~6 小时后,可去除加压弹力绷带。目前国内开始使用专门的桡动脉压迫装置进行止血,有气囊充气式的,也有螺旋式的,使用此种止血方法时,保持腕部制动即可,痛苦相对较小。但是,桡动脉压迫装置具体的压迫时间、压迫力量、减压时间间隔、每次减压程度等尚未完全统一。一般术后使用压迫器压迫 2~4 小时后开始减压,气囊充气式压迫器每 2 小时缓慢抽气 1~2ml,螺旋式压迫器每 2 小时旋转按钮放松一圈,注意边减压边观察,若发现渗血,及时适当还原压力,直至止血,必要时报告手术医生,给予重新压迫。经桡动脉穿刺者除急诊外,如无特殊病情变化,不强调严格卧床休息,但仍需注意病情观察。

2）经股动脉穿刺:进行冠状动脉造影术后,可即刻拔除鞘管;接受 PCI 治疗的病人因在术中追加肝素,需在拔除鞘管之前常规监测活化部分凝血激酶时间(APTT),APTT 降低到正常值的 1.5~2.0 倍范围内,可拔除鞘管。常规压迫穿刺点 15~20 分钟后,若穿刺点无活动性出血,可进行制动并加压包扎,1kg 沙袋压迫 6 小时,穿刺侧肢体限制屈曲活动 12~24 小时后拆除弹力绷带自由活动。

（5）指导病人合理饮食,少食多餐,避免过饱;保持大便通畅;卧床期间加强生活护理,满足病人生活需要。

（6）术后并发症的观察与护理

1）急性冠状动脉闭塞:多表现为血压下降、心率减慢或心率增快、心室颤动、心室停搏而死亡。应立即报告手术医生,尽快恢复冠脉血流。

2）穿刺血管并发症

A. 桡动脉穿刺主要并发症:①桡动脉闭塞,术中充分抗凝、术后及时减压能有效预防桡动脉闭塞和 PCI 术后手部缺血。②前臂血肿,术后穿刺局部压迫时应注意确定压迫血管穿刺点,观察术侧手臂有无肿胀不适,一旦发生血肿,应标记血肿范围,再次确认有效压迫,防止血肿扩大。③骨筋膜室综合征,为严重的并发症,较少发生。当前臂血肿快速进展引起骨筋膜室压力增高至一定程度时,可导致桡动脉、尺动脉受压,进而引发手部缺血、坏死。出现此种情况时,应尽快行外科手术治疗。

B. 股动脉穿刺主要并发症:①穿刺处出血或血肿,经股动脉穿刺者,采取正确压迫止血方法(压迫动脉不压迫静脉)后,嘱病人术侧下肢保持伸直位,咳嗽及用力排便时压紧穿刺点,观察术区有无出血、渗血或血肿;必要时予以重新包扎并适当延长肢体制动时间。②腹膜后出血或血肿,常表现为低血压、贫血貌、血细胞比容降低>5%,腹股沟区疼痛、腹痛、腰痛、穿刺侧腹股沟区张力高和压痛等,一旦诊断应立即输血等处理,否则可导致失血性休克。③假性动脉瘤和动静脉瘘,多在鞘管拔除后 1~3 天内形成,前者表现为穿刺局部出现搏动性肿块和收缩期杂音,后者表现为局部连续性杂音,一旦确诊应立即局部加压包扎,如不能愈合可行外科修补术。④穿刺动脉血栓形成或栓塞,可引起动脉闭塞产生肢体缺血,术后应注意观察双下肢足背动脉搏动情况,皮肤颜色、温度、感觉改变,下床活动后肢体有无疼痛或跛行等,发现异常及时通知医生;静脉血栓形成或栓塞可引起致命性肺栓塞,术后应注意观察病人有无突然咳嗽、呼吸困难、咯血或胸痛,需积极配合给予抗凝或溶栓治疗。若术后动脉止血压迫和包扎过紧,可使动、静脉血流严重受阻而形成血栓。

3) 低血压:多为拔除鞘管时伤口局部加压后引发血管迷走反射所致。备好利多卡因,协助医生在拔除鞘管前局部麻醉,减轻病人疼痛感。备齐阿托品、多巴胺等抢救药品,连接心电、血压监护仪,除颤仪床旁备用,密切观察心率、心律、呼吸、血压变化,及早发现病情变化。迷走反射性低血压常表现为血压下降伴心率减慢、恶心、呕吐、出冷汗,严重时心跳停止。一旦发生应立即报告医生,并积极配合处理。此外,静滴硝酸甘油时用微量泵控制速度,并监测血压。

4) 造影剂不良反应:少数病人注入造影剂后出现皮疹、畏寒甚至寒战,经使用地塞米松后可缓解。亦可发生急性肾损伤,严重过敏反应罕见。术后经静脉或口服补液,可起到清除造影剂、保护肾功能和补充容量的双重作用。术前应评估病人有无肾功能受损的高危因素存在,如高龄、肾功能不全等,目前推荐在术前 3~12 小时开始静脉使用生理盐水进行水化,观察尿量。伴有慢性心衰者水化过程中需观察呼吸情况,听诊肺部,警惕诱发急性肺水肿。

5) 心肌梗死:由病变处急性血栓形成所致。故术后要注意观察病人有无胸闷、胸痛症状,并注意有无心肌缺血的心电图表现和心电图的动态变化情况。

6) 尿潴留:多由经股动脉穿刺后病人不习惯床上排尿而引起。护理措施:①术前训练床上排尿;②做好心理疏导,解除床上排尿时的紧张心理;③诱导排尿,如听流水声、吹口哨、温水冲洗会阴部等;④以上措施均无效时可行导尿术。

(7) 植入支架的病人遵医嘱口服抗血小板聚集的药物,如替格瑞洛或氯吡格雷和阿司匹林;依据病情需要给予抗凝治疗,如低分子肝素皮下注射、替罗非班静脉泵入,以预防血栓形成和栓塞而致血管闭塞和急性心肌梗死等并发症。定期监测血小板、出凝血时间的变化。严密观察有无出血倾向,如伤口渗血、牙龈出血、鼻出血、血尿、血便、呕血等。

(8) 指导病人出院后根据医嘱继续服用药物,以巩固冠状动脉介入治疗的疗效,应定期门诊随访。

八、先天性心血管病介入性治疗

有些先天性心血管病(先心病)适合于心导管介入治疗,达到类似外科手术治疗的效果而减轻对病人的创伤。

【适应证】

1. 房间隔缺损(atrial septal defect,ASD)封堵术　手术适应证有:①继发孔型 ASD 直径≥5mm 伴右心容量负荷增加,≤36mm 的左向右分流 ASD;②缺损边缘至冠状静脉窦、上下腔静脉及肺静脉的距离≥5mm,至房室瓣≥7mm;③房间隔的直径>所选用封堵伞左房侧的直径;④不合并必须进行外科手术的其他心脏畸形。

2. 室间隔缺损(ventricular septal defect,VSD)封堵术　手术适应证有:①年龄≥3 岁且体重≥10kg 的膜周部 VSD;②膜周部 VSD 直径 3~14mm,有临床症状或有左心超负荷表现;③VSD 上缘距主动脉瓣≥2mm,VSD 后缘距三尖瓣≥2mm,无主动脉瓣反流及主动脉右冠瓣脱垂;④肌部 VSD,年龄≥3 岁,有临床症状或有左心超负荷表现;⑤VSD 外科修补术后残余分流且符合上述介入标准;⑥创伤性 VSD 或心肌梗死后室间隔穿孔且符合上述介入标准。

3. 动脉导管未闭(patent ductus arteriosus,PDA)封堵术　绝大多数动脉导管未闭均可经介入封堵。

【禁忌证】

1. 原发孔型 ASD、静脉窦型 ASD。
2. 巨大 VSD、VSD 缺损解剖位置不良,封堵器放置后可能影响主动脉瓣或房室瓣功能。

Note:

3. 感染性心内膜炎、封堵器安置处有血栓、左心房或左心耳内血栓、严重肺动脉高压导致右向左分流。

4. 出血性疾病、未治愈的消化性溃疡、感染性疾病未治愈者。

5. 合并心肺功能不全、肝肾衰竭者。

6. 合并需外科手术的其他心血管畸形。

【方法】

成人或较大的儿童可在局麻下进行,婴幼儿和不能配合的儿童需采用全身麻醉。

1. **ASD 封堵术**　常规穿刺股静脉,行右心导管检查,选择球囊导管测量 ASD 大小,在 X 线和超声引导下通过输送鞘管送入封堵器至左心房,打开左心房侧伞,回撤至房间隔左房侧,固定输送杆,打开右房侧伞,封堵器呈"工"字形固定在缺损处。

2. **VSD 封堵术**　经股动脉、股静脉穿刺,应用心导管建立股静脉—右心房—右心室—VSD—主动脉—股动脉轨道,经输送系统将封堵器送达输送长鞘末端,将左盘释放,回撤输送长鞘,使左盘与室间隔相贴,确定位置良好后,封堵器腰部嵌入缺损处,后撤长鞘,释放右盘。

3. **PDA 封堵术**　常规穿刺股动、静脉,行心导管检查。选择合适的封堵器(如蘑菇伞、弹簧圈),从传送鞘管中送入封堵器至动脉导管内,显示封堵器位置良好后释放封堵器。

【护理】

1. **术前护理**　同"心导管检查术"。

2. **术中配合**　同"心导管检查术",封堵前测量动脉血气分析,封堵前后测量并记录好压力图形。

3. **术后护理**　同"心导管检查术",还应注意以下几点:

(1) 检查血常规、尿常规、出凝血时间,以观察有无溶血。

(2) 观察术后并发症,如残余分流、溶血、血栓与栓塞、出血、封堵器脱落、房室传导阻滞或束支传导阻滞、感染性心内膜炎等。

(3) 术后第 2 天行胸部 X 线检查、超声心动图检查观察封堵器的位置和残余分流情况。

(4) 抗凝、抗栓治疗:ASD 和较大 VSD 病人术后遵医嘱应用肝素或低分子肝素抗凝治疗 24～48 小时,口服阿司匹林 3～5mg/(kg·d)6 个月。

(5) 复查:术后 1 个月、3 个月、6 个月至 1 年或根据医嘱进行复查。

(单伟超)

思 考 题

1. 王某,男,42 岁。近半月来爬楼梯时出现胸闷、气喘,既往体健,遂至医院检查。心电图:窦性心动过速,心率 106 次/min,完全性左束支传导阻滞,频发室性期前收缩。电解质:血钠 138mmol/L,血钾 3.16mmol/L。超声心动图:LVEF 30%,LVDD(左室舒张末期内径)65mm。

问题:

(1) 该病人心功能几级? 属于心力衰竭哪一分期? 依据是什么?

(2) 为进一步明确诊断,还需做哪些检查?

(3) 该病人的治疗原则是什么? 应采取哪些护理措施? 如何做好健康指导?

2. 张某,女,65 岁。今晨 3:50 起床喝水时感胸闷,后逐渐缓解,5:45 解大便后再感胸闷,胸痛呈压榨样,持续 15 分钟不缓解,由家属陪送急诊,拟"冠心病"收住院。有高血压病史 10 年,糖尿病病史 5 年,间断服药,具体控制情况不详。身体评估:体温 36.4℃,脉搏 50 次/min,呼吸 18 次/min,血压 92/56mmHg。实验室检查:cTnT 1 489ng/L,CK-MB 131U/L,血钾 4.4mmol/L。心电图:Ⅱ、Ⅲ、aVF 导联 ST 段抬高,三度房室传导阻滞,心率 50 次/min。

问题:

(1) 该病人为哪种类型的冠心病?

(2) 应如何紧急处理?

(3) 应如何做好住院期间的健康教育?

3. 刘某,男,50 岁。4 年前出现头晕、头胀,有时伴有耳鸣、心悸,劳累紧张时加重,就诊于当地医院,当时测血压 180/100mmHg,给予降压药物治疗后症状缓解。此后间断服用降压药控制血压,平时血压在 146~170/95~100mmHg。今晨与人发生口角后血压升至 250/120mmHg,发生抽搐、呕吐、意识模糊等中枢神经功能障碍表现。脑 CT 未见明显异常。

问题:

(1) 该病人诊断为几级高血压?依据是什么?

(2) 该病人目前最可能的诊断是什么?其依据是什么?

(3) 目前对该病人应采取哪些护理措施?

消化系统疾病病人的护理

04章 数字内容

消化系统是人体拥有最多脏器的一个系统。消化系统疾病主要包括食管、胃、肠、肝、胆、胰等脏器的器质性或功能性疾病,病变可局限于消化系统或累及其他系统,其他系统或全身性疾病也可引起消化系统疾病或症状。消化系统疾病种类多,多为常见病和多发病,且急重症、恶性肿瘤多见。据 2018 年全国第 6 次卫生服务统计,我国居民慢性疾病患病率的前十种疾病中包括了慢性胃肠炎、胆结石和胆囊炎、消化性溃疡;我国居民 2 周就诊率中消化系统疾病是第 4 位的原因,其中急、慢性胃肠炎是 2 周就诊率中第 4 位的疾病。据 2020 年中国卫生健康统计年鉴,消化系统疾病是我国居民住院治疗的第 3 位原因。消化系统恶性肿瘤严重威胁我国居民的健康和生命,2020 年我国结直肠癌、胃癌、肝癌、食管癌和胰腺癌的发病率和死亡率均位于恶性肿瘤前十种疾病之列。近年来,随着社会发展和医学科学技术的发展,我国消化系统疾病谱和诊疗技术发生了变化。随着 H_2 受体拮抗药、质子泵抑制剂等药物治疗的进展,消化性溃疡发病率已趋下降,根除幽门螺杆菌的治疗使消化性溃疡已有可能被彻底治愈。而由于人们生活方式、饮食习惯的改变,一些以往我国较少见的疾病的发病率有逐年增高的趋势,如胃食管反流病、急性和慢性胰腺炎、功能性胃肠病、炎症性肠病、酒精性和非酒精性脂肪性肝病等,恶性肿瘤如结直肠癌和胰腺癌的发病率也在增高。在诊疗手段方面,消化系统内镜技术的发展为消化系统疾病的诊断和治疗带来了革命性改变。目前的消化内镜包括上消化道内镜或称胃镜、小肠镜、胶囊内镜、结肠镜,几乎可以到达消化系统的所有脏器,不仅可观察到病变部位的外观变化、直接取组织标本进行病理学检查及分子生物学诊断与研究,还可在消化内镜下行局部治疗,实现微创治疗。胶囊内镜的应用及小肠镜的改进成为小肠疾病的诊断与研究的全新技术手段。超声、计算机断层扫描、磁共振成像技术也广泛应用于消化系统疾病的诊断。新一代人工肝支持系统及肝干细胞移植技术将有望成为肝衰竭病人除肝移植外的又一治疗选择。上述诊疗技术的发展相应地对消化系统疾病病人的护理提出了新的要求。

第一节 概 述

【消化系统的结构功能与疾病的关系】

消化系统由消化管、消化腺以及腹膜、肠系膜、网膜等脏器组成。消化管包括口腔、咽、食管、胃、小肠和大肠等部分,消化腺包括唾液腺、肝、胰、胃腺、肠腺等(图 4-1)。消化系统的主要生理功能是摄取和消化食物,吸收营养和排泄废物。肝脏是体内物质代谢最重要的器官。胃肠道的运动、分泌功能受神经内分泌调节。此外,消化系统还具有免疫功能。

(一)胃肠道

1. **食管** 食管是连接咽和胃的通道,全长约 25cm。食管的功能是把食物和唾液等运送到胃内。食管壁由黏膜、黏膜下层和肌层组成,没有浆膜层,故食管病变易扩散至纵隔。食管下括约肌(lower esophageal sphincter,LES)是食管下端 3~4cm 长的环形肌束。正常人静息时 LES 压为 10~30mmHg,此高压带可防止胃内容物逆流入食管,其功能失调可引起反流性食管炎和贲门失弛缓症。食物反流进入食管后,食管凭借唾液、复层鳞状上皮细胞及黏膜下丰富的血液供应组成屏障,抵抗反流物对食管黏膜的损伤。

门静脉高压症时食管下段静脉曲张,破裂时可引起大出血。

2. **胃** 胃分为贲门部、胃底、胃体和幽门部四部分。上端与食管相接处为贲门,下端与十二指肠相接处为幽门。胃壁由黏膜层、黏膜下层、肌层和浆膜层组成。胃的外分泌腺主要有贲门

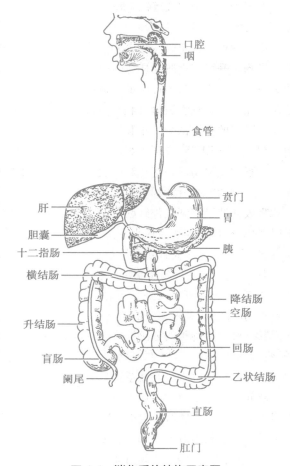

图 4-1 消化系统结构示意图

腺、泌酸腺和幽门腺,其中泌酸腺分布在胃底和胃体部,主要由 3 种细胞组成。

（1）壁细胞:分泌盐酸和内因子。壁细胞表面分布着组胺 H_2 受体、胃泌素受体、乙酰胆碱受体,当组胺、胃泌素、乙酰胆碱与其相应受体结合后,就会激活壁细胞内的 H^+-K^+-ATP 酶(又称质子泵/酸泵),生成盐酸,由壁细胞内排入胃腔。盐酸激活胃蛋白酶原使其转变为具有活性的胃蛋白酶,并且为其生物活性提供必要的酸性环境;盐酸还能杀灭随食物进入胃内的细菌。盐酸分泌过多对胃、十二指肠黏膜有侵袭作用,是消化性溃疡发病的决定因素之一。内因子与食物中的维生素 B_{12} 结合,使维生素 B_{12} 被回肠末端吸收。慢性萎缩性胃炎时内因子缺乏,可发生巨幼细胞贫血。

（2）主细胞:分泌胃蛋白酶原。胃蛋白酶原被盐酸或已活化的胃蛋白酶激活后,参与蛋白质的消化。

（3）黏液细胞:分泌碱性黏液,可中和胃酸和保护胃黏膜。

胃液 pH 在 0.9~1.5,成年人每天分泌量约为 1.5~2.5L。在酸性环境下胃蛋白酶原被激活,此外,胃黏膜经常与各种病原微生物及有刺激的、损伤性的物质接触,但是胃黏膜能保持本身完整无损。在胃黏膜上皮细胞的表面有一层约 0.5mm 厚的黏液凝胶层及碳酸氢盐层可防止各种刺激性损伤性

Note:

物质对胃上皮细胞的伤害,上皮细胞顶面膜及细胞间的紧密连接以及胃黏膜丰富的毛细血管网,对酸有反弥散作用,其强大的再生速度,能使其受到损伤后可快速修复。

胃的主要功能为暂时贮存食物,通过胃蠕动将食物与胃液充分混合,以利形成食糜,并促使胃内容物进入十二指肠。蛋白质物质的化学性消化在胃内开始。幽门括约肌的功能是控制胃内容物进入十二指肠的速度,并能阻止十二指肠内容物反流入胃。一餐含有糖类、蛋白质和脂肪的混合性食物从胃排空需 4~6 小时。

3. **小肠**　由十二指肠、空肠和回肠构成。十二指肠始于幽门,下端至十二指肠空肠曲与空肠相连,全长约 25cm,呈 C 形弯曲并包绕胰头。十二指肠分为球部、降部、横部、升部共四段。球部为消化性溃疡好发处。胆总管与胰管分别或汇合开口于降部内后侧壁十二指肠乳头,胆汁和胰液由此进入十二指肠。升部与空肠相连,连接处被十二指肠悬韧带固定,此处为上、下消化道的分界处。空肠长约 2.4m,回肠长约 3.6m,其间并无明显分界。小肠内有十二指肠腺和肠腺两种腺体。十二指肠腺分泌含有黏蛋白的碱性液体,因而黏稠度高,其主要作用是保护十二指肠上皮不被胃酸侵蚀。肠腺分泌液为小肠液的主要部分。小肠液呈弱碱性,成年人每天分泌量为 1~3L。大量的小肠液可稀释消化产物,使其渗透压下降,有利于吸收。

小肠的主要功能是消化和吸收。小肠内消化是整个消化过程的主要阶段。小肠具有巨大的吸收面积,食物在其中停留时间长(3~8 小时),且食物已被消化到适于吸收的小分子物质,这些都为小肠内的吸收创造了有利条件。胰液、胆汁和小肠液的化学性消化及小肠运动的机械性消化使食物成分得以消化分解,营养物质在小肠内被吸收入机体。小肠先天性和后天性酶缺乏、肠黏膜炎性和肿瘤性病变、肠段切除过多而致短肠综合征等,则是造成消化和吸收障碍的主要因素。

4. **大肠**　包括盲肠及阑尾、结肠、直肠三部分,全长约 1.5m。回肠末端与盲肠交界处的环行肌显著增厚,形成回盲括约肌。回盲括约肌的主要功能在于使回肠内容物间歇进入结肠,延长其在小肠内停留的时间,有利于充分的消化和吸收。此外,回盲括约肌还具有活瓣样作用,可阻止大肠内容物向回肠倒流。大肠腺的分泌液富含黏液和碳酸氢盐,呈碱性,其主要作用在于其中的黏液蛋白能保护肠黏膜和润滑粪便。食物的消化过程在小肠已基本完成,不能被消化的食物残渣则进入大肠。大肠的主要功能是吸收水分和盐类,并为消化后的食物残渣提供暂时的贮存场所。食物残渣在大肠内的停留时间一般在十余小时以上,经过大肠内细菌酶的发酵和腐败作用,形成粪便,最后排至体外。各种因素导致的水分吸收不完全可产生腹泻,而肠内容物停留时间过长、水分吸收过多、胃肠道病变或外来压迫导致动力减弱或肠道梗阻,则出现便秘。

（二）肝胆

肝是人体内最大的腺体器官,由门静脉和肝动脉双重供血,血流量约为 1 500ml/min,占心排血量的 1/4。肝脏的生理功能与它的血液循环特点密切相关。其中,75% 血供来自门静脉,收集来自腹腔内脏的血流,血中含有从胃肠道吸收的营养物质和有害物质,它们将在肝内进行物质代谢或被解毒;25% 血液来自肝动脉,血流中含氧丰富,是肝脏耗氧的主要来源。

肝脏的主要功能有:①物质代谢。食物中各种营养成分被消化、吸收后,糖、蛋白质、脂质、维生素等的合成代谢,都需要肝脏参与,例如肝是合成白蛋白和某些凝血因子的唯一场所,肝功能减退时可出现低白蛋白血症和凝血酶原时间延长。②解毒作用。肝脏是人体内主要的解毒器官,外来的或体内代谢产生的有毒物质如毒素、细菌、血氨及化学药物均要经过肝脏分解去毒后随胆汁或尿液排出体外,许多激素如雌激素、醛固酮和抗利尿激素在肝脏灭活。③生成胆汁。胆汁可促进脂肪在小肠内的消化和吸收,各种原因引起胆汁酸合成、转运、分泌、排泄障碍时,可引起淤胆性肝病和脂溶性维生素缺乏。

胆道系统开始于肝细胞间的毛细胆管,毛细胆管集合成小叶间胆管,然后汇合成左、右肝管自肝门出肝。左、右肝管出肝后汇合成肝总管,并与胆囊管汇合成胆总管,开口于十二指肠乳头。上述管道与胆囊构成了收集、贮存、运输和排泄胆汁的系统,胆囊还有浓缩胆汁和调节胆流的作用。奥迪括约肌(Oddi sphincter)位于胆管、胰管末端和十二指肠乳头之间,其功能是调节胆囊充盈,控制胆汁、胰液流入十二指肠,阻止十二指肠液反流,维持胆胰系统的正常压力等。

（三）胰

胰腺为腹膜后器官,腺体狭长,分头、体、尾三部。胰的输出管为胰管,自胰尾至胰头纵贯胰的全长,穿出胰头后与胆总管合并或分别开口于十二指肠乳头。胰腺具有外分泌和内分泌两种功能。胰的外分泌结构为腺泡细胞和小的导管管壁细胞,分泌胰液。胰液中碳酸氢盐的含量很高,其主要作用是中和进入十二指肠的胃酸,以使肠黏膜免受酸的侵蚀,也给小肠内多种消化酶活动提供了最适宜的环境(pH 7~8)。胰液中的消化酶主要有胰淀粉酶、胰脂肪酶、胰蛋白酶和糜蛋白酶,分别为水解淀粉、脂肪和蛋白质这3种主要食物成分的消化酶。当胰液分泌不足时,食物中的脂肪和蛋白质的消化吸收受到影响。若因各种因素使胰液分泌受阻或分泌过多,致使各种消化酶溢出胰管,则会发生胰腺组织自身消化的化学性炎症。

胰的内分泌结构为散在于胰腺组织中的胰岛。胰岛中重要的细胞及其功能有:①A 细胞,分泌胰高血糖素,其主要作用是促进糖原分解和葡萄糖异生,使血糖升高。②B 细胞,分泌胰岛素,其作用是使全身各种组织加速摄取、贮存和利用葡萄糖,促进糖原合成,抑制葡萄糖异生,使血糖降低。胰岛素分泌不足时,血糖浓度升高,当超过肾糖阈时,大量的糖从尿中排出,发生糖尿病。

（四）胃肠的神经内分泌调节

1. 胃肠的神经调节 胃肠道的运动、消化腺的分泌功能都受到自主神经系统-肠神经系统(enteric nervous system,ENS)的支配,而下丘脑是自主神经系统的皮质下中枢,是中枢神经系统和低位神经系统之间的重要中间环节,故中枢神经系统直接或间接调节胃肠功能,使精神因素与消化功能之间密切联系。由于精神状态的变化可影响胃肠道黏膜的血液灌注和消化腺的分泌,亦能引起胃肠道运动功能的变化,因此消化系统的身心疾病相当常见,且病人常有抑郁、焦虑等表现。

2. 胃肠激素 胃肠道从食管到直肠,以及胰腺分布着大量内分泌细胞。胃肠道内分泌细胞和ENS 的神经细胞分泌的各种具有生物活性的化学物质统称为胃肠激素。研究表明,一些肽类激素,既存在于胃肠道,也存在于中枢神经系统内,这些双重分布的肽类激素统称为脑-肠肽,已知的有促胃液素、生长抑素等二十余种,提示神经系统和消化系统之间的内在联系。这些激素的主要作用是调节消化器官的运动和分泌功能,例如胃体和胃窦部的 D 细胞释放生长抑素,胃窦部的 G 细胞分泌促胃液素,在调节胃酸、胃蛋白酶原的分泌和胃的运动中起重要作用。促胃液素分泌过多可致卓-艾综合征(Zollinger-Ellison syndrome)。

（五）胃肠道的免疫结构与功能

胃肠道的免疫细胞包括肠道集合淋巴结、上皮内淋巴细胞、黏膜固有层淋巴细胞,构成胃肠道相关淋巴样组织(gastrointestinal-associated lymphoid tissue,GALT)。胃肠道黏膜表面的生理结构和黏膜内的免疫细胞构成黏膜屏障,是肠道免疫系统的第一道防线,在黏膜表面接触病原微生物和有害物质时,起着抵御病原体侵入肠壁和维持人体正常防御功能的作用。肠系膜淋巴结和肝脏为肠道免疫的第二道防线,应对经肠壁进入淋巴管和血管的抗原。肠道免疫功能紊乱可导致肠道炎症,例如炎症性肠病等。

（六）肠黏膜屏障的结构与功能

肠黏膜屏障是将肠腔内物质与机体内环境相隔离,维持机体内环境稳定的结构与功能的统一体,由机械屏障、化学屏障、免疫屏障、生物屏障及肠蠕动构成,有效阻挡肠道内 500 多种、浓度高达约 10^{11} 个/ml 的肠道内寄生菌及其毒素向肠腔外组织、器官移位,防止机体受内源性微生物及其毒素的侵害。

肠道屏障的建立有赖于肠道微生态。肠道微生态由细菌、真菌、病毒等共同构成,大致分为:①益生菌,如双歧杆菌、乳酸杆菌等厌氧菌,是人体健康不可或缺的要素,参与合成各种维生素,参与食物的消化,促进肠道蠕动,阻止致病菌与肠上皮细胞的接触,分解有毒、有害物质;②条件致病菌,如大肠杆菌、肠球菌等有双重作用的细菌,正常情况下对健康有益,一旦增殖失控,或从肠道转移到身体其他部位,就可能引发疾病;③有害菌,如痢疾杆菌、沙门菌等,一旦大量生长,就会引发多种疾病,或者影响机体免疫系统的功能。微生物与人类共同进化,形成相互依存的共生关系,影响着机体营养、代谢、免疫、发育及衰老等,与代谢性疾病、神经精神疾病、免疫相关疾病、肿瘤等许多疾病有关。

（七）胃肠道对营养物质的消化吸收

人体主要的营养物质糖、脂肪、蛋白质均在消化道中消化吸收。淀粉经胰淀粉酶水解成双糖后,一部分被小肠吸收入血为机体供能,另一部分以糖原的形式贮存于肌肉和肝脏。糖吸收异常可导致营养不良或肥胖,慢性肝病容易合并糖尿病。脂肪在小肠经胆汁酸盐乳化后,被胰脂肪酶消化为甘油一脂、脂肪酸及胆固醇后,在空肠吸收入门静脉。各种原因导致的脂类吸收转化异常是导致脂肪肝的重要病理生理环节。蛋白质在胃液和胰蛋白酶的水解下成为氨基酸、寡肽,小肠上皮细胞将寡肽水解为氨基酸,氨基酸经小肠细胞转运分布于体内各处。蛋白质在消化道中分解代谢异常可导致:①某些蛋白质具有抗原性,使肠道黏膜免疫疾病加重;②白蛋白合成减少,是形成水肿和浆膜腔积液的重要机制;③血氨含量过高则是肝性脑病发生的重要机制。

【消化系统疾病的病因和常见病种】

消化系统疾病病因复杂,包括感染、外伤、理化因素、大脑皮质功能失调、营养缺乏、代谢紊乱、吸收障碍、肿瘤、自身免疫、遗传和医源性因素等。消化道与外界相通,其黏膜接触病原体、毒性物质、致癌物质的机会较多,容易发生感染、炎症和损伤,消化系统肿瘤发病率较高可能与此有关,常见的恶性肿瘤如食管癌、胃癌、肝癌、胰腺癌、结肠直肠癌,在全身恶性肿瘤中占很大比例。以下按病变器官分类,列出消化系统的常见疾病。

1. **食管** 食管炎、胃食管反流病、贲门失弛缓症、门静脉高压所致食管静脉曲张、食管癌等。

2. **胃、十二指肠** 急性胃炎、慢性胃炎、消化性溃疡、胃癌、十二指肠炎、功能性消化不良等。

3. **小肠** 急性肠炎(包括病毒性肠炎)、肠结核、吸收不良综合征、克罗恩病、急性出血坏死性肠炎等。

4. **大肠** 各种结肠炎、痢疾、肠易激综合征、结肠直肠癌、阑尾炎等。

5. **肝** 病毒性肝炎、脂肪性肝病、肝硬化、肝脓肿、肝癌等。

6. **胆** 胆石症、胆囊炎、胆管炎、胆道蛔虫症、胆道息肉和肿瘤等。

7. **胰腺** 急性胰腺炎、慢性胰腺炎,胰腺癌。

8. **腹膜、肠系膜** 急性腹膜炎、慢性腹膜炎,肠系膜淋巴结炎和结核、腹膜转移癌等。

【护理评估】

在全面收集病人的主、客观资料的基础上,消化系统疾病病人的护理评估重点内容归纳如下:

（一）病史

1. **患病及治疗经过**

（1）患病经过:患病的起始情况和时间,有无起因或诱因。主要症状及其特点,例如恶心、呕吐、腹泻、腹痛等,应询问发生症状的时间和频率,是急性还是慢性,是持续性、渐进性还是间歇性,症状加剧和缓解的有关因素或规律性,有何伴随症状等。

（2）检查及治疗经过:既往检查、治疗经过及效果,是否遵从医嘱治疗。询问用药史,包括药物的种类、剂量和用法,是按医生处方用药还是自行购药使用,用药后的效果。有无特殊的饮食医嘱及病人执行情况。

2. **目前病情与一般状况** 目前的主要不适及病情变化。一般状况如体重、营养状态、饮食方式及食欲、睡眠、排便习惯有无改变等。

Note:

3. 心理-社会状况

（1）疾病知识：病人对疾病的性质、过程、预后及防治知识的了解程度。

（2）心理状况：病人的性格、精神状态。患病对病人日常生活、工作的影响。有无焦虑、抑郁、悲观等负性情绪及其程度。消化系统常见症状如畏食或食欲缺乏、恶心、呕吐、腹痛、腹胀、腹泻给病人带来不适和痛苦，特别是当症状反复出现或持续存在时，易使病人产生不良情绪反应。在消化性溃疡、溃疡性结肠炎、胃肠道功能紊乱的病人，心理因素可使症状加重。有些疾病如肝硬化失代偿期、消化系统肿瘤疗效不佳、预后不良时，给病人带来精神压力。故应注意评估病人的心理状态，以便有针对性地给予心理疏导和支持。

（3）社会支持系统：包括病人的家庭成员组成，家庭经济、文化、教育背景，对病人所患疾病的认识，对病人的关怀和支持程度；医疗费用来源或支付方式；慢性病病人出院后的继续就医条件，居住地的初级卫生保健设施等资源。

4. 生活史

（1）个人史：年龄、性别、出生地和生活地、职业与工作条件、经济情况，有无疫水接触史和疫源地逗留史以及家族史等，有无进食鱼生的习惯，工作生活环境中有无经常接触各种化学物质或有害物质。

（2）生活方式：日常生活是否有规律，包括学习或工作、活动、休息与睡眠；生活或工作负担及承受能力，有无过度紧张、焦虑等负性情绪；睡眠的质量；有无定时排便的习惯及条件。这些因素在胃肠道功能紊乱、消化性溃疡等疾病的发生和发展过程起重要作用。

（3）饮食方式：平日饮食习惯及食欲，每天餐次，进食时间是否规律，有无在正餐以外进食的习惯；食物品种组成以及数量，有无特殊的食物喜好或禁忌；有无食物过敏。可通过营养评估量表评估病人的日常营养摄入是否符合机体需要量；要求病人描述有利于健康的饮食应如何构成，以及营养与健康的关系，以了解其对饮食营养的知识。有无烟酒嗜好，吸烟年数及每天支数；饮酒年数及饮酒量。

（二）身体评估

1. 全身状态　病人的生命体征、精神、意识、营养状态。①生命体征：消化道大出血导致失血性周围循环衰竭，病人可出现脉搏加快、血压下降、呼吸急促等休克表现。②精神、意识状态：肝性脑病者可有精神症状、意识障碍。③营养状态：病人的体重及体重指数、皮下脂肪厚度、皮肤色泽和弹性、毛发光泽度有无异常。消化系统疾病如慢性胃炎、消化性溃疡、消化系统肿瘤病人常有体重减轻或消瘦；慢性胃炎导致吸收障碍、消化性溃疡及消化道肿瘤导致慢性失血，可出现皮肤苍白、干燥，毛发干枯易脱落、指甲薄脆易裂或反甲、舌炎、口角皲裂等贫血的表现。

2. 皮肤、黏膜　有无色素沉着、黄染、瘀点、瘀斑、蜘蛛痣、肝掌等肝胆疾病的表现。频繁呕吐或腹泻的病人应注意有无皮肤干燥、弹性减退等失水征象。

3. 腹部　腹部外形，有无膨隆或凹陷；有无胃形、肠形及蠕动波；有无腹壁静脉显露及其分布与血流方向。肠鸣音是否正常。腹壁紧张度，有无腹肌紧张、压痛、反跳痛，其部位、程度；肝、脾是否肿大，其大小、硬度和表面情况；有无腹块。有无振水音、移动性浊音。为了避免触诊引起胃肠蠕动增加，使肠鸣音发生变化，腹部检查的顺序为视、听、触、叩，但仍按视、触、叩、听的顺序记录。

（三）实验室及其他检查

1. 化验检查

（1）粪便检查：包括粪便外观的肉眼观察，以及显微镜、细菌学、寄生虫检查和隐血试验等，对腹泻与肠道感染的病原学、寄生虫病和消化道隐性出血有重要诊断价值；粪便外观的评估内容包括粪便的量、性状、颜色和气味。做隐血试验应在素食 3 天后留取粪便标本。

（2）血液、尿液检查：①肝功能试验，如血清酶学、血清总蛋白、白蛋白和球蛋白及其比值、凝血酶原时间等用于肝胆疾病的诊断；②血、尿胆红素检查，可提示黄疸的性质；③血沉，可反映炎症性肠病、肠结核或腹膜结核的活动性;④血清、尿液淀粉酶测定,用于急性胰腺炎的诊断;⑤各型肝炎病毒标志物的测定,用于确定病毒性肝炎的类型;⑥肿瘤标志物检测,如甲胎蛋白(AFP)用于原发性肝癌的诊断,癌胚抗原(CEA)、糖链抗原 19-9(carbohydrate antigen 19-9,CA19-9)等用于胃癌、结肠直肠癌和胰腺癌的诊断和疗效估计。

（3）十二指肠引流检查:对引流出的十二指肠液及胆汁进行显微镜和细菌学检查。用于胆道、肝、胰疾病的诊断。

（4）腹水检查:腹水常规检查可以初步判断是渗出性或漏出性腹水,腹水的生化、细菌学及细胞学检查对于鉴别肝硬化、腹腔细菌性感染、腹膜结核、腹内癌肿等有重要意义。

2. **脏器功能试验**　①胃液分析是用五肽促胃液素刺激胃酸分泌,以测定壁细胞的泌酸功能。过高胃酸分泌见于促胃液素瘤,故此试验常用于促胃液素瘤和常见消化性溃疡的鉴别。此外,部分十二指肠球部溃疡病人亦有胃酸增高。胃酸分泌减少见于胃癌、慢性胃炎特别是 A 型胃炎。②D-木糖试验、脂肪平衡试验、维生素 B_{12} 吸收试验、氢呼吸试验等用于测定小肠吸收功能。③Lundh 试验、胰泌素和胰酶泌素刺激试验等可测试胰腺外分泌功能。④胃肠运动功能检查包括食管、胃、胆道、直肠等处的压力测定,食管下端和胃内 pH 测定或 24 小时持续监测,胃排空测定等,用以诊断胃肠道动力障碍性疾病。

3. **内镜检查**　内镜包括胃镜、十二指肠镜、胆道镜、胰管镜、小肠镜、结肠镜和腹腔镜等,其中最常用的是胃镜和结肠镜,可检出大部分的常见胃肠道疾病。应用内镜可以直接观察消化道管腔和腹膜腔的情况,在直视下采取活组织进行病理检查并可同时进行治疗。上消化道内镜可检出食管、胃、十二指肠的肿瘤、溃疡、炎症和血管病变等。经由十二指肠镜还可插入导管至十二指肠乳头,进行经内镜逆行胰胆管造影(endoscopic retrograde cholangiopancreatography,ERCP),对诊断胰胆管结石、肿瘤、炎症性狭窄、先天性畸形等具有重要意义。染色内镜,即在胃镜或结肠镜检查时镜下喷洒染色剂,以判别轻微的病变,提高早期癌变的检出率。超声内镜(endoscopic ultrasonography,EUS)是经内镜导入超声探头进行检查,在内镜下观察腔内病变的同时进行实时超声扫描,了解黏膜下病变的性质、深度、大小及周围邻近脏器的情况,且可在超声引导下穿刺取材进行活检,亦有助于提高病变的检出率。胶囊内镜是让受检者吞服胶囊大小的内镜,内镜在消化道拍摄图像并传送到体外的接收器进行分析,此检查对小肠病变,例如出血、早期克罗恩病有诊断价值。腹腔镜对确定腹腔块物的性质、腹水的病因很有帮助。

4. **活组织检查和脱落细胞检查**　临床上常用以下方法取活组织进行病理检查:①各种经皮穿刺,包括超声或 CT 引导下细针穿刺,对肝、胰或腹腔肿块取材;②在消化道内镜直视下,用活检针或活检钳,采取食管、胃、结肠、直肠黏膜的病变组织,或通过腹腔镜取肝、腹膜等组织;③外科手术时取材;脱落细胞检查是在内镜直视下冲洗或擦刷消化管腔黏膜,收集脱落细胞做病理检查,以及收集腹水查找癌细胞等。以上检查多用于消化系统癌瘤的诊断。肝穿刺活组织检查是诊断慢性肝病最有价值的方法之一。胃黏膜活组织标本亦用于幽门螺杆菌的检测。

5. **影像学检查**

（1）超声检查:腹部 B 超可观察肝、脾、胰、胆囊等脏器,发现这些脏器的肿瘤、脓肿、囊肿、结石等病变,以及腹腔内肿块、腹水。彩色多普勒超声可显示门静脉、肝静脉及下腔静脉,协助门静脉高压的诊断。

（2）X 线检查:腹部平片可观察腹腔内游离气体,肝、脾、胃等脏器的轮廓,钙化的结石或组织,以及肠曲内气体和液体。

胃肠钡餐造影、钡剂灌肠造影等 X 线检查可发现食管、胃、小肠或结肠的静脉曲张、炎症、溃疡、肿瘤、结构畸形、运动异常等。疑有胃肠道穿孔、肠梗阻,或 2 周内有消化道大出血者,不宜作钡剂造影检查。胃肠钡餐造影检查前禁食 12 小时。钡剂灌肠造影者于检查前两天开始半流质低渣饮食,白天多喝水,检查前 1 天晚上服泻药,例如蓖麻油 30ml,并分次饮水 1 500ml,检查当天早晨禁食,用生理盐水 1 000~1 500ml 清洁灌肠。以上肠道准备的目的是减少因肠道内粪质残留而影响钡剂造影效果,各地医院的具体准备方法可有所不同。应向病人解释钡剂一般于检查后 3 天才能完全排出,在此期间粪便可呈黄白色。检查后观察病人,特别是老年病人的排便情况,有便秘者可用轻泻药。

胆囊及胆道碘剂造影检查可显示结石、肿瘤、胆囊浓缩和排空功能障碍,以及其他胆囊、胆道病变。检查前应做碘过敏试验,检查前禁食 12 小时,准备脂肪餐 1 份。

数字减影血管造影检查,如门静脉、下腔静脉造影有助于门静脉高压的诊断;选择性腹腔动脉造影有助于肝、胰腺肿瘤的诊断并可进行介入治疗,该检查对查明消化道出血的原因也有重要价值。

(3) CT 和 MRI 检查:因其敏感度和分辨力高,可显示轻微的密度改变而发现病变。CT 扫描对肝、胆囊、胰的囊肿、脓肿、肿瘤、结石等占位性病变,脂肪性肝病、肝硬化、胰腺炎等弥漫性病变的诊断,以及对消化道肿瘤的临床分期均很有价值。MRI 因能反映组织的结构,对占位性病变的定性诊断尤其有价值。仿真内镜检查术是以螺旋 CT 或 MRI 容积数据为成像资料,经计算机处理,获得类似于内镜检查可观察到的体内管腔的三维或动态影像,可发现消化道内的溃疡、肿瘤、炎症及息肉等病变。病人在检查前 1 周开始不做胃肠道造影,不服用含金属的药物,检查前两天开始少吃水果、蔬菜、肉类,检查前禁食 4 小时。

(4) PET 和放射性核素检查:PET 可根据示踪剂的摄取水平将生理过程形象化和数量化,故其反映的是生理功能而不是解剖结构,与 CT 和 MRI 互补,PET 可提高消化系统肿瘤诊断的准确性。^{99m}Tc-PMT 肝肿瘤阳性显像可协助原发性肝癌的诊断;静注 ^{99m}Tc 标记红细胞用于不明原因消化道出血的诊断等。

(尤黎明)

第二节　消化系统疾病病人常见症状体征的护理

一、恶心与呕吐

恶心与呕吐两者可单独发生,但多数病人先有恶心(nausea),继而呕吐(vomiting)。引起恶心与呕吐的病因很多,其中消化系统的常见病因有:①胃炎、消化性溃疡并发幽门梗阻、胃癌;②肝、胆囊、胆管、胰、腹膜的急性炎症;③胃肠功能紊乱引起的心理性呕吐。呕吐出现的时间、频度、呕吐物的量与性状因病种而异。上消化道出血时呕吐物呈咖啡色甚至鲜红色;消化性溃疡并发幽门梗阻时呕吐常在餐后发生,呕吐量大,呕吐物含酸性发酵宿食;低位肠梗阻时呕吐物带粪臭味;急性胰腺炎可出现频繁剧烈的呕吐,吐出胃内容物甚至胆汁。呕吐频繁且量大者可引起水电解质紊乱、代谢性碱中毒;长期呕吐伴畏食者可致营养不良;昏迷病人呕吐时易发生误吸,引起肺部感染、窒息等。

【护理评估】

1. **病史**　恶心与呕吐发生的时间、频率、原因或诱因,与进食的关系;呕吐的特点及呕吐物的性质、量;呕吐伴随的症状,如是否伴有腹痛、腹泻、发热、头痛、眩晕等。病人的精神状态,有无疲乏无力,有无焦虑、抑郁,呕吐是否与精神因素有关。

2. **身体评估**　①全身情况:生命体征、意识、营养状态,有无失水表现;②腹部:详见本章第一节中"护理评估"。

3. **实验室及其他检查**　必要时做呕吐物毒物分析或细菌培养等检查,呕吐量大者注意有无水电解质紊乱、酸碱平衡失调。

【常用护理诊断/问题】

1. **有体液不足的危险**　与大量呕吐导致失水有关。

2. **活动耐力下降**　与频繁呕吐导致失水、电解质丢失有关。

3. **焦虑**　与频繁呕吐、不能进食有关。

【目标】

1. 病人生命体征在正常范围内,无失水、电解质紊乱和酸碱失衡。

2. 呕吐减轻或停止,逐步恢复进食。

3. 能保证机体所需热量、水分、电解质的摄入。

4. 活动耐力恢复或有所改善。

5. 焦虑程度减轻。

【护理措施及依据】

1. **有体液不足的危险**

（1）失水征象监测:①监测生命体征。定时测量和记录生命体征直至稳定。血容量不足时可出现心率加快、呼吸急促、血压降低,特别是直立性低血压。持续性呕吐致大量胃液丢失而发生代谢性碱中毒时,病人呼吸变浅、慢。②准确测量和记录每天的出入量、尿比重、体重。③观察病人有无失水征象,依失水程度不同,病人可出现软弱无力、口渴、皮肤、黏膜干燥和弹性减低,尿量减少、尿比重增高,并可有烦躁、神志不清以至昏迷等表现。④动态观察实验室检查结果,例如血清电解质、酸碱平衡状态。

（2）呕吐的观察与处理:观察病人呕吐的特点,记录呕吐的次数,呕吐物的性质和量、颜色、气味。按医嘱应用止吐药及其他治疗,促使病人逐步恢复正常饮食和体力。

（3）补充水分和电解质:给予口服补液时,应少量多次饮用,以免引起恶心、呕吐。如口服补液未能达到所需补液量时,需静脉输液以恢复机体的液体平衡状态。剧烈呕吐不能进食或严重水电解质失衡时,则主要通过静脉输液给予纠正。

2. **活动耐力下降**

（1）生活护理:协助病人进行日常生活活动。病人呕吐时应帮助其坐起或侧卧,头偏向一侧,以免误吸。及时做好口腔护理,更换污染衣物被褥,开窗通风以去除异味。

（2）安全护理:告知病人突然起身可能会出现头晕、心悸等不适。指导病人坐起时动作缓慢,以免发生直立性低血压。

3. **焦虑**

（1）心理支持:耐心解答病人及家属提出的问题,消除其紧张情绪,特别是呕吐与精神因素有关的病人,紧张、焦虑还会影响食欲和消化能力,而对治疗的信心及情绪稳定则有利于缓解症状。必要时使用镇静药。

（2）应用放松技术:常用深呼吸法(用鼻吸气,然后张口慢呼气,反复进行),以及交谈、听音乐、阅读等方法转移病人的注意力,减少呕吐的发生。

【评价】

1. 病人生命体征稳定在正常范围,无口渴、尿少、皮肤干燥和弹性减退等失水表现,血生化指标正常。

2. 呕吐减轻或消失,逐步增加进食量。

3. 摄入足够的热量、水分、电解质和各种营养素,营养状态改善。

4. 活动耐力增加,活动后无头晕、心悸、气促或直立性低血压。

5. 能认识自己的焦虑状态并运用适当的应对技术。

Note：

二、腹痛

腹痛(abdominal pain)是临床常见症状,多因腹部疾病所致,也可由腹部以外疾病或全身性疾病引起。临床上按起病缓急分为急性和慢性腹痛。可出现腹痛的腹部疾病有腹腔脏器的急慢性炎症、扭转或破裂,空腔脏器梗阻或扩张,消化性溃疡、胃肠神经功能紊乱、肿瘤压迫及浸润等。此外,胸腔、心脏、肺部、纵隔、盆腔等部位疾病,如急性心肌梗死、急性心包炎、肺炎、肺梗死、急慢性盆腔炎等,均可引起腹痛。急性溶血、铅中毒、过敏性紫癜、尿毒症、糖尿病酮症酸中毒等各种疾病亦可有腹痛的症状。腹痛可表现为隐痛、钝痛、灼痛、胀痛、刀割样痛、钻痛或绞痛等,可为持续性或阵发性疼痛,其部位、性质和程度常与疾病有关。如胃、十二指肠疾病引起的腹痛多为中上腹部隐痛、灼痛或不适感。小肠疾病多呈脐周疼痛,并有腹泻、腹胀等表现。大肠病变所致的腹痛为腹部一侧或双侧疼痛。急性胰腺炎常出现上腹部剧烈疼痛,为持续性钝痛、钻痛或绞痛,并向腰背部呈带状放射。弥漫性或部位不定的腹痛多见于急性弥漫性腹膜炎、机械性肠梗阻、急性出血性坏死性肠炎、腹型过敏性紫癜等。

【护理评估】

1. 病史　腹痛发生的原因或诱因,起病急骤或缓慢、持续时间,腹痛的部位、性质和程度;腹痛与进食、活动、体位等因素的关系;腹痛发生时的伴随症状,如有无恶心、呕吐、腹泻、呕血、便血、血尿、发热等;有无缓解疼痛的方法;有无精神紧张、焦虑不安等心理反应。

2. 身体评估　①全身情况:生命体征、意识、面容与表情、体位、营养状态,以及有关疾病的相应体征,如腹痛伴黄疸者提示与胰腺、胆系疾病有关,腹痛伴休克者可能与腹腔脏器破裂、急性胃肠穿孔、急性出血性坏死性胰腺炎、急性心肌梗死、肺炎等有关;②腹部:见本章第一节中"护理评估"。

3. 实验室及其他检查　根据不同病种进行相应的实验室检查,例如血常规、尿常规、大便常规和隐血试验、血生化、肿瘤标志物等,必要时需做 X 线、CT、MRI、消化道内镜等检查。

【常用护理诊断/问题】

1. 疼痛：腹痛　与腹腔脏器或腹外脏器的炎症、缺血、梗阻、溃疡、肿瘤或功能性疾病等有关。
2. 焦虑　与剧烈腹痛、反复或持续腹痛不易缓解有关。

【目标】

1. 病人的腹痛得到控制或逐渐减轻、消失。
2. 焦虑程度得到控制或减轻。

【护理措施及依据】

腹痛是很常见的临床症状。因发病原因的不同,腹痛的性质、程度、持续时间和转归各异,需要有针对性地治疗、护理,包括病因治疗和止痛措施。下述为腹痛病人的一般护理原则:

1. 疼痛：腹痛
(1) 腹痛的监测:①观察并记录病人腹痛的部位、性质及程度,发作的时间、频率,持续时间,以及相关疾病的其他临床表现。急性疼痛可用视觉模拟量表(visual analogue scale)、面部表情疼痛评估表(Wong-Baker faces pain rating scale)、数字评定量表(numerical rating scale)、口头评分法(verbal rating scale),慢性疼痛病人可选择多维度疼痛测量量表如简明疼痛量表(brief pain inventory)、麦吉尔疼痛问卷(McGill pain questionnaire)、整体疼痛评估量表(global pain scale)进行疼痛评估。如果疼痛突然加重、性质改变,且经一般对症处理疼痛不能减轻,需警惕某些并发症的出现。②观察腹痛的伴随症状,伴发热寒战提示炎症的存在,伴黄疸与肝胆胰疾病有关,伴休克提示可能与脏器破裂出血有关,

Note:

伴反酸嗳气提示与溃疡、胃炎有关,伴腹泻提示肠道炎症、溃疡或肿瘤,伴血便可能为肠套叠、溃疡性结肠炎、细菌性痢疾或肠道肿瘤,伴血尿可能与泌尿系疾病有关。③观察非药物性和/或药物止痛治疗的效果。

（2）应用非药物性缓解疼痛的方法:是对疼痛,特别是慢性疼痛的主要处理方法,能减轻病人的焦虑、紧张,提高其疼痛阈值和对疼痛的控制感。①行为疗法:指导式想象,利用一个人对某特定事物的想象而达到特定的正向效果,如回忆一些有趣的往事可转移对疼痛的注意;以及深呼吸、冥想、音乐疗法、生物反馈等。②局部热疗法:除急腹症外,对疼痛局部可应用热水袋进行热敷,从而解除肌肉痉挛而达到止痛效果。③针灸止痛:根据不同疾病和疼痛部位选择针疗穴位。

（3）用药护理:镇痛药物种类甚多,应根据病情、疼痛性质和程度选择性给药。癌性疼痛应遵循WHO三阶梯镇痛治疗的原则,有效控制病人的疼痛。观察药物不良反应,如口干、恶心、呕吐、便秘和用药后的镇静状态。急性剧烈腹痛诊断未明时,不可随意使用镇痛药物,以免掩盖症状,延误病情。

（4）生活护理:急性剧烈腹痛病人应卧床休息,要加强巡视,随时了解和满足病人所需,做好生活护理。应协助病人取适当的体位,以减轻疼痛感并有利于休息,从而减少疲劳感和体力消耗。烦躁不安者应采取防护措施,防止坠床等意外发生。

2. 焦虑 疼痛是一种主观感觉。对疼痛的感受既与疾病的性质、病情有关,也与病人对疼痛的耐受性和表达有关。对疼痛的耐受性以及疼痛是否引起焦虑,主要影响因素有病人的年龄、个性、文化背景、情绪和注意力;周围人们的态度;疼痛对病人的生活、工作、休息、睡眠和社交活动的影响,这些影响对病人是否具有重要意义;以及疾病的性质,例如是否危及生命等。急骤发生的剧烈腹痛、持续存在或反复出现的慢性腹痛以及预后不良的癌性疼痛,均可造成病人精神紧张、情绪低落,而消极悲观和紧张的情绪又可使疼痛加剧。因此,护士对病人和家属应进行细致全面的心理评估,取得家属的配合,有针对性地对病人进行心理疏导,以减轻紧张恐惧心理,稳定情绪,有利于增强病人对疼痛的耐受性。

【评价】

1. 病人叙述腹痛得到控制、减轻或消失。
2. 情绪稳定,能应用适当的技巧减轻焦虑和疼痛。

三、腹泻

腹泻(diarrhea)指排便次数多于平日习惯的频率,粪质稀薄。正常人的排便习惯多为每天1次,有的人每天2~3次或每2~3天1次,只要粪便的性状正常,均属正常范围。腹泻多由于肠道疾病引起,其他原因有药物、全身性疾病、过敏和心理因素等。小肠病变引起的腹泻粪便呈糊状或水样,可含有未完全消化的食物成分,大量水泻易导致脱水和电解质丢失,部分慢性腹泻病人可发生营养不良。大肠病变引起的腹泻粪便可含脓、血、黏液,病变累及直肠时可出现里急后重。根据病程可分为急性和慢性腹泻,病程短于4周为急性腹泻,超过4周或长期反复发作者为慢性腹泻。根据病理生理机制,腹泻可分为4种,但腹泻的发生可为多种机制共同作用的结果。①渗透性腹泻:是肠腔内存在大量高渗食物或药物,导致肠腔内渗透压升高,体液大量进入肠腔所致。禁食后腹泻减轻或缓解。②分泌性腹泻:是肠黏膜受到刺激而致水电解质分泌过多或吸收障碍,导致分泌吸收失衡引起腹泻,每天大便量大于1L,为水样便无脓血,pH多为中性或碱性。禁食48小时后腹泻仍存在,大便量仍大于500ml/d。③渗出性腹泻:是肠黏膜发生炎症、溃疡等病变时,完整性受到破坏,大量体液渗出到肠腔导致腹泻,大便含渗出液或血液。④动力异常性腹泻:是肠蠕动亢进,肠内容物快速通过肠腔,与肠黏膜接触时间过短,影响消化和吸收,水电解质吸收减少,粪便不成形或水样便,不带渗出物或血液,常伴有肠鸣音亢进或腹痛。

Note:

【护理评估】

1. **病史** 腹泻发生的时间、起病原因或诱因、病程长短;粪便的性状、气味和颜色,排便次数和量;有无腹痛及疼痛的部位,有无里急后重、恶心、呕吐、发热等伴随症状;有无口渴、疲乏无力等提示失水的表现;有无精神紧张、焦虑不安等心理因素。

2. **身体评估** ①急性严重腹泻时,注意观察病人的生命体征、意识、尿量、皮肤弹性等。慢性腹泻时应注意病人的营养状态,有无消瘦、贫血的体征。②腹部:见本章第一节中"护理评估"。③肛周皮肤:有无因排便频繁及粪便刺激,引起肛周皮肤糜烂。

3. **实验室及其他检查** 采集新鲜粪便标本作显微镜检查,必要时做细菌学检查。急性腹泻者注意监测血清电解质、酸碱平衡状况,必要时行超声、X 线、内镜检查。

【常用护理诊断/问题】

1. **腹泻** 与肠道疾病或全身性疾病有关。
2. **有体液不足的危险** 与大量腹泻引起失水有关。

【目标】

1. 病人的腹泻及其引起的不适减轻或消失。
2. 能保证机体所需水分、电解质、营养素的摄入。
3. 生命体征、尿量、血生化指标在正常范围。

【护理措施及依据】

1. **腹泻**

(1) 病情观察:包括排便情况、伴随症状等。

(2) 饮食护理:饮食以少渣、易消化食物为主,避免生冷、多纤维、味道浓烈的刺激性食物。急性腹泻应根据病情和医嘱,给予禁食、流质、半流质或软食。

(3) 休息与活动:急性起病、全身症状明显的病人应卧床休息,注意腹部保暖。可用热水袋热敷腹部,以减弱肠道运动,减少排便次数,并有利于腹痛等症状的减轻。

(4) 用药护理:腹泻的治疗以病因治疗为主。应用止泻药时注意观察病人排便情况,腹泻得到控制应及时停药。应用解痉止痛药如阿托品时,注意药物不良反应如口干、视力模糊、心动过速等。

(5) 肛周皮肤护理:排便频繁时,因粪便的刺激,可使肛周皮肤损伤,引起糜烂。排便后应用温水清洗肛周,保持清洁干燥,涂凡士林或皮肤保护油以保护肛周皮肤,促进损伤处愈合。

(6) 心理护理:慢性腹泻治疗效果不明显时,病人往往对预后感到担忧,结肠镜等检查有一定痛苦,某些腹泻如肠易激综合征与精神因素有关,故应注意病人心理状况的评估和护理,鼓励病人配合检查和治疗,稳定病人情绪。

2. **有体液不足的危险**

(1) 动态观察液体平衡状态:急性严重腹泻时丢失大量水分和电解质,可引起脱水及电解质紊乱,严重时导致休克。故应严密监测病人生命体征、意识、尿量的变化;有无口渴、口唇干燥、皮肤弹性下降、尿量减少、神志淡漠等脱水表现;有无肌肉无力、腹胀、肠鸣音减弱、心律失常等低钾血症的表现;监测血生化指标的变化。

(2) 补充水分和电解质:及时遵医嘱给予液体、电解质、营养物质,以满足病人的生理需要量,补充额外丢失量,恢复和维持血容量。一般可经口服补液,严重腹泻伴恶心与呕吐、禁食或全身症状显著者经静脉补充水分和电解质。注意输液速度的调节。老年病人尤其应及时补液并注意输液速度,因老年人易因腹泻发生脱水,也易因输液速度过快引起循环衰竭。

【评价】

1. 病人的腹泻及其伴随症状减轻或消失。
2. 机体获得足够的热量、水电解质和各种营养物质,营养状态改善。
3. 生命体征正常,无失水、电解质紊乱的表现。

四、吞咽困难

吞咽困难(dysphagia)指固体或液体食物从口腔运送至胃的过程中受阻而产生咽部、胸骨后的梗阻感或停滞感。按吞咽困难的部位可分为口咽性吞咽困难和食管性吞咽困难两类。多见于咽、食管及食管周围疾病,如咽部脓肿、食管癌、胃食管反流病、贲门失弛缓症,风湿性疾病如系统性硬化症累及食管,神经系统疾病,以及纵隔肿瘤、主动脉瘤等压迫食管。

五、嗳气

嗳气(eructation)指消化道内气体(主要来自食管和胃)从口腔溢出,气体经咽喉时发出特殊声响,有时伴有特殊气味,俗称"打饱嗝",多提示胃内气体较多。频繁嗳气可与精神因素、进食过急过快、饮用含碳酸类饮料或酒类有关,也可见于胃食管反流病、食管裂孔疝、慢性胃炎、消化性溃疡、功能性消化不良、胆道疾病等。

六、反酸

反酸(acid regurgitation)指酸性胃内容物反流至口咽部,口腔感觉到酸性物质。常伴有烧灼感、胸骨后疼痛、吞咽痛、吞咽困难以及间歇性声嘶、慢性咳嗽等呼吸道症状,不伴有恶心、干呕。多由于食管括约肌功能不全或食管蠕动功能异常、胃酸分泌过多引起,多见于胃食管反流病和消化性溃疡。

七、灼热感或烧心感

灼热感或烧心感(heartburn)是一种胸骨后或剑突下的烧灼感,由胸骨下段向上延伸,常伴有反酸,主要由于炎症或化学刺激作用于食管黏膜而引起。常见于胃食管反流病和消化性溃疡,也可发生于急性心肌梗死和心绞痛。

八、畏食或食欲缺乏

畏食或食欲缺乏(anorexia)指惧怕进食或缺乏进食的欲望。多见于消化系统疾病如消化系统肿瘤、慢性胃炎、肝炎等,也见于全身性或其他系统疾病如严重感染、肺结核、尿毒症、垂体功能减退等。严重食欲缺乏称为厌食,可导致营养不良。

九、腹胀

腹胀(abdominal distention)是一种腹部胀满、膨隆的不适感觉,可由胃肠道积气(flatulence)、积食或积粪、腹水、气腹、腹腔内肿物、胃肠功能紊乱、胃肠道梗阻等引起,亦可由低钾血症所致。当胃肠道积气量超过气体被吸收和排出的量时,可出现腹胀感。腹水超过 1 000ml 时,亦出现腹胀不适。

十、便秘

便秘(constipation)指排便频率减少,1 周内排便次数少于 3 次,排便困难,大便干结数量少,便后

Note :

仍有便意,可伴有肛门疼痛、肛裂、痔疮,常可在左下腹乙状结肠部位触及条索状物。部分正常人习惯于隔几天排便 1 次,但无排便困难和大便干结,故不能以每天排便 1 次作为正常排便的标准。当便秘持续超过 12 周为慢性便秘。引起便秘的常见因素有:①结肠肛门疾病,如先天性巨结肠、手术、肿瘤等引起肠腔狭窄,盆底失弛缓综合征、直肠内折叠等引起的出口梗阻,肛裂痔疮等;②神经精神疾病如脑梗死、截瘫、抑郁,内分泌与代谢疾病,腹部疾病;③长期服用刺激性泻药或其他可引起肠道应激下降的药物;④不良生活习惯,进食量过少或食物缺乏纤维素、水分,久坐、卧床,不良排便习惯;⑤社会心理因素,如人际关系紧张、生活规律改变、突发事件影响等。

十一、黄疸

黄疸(jaundice)是由于血清中胆红素升高,致使皮肤、黏膜和巩膜发黄的体征。正常胆红素最高为 17.1μmol/L,胆红素在 34.2μmol/L 以下时,黄疸不易觉察,称为隐性黄疸;超过 34.2μmol/L 时临床出现黄疸。常分为肝细胞性黄疸、胆汁淤积性黄疸和溶血性黄疸。肝细胞性黄疸和胆汁淤积性黄疸主要见于消化系统疾病,如肝炎、肝硬化、胆道阻塞;溶血性黄疸见于各种原因引起的溶血,如溶血性疾病、不同血型输血导致的溶血等。

十二、呕血与黑便

呕血(hematemesis)与黑便(melena)见于上消化道疾病(如食管、胃、十二指肠、胆和胰腺疾病)或全身性疾病导致的上消化道出血,常见病因为消化性溃疡、急性糜烂出血性胃炎、食管胃底静脉曲张破裂和胃癌。上消化道出血者均有黑便,但不一定有呕血。出血部位在幽门以上者常有呕血和黑便,在幽门以下者可仅表现为黑便。但出血量少而速度慢的幽门以上病变亦可仅见黑便,而出血量大、速度快的幽门以下病变可因血液反流入胃,引起恶心、呕吐而出现呕血。

呕血与黑便的颜色、性质亦与出血量和速度有关。呕血呈鲜红色或血块提示出血量大且速度快,血液在胃内停留时间短,未经胃酸充分混合即呕出;如呕血呈棕褐色咖啡渣样,则表明血液在胃内停留时间长,经胃酸作用形成酸性血红蛋白所致。柏油样黑便,黏稠而发亮,是因血红蛋白中铁与肠内硫化物作用形成硫化铁所致;当出血量大且速度快时,血液在肠内推进快,粪便可呈暗红色甚至鲜红色,需与下消化道出血鉴别;反之,空肠、回肠的出血如出血量不大,在肠内停留时间较长,也可表现为黑便,需与上消化道出血鉴别。

(冯晓玲 尤黎明)

第三节 胃食管反流病

胃食管反流病(gastroesophageal reflux disease,GERD)指胃、十二指肠内容物反流入食管引起烧心等症状,以及引起咽喉、气管等食管邻近组织损害的疾病。根据是否导致食管黏膜的糜烂、溃疡,分为反流性食管炎(reflux esophagitis,RE)和非糜烂性反流病(nonerosive reflux disease,NERD)。该病欧美国家患病率为 10%~20%,亚洲地区患病率约 5%。男女发病无差异,随年龄增长患病率增加。

【病因与发病机制】

胃食管反流病是由多种因素引起的以食管下括约肌(lower esophageal sphincter,LES)功能障碍为主的胃食管动力障碍性疾病,其主要发病机制是抗反流防御机制减弱和反流物对食管黏膜攻击作用的结果。

1. 食管抗反流防御机制减弱

(1)抗反流屏障功能减弱:LES 是食管和胃连接处抗反流的高压带,能防止胃内容物反流入食管。当 LES 功能异常时,可引起 LES 压下降,从而导致胃食管反流。导致 LES 压降低的因素包括:①贲门失弛缓症术后;②某些激素,如缩胆囊素、胰高血糖素、血管活性肠肽等;③某些食物,如高脂肪、巧克力等;④某些药物,如钙通道阻滞药、地西泮等。导致 LES 压相对降低的因素包括:①腹内压增高,如妊娠、腹水、呕吐、负重劳动等;②胃内压增高,如胃扩张、胃排空延迟等。另外,一过性 LES 松弛也是近年研究发现引起胃食管反流的一个重要因素。

（2）食管对胃反流物的廓清能力障碍:正常情况下,一旦发生胃食管反流,大部分反流物通过1~2 次食管自发和继发性蠕动性收缩将食管内容物排入胃内,即容量清除,是食管廓清的主要方式。剩余的则由唾液缓慢中和。故食管蠕动和唾液产生的异常也参与胃食管反流病的致病作用,常见疾病如干燥综合征等。

（3）食管黏膜屏障作用下降:反流物进入食管后,食管借助上皮表面黏液、不移动水层和表面 HCO_3^-、复层鳞状上皮等构成的上皮屏障,以及黏膜下丰富的血液供应构成的后上皮屏障,发挥其抗反流物对食管黏膜损伤的作用。因此,任何导致食管黏膜屏障作用下降的因素,如长期吸烟、刺激性食物或药物等将削弱食管黏膜屏障功能。

2. **反流物对食管黏膜的攻击作用**　当食管抗反流防御机制减弱时,反流物刺激和损害食管黏膜,其中胃酸与胃蛋白酶是反流物中损害食管黏膜的主要成分。非结合胆盐、胰酶是胆汁反流物的主要攻击因子。

【临床表现】

胃食管反流病的临床表现多样,轻重不一,主要表现有:

1. **食管症状**

（1）典型症状:烧心和反流是本病最常见、最典型症状。常在餐后 1 小时出现,卧位、弯腰或腹压增高时可加重,部分病人烧心和反流症状可在夜间入睡时发生。

（2）非典型症状:胸痛、上腹痛、吞咽困难、嗳气等为胃食管反流病的不典型症状。胸痛由反流物刺激食管引起,发生在胸骨后,可放射至心前区、后背、肩部、颈部、耳后等,酷似心绞痛,可伴有或不伴有烧心和反流。吞咽困难呈间歇性,进食固体或液体食物均可发生,少数病人吞咽困难由食管狭窄引起,呈持续性或进行性加重。

2. **食管外症状**　由反流物刺激或损伤食管以外的组织或器官引起,如咽喉炎、慢性咳嗽、哮喘、严重者可发生吸入性肺炎,甚至出现肺间质纤维化。部分病人诉咽部不适,有异物感、棉团感或堵塞感,但无真正吞咽困难,称为癔球症。

3. **并发症**　主要有上消化道出血、食管狭窄、巴雷特(Barrett)食管。

【实验室及其他检查】

1. **胃镜检查**　是诊断反流性食管炎最准确的方法,并能判断其严重程度和有无并发症,结合活检可与其他原因引起的食管炎或食管癌等其他食管病变相鉴别。

2. **24 小时食管 pH 监测**　是诊断胃食管反流病的重要检查方法。常用的观察指标有 24 小时内 pH 小于 4 的总百分时间、pH 小于 4 的次数、持续 5 分钟以上的反流次数以及最长反流时间等。

3. **X 线食管钡餐造影**　对诊断反流性食管炎敏感性不高。对不愿接受或不能耐受胃镜检查者可行该检查,可排除食管癌等其他食管疾病,可发现严重反流性食管炎阳性 X 线征。

4. **食管滴酸试验**　该检查协助食管炎的诊断。在滴酸过程中,出现胸骨后疼痛或烧心的病人为阳性,且多在滴酸的最初 15 分钟内出现。试验阳性者,高度提示食管炎。

5. **食管测压**　可测定 LES 的长度和部位、LES 压、LES 松弛压、食管体部压力及食管上括约肌压力等。LES 压<6mmHg 易导致反流。

Note:

知 识 拓 展

胃食管反流病的问卷评估

胃食管反流病问卷(gastroesophageal reflux disease questionnaire,GerdQ)(表4-1)可作为胃食管反流病的辅助诊断工具。该问卷评估是基于病人回忆就诊前7天内症状出现的天数进行评分,评估简单有效,诊断胃食管反流病的灵敏度为65%,特异度为71%,各项得分加和总分≥8分提示胃食管反流病。

表4-1 胃食管反流病的问卷评估

问题	症状评分			
	0 天	1 天	2~3 天	4~7 天
1. 过去7天中,您出现烧心(胸骨后烧灼感)症状的天数?	0	1	2	3
2. 过去7天中,您感觉有胃内液体或食物反流至您的喉咙或口腔的天数?	0	1	2	3
3. 过去7天中,您感到上腹中部疼痛的天数?	0	1	2	3
4. 过去7天中,您感到恶心的天数?	0	1	2	3
5. 过去7天中,您因为烧心和/或反流而夜间睡眠不好的天数?	0	1	2	3
6. 过去7天中,除医生嘱咐用的药物外,您额外服药(如碳酸钙/氢氧化铝)以缓解烧心和/或反流的天数?	0	1	2	3

【诊断要点】

病人出现典型的烧心和反流症状,胃镜检查如发现有反流性食管炎并能排除其他原因引起的食管病变,本病诊断成立。对有典型症状而胃镜检查阴性者,行24小时食管pH监测,证实有食管过度酸反流,则诊断成立;或采用质子泵抑制剂(proton pump inhibitor,PPI)试验:服用奥美拉唑20mg,2次/d,疗程2~4周,治疗最后1周如症状消失或仅有1次轻度反流症状,则PPI试验阳性。

【治疗要点】

治疗目的是控制症状、治愈食管炎、减少复发和防治并发症。

1. **一般治疗** 改变生活方式是治疗胃食管反流病的基础,应贯穿于整个治疗过程,包括戒烟限酒,减轻体重,睡前不进食,避免降低LES压的食物、药物及使胃排空延迟的药物。

2. **药物治疗**

(1) 抑酸药:①PPI,抑酸起效快,作用持久,是胃食管反流病治疗的首选药物,适用于症状重、有严重食管炎的病人,如奥美拉唑、兰索拉唑、泮托拉唑等;②H_2受体拮抗药,抑酸持续时间短,病人容易快速耐受,适用于轻症和中症病人,如西咪替丁、雷尼替丁等。

(2) 促胃肠动力药:如多潘立酮、莫沙必利、依托必利等,这类药物适用于轻症或作为抑酸药联用的辅助药物。

(3) 抗酸药:如铝碳酸镁、碳酸氢钠、氢氧化铝等,仅用于症状轻、间歇发作病人临时缓解症状。

(4) 抗抑郁或焦虑药物:食管对酸的高敏感性是难治性胃食管反流病的重要发病机制之一,对久治不愈或反复发作的病人,应考虑精神心理因素的可能性,在专业医生的指导下应用相关药物,包括三环类抗抑郁药和选择性5-羟色胺再摄取抑制剂等。

3. **内镜及手术治疗** 目前用于胃食管反流病的内镜下治疗手段主要分为射频治疗、内镜下胃腔内缝合/折叠治疗、内镜下注射或植入技术等。抗反流手术能减少反流次数及控制反流症状,当病人存在病理性酸反流,药物抑酸不足或药物治疗有效但不愿意长期服用药物者可考虑手术。胃底折叠术是目前常用抗反流手术方式。

4. 并发症治疗　并发食管狭窄者可行胃镜下食管扩张治疗,术后长程 PPI 维持治疗。Barrett 食管病人使用 PPI 长程维持治疗,定期随访,以便早期发现癌变。

【常用护理诊断/问题、措施及依据】

疼痛:胸痛　与胃、十二指肠内容物反流刺激食管黏膜有关。

(1) 病情观察:注意观察病人疼痛部位、性质、程度、持续时间及伴随症状,及时发现和处理异常情况。

(2) 减少或避免诱因:①避免应用降低 LES 压的药物及引起胃排空延迟的药物如激素、抗胆碱能药物、茶碱、地西泮、钙通道阻滞药等;②LES 结构或功能异常的病人,进食后不宜立即卧床,睡前 2 小时内避免进食,睡眠时将床头抬高 15~20cm;③避免进食使 LES 压降低的食物,如高脂肪、巧克力、咖啡、浓茶等;④注意减少引起腹内压增高的因素,如肥胖、便秘、紧束腰带等;⑤戒烟禁酒。

(3) 指导并协助病人减轻疼痛:①保持环境安静,取舒适体位,避免不良刺激;②指导病人放松和转移注意力的技巧,如深呼吸、听音乐、渐进性肌肉放松等;③安慰病人,促进其情绪稳定,必要时进行心理疏导。

(4) 用药护理:遵医嘱使用抑酸药、促胃肠动力药、抗酸药等。用药方法及护理详见本章第五节"消化性溃疡"的有关内容。

【其他护理诊断/问题】

1. 舒适度减弱　与反流物刺激食管或食管邻近组织、器官有关。

2. 焦虑　与病情慢性迁延反复、生活质量受影响有关。

【健康指导】

1. 疾病知识指导　向病人及家属介绍胃食管反流病的危险因素并指导其改变有关的生活习惯,如避免摄入过多高脂肪食物;鼓励病人咀嚼口香糖,增加唾液分泌,以中和反流物;控制体重,减少由于腹部脂肪过多引起的腹压增高;避免重体力劳动和高强度体育运动等。

2. 用药指导与病情监测　指导病人严格按医嘱足量足疗程治疗用药,避免随意减药或停药。平时自备铝碳酸镁、硫糖铝等碱性药物,出现不适症状时可服用。定期复诊,病情变化或加重随时就诊。对伴有 Barrett 食管者,定期接受内镜检查。

3. 心理健康指导　该病特点是病情慢性迁延反复,病人常出现不良情绪,应帮助病人消除顾虑,建立战胜疾病信心。

【预后】

该病预后个体差异大,内科治疗可以缓解多数病人症状,但往往症状反复,病程迁延。

（罗　健）

第四节　胃　　炎

胃炎(gastritis)是指胃内各种刺激因素引起胃黏膜的炎症反应,显微镜下表现为组织学炎症。根据病理生理和临床表现,胃炎可分为急性胃炎、慢性胃炎和特殊类型胃炎。特殊类型胃炎种类很多,由不同病因所致,临床上较少见,如感染性胃炎、化学性胃炎、Ménétrier 病等。急性胃炎与慢性胃炎临床最常见,本节予以重点阐述。

一、急性胃炎

急性胃炎（acute gastritis）指各种病因引起的胃黏膜急性炎症。内镜检查可见胃黏膜充血、水肿、糜烂和出血等一过性病变,组织学上通常可见中性粒细胞浸润。急性糜烂出血性胃炎（acute erosive hemorrhagic gastritis）是临床最常见的急性胃炎,以胃黏膜多发性糜烂为特征的急性胃黏膜病变,常伴有胃黏膜出血,可伴有一过性浅表溃疡形成。

【病因与发病机制】

1. **应激**　如严重创伤、手术、多器官衰竭、败血症、精神紧张等,可致胃黏膜微循环障碍、缺氧,黏液分泌减少,局部前列腺素合成不足,屏障功能损坏;也可增加胃酸分泌,大量 H^+ 反渗,损伤血管和黏膜,引起糜烂和出血。

2. **药物**　常引起胃黏膜炎症的药物是非甾体抗炎药（nonsteroidal anti-inflammatory drug,NSAID）,如阿司匹林、吲哚美辛,某些抗肿瘤化疗药、铁剂或氯化钾口服液等。这些药物可直接损伤胃黏膜上皮层,其中 NSAID 可通过抑制胃黏膜生理性前列腺素的合成,削弱胃黏膜的屏障作用。

3. **酒精**　乙醇具有的亲脂和溶脂性能,可导致胃黏膜糜烂、出血,但炎症细胞浸润多不明显。

4. **创伤和物理因素**　大剂量放射线照射等可导致胃黏膜糜烂、出血甚至溃疡。

【临床表现】

常有上腹痛、腹胀、恶心、呕吐和食欲缺乏等;重者可有呕血、黑便、脱水、酸中毒或休克;NSAID 所致者多数无症状或仅在胃镜检查时发现,少数有症状者主要表现为上腹不适或隐痛。

【实验室及其他检查】

1. **粪便检查**　粪便隐血试验阳性。

2. **胃镜检查**　由于胃黏膜修复很快,当临床提示本病时,应尽早行胃镜检查。镜下可见胃黏膜糜烂、出血灶和浅表溃疡,表面附有黏液和炎性渗出物（文末彩图 4-2）。一般应激所致的胃黏膜病损以胃体、胃底为主,而 NSAID 或酒精所致者则以胃窦为主。

【诊断要点】

近期服用 NSAID 等药物、严重疾病状态或大量饮酒者,如出现呕血和/或黑便应考虑本病,确诊有赖于胃镜检查。

【治疗要点】

针对病因和原发疾病采取防治措施。处于急性应激状态者在积极治疗原发病的同时,应使用抑制胃酸分泌或具有胃黏膜保护作用的药物,以预防急性胃黏膜损害的发生;药物引起者应立即停用药物。常用 H_2 受体拮抗药或质子泵抑制剂抑制胃酸分泌,或硫糖铝和米索前列醇等保护胃黏膜。发生上消化道大出血时治疗详见本章第十四节"上消化道出血"。

【常用护理诊断/问题、措施及依据】

1. **知识缺乏**: 缺乏有关本病的病因及防治知识。

（1）评估病人对疾病的认识程度:鼓励病人对本病及其治疗、护理计划提问,了解病人对疾病病因、治疗及护理的认识,帮助病人寻找并及时去除发病因素,控制病情的进展。

（2）休息与活动:病人应注意休息,减少活动,对应激造成急性胃炎者应卧床休息。同时要做好病人的心理疏导,保证身、心两方面得到充分的休息。

Note:

（3）饮食护理：进食应定时、有规律，不可暴饮暴食，避免辛辣刺激食物。一般进少渣、温凉半流质饮食。如有少量出血可给牛奶、米汤等流质食物以中和胃酸，有利于黏膜的修复。急性大出血或呕吐频繁时应禁食。

（4）用药护理：指导正确使用阿司匹林、吲哚美辛等对胃黏膜有刺激的药物，必要时应用抑制胃酸分泌药物、胃黏膜保护药。用药方法及护理详见本章第五节"消化性溃疡"。

2. 潜在并发症：上消化道出血。

具体护理措施见本章第十四节"上消化道出血"。

【其他护理诊断/问题】

1. **营养失调：低于机体需要量** 与消化不良、少量持续出血有关。
2. **焦虑** 与消化道出血及病情反复有关。

【健康指导】

向病人及家属介绍急性胃炎的有关知识、预防方法和自我护理措施。根据病人的病因及具体情况进行指导，如避免使用对胃黏膜有刺激的药物，必须使用时应同时服用抑制胃酸分泌的药物；进食要规律，避免过冷、过热、辛辣等刺激性食物与浓茶、咖啡等饮料；嗜酒者应戒酒，防止乙醇损伤胃黏膜；注意饮食卫生，生活要有规律，保持轻松愉快的心情。

【预后】

多数胃黏膜糜烂和出血可自行愈合及止血；少数病人黏膜糜烂可发展为溃疡，并发症增加，但通常对药物治疗反应良好。

二、慢性胃炎

慢性胃炎（chronic gastritis）指多种病因引起的慢性胃黏膜炎症病变。幽门螺杆菌（Helicobacter pylori，Hp）感染是最常见的病因。其患病率一般随年龄增长而增加，中年以上病人常见。

知 识 拓 展

幽门螺杆菌的发现

幽门螺杆菌（Hp）是人类最古老也是最亲密的伙伴之一，然而科学家却花了一个多世纪才认清它。早在1875年，德国解剖学家就发现人类的胃黏膜层里存在一种螺旋菌，但因为无法培养出纯系菌株，这项结果未受重视。

1979年4月，澳大利亚珀斯皇家医院病理科医生Robin Warren在一份胃黏膜活体标本中，意外地发现一条奇怪的"蓝线"，他用高倍显微镜观察，发现"蓝线"竟然是由无数紧粘着胃上皮的细菌组成。此后，他发现在近一半的慢性胃炎胃窦黏膜标本中能见到这种细菌，因此Robin Warren认为这种细菌与胃炎和胃溃疡关系很密切。当时的医学界认为，压力和生活方式等是导致胃溃疡的主要原因，几乎没人支持他的观点。

1982年4月Robin Warren与临床医生Barry Marshall合作在微氧的条件下培养出Hp。为了获得这种细菌致病的证据，Barry Marshall与另外一名医生自愿进行服食细菌的人体试验，并都发生了胃炎。Robin Warren在Barry Marshall的配合下，最终于1982年确认了Hp的存在及其在胃炎、消化性溃疡等疾病中扮演的角色。这一发现革命性地改变了人们对胃炎等疾病的认识，大幅提高了胃炎、消化性溃疡病人彻底治愈的机会，开辟了人类胃肠道疾病研究的新纪元。两位澳大利亚科学家因此分享了2005年诺贝尔生理学或医学奖。

Note:

【病因与发病机制】

1. **Hp 感染**　是慢性胃炎最主要的病因,其机制是:①Hp 具有鞭毛结构,可在胃内黏液层中自由活动,并依靠其黏附素与胃黏膜上皮细胞紧密接触,直接侵袭胃黏膜;②Hp 所分泌的尿素酶,能分解尿素产生 NH_3,中和胃酸,既形成了有利于 Hp 定居和繁殖的中性环境,又损伤了上皮细胞膜;③Hp 能产生细胞毒素,使上皮细胞空泡变性,造成黏膜损害和炎症;④Hp 的菌体胞壁还可作为抗原诱导自身免疫反应,后者损伤胃上皮细胞。

2. **十二指肠胃反流**　与各种原因引起的胃肠道动力异常、肝胆道疾病及远端消化道梗阻有关。长期反流,可导致胃黏膜慢性炎症。

3. **药物和毒物**　服用 NSAID 可破坏黏膜屏障。许多毒素也可能损伤胃,其中酒精最为常见。酒精和 NSAID 两者联合作用对胃黏膜会产生更强的损伤。

4. **自身免疫**　自身免疫性胃炎以富含壁细胞的胃体黏膜萎缩为主。壁细胞损伤后能作为自身抗原刺激机体的免疫系统而产生相应的壁细胞抗体和内因子抗体,破坏壁细胞,使胃酸分泌减少乃至缺失,还可影响维生素 B_{12} 吸收,导致恶性贫血。本病在北欧发病率较高。

5. **年龄因素和其他**　老年人胃黏膜可出现退行性改变,加之 Hp 感染率较高,使胃黏膜修复再生功能降低,炎症慢性化,上皮增殖异常及胃腺体萎缩。

【病理】

慢性胃炎病理变化是胃黏膜损伤和修复这对矛盾作用的结果,组织学上表现为炎症、化生、萎缩及异型增生。①炎症:以淋巴细胞、浆细胞为主的慢性炎症细胞浸润,初在黏膜浅层,即黏膜层的上 1/3,称浅表性胃炎(superficial gastritis)。病变继续发展,可波及黏膜全层。②化生(metaplasia):长期慢性炎症使胃黏膜表层上皮和腺上皮被杯状细胞和幽门腺细胞所取代。其分布范围越广,发生胃癌的危险性越高。③萎缩(atrophy):病变扩展至腺体深部,腺体破坏、数量减少,固有层纤维化,黏膜变薄。根据是否伴有化生而分为非化生性萎缩与化生性萎缩,以胃角为中心,波及胃窦及胃体的多灶萎缩发展为胃癌的风险增加。④异型增生(dysplasia):又称不典型增生,是细胞在再生过程中过度增生和分化缺失,增生的上皮细胞拥挤、有分层现象,核增大失去极性,有丝分裂象增多,腺体结构紊乱。异型增生是胃癌的癌前病变,根据异型程度分为轻、中、重三度,轻度者常可逆转为正常表现。在慢性炎症向胃癌的进程中,化生与萎缩被视为胃癌前状态。

【临床表现】

慢性胃炎病程迁延,进展缓慢,缺乏特异性症状。70%～80%的病人无明显症状,部分有上腹痛或不适、食欲缺乏、饱胀、嗳气、反酸、恶心和呕吐等非特异性的消化不良的表现,症状常与进食或食物种类有关。少数可有少量上消化道出血。自身免疫性胃炎病人可出现明显畏食、贫血和体重减轻。体征多不明显,有时可有上腹轻压痛。

【实验室及其他检查】

1. **胃镜及胃黏膜活组织检查**　是最可靠的诊断方法。通过胃镜在直视下观察黏膜病损。慢性非萎缩性胃炎可见红斑(点、片状或条状)、黏膜粗糙不平、出血点/斑;慢性萎缩性胃炎可见黏膜呈颗粒状、黏膜血管显露、色泽灰暗、皱襞细小(文末彩图 4-3)。两种胃炎皆可伴有糜烂、胆汁反流。在充分活组织检查基础上以病理组织学诊断明确病变类型,并可检测 Hp。

知 识 拓 展

内镜的发展过程

内镜的出现可追溯至两百多年前,1795年Bozzine首次利用铜管制作内镜观察到了直肠和子宫的内腔。1868年Kussmual受演艺者吞剑表演的启发,用直的金属管放入演艺者的胃内,并用Desormenx设计的灯照明,制成了第一台食管胃镜。

1957年美国Hirschowitz首次报告了纤维光学胃十二指肠镜,标志着医用内镜进入了新时代。由于纤维内镜细而柔软,头部有弯曲构件,可顺利插入人体回转曲折的内腔。利用纤维光束的导光性能,采用外部冷光源,能发现细小的病灶。

美国Welch Allyn首先成功研制了电子内镜,镜头装有光敏感集成电路块,以其作为微型电视摄像机,把探查到的图像以电子信号的方式,通过内镜传至电视信息处理机,从而把电子信号转变成电视显像机上可看到的图像,配置的彩色图像扫描装置可将所观察到的内腔病变即时扫描成像并保存。

近年来相继出现了超声内镜、放大内镜等新型内镜。现在内镜不但用于诊断,还可用于治疗性操作。

2. **Hp检测** 可通过侵入性(如快速尿素酶测定、组织学检查等)和非侵入性(如^{13}C或^{14}C尿素呼气试验等)方法检测Hp。

3. **血清学检查** 自身免疫性胃炎时,抗壁细胞抗体和抗内因子抗体可呈阳性,血清促胃液素水平明显升高。多灶萎缩性胃炎时,血清促胃液素水平正常或偏低。

4. **胃液分析** 自身免疫性胃炎时,胃酸缺乏;多灶萎缩性胃炎时,胃酸分泌正常或偏低。

【诊断要点】

病程迁延,确诊有赖于胃镜及胃黏膜组织病理学检查。Hp检测有助于病因诊断。

【治疗要点】

1. **Hp相关胃炎** 单独应用表4-2中所列药物,均不能有效根除Hp。这些抗生素在酸性环境下不能正常发挥其抗菌作用,需要联合质子泵抑制剂(PPI)抑制胃酸后,才能使其发挥作用。常用的联合方案有:1种PPI+2种抗生素,或1种铋剂+2种抗生素,疗程7~14天。由于各地抗生素耐药情况不同,抗生素及疗程的选择应视当地耐药情况而定。

表4-2 具有杀灭和抑制Hp作用的药物

种类	药品
抗生素	克拉霉素、阿莫西林、甲硝唑、替硝唑、喹诺酮类抗生素、呋喃唑酮、四环素
PPI	埃索美拉唑、奥美拉唑、兰索拉唑、泮托拉唑、雷贝拉唑
铋剂	枸橼酸铋钾、果胶铋、次碳酸铋

2. **对症处理** 根据病因给予对症处理。如因非甾体抗炎药引起,应停药并给予抗酸药;如因胆汁反流,可用氢氧化铝凝胶来吸附,或予以硫糖铝及胃动力药以中和胆盐,防止反流;有胃动力学改变,可服用多潘立酮、西沙必利等。

3. **自身免疫性胃炎的治疗** 目前尚无特异治疗,有恶性贫血者需终身注射维生素B_{12}。

4. **癌前情况处理** 在根除Hp的前提下,适量补充复合维生素和含硒药物等。对药物不能逆转的局灶中、重度不典型增生,在确定没有淋巴结转移时,可在胃镜下行黏膜下剥离术,并应视病情定期随访。

【常用护理诊断/问题、措施及依据】

1. 疼痛：腹痛　与胃黏膜炎性病变有关。

（1）**休息与活动**:指导病人急性发作时应卧床休息,并可用转移注意力,做深呼吸等方法来减轻焦虑,缓解疼痛。病情缓解时,进行适当的锻炼,以增强机体抗病力。

（2）**热敷**:用热水袋热敷胃部,以解除胃痉挛,减轻腹痛。

（3）**用药护理**:遵医嘱给病人清除 Hp 感染治疗时,注意观察药物的疗效及不良反应。

1）**胶体铋剂**:胶体次枸橼酸铋(colloidal bismuth subcitrate,CBS)为常用制剂,因其在酸性环境中方起作用,故宜在餐前半小时服用。服 CBS 过程中可使齿、舌变黑,可用吸管直接吸入。部分病人服药后出现便秘和粪便变黑,停药后可自行消失。少数病人有恶心、一过性血清转氨酶升高等,极少出现急性肾损伤。

2）**抗菌药物**:阿莫西林服用前应询问病人有无青霉素过敏史,应用过程中注意有无迟发性过敏反应的出现,如皮疹。甲硝唑可引起恶心、呕吐等胃肠道反应,应在餐后半小时服用,并可遵医嘱用甲氧氯普胺、维生素 B_{12} 等拮抗。

2. 营养失调：低于机体需要量　与畏食、消化吸收不良等有关。

（1）**饮食治疗原则**:向病人说明摄取足够营养素的重要性,鼓励病人以少食多餐方式进食,以高热量、高蛋白、高维生素、易消化的饮食为原则。避免摄入过咸、过甜、过辣的刺激性食物。

（2）**制订饮食计划**:与病人共同制订饮食计划,指导病人及家属改进烹饪技巧,增加食物的色、香、味,刺激病人食欲。胃酸低者食物应完全煮熟后食用,以利于消化吸收,并可给刺激胃酸分泌的食物,如肉汤、鸡汤等;高胃酸者应避免进酸性、多脂肪食物。

（3）**营养状态评估**:观察并记录病人每天进餐次数、量、品种,以了解其摄入的营养素能否满足机体需要。定期测量体重,监测有关营养指标的变化,如血红蛋白浓度、血清白蛋白等。

【其他护理诊断/问题】

1. 焦虑　与病情反复、病程迁延有关。

2. 知识缺乏：缺乏有关慢性胃炎病因和预防的知识。

【健康指导】

1. 疾病知识指导　向病人及家属介绍本病的有关病因,指导病人避免诱发因素。教育病人保持良好的心理状态,平时生活要有规律,合理安排工作和休息时间,注意劳逸结合,积极配合治疗。

2. 饮食指导　食物应多样化,避免偏食,注意补充多种营养物质;不吃霉变食物;少吃熏制、腌制、富含硝酸盐和亚硝酸盐的食物,多吃新鲜食物;避免过于粗糙、浓烈、辛辣食物及大量长期饮酒、吸烟。Hp 主要在家庭内传播,避免导致母婴传播的不良喂食习惯,并提倡分餐制减少感染 Hp 的机会。

3. 用药指导　根据病人的病因、具体情况进行指导,如避免使用对胃黏膜有刺激的药物,必须使用时应同时服用抑制胃酸分泌药物或胃黏膜保护药;介绍药物的不良反应,如有异常及时复诊,定期门诊复查。

【预后】

慢性胃炎长期持续存在,但多数病人无症状。少数慢性非萎缩性胃炎可演变为慢性多灶萎缩性胃炎,极少数慢性多灶萎缩性胃炎经长期演变可发展为胃癌。15% ~ 20% Hp 感染引起的慢性胃炎会发生消化性溃疡。

（吕爱莉）

第五节　消化性溃疡

 ———————————— 导入案例与思考 ————————————

　　刘某,男,38 岁,职员。以"间断性上腹痛 4 年,加重 1 周"主诉入院。病人 4 年前因饮食不当后出现上腹部灼痛,伴恶心、嗳气,无呕吐。自行服用"胃药"后症状可缓解。此后常于秋冬、冬春交替季节或工作繁忙时出现上述症状,空腹时疼痛加重,进食后可缓解。发作期间体重略有下降,无反酸,无发热。1 周前因工作压力较大,劳累后再次出现上述症状,且较前加重,为进一步诊治到我院就诊,拟诊"消化性溃疡"收入我科。既往体健,否认疫区旅居史及传染性疾病接触史,吸烟 10 年。

　　请思考:

　　1. 为明确诊断,需做哪些实验室及其他检查?

　　2. 病人快速尿素酶测定结果显示 Hp 阳性。治疗上首选什么药物? 疗程是多少天?

　　3. 病人目前的主要护理诊断/问题及依据是什么? 相应的护理措施有哪些?

　　消化性溃疡(peptic ulcer)指胃肠道黏膜发生的炎性缺损,通常与胃液的胃酸和消化作用有关,病变穿透黏膜肌层或达更深层次,可发生于食管、胃、十二指肠、胃空肠吻合口附近以及含有胃黏膜的梅克尔(Meckel)憩室。胃溃疡(gastric ulcer,GU)和十二指肠溃疡(duodenal ulcer,DU)最为常见。

　　本病是全球性常见病,可发生于任何年龄。全世界约有 10% 的人一生中患过此病。临床上 DU 较 GU 多见,两者之比约为 3:1。DU 好发于青壮年,GU 多见于中老年。男性患病较女性多。秋冬和冬春之交是本病的好发季节。

【病因与发病机制】

　　胃、十二指肠黏膜具有一系列防御和修复机制,包括黏液/碳酸氢盐、黏膜屏障、丰富的血流、上皮细胞更新、前列腺素和表皮生长因子等。所以在正常情况下,胃、十二指肠黏膜在接触有强侵蚀力的高浓度胃酸和能水解蛋白质的胃蛋白酶并受到微生物、胆盐、酒精、药物与其他有害物质侵袭后依然能够维持黏膜的完整性。消化性溃疡发生是由于对胃、十二指肠黏膜有损害作用的侵袭因素(aggressive factors)与黏膜自身防御/修复因素(defensive/repairing factors)之间失去平衡,胃酸和胃蛋白酶对黏膜产生自我消化。如果将黏膜屏障比喻为"屋顶",胃酸、胃蛋白酶比喻为"酸雨",漏"屋顶"遇上虽然不大的"酸雨"或过强的"酸雨"腐蚀了正常的"屋顶"都可能导致消化性溃疡发生。部分导致消化性溃疡发病的病因既可以损坏"屋顶",又可增加"酸雨"。GU 主要是防御/修复因素减弱,DU 则主要是侵袭因素增强。现将这些病因及导致溃疡发生的机制分述如下:

　　1. 胃酸和胃蛋白酶　正常人胃黏膜约有 10 亿壁细胞,每小时泌酸约 22mmol。DU 病人壁细胞总数平均为 19 亿,每小时泌酸约 42mmol,比正常人高 1 倍左右。胃蛋白酶是 PU 发病的另一个重要因素,其活性取决于胃液 pH,当胃液 pH>4 时,胃蛋白酶便失去活性,因此胃酸在其中起决定性作用,是溃疡形成的直接原因。

　　2. Hp 感染　确认 Hp 感染是消化性溃疡的重要病因,主要证据为:①消化性溃疡病人 Hp 检出率显著高于对照组的普通人群;②对消化性溃疡病人应用根除 Hp 治疗后,其溃疡复发率明显下降,证明 Hp 感染与溃疡形成密切相关。但为何在感染 Hp 的人群中仅 15% 左右的人发生消化性溃疡,一般认为这是 Hp(不同毒力菌株)、宿主(遗传及机体状态)和环境因素三者相互作用结果不同所致。

　　3. 药物　长期服用非甾体抗炎药(NSAID)、糖皮质激素、氯吡格雷、化疗药物、双膦酸盐、西罗莫司等药物的病人可以发生溃疡。NSAID 是导致胃黏膜损伤最常用的药物,可直接作用于胃、十二指肠黏膜,透过细胞膜弥散入黏膜上皮细胞内,细胞内高浓度 NSAID 产生细胞毒而损害胃黏膜屏障。此外,NSAID 还可通过抑制胃黏膜生理性前列腺素 E 合成,削弱后者对黏膜的保护作用。

4. **黏膜防御与修复异常**　胃黏膜的防御和修复功能对维持黏膜的完整性、促进溃疡愈合非常重要。防御功能受损、修复能力下降,都对溃疡的发生和转归产生影响。

5. **遗传易感性**　部分消化性溃疡的病人有明显的家族史,存在遗传易感性。

6. **其他因素**　大量饮酒、长期吸烟、应激等是消化性溃疡的常见诱因。胃石症病人因胃石的长期机械摩擦刺激而产生 GU;放疗可引起胃或十二指肠溃疡。

【病理】

消化性溃疡大多为单发,也可多个,呈圆形或椭圆形。DU 多发生于球部,前壁较常见(文末彩图 4-4);GU 多在胃角和胃窦、胃体的小弯侧(文末彩图 4-5)。DU 直径多小于 15mm,GU 一般小于 20mm。溃疡浅者累及黏膜肌层,深者则可贯穿肌层,甚至浆膜层,穿破浆膜层时可致穿孔,血管破溃引起出血。溃疡边缘常有增厚,基底光滑、清洁,表面覆有灰白或灰黄色纤维渗出物。

【临床表现】

临床表现不一,部分病人可无症状,或以出血、穿孔等并发症为首发症状。典型的消化性溃疡有以下临床特征:①慢性过程,病史可达数年至数十年;②周期性发作,发作与自发缓解相交替,发作期可为数周或数月,缓解期也长短不一,发作常呈季节性,多在秋冬或冬春之交发病,可因精神情绪不良或过劳而诱发;③发作时上腹痛呈节律性,与进食有关;④腹痛可被抗酸药或抑制胃酸分泌的药物缓解。

1. **症状**

(1) 腹痛:上腹部疼痛是本病的主要症状,可为钝痛、灼痛、胀痛甚至剧痛,或呈饥饿样不适感。疼痛部位多位于上腹中部、偏右或偏左。多数病人疼痛有典型的节律,DU 表现为空腹痛,即餐后 2~4 小时和/或午夜痛,进食或服用抗酸药后可缓解;GU 的疼痛多在餐后 1 小时内出现,经 1~2 小时后逐渐缓解,至下餐进食后再次出现疼痛,午夜痛也可发生,但较 DU 少见。部分病人无上述典型疼痛,而仅表现为无规律性的上腹隐痛不适。也可因并发症而发生疼痛性质及节律的改变。

(2) 其他:消化性溃疡除上腹疼痛外,可有反酸、嗳气、恶心、呕吐、食欲缺乏等消化不良症状,也可有失眠、多汗、脉缓等自主神经功能失调表现。

2. **体征**　发作时剑突下、上腹部局限性压痛,DU 压痛点常偏右。缓解后可无明显体征。

3. **特殊类型的消化性溃疡**　①无症状性溃疡:15%~35%消化性溃疡病人无任何症状,尤以老年人多见,多因其他疾病作胃镜或 X 线胃肠钡餐造影时偶然发现,或当发生出血或穿孔等并发症时被发现。②老年人消化性溃疡:溃疡常较大,临床表现多不典型,常无任何症状或症状不明显,疼痛多无规律,食欲缺乏、恶心、呕吐、消瘦、贫血等症状较突出,需与胃癌鉴别。③复合性溃疡:指胃与十二指肠同时存在溃疡,多数 DU 发生先于 GU。其临床症状并无特异性,但幽门梗阻的发生率较单独 GU 或 DU 高。④幽门管溃疡:较为少见,常伴胃酸分泌过高。其主要表现为餐后立即出现较为剧烈而无节律性的中上腹疼痛,对抗酸药反应差,易出现幽门梗阻、穿孔、出血等并发症。⑤球后溃疡:指发生于十二指肠球部以下的溃疡,多位于十二指肠乳头的近端。其夜间痛和背部放射性疼痛较为多见,并发大量出血者亦多见,药物治疗效果差。

GU 与 DU 的特点及鉴别见表 4-3。

表4-3　胃溃疡与十二指肠溃疡的特点及鉴别

	胃溃疡（GU）	十二指肠溃疡（DU）
常见部位	胃角或胃窦、胃小弯	十二指肠球部
胃酸分泌	正常或降低	增多
发病机制	主要是防御/修复因素减弱	主要是侵袭因素增强
发病年龄	中老年	青壮年
疼痛特点	餐后1小时疼痛—餐前缓解—进餐后1小时再痛，午夜痛少见	餐前痛—进餐后缓解—餐后2~4小时再痛—进食后缓解，午夜痛多见

4. 并发症

（1）出血：是消化性溃疡最常见的并发症，在我国，50%~70%的非静脉曲张破裂出血是消化性溃疡所致。出血引起的临床表现取决于出血的速度和量。轻者仅表现为黑粪、呕血，重者可出现周围循环衰竭，甚至低血容量性休克，应积极抢救。

（2）穿孔：溃疡病灶向深部发展穿透浆膜层则并发穿孔。1/3~1/2的穿孔与服用NSAID有关，多数是老年病人，穿孔前可以没有症状。穿透、穿孔临床常有3种后果：①溃破入腹腔引起弥漫性腹膜炎；②穿透于周围实质性脏器，如肝、胰、脾等（穿透性溃疡）；③穿破入空腔器官形成瘘管。

（3）幽门梗阻：主要由DU或幽门管溃疡引起。急性梗阻多因炎症水肿和幽门部痉挛所致，梗阻为暂时性，随炎症好转而缓解；慢性梗阻主要由于溃疡愈合后瘢痕收缩而呈持久性。幽门梗阻使胃排空延迟，病人可感上腹饱胀不适，疼痛于餐后加重，且有反复大量呕吐，呕吐物为酸腐味的宿食，大量呕吐后疼痛可暂缓解。严重频繁呕吐可致失水和低氯低钾性碱中毒，常继发营养不良。上腹部空腹振水音、胃蠕动波以及空腹抽出胃液量>200ml是幽门梗阻的特征性表现。

（4）癌变：少数GU可发生癌变，DU则极少见。对长期GU病史，年龄在45岁以上，经严格内科治疗4~6周症状无好转，粪便隐血试验持续阳性者，应怀疑癌变，需进一步检查和定期随访。

【实验室及其他检查】

1. **胃镜和胃黏膜活组织检查**　是确诊消化性溃疡的首选检查方法和"金标准"，其目的在于：①确定有无病变、部位及分期；②鉴别良恶性；③治疗效果的评价；④对合并出血者给予止血治疗；⑤对合并狭窄梗阻病人给予扩张或支架治疗；⑥超声内镜检查，评估胃或十二指肠壁、溃疡深度、病变与周围器官的关系、淋巴结数目和大小等。内镜下，消化性溃疡多呈圆形、椭圆形或线形，边缘光滑，底部有灰黄色或灰白色渗出物，溃疡周围黏膜可充血、水肿，可见皱襞向溃疡集中。

2. **X线胃肠钡餐造影**　适用于对胃镜检查有禁忌或不愿接受胃镜检查者。溃疡的X线直接征象是龛影，对溃疡诊断有确诊价值。

3. **CT检查**　对于穿透性溃疡或穿孔，CT很有价值。另外对幽门梗阻也有鉴别诊断的意义。

4. **Hp检测**　是消化性溃疡的常规检测项目。可通过侵入性（如快速尿素酶测定、组织学检查和Hp培养等）和非侵入性（如^{13}C或^{14}C尿素呼气试验、粪便Hp抗原检测等）方法检测出Hp。其中^{13}C或^{14}C尿素呼气试验检测Hp感染的敏感性及特异性均较高且无需胃镜检查，常作为根除Hp治疗后复查的首选方法。

5. **粪便隐血试验**　试验阳性提示溃疡有活动，如GU病人持续阳性，应怀疑有癌变的可能。

【诊断要点】

慢性病程、周期性发作的节律性上腹疼痛，且上腹痛因进食或服用抗酸药而缓解，可初步诊断，但确诊有赖胃镜检查。X线胃肠钡餐造影发现龛影可以诊断溃疡，但难以区分其良恶性。

Note:

【治疗要点】

治疗的目的在于消除病因、缓解症状、促进溃疡愈合、预防复发和避免并发症。

1. **抑制胃酸分泌** 目前临床上常用的抑制胃酸分泌的药物有 H_2 受体拮抗药(H_2RA)和质子泵抑制剂(PPI)两大类。H_2RA 主要通过选择性竞争结合 H_2 受体,使壁细胞分泌胃酸减少。常用药物有法莫替丁 40mg/d,尼扎替丁 300mg/d,雷尼替丁 300mg/d,三者的 1 天量可分 2 次口服或睡前顿服,服药后基础胃酸分泌特别是夜间胃酸分泌明显减少。PPI 可使壁细胞分泌胃酸的关键酶即 H^+-K^+-ATP 酶失去活性,从而阻滞壁细胞内的 H^+ 转移至胃腔而抑制胃酸分泌,其抑制胃酸分泌作用较 H_2RA 更强,作用更持久。常用药物有奥美拉唑 20mg/d,兰索拉唑 30mg/d,泮托拉唑 40mg/d,每天 1 次口服。PPI 与抗生素的协同作用较 H_2RA 好,因此可作为根除 Hp 治疗方案中的基础药物。

2. **根除 Hp** 消化性溃疡不论活动与否,都是根除 Hp 的主要指征之一。目前推荐以 PPI 或胶体铋剂为基础加上两种抗生素的三联治疗方案。如奥美拉唑(40mg/d)或枸橼酸铋钾(480mg/d),加上克拉霉素(500~1 000mg/d)和阿莫西林(2 000mg/d)或甲硝唑(800mg/d)。上述剂量每天分 2 次服,疗程 7~14 天。对有并发症和经常复发的消化性溃疡病人,应追踪抗 Hp 的疗效,一般应在治疗后至少 4 周复检 Hp。根除 Hp 可显著降低溃疡的复发率。由于耐药菌株的出现、抗菌药物不良反应、病人依从性差等因素,部分病人胃内的 Hp 难以根除,此时应因人而异制订多种根除 Hp 方案。治疗凡有 Hp 感染的消化性溃疡,无论初发或复发、活动或静止、有无合并症,均应予以根除 Hp 治疗。

3. **保护胃黏膜** 药物硫糖铝和枸橼酸铋钾目前已少用作治疗消化性溃疡的一线药物。但枸橼酸铋钾因兼有较强的抑制 Hp 作用,可在根除 Hp 联合治疗时使用,此外,前列腺素类药物米索前列醇具有增加胃、十二指肠黏膜的黏液/碳酸氢盐分泌、增加黏膜血流和一定的抑制胃酸分泌作用,主要用于 NSAID 相关性溃疡的预防,但其可引起子宫收缩,孕妇忌服。

4. **内镜治疗** 根据溃疡出血病灶的内镜下特点选择 PPI 结合内镜治疗,提高溃疡活动性出血的止血成功率。消化性溃疡合并幽门变形或狭窄引起梗阻,可首先选择内镜下治疗。

5. **手术治疗** 对于大量出血经内科治疗无效、急性穿孔、瘢痕性幽门梗阻、胃溃疡疑有癌变及正规治疗无效的顽固性溃疡可选择手术治疗。

【护理评估】

1. **病史**

(1) 患病及治疗经过:询问发病的有关诱因和病因,如发病是否与天气变化、饮食不当或情绪激动等有关;有无暴饮暴食、喜食酸辣等刺激性食物的习惯;是否嗜烟酒;有无经常服用 NSAID 药物史;家族中有无溃疡病者等。询问病人的病程经过,例如首次疼痛发作的时间,疼痛与进食的关系,是餐后还是空腹出现,有无规律,部位及性质如何,应用何种方法能缓解疼痛。曾做过何种检查和治疗,结果如何。

(2) 目前病情与一般情况:询问此次发病与既往有无不同,是否伴有恶心、呕吐、嗳气、反酸等其他消化道症状,有无呕血、黑便、频繁呕吐等症状。日常休息与活动如何等。

(3) 心理-社会状况:本病病程长,有周期性发作和节律性疼痛的特点,如不重视预防和正规治疗,病情可反复发作并产生并发症,从而影响病人的工作和生活,使病人产生焦虑、急躁情绪。应注意评估病人及家属对疾病的认识程度,评估病人有无焦虑或恐惧等心理,了解病人家庭经济状况和社会支持情况如何,病人所能得到的社区保健资源和服务如何。

2. **身体评估**

(1) 全身状态:有无痛苦表情,有无消瘦、贫血貌,生命体征是否正常。

(2) 腹部:上腹部有无固定压痛点,有无胃蠕动波,全腹有无压痛、反跳痛,有无腹肌紧张,有无肠鸣音减弱或消失等。

3. 实验室及其他检查

（1）血常规检查：有无红细胞计数、血红蛋白减少。

（2）粪便隐血试验：是否为阳性。

（3）Hp 检测：是否为阳性。

（4）胃液分析：BAO 和 MAO 是增高、减少还是正常。

（5）X 线胃肠钡餐造影：有无典型的溃疡龛影及其部位。

（6）胃镜和胃黏膜活组织检查：溃疡的部位、大小及性质如何，有无活动性出血。

【常用护理诊断/问题】

1. **疼痛：腹痛** 与胃酸刺激溃疡面，引起化学性炎症反应有关。

2. **营养失调：低于机体需要量** 与疼痛致摄入量减少及消化吸收障碍有关。

【目标】

1. 病人能描述引起疼痛的因素。

2. 能应用缓解疼痛的方法和技巧，疼痛减轻或消失。

3. 能建立合理的饮食习惯和结构。

【护理措施及依据】

1. 疼痛：腹痛

（1）帮助病人认识和去除病因：向病人解释疼痛的原因和机制，指导其减少或去除加重和诱发疼痛的因素：①对服用 NSAID 者，若病情允许应停药；若必须用药，可遵医嘱换用对胃黏膜损伤少的 NSAID，如塞来昔布或罗非昔布。②避免暴饮暴食和进食刺激性饮食，以免加重对胃黏膜的损伤。③对嗜烟酒者，劝其戒除，但应注意突然戒断烟酒可引起焦虑、烦躁，反而也会刺激胃酸分泌，故应与病人共同制订切实可行的戒烟酒计划，并督促其执行。

（2）指导并协助病人减轻疼痛：注意观察及详细了解病人疼痛的规律和特点，并按其疼痛特点指导缓解疼痛的方法。如 DU 表现为空腹痛或夜间痛，指导病人在疼痛前或疼痛时进食碱性食物（如苏打饼干等），或服用抗酸药。也可采用局部热敷或针灸止痛。

（3）休息与活动：溃疡活动期且症状较重者，嘱其卧床休息几天至 1~2 周，可使疼痛等症状缓解。病情较轻者则应鼓励其适当活动，以分散注意力。

（4）用药护理：根据医嘱给予药物治疗，并注意观察药效及不良反应。

1）PPI：奥美拉唑可引起头晕，特别是用药初期，应嘱病人用药期间避免开车或做其他必须高度集中注意力的工作。此外，奥美拉唑有延缓地西泮及苯妥英钠代谢和排泄的作用，联合应用时需慎重。兰索拉唑的主要不良反应包括皮疹、瘙痒、头痛、口苦、肝功能异常等，轻度不良反应不影响继续用药，较为严重时应及时停药。泮托拉唑的不良反应较少，偶可引起头痛和腹泻。

2）H_2 受体拮抗药：药物应在餐中或餐后即刻服用，也可把 1 天的剂量在睡前服用。若需同时服用抗酸药，则两药应间隔 1 小时以上。若静脉给药应注意控制速度，速度过快可引起低血压和心律失常。西咪替丁对雄激素受体有亲和力，可导致男性乳腺发育、阳痿以及性功能紊乱，且其主要通过肾脏排泄，用药期间应监测肾功能。此外，少数病人还可出现一过性肝损害和粒细胞缺乏，亦可出现头痛、头晕、疲倦、腹泻及皮疹等反应，如出现上述反应需及时协助医生进行处理。因药物可随母乳排出，哺乳期应停止用药。

3）弱碱性抗酸药：如氢氧化铝凝胶等，应在饭后 1 小时和睡前服用。服用片剂时应嚼服，乳剂给药前应充分摇匀。抗酸药应避免与奶制品同时服用，因两者相互作用可形成络合物。酸性的食物及饮料不宜与抗酸药同服。氢氧化铝凝胶能阻碍磷的吸收,引起磷缺乏症,表现为食欲缺乏、软弱无力等症状,甚至可导致骨质疏松。长期大量服用还可引起严重便秘、代谢性碱中毒与钠潴留,甚至造成肾损害。若服用镁制剂则易引起腹泻。

2. 营养失调:低于机体需要量

(1) 进餐方式:指导病人有规律地定时进食,以维持正常消化活动的节律。在溃疡活动期,以少食多餐为宜,每天进餐4~5次,避免餐间零食和睡前进食,使胃酸分泌有规律。一旦症状得到控制,应尽快恢复正常的饮食规律。饮食不宜过饱,以免胃窦部过度扩张而增加促胃液素的分泌。进餐时注意细嚼慢咽,避免急食,咀嚼可增加唾液分泌,后者具有稀释和中和胃酸的作用。

(2) 食物选择:选择营养丰富、易消化的食物。除并发出血或症状较重外,一般无须规定特殊食谱。症状较重的病人以面食为主,因面食柔软易消化,且其含碱能有效中和胃酸,不习惯于面食则以软米饭或米粥替代。由于蛋白质类食物具有中和胃酸作用,可适量摄取脱脂牛奶,宜安排在两餐之间饮用,但牛奶中的钙质吸收有刺激胃酸分泌的作用,故不宜多饮。脂肪到达十二指肠时虽能刺激小肠分泌抑制促胃液素,抑制胃酸分泌,但同时又可引起胃排空减慢,胃窦扩张,致胃酸分泌增多,故脂肪摄取应适量。应避免食用机械性和化学性刺激性强的食物。机械性刺激强的食物指生、冷、硬、粗纤维多的蔬菜、水果,如洋葱、韭菜、芹菜等。化学性刺激强的食物有浓肉汤、咖啡、浓茶和辣椒、酸醋等调味品等。

(3) 营养监测:监督病人采取合理的饮食方式和结构,定期测量体重、监测血清白蛋白和血红蛋白等营养指标。

【评价】

1. 病人能说出引起疼痛的原因,情绪稳定,戒除烟酒,饮食规律,能选择适宜的食物,未见因饮食不当诱发疼痛。

2. 能正确服药,上腹部疼痛减轻并渐消失。

3. 能建立合理的饮食方式和结构,营养指标在正常范围内。

【其他护理诊断/问题】

1. **焦虑** 与疾病反复发作、病程迁延有关。

2. **知识缺乏**:缺乏有关消化性溃疡病因及预防的知识。

3. **潜在并发症**:上消化道大量出血、穿孔、幽门梗阻、癌变。

【健康指导】

1. **疾病知识指导** 向病人及家属讲解引起和加重消化性溃疡的相关因素。指导病人保持乐观情绪,规律生活,避免过度紧张与劳累,选择合适的锻炼方式,提高机体抵抗力。指导病人建立合理的饮食习惯和结构,戒除烟酒,避免摄入刺激性食物。

2. **用药指导** 教育病人遵医嘱正确服药,学会观察药效及不良反应,不随便停药或减量,防止溃疡复发。指导病人慎用或勿用致溃疡药物,如阿司匹林、咖啡因、泼尼松等。定期复诊。若上腹疼痛节律发生变化或加剧,或者出现呕血、黑便时,应立即就医。

【预后】

有效的药物治疗可使溃疡愈合率达到95%,青壮年病人消化性溃疡死亡率接近于零,老年病人主要死于严重的并发症,尤其是大出血和急性穿孔,病死率<1%。

(吕爱莉)

第六节 胃 癌

胃癌(gastric cancer)指源于胃黏膜上皮细胞的恶性肿瘤,主要是胃腺癌。胃癌是最常见的恶性肿瘤之一,我国男性和女性胃癌发病率居全部恶性肿瘤的第 2 位和第 5 位,病死率分别居第 3 位和第 2 位。胃癌发病率在不同年龄和各国家地区间有较大差异,发病年龄以中老年居多,55~70 岁为高发年龄段;60%胃癌病例分布在发展中国家,日本、中国等东亚国家为高发区,我国以西北地区发病率较高。

【病因与发病机制】

胃癌的发生是一个多因素参与、多步骤进行性发展的过程,一般认为其发生是下列因素共同参与所致:

1. **感染因素** 1994 年 WHO 宣布 Hp 是人类胃癌的 Ⅰ 类致癌原,其诱发胃癌的可能机制有:Hp 导致的慢性炎症有可能成为一种内源性致突变原;Hp 是一种硝酸盐还原剂,具有催化亚硝化作用而起致癌作用;Hp 的某些代谢产物促进上皮细胞变异。此外,EB 病毒和其他感染因素也可能参与胃癌的发生。

2. **环境与饮食因素** 流行病学调查资料显示,从胃癌高发区国家向低发区国家的移民,第一代仍保持胃癌高发病率,但第二代显著下降,而第三代发生胃癌的危险性已接近当地居民,由此提示本病与环境因素相关。长期食用霉变食品、咸菜、烟熏和腌制鱼肉,以及高盐食品,可增加胃癌发生的危险性。烟熏和腌制食品中含高浓度的硝酸盐,后者可在胃内受细菌硝酸盐还原酶的作用形成亚硝酸盐,再与胺结合成致癌的亚硝胺。高盐饮食致胃癌危险性增加的机制尚不清楚,可能与高浓度盐造成胃黏膜损伤,使黏膜易感性增加而协同致癌作用有关。流行病学研究提示,多吃新鲜水果和蔬菜、使用冰箱及正确贮藏食物,可降低胃癌的发生。

3. **遗传因素** 胃癌有明显的家族聚集倾向,尤其浸润型胃癌有更高的家族发病倾向,提示该型与遗传因素有关。

4. **癌前变化** 分为癌前疾病(即癌前状态)和癌前病变。前者指与胃癌相关的胃良性疾病,有发生胃癌的危险性,如慢性萎缩性胃炎、胃息肉、残胃炎、胃溃疡;后者是指较易转变为癌组织的病理学变化,主要指异型增生。

【病理】

胃癌的好发部位依次为胃窦(58%)、贲门(20%)、胃体(15%)、全胃或大部分胃(7%)。根据癌肿侵犯胃壁的程度,可分为早期和进展期胃癌。早期胃癌是指癌组织浸润深度不超过黏膜下层,不论其有无局部淋巴结转移。进展期胃癌深度超过黏膜下层,已侵入肌层者为中期,侵及浆膜或浆膜外者称晚期胃癌。

组织学上,胃癌以腺癌为主,可分为乳头状腺癌、管状腺癌、低分化腺癌、黏液腺癌和印戒细胞癌。按胃癌的生长方式分为膨胀型和浸润型,膨胀型癌细胞以团块形式生长,预后较好;浸润型癌细胞以分散形式向纵深扩散,预后较差。根据癌细胞分化程度可分为高分化、中度分化和低分化三大类。

胃癌有 4 种扩散方式:①直接蔓延侵袭至相邻器官;②淋巴结转移,如 Virchow 淋巴结;③血行转移,最常转移到肝,其次是肺、腹膜及肾上腺,晚期病人 60%以上可发生血行转移;④腹腔内种植,指癌细胞侵及浆膜层脱落入腹腔,种植于肠壁和盆腔,也可在直肠周围形成一明显的结节状板样肿块。

【临床表现】

1. **症状**
(1) 早期胃癌:多无症状,或仅有一些非特异性消化道症状。

（2）进展期胃癌：最常见的症状是体重减轻（约60%）和上腹痛。上腹痛为最早出现的症状，可急可缓，开始仅有上腹饱胀不适，餐后加重。继之有隐痛不适，偶呈节律性溃疡样疼痛，但这种疼痛不能被进食或服用抗酸药缓解。常伴有食欲缺乏甚至厌食，体重下降。胃壁受累时可有早饱感，即虽感饥饿，但稍进食即感饱胀不适；贲门癌累及食管下端时可出现吞咽困难；胃窦癌引起幽门梗阻时出现严重恶心、呕吐；黑粪或呕血常见于溃疡型胃癌。转移至身体其他脏器可出现相应的症状，如转移至骨骼时，可有全身骨骼剧痛；转移至肝可引起右上腹痛、黄疸和发热；转移至肺可引起咳嗽、咯血、呃逆等；胰腺转移则会出现持续性上腹痛并放射至背部等。

2. **体征** 早期胃癌无明显体征，进展期在上腹部可扪及肿块，有压痛。肿块多位于上腹部偏右，呈坚实可移动结节状。肝脏转移可出现肝大，并扪及坚硬结节，常伴黄疸。腹膜转移时可发生腹水，移动性浊音阳性。远处淋巴结转移时可扪及Virchow淋巴结（位于左锁骨上窝的淋巴结，接受来自腹腔的淋巴管），质硬不活动。直肠指诊时在直肠膀胱间凹陷可触及一板样肿块。此外，某些胃癌病人可出现伴癌综合征（paraneoplastic syndrome），包括反复发作的浅表性血栓静脉炎、黑棘皮病和皮肌炎等，可有相应的体征，有时可在胃癌被察觉前出现。

【实验室及其他检查】

1. **血常规检查** 多数病人有缺铁性贫血，系长期失血所致。
2. **粪便隐血试验** 呈持续阳性，有辅助诊断意义。
3. **胃镜检查** 胃镜直视下可观察病变部位、性质，结合黏膜活检，是目前最可靠的诊断手段。早期胃癌可表现为小的息肉样隆起或凹陷，一片变色的黏膜，或粗糙不平呈颗粒状，有时不易辨认；进展期胃癌可表现为凹凸不平、表面污秽的肿块，或不规则较大溃疡（文末彩图4-6），常见渗血及溃烂。目前亦用超声内镜检查，它是一种将超声探头引入内镜的检查，可判断胃内或胃外的肿块，观察肿瘤侵犯胃壁的深度，对肿瘤侵犯深度的判断准确率可达90%，有助于区分早期和进展期胃癌。
4. **X线（包括CT）检查** 胃癌主要表现为充盈缺损（息肉样或隆起性病变）、边缘欠规则或腔内龛影（溃疡）和胃壁僵直失去蠕动（癌浸润）等，其与良性息肉及良性溃疡的鉴别尚需依赖组织病理学检查。CT检查有助于胃癌临床分期诊断，其与PET-CT检查均有助于肿瘤转移的判断。

【诊断要点】

确诊主要依赖胃镜和活组织检查及X线（包括CT）检查。早期诊断是根治胃癌的前提，对下列胃癌的高危病人应定期胃镜随访：①慢性萎缩性胃炎伴肠化或异型增生者；②良性溃疡经正规治疗2个月无效者；③胃切除术后10年以上者。

【治疗要点】

1. **手术治疗** 是目前唯一有可能根治胃癌的方法，治疗效果取决于胃癌的病期、癌肿侵袭深度和扩散范围。对早期胃癌，一般首选胃部分切除术，如已有局部淋巴结转移，则应同时予以清扫。对进展期病人，如无远处转移，应尽可能手术切除。肿瘤切除后应尽可能清除残胃的Hp感染。
2. **化学治疗** 应用抗肿瘤药物辅助手术治疗，在术前、术中及术后使用，以抑制癌细胞的扩散和杀伤残存的癌细胞，从而提高手术效果。联合化疗亦可用于晚期胃癌不能施行手术者，常用药物有氟尿嘧啶（fluorouracil，5-FU）、丝裂霉素（mitomycin，MMC）、替加氟（tegafur，FT-207）、阿霉素（adriamycin，DM）等。
3. **内镜下治疗** 早期胃癌特别是黏膜内癌，可行内镜下黏膜切除术（endoscopic mucosal resection，EMR）或内镜黏膜下剥离术（endoscopic submucosal dissection，ESD）。适用于高或中分化、无溃疡、直径小于2cm且无淋巴结转移者。应对切除的癌变组织进行病理检查，如切缘发现癌变或表浅型癌肿侵袭到黏膜下层，需追加手术治疗。

【常用护理诊断/问题、措施及依据】

1. 疼痛：腹痛　与癌细胞浸润有关。

（1）观察疼痛特点：注意评估疼痛的性质、部位，是否伴有严重的恶心和呕吐、吞咽困难、呕血及黑便等症状。如出现剧烈腹痛和腹膜刺激征，应考虑发生穿孔的可能性，及时协助医生进行有关检查或手术治疗。

（2）止痛治疗的护理

1）药物止痛：遵医嘱给予相应的止痛药，目前治疗癌性疼痛的主要药物有：①非麻醉镇痛药（阿司匹林、吲哚美辛、对乙酰氨基酚等）；②弱麻醉性镇痛药（可待因、布桂嗪等）；③强麻醉性镇痛药（吗啡、哌替啶等）；④辅助性镇痛药（地西泮、异丙嗪、氯丙嗪等）。给药时应遵循 WHO 推荐的三阶梯疗法，即选用镇痛药必须从弱到强，先以非麻醉药为主，当其不能控制疼痛时依次加用弱麻醉性及强麻醉性镇痛药，并配以辅助用药，采取复合用药的方式达到镇痛效果。

2）病人自控镇痛（patient-controlled analgesia，PCA）：该方法是用计算机化的注射泵，经由静脉、皮下或椎管内连续性输注止痛药，病人可自行间歇性给药。该方式用药灵活，可根据病人需要提供合适的止痛药物剂量、增减范围、间隔时间，从而做到个体化给药。可在连续性输注中间歇性地增加药，从而控制病人突发的疼痛，克服了用药的不及时性，减少了病人对止痛药的总需要量和对专业人员的依赖性，增加了病人自我照顾和对疼痛自主控制的能力。

（3）心理护理：病人在知晓自己的诊断后，预感疾病的预后不佳，加之身体的痛苦，会出现愤怒、抑郁、焦虑，甚至绝望等负性心理反应，而病人的负性情绪又会加重其躯体不适。因此，护理人员应与病人建立良好的护患关系，运用倾听、解释、安慰等技巧与病人沟通，表示关心与体贴，并及时取得家属的配合，以避免自杀等意外的发生。耐心听取病人自身感受的叙述，并给予支持和鼓励。同时介绍有关胃癌治疗进展信息，提高病人治疗的信心；指导病人保持乐观的生活态度，用积极的心态面对疾病，树立战胜疾病、延长生存期的信心。此外，协助病人取得家庭和社会的支持，对稳定病人的情绪也有不可忽视的作用。

（4）使用化疗药的护理：遵医嘱进行化学治疗，以抑制杀伤癌细胞，使疼痛减轻，病情缓解。具体用药护理详见第六章第五节"白血病"的护理。

（5）其他护理措施：详见本章第二节中"腹痛"的护理。

2. 营养失调：低于机体需要量　与胃癌造成吞咽困难、消化吸收障碍等有关。

（1）饮食护理：让病人了解充足的营养支持对机体恢复有重要作用，对能进食者鼓励其尽可能进食易消化、营养丰富的流质或半流质饮食。提供清洁的进食环境，并注意增加食物的色、香、味，增进病人的食欲。

（2）静脉营养支持：对贲门癌有吞咽困难者，中、晚期病人应按医嘱静脉输注高营养物质，以维持机体代谢需要。幽门梗阻时，可行胃肠减压，同时遵医嘱静脉补充液体。

（3）营养监测：定期测量体重，监测血清白蛋白和血红蛋白等营养指标。

【其他护理诊断/问题】

1. **活动耐力下降**　与疼痛及病人机体消耗有关。
2. **有体液不足的危险**　与幽门梗阻致严重呕吐有关。
3. **悲伤**　与病人知晓疾病的预后有关。

【健康指导】

1. **疾病预防指导**　对健康人群开展卫生宣教，提倡多食富含维生素 C 的新鲜水果、蔬菜，多食肉类、鱼类、豆制品和乳制品；避免高盐饮食，少进咸菜、烟熏和腌制食品；食品贮存要科学，不食霉变食物。对胃癌高危人群如中度或重度胃黏膜萎缩、中度或重度肠化、不典型增生或有胃癌家族史者,应遵医嘱给予根除 Hp 治疗。对癌前状态者,应定期检查,以便早期诊断及治疗。

2. 生活指导 指导病人生活规律,保证充足的睡眠,根据病情和体力,适量活动,增强机体抵抗力。注意个人卫生,特别是体质衰弱者,应做好口腔、皮肤、黏膜的护理,防止继发性感染。指导病人运用适当的心理防御机制,保持乐观态度和良好的心理状态,以积极的心态面对疾病。

3. 用药指导 指导病人合理使用止痛药,并应发挥自身积极的应对能力,以提高控制疼痛的效果。嘱病人定期复诊,以监测病情变化和及时调整治疗方案。教会病人及家属如何早期识别并发症,及时就诊。

【预后】

胃癌的预后直接与诊断时的分期有关。迄今为止,手术仍然是胃癌的最主要治疗手段,但由于胃癌早期诊断率低(约 10%),大部分胃癌在确诊时已处于中晚期,5 年生存率 7%~34%。

(吕爱莉)

第七节　肠结核和结核性腹膜炎

肠结核(intestinal tuberculosis)和结核性腹膜炎(tuberculous peritonitis)均由结核分枝杆菌感染所致。前者是由于结核分枝杆菌侵犯肠道引起的慢性特异性感染,后者则是由结核分枝杆菌侵犯腹膜引起的慢性弥漫性腹膜感染。近年因人类免疫缺陷病毒感染率增高、免疫抑制剂的广泛使用等原因,部分人群免疫力低下,导致两者的发病有所增加。多见于中青年,女性较男性多见。

一、肠结核

【病因与发病机制】

肠结核主要由人型结核分枝杆菌引起,少数病人可感染牛型结核分枝杆菌致病。结核分枝杆菌侵犯肠道的主要途径是经口感染。病人多有开放性肺结核或喉结核,因经常吞咽含结核分枝杆菌的痰液而致病;或经常与开放性肺结核病人共餐,餐具未经消毒隔离;或饮用未经消毒的带菌牛奶和乳制品等。肠结核易发生在回盲部,可能与下列因素有关:结核分枝杆菌进入肠道后,含有结核分枝杆菌的肠内容物在回盲部停留时间较长,且回盲部淋巴组织丰富,结核分枝杆菌又容易侵犯淋巴组织。但其他肠段亦可受累。肠结核也可由粟粒型结核血行播散引起或由腹腔内结核病灶如女性生殖器结核直接蔓延引起。

肠结核的发病是人体和结核分枝杆菌相互作用的结果,只有当入侵的结核分枝杆菌数量多、毒力大,并且人体免疫功能低下、肠功能紊乱引起局部抵抗功能削弱时,才会发病。

肠结核主要位于回盲部,其他部位依次为升结肠、空肠、横结肠、降结肠、阑尾、十二指肠和乙状结肠,少数见于直肠。本病的病理变化随人体对结核分枝杆菌的免疫力与过敏反应的情况而定。若人体过敏反应强,病变以炎症渗出性为主;感染菌量多、毒力大,可有干酪样坏死,形成溃疡,称为溃疡型肠结核;如果人体免疫状况好,感染较轻,则表现为肉芽组织增生、纤维化,称为增生型肠结核;兼有两种病变者称为混合型或溃疡增生型肠结核。

【临床表现】

肠结核大多起病缓慢,病程较长。

1. 症状

(1)腹痛:多位于右下腹或脐周,间歇性发作。常为痉挛性阵痛伴腹鸣,进餐后加重,排便或肛门排气后缓解。腹痛可能与进餐引起胃肠反射或肠内容物通过炎症、狭窄肠段,引起局部肠痉挛有关。

（2）腹泻和便秘:腹泻是溃疡型肠结核的主要表现之一。每天排便 2~4 次,粪便呈糊状或稀水状,不含黏液或脓血,如直肠未受累,无里急后重感。若病变严重而广泛时,腹泻次数可达每天 10 余次,粪便可有少量黏液、脓液。此外,可间断有便秘,粪便呈羊粪状,隔数天再有腹泻。这种腹泻与便秘交替是由于肠结核引起胃肠功能紊乱所致。增生型肠结核多以便秘为主要表现。

（3）全身症状和肠外结核表现:溃疡型肠结核常有结核毒血症及肠外结核特别是肺结核的临床表现,严重时可出现维生素缺乏、脂肪肝、营养不良性水肿等表现;增生型肠结核全身情况一般较好。

2. **体征**　病人可呈慢性病容、消瘦、苍白。腹部肿块为增生型肠结核的主要体征,常位于右下腹,较固定,质地中等,伴有轻、中度压痛。若溃疡型肠结核并发局限性腹膜炎、局部病变肠管与周围组织粘连,或同时有肠系膜淋巴结结核时,也可出现腹部肿块。

3. **并发症**　以肠梗阻及合并结核性腹膜炎多见,瘘管、腹腔脓肿,肠出血少见。

【实验室及其他检查】

1. **实验室检查**　溃疡型肠结核可有不同程度贫血,无并发症者白细胞计数一般正常。血沉多明显增快,可作为评估结核病活动程度的指标之一。溃疡型肠结核的粪便多为糊状,一般无肉眼黏液和脓血,但显微镜下可见少量脓细胞和红细胞。结核菌素试验呈强阳性或结核感染 T 细胞斑点试验(T-SPOT)阳性均有助于本病的诊断。

2. **CT 肠道造影（CT enterography，CTE）**　肠结核病变部位通常在回盲部附近,很少累及空肠,节段性改变不如克罗恩病明显,可见腹腔淋巴结中央坏死或钙化等改变。

3. **X 线胃肠钡餐造影**　对肠结核的诊断具有重要意义。但并发肠梗阻时,钡餐检查要慎重,以免加重肠梗阻。X 线表现主要为肠黏膜皱襞粗乱、增厚、溃疡形成。在溃疡型肠结核,钡剂在病变肠段排空很快,显示充盈不佳,呈激惹状态,而在病变的上、下段肠则钡剂充盈良好,称为 X 线钡影跳跃征象。此外,尚可见肠腔狭窄、肠段缩短变形、回肠盲肠正常角度丧失。

4. **结肠镜检查**　可直接观察全结肠和回肠末段,内镜下病变肠黏膜充血、水肿、溃疡形成,可伴有大小及形态各异的炎性息肉、肠腔狭窄等。病灶处活检,发现肉芽肿、干酪坏死或抗酸杆菌时,可以确诊。

【诊断要点】

如有下列各点应考虑本病:①中青年病人有肠外结核,特别是肺结核;②临床表现有腹痛、腹泻、便秘、右下腹压痛、腹部肿块、原因不明的肠梗阻,伴有发热、盗汗等结核毒血症状;③X 线胃肠钡餐造影有肠结核征象;④结肠镜检查发现主要位于回盲部的肠黏膜炎症、溃疡、炎症息肉或肠腔狭窄,如活检组织中找到干酪性肉芽肿具确诊意义,找到抗酸染色阳性杆菌有助诊断;⑤结核菌素试验强阳性。如果肠黏膜病理活检发现干酪性肉芽肿,具有确诊意义;活检组织中找到抗酸杆菌有助于诊断;对疑似病例,试行抗结核治疗 2~6 周,症状改善者临床可以诊断。

【治疗要点】

肠结核的治疗目的是消除症状、改善全身情况、促使病灶愈合及防治并发症,强调早期治疗。

1. **抗结核化学药物治疗**　是本病治疗的关键,治疗方案详见第二章第六节"肺结核"。

2. **对症治疗**　腹痛可用阿托品或其他抗胆碱能药物;严重腹泻或摄入不足者,应注意纠正水、电解质与酸碱平衡紊乱;对不完全性肠梗阻病人,需进行胃肠减压,以缓解梗阻近端肠曲的膨胀与潴留。

3. **手术治疗**　当肠结核并发完全性肠梗阻、急性穿孔、慢性穿孔致肠瘘形成、肠道大量出血经积极抢救不能止血者,需要手术治疗。

Note:

【预后】

本病如能早期诊断、及时治疗,一般预后良好。

二、结核性腹膜炎

【病因与发病机制】

本病是由于结核分枝杆菌感染腹膜引起,多继发于肺结核或体内其他部位结核病。大多数结核性腹膜炎是腹腔脏器如肠系膜淋巴结结核、肠结核、输卵管结核等活动性结核病灶直接蔓延侵及腹膜引起。少数病例可由血行播散引起,常见的原发病灶有粟粒型肺结核,关节、骨、睾丸结核,可伴有结核性多浆膜炎等。

因侵入腹腔的结核菌数量与毒力及机体免疫力不同,结核性腹膜炎的病理改变可表现为 3 种基本的病理类型,即渗出型、粘连型、干酪型,前两型多见。在本病的发展过程中,可有 2 种或 3 种类型的病变并存,称为混合型。

【临床表现】

本病由于病理类型不同,病变活动性及机体反应性不一,临床表现各异。多数起病缓慢,少数起病急骤,以急性腹痛、高热为主要表现。极少数病人起病隐匿,无明显症状,仅因其他原因在腹部手术时偶然发现。

1. **症状**

（1）全身症状:结核毒血症状常见,主要是发热和盗汗。以低热和中等热为最多,约 1/3 病人有弛张热,少数可呈稽留热。高热伴有明显毒血症者,主要见于渗出型、干酪型,或伴有粟粒型肺结核、干酪型肺炎等严重结核病的病人。后期有营养不良,表现为消瘦、贫血、水肿、舌炎、口角炎等。

（2）腹部症状

1）腹痛:多位于脐周、下腹或全腹,持续或阵发性隐痛。偶可表现为急腹症,系肠系膜淋巴结核、腹腔内其他结核的干酪样坏死病灶破溃,或肠结核急性穿孔所致。

2）腹胀:多数病人可出现不同程度的腹胀,多为结核毒血症或腹膜炎伴有肠功能紊乱引起,也可因腹水或肠梗阻所致。

3）腹泻、便秘:腹泻常见,排便次数因病变严重程度和范围不同而异,一般每天 2~4 次,重者每天达 10 余次。粪便呈糊状,一般不含脓血,不伴有里急后重。腹泻主要与腹膜炎引起的胃肠功能紊乱有关,偶可由伴有的溃疡性肠结核或干酪样坏死病变引起的肠管内瘘等引起。有时腹泻与便秘交替出现。

2. **体征**

（1）全身状态:病人呈慢性病容,后期有明显的营养不良,表现为消瘦、水肿、苍白、舌炎、口角炎等。

（2）腹部体征

1）腹部压痛与反跳痛:多数病人有腹部压痛,一般轻微,少数压痛明显,且有反跳痛,常见于干酪型结核性腹膜炎。

2）腹壁柔韧感:是结核性腹膜炎的临床特征,由于腹膜慢性炎症、增厚、粘连所致。

3）腹部包块:见于粘连型或干酪型,常由增厚的大网膜、肿大的肠系膜淋巴结、粘连成团的肠曲或干酪样坏死脓性物积聚而成。多位于脐周,大小不一,边缘不整,表面粗糙呈结节感,不易推动。

4）腹水:多为少量至中量腹水,腹水超过 1 000ml 时可出现移动性浊音。

3. **并发症** 肠梗阻常见,多发生于粘连型。肠瘘一般多见于干酪型,往往同时有腹腔脓肿形成。

结核性腹膜炎与肠结核的临床特点及鉴别见表4-4。

表4-4 结核性腹膜炎与肠结核的临床特点及鉴别

鉴别点		结核性腹膜炎	肠结核
感染途径		多为直接蔓延	多为经口感染
原发病		肠结核(最常见),肠系膜淋巴结结核,输卵管结核,血行播散感染者多为粟粒型肺结核	开放性肺结核(最常见),血行播散感染者多为粟粒型肺结核,直接蔓延者多为女性生殖器结核
临床表现	发热	低或中度热(最常见)	低热、弛张热、稽留热
	腹痛	多位于脐周、下腹的持续性隐痛或钝痛	多位于右下腹的持续性隐痛或钝痛
	触诊	腹壁柔韧感	无特征
	腹水	草黄色、淡血性、乳糜性	无
	腹块	见于粘连型或干酪型	见于增生型肠结核
	腹泻	常见,3~4次/d,糊状粪便	因病变范围及严重程度不同而异
	梗阻	多见于粘连型	晚期可有

【实验室及其他检查】

1. **血液检查** 部分病人有轻度至中度贫血,多为正细胞正色素性贫血。白细胞计数大多正常,干酪型病人或腹腔结核病灶急性扩散时,白细胞计数增高。多数病人血沉增快,可作为活动性病变的指标。

2. **结核菌素试验与 γ-干扰素释放试验** 结核菌素试验呈强阳性及 γ-干扰素释放试验阳性有助于结核感染的诊断。

3. **腹水检查** 多为草黄色渗出液,少数为淡血色,偶见乳糜性,比重一般超过 1.018,蛋白质含量在 30g/L 以上,白细胞计数超过 $500×10^6/L$,以淋巴细胞为主。但有时因低白蛋白血症或合并肝硬化,腹水性质可接近漏出液。如果腹水葡萄糖<3.4mmol/L、pH<7.35,提示细菌感染;若腹水腺苷脱氨酶活性增高,可能是结核性腹膜炎。腹水浓缩找结核分枝杆菌或结核分枝杆菌培养阳性率均低,腹水动物接种阳性率则可达 50% 以上,但费时较长。

4. **腹部影像学检查** 超声、CT、MRI 检查可见增厚的腹膜、腹水、腹腔内包块及瘘管。腹部 X 线平片可见到散在钙化影,为肠系膜淋巴结钙化。X 线胃肠钡餐造影可发现肠粘连、肠结核、肠瘘、肠腔外肿块等征象,对本病有辅助诊断的价值。

5. **腹腔镜检查** 可窥见腹膜、网膜、内脏表面有散在或聚集的灰白色结节,浆膜浑浊粗糙,活组织检查有确诊价值。此项检查一般适用于有游离腹水的病人,禁用于腹膜有广泛粘连者。

【诊断要点】

本病的主要诊断依据是:①中青年病人,有结核病史,伴有其他器官结核病证据;②长期发热原因不明,伴有腹痛、腹胀、腹水、腹壁柔韧感或腹部包块;③腹水为渗出性,以淋巴细胞为主,普通菌培养结果阴性;④结核菌素试验或 γ-干扰素释放试验呈强阳性;⑤X 线胃肠钡餐造影发现肠粘连等征象及腹部平片有肠梗阻或散在钙化点。典型病例可作出临床诊断,予抗结核治疗 2 周以上有效可确诊;不典型病例在排除禁忌证时,可行腹腔镜检查并做活检。

【治疗要点】

本病的治疗关键是及早给予规则、全程抗结核化学药物治疗,以达到早日康复、避免复发和防止并发症的目的。

1. **抗结核化学药物治疗**　抗结核化学药物的选择、用法、疗程详见第二章第六节"肺结核"。在用药中应注意：一般渗出型病人，因腹水及症状消失较快，病人常自行停药，而导致复发，故应强调全程规则治疗；对粘连型或干酪型病人，由于大量纤维增生，药物不易进入病灶而达到治疗目的，需加强药物的联合应用，并适当延长抗结核的疗程。

2. **腹腔穿刺放液治疗**　对大量腹水者，可适当放腹水以减轻症状。

3. **手术治疗**　对经内科治疗未见好转的肠梗阻、肠穿孔及肠瘘均可行手术治疗。

【预后】

本病呈慢性过程，经正规抗结核治疗，预后一般较好。如出现并发症，则预后较差。

三、肠结核和结核性腹膜炎病人的护理

【常用护理诊断/问题、措施及依据】

1. **疼痛：腹痛**　与肠结核、腹膜炎症及伴有盆腔结核或肠梗阻有关。

（1）观察腹痛特点：严密观察腹痛的性质、部位及伴随症状，正确评估病程进展状况。如果病人腹痛突然加重，压痛明显，或出现便血、肠鸣音亢进等，应考虑是否并发肠梗阻、肠穿孔或肠内出血等，及时协助医生采取抢救措施。

（2）疼痛护理：详见本章第二节中"腹痛"的护理。

（3）抗结核治疗的护理：详见第二章第六节中"肺结核"的护理。

2. **腹泻**　与溃疡型肠结核、腹膜炎所致肠功能紊乱有关。

护理措施详见本章第二节中"腹泻"的护理。

3. **营养失调：低于机体需要量**　与结核杆菌毒性作用、消化吸收功能障碍有关。

（1）饮食护理：由于结核病是一种慢性消耗性疾病，只有保证充足的营养供给，提高机体抵抗力，才能促进疾病的痊愈。因此，应向病人及家属解释营养对治疗结核病的重要性，并与其共同制订饮食计划。应给予高热量、高蛋白、高维生素且易于消化的食物。腹泻明显的病人应少食乳制品以及富含脂肪和粗纤维的食物，以免加快肠蠕动。

（2）静脉营养支持：对于严重营养不良的病人，应协助医生进行静脉营养治疗，以满足机体代谢需要。

（3）营养监测：每周测量病人的体重，并监测有关营养指标，以评价其营养状态。

【其他护理诊断/问题】

1. **体温过高**　与结核毒血症有关。

2. **便秘**　与肠道狭窄、梗阻或胃肠功能紊乱有关。

3. **潜在并发症：肠梗阻、肠穿孔、肠瘘、腹腔脓肿。**

【健康指导】

1. **疾病预防指导**　加强有关结核病的卫生宣教，肺结核病人不可吞咽痰液，提倡用公筷进餐及分餐制，牛奶及乳制品应灭菌后饮用，对肠结核病人的粪便要消毒处理，防止病原体传播。

2. **疾病治疗指导**　病人应保证充足的休息与营养，生活规律，劳逸结合，保持良好的心态，以增强机体抵抗力。指导病人坚持抗结核治疗，保证足够的剂量和疗程，定期复查。自我监测抗结核药物的作用和不良反应，如有异常，及时复诊。

Note:

（吕爱莉）

第八节　炎症性肠病

　　王某,男,26 岁,工程师。以"反复腹痛、腹泻 1 年,加重 5 天"主诉就诊。病人 1 年前无明显诱因出现间断性脐周疼痛,排便后可缓解;排糊状便,无黏液脓血,伴里急后重感与排不尽感,4~5 次/d。在当地予以"健胃消食片"及"保胃"药物(具体不详)治疗,效果不佳,反复出现上述症状。5 天前上述症状较前加重,且出现肛周包块,表面发红、质软、疼痛,伴发热,体温 38.7℃,当地医院行结肠镜检查示炎症性肠病(克罗恩病?),为进一步治疗来我院就诊,以"克罗恩病"收治入院。病人自患病以来食欲不佳,精神状态稍差,体重较患病前减少 8kg。

　　请思考:

　　1. 为明确诊断,还需做哪些实验室及其他检查?

　　2. 根据病人目前情况,可采用的治疗方案是什么?

　　3. 病人目前的主要护理诊断/问题及依据是什么? 相应的护理措施有哪些?

　　炎症性肠病(inflammatory bowel disease,IBD)是一组病因尚未阐明的慢性非特异性肠道炎症性疾病。包括溃疡性结肠炎(ulcerative colitis,UC)和克罗恩病(Crohn disease,CD)。

【病因与发病机制】

　　病因未明,与环境、遗传及肠道微生态等多因素相互作用导致肠道免疫失衡有关。

　　1. **环境因素**　饮食、吸烟、卫生条件、生活方式或暴露于某些不明因素,都是可能的环境因素。近几十年来,全球 IBD 的发病率持续增高,这一现象首先出现在社会经济高度发达的北美、北欧。以往该病在我国少见,现已成为常见疾病,这一变化提示环境因素所发挥的重要作用。

　　2. **遗传因素**　研究报道,IBD 病人一级亲属发病率显著高于普通人群,而其配偶发病率不增加。CD 发病率单卵双胎显著高于双卵双胎,均证明本病的发生与遗传因素有关。目前认为,IBD 不仅是多基因病,而且也是遗传异质性疾病,即不同人由不同基因引起,病人在一定的环境因素作用下由于遗传易感而发病。

　　3. **肠道微生态**　IBD 病人的肠道微生态与正常人不同,用转基因或敲除基因方法造成免疫缺陷的 IBD 动物模型,在肠道无菌环境下不发生肠道炎症,但在肠道正常菌群状态下,则出现肠道炎症,抗生素治疗对某些 IBD 病人有效,说明肠道微生物在 IBD 发生发展中起重要作用。

　　4. **免疫失衡**　各种原因引起 Th1、Th2 及 Th17 炎症通路激活,炎症因子(如 IL-1、IL-6、IL-8、TNF-α、IL-2、IL-4、IFN-γ 等)分泌增多,炎症因子/抗炎因子失衡,导致肠黏膜持续炎症、屏障功能损伤。

　　总之,IBD 是环境因素作用于遗传易感者,在肠道微生物的参与下引起肠道免疫失衡,损伤肠黏膜屏障,导致肠黏膜持续炎症损伤。

一、溃疡性结肠炎

　　溃疡性结肠炎病变主要限于大肠的黏膜与黏膜下层。临床表现为腹泻、黏液脓血便和腹痛,病情轻重不一,呈反复发作的慢性病程。本病可发生在任何年龄,多见于 20~40 岁,亦可见于儿童或老年。男女发病率无明显差别。我国近年 UC 患病率明显增加,虽然跟欧美国家比较,我国病人病情多较轻,但重症也不少见。

【病理】

　　病变位于大肠,呈连续性、弥漫性分布。范围多自肛端直肠开始,逆行发展,甚至累及全结肠及末

Note:

段回肠。病变一般仅限于黏膜和黏膜下层,少数重症者可累及肌层。活动期黏膜呈弥漫性炎症反应,可见水肿、充血与灶性出血,黏膜脆弱,触之易出血。由于黏膜与黏膜下层有炎性细胞浸润,大量中性粒细胞在肠腺隐窝底部聚集,形成小的隐窝脓肿。当隐窝脓肿融合破溃,黏膜即出现广泛的浅小溃疡,并可逐渐融合成不规则的大片溃疡。结肠炎症在反复发作的慢性过程中,大量新生肉芽组织增生,常出现炎性息肉。黏膜因不断破坏和修复,丧失其正常结构,并且由于溃疡愈合形成瘢痕,黏膜肌层与肌层增厚,使结肠变形缩短,结肠袋消失,甚至出现肠腔狭窄。病程>20 年的病人发生结肠癌风险较正常人增高 10~15 倍。

【临床表现】

起病多为亚急性,少数急性起病,偶见急性暴发起病。病程长,呈慢性经过,常有发作期与缓解期交替,少数症状持续并逐渐加重。病情轻重与病变范围、临床分型及病期等有关。

1. 症状

(1)消化系统表现:主要表现为反复发作的腹泻、黏液脓血便与腹痛。

1)腹泻和黏液脓血便:见于绝大多数病人。腹泻主要与炎症导致大肠黏膜对水钠吸收障碍以及结肠运动功能失常有关。粪便中的黏液脓血为炎症渗出和黏膜糜烂及溃疡所致。黏液脓血便是本病活动期的重要表现。排便次数和便血程度可反映病情程度,轻者每天排便 2~4 次,粪便呈糊状,可混有黏液、脓血,便血轻或无;重者腹泻每天可达 10 次以上,大量脓血,甚至呈血水样粪便。病变限于直肠和乙状结肠的病人,偶有腹泻与便秘交替的现象,此与病变直肠排空功能障碍有关。

2)腹痛:轻者或缓解期病人多无腹痛或仅有腹部不适,活动期有轻或中度腹痛,为左下腹或下腹的阵痛,亦可涉及全腹。有疼痛—便意—便后缓解的规律,多伴有里急后重,为直肠炎症刺激所致。若并发中毒性巨结肠或腹膜炎,则腹痛持续且剧烈。

3)其他症状:可有腹胀、食欲缺乏、恶心、呕吐等。

(2)全身表现:中、重型病人活动期有低热或中等度发热,高热多提示有并发症或急性暴发型。重症病人可出现衰弱、消瘦、贫血、低白蛋白血症、水和电解质平衡紊乱等表现。

(3)肠外表现:本病可伴有一系列肠外表现,包括口腔黏膜溃疡、结节性红斑、外周关节炎、坏疽性脓皮病、虹膜睫状体炎等。

2. 体征 病人呈慢性病容,精神状态差,重者呈消瘦贫血貌。轻者仅有左下腹轻压痛,有时可触及痉挛的降结肠和乙状结肠。重症者常有明显腹部压痛和鼓肠。若有反跳痛、腹肌紧张、肠鸣音减弱等应注意中毒性巨结肠和肠穿孔等并发症。

3. 并发症 可并发中毒性巨结肠、直肠结肠癌变、大出血、急性肠穿孔等。

4. 临床分型 临床上根据本病的病程、病期和程度、范围进行综合分型。

(1)临床类型:①初发型,无既往史的首次发作;②慢性复发型,最多见,指缓解后再次出现症状,常表现为发作期与缓解期交替。

(2)病情分期:分为活动期和缓解期,很多病人在缓解期可因饮食失调、劳累、精神刺激、感染等加重症状,使疾病转为活动期。活动期按临床严重程度分为:①轻度,腹泻<4 次/d,便血轻或无,无发热,贫血无或轻,血沉正常;②重度,腹泻>6 次/d,有明显黏液脓血便,体温>37.5℃、脉搏>90 次/min,血红蛋白<75% 正常值,血沉>30mm/h;③中度,介于轻度与重度之间。

(3)病变范围:分为直肠炎、直肠乙状结肠炎、左半结肠炎、全结肠炎以及区域性结肠炎。

【实验室及其他检查】

1. 血液检查 可有红细胞和血红蛋白减少。活动期白细胞计数增高。血沉增快和 C 反应蛋白增高是活动期的标志。

2. 粪便检查 粪便肉眼观常有黏液脓血,显微镜检见红细胞和脓细胞,急性发作期可见巨噬细胞。粪便病原学检查有助于排除感染性结肠炎,是本病诊断的一个重要步骤。

3. 结肠镜检查 是本病诊断的最重要手段之一。检查时,应尽可能观察全结肠及末段回肠,确定病变范围,必要时取活检。UC 病变呈连续性、弥漫性分布,从直肠开始逆行向近端扩展,内镜下所见黏膜改变有:①黏膜血管纹理模糊、紊乱或消失,黏膜充血、水肿、易脆、出血及脓性分泌物附着;②病变明显处见弥漫性糜烂和多发性浅溃疡;③慢性病变常见黏膜粗糙、呈细颗粒状,炎性息肉及桥状黏膜,在反复溃疡愈合、瘢痕形成过程中,结肠变形缩短,结肠袋变浅、变钝或消失(文末彩图 4-7)。

4. X 线钡剂灌肠造影 不作为首选检查手段。X 线可见黏膜粗乱或有细颗粒改变,也可呈多发性小龛影或小的充盈缺损,有时病变肠管缩短,结肠袋消失,肠壁变硬,可呈铅管状。重型或暴发型一般不宜做此检查,以免加重病情或诱发中毒性巨结肠。

【诊断要点】

临床上有持续或反复发作的腹泻和黏液脓血便、腹痛、里急后重、不同程度的全身症状,在排除细菌性痢疾、阿米巴痢疾、克罗恩病、肠结核等基础上,具有上述结肠镜检查重要改变中至少 1 项及黏膜活检组织学所见可以诊断本病。一个完整的诊断应包括其临床类型、临床严重程度、病变范围、病情分期及并发症。

【治疗要点】

治疗目的在于控制急性发作,缓解病情,减少复发,防治并发症。

1. 控制炎症反应

(1) 氨基水杨酸制剂:5-氨基水杨酸(5-ASA)和柳氮磺吡啶(简称 SASP)用于轻、中度 UC 的诱导缓解及维持治疗。用药方法:诱导期治疗 5-ASA 3~4g/d 分次口服或顿服,症状缓解后相同剂量或减量维持治疗。可联合 5-ASA 栓剂局部用药或灌肠剂灌肠。SASP 疗效与 5-ASA 相似,但不良反应较多。

(2) 糖皮质激素:用于对 5-ASA 疗效不佳的中度及重度病人的首选治疗。一般给予泼尼松口服 40~60mg/d,重症病人常先予氢化可的松 200~300mg/d 或地塞米松 10mg/d,静滴 7~14 天后,改为泼尼松 60mg/d,口服,病情好转后逐渐减量至停药。

(3) 免疫抑制剂:硫唑嘌呤或巯嘌呤可用于对糖皮质激素治疗效果不佳或对糖皮质激素依赖的慢性持续型病例。

2. 对症治疗 及时纠正水、电解质平衡紊乱;严重贫血者可输血;低蛋白血症者应补充白蛋白。病情严重应禁食,并予完全胃肠外营养治疗。

对腹痛、腹泻的对症治疗,要权衡利弊,使用抗胆碱能药物或止泻药如地芬诺酯(苯乙哌啶)或洛哌丁胺宜慎重;重症病人因有诱发中毒性巨结肠的危险,故应禁用。

抗生素治疗对一般病例并无指征。但对重症有继发感染者,应积极抗菌治疗,给予广谱抗生素,静脉给药,合用甲硝唑对厌氧菌感染有效。

【常用护理诊断/问题、措施及依据】

1. 腹泻 与炎症导致肠黏膜对水钠吸收障碍以及结肠运动功能失常有关。

(1) 病情观察:观察病人腹泻的次数、性质,腹泻伴随症状,如发热、腹痛等,监测粪便检查结果。

(2) 用药护理:遵医嘱给予氨基水杨酸制剂、糖皮质激素、免疫抑制剂等治疗,以控制病情,使腹痛缓解。注意药物的疗效及不良反应,如应用 SASP 时,病人可出现恶心、呕吐、皮疹、粒细胞减少及再生障碍性贫血等。应嘱病人餐后服药,服药期间定期复查血象;应用糖皮质激素者,要注意激素不良反应,不可随意停药,防止反跳现象;应用硫唑嘌呤或巯嘌呤时病人可出现骨髓抑制的表现,应注意监测白细胞计数。

（3）其他护理措施：详见本章第二节中"腹泻"的护理。

2. 疼痛：腹痛 与肠道炎症、溃疡有关。

（1）病情监测：严密观察腹痛的性质、部位以及生命体征的变化，以了解病情的进展情况。如腹痛性质突然改变，应注意是否发生大出血、肠梗阻、中毒性巨结肠、肠穿孔等并发症。

（2）其他护理措施：详见本章第二节中"腹痛"的护理。

3. 营养失调：低于机体需要量 与长期腹泻及吸收障碍有关。

（1）饮食护理：指导病人食用质软、易消化、少纤维素又富含营养、有足够热量的食物，以利于吸收、减轻对肠黏膜的刺激并供给足够的热量，以维持机体代谢的需要。避免食用冷饮、水果、多纤维的蔬菜及其他刺激性食物，忌食牛乳和乳制品。急性发作期病人，应进流质或半流质饮食，病情严重者应禁食，按医嘱给予静脉高营养，以改善全身状况。应注意给病人提供良好的进餐环境，避免不良刺激，以增进病人食欲。

（2）营养监测：观察病人进食情况，定期测量病人的体重，监测血红蛋白、血清电解质和白蛋白的变化，了解营养状态的变化。

【其他护理诊断/问题】

1. **有体液不足的危险** 与肠道炎症致长期频繁腹泻有关。
2. **潜在并发症：中毒性巨结肠、直肠结肠癌变、大出血、肠梗阻。**
3. **焦虑** 与病情反复、迁延不愈有关。

【健康指导】

1. 疾病知识指导 由于病因不明，病情反复发作，迁延不愈，常给病人带来痛苦，尤其是排便次数的增加，给病人的精神和日常生活带来很多困扰，易产生自卑、忧虑，甚至恐惧心理。应鼓励病人树立信心，以平和的心态应对疾病，自觉地配合治疗。指导病人合理休息与活动。在急性发作期或病情严重时均应卧床休息，缓解期适当休息，注意劳逸结合。急性活动期可给予流质或半流饮食，病情好转后改为富营养、易消化的少渣饮食，调味不宜过于辛辣。注重饮食卫生，避免肠道感染性疾病。不宜长期饮酒。

2. 用药指导 嘱病人坚持治疗，不要随意更换药物或停药。教会病人识别药物的不良反应，出现异常情况如疲乏、头痛、发热、手脚发麻、排尿不畅等症状要及时就诊，以免耽误病情。反复病情活动者，应有终身服药的心理准备。

【预后】

本病一般呈慢性过程，有多次缓解和复发，不易彻底治愈，但大部分病人的预后良好，尤其轻型病例经治疗后病情可长期缓解。少数暴发型或有并发症及年龄超过 60 岁者预后较差。病程漫长的病人癌变的风险增加，应定期行结肠镜检查。

二、克罗恩病

克罗恩病是一种病因未明的胃肠道慢性炎性肉芽肿性疾病。病变多见于末段回肠和邻近结肠，但从口腔至肛门各段消化道均可受累，呈节段性分布。以腹痛、腹泻、体重下降为主要临床表现，常伴有发热、营养障碍等全身表现，肛周脓肿或瘘管等局部表现，以及关节、皮肤、眼、口腔黏膜、肝等肠外损害。重症病人迁延不愈，预后不良。发病年龄多在 15～30 岁，但首次发作可出现在任何年龄组，男女患病率近似。

【病理】

病变同时累及回肠末段与邻近右侧结肠者多见，其次为只涉及小肠，主要在回肠，少数见于空肠。

病变呈节段性分布,早期黏膜呈鹅口疮样溃疡,随后溃疡增大,形成纵行溃疡和裂隙溃疡,呈鹅卵石样外观。当病变累及肠壁全层,肠壁增厚变硬,肠腔狭窄,可发生肠梗阻。溃疡穿孔可致局部脓肿,或穿透至其他肠段、器官、腹壁,形成内瘘或外瘘,慢性穿孔可引起粘连。

【临床表现】

多数起病隐匿、缓慢。病程呈慢性、长短不等的活动期与缓解期交替以及有终身复发倾向。少数急性起病,可表现为急腹症。腹痛、腹泻和体重下降三大症状是本病的主要临床表现。

1. 症状

（1）消化系统表现

1）腹痛:为最常见的症状,多位于右下腹或脐周,间歇性发作,与肠内容物经过炎症狭窄的肠段而引起局部肠痉挛有关。多为痉挛性阵痛伴肠鸣音增强,常于进餐后加重,排便或肛门排气后缓解。若腹痛持续,则提示腹膜炎症或腹腔内脓肿形成。

2）腹泻:亦常见,主要由病变肠段炎症渗出、蠕动增加及继发性吸收不良引起。早期腹泻为间歇性,后期可转为持续性。粪便多为糊状,一般无脓血和黏液。病变累及下段结肠或直肠者,可有黏液血便和里急后重。

（2）全身表现:①发热,与肠道炎症活动及继发感染有关,呈间歇性低热或中度热,少数呈弛张高热多提示有毒血症,少数病人以发热为首发和主要症状;②营养障碍,与慢性腹泻、食欲减退及慢性消耗有关,表现为消瘦、贫血、低蛋白血症和维生素缺乏等。

（3）肠外表现:与溃疡性结肠炎的肠外表现相似,但发生率较高。据我国统计报道,以口腔黏膜溃疡、皮肤结节性红斑、关节炎及眼病常见。

2. 体征　病人可呈慢性病容,精神状态差,重者呈消瘦贫血貌。轻者仅有右下腹或脐周轻压痛,重症者常有全腹明显压痛。部分病例可触及包块,以右下腹和脐周多见,系肠粘连、肠壁和肠系膜增厚以及肠系膜淋巴结肿大引起。瘘管形成是克罗恩病的特征性体征,因透壁性炎性病变穿透肠壁全层至肠外组织或器官而成。部分病人可见于肛门直肠周围瘘管、脓肿形成及肛裂等肛门周围病变,有时这些病变可为本病的首发或突出的体征。

3. 并发症　肠梗阻最常见,其次是腹腔内脓肿,可有吸收不良综合征,偶可并发急性穿孔或大量便血、累及直肠结肠者可发生癌变。

克罗恩病与溃疡性结肠炎的临床特点及鉴别见表4-5。

表4-5　克罗恩病与溃疡性结肠炎的临床特点及鉴别

鉴别点	克罗恩病	溃疡性结肠炎
症状	有腹泻,但脓血便较少见	脓血便多见
病变分布	呈节段性	连续
范围	全层	黏膜层及黏膜下层
部位	回盲部	直肠、乙状结肠
内镜	纵行溃疡,周围黏膜正常,即呈鹅卵石改变,病变间黏膜外观正常(非弥漫性)	溃疡浅,黏膜弥漫性充血、水肿、颗粒状炎性息肉
病理	裂隙状溃疡	隐窝脓肿、浅溃疡、杯状细胞减少
穿孔	少	少
瘘管	多	无
脓血便	少	多
肠腔狭窄	多见	少见

【实验室及其他检查】

1. **血液检查**　贫血常见且常与疾病严重程度平行;活动期白细胞计数增高;血沉增快;血清白蛋白下降。

2. **粪便检查**　粪便隐血试验常为阳性,有吸收不良综合征者粪脂排出量增加,并可有相应吸收功能改变。

3. **影像学检查**　较传统 X 线胃肠钡剂造影,CT 或 MRI 肠道检查可更清晰显示小肠病变,主要可见内外窦道形成,肠腔狭窄、肠壁增厚、强化,形成"木梳征"和肠周脂肪液化等征象。胃肠钡餐造影及钡剂灌肠可见肠黏膜皱襞粗乱、纵行溃疡或裂沟、鹅卵石征、假息肉、多发性狭窄或肠壁僵硬、瘘管形成等征象,由于肠壁增厚,可见填充钡剂的肠祥分离,提示病变呈节段性分布特性。腹部超声检查可显示肠壁增厚、腹腔或盆腔脓肿、包块等。

4. **结肠镜检查**　病变呈节段性分布,见纵行溃疡、鹅卵石样改变、肠腔狭窄、炎性息肉等。病变处活检有时可在黏膜固有层发现非干酪坏死性肉芽肿或大量淋巴细胞(文末彩图 4-8)。

【诊断要点】

慢性起病,反复发作性右下腹或脐周痛,腹泻、体重下降,特别是伴有肠梗阻、腹部压痛、腹块、肠瘘、肛周病变、发热等表现者,结合 X 线、结肠镜检查及活组织检查的特征性改变,即可诊断本病,但需排除各种肠道感染性或非感染性炎症疾病及肠道肿瘤。当病变单纯累及结肠时,注意与溃疡性结肠炎鉴别。

【治疗要点】

治疗目的在于控制病情,缓解症状,减少复发,防治并发症。

1. **氨基水杨酸制剂**　对控制轻、中型病人的活动性有一定疗效,但仅适用于病变局限在结肠者。美沙拉嗪对病变在回肠和结肠者均有效,且可作为缓解期的维持治疗用药。

2. **糖皮质激素**　适用于活动期病人,是目前控制病情活动最有效的药物,初量要足、疗程充分。一般给予泼尼松口服 30~40mg/d,重者可达 60mg/d,病情好转后逐渐减量至停药,并以氨基水杨酸制剂作维持治疗。

3. **免疫抑制剂**　硫唑嘌呤或巯嘌呤适用于对糖皮质激素治疗效果不佳或对激素依赖的慢性活动性病例。

4. **生物制剂**　近年来针对 IBD 炎症通路的各种生物制剂在治疗 IBD 取得良好疗效,如英夫利昔单抗、阿达木单抗等。

5. **对症治疗**　纠正水、电解质平衡紊乱;严重贫血者可输血,低蛋白血症者输注人血清白蛋白。重症病人酌用要素饮食或全胃肠外营养,除营养支持外还有助诱导缓解。腹痛、腹泻必要时可酌情使用抗胆碱能药物或止泻药,合并感染者静脉途径给予广谱抗生素。

6. **手术治疗**　手术主要针对并发症,如完全性肠梗阻、瘘管与脓肿形成、急性穿孔或不能控制的大量出血等。

【常用护理诊断/问题、措施及依据】

1. **疼痛:腹痛**　与肠内容物通过炎症狭窄肠段而引起局部肠痉挛有关。

(1)病情观察:严密观察病人腹痛的性质、部位以及伴随症状。如出现腹绞痛,腹部压痛及肠鸣音亢进或消失,应考虑是否并发肠梗阻,及时通知医生进行处理。

(2)用药护理:相当部分病人表现为激素依赖,多因减量或停药而复发,所以需要较长时间用药,应注意观察药物不良反应。加用免疫抑制剂如硫唑嘌呤或巯嘌呤作维持用药的病人,用药期间应监测白细胞计数,注意观察白细胞减少等不良反应。某些抗菌药物如甲硝唑、喹诺酮类药物,长期应用不良反应大,故临床上一般与其他药物联合短期应用。其他药物不良反应详见本节"溃疡性结肠炎"。

（3）其他护理措施:详见本章第二节中"腹痛"的护理。

2. 腹泻　与病变肠段炎症渗出、蠕动增加及继发性吸收不良有关。

（1）病情观察:严密观察病人腹泻的次数、性状,有无肉眼脓血和黏液,是否伴里急后重等,协助医生积极给予药物治疗。

（2）其他护理措施:详见本章第二节中"腹泻"的护理。

3. 营养失调：低于机体需要量　与长期腹泻、吸收障碍有关。

护理措施详见本节"溃疡性结肠炎"。

【其他护理诊断/问题】

1. 有体液不足的危险　与肠道炎症致长期频繁腹泻有关。

2. 潜在并发症:肠梗阻、腹腔内脓肿、吸收不良综合征。

3. 焦虑　与病情反复、迁延不愈有关。

【健康指导】

详见本节"溃疡性结肠炎"的健康指导。

【预后】

本病一般反复发作,迁延不愈,经治疗好转,但其中相当病例因出现并发症而手术治疗,预后较差。

（吕爱莉）

第九节　脂肪性肝病

脂肪性肝病(fatty liver disease,FLD)是以肝细胞脂肪过度贮积和脂肪变性为特征的临床病理综合征。肥胖、饮酒、糖尿病、营养不良、部分药物、妊娠以及感染等是 FLD 发生的危险因素。临床上,根据有无长期过量饮酒分为非酒精性脂肪性肝病和酒精性肝病。

一、非酒精性脂肪性肝病

非酒精性脂肪性肝病(non-alcoholic fatty liver disease,NAFLD)指除外酒精和其他明确的肝损害因素所致的,以弥漫性肝细胞大泡性脂肪变为主要特征的临床病理综合征,包括单纯性脂肪性肝病以及由其演变的脂肪性肝炎、脂肪性肝纤维化、肝硬化甚至肝癌。本病在西方国家成人发病率为 10% ~ 24%,肥胖人群的发病率可高达 57% ~ 74%。我国近年发病率呈上升趋势,明显超过病毒性肝炎及酒精性肝病的发病率,成为最常见的慢性肝病之一。男女患病率基本相同,以 40 ~ 50 岁最多见。

【病因与发病机制】

NAFLD 的病因较多,高能量饮食、含糖饮料、久坐少动等生活方式,以及肥胖、2 型糖尿病、高脂血症、代谢综合征等单独或共同成为 NAFLD 的易感因素。"多重打击"学说可以解释部分 NAFLD 的发病机制。"初次打击"是肥胖、2 型糖尿病、高脂血症等伴随的胰岛素抵抗,引起良性的肝细胞内脂质沉积,肝细胞内脂质尤其是甘油三酯沉积是形成 NAFLD 的先决条件。"第二次打击"是脂质过量沉积的肝细胞发生氧化应激和脂质过氧化,使脂肪变性的肝细胞发生炎症、坏死;内质网应激、肝纤维化也加重疾病的进展;肠道菌群紊乱也与 NAFLD 的发生有关。此外,遗传背景、慢性心理应激、免疫功能紊乱,在 NAFLD 的发生和发展中也有一定作用。

【病理】

病理改变以大泡性或以大泡性为主的肝细胞脂肪变性为特征,分为 3 个阶段。①单纯性脂肪肝:肝小叶内 30% 以上的肝细胞发生脂肪变,以大泡性脂肪变性为主;②脂肪性肝炎:为肝细胞大泡性或以大泡性为主的混合性脂肪变性的基础上,肝细胞气球样变,甚至伴肝细胞不同程度的坏死,小叶内混合性炎性细胞浸润;③脂肪性肝硬化:肝小叶结构完全毁损,代之以假小叶形成和广泛纤维化,大体为小结节性肝硬化。

【临床表现】

起病隐匿,发病缓慢。

1. **症状**　NAFLD 常无症状。少数病人可有乏力、右上腹轻度不适、肝区隐痛或上腹胀痛等非特异症状。严重脂肪性肝病可有食欲减退、恶心、呕吐等。发展至肝硬化失代偿期则其临床表现与其他原因所致的肝硬化相似。

2. **体征**　严重脂肪性肝病可出现黄疸,部分病人可有肝大。

【实验室及其他检查】

1. **血清学检查**　血清转氨酶和 γ-谷氨酰转肽酶水平正常或轻、中度升高,通常以丙氨酸氨基转移酶(ALT)升高为主。

2. **影像学检查**　B 超、CT 和 MRI 检查在脂肪性肝病的诊断上有重要的实用价值,其中 B 超敏感性高,CT 特异性强,MRI 在局灶性脂肪肝与肝内占位性病变鉴别时价值较大。

3. **病理学检查**　肝穿刺活组织检查是确诊 NAFLD 的主要方法。

【诊断要点】

凡具备下列第 1~5 项和第 6 或第 7 项中任何一项者即可诊断为 NAFLD。①有易患因素:肥胖、2 型糖尿病、高脂血症等;②无饮酒史或饮酒折合乙醇量男性每周<140g,女性每周<70g;③除外病毒性肝炎、药物性肝病、全胃肠外营养、肝豆状核变性和自身免疫性肝病等可导致脂肪肝的特定疾病;④除原发疾病的临床表现外,可有乏力、肝区隐痛、肝脾大等症状及体征;⑤血清转氨酶或 γ-GT、转铁蛋白升高;⑥符合脂肪性肝病的影像学诊断标准;⑦肝组织学改变符合脂肪性肝病的病理学诊断标准。

【治疗要点】

治疗主要针对不同的病因和危险因素,包括病因治疗、饮食控制、运动疗法和药物治疗。提倡中等量的有氧运动,饮食控制,控制体重在正常范围,合并高脂血症的病人可采用降血脂治疗,选择一些对肝细胞损害比较小的降血脂药如贝特类、他汀类或普罗布考类药。目前临床用于治疗本病的药物疗效不肯定。维生素 E 具抗氧化作用,可减轻氧化应激反应,有建议可常规用于脂肪性肝炎治疗。

【常用护理诊断/问题、措施及依据】

超重/肥胖　与饮食失当、缺少运动有关。

(1) 饮食护理:调整饮食结构,低热量、低脂为饮食原则。在满足基础营养需求的基础上,减少热量的摄入,维持营养平衡,维持正常血脂、血糖水平,降低体重至标准水平。指导病人避免高脂肪食物如动物内脏、甜食(包括含糖饮料),尽量食用含不饱和脂肪酸的油脂(如橄榄油、菜籽油、茶油等)。多吃青菜、水果和富含纤维素的食物,以及瘦肉、鱼、豆制品等,不吃零食,睡前不加餐。避免辛辣刺激性食物;多吃有助于降低血脂的食物,如燕麦、绿豆、海带、茄子、芦笋、核桃、枸杞、豆制品、黑木耳、山楂、苹果、葡萄、猕猴桃等。可制订多种减肥食谱小卡片,提高病人的依从性。

（2）加强运动:适当增加运动可以有效地促进体内脂肪消耗。合理安排工作,做到劳逸结合,选择合适的锻炼方式,避免过度劳累。每天安排进行体力活动的量和时间应按减体重目标计算,对于需要亏空的能量,一般多考虑采用增加体力活动量和控制饮食相结合的方法,其中 50% 应该由增加体力活动的能量消耗来解决,其他 50% 可由减少饮食总能量和减少脂肪的摄入量以达到需要亏空的总能量。运动不宜在饭后立即进行,也应避开凌晨和深夜运动,以免扰乱身体节奏;对合并有糖尿病者锻炼应于饭后 1 小时进行。

（3）控制体重:合理设置减肥目标,用体重指数(BMI)和腹围等作为监测指标,以每年减轻原体重的 5%～10% 或肥胖度控制在 0～10%［肥胖度＝(实际体重−标准体重)/标准体重×100%］为度。

（4）改变不良的生活习惯:吸烟、饮酒均可致血清胆固醇升高,应督促病人戒烟戒酒;改变长时间看电视、用电脑、上网等久坐的不良生活方式,增加有氧运动时间。

（5）病情监测:每半年测量体重、腰围、血压、肝功能、血脂和血糖,每年做肝、脾和胆囊的超声检查。

【其他护理诊断/问题】

1. **焦虑**　与病情进展、饮食受限有关。
2. **活动耐力下降**　与肥胖有关。

【健康指导】

1. **疾病预防指导**　让健康人群了解 NAFLD 的病因,建立健康的生活方式,改变各种不良的生活习惯、行为习惯。

2. **疾病知识指导**　教育病人保持良好的心理状态,注意情绪的调节和稳定,鼓励病人随时就相关问题咨询医护人员。让病人了解本病治疗的长期性和艰巨性,增强治疗信心,持之以恒,提高治疗的依从性。

3. **饮食指导**　指导病人建立合理的饮食结构及习惯,去掉不良的饮食习惯,戒除烟酒。实行有规律的一日三餐。无规律的饮食方式,如不吃早餐或三餐饥饱不均,会扰乱机体的营养代谢。避免过量摄食、吃零食、夜食,以免引发体内脂肪过度蓄积。此外,进食过快不易发生饱腹感,常使能量摄入过度。适宜的饮食可改善胰岛素抵抗,促进脂质代谢和转运,对脂肪肝的防治尤为重要。

4. **运动指导**　运动应以自身耐力为基础,循序渐进,保持安全心率(中等强度体力活动时心率为 100～120 次/min,低强度活动时则为 80～100 次/min)及持之以恒的个体化运动方案,采用中、低强度的有氧运动,如慢跑、游泳、快速步行等。睡前进行床上伸展、抬腿运动,可改善睡眠质量。每天运动 1～2 小时优于每周 2～3 次剧烈运动。

【预后】

单纯性脂肪性肝病如积极治疗可完全恢复。脂肪性肝炎如能及早发现、积极治疗多数能逆转。部分脂肪性肝炎可发展为肝硬化,其预后与病毒性肝炎后肝硬化、酒精性肝硬化相似。

二、酒精性肝病

酒精性肝病(alcoholic liver disease,ALD)是由于长期大量饮酒导致的中毒性肝损伤,初期表现为肝细胞脂肪变性,进而可发展为酒精性肝炎、肝纤维化,最终导致酒精性肝硬化。短期严重酗酒也可诱发广泛肝细胞损害甚至肝衰竭。本病在欧美国家多见,近年来我国的发病率也在上升。据一些地区流行病学调查发现,我国成人的酒精性肝病患病率为 4%～6%。

Note:

【病因与发病机制】

饮酒后乙醇主要在小肠上段吸收,其中90%以上在肝内代谢。乙醇对肝细胞损害的机制尚未完全阐明,可能涉及多种机制。酒精性肝病发生的危险因素有:①饮酒量及时间,短期内大量饮酒可发生酒精性肝炎,而平均每天摄入乙醇40g达5年以上可发展为酒精性肝硬化;②遗传易感因素,被认为与酒精性肝病的发生密切相关,但具体的遗传标记尚未确定;③性别,相同的乙醇摄入量女性比男性易患酒精性肝病,与女性体内乙醇脱氢酶(ADH)含量较低有关;④其他肝病,如乙型或丙型肝炎病毒感染可增加酒精性肝病发生的危险性,并可加重酒精性肝损害;⑤肥胖,是酒精性肝病的独立危险因素;⑥营养不良。

【病理】

基本病理变化为大泡性或大泡性为主伴小泡性的混合性肝细胞脂肪变性。依据病变肝组织是否伴有炎症反应和纤维化,可分为:①酒精性脂肪肝,轻者散在单个肝细胞或小片状肝细胞受累,主要分布在小叶中央区,进一步发展呈弥漫分布。肝细胞无炎症、坏死,小叶结构完整。②酒精性肝炎、肝纤维化,肝细胞坏死、中性粒细胞浸润、小叶中央区肝细胞内出现酒精性透明小体为酒精性肝炎的特征,严重时可出现融合性坏死和/或桥接坏死。窦周/细胞周纤维化和中央静脉周围纤维化,可扩展到门管区,中央静脉周围硬化性玻璃样坏死,局灶性或广泛性的门管区星芒状纤维化,严重的出现局灶性或广泛性桥接纤维化。③酒精性肝硬化,肝小叶结构完全毁损,代之以假小叶形成和广泛纤维化,大体为小结节性肝硬化。

【临床表现】

一般与饮酒的量和酗酒的时间长短有关。

1. **症状** 一般情况良好,常无症状或症状轻微,可有乏力、食欲减退、右上腹胀痛或不适。酒精性肝炎常在大量饮酒后,出现全身不适、食欲减退、恶心、呕吐、乏力、腹泻、肝区疼痛等症状,严重者可并发急性肝衰竭表现。酒精性肝硬化临床表现与其他原因引起的肝硬化相似,以门静脉高压症为主,可伴有其他慢性酒精中毒的表现如神经精神症状、慢性胰腺炎等。

2. **体征** 肝脏有不同程度的肿大。酒精性肝炎可有低热、黄疸、肝大并有触痛。

【实验室及其他检查】

1. **血清学检查** 血清天门冬氨酸氨基转移酶(AST)、丙氨酸氨基转移酶(ALT)轻度升高,AST升高比ALT升高明显是酒精性肝炎特征性的酶学改变,但AST和ALT值很少大于500U/L。

2. **影像学检查** B超检查可见肝实质脂肪浸润的改变,多伴有肝脏体积增大。CT平扫检查可准确显示肝脏形态改变及分辨密度变化。重度脂肪肝密度明显降低。影像学检查有助于酒精性肝病的早期诊断。

3. **病理学检查** 肝活组织检查是确定酒精性肝病的可靠方法,是判断其严重程度和预后的重要依据。但很难与其他病因引起的肝损害鉴别。

【诊断要点】

饮酒史是诊断酒精性肝病的必备依据,应详细询问病人饮酒的种类、每天摄入量、持续时间和饮酒方式等。根据饮酒史、临床表现及有关实验室及其他检查的结果,分析病人是否患有酒精性肝病及其临床病理阶段,以及是否合并其他肝病等。必要时肝穿刺活组织检查可确定诊断。

【治疗要点】

1. **戒酒** 是治疗酒精性肝病的关键。

Note:

2. 营养支持 长期嗜酒者,酒精取代了食物所提供的热量,故蛋白质和维生素摄入不足引起营养不良。所以酒精性肝病病人需要良好的营养支持,在戒酒的基础上应给予高热量、高蛋白、低脂饮食,并补充多种维生素。

3. 药物治疗 多烯磷脂酰胆碱可稳定肝窦内皮细胞膜和肝细胞膜,降低脂质过氧化,减轻肝细胞脂肪变性及其伴随的炎症和纤维化。美他多辛可加快乙醇代谢。

4. 肝移植 如同其他晚期肝硬化的治疗,严重酒精性肝硬化病人可考虑肝移植,但要求术前戒酒 3~6 个月,且无其他脏器的严重酒精性损害。

【常用护理诊断/问题、措施及依据】

1. 健康自我管理无效 与长期大量饮酒有关。

(1)严格戒酒:积极引导病人戒酒,要坚持逐渐减量的原则,每天饮酒量以减少前一天的 1/3 为妥,在 1~2 周内完全戒断,以免发生酒精戒断综合征。出现严重的酒精戒断综合征时,光凭意志力或家人强行戒酒很容易发生危险,应及时治疗。有重度酒瘾的人戒酒,应寻求病人家属的支持和帮助。

(2)心理护理:戒酒过程中,由于血液中乙醇浓度迅速下降,可能出现情绪不安、暴躁、易怒、出汗、恶心等反应,要适时对病人进行心理护理,鼓励病人在戒酒中保持积极、乐观的心态,配合医护人员,接受各项治疗。戒酒同时要配合进行心理行为治疗。鼓励家属对病人多加关心和照顾,帮助病人克服忧郁、疑虑、悲伤等不良情绪,让病人体会到社会的温暖、人生的价值和健康的重要。

2. 营养失调:低于机体需要量 与长期大量饮酒、蛋白质和维生素摄入不足有关。

(1)饮食护理:酒依赖者,多以酒代饭,进食较少,导致营养不良,维生素缺乏。应以低脂肪、清淡、富有营养、易消化为饮食原则,少食多餐,禁忌生冷、辛辣刺激性食物。注意营养均衡,多吃些瘦肉、鱼肉、牛奶及富含维生素的蔬菜和水果等。

(2)营养监测:观察病人进食情况,定期测量病人的体重,了解营养状态的变化。

【其他护理诊断/问题】

焦虑 与病情进展、戒酒有关。

【健康指导】

选取宣传酒精危害性的教育片或书刊,供病人观看或阅读,宣传科学饮酒的知识,认识大量饮酒对身体健康的危害性,协助病人建立戒酒的信心,培养健康的生活习惯,积极戒酒和配合治疗。

【预后】

酒精性脂肪肝一般预后良好,戒酒后可完全恢复。酒精性肝炎如能及时戒酒和治疗,大多可恢复,主要死亡原因为肝衰竭。若不戒酒,酒精性脂肪肝可直接或经酒精性肝炎阶段发展为酒精性肝硬化。

(吕爱莉)

第十节 肝 硬 化

 ———————————— 导入案例与思考 ————————————

曾某,男,33 岁,中专学历,工人。有乙型肝炎病史十多年。因乏力、食欲缺乏近 1 年,症状加重伴腹胀、少尿及双下肢水肿 2 个月前来医院就诊。无呕血、黑便,睡眠尚可。已婚,育有 1 子,配偶及儿子均体健,家庭关系融洽,经济状况一般。病人及家属对所患疾病的有关知识了解较少。

Note:

请思考：

1. 为明确诊断，需做哪些实验室及其他检查？
2. 检查结果提示大量腹水，治疗原则是什么？
3. 病人目前最主要的护理诊断/问题及依据是什么？应采取哪些护理措施？
4. 入院2天后病人解柏油样大便3次，应警惕病人出现什么问题？

肝硬化(liver cirrhosis)是一种由不同病因引起的慢性进行性弥漫性肝病。病理特点为广泛的肝细胞变性坏死、再生结节形成、纤维组织增生，正常肝小叶结构破坏和假小叶形成。临床代偿期症状不明显，失代偿期主要表现为肝功能损害和门静脉高压，可有多系统受累，晚期常出现消化道出血、感染、肝性脑病等严重并发症。

【病因与发病机制】

1. 病因

（1）病毒性肝炎：在我国最常见，占60%~80%，主要为乙型肝炎病毒感染，经过慢性肝炎阶段发展为肝硬化，或是急性或亚急性肝炎有大量肝细胞坏死和肝纤维化时直接演变为肝硬化，故从病毒性肝炎发展到肝硬化短至数月，长达数十年。乙型和丙型或丁型肝炎病毒的重叠感染可加速病情进展；甲型和戊型病毒性肝炎不发展为肝硬化。

（2）酒精：慢性酒精中毒引起的肝硬化在我国约占15%，女性较男性更易发生酒精性肝病。长期大量饮酒，乙醇及其中间代谢产物(乙醛)直接引起中毒性肝损伤，初期肝细胞脂肪变性，进而可发展为酒精性肝炎、肝纤维化，最终导致酒精性肝硬化。酗酒所致的长期营养失调也对肝脏有一定损害作用。

（3）营养障碍：长期食物中营养摄入不足或不均衡、慢性疾病导致消化吸收不良、肥胖或糖尿病等致非酒精性脂肪性肝炎，都可发展为肝硬化。

（4）药物或化学毒物：长期服用双醋酚丁、甲基多巴、异烟肼等药物，或长期接触四氯化碳、磷、砷等化学毒物，可引起中毒性肝炎，最终演变为肝硬化。

（5）胆汁淤积：持续存在肝外胆管阻塞或肝内胆汁淤积时，高浓度的胆酸和胆红素的毒性作用可损伤肝细胞，导致胆汁性肝硬化。

（6）遗传和代谢性疾病：由于遗传性或代谢性疾病，导致某些物质或其代谢产物沉积于肝，造成肝损害，并逐渐发展为肝硬化，如肝豆状核变性、血色病、半乳糖血症和 α_1-抗胰蛋白酶缺乏症等。

（7）循环障碍：慢性充血性心力衰竭、缩窄性心包炎、肝静脉阻塞综合征或肝小静脉闭塞病等致肝脏长期淤血，肝细胞缺氧、坏死和纤维组织增生，最后发展为肝硬化。

（8）免疫疾病：自身免疫性慢性肝炎及累及肝脏的免疫性疾病可进展为肝硬化。

（9）寄生虫感染：反复或长期感染血吸虫病者，虫卵及其毒性产物在肝脏汇管区沉积，刺激纤维组织增生，导致肝纤维化和门静脉高压，称为血吸虫病性肝纤维化。华支睾吸虫寄生于肝内、外胆管内，引起胆道梗阻及炎症(肝吸虫病)，可进展为肝硬化。

（10）隐源性肝硬化：发病原因暂时不能确定的肝硬化，占5%~10%。

2. 发病机制 各种病因引起的肝硬化，其病理变化和发展演变过程是基本一致的。肝细胞消亡的方式为变性坏死、变性凋亡或上皮-间质转化，正常的肝小叶结构破坏，残存肝细胞形成再生结节，纤维组织弥漫性增生，汇管区之间以及汇管区和肝小叶中央静脉之间由纤维间隔相互连接，形成假小叶。假小叶因无正常的血流供应系统，可再发生肝细胞缺氧、坏死和纤维组织增生。上述病理变化逐步进展，造成肝内血管扭曲、受压、闭塞而致血管床缩小，肝内门静脉、肝静脉和肝动脉小分支之间发生异常吻合而形成短路，导致肝血液循环紊乱。这些肝内血管网结构异常而致严重的血液循环障碍，门静脉回流受阻，是形成门静脉高压的病理基础，且使肝细胞缺氧和营养障碍加重，促使肝硬化病变进一步发展。

Note:

在肝脏受到损伤时,肝星状细胞(hepatic stellate cell)激活,在多种细胞因子的参与下转化成纤维细胞,合成过多的胶原,细胞外基质(extracellular matrix,ECM)过度沉积。ECM 的过度沉积以及成分改变是肝纤维化的基础,肝纤维化时胶原含量可较正常时增加 4~7 倍。胶原在窦状间隙沉积以及肝窦内皮形成连续的基底膜被称为肝窦毛细血管化(sinusoid capillarization)。肝窦毛细血管化及肝窦弥漫性屏障形成,与肝细胞损害和门静脉高压密切相关。早期的纤维化是可逆的,有再生结节形成时则不可逆。

【临床表现】

肝硬化的病程发展通常比较缓慢,可隐伏 3~5 年或更长时间。临床上根据是否出现腹水(ascites)、上消化道出血或肝性脑病等并发症,分为代偿期和失代偿期肝硬化,现分述如下:

（一）代偿期肝硬化

早期无症状或症状轻,以乏力、食欲缺乏、低热为主要表现,可伴有腹胀、恶心、厌油腻、上腹隐痛及腹泻等。症状多呈间歇性,常因劳累或伴发其他病而出现,经休息或治疗可缓解。病人营养状态一般或消瘦,肝轻度大,质地偏硬,可有轻度压痛,脾轻至中度大。肝功能多在正常范围或轻度异常。

（二）失代偿期肝硬化

主要为肝功能减退和门静脉高压(portal hypertension)所致的全身多系统症状和体征。

1. **肝功能减退的临床表现**

（1）全身症状和体征:一般状况较差,疲倦、乏力、精神不振;营养状态较差,消瘦、面色灰暗黝黑(肝病面容)、皮肤巩膜黄染、皮肤干枯粗糙、水肿、舌炎、口角炎等。部分病人有不规则发热,常与肝脏对致热因子等灭活降低或继发感染有关。

（2）消化系统症状:食欲减退为最常见症状,进食后上腹饱胀,有时伴恶心、呕吐,稍进油腻食物易引起腹泻。上述症状的出现与胃肠道淤血水肿、消化吸收功能紊乱和肠道菌群失调等因素有关。常见腹胀不适,可能与低钾血症、胃肠积气、肝脾肿大和腹水有关。可有腹痛,肝区隐痛常与肝大累及包膜有关,脾大、脾周围炎可引起左上腹疼痛。肝细胞有进行性或广泛性坏死时可出现黄疸,是肝功能严重减退的表现。

（3）出血和贫血:由于肝合成凝血因子减少、脾功能亢进(hypersplenism)和毛细血管脆性增加,导致凝血功能障碍,常出现鼻出血、牙龈出血、皮肤紫癜和胃肠出血等,女性常有月经过多。由于营养不良(缺乏铁、叶酸和维生素 B_{12} 等)、肠道吸收障碍、脂肪代谢紊乱、胃肠道失血和脾功能亢进等因素,病人可有不同程度的贫血。

（4）内分泌失调

1）雌激素增多、雄激素和糖皮质激素减少:雄激素转化为雌激素增加、肝对雌激素的灭活功能减退,致体内雌激素增多。雌激素增多时,通过负反馈抑制垂体分泌促性腺激素及促肾上腺皮质激素的功能,致雄激素和肾上腺糖皮质激素分泌减少。雌激素增多及雄激素减少,男性病人常有性功能减退、不育、男性乳房发育(gynaecomastia)、毛发脱落等,女性病人可有月经失调、闭经、不孕等。部分病人出现蜘蛛痣(spider nevi),主要分布在面颈部、上胸、肩背和上肢等上腔静脉引流区域;手掌大小鱼际和指腹部位皮肤发红称为肝掌(palmar erythema)。肾上腺皮质功能减退,表现为面部和其他暴露部位皮肤色素沉着。

2）抗利尿激素分泌增多,促进病人腹水和下肢水肿。

2. **门静脉高压的临床表现**　肝硬化时,门静脉血流量增多且门静脉阻力升高,导致门静脉压力增高(图 4-9)。门静脉正常压力为 13~24cmH₂O,门静脉高压症时,压力大都增至 30~50cmH₂O。门静脉高压症的三大临床表现是脾大、侧支循环的建立和开放、腹水。

（1）脾大:门静脉高压致脾静脉压力增高,脾淤血而肿胀,一般为轻、中度大,有时可为巨脾。出现脾功能亢进时,脾对血细胞破坏增加,使外周血中白细胞、红细胞和血小板减少。上消化道大出血时,脾可暂时缩小,待出血停止并补足血容量后,脾再度增大。

Note:

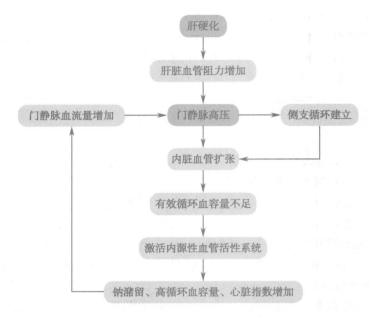

图 4-9 　肝硬化门静脉高压的形成机制

（2）侧支循环的建立和开放：正常情况下，门静脉系与腔静脉系之间的交通支很细小，血流量很少。门静脉压力增高时，来自消化器官和脾脏的回心血液流经肝脏受阻，使门腔静脉交通支开放并扩张，血流量增加，建立起侧支循环（图 4-10）。临床上重要的侧支循环有：①食管下段和胃底静脉曲张

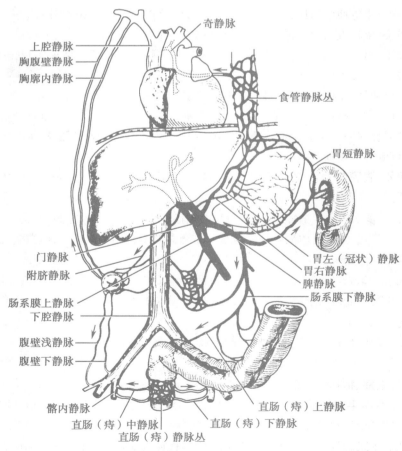

图 4-10 　门静脉回流受阻时，侧支循环血流方向示意图

(esophageal and gastric varices)。主要是门静脉系的胃冠状静脉和腔静脉系的食管静脉、奇静脉等沟通开放,曲张的静脉破裂出血时出现呕血、黑便及休克等表现。②腹壁静脉曲张。由于脐静脉重新开放,与附脐静脉、腹壁静脉等连接,在脐周和腹壁可见迂曲静脉以脐为中心向上及下腹壁延伸。③痔静脉曲张。为门静脉系的直肠上静脉与下腔静脉系的直肠中、下静脉吻合扩张形成,破裂时引起便血。

（3）浆膜腔积液:肝硬化浆膜腔积液包括腹水、胸腔积液及心包积液。其中腹水是肝硬化肝功能失代偿期最为显著的临床表现。腹水出现前,常有腹胀,以饭后明显。大量腹水时腹部隆起,腹壁绷紧发亮,病人行动困难,可发生脐疝,膈抬高,出现呼吸困难、心悸。部分病人伴有胸腔积液,为腹水经膈淋巴管或经瓣性开口进入胸腔所致。腹水形成的主要因素有:①门静脉压力增高。门静脉压力增高时,腹腔脏器毛细血管床静水压增高,组织间液回吸收减少而漏入腹腔。②血浆胶体渗透压降低。肝功能减退使白蛋白合成减少及蛋白质摄入和吸收障碍,发生低白蛋白血症。低白蛋白血症时血浆胶体渗透压降低,毛细血管内液体进入组织间隙,在腹腔可形成腹水。③肝淋巴液生成过多。肝静脉回流受阻时,肝内淋巴液生成增多,每天可达 10L(正常 1~3L),超过胸导管引流能力,淋巴管内压力增高,使大量淋巴液自肝包膜和肝门淋巴管渗漏至腹腔。④有效循环血容量不足。血容量不足时,交感神经系统兴奋、肾素-血管紧张素-醛固酮系统激活及抗利尿激素分泌增多,导致肾小球滤过率降低及水钠重吸收增加,发生水钠潴留。

3. **肝脏情况**　早期肝脏增大,表面尚平滑,质中等硬;晚期肝脏缩小,表面可呈结节状,质地坚硬;一般无压痛,但在肝细胞进行性坏死或并发肝炎和肝周围炎时可有压痛与叩击痛。

（三）并发症

1. **上消化道出血**　由于食管下段或胃底静脉曲张破裂出血所致,为本病最常见的并发症。常在恶心、呕吐、咳嗽、负重等使腹内压突然升高,或因粗糙食物机械损伤、胃酸反流腐蚀损伤时,引起突然大量的呕血和黑便,可导致出血性休克或诱发肝性脑病,急性出血死亡率平均为 32%。应注意的是,部分肝硬化病人上消化道出血的原因系并发急性糜烂出血性胃炎、消化性溃疡或门静脉高压性胃病。

2. **感染**　由于病人抵抗力低下、门腔静脉侧支循环开放等因素,增加了病原体的入侵繁殖机会,易并发感染,如自发性细菌性腹膜炎(spontaneous bacterial peritonitis,SBP)、肺炎、胆道感染、尿路感染、革兰氏阴性杆菌败血症等。自发性细菌性腹膜炎是腹腔内无脏器穿孔的腹膜急性细菌性感染。其主要原因是肝硬化时单核-吞噬细胞的噬菌作用减弱,肠道内细菌异常繁殖并经由肠壁进入腹膜腔,带菌的淋巴液漏入腹腔以及腹水抗菌能力下降引起感染,致病菌多为革兰氏阴性杆菌。病人可出现发热、腹痛、腹胀、腹膜刺激征、腹水迅速增长或持续不减,少数病例发生低血压或中毒性休克、难治性腹水或进行性肝衰竭。

3. **肝性脑病**　是晚期肝硬化的最严重并发症,也是肝硬化病人最常见死亡原因。详见本章第十二节"肝性脑病"。

4. **原发性肝癌**　肝硬化病人短期内出现病情迅速恶化、肝脏进行性增大、原因不明的持续性肝区疼痛或发热、腹水增多且为血性等,应考虑并发原发性肝癌。详见本章第十一节"原发性肝癌"。

5. **肝肾综合征（hepatorenal syndrome，HRS）**　病人肾脏无明显器质性损害,又称功能性肾衰竭。是肝硬化终末期最常见的严重并发症之一。主要由于有效循环血容量减少、肾血管收缩和肾内血液重新分布,导致肾皮质缺血和肾小球滤过率下降,髓质血流量增加、髓袢重吸收增加引起。常在难治性腹水、进食减少、呕吐、腹泻、利尿药应用不当、自发性细菌性腹膜炎及肝衰竭时诱发,表现为少尿或无尿、氮质血症、稀释性低钠血症和低尿钠。

6. **电解质和酸碱平衡紊乱**　病人出现腹水和其他并发症后电解质紊乱趋于明显,常见的如:①低钠血症。长期低钠饮食致原发性低钠,长期利尿和大量放腹水等致钠丢失,抗利尿激素增多使水潴留超过钠潴留而致稀释性低钠。②低钾低氯血症与代谢性碱中毒。进食少、呕吐、腹泻、长期应用利尿药或高渗葡萄糖液、继发性醛固酮增多等可引起低钾低氯,而低钾低氯血症可致代谢性碱中毒,诱发肝性脑病。

7. 肝肺综合征（hepatopulmonary syndrome，HPS）　其定义为严重肝病伴肺血管扩张和低氧血症，晚期肝病病人中发生率为13%～47%。肝硬化时内源性扩血管物质如一氧化氮、胰高血糖素增加，使肺内毛细血管扩张，肺间质水肿，肺动静脉分流，以及胸腹水压迫引起通气障碍，造成通气/血流比例失调和气体弥散功能下降。临床表现为顽固性低氧血症和呼吸困难。吸氧只能暂时缓解症状，但不能逆转病程。

8. 门静脉血栓形成　与门静脉梗阻时门静脉内血流缓慢等因素有关，如血栓局限可无临床症状，如发生门静脉血栓急性完全性梗阻，表现为腹胀、剧烈腹痛、呕血、便血、休克、脾脏迅速增大、腹水加速形成，且常诱发肝性脑病。

【实验室及其他检查】

1. 化验检查

（1）血常规检查：代偿期多正常，失代偿期常有不同程度的贫血。脾功能亢进时白细胞和血小板计数亦减少。

（2）尿液检查：尿常规检查代偿期正常，失代偿期可有蛋白尿、血尿和管型尿。有黄疸时尿中可出现胆红素，尿胆原增加。

（3）肝功能试验：代偿期正常或轻度异常，失代偿期多有异常。重症病人血清结合胆红素、总胆红素增高，胆固醇低于正常。转氨酶轻、中度增高，肝细胞受损时多以ALT（GPT）增高较显著，但肝细胞严重坏死时AST（GOT）常高于ALT。血清总蛋白正常、降低或增高，但白蛋白降低，球蛋白增高，白蛋白/球蛋白比值降低或倒置；在血清蛋白电泳中，白蛋白减少，γ-球蛋白显著增高。凝血酶原时间有不同程度延长。因纤维组织增生，血清Ⅲ型前胶原肽（PⅢP）、Ⅳ型胶原、透明质酸等常显著增高。

（4）免疫功能检查：血清IgG显著增高，IgA、IgM也可升高；T淋巴细胞数常低于正常；可出现抗核抗体、抗平滑肌抗体等非特异性自身抗体；病毒性肝炎肝硬化者，乙型、丙型和丁型肝炎病毒标记可呈阳性反应。

（5）腹水检查：包括腹水颜色、比重、蛋白定量、血清-腹水白蛋白梯度（serum ascites albumin gradient，SAAG）、细胞分类、腺苷脱氨酶（ADA）、血清和腹水LDH、细菌培养及内毒素测定等。腹水一般为漏出液，SAAG>11g/L提示门静脉高压，并发自发性细菌性腹膜炎、结核性腹膜炎或癌变时腹水性质发生相应变化。

2. 影像学检查　X线胃肠钡餐造影示食管静脉曲张者钡剂在黏膜上分布不均，显示虫蚀样或蚯蚓状充盈缺损，纵行黏膜皱襞增宽。超声检查可显示肝脾大小、门静脉高压、腹水。肝早期增大，晚期萎缩，肝实质回声增强、不规则、反射不均。门静脉高压症时可见脾大、门静脉直径增宽、侧支血管存在，有腹水时可见液性暗区。CT和MRI检查可显示肝、脾、肝内门静脉、肝静脉、侧支血管形态改变、腹水。

3. 内镜检查

（1）上消化道内镜检查：可观察食管、胃底静脉有无曲张及其曲张的程度和范围（文末彩图4-11）。并发上消化道出血者，通过急诊内镜检查不仅能明确出血的原因和部位，还能同时进行止血治疗。

（2）腹腔镜检查：可直接观察肝脾情况。

4. 肝活组织检查　B超引导下肝穿刺活组织检查可作为代偿期肝硬化诊断的"金标准"，有助于明确肝硬化的病因，确定肝硬化的病理类型、炎症和纤维化程度，鉴别肝硬化、慢性肝炎与原发性肝癌，指导治疗和判断预后。肝活组织检查为有创操作，存在一定风险，临床应用应严格掌握适应证。

【诊断要点】

肝硬化失代偿期的诊断主要根据有病毒性肝炎、长期酗酒、寄生虫感染或家族遗传性疾病等病史,肝功能减退与门静脉高压症的临床表现,以及肝功能试验异常等。代偿期的诊断常不容易,故对原因不明的肝脾大、慢性病毒性肝炎、长期大量饮酒者应定期随访,必要时肝穿刺活组织检查以确诊。

【治疗要点】

目前尚无特效治疗,应重视早期诊断,加强病因治疗,如乙型肝炎肝硬化者抗病毒治疗、酒精性肝硬化者须戒酒,注意一般治疗,以缓解病情,延长代偿期和保持劳动力。使用保护肝细胞药物(如还原型谷胱甘肽、S-腺苷蛋氨酸、维生素),不宜滥用护肝药物,避免应用对肝有损害的药物。

失代偿期主要是对症治疗、改善肝功能和处理并发症,有手术适应证者慎重选择时机进行手术治疗。

1. 腹水治疗

(1)限制钠和水的摄入:限钠可加速腹水消退,部分病人通过限钠可发生自发性利尿。水的摄入一般不需过于严格,如血钠<125mmol/L时,需限制水的摄入。

(2)利尿药:是目前临床应用最广泛的治疗腹水的方法。常用保钾利尿药有螺内酯,排钾利尿药有呋塞米。单独应用排钾利尿药需注意补钾。螺内酯和呋塞米联合应用有协同作用,并可减少电解质紊乱。一般开始用螺内酯 60mg/d 加呋塞米 20mg/d,逐渐增加至螺内酯 100mg/d 加呋塞米 40mg/d。效果不明显时可按比例逐渐加大药量,但螺内酯不超过 400mg/d,呋塞米不超过 160mg/d,腹水消退时逐渐减量。

(3)提高血浆胶体渗透压:定期输注血浆、新鲜血或白蛋白,不仅有助于促进腹水消退,也利于改善机体一般状况和肝功能。

(4)难治性腹水的治疗:难治性腹水(refractory ascites)是经限钠、利尿药治疗达最大剂量、排除其他因素对利尿药疗效的影响或已予纠正,仍难以消退或很快复发的腹水。可选择以下治疗方法:

1)大量放腹水加输注白蛋白:病人如无感染、上消化道出血、肝性脑病等并发症,肝代偿功能尚可,凝血功能正常,可选用此法。一般每放腹水 1 000ml,输注白蛋白 8~10g,该方法缓解症状时间短,但易诱发肝肾综合征、肝性脑病。

2)经颈静脉肝内门体分流术(transjugular intrahepatic portosystemic shunt,TIPS):是通过介入手段经颈静脉放置导管,建立肝静脉与肝内门静脉分支间的分流通道,以降低门静脉系统压力,减少腹水生成。

2. 手术治疗 治疗门静脉高压症的方法有各种分流、断流术和脾切除术等,目的是降低门脉系统压力和消除脾功能亢进,主要用于食管胃底静脉曲张破裂大出血各种治疗无效时,或者是曲张静脉破裂出血后预防再次出血。脾切除术是治疗脾功能亢进的有效方式,但只能短期降低门静脉压力。肝移植是各种原因引起的晚期肝硬化的最佳治疗方法。

3. 并发症的治疗

(1)自发性细菌性腹膜炎:后果严重,易诱发肝肾综合征、肝性脑病等严重并发症,故需早期诊断、积极治疗。选用肝毒性小,主要针对革兰氏阴性杆菌并兼顾革兰氏阳性球菌的抗生素,如头孢哌酮或喹诺酮类药物。对发生肝肾综合征的高危病人,可静脉输注白蛋白 1.5g/(kg·d),连用 2 天,再以 1g/(kg·d)至病情改善。

(2)肝肾综合征:积极预防或消除肝肾综合征的诱发因素,如感染、上消化道出血、电解质紊乱、过度利尿、使用肾毒性药物等,治疗措施包括输注白蛋白以扩充有效血容量,应用血管活性药物(特利加压素),外科治疗包括 TIPS 及肝移植。

(3)其他并发症:肝肺综合征目前无有效的内科治疗,可考虑肝移植。食管胃底静脉曲张破裂出血的治疗见本章第十四节"上消化道出血",其他并发症的治疗详见有关章节。

Note:

【护理评估】

1. 病史

（1）患病及治疗经过：询问本病的有关病因，例如：有无肝炎、输血史、心力衰竭、胆道疾病、寄生虫感染及家族遗传性疾病史；有无长期接触化学毒物、使用损肝药物、嗜酒，其用量和持续时间。有无慢性肠道感染、消化不良、消瘦、黄疸、出血史。有关的检查、用药和其他治疗情况。

（2）目前病情与一般状况：饮食及消化情况，如食欲、进食量及食物种类、饮食习惯及爱好。有无食欲减退、恶心、呕吐、腹胀、腹痛，呕吐物和粪便的性质及颜色。日常休息及活动量、活动耐力。

（3）心理-社会状况：肝硬化为慢性经过，随着病情发展加重，病人逐渐丧失工作能力，长期治病影响家庭生活、经济负担沉重，均可使病人及其照顾者出现各种心理问题和应对行为的不足。评估时应注意病人的心理状态，有无个性、行为的改变，有无焦虑、抑郁、易怒、悲观等情绪。并发肝性脑病时，病人可出现嗜睡、兴奋、昼夜颠倒等神经精神症状，应注意鉴别。评估病人及家属对疾病的认识程度及态度、家庭经济情况。

2. 身体评估

（1）意识状态：注意观察病人的精神状态，对人物、时间、地点的定向力。表情淡漠、性格改变或行为异常多为肝性脑病的前驱表现。

（2）营养状态：是否消瘦、皮下脂肪消失、肌肉萎缩。有无水肿。有腹水或水肿时，不能以体重判断病人的营养状态。

（3）皮肤、黏膜：有无肝病面容、皮肤干枯、脱发，有无黄染、出血点、蜘蛛痣、肝掌、腹壁静脉显露或怒张。

（4）呼吸情况：观察呼吸的频率和节律，有无呼吸浅速、呼吸困难和发绀，有无因呼吸困难、心悸而不能平卧，有无胸腔积液形成。

（5）腹部：检查有无腹水征，如腹部膨隆、腹壁紧张度增加、脐疝、腹式呼吸减弱、移动性浊音；有无腹膜刺激征。检查肝脾大小、质地、表面情况及有无压痛。

（6）尿量及颜色：有无尿量减少，尿色有无异常。

3. 实验室及其他检查

（1）血常规检查：有无红细胞减少或全血细胞减少。

（2）血生化检查：肝功能有无异常，如有无血清胆红素增高，ALT、AST 异常，血浆白蛋白降低、球蛋白增高及白蛋白/球蛋白比例异常；有无电解质和酸碱平衡紊乱，血氨是否增高，有无氮质血症。

（3）腹水检查：腹水的性质是漏出液抑或渗出液，有无找到病原菌或恶性肿瘤细胞。

（4）其他检查：胃镜检查、X 线胃肠钡餐造影检查有无食管胃底静脉曲张；B 超、CT、MRI 检查有无门静脉高压征象、腹水；肝活组织检查的诊断结果等。

【常用护理诊断/问题】

1. 营养失调：低于机体需要量　与肝功能减退、门静脉高压引起食欲减退、消化和吸收障碍有关。

2. 体液过多　与肝功能减退、门静脉高压引起钠水潴留有关。

【目标】

1. 病人能描述营养不良的原因，遵循饮食计划，保证各种营养物质的摄入。

2. 能叙述腹水和水肿的主要原因，腹水和水肿有所减轻或基本控制，身体舒适感增加。

【护理措施及依据】

1. 营养失调：低于机体需要量

（1）饮食护理：既保证饮食营养又遵守必要的饮食限制是改善肝功能、延缓病情进展的基本措

Note:

施。应向病人及家属说明导致营养状态下降的有关因素、饮食治疗的意义及原则,与病人共同制订既符合治疗需要而又为其接受的饮食计划。根据营养评估结果制订个体化饮食治疗原则:营养不良的肝硬化病人每天能量摄入 126~147kJ/kg(30~35kcal/kg),以碳水化合物为主的易消化饮食,严禁饮酒,适当摄入脂肪,动物脂肪不宜过多摄入,并根据病情变化及时调整。

1) 蛋白质:是肝细胞修复和维持血浆白蛋白正常水平的重要物质基础,应保证其摄入量,每天摄入量 1.2~1.5g/kg。蛋白质来源以豆制品、鸡蛋、牛奶、鱼、鸡肉、瘦猪肉为主。血氨升高时应限制或禁食蛋白质,待病情好转后再逐渐增加摄入量,并应选择植物蛋白,例如豆制品,因其含蛋氨酸、芳香氨基酸和产氨氨基酸较少。

2) 维生素:新鲜蔬菜和水果含有丰富的维生素,例如西红柿、柑橘等富含维生素 C,日常食用以保证维生素的摄取。

3) 限制钠和水的摄入:有腹水者应限制摄入钠 80~120mmol/d(盐 4~6g/d);进水量 1 000ml/d 以内,如有低钠血症,应限制在 500ml/d 左右。应向病人介绍各种食物的成分,例如:高钠食物有咸肉、酱菜、酱油、罐头食品、含钠味精等,应尽量少食用;含钠较少的食物有粮谷类、瓜茄类、水果等。评估病人有无不恰当的饮食习惯而加重水钠潴留,切实控制钠和水的摄入量。限钠饮食常使病人感到食物淡而无味,可适量添加柠檬汁、食醋等,改善食品的调味,以增进食欲。

4) 避免损伤曲张静脉:食管胃底曲张静脉管壁薄弱、缺乏弹性收缩,一旦损伤难以止血,死亡率高。有静脉曲张者应食菜泥、肉末、软食,进餐时细嚼慢咽,咽下的食团宜小且外表光滑,切勿混入糠皮、硬屑、鱼刺、甲壳等坚硬、粗糙的食物,以防损伤曲张的静脉导致出血。

(2) 营养支持:必要时遵医嘱给予静脉补充营养,如高渗葡萄糖液、复方氨基酸、白蛋白或新鲜血。

(3) 营养监测:经常评估病人的饮食和营养状态,包括每天的食品和进食量,体重和实验室检查有关指标的变化。

2. 体液过多

(1) 体位:平卧位有利于增加肝、肾血流量,改善肝细胞的营养,提高肾小球滤过率,故应多卧床休息。可抬高下肢,以减轻水肿。阴囊水肿者可用托带托起阴囊,以利水肿消退。大量腹水者卧床时可取半卧位,使横膈下降,有利于呼吸运动,减轻呼吸困难和心悸。

(2) 避免腹内压骤增:大量腹水时,应避免使腹内压突然剧增的因素,例如剧烈咳嗽、打喷嚏等,保持大便通畅,避免用力排便。

(3) 限制钠和水的摄入:措施见本节“饮食护理”。

(4) 用药护理:使用利尿药时应特别注意维持水电解质和酸碱平衡。

(5) 腹腔穿刺放腹水的护理:术前说明注意事项,测量体重、腹围、生命体征,排空膀胱以免误伤;术中及术后监测生命体征,观察有无不适反应;术毕用无菌敷料覆盖穿刺部位,如有溢液可用明胶海绵处置;术毕缚紧腹带,以免腹内压骤然下降;记录抽出腹水的量、性质和颜色,腹水培养接种应在床旁进行,每个培养瓶至少接种 10ml 腹水,标本及时送检。

(6) 病情观察:观察腹水和下肢水肿的消长,准确记录出入量,测量腹围、体重,并教会病人正确的测量和记录方法。进食量不足、呕吐、腹泻者,或遵医嘱应用利尿药、放腹水后更应密切观察。监测血清电解质和酸碱度的变化,以及时发现并纠正水电解质、酸碱平衡紊乱,防止肝性脑病、肝肾综合征的发生。

【评价】

1. 病人能自己选择符合饮食治疗计划的食物,保证每天所需热量、蛋白质、维生素等营养成分的摄入。

2. 能陈述减轻水钠潴留的有关措施,正确测量和记录出入量、腹围和体重,腹水和皮下水肿及其引起的身体不适有所减轻。

【其他护理诊断/问题】

1. **潜在并发症**：上消化道出血、肝性脑病。
2. **有皮肤完整性受损的危险**　与营养不良、水肿、皮肤干燥、瘙痒、长期卧床有关。
3. **有感染的危险**　与机体抵抗力低下、门腔静脉侧支循环开放等因素有关。

【健康指导】

1. **疾病知识指导**　肝硬化为慢性过程，护士应帮助病人和家属掌握本病的有关知识和自我护理方法，并发症的预防及早期发现，分析和消除不利于个人和家庭应对的各种因素，把治疗计划落实到日常生活中。①心理调适：病人应注意情绪的调节和稳定，在安排好治疗、身体调理的同时，勿过多忧虑病情，遇事豁达开朗，树立治病信心，保持愉快心情。②饮食调理：切实遵循饮食治疗原则和计划，详见本节"饮食护理"；禁酒。③预防感染：注意保暖和个人卫生。

2. **活动与休息指导**　肝硬化代偿期病人如无明显的精神、体力减退，可适当参加工作，避免过度疲劳；失代偿期病人以卧床休息为主，但过多的躺卧易引起消化不良、情绪不佳，故应视病情适量活动，活动量以不加重疲劳感和其他症状为度。病人的精神、体力状况随病情进展而减退，疲倦乏力、精神不振逐渐加重，严重时衰弱而卧床不起。指导病人睡眠应充足，生活起居有规律。

3. **皮肤护理指导**　病人因皮肤干燥、水肿、黄疸时出现皮肤瘙痒，以及长期卧床等因素，易发生皮肤破损和继发感染。沐浴时应注意避免水温过高，或使用有刺激性的皂类和沐浴液，沐浴后可使用性质柔和的润肤品；皮肤瘙痒者给予止痒处理，嘱病人勿用手抓搔，以免皮肤破损。

4. **用药指导与病情监测**　按医生处方用药，加用药物需征得医生同意，以免服药不当而加重肝脏负担和肝功能损害。护士应向病人详细介绍所用药物的名称、剂量、给药时间和方法，教会其观察药物疗效和不良反应。例如服用利尿药者，应记录尿量，如出现软弱无力、心悸等症状时，提示低钠、低钾血症，应及时就医。定期门诊随访。

5. **照顾者指导**　指导家属理解和关心病人，给予精神支持和生活照顾。细心观察、及早识别病情变化，例如当病人出现性格、行为改变等可能为肝性脑病的前驱症状时，或消化道出血等其他并发症时，应及时就诊。

【预后】

本病预后因病因、病理类型、营养状态、肝功能代偿程度、有无并发症而有所不同，病人配合治疗和护理亦很重要。总的来说，病毒性肝炎肝硬化预后较差；持续黄疸、难治性腹水、低白蛋白血症、凝血酶原时间持续或显著延长，以及出现并发症者，预后均较差；高龄病人预后较差。Child-Pugh 分级（Child-Pugh classification）见表 4-6，与预后密切相关，总分越高（C 级），预后越差。死因常为肝性脑病、上消化道出血、严重感染与肝肾综合征等。

表 4-6　肝硬化病人蔡尔德-皮尤（Child-Pugh）改良评分标准

临床或生化指标	1 分	2 分	3 分
肝性脑病（期）	无	1~2	3~4
腹水	无	轻度	中重度
总胆红素/（μmol·L^{-1}）	<34	34~51	>51
白蛋白/（g·L^{-1}）	>35	28~35	<28
凝血酶原时间延长/s	<4	4~6	>6

注：A 级 5~6 分；B 级 7~9 分；C 级 10~15 分。

Note：

（冯晓玲　尤黎明）

第十一节　原发性肝癌

原发性肝癌(primary carcinoma of the liver)简称肝癌,指肝细胞或肝内胆管上皮细胞发生的恶性肿瘤,为我国常见的恶性肿瘤之一。肝癌目前是我国第4位常见恶性肿瘤及第2位肿瘤致死病因。本病可发生于任何年龄,以40~49岁年龄组发病率最高,多见于男性,男女之比约为5:1。

【病因与发病机制】

尚未完全明确,可能与多种因素的综合作用有关。

1. **病毒性肝炎**　乙型肝炎病毒感染是我国肝癌病人的主要病因,西方国家以丙型肝炎感染常见。致癌机制尚未明确,可能与病毒引起肝细胞反复损害和增生,激活癌基因等有关。

2. **食物和饮水**　黄曲霉的代谢产物黄曲霉毒素 B_1(AFB_1)有强烈的致癌作用,能通过影响 ras、$P53$ 等基因的表达而引起肝癌的发生。粮油、食品受 AFB_1 污染严重的地区,肝癌发病率较高;此外,长期进食含亚硝胺的食物、食物中缺乏微量元素、长期大量饮酒及饮用藻类毒素污染的水等,均与肝癌的发生密切相关。

3. **肝硬化**　原发性肝癌合并肝硬化者占50%~90%,多数为乙型或丙型病毒性肝炎发展成肝硬化。在欧美国家,肝癌常发生在酒精性肝硬化的基础上。

4. **其他因素**　长期接触有机氯农药、亚硝胺类、偶氮芥类、苯酚等化学物质,寄生虫(如血吸虫及华支睾吸虫)感染,遗传因素等可能与肝癌发生有关。

【病理】

1. **分型**　按大体病理分型可分为:①块状型,最多见,占肝癌的70%以上,可分为单个、多个或融合块状3个亚型,直径一般约5~10cm,>10cm者称为巨块型。此型肿瘤中心易坏死、液化及出血。②结节型,癌结节直径一般不超过5cm,可分为单结节、多结节和融合结节3个亚型。孤立的直径小于3cm的癌结节或相邻两个癌结节直径之和小于3cm者称为小肝癌。③弥漫型,最少见,呈米粒至黄豆大小的癌结节分布于整个肝,与肝硬化不易区别。按组织学分型可分为:①肝细胞肝癌(hepatocellular carcinoma,HCC),最为多见,占肝癌的85%~90%,癌细胞由肝细胞发展而来,大多伴有肝硬化;②肝内胆管癌(intrahepatic cholangiocarcinoma,ICC),较少见,癌细胞由胆管上皮细胞发展而来;③混合型,最少见,为上述两型同时存在。

2. **转移途径**　肝癌可经血行转移、淋巴转移、种植转移造成癌细胞扩散。肝内血行转移发生最早、最常见,其侵犯门静脉及分支并形成癌栓,脱落后在肝内形成转移灶。肝外血行转移以肺最常见,也可转移至脑、肾上腺、肾及骨骼等;淋巴转移常为肝门淋巴结转移;种植转移可见于腹膜、横膈、盆腔等处。

【临床表现】

起病隐匿,早期缺乏典型症状。经 AFP 筛查检出的早期病例无任何症状和体征,一旦出现症状而就诊者大多已进入中晚期。本病主要临床表现如下:

1. **症状**

(1) 肝区疼痛:最常见,病人多表现为右上腹持续性钝痛或胀痛,若肿瘤侵犯膈肌,疼痛可放射至右肩或右背部,如肿瘤生长缓慢,病人可能无或仅有轻微钝痛。当肝表面癌结节包膜下出血或向腹腔破溃,可表现为突然性剧烈腹痛,甚至发生急腹症表现及失血性休克。

(2) 消化道症状:常有食欲减退、消化不良、恶心、呕吐。腹水或门静脉癌栓可导致腹胀、腹泻等症状。

Note:

（3）全身症状：有乏力、进行性消瘦、发热、营养不良，晚期病人可呈恶病质等。少数病人由于癌肿本身代谢异常，进而导致机体内分泌代谢异常，可有自发性低血糖、红细胞增多症、高血钙、高血脂等伴癌综合征的表现。

（4）转移灶症状：肝癌转移可引起相应的症状，如转移至肺可引起咳嗽和咯血，胸膜转移可引起胸痛和血性胸腔积液。癌栓栓塞肺动脉及其分支可引起肺栓塞，产生严重的呼吸困难、低氧血症和胸痛。如转移至骨骼和脊柱，可引起局部压痛或神经受压症状。颅内转移可有相应的神经定位症状和体征。

2. 体征

（1）肝大：进行性肝大为最常见的特征性体征之一。肝质地坚硬，表面及边缘不规则，常呈结节状，有不同程度的压痛。如癌肿突出于右肋弓下或剑突下，上腹可呈现局部隆起或饱满；如癌肿位于膈面，则主要表现为膈抬高而肝下缘不下移。

（2）黄疸：一般在晚期出现，多为阻塞性黄疸，少数为肝细胞性黄疸。前者因癌肿侵犯或压迫胆管或肝门转移性淋巴结肿大压迫胆管引起，后者由于癌组织肝内广泛浸润或合并肝硬化、慢性肝炎引起。

（3）肝硬化征象：肝癌伴肝硬化门脉高压者可有脾大、静脉侧支循环形成及腹水等表现。腹水一般为漏出液，也可出现血性腹水。

3. 并发症

（1）肝性脑病：常为肝癌终末期最严重的并发症。

（2）上消化道出血：约占肝癌死亡原因的15%。出血原因与食管胃底静脉曲张破裂引起出血、门静脉高压性胃病合并凝血功能障碍而导致出血有关。

（3）肝癌结节破裂出血：约10%的肝癌病人发生癌结节破裂出血。当癌结节破裂局限于肝包膜下时，表现为局部疼痛或形成压痛性血肿；如癌结节破裂出血入腹腔，可引起急性腹痛、腹膜刺激征和血性腹水，严重时可致出血性休克、死亡。

（4）继发感染：病人易并发肺炎、肠道感染、自发性腹膜炎、败血症、真菌感染等。与病人长期消耗、放射治疗、化学治疗及自身抵抗力减弱等有关。

【实验室及其他检查】

1. 癌肿标志物检测

（1）甲胎蛋白（alpha fetoprotein，AFP）：肝细胞癌 AFP 升高者占 70%～90%。AFP 浓度通常与肝癌大小成正相关。在排除妊娠、肝炎和生殖腺胚胎瘤的基础上，AFP 大于 400μg/L 是诊断肝癌的条件之一。对 AFP 由低浓度逐渐升高不降或 AFP 在 200μg/L 以上的中等水平持续 8 周以上者，应结合影像学和肝功能变化进行动态观察和综合分析。

（2）其他标志物：血清甲胎蛋白异质体、异常凝血酶原和血浆游离微小核糖核酸也可作为肝癌早期诊断标志物，特别是对血清 AFP 阴性人群。

2. 影像学检查

（1）超声检查：B 超检查是目前肝癌筛查的首选检查方法。AFP 结合 B 超检查是早期诊断肝癌的主要方法。彩色多普勒超声检查有助于了解占位性病变的血供情况，以判断其性质。

（2）CT 检查：是肝癌诊断的重要手段，为临床疑诊肝癌者和确诊为肝癌拟行手术治疗者的常规检查。螺旋 CT 增强扫描使 CT 检查肝癌的敏感性进一步提高，甚至可以发现直径 1cm 以下的肿瘤。

（3）MRI 检查：能清楚显示肝细胞癌内部结构特征，应用于临床怀疑肝癌而 CT 未能发现病灶，或病灶性质不能确定时。

（4）肝血管造影：选择性肝动脉造影是肝癌诊断的重要补充手段，通常用于临床怀疑肝癌存在，而普通的影像学检查不能发现肝癌病灶的情况下。

3. **肝活组织检查**　在 B 超或 CT 引导下细针穿刺癌结节行组织学检查,是确诊肝癌的最可靠方法。因其属创伤性检查且有出血或癌肿针道转移的风险,上述非侵入性检查未能确诊者可视情况考虑应用。

【诊断要点】

肝癌的临床诊断应结合肝癌发生的高危因素、影像学特征以及肝癌标志物结果。满足下列三项中的任一项,即可诊断肝癌:①具有两种典型的肝癌影像学(B 超、增强 CT、MRI 或选择性肝动脉造影)表现,病灶大于 2cm;②具有一项典型影像学表现,肿瘤病灶大于 2cm,AFP 大于 400μg/L;③肝脏活检阳性。

【治疗要点】

早期发现和早期治疗是改善肝癌预后的最主要措施,早期肝癌应尽量采取手术切除。对不能切除者可采取多种综合治疗措施。

1. **手术治疗**　肝癌的治疗方案以手术切除为首选,对诊断明确并有手术指征者应及早手术。由于手术切除仍有很高的复发率,术后宜加强综合治疗与随访。通常认为 Child-Pugh A 级、吲哚氰绿 15分钟滞留率小于 30% 是实施手术切除的必要条件。

2. **肝动脉化疗栓塞治疗(transcatheter arterial chemoembolization,TACE)**　是目前公认的肝癌非手术治疗的最常用方法之一,目前主张综合 TACE 治疗,即 TACE 联合其他治疗方法。TACE是经皮穿刺股动脉,在 X 线透视下将导管插至固有动脉或其分支注射抗肿瘤药物和栓塞剂,常用栓塞剂有碘化油和明胶海绵碎片。现临床多采用抗肿瘤药物和碘化油混合后注入肝动脉,发挥持久的抗肿瘤作用。首次治疗后,后续 TACE 治疗的频次应依随访结果而定。

3. **局部消融治疗**　是借助医学影像技术的引导对肿瘤靶向定位,局部采用物理或化学的方法直接杀灭肿瘤组织的一类治疗手段。主要包括射频消融、微波消融、无水乙醇注射治疗、冷冻治疗、高强度超声聚焦消融、激光消融、不可逆电穿孔等。

4. **放射治疗**　放射治疗分为外放疗和内放疗,对于符合适应证的病人可以根据病程不同阶段选择相应的方案进行放疗。同时可联合其他治疗方法,改善局部控制率、延长生存。也可用于肝癌转移引起的淋巴结、肺、骨、脑或肾上腺转移所致疼痛、梗阻或出血等症状。

5. **全身化疗**　化疗主要用于综合治疗和姑息治疗。

6. **生物和免疫治疗**　近年来在肝癌的生物学特性和免疫治疗方面研究有所进展。分子靶向药物索拉非尼(sorafenib)已应用于临床。单克隆抗体和酪氨酸激酶抑制剂(TKI)类的各种靶向治疗药物等已开展临床研究或应用,基因治疗和肿瘤疫苗技术也在研究之中。

7. **中医治疗**　中医的治疗通过调整机体的抗肿瘤能力而发挥作用,如配合手术、化疗和放疗使用,可促进病人恢复、减轻治疗的不良反应,提高机体的抵抗力与生活质量。

8. **并发症的治疗**　肝癌结节破裂时,往往因病人凝血功能障碍,非手术治疗难以止血。在病人能耐受手术的情况下,应积极争取手术探查,行局部填塞缝合术、肝动脉栓塞术、肝动脉结扎术等,进行止血治疗。并发肝性脑病、上消化道出血、感染等,治疗详见有关章节。

9. **肝移植**　对于肝癌合并肝硬化的病人,若未发生血管侵犯和远处转移,肝移植是一种有效的治疗手段。

【常用护理诊断/问题、措施及依据】

1. **疼痛:肝区痛**　与肿瘤生长迅速、肝包膜被牵拉或肝动脉化疗栓塞术后发生栓塞后综合征有关。

(1)**病情观察**:注意观察病人疼痛的部位、性质、程度、持续时间及伴随症状,及时发现和处理异常情况。

（2）指导并协助病人减轻疼痛：对轻度疼痛者，保持环境安静、舒适，减少对病人的不良刺激和心理压力；认真倾听病人述说疼痛的感受，及时作出适当的回应，可以减轻病人的孤独无助感和焦虑，有助于减轻疼痛；教会病人一些放松和转移注意力的技巧，如做深呼吸、听音乐、与病友交谈等，有利于缓解疼痛。

（3）采取镇痛措施：对上述措施效果不佳或中重度疼痛者，可根据 WHO 疼痛三阶梯止痛法，遵医嘱使用镇静、止痛药物，并配以辅助用药，注意观察药物的疗效和不良反应。亦可采用病人自控镇痛法（PCA）进行止痛。

（4）肝动脉化疗栓塞术病人的护理：TACE 是一种创伤性的非手术治疗，应做好术前和术后护理，以减轻病人疼痛及减少并发症的发生。

1）术前护理：①做好各项术前检查，如测量生命体征，检查心电图、出凝血时间、血常规、肝肾功能等；②行术前准备，如碘过敏试验、备皮等；③术前 1 天给予易消化饮食，术前 4~6 小时禁食禁水。

2）术后护理：术后由于肝动脉血供突然减少，可产生栓塞后综合征，即出现腹痛、发热、恶心、呕吐、血清白蛋白降低、肝功能异常等，应做好相应护理。①观察生命体征，多数病人于术后 4~8 小时体温升高，持续 1 周左右，是机体对坏死组织吸收的反应。高热者应采取降温措施，避免机体大量消耗。②术后初期摄入清淡、易消化饮食并少量多餐，以减轻恶心、呕吐。③穿刺部位压迫止血 15 分钟再加压包扎，沙袋压迫 6~8 小时，保持穿刺侧肢体伸直 24 小时，并观察穿刺部位有无血肿及渗血。注意观察肢体远端脉搏、皮肤颜色、温度和功能，防止包扎过紧。④栓塞术 1 周后，常因肝缺血影响肝糖原储存和蛋白质合成，应根据医嘱静脉输注白蛋白，适量补充葡萄糖溶液。准确记录出入量，如出汗、尿量、呕吐物等，作为补液的依据。⑤注意观察病人有无肝性脑病前驱症状，一旦发现异常，及时配合医生进行处理。

2. 悲伤　与病人知道疾病预后不佳有关。

（1）评估病人的心理反应：与其他癌症病人一样，肝癌病人往往出现否认、愤怒、忧伤、接受的心理反应阶段。在疾病诊断初期，病人多存在侥幸心理，希望对自己的诊断是错误的，故病人表现为经常提问，十分关心自己的各项检查，焦虑和恐惧的心理反应并存。一旦病人确定自己的诊断，会表现愤怒或逃避现实，部分病人会出现过激的心理反应，出现绝望甚至自杀的行为。护士应动态评估病人的心理反应，给予正确的心理疏导，使病人逐渐接受疾病诊断的事实，并配合治疗与护理。对于有自杀倾向的病人，注意保持周围环境安全，密切观察病人的各种行为，防止意外的发生。

（2）建立良好的护患关系：注意与病人建立良好的护患关系，对病人进行心理疏导，指导病人保持乐观的态度。介绍有关肝癌治疗进展信息，提高病人治疗的信心。对心理障碍严重者请心理医生配合治疗，深入了解其内心活动，鼓励病人说出内心感受，经常给予病人关心与抚慰。

（3）社会支持：应给病人家属以心理支持和具体指导，取得家属的配合，提高家庭的应对能力。对心理障碍严重者，建议家庭成员多陪伴病人，积极处理病人提出的各种要求，稳定病人的情绪。

【其他护理诊断/问题】

1. 营养失调：低于机体需要量　与恶性肿瘤对机体的慢性消耗、化疗所致胃肠道反应及病人悲伤等心理状态有关。

2. 潜在并发症： 上消化道出血、肝性脑病、癌结节破裂出血。

3. 有感染的危险　与恶性肿瘤的慢性消耗及化疗、放疗所致白细胞减少、抵抗力减弱有关。

【健康指导】

1. 疾病预防指导　积极宣传和普及肝癌的预防知识。注意饮食和饮水卫生，做好粮食保管，防霉去毒，改进饮用水质，减少与各种有害物质的接触，是预防肝癌的关键。应用肝炎疫苗，预防病毒性肝炎。对肝癌高发区定期进行普查,以预防肝癌发生和早期诊治。

2. 疾病知识指导　指导病人生活规律,注意劳逸结合,避免情绪剧烈波动和劳累。指导病人保持乐观情绪,建立健康的生活方式,有条件者可参加社会性抗癌组织活动,增加精神支持,以提高机体抗癌能力。指导病人合理进食,饮食以高蛋白、适当热量、多种维生素为宜。避免摄入高脂、高热量和刺激性食物,戒烟、酒,避免加重肝脏负担,减轻对肝脏的损害。如有肝性脑病倾向,应减少蛋白质摄入。

3. 用药指导　指导病人按医嘱服药,了解药物的主要不良反应,忌服损伤肝功能的药物。定期随访。

【预后】

肝癌小于 5cm、能早期手术、癌肿包膜完整、尚无癌栓形成、机体免疫状态良好者预后较好。如合并肝硬化或有肝外转移、发生肝癌破裂、消化道出血、ALT 显著升高者预后较差。

(罗　健)

第十二节　肝 性 脑 病

肝性脑病(hepatic encephalopathy,HE)指严重肝病或门静脉-体循环分流引起的、以代谢紊乱为基础的中枢神经系统功能失调的综合征。其中无明显临床症状,只有通过神经心理测试才能发现的称为轻微型肝性脑病(minimal hepatic encephalopathy,MHE)。

【病因与发病机制】

1. 病因　各型肝硬化,特别是肝炎肝硬化是引起肝性脑病最常见的原因,重症肝炎、暴发性肝衰竭、原发性肝癌及妊娠期急性脂肪肝等肝病也可导致肝性脑病。

2. 诱因　肝性脑病最常见的诱发因素是感染,包括腹腔、尿路和呼吸道等感染,尤其以腹腔感染最为重要。其次是上消化道出血、电解质和酸碱平衡紊乱、大量放腹水、高蛋白饮食、低血容量、利尿、腹泻、呕吐、便秘、TIPS 后,以及使用催眠镇静药和麻醉药等。

3. 发病机制　肝性脑病的发病机制迄今尚未完全明确,目前仍以氨中毒学说为核心。

(1) 氨中毒:氨是触发肝性脑病的最主要神经毒素,氨代谢紊乱是肝性脑病特别是门体分流性肝性脑病的重要发病机制。消化道是氨产生的主要部位,以非离子型氨(NH_3)和离子型氨(NH_4^+)两种形式存在,游离的 NH_3 有毒性并能透过血脑屏障;NH_4^+ 则相对无毒、不能透过血脑屏障。当结肠内 pH 大于 6 时,NH_4^+ 转为 NH_3,极易经肠黏膜弥散入血;pH 小于 6 时,NH_3 从血液转至肠腔,随粪便排除。肝衰竭时,肝脏对门静脉输入的 NH_3 代谢能力明显减退,体循环血 NH_3 水平升高,当有门体分流存在时,肠道的 NH_3 不经肝脏代谢而直接进入体循环,导致血 NH_3 升高。机体清除氨的主要途径为:①合成尿素,绝大部分来自肠道的氨在肝中经鸟氨酸代谢环转变为尿素经肾脏排除;②在肝、脑、肾等组织消耗氨合成谷氨酸和谷氨酰胺;③血氨过高时,可从肺部呼出少量。氨对中枢神经系统的毒性作用,主要表现为:①干扰脑细胞三羧酸循环,使大脑的能量供应不足。②增加了脑对中性氨基酸如酪氨酸、苯丙氨酸、色氨酸的摄取,这些物质对脑功能具抑制作用。③脑内氨浓度升高,星形胶质细胞合成谷氨酰胺增加。谷氨酰胺是一种很强的细胞内渗透剂,其增加可导致星形胶质细胞与神经元细胞肿胀,这是肝性脑病脑水肿发生的重要原因。④氨还可直接干扰神经的电活动。

(2) 神经递质的变化

1) γ-氨基丁酸/苯二氮䓬(GABA/BZ)神经递质:GABA 是哺乳动物大脑的主要抑制性神经递质,在门体分流和肝衰竭时,在氨的作用下,脑星形胶质细胞 BZ 受体表达上调。大脑神经元表面 GABA 受体与 BZ 受体及巴比妥受体紧密相连,组成 GABA/BZ 复合体,共同调节氯离子通道,复合体中任何一个受体被激活均可促使氯离子内流而使神经传导被抑制。

2）假性神经递质：神经冲动的传导是通过神经递质来完成的。神经递质分为兴奋性和抑制性两大类，正常时两类神经递质保持生理平衡。肝衰竭时，食物中的芳香族氨基酸如酪氨酸、苯丙氨酸等，在肝内清除发生障碍而进入脑组织形成 β-多巴胺和苯乙醇胺，后两者的化学结构与兴奋性神经递质去甲肾上腺素相似，但不能传递神经冲动或作用很弱，故称为假性神经递质。当假性神经递质被脑细胞摄取而取代正常神经递质时，神经传导发生障碍，兴奋冲动不能正常地传至大脑皮质而产生异常抑制，出现意识障碍或昏迷。

3）色氨酸：正常情况下色氨酸与白蛋白结合不易进入血脑屏障，肝病时白蛋白合成降低，加之血浆中其他物质对白蛋白的竞争性结合，造成游离的色氨酸增多。游离的色氨酸可以通过血脑屏障，在大脑中代谢生成 5-羟色胺（5-HT）及 5-羟吲哚乙酸（5-HITT），两者都是抑制性神经递质，参与肝性脑病的发生，与早期睡眠方式及日夜节律改变有关。

4）锰离子：具有神经毒性，正常时由肝脏分泌入胆道，然后至肠道排出。肝病时锰离子不能经胆道排出，经血液循环进入脑部。锰离子进入神经细胞后，低价锰离子被氧化成高价锰离子，蓄积在线粒体内，同时，锰离子在价态转变过程中产生大量的自由基，进一步导致脑黑质和纹状体中脑细胞线粒体呼吸链关键酶的活性降低，导致肝性脑病。

5）其他：炎症介质学说、脑干网状系统功能紊乱学说等。

【临床表现】

肝性脑病的临床表现因原有肝病的性质、肝细胞损害严重程度及诱因不同而很不一致。急性肝衰竭所致的肝性脑病可无明显诱因，病人在起病数日内即进入昏迷直至死亡。慢性肝性脑病多是门体分流性脑病，常见于肝硬化病人和门腔分流手术后的病人，以慢性反复发作性木僵与昏迷为突出表现，常有诱因，如大量进食蛋白食物、上消化道出血、感染等。肝硬化终末期肝性脑病，起病缓慢，反复发作，逐渐转入昏迷至死亡。一般根据意识障碍程度、神经系统体征和脑电图改变，可将肝性脑病的临床过程分为 5 期。

0 期（潜伏期）：又称轻微肝性脑病，病人仅在进行心理或智力测试时表现出轻微异常，无性格、行为异常，无神经系统病理征，脑电图正常。

1 期（前驱期）：焦虑、欣快激动、淡漠、睡眠倒错、健忘等轻度精神异常，可有扑翼样震颤，即嘱病人两臂平伸，肘关节固定，手掌向背侧伸展，手指分开时，可见到手向外侧偏斜，掌指关节、腕关节，甚至肘与肩关节急促而不规则地扑击样抖动。此期临床表现不明显，脑电图多数正常，易被忽视。

2 期（昏迷前期）：嗜睡、行为异常、言语不清、书写障碍及定向力障碍。有腱反射亢进、肌张力增高、踝阵挛及巴宾斯基征阳性等神经体征。此期扑翼样震颤存在，脑电图有特异性异常。

3 期（昏睡期）：昏睡，但可以唤醒，醒时尚可应答，但常有神志不清和幻觉。各种神经体征持续存在或加重，肌张力增高，四肢被动运动常有抵抗力，锥体束征阳性。扑翼样震颤仍可引出，脑电图明显异常。

4 期（昏迷期）：昏迷，不能唤醒。浅昏迷时，对疼痛等强刺激尚有反应，腱反射和肌张力亢进；深昏迷时，各种腱反射消失，肌张力降低。由于病人不能合作，扑翼样震颤无法引出，脑电图明显异常。

轻微肝性脑病病人的反应常降低，不宜驾车及高空工作。肝功能损害严重的肝性脑病病人有明显黄疸、出血倾向和肝臭，且易并发各种感染、肝肾综合征和脑水肿等。

【实验室及其他检查】

1. 血氨测定　正常人空腹静脉血氨为 $6\sim35\mu mol/L$，动脉血氨含量为静脉血的 0.5～2 倍。慢性肝性脑病特别是门体分流性脑病病人多有血氨增高，急性肝性脑病病人的血氨可以正常。应在室温下采病人空腹静脉血后立即低温送检，30 分钟内完成测定，或离心后 4℃ 冷藏，2 小时内完成检测。止

Note：

血带压迫时间过长、采血后较长时间才送检、高温下运送,均可能引起血氨假性升高。

2. **心理智能测验** 主要用于轻微肝性脑病的筛查。一般将木块图试验、数字连接试验及数字符号试验联合应用。缺点是易受年龄、教育程度的影响。

3. **电生理检查**

(1)脑电图:正常脑电图呈 α 波,每秒 8~13 次。肝性脑病病人的脑电图表现为节律变慢,2~3 期病人出现普遍性每秒 4~7 次 δ 波或三相波,昏迷时表现为高波幅的 δ 波,每秒少于 4 次。脑电图异常提示较为明显的脑功能改变,对肝性脑病预后判断有一定价值。

(2)诱发电位:与脑电图记录的大脑自发性电活动不同,是大脑皮质或皮质下层接收到由各种感觉器官受刺激的信息后产生的电位。用于诊断轻微型肝性脑病。

(3)临界视觉闪烁频率:视网膜胶质细胞病变可以作为肝性脑病时大脑星形胶质细胞病变的标志。测定临界视觉闪烁频率可以用于诊断轻微型肝性脑病。

4. **影像学检查** 行头部 CT 或 MRI 检查。急性肝性脑病病人可发现脑水肿,慢性肝性脑病病人则可发现不同程度的脑萎缩。可排除脑血管意外和颅内肿瘤等疾病。

【诊断要点】

肝性脑病的主要诊断依据为:①有严重肝病和/或广泛门体静脉侧支循环形成的基础和肝性脑病的诱因;②出现精神紊乱、昏睡或昏迷,可引出扑翼样震颤;③反映肝功能的血生化指标明显异常和/或血氨增高;④脑电图异常;⑤诱发电位、临界视觉闪烁频率和心理智能测验异常;⑥头部 CT 或 MRI 检查排除脑血管意外和颅内肿瘤等疾病。

【治疗要点】

目前尚无特效疗法,应采取综合治疗措施。治疗要点包括:去除肝性脑病发作的诱因,保护肝功能免受进一步损伤,治疗氨中毒及调节神经递质。

1. **及早识别及去除肝性脑病发作的诱因** 预防和控制感染,止血后清除肠道积血,避免快速和大量的排钾利尿和放腹水,注意纠正水、电解质和酸碱平衡失调,缓解便秘,慎用麻醉、止痛、安眠、镇静等药物等。

2. **减少肠内氨源性毒物的生成与吸收** ①灌肠或导泻:可用生理盐水、弱酸性溶液(如稀醋酸液)或等比例稀释的乳果糖溶液灌肠,亦可口服或鼻饲 25% 硫酸镁 30~60ml 导泻。②口服乳果糖或拉克替醇:均为肠道不吸收的双糖,糖尿病病人可以应用,在结肠中被消化道菌群转化成低分子量有机酸,可以降低肠道 pH,抑制肠道有害细菌生长,减少氨的产生与吸收,促进血液中的氨从肠道排出。乳果糖的剂量为每次口服 15~30ml,每天 2~3 次,以每天 2~3 次软便为宜。拉克替醇的疗效与乳果糖相当,初始剂量为 0.6g/kg,分 3 次于餐时服用,以每天排软便 2 次为标准来增减服用剂量。③口服抗菌药物:可抑制肠道产尿素酶的细菌,减少氨的生成。常用的有利福昔明、新霉素、甲硝唑等。利福昔明具有广谱、强效的抑制肠道细菌生长的作用,口服不吸收,只在胃肠道局部起作用,剂量为 0.8~1.2g/d,分 2~3 次口服。④益生菌制剂:起到维护肠道正常菌群、抑制有害菌群、减少毒素吸收的作用。

3. **促进体内氨的代谢** 目前有效的最常用的降氨药物为 L-鸟氨酸-L-门冬氨酸,其能促进体内的尿素循环(鸟氨酸循环)及谷氨酰胺合成而降低血氨,剂量为 10~40g/d,静脉滴注。

4. **调节神经递质** GABA/BZ 复合受体拮抗药氟马西尼是 BZ 受体拮抗药,通过抑制 GABA/BZ 受体发挥作用,对部分 3 期、4 期病人具有催醒作用。剂量为 0.5~1mg 静注或 1mg/h 持续静滴,可在数分钟内起效,但维持时间短。

5. **营养支持治疗** ①维持正氮平衡,在经口和肠内营养摄入蛋白质不足时,需静脉补充白蛋白和氨基酸。病人肝功能损害严重时,优选支链氨基酸,它是一种以亮氨酸、异亮氨酸为主的复合氨基酸。②维生素及微量营养素:肝性脑病所致的精神症状可能与缺乏微量元素、维生素,特别是维生素B_1有关,低锌可导致血氨水平升高,应补充各种维生素和锌剂。

6. 人工肝　临床上有多种人工肝支持治疗方式,常用于改善肝性脑病的人工肝模式有血液灌流、血液滤过、血浆滤过透析、分子吸附再循环系统(molecular absorbent recycling system,MARS)、双重血浆分子吸附系统或血浆置换联合血液灌流等,能在一定程度上清除部分炎症因子、内毒素、血氨、胆红素等。

7. 肝移植　由肝功能衰竭所导致的严重和顽固性的肝性脑病是肝移植的指征,肝移植是治疗各种终末期肝病的一种有效手段。

【常用护理诊断/问题、措施及依据】

1. 意识障碍　与血氨增高、干扰脑细胞能量代谢和神经传导有关。

(1) 病情观察:密切注意肝性脑病的早期征象,如病人有无冷漠或欣快,理解力和近期记忆力减退,行为异常,以及扑翼样震颤。观察病人思维及认知的改变,可通过刺激或定期唤醒等方法评估病人意识障碍的程度。监测并记录病人生命体征、定期复查血氨、肝功能、肾功能、电解质,若有异常应及时协助医生处理。

(2) 减少或避免诱因:应协助医生迅速去除本次发病的诱发因素,并注意减少或避免其他诱发因素:①预防及控制感染,发生感染时,应遵医嘱及时、准确地应用抗菌药物,以有效控制感染。即使没有明显感染灶,也应遵医嘱尽早开始经验性抗菌药物治疗,以减轻肠道细菌移位、内毒素水平升高的炎症状态。②清除胃肠道内积血,减少氨的吸收,可用生理盐水或弱酸性溶液灌肠,忌用肥皂水。③避免快速利尿和大量放腹水,以防止有效循环血量减少、大量蛋白质丢失及低钾血症,从而加重病情。可在放腹水的同时补充血浆白蛋白。④慎用催眠镇静药、麻醉药等。当病人狂躁不安或有抽搐时,禁用阿片类、巴比妥类药物,可遵医嘱试用丙泊酚、纳洛酮、氟马西尼、异丙嗪、氯苯那敏等药物。⑤监测病人排便情况,保持排便通畅,防止便秘。便秘使含氨、胺类和其他有毒物质的粪便与结肠黏膜接触时间延长,促进毒物的吸收。

(3) 生活护理:加强巡视,及早发现异常情况,尽量安排专人护理,病人以卧床休息为主,减轻肝脏负担以利于肝细胞再生。根据病人情况,落实保护措施,防止病人走失、伤人或自残。必要时加床挡、使用约束带,防止发生坠床或撞伤等意外。

(4) 心理护理:病人因病情重、病程长、久治不愈、医疗费较高等原因,常出现烦躁、焦虑、悲观等情绪,甚至不配合治疗。因此要给予耐心的解释和劝导,尊重病人的人格,解除其顾虑及不安情绪,鼓励其增强战胜疾病的信心。并向照顾者讲解病情发展经过,共同参与病人的护理。

(5) 用药护理:①长期服用新霉素的病人中少数可出现听力或肾损害,故服用新霉素不宜超过1个月,用药期间应监测听力和肾功能。②乳果糖和拉克替醇因在肠内产气较多,可引起腹胀、腹绞痛、恶心、呕吐及电解质紊乱等,应从小剂量开始。③益生菌是活的微生物,需注意储存要求,以免影响其活性。抗菌药物与含有双歧杆菌的益生菌制剂不宜同时使用,以免影响益生菌的药效,最好间隔2~3小时。④输注氨基酸制剂时速度不宜过快,根据病人的耐受情况调节滴速,以免引起恶心、呕吐等消化道症状。

(6) 昏迷病人的护理:①病人取仰卧位,头略偏向一侧以防舌后坠阻塞呼吸道。②保持呼吸道通畅,深昏迷病人应做气管切开以排痰,保证氧气的供给。③做好基础护理,保持床褥干燥、平整,定时协助病人翻身,防止压力性损伤发生。对眼睑闭合不全、角膜外露的病人可用生理盐水纱布覆盖眼部。④尿潴留病人给予留置导尿,并记录尿量、颜色、气味。⑤给病人做肢体的被动运动,防止静脉血栓形成及肌肉萎缩。

2. 营养失调:低于机体需要量　与肝功能减退、消化吸收障碍、限制蛋白摄入有关。

(1) 给予高热量饮食:保证每天热量供应,当维持正氮平衡的热量不够时,蛋白分解代谢增强,导致氨基酸生成及产氨过多,从而增加肝性脑病发生的危险性。每天理想的能量摄入为147~167kJ/kg(35~40kcal/kg)。鼓励病人少食多餐,每天均匀分配小餐,睡前加餐(至少包含复合碳水化合物50g)。进食早餐可提高轻微型肝性脑病病人的注意力及操作能力。脂肪可延缓胃的排空,应尽量少用。

（2）蛋白质的摄入:大多数肝硬化病人存在营养不良,长时间限制蛋白饮食会加重营养不良的程度,更容易出现肝性脑病。所以,肝性脑病对营养的要求,重点不在于限制蛋白质的摄入,而在于保持正氮平衡。欧洲肠外营养学会指南推荐每天的蛋白质摄入量为1.2~1.5g/kg,肥胖或者超重的肝硬化病人日常膳食蛋白摄入量维持在2g/kg,对于肝性脑病病人是安全的。肝性脑病病人蛋白质补充遵循以下原则:①1~2期肝性脑病病人开始数日应限制蛋白质,控制在20g/d,随着症状的改善,每2~3天可增加10~20g蛋白,逐渐增加至指南推荐量;②3~4期肝性脑病病人禁止从肠道补充蛋白质;③口服或静脉使用支链氨基酸,特别是在蛋白质补充不足的情况下,可调整芳香族氨基酸/支链氨基酸(AAA/BCAA)比值;④植物蛋白优于动物蛋白,植物蛋白含甲硫氨酸、芳香族氨基酸较少,含支链氨基酸较多,还可提供纤维素,有利于维护结肠的正常菌群及酸化肠道;⑤慢性肝性脑病病人,鼓励少食多餐,摄入蛋白宜个体化,可以每天摄入30~40g植物蛋白,逐步增加蛋白总量。

【其他护理诊断/问题】

1. **有感染的危险**　与长期卧床、营养失调、抵抗力低下有关。
2. **活动耐力下降**　与肝功能减退、营养摄入不足有关。

【健康指导】

1. **疾病知识指导**　向病人和家属介绍肝脏疾病和肝性脑病的有关知识,指导其认识肝性脑病的各种诱发因素,要求病人自觉避免诱发因素,如戒烟酒、避免各种感染、保持排便通畅、合理调整饮食结构等。

2. **用药指导**　指导病人严格按医嘱规定的剂量、用法服药,了解药物的主要不良反应,避免有损肝脏的药物。失眠时应在医生指导下慎重使用镇静、催眠药。定期随访。

3. **照顾者指导**　指导家属给予病人精神支持和生活照顾,帮助病人树立战胜疾病的信心。使家属了解肝性脑病的早期征象,指导家属学会观察病人的思维、性格、行为及睡眠等方面的改变,以便及时发现病情变化,及早治疗。

【预后】

肝性脑病的预后主要取决于肝衰竭的程度。轻微型肝性脑病病人经积极治疗多能好转。肝功能较好、分流术后及诱因明确且易消除者预后较好。有腹水、黄疸、出血倾向的病人多数肝功能差,预后亦差。急性肝衰竭所导致的肝性脑病诱因常不明显,发病后很快昏迷甚至死亡。暴发性肝衰竭所致的肝性脑病预后最差。

（罗　健）

第十三节　急性胰腺炎

急性胰腺炎(acute pancreatitis,AP)指多种病因使胰酶在胰腺内被激活引起胰腺组织自身消化,从而导致水肿、出血甚至坏死的炎症性损伤。临床主要表现为急性上腹部疼痛,呈持续性,可向腰背部放射,恶心、呕吐、发热,血和尿淀粉酶或脂肪酶增高,严重者可并发胰腺局部并发症、多器官功能衰竭等多种并发症。

【病因与发病机制】

1. **病因**　引起急性胰腺炎的病因较多,我国急性胰腺炎的常见病因为胆源性,西方国家则以大量饮酒引起者多见。

(1) 胆石症与胆道疾病:国内胆石症、胆道感染、胆道蛔虫是急性胰腺炎发病的主要原因,占50%以上,又称胆源性胰腺炎。引起胆源性胰腺炎的机制可能为:①胆石、感染、蛔虫等因素致 Oddi 括约肌水肿、痉挛,使十二指肠壶腹部出口梗阻,胆道内压力高于胰管内压力,胆汁逆流入胰管,引起急性胰腺炎;②胆石在移行过程中损伤胆总管、壶腹部或胆道感染引起 Oddi 括约肌松弛,使富含肠激酶的十二指肠液反流入胰管,引起急性胰腺炎;③胆道感染时细菌毒素、游离胆酸、非结合胆红素等,可通过胆胰间淋巴管交通支扩散到胰腺,激活胰酶,引起急性胰腺炎。

(2) 酗酒和暴饮暴食:大量饮酒和暴饮暴食均可致胰液分泌增加,并刺激 Oddi 括约肌痉挛,十二指肠乳头水肿,胰液排出受阻,使胰管内压增加,引起急性胰腺炎。慢性嗜酒者常有胰液蛋白沉淀,形成蛋白栓堵塞胰管,致胰液排泄障碍。

(3) 胰管阻塞:常见病因是胰管结石。其他如胰管狭窄、肿瘤或蛔虫钻入胰管等均可引起胰管阻塞,当胰液分泌旺盛时胰管内压增高,使胰管小分支和胰腺泡破裂,胰液与消化酶渗入间质引起急性胰腺炎。

(4) 手术与创伤:腹腔手术特别是胰胆或胃手术、腹部钝挫伤等可直接或间接损伤胰腺组织与胰腺的血液供应引起胰腺炎。经内镜逆行胆胰管造影术(Endoscopic Retrograde Cholangiao-Pancreatography,ERCP)插管时导致的十二指肠乳头水肿或因重复注射造影剂、注射压力过高等原因发生胰腺炎。

(5) 内分泌与代谢障碍:任何原因引起的高钙血症或高脂血症,可通过胰管钙化或胰液内脂质沉着等引发胰腺炎。高甘油三酯血症可因毒性脂肪酸损伤细胞而引发或加重胰腺炎。

(6) 感染:某些急性传染病如流行性腮腺炎、传染性单核细胞增多症等,可增加胰液分泌引起急性胰腺炎,但症状多数较轻,随感染痊愈而自行消退。

(7) 药物:某些药物如噻嗪类利尿药、糖皮质激素、四环素、磺胺类等,可直接损伤胰腺组织,使胰液分泌或黏稠度增加,引起急性胰腺炎。

(8) 其他:十二指肠球后穿透性溃疡、十二指肠乳头旁肠憩室炎、胃部手术后输入襻综合征、肾或心脏移植术后等亦可导致急性胰腺炎,临床较少见。临床有5%~25%的急性胰腺炎病因不明,称为特发性胰腺炎。

2. **发病机制**　急性胰腺炎的发病机制尚未完全阐明。上述各种病因虽然致病途径不同,但有共同的病理生理过程,即胰腺的自身消化。正常胰腺分泌的消化酶有两种形式,一种是有生物活性的酶,另一种是以酶原形式存在的无活性的酶。正常分泌以无活性的酶原占绝大多数,这是胰腺避免自身消化的生理性防御屏障。在上述各种致病因素作用下,胰管内高压、腺泡细胞内钙离子水平增高,导致胰腺腺泡内酶原被激活,大量活化的胰酶引起胰腺组织自身消化、水肿、出血甚至坏死的炎症反应。炎症向全身扩散可出现多器官炎症反应及功能障碍。

【病理】

急性胰腺炎从病理上可分为急性水肿型和急性出血坏死型两型。急性水肿型约占急性胰腺炎的90%。大体上见胰腺肿大、水肿、分叶模糊、质脆,病变累及部分或整个胰腺,胰腺周围有少量脂肪坏死。急性出血坏死型大体上表现为红褐色或灰褐色,并有新鲜出血区,分叶结构消失。有较大范围的脂肪坏死灶,散落在胰腺及胰腺周围组织,称为钙皂斑。坏死灶周围有炎性细胞浸润,病程长者可并发脓肿、假性囊肿或瘘管形成。

Note:

【临床表现】

急性胰腺炎因病情程度不同,病人临床表现多样。

1. 症状

（1）腹痛：为本病的主要表现和首发症状,常在暴饮暴食或酗酒后突然发生。疼痛剧烈而持续,腹痛常位于中左上腹甚至全腹,可向腰背部放射,呈钝痛、钻痛、绞痛或刀割样痛,可有阵发性加剧。病人取弯腰抱膝位疼痛可减轻,一般胃肠解痉药无效。水肿型腹痛一般 3~5 天后缓解。坏死型腹部剧痛,持续较长,由于渗液扩散可引起全腹痛。少数年老体弱病人可表现为腹痛极轻微或无腹痛。腹痛的机制包括：①炎症刺激和牵拉胰腺包膜上的神经末梢；②炎性渗出液和胰液外渗刺激腹膜和腹膜后组织；③炎症累及肠道引起肠胀气和肠麻痹；④胰管阻塞或伴胆囊炎、胆石症引起疼痛。

（2）恶心、呕吐及腹胀：起病后多出现恶心、呕吐,呕吐物为胃内容物,重者可混有胆汁甚至血液,呕吐后无舒适感。常同时伴有腹胀,甚至出现麻痹性肠梗阻。

（3）发热：多数病人有中度以上发热,一般持续 3~5 天。若持续发热 1 周以上并伴有白细胞升高,应考虑有胰腺脓肿或胆道炎症等继发感染。

（4）低血压或休克：重症胰腺炎常发生。病人烦躁不安,皮肤苍白、湿冷等；极少数病人可突然出现休克,甚至发生猝死。

（5）水、电解质及酸碱平衡紊乱：多有轻重不等的脱水,呕吐频繁者可有代谢性碱中毒。重症者可有严重脱水和电解质紊乱,部分病人可有血糖增高。

2. 体征

（1）轻症急性胰腺炎：腹部体征较轻,往往与主诉腹痛程度不十分相符,可有腹胀和肠鸣音减弱,多数中上腹有压痛,无腹肌紧张和反跳痛。

（2）重症急性胰腺炎：病人常呈急性重病面容,痛苦表情,脉搏增快,呼吸急促,血压下降。病人腹肌紧张,全腹显著压痛和反跳痛,伴麻痹性肠梗阻时有明显腹胀,肠鸣音减弱或消失。可出现移动性浊音,腹水多呈血性。少数病人由于胰酶或坏死组织液沿腹膜后间隙渗到腹壁下,致两侧腰部皮肤呈暗灰蓝色,称格雷·特纳（Grey-Turner）征,或出现脐周围皮肤青紫,称卡伦（Cullen）征。如有胰腺脓肿或假性囊肿形成,上腹部可扪及肿块。胰头炎性水肿压迫胆总管时,可出现黄疸。低血钙时有手足抽搐,多因大量脂肪组织坏死分解出的脂肪酸与钙结合成脂肪酸钙,钙大量消耗所致,此提示预后不良。

3. 并发症

（1）局部并发症：急性胰腺炎的局部并发症主要是局部感染、假性囊肿和胰腺脓肿。假性囊肿常在起病 3~4 周后,因胰液和液化的坏死组织在胰腺内或其周围包裹所致。胰腺脓肿在重症胰腺炎起病 2~3 周后,因胰腺内、胰腺周围积液或胰腺假性囊肿感染发展而来。其他局部并发症包括胃流出道梗阻、腹腔间隔室综合征、门静脉系统（含脾静脉）血栓形成等。

（2）全身并发症：重症急性胰腺炎常并发不同程度的多器官功能衰竭。常在发病后数天出现,如急性肾损伤、急性呼吸窘迫综合征、心力衰竭、消化道出血、胰性脑病、败血症及真菌感染、高血糖等,病死率极高。

【实验室及其他检查】

1. **白细胞计数**　多有白细胞增多及中性粒细胞核左移。

2. **淀粉酶测定**　血清淀粉酶一般在起病后 2~12 小时开始升高,48 小时后开始下降,持续 3~5 天。血清淀粉酶超过正常值 3 倍即可诊断本病。但淀粉酶的高低不一定反映病情轻重,出血坏死型胰腺炎血清淀粉酶值可正常或低于正常。尿淀粉酶升高较晚,在发病后 12~14 小时开始升高,下降缓慢,持续 1~2 周,但尿淀粉酶结果受病人尿量与尿液浓缩、稀释的影响,结果波动较大。

3. **血清脂肪酶测定**　血清脂肪酶常在起病后 24~72 小时开始升高,持续 7~10 天,对发病后就

Note:

诊较晚的急性胰腺炎病人有诊断价值,且特异性也较高。

4. C反应蛋白(CRP)测定 CRP是组织损伤和炎症的非特异性标志物,有助于评估与监测急性胰腺炎的严重性,在胰腺坏死时CRP明显升高。

5. 其他生化检查 暂时性血糖升高常见,持久的空腹血糖高于11.2mmol/L反映胰腺坏死,提示预后不良。可有暂时性低钙血症,血钙若低于2mmol/L则预后不良。此外,可有血清AST、LDH增加,血清白蛋白降低。

6. 影像学检查 腹部X线检查可见"哨兵袢"和"结肠切割征",为胰腺炎的间接征象,并可发现肠麻痹或麻痹性肠梗阻征象;腹部B超和CT、MRI成像可见胰腺体积增大,其轮廓与周围边界模糊不清,坏死区呈低回声或低密度图像,对并发胰腺脓肿或假性囊肿的诊断有帮助。通过磁共振胆胰管造影(magnetic resonance cholangiopancreatography,MRCP),可以判断有无胆胰管梗阻。

【诊断要点】

1. 急性胰腺炎诊断标准 ①急性发作、持续性、剧烈的中上腹痛,常放射到背部,符合急性胰腺炎特征;②血清淀粉酶或脂肪酶大于正常值上限3倍;③超声、CT或MRI等影像学检查显示胰腺肿大、渗出或坏死等胰腺炎改变。符合上述3项中的任意2项,排除其他急腹症后,可确定急性胰腺炎诊断。

2. 严重度分级诊断 修订后的亚特兰大分类标准将急性胰腺炎严重程度分为3级:轻症、中度重症和重症。

(1)轻症急性胰腺炎(mild acute pancreatitis,MAP):无器官功能衰竭,也无局部或全身并发症。通常在1~2周内恢复。轻症占急性胰腺炎的60%~80%,病死率极低。

(2)中度重症急性胰腺炎(moderate severe acute pancreatitis,MSAP):存在局部并发症或全身并发症。可伴有短暂性器官功能衰竭(持续时间小于48小时),中度重症占急性胰腺炎的10%~30%,病死率小于5%。

(3)重症急性胰腺炎(severe acute pancreatitis,SAP):伴有持续性器官功能衰竭(持续时间大于48小时)。重症占急性胰腺炎的5%~10%,病死率达30%~50%。

【治疗要点】

急性胰腺炎治疗要做好两方面工作,即积极寻找并去除病因和控制炎症。

1. 轻症急性胰腺炎治疗 ①禁食:有腹痛、呕吐时,短期禁食1~3天,如果无恶心、呕吐,腹痛已缓解,有饥饿感,可以尝试经口进食。②静脉输液:维持水、电解质和酸碱平衡。③吸氧:给予鼻导管吸氧或面罩吸氧,维持血氧饱和度大于95%。④抑制胃酸和胰液分泌:可用质子泵抑制剂(PPI)或H₂受体拮抗药,通过抑制胃酸分泌而间接抑制胰腺分泌,还可以预防应激性溃疡的发生。⑤镇痛:疼痛剧烈时在严密观察下可注射镇痛药,如盐酸布桂嗪50mg肌内注射、盐酸哌替啶25~100mg肌内注射,注意观察有无呼吸抑制、低血压等不良反应。⑥抗感染:胆源性胰腺炎常合并胆道感染,可针对革兰氏阴性菌选用第3代头孢菌素(如头孢哌酮)。⑦胃肠减压与通便:对有明显腹胀者应胃肠减压,可用甘油、大黄水或生理盐水灌肠;或口服生大黄、硫酸镁或乳果糖,促进排便。

2. 中度重症及重症急性胰腺炎治疗 中度重症急性胰腺炎早期应加强病情监测,防止重症急性胰腺炎的发生,及时有效控制全身炎症反应综合征。重症急性胰腺炎治疗措施包括:①有条件应转入重症监护室进行治疗。②液体复苏。积极补充液体和电解质,维持有效循环血容量。如病人有慢性心功能不全或肾衰竭时应限液、限速,防止发生肺水肿;伴有休克者给予白蛋白、血浆等。③使用生长抑素类药物。生长抑素具有抑制胰液和胰酶分泌,抑制胰酶合成的作用,尤以生长抑素和其拟似物奥曲肽疗效较好,生长抑素250~500μg/h或奥曲肽25~50μg/h,持续静脉滴注,疗程3~7天。④营养支持。早期一般采用胃肠外营养,如无肠梗阻,尽快过渡到肠内营养。⑤急诊内镜治疗去除病因。对胆总管结石、急性化脓性胆管炎、胆源性败血症等胆源性急性胰腺炎,应尽早行内镜下Oddi括约肌切开术、取石术、放置引流管等,利于降低胰管内高压,还可快速控制感染。⑥并发胰腺脓肿、假性囊肿、弥漫性腹膜炎、肠穿孔、肠梗阻及肠麻痹坏死时,需实施外科手术。

【常用护理诊断/问题、措施及依据】

1. **疼痛:腹痛**　与胰腺及其周围组织炎症、水肿或出血坏死有关。

（1）休息与体位:病人应绝对卧床休息,减轻胰腺的负担,促进组织修复。保证睡眠,促进体力的恢复。腹痛时协助病人取弯腰、前倾坐位或屈膝侧卧位,以缓解疼痛。因剧痛辗转不安者应防止坠床,去除周围一切危险物品,保证安全。

（2）饮食护理:①禁食和胃肠减压。轻症急性胰腺炎经过 3~5 天禁食和胃肠减压,当疼痛减轻、发热消退,即可先给予少量无脂流质。②加强营养支持。及时补充水分及电解质,保证有效血容量。早期一般给予 TPN,如无梗阻,宜早期行空肠插管,过渡到 EN。营养支持可增强肠道黏膜屏障,减少肠内细菌移位引发感染的可能。③鼻空肠管肠内营养。若病人禁食、禁饮在 1 周以上,可以考虑在 X 线引导下经鼻腔置空肠营养管,实施肠内营养。

（3）用药护理:腹痛剧烈者,可遵医嘱给予哌替啶止痛,反复使用可致成瘾。禁用吗啡,以防引起 Oddi 括约肌痉挛,加重病情。注意监测用药后病人疼痛有无减轻,疼痛的性质和特点有无改变。若疼痛持续存在伴高热,则应考虑可能并发胰腺脓肿;如疼痛剧烈,腹肌紧张,压痛和反跳痛明显,提示并发腹膜炎,应报告医生及时处理。

（4）其他护理措施:详见本章第二节中"腹痛"的护理。

2. **潜在并发症:低血容量性休克**。

（1）病情观察:严密监测生命体征、血氧饱和度等。注意有无脉搏细速、呼吸急促、尿量减少等低血容量的表现。注意观察呕吐物的量及性质,行胃肠减压者,观察和记录引流量及性质。观察病人皮肤、黏膜的色泽与弹性有无变化,判断失水程度。准确记录 24 小时出入量,作为补液的依据。定时留取标本,监测血、尿淀粉酶,血糖、电解质的变化,做好动脉血气分析的测定。

（2）维持有效血容量:迅速建立有效静脉通路输入液体及电解质,禁食病人每天的液体入量常需在 3 000ml 以上,以维持有效循环血容量。注意根据病人脱水程度、年龄和心肺功能调节输液速度,及时补充因呕吐、发热和禁食所丢失的液体和电解质,纠正酸碱平衡失调。

（3）防治低血容量性休克:如病人出现意识状态改变、脉搏细弱、血压下降、尿量减少、皮肤黏膜苍白、冷汗等低血容量性休克的表现,应积极配合医生进行抢救。①迅速准备好抢救用物如静脉切开包、人工呼吸器、气管切开包等。②病人取仰卧中凹卧位,注意保暖,给予氧气吸入。③尽快建立静脉通路,必要时中心静脉置管,按医嘱输注液体、血浆或全血,补充血容量。根据血压调整给药速度,必要时测定中心静脉压,以决定输液量和速度。④如循环衰竭持续存在,遵医嘱给予升压药。注意病人血压、意识状态及尿量的变化。

【其他护理诊断/问题】

1. **体温过高**　与胰腺炎症反应、出血、坏死有关。
2. **潜在并发症:多器官功能衰竭**。

【健康指导】

1. **疾病知识指导**　向病人讲解本病的主要诱发因素、预后及并发症知识。教育病人积极治疗胆道疾病,避免复发。如出现腹痛、腹胀、恶心等表现时,及时就诊。谨慎用药,如氢氯噻嗪、硫唑嘌呤等可诱发胰腺炎,需要在医生指导下使用。

2. **饮食指导**　腹痛缓解后,应从少量低脂饮食开始逐渐恢复正常饮食,应避免刺激性强、产气多、高脂和高蛋白食物。康复期进食仍要注意,如出现腹痛、腹胀或腹泻等消化道症状,说明胃肠对脂肪消化

Note:

吸收还不能耐受,饮食中脂肪、蛋白质的量还要减少,甚至暂停。戒除烟酒(含酒精类饮料),防止复发。

【预后】

轻症者预后良好,常在1周内恢复,不留后遗症。重症者病情重而凶险,如病人年龄大,有低血压、低白蛋白血症、低氧血症、低血钙及各种并发症则预后较差。经积极抢救存活者,易发生局部并发症,遗留不同程度胰腺功能不全。未去除病因的病人可经常复发急性胰腺炎,反复炎症及纤维化可演变为慢性胰腺炎。

(罗 健)

第十四节 上消化道出血

上消化道出血(upper gastrointestinal hemorrhage)指十二指肠悬韧带以上的消化道,包括食管、胃、十二指肠和胰、胆等病变引起的出血,以及胃空肠吻合术后的空肠病变出血。出血的病因可为上消化道疾病或全身性疾病。

上消化道大出血一般指在数小时内失血量超过1000ml或循环血容量的20%,主要临床表现为呕血和/或黑便,常伴有血容量减少而引起急性周围循环衰竭,严重者导致失血性休克而危及病人生命。本病是常见的临床急症,及早识别出血征象,严密观察周围循环状况的变化,迅速准确的抢救治疗和细致的临床护理,均是抢救病人生命的关键环节。

【病因】

上消化道出血的病因很多,其中常见的有消化性溃疡、急性糜烂出血性胃炎、食管胃底静脉曲张破裂和上消化道肿瘤,这些病因占上消化道出血的80%~90%。食管贲门黏膜撕裂伤(Mallory-Weiss tear)引起的出血亦不少见。现将病因分类归纳如下:

1. **上胃肠道疾病**

(1) 食管疾病和损伤:①食管疾病,如反流性食管炎、食管憩室炎、食管癌;②食管物理性损伤,如食管贲门黏膜撕裂伤,器械检查或异物引起的食管损伤、放射性损伤;③食管化学性损伤,如强酸、强碱或其他化学品引起的损伤。

(2) 胃、十二指肠疾病和损伤:消化性溃疡,胃泌素瘤(卓-艾综合征),急性糜烂出血性胃炎,慢性胃炎,胃黏膜脱垂,胃癌或其他肿瘤,胃手术后病变如吻合口溃疡、吻合口或残胃黏膜糜烂、残胃癌,血管瘤,息肉,恒径动脉破裂(Dieulafoy病变)、十二指肠憩室,异物或放射性损伤;其他病变如急性胃扩张、胃扭转、重度钩虫病等,以及内镜诊断或治疗操作引起的损伤。

2. **门静脉高压引起食管胃底静脉曲张破裂或门静脉高压性胃病。**

3. **上胃肠道邻近器官或组织的疾病**

(1) 胆道出血:胆囊或胆管结石或癌症、胆道蛔虫症、术后胆总管引流管造成胆道受压坏死;肝癌、肝脓肿或肝动脉瘤破裂出血,由胆道流入十二指肠。

(2) 胰腺疾病:胰腺癌、急性胰腺炎并发脓肿溃破入十二指肠。

(3) 其他:胸或腹主动脉瘤、肝或脾动脉瘤破裂入食管、胃或十二指肠,纵隔肿瘤或脓肿破入食管。

4. **全身性疾病**

(1) 血液病:白血病、再生障碍性贫血、原发免疫性血小板减少症、血友病、弥散性血管内凝血及其他凝血机制障碍。

(2) 尿毒症。

(3) 血管性疾病:动脉粥样硬化、过敏性紫癜等。

(4) 风湿性疾病:结节性多动脉炎、系统性红斑狼疮等。

（5）应激相关胃黏膜损伤（stress-related gastric mucosal injury）：严重感染、休克、创伤、手术、精神刺激、脑血管意外或其他颅内病变、肺心病、急性呼吸窘迫综合征、重症心力衰竭等应激状态下，发生急性糜烂出血性胃炎以及应激性溃疡等急性胃黏膜损伤，统称为应激相关胃黏膜损伤。应激性溃疡可引起大出血。

（6）急性感染性疾病：肾综合征出血热、钩端螺旋体病、登革热、急性重型肝炎等。

【临床表现】

上消化道出血的临床表现取决于出血病变的性质、部位、失血量和速度，并与病人的年龄、出血前的全身状况如有无贫血及心、肾、肝功能有关。

1. **呕血与黑便**　是上消化道出血的特征性表现，详见本章第二节"呕血与黑便"。

2. **失血性周围循环衰竭**　上消化道大出血时，由于循环血容量急剧减少，静脉回心血量相应不足，导致心排血量降低，常发生急性周围循环衰竭，其程度轻重因出血量大小和失血速度快慢而异。病人可出现头昏、心悸、乏力、出汗、口渴、晕厥等一系列组织缺血的表现。

失血性休克早期体征有脉搏细速、脉压变小，血压可因机体代偿作用而正常甚至一时偏高，此时应特别注意血压波动，并予以及时抢救，否则血压将迅速下降。

呈现休克状态时，病人表现为面色苍白、口唇发绀、呼吸急促，皮肤湿冷，呈灰白色或紫灰花斑，施压后褪色经久不能恢复，体表静脉塌陷；精神萎靡、烦躁不安，重者反应迟钝、意识模糊；收缩压降至80mmHg 以下，脉压小于 25mmHg，心率加快至 120 次/min 以上。休克时尿量减少，若补足血容量后仍少尿或无尿，应考虑并发急性肾损伤。

老年人因器官储备功能低下，且常有脑动脉硬化、高血压、冠心病、COPD 等老年基础病变，即使出血量不大也可引起多器官衰竭，增加病死率。

3. **贫血及血象变化**　上消化道大出血后，均有急性失血性贫血。出血早期血红蛋白浓度、红细胞计数和血细胞比容的变化可能不明显，经 3~4 小时后，因组织液渗入血管内，使血液稀释，才出现失血性贫血的血象改变。贫血程度取决于失血量、出血前有无贫血、出血后液体平衡状态等因素。出血 24 小时内网织红细胞即见增高，出血停止后逐渐降至正常，如出血不止则可持续升高。白细胞计数在出血后 2~5 小时升高，可达（10~20）×10⁹/L，血止后 2~3 天恢复正常。肝硬化脾功能亢进者白细胞计数可不升高。

4. **氮质血症**　可分为肠源性、肾前性和肾性氮质血症。

上消化道大出血后，肠道中血液的蛋白质消化产物被吸收，引起血中尿素氮浓度增高，称为肠源性氮质血症。血尿素氮多在一次出血后数小时上升，24~48 小时达到高峰，一般不超过 14.3mmol/L（40mg/dl），3~4 天恢复正常。如病人血容量已基本纠正且出血前肾功能正常，但血尿素氮持续增高，则提示有上消化道继续出血或再次出血。

失血导致周围循环衰竭，使肾血流量和肾小球滤过率减少，以致氮质潴留，是血尿素氮增高的肾前性因素。

如无活动性出血的证据，且血容量已基本补足而尿量仍少，血尿素氮不能降至正常，则应考虑是否因严重而持久的休克造成急性肾损伤（肾小管坏死），或失血加重了原有肾病的肾损害而发生肾衰竭。

5. **发热**　大量出血后，多数病人在 24 小时内出现发热，一般不超过 38.5℃，可持续 3~5 天。发热机制可能与循环血容量减少，急性周围循环衰竭，导致体温调节中枢功能障碍有关，失血性贫血亦为影响因素之一。临床上分析发热原因时，要注意寻找有无并发肺炎或其他感染等引起发热的因素。

【实验室及其他检查】

1. **实验室检查**　测定红细胞、白细胞和血小板计数，血红蛋白浓度、血细胞比容、肝功能、肾功能、大便隐血等，有助于估计失血量及动态观察有无活动性出血，判断治疗效果及协助病因诊断。

2. **内镜检查** 是上消化道出血定位、定性诊断的首选检查方法。出血后24~48小时内行急诊内镜(emergency endoscopy)检查,可以直接观察病灶的情况,有无活动性出血或评估再出血的危险性,明确出血的病因,同时对出血灶进行止血治疗。在急诊胃镜检查前应先补充血容量、纠正休克、改善贫血,在病人生命体征平稳后进行,并尽量在出血的间歇期进行。胶囊内镜对排除小肠病变引起的出血有特殊价值。

3. **X线胃肠钡餐造影** 对明确病因亦有价值。主要适用于不宜或不愿进行内镜检查者;或胃镜检查未能发现出血原因,需排除十二指肠降段以下的小肠段有无出血病灶者。一般主张在出血停止且病情基本稳定数日后进行检查。

4. **其他检查** 放射性核素扫描或选择性动脉造影如腹腔动脉、肠系膜上动脉造影可帮助确定出血部位,适用于内镜及X线胃肠钡餐造影未能确诊而又反复出血者。

【诊断要点】

1. **建立上消化道出血的诊断** 根据呕血、黑便和失血性周围循环衰竭的临床表现,呕吐物或黑便隐血试验呈强阳性,结合其他的实验室检查及器械检查,能查明多数病人的出血部位及原因。需注意以下几点:①鉴别口、鼻、咽喉部出血时吞下血液引起的呕血与黑便;②呕血与咯血(呼吸道出血)的鉴别;③上消化道出血与中消化道出血、下消化道出血的鉴别;④排除进食引起的粪便变黑,例如服用骨炭、铁剂、铋剂和某些中药,或进食禽畜血液;⑤及早发现出血,部分病人因出血速度快,可先出现急性周围循环衰竭而未见呕血与黑便,如不能排除上消化道大出血,应做直肠指检,以及早发现尚未排出的黑便。

2. **出血病因的诊断** 在上消化道大出血的众多病因中,常见病因及其特点为:①消化性溃疡。多数病人有慢性、周期性、节律性上腹痛;出血以冬春季节多见;出血前可有饮食失调、劳累或精神紧张、受寒等诱因,且常有上腹痛加剧,出血后疼痛减轻或缓解。②急性胃黏膜损伤。有服用阿司匹林、吲哚美辛、保泰松、糖皮质激素等损伤胃黏膜的药物史或酗酒史,有创伤、颅脑手术、休克、严重感染等应激状态。③食管胃底静脉曲张破裂出血。有病毒性肝炎、慢性酒精中毒、寄生虫感染等引起肝硬化的病因,且有肝硬化门静脉高压的临床表现;出血以突然呕出大量鲜红血液为特征,不易止血;大量出血引起失血性休克,可加重肝细胞坏死,诱发肝性脑病。④胃癌。多发生在40岁以上男性,有渐进性食欲缺乏、腹胀、上腹持续疼痛、进行性贫血、体重减轻、上腹部肿块,出血后上腹痛无明显缓解。另外,确诊为肝硬化的病人,其上消化道出血原因不一定是食管胃底静脉曲张破裂,约有1/3病人是因消化性溃疡、急性糜烂出血性胃炎、门脉高压性胃病或其他病变所致出血。

【治疗要点】

上消化道大出血为临床急症,应采取积极措施进行抢救:迅速补充血容量,纠正水电解质失衡,预防和治疗失血性休克,给予止血治疗,同时积极进行病因诊断和治疗。

(一)补充血容量

立即查血型、配血,等待配血时先输入平衡液或葡萄糖盐水、右旋糖酐或其他血浆代用品,尽早输入浓缩红细胞或全血,以尽快恢复和维持血容量及改善周围循环,防止微循环障碍引起脏器功能衰竭。紧急输注浓缩红细胞的指征为:①收缩压<90mmHg,或较基础收缩压降低幅度>30mmHg;②心率增快(>120次/min);③血红蛋白<70g/L,或血细胞比容<25%。输血量以使血红蛋白达到70g/L为宜。输液量可根据估计的失血量来确定。

(二)止血

1. **非曲张静脉上消化道大出血的止血措施** 此类出血是除了食管胃底静脉曲张破裂出血之外的其他病因所致的上消化道出血,病因中以消化性溃疡出血最常见。

(1)抑制胃酸分泌药:因血小板聚集及血浆凝血功能所诱导的止血过程需要pH>6.0时方能起到有效作用,且新形成的凝血块在pH<5.0的环境中会被血液消化,故对消化性溃疡和急性胃黏膜损

伤引起的出血,临床常用 H_2 受体拮抗药或质子泵抑制剂,以抑制胃酸分泌,提高和保持胃内较高的 pH。常用药物及用法有西咪替丁 200~400mg,每 6 小时 1 次;雷尼替丁 50mg,每 6 小时 1 次;法莫替丁 20mg,每 12 小时 1 次;奥美拉唑 40mg,每 12 小时 1 次,急性出血期均为静脉给药。

(2)内镜直视下止血:消化性溃疡出血约 80% 不经特殊处理可自行止血。内镜止血适用于有活动性出血或暴露血管的溃疡。治疗方法包括激光光凝、高频电凝、微波、热探头止血,血管夹钳夹,局部药物喷洒和局部药物注射。临床应用注射疗法较多,使用的药物有 1/10 000 肾上腺素或硬化剂等。其他病因引起的出血,也可选择以上方法进行治疗。

(3)介入治疗:少数不能进行内镜止血或手术治疗的严重大出血病人,可经选择性肠系膜动脉造影寻找出血病灶,给予血管栓塞治疗。

(4)手术治疗:各种病因所致出血的手术指征和方式见外科护理学有关章节。

2. 食管胃底静脉曲张破裂出血(esophageal-gastro varices bleeding,EGVB)的止血措施 本病往往出血量大、出血速度快、再出血率和死亡率高,治疗措施上亦有其特殊性。

(1)药物止血

1)血管升压素及其类似物:血管升压素为常用药物,其作用机制是使内脏血管收缩,从而减少门静脉血流量,降低门静脉及其侧支循环的压力,以控制食管胃底曲张静脉的出血。用法为血管升压素 0.2U/min 持续静滴,根据治疗反应,可逐渐增加至 0.4U/min。同时用硝酸甘油静滴或舌下含服,以减轻大剂量用血管升压素的不良反应,并且硝酸甘油有协同降低门静脉压力的作用。特利加压素是合成的血管升压素类似物,该药对全身血流动力学影响较小,起始剂量为 2mg/4h,出血停止后可改为每次 1mg,每天 2 次,维持 5 天。

2)生长抑素及其拟似物:止血效果肯定,为近年治疗食管胃底静脉曲张破裂出血的最常用药物。此类药能明显减少内脏血流量,研究表明奇静脉血流量明显减少,而奇静脉血流量是食管静脉血流量的标志。临床使用的 14 肽天然生长抑素,用法为首剂 250μg 缓慢静注,继以 250μg/h 持续静滴。由于此药半衰期短,应确保用药的持续性,如静脉滴注中断超过 5 分钟,应重新静注首剂 250μg。奥曲肽是人工合成的 8 肽生长抑素拟似物,常用首剂 100μg 缓慢静注,继以 25~50μg/h 持续静滴。

(2)三(四)腔双囊管压迫止血:该管的两个气囊分别为胃囊和食管囊,三腔管内的三个腔分别通往两个气囊和病人的胃腔,四腔管较三腔管多了一条在食管囊上方开口的管腔,用以抽吸食管内积蓄的分泌物或血液(图 4-12)。用气囊压迫食管胃底曲张静脉,其止血效果肯定,但病人痛苦、并发

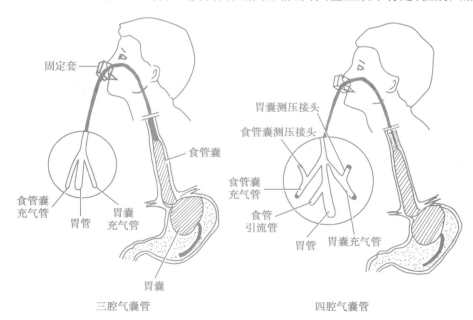

图 4-12 三(四)腔双囊管示意图

症多、早期再出血率高,故不推荐作为首选止血措施,目前只在药物治疗不能控制出血时暂时使用,以争取时间准备内镜止血等治疗措施。操作及观察注意事项详见本节护理措施。

（3）内镜直视下止血:在用药物治疗和气囊压迫基本控制出血,病情基本稳定后,进行急诊内镜检查和止血治疗。常用方法有:①硬化剂注射止血术。局部静脉内外注射硬化剂使曲张的食管静脉形成血栓,可消除曲张静脉并预防新的曲张静脉形成,硬化剂可选用无水乙醇、鱼肝油酸钠、乙氧硬化醇等。②食管曲张静脉套扎术。用橡皮圈结扎出血或曲张的静脉,使血管闭合。③组织黏合剂注射法。局部注射组织黏合剂,使出血的曲张静脉闭塞,主要用于胃底曲张静脉。这些方法多能达到止血目的,可有效防止早期再出血,是目前治疗本病的重要止血手段;亦可作为预防性治疗,预防曲张的食管胃底静脉破裂出血。本治疗方法的并发症主要有局部溃疡、出血、穿孔、瘢痕狭窄、术后感染等。

（4）手术治疗:食管胃底静脉曲张破裂大出血内科治疗无效时,应考虑外科手术或经颈静脉肝内门体分流术(TIPS)(图4-13)。

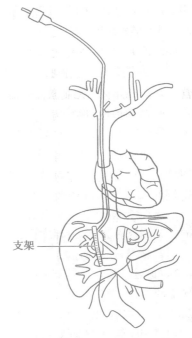

图4-13 经颈静脉肝内门体分流术(TIPS)

知识拓展

食管胃底静脉曲张破裂出血的预防

一级预防:预防首次食管胃底静脉曲张破裂出血。其目的是防止曲张静脉形成和进展,预防中重度曲张静脉破裂出血,防止并发症的发生,提高生存率。干预措施是定期复查胃镜,使用非选择性β受体拮抗药。

二级预防:既往有食管胃底静脉曲张破裂出血史或急性食管胃底静脉曲张破裂出血5天后,开始二级预防治疗。治疗前应系统检查肝动脉及门静脉侧支循环情况,明确门脉系统有无血栓。二级预防是在使用药物治疗的基础上联合内镜治疗,治疗效果不佳者可行经颈静脉肝内门体分流术或外科手术进行挽救治疗。

【常用护理诊断/问题、措施及依据】

各种病因引起的上消化道出血,在护理上有其共性,也各有特殊性。以下主要列出上消化道出血基本的、共同的护理措施,以及食管胃底静脉曲张破裂出血的特殊护理措施。

（一）上消化道出血的基本护理措施

1. 潜在并发症:血容量不足。

（1）体位与保持呼吸道通畅:大出血时病人取平卧位并将下肢略抬高,以保证脑部供血。呕吐时头偏向一侧,防止窒息或误吸;必要时用负压吸引器清除气道内的分泌物、血液或呕吐物,保持呼吸道通畅。给予吸氧。

（2）治疗护理:立即建立两条以上静脉通道,尽可能选择粗直的血管留置套管针。配合医生迅速、准确地实施输血、输液、各种止血治疗及用药等抢救措施,并观察治疗效果及不良反应。输液开始宜快,必要时测定中心静脉压作为调整输液量和速度的依据。避免因输液、输血过多、过快而引起急性肺水肿,对老年病人和心肺功能不全者尤应注意。肝病病人忌用吗啡、巴比妥类药物;宜输新鲜血,因库存血含氨量高,易诱发肝性脑病。准备好急救用品、药物。内镜止血治疗的护理配合见本章第十五节"消化系统常用诊疗技术及护理"。

(3)饮食护理:急性大出血伴恶心、呕吐者应禁食。少量出血无呕吐者,可进温凉、清淡流质,这对消化性溃疡病人尤为重要,因进食可减少胃收缩运动并可中和胃酸,促进溃疡愈合。出血停止后改为营养丰富、易消化、无刺激性半流质、软食,少量多餐,逐步过渡到正常饮食。

(4)心理护理:观察病人有无紧张、恐惧或悲观、沮丧等心理反应,特别是慢性病或全身性疾病致反复出血者,有无对治疗失去信心、不合作。解释安静休息有利于止血,关心、安慰病人。抢救工作应迅速而不忙乱,以减轻病人的紧张情绪。经常巡视,大出血时陪伴病人,使其有安全感。呕血或解黑便后及时清除血迹、污物,以减少对病人的不良刺激。解释各项检查、治疗措施,听取并解答病人或家属的提问,以减轻他们的疑虑。

(5)病情监测

1)监测指标:①生命体征,有无心率加快、心律失常、脉搏细弱、血压降低、脉压变小、呼吸困难、体温不升或发热,必要时进行心电监护;②精神和意识状态,有无精神疲倦、烦躁不安、嗜睡、表情淡漠、意识不清甚至昏迷;③观察皮肤和甲床色泽,肢体温暖或是湿冷,周围静脉特别是颈静脉充盈情况;④准确记录出入量,疑有休克时留置导尿管,测每小时尿量,应保持尿量>30ml/h;⑤观察呕吐物和粪便的性质、颜色及量;⑥定期复查血红蛋白浓度、红细胞计数、血细胞比容、网织红细胞计数、血尿素氮、大便隐血,以了解贫血程度、出血是否停止;⑦监测血清电解质和动脉血气分析的变化,急性大出血时,经由呕吐物、鼻胃管抽吸和腹泻,可丢失大量水分和电解质,应注意维持水电解质、酸碱平衡。

2)周围循环状况的观察:周围循环衰竭的临床表现对估计出血量有重要价值,关键是动态观察病人的心率、血压。可采用改变体位测量心率、血压并观察症状和体征来估计出血量:先测平卧时的心率和血压,然后测由平卧位改为半卧位时的心率和血压,如改为半卧位即出现心率增快>10 次/min、血压下降幅度>15mmHg、头晕、出汗甚至晕厥,则表示出血量大,血容量已明显不足。如病人烦躁不安、面色苍白、四肢湿冷,提示微循环血液灌注不足,而皮肤逐渐转暖、出汗停止则提示血液灌注好转。

3)出血量的估计:详细询问呕血和/或黑便的发生时间、次数、量及性状,以便估计出血量和速度。①大便隐血试验阳性提示每天出血量>5ml;②出现黑便表明每天出血量>50ml,一次出血后黑便持续时间取决于病人排便次数,如每天排便 1 次,粪便色泽约在 3 天后恢复正常;③胃内积血量>250ml 时可引起呕血;④一次出血量<400ml,可因组织液与脾贮血补充血容量而不出现全身症状;⑤出血量>400ml,可出现头晕、心悸、乏力等症状;⑥短时间内出血量>1 000ml,临床即出现急性周围循环衰竭的表现,严重者引起失血性休克。呕血与黑便的频度和数量虽有助于估计出血量,但因呕血与黑便分别混有胃内容物及粪便,且出血停止后仍有部分血液贮留在胃肠道内,故不能据此准确判断出血量。

4)继续或再次出血的判断:观察中出现下列迹象,提示有活动性出血或再次出血。①反复呕血,甚至呕吐物由咖啡色转为鲜红色;②黑便次数增多且粪质稀薄,色泽转为暗红色,伴肠鸣音亢进;③周围循环衰竭的表现经充分补液、输血而改善不明显,或好转后又恶化,血压波动,中心静脉压不稳定;④血红蛋白浓度、红细胞计数、血细胞比容持续下降,网织红细胞计数持续增高;⑤在补液足够、尿量正常的情况下,血尿素氮持续或再次增高;⑥门静脉高压的病人原有脾大,在出血后常暂时缩小,如不见脾恢复肿大亦提示出血未止。

5)病人原发病的病情观察:例如肝硬化并发上消化道大出血的病人,应注意观察有无并发感染、黄疸加重、肝性脑病等。

2. 活动耐力下降 与失血性周围循环衰竭有关。

(1)休息与活动:精神上的安静和减少身体活动有利于出血停止。少量出血者应卧床休息。大出血者绝对卧床休息,协助病人取舒适体位并定时变换体位,注意保暖,治疗和护理工作应有计划集中进行,以保证病人的休息和睡眠。病情稳定后,逐渐增加活动量。

（2）安全护理:轻症病人可起身稍事活动,可上厕所大小便。但应注意有活动性出血时,病人常因有便意而至厕所,在排便时或便后起立时晕厥。指导病人坐起、站起时动作缓慢;出现头晕、心慌、出汗时立即卧床休息并告知护士;必要时由护士陪同如厕或暂时改为在床上排泄。重症病人应多巡视,用床挡加以保护。

（3）生活护理:限制活动期间,协助病人完成个人日常生活活动,例如进食、口腔清洁、皮肤清洁、排泄。卧床者特别是老年人和重症病人注意预防压力性损伤。呕吐后及时漱口。排便次数多者注意肛周皮肤清洁和保护。

（二）食管胃底静脉曲张破裂出血的特殊护理

除上述上消化道出血的基本护理措施外,本病病人的特殊护理措施补充如下:

1. 潜在并发症：血容量不足。

（1）饮食护理:活动性出血时应禁食。止血后 1~2 天渐进高热量、高维生素流质,限制钠和蛋白质摄入,避免粗糙、坚硬、刺激性食物,且应细嚼慢咽,防止损伤曲张静脉而再次出血。

（2）用药护理:血管升压素可引起腹痛、血压升高、心律失常、心肌缺血,甚至发生心肌梗死,故滴注速度应准确,并严密观察不良反应。患有冠心病的病人忌用血管升压素。

（3）三(四)腔双囊管的应用与护理:熟练的操作和插管后的密切观察及细致护理是达到预期止血效果的关键。插管前仔细检查,确保食管引流管、胃管、食管囊管、胃囊管通畅并分别做好标记,检查两气囊无漏气后抽尽囊内气体,备用。协助医生为病人做鼻腔、咽喉部局部麻醉,经鼻腔或口腔插管至胃内。插管至 65cm 时抽取胃液,检查管端确在胃内,并抽出胃内积血。先向胃囊注气 150~200ml,至囊内压约 50mmHg(6.7kPa)并封闭管口,缓缓向外牵引管道,使胃囊压迫胃底部曲张静脉。如单用胃囊压迫已止血,则食管囊不必充气。如未能止血,继向食管囊注气约 100ml 至囊内压约 40mmHg(5.3kPa)并封闭管口,使气囊压迫食管下段的曲张静脉。管外端以绷带连接 0.5kg 沙袋,经牵引架做持续牵引。将食管引流管、胃管连接负压吸引器或定时抽吸,观察出血是否停止,并记录引流液的性状、颜色及量;经胃管冲洗胃腔,以清除积血,可减少氨在肠道的吸收,以免血氨增高而诱发肝性脑病。

出血停止后,放松牵引,放出囊内气体,保留管道继续观察 24 小时,未再出血可考虑拔管,对昏迷病人亦可继续留置管道用于注入流质食物和药液。拔管前口服液体石蜡 20~30ml,润滑黏膜及管、囊的外壁,抽尽囊内气体,以缓慢、轻巧的动作拔管。气囊压迫一般以 3~4 天为限,继续出血者可适当延长。

留置管道期间,定时做好鼻腔、口腔的清洁,用液体石蜡润滑鼻腔、口唇。床旁置备用三(四)腔双囊管、血管钳及换管所需用品,以便紧急换管时用。

留置气囊管给病人以不适感,有过插管经历的病人尤其易出现恐惧或焦虑感,故应多巡视、陪伴病人,解释本治疗方法的目的和过程,加以安慰和鼓励,取得病人的配合。

2. 有受伤的危险：创伤、窒息、误吸　与气囊压迫使食管胃底黏膜长时间受压、气囊阻塞气道、血液或分泌物反流入气管有关。

（1）防创伤:留置三(四)腔双囊管期间,定时测量气囊内压力,以防压力不足而不能止血,或压力过高而引起组织坏死。气囊充气加压 12~24 小时应放松牵引,放气 15~30 分钟,如出血未止,再注气加压,以免食管胃底黏膜受压时间过长而发生糜烂、坏死。

（2）防窒息:当胃囊充气不足或破裂时,食管囊和胃囊可向上移动,阻塞于喉部而引起窒息,一旦发生应立即抽出囊内气体,拔出管道。对昏迷病人尤应密切观察有无突然发生的呼吸困难或窒息表现。必要时约束病人双手,以防烦躁或神志不清的病人试图拔管而发生窒息等意外。

（3）防误吸:应用四腔管时可经食管引流管抽出食管内积聚的液体,以防误吸引起吸入性肺炎;三腔管无食管引流管腔,必要时可另插一管进行抽吸。床旁置备弯盆、纸巾,供病人及时清除鼻腔、口腔分泌物,并嘱病人勿咽下唾液等分泌物。

【其他护理诊断/问题】

1. **恐惧**　与生命或健康受到威胁有关。
2. **知识缺乏**:缺乏有关引起上消化道出血的疾病及其防治的知识。

【健康指导】

1. **疾病预防指导**　①注意饮食卫生和饮食的规律;进营养丰富、易消化的食物;避免过饥或暴饮暴食;避免粗糙、刺激性食物,或过冷、过热、产气多的食物、饮料;应戒烟、戒酒。②生活起居有规律,劳逸结合,保持乐观情绪,保证身心休息。避免长期精神紧张,过度劳累。③在医生指导下用药,以免用药不当。

2. **疾病知识指导**　引起上消化道出血的病因很多,各原发病的健康指导详见有关章节。应帮助病人和家属掌握自我护理的有关知识,减少再度出血的危险。

3. **病情监测指导**　病人及家属应学会早期识别出血征象及应急措施:出现头晕、心悸等不适,或呕血、黑便时,立即卧床休息,保持安静,减少身体活动;呕吐时取侧卧位以免误吸;立即送医院治疗。慢性病者定期门诊随访。

【预后】

多数上消化道出血的病人经治疗可止血或自然停止出血,15%~20%的病人持续出血或反复出血,由于出血的并发症使死亡危险性增高。持续或反复出血的主要相关因素为:60岁以上的老年人;伴有严重疾患,如心、肺、肝、肾功能不全,脑血管意外等;出血量大或短期内反复出血;食管胃底静脉曲张破裂导致的出血;内镜下见暴露血管或活动性出血的消化性溃疡。

知 识 拓 展

上消化道出血预后的评估

除依据内镜检查外,可通过上消化道出血危险评分系统(Rockall Risk Score System)评估病人的年龄(是否高龄)、有无休克、有无并存疾病(合并症/并发症)等临床危险因素,预测上消化道再出血风险和死亡率。该评分系统的总分为0~7分,总分≤3分为再出血和死亡风险低(死亡率≤12%),总分≥4分为再出血和死亡风险高(死亡率≥20%)。具体评分标准见表4-7:

表4-7　上消化道出血危险评分系统

项目	评分			
	0	1	2	3
年龄	<60岁	60~79岁	≥80岁	—
休克	无休克,心率<100次/min,收缩压≥100mmHg	心率≥100次/min,收缩压≥100mmHg	收缩压<100mmHg	—
并存疾病	无	无	心力衰竭/心肌缺血/其他并存疾病	肾衰竭/肝衰竭/癌症(扩散)

（冯晓玲　尤黎明）

第十五节　消化系统常用诊疗技术及护理

一、胃酸分泌功能检查

胃酸分泌功能检查是收集病人空腹及应用刺激剂后的胃液标本,测定胃液中有关成分的含量及在单位时间内的排出量。检查项目包括基础胃酸排泌量(basic acid output,BAO)、最大胃酸排泌量(maximal acid output,MAO)和高峰胃酸排泌量(peak acid output,PAO)。

【适应证】

1. 辅助诊断高胃酸分泌的疾病,如胃泌素瘤。
2. 辅助诊断低胃酸或无胃酸分泌的疾病,如恶性贫血。
3. 胃大部切除术和迷走神经切除术前,估计手术的预期效果,或术后判定迷走神经切除是否完全。
4. 评价抑酸药等药物的疗效。

【禁忌证】

1. 食管肿瘤、狭窄或重度静脉曲张者。
2. 急性上消化道出血止血不足 2 周者。
3. 心肺功能不全、哮喘发作者。
4. 鼻咽部有急性感染者。

【方法】

1. 胃管插入

(1) 病人取坐位或半卧位,取下义齿。胸前铺一次性治疗巾。嘱病人放松。

(2) 术者戴无菌手套,检查胃管是否通畅,测量插入长度并做标记。胃管涂液体石蜡,左手垫无菌纱布持胃管,右手(或以镊子)夹胃管前端送入口腔内(或一侧鼻腔),当插至 14~16cm 处时,嘱病人做吞咽动作,随即将胃管插入食管。如果通过咽峡处有恶心感,嘱其深呼吸,可减轻。

(3) 当胃管插至 50cm(经口腔插入)或 56cm(经鼻腔插入)标记处时,管末端接注射器进行抽吸,以确定胃管是否在胃内。若未能抽出胃液,可通过改变胃管深度或病人体位后再予抽吸。如能抽出,将胃管用胶布固定于病人面部。

2. 胃液留取

(1) 将空腹胃液全部抽出,记录总量,取 10ml 送检,以测定总酸度。

(2) 继续抽吸 1 小时胃液量,每 15 分钟收集 1 次胃液,共计 4 份,测定基础胃酸排泌量(BAO)。

(3) 给予五肽促胃液素 $6\mu g/kg$ 肌内注射,注射后每 15 分钟收集 1 次胃液,共 4 次。测定 4 次收集的胃酸排泌总量,称为最大胃酸排泌量(MAO),以及 4 次标本中连续 2 次 15 分钟最高的胃酸排泌量之和的 2 倍,即高峰胃酸排泌量(PAO)。

【护理】

1. 术前护理

(1) 向病人说明检查目的、方法及意义,减少其顾虑和不安,取得其配合。

(2) 检查前需停用抗酸药 1 天,停用胃肠道动力药和 H_2 受体拮抗药 3 天,停用质子泵抑制剂和钾离子竞争性酸阻滞剂 7 天。

Note:

（3）检查前禁食 12 小时。有胃潴留的病人应待潴留解除后再进行胃酸测定。

2. 术后护理

（1）抽胃液完毕后协助病人漱口、洗脸，并嘱病人卧床休息，不适缓解后可进食。

（2）观察病人有无恶心、呕吐、呕血、黑便等现象，如发现异常及时协助医生进行对症处理。

二、腹腔穿刺术

腹腔穿刺术（abdominocentesis）是为了诊断和治疗疾病，用穿刺技术抽取腹腔液体，以明确腹水的性质、降低腹腔压力或向腹腔内注射药物，进行局部治疗的方法。

【适应证】

1. 抽取腹水进行各项实验室检查，以寻找病因，协助临床诊断。

2. 对大量腹水病人，可适当抽放腹水，以缓解胸闷、气短等症状。

3. 腹腔内注射药物，以协助治疗疾病。

【禁忌证】

1. 有肝性脑病先兆者。

2. 有粘连性结核性腹膜炎、棘球蚴病、卵巢肿瘤者。

【方法】

1. 协助病人坐在靠椅上，或平卧、半卧、稍左侧卧位。

2. 选择适宜穿刺点。常选择左下腹部脐与髂前上棘连线中外 1/3 交点处，也有取脐与耻骨联合中点上 1cm，偏左或右 1.5cm 处，或侧卧位脐水平线与腋前线或腋中线的交点。对少量或包裹性腹水，需在 B 超定位下穿刺。

3. 穿刺部位常规消毒，术者戴无菌手套，铺消毒洞巾，自皮肤至腹膜壁层用 2% 利多卡因逐层做局部浸润麻醉。

4. 术者左手固定穿刺部位皮肤，右手持针经麻醉处逐步刺入腹壁，待感到针尖抵抗突然消失时，表示针尖已穿过腹膜壁层，即可行抽取和引流腹水，并置腹水于消毒试管中以备检验用。诊断性穿刺可选用 7 号针头进行穿刺，直接用无菌的 20ml 或 50ml 注射器抽取腹水。大量放液时可用针尾连接橡皮管的 8 号或 9 号针头，在放液过程中，用血管钳固定针头并夹持橡皮管。

5. 放液结束后拔出穿刺针，穿刺部位盖上无菌纱布，并用多头绷带将腹部包扎，如遇穿刺处继续有腹水渗漏时，可用蝶形胶布或涂上火棉胶封闭。

6. 术中应密切观察病人有无头晕、恶心、心悸、气短、面色苍白等，一旦出现应立即停止操作，对症处理。注意腹腔放液速度不宜过快，以防腹压骤然降低，内脏血管扩张而发生血压下降甚至休克等现象。肝硬化病人一次放腹水不超过 3 000ml，过多放液可诱发肝性脑病和电解质紊乱，但在输注大量白蛋白基础上可以大量放液。

【护理】

1. 术前护理

（1）向病人解释穿刺的目的、方法及操作中可能会出现的不适，一旦出现立即告知术者。

（2）检查前嘱病人排尿，以免穿刺时损伤膀胱。

（3）放液前测量腹围、脉搏、血压，注意腹部体征，以观察病情变化。

2. 术后护理

（1）术后卧床休息 8~12 小时。

（2）测量腹围,观察腹水消长情况。

（3）观察病人面色、血压、脉搏等变化,如有异常及时处理。

（4）密切观察穿刺部位有无渗液、渗血,有无腹部压痛、反跳痛和腹肌紧张等腹膜炎征象。

附：腹腔持续引流

腹腔持续引流是在腹腔内置一引流管,将腹水持续引流到体外的一种外引流术。一般使用中心静脉导管作为引流管。

【适应证】

难治性腹水。

【禁忌证】

1. 有肝性脑病先兆者,禁忌腹腔穿刺放腹水。

2. 有粘连性结核性腹膜炎、棘球蚴病、卵巢肿瘤者。

【方法】

1. 病人体位、穿刺点选择和穿刺部位消毒麻醉同"腹腔穿刺术"。

2. 术者左手固定穿刺部位皮肤,右手持穿刺针经麻醉处逐步刺入腹腔,见液体回流时放入导丝,拔出穿刺针后扩皮,置入导管 15~20cm,见液体流出后拔出导丝,将导管外连接输液接头,再用 2ml 注射器针筒连接一次性引流袋,使之形成一封闭的引流装置,用无菌敷贴固定导管。

3. 调节引流袋调节器,控制引流速度为 60~100 滴/min,使腹水缓慢流出,每天引流 1 次,引流量≤2 000ml。

4. 引流结束后,分离引流袋,生理盐水正压封管,无菌纱布包裹导管出口处,固定于腹壁。

5. 腹腔内无液体引出,即可拔除导管,穿刺部位以无菌纱布覆盖。

【护理】

1. 术前护理

（1）向病人解释持续引流的目的、方法及操作中可能出现的不适,一旦出现立即告知术者。

（2）穿刺术前嘱病人排尿,以免穿刺时损伤膀胱。

2. 术后护理

（1）导管护理:①置管成功后,将导管上标有刻度的一面朝外并在导管末端贴上标识,注明置管的时间和置入的深度;②严格交接班制度,每班评估导管情况,观察导管有无脱出、折叠,穿刺处有无感染等;③指导病人在起床、翻身、穿脱衣服时注意保护导管,以免因牵拉导管导致滑脱。

（2）放腹水的护理:①严格无菌技术操作;②严密观察病人生命体征的变化,避免引流过多过快使腹内压骤降而导致休克;③观察腹水的颜色、性状和量的变化,准确记录;④引流不畅时,检查导管是否扭曲,可帮助病人改变体位以改善引流不畅;⑤引流结束后进行腹带加压包扎。

（3）穿刺部位皮肤护理:①无菌敷贴每周更换 2 次,若出现伤口渗液或敷贴被污染时需随时消毒更换;更换时注意动作轻柔,切勿用力撕扯,以免损伤皮肤。②指导病人穿宽松全棉衣物,减少摩擦。

（4）营养支持护理:予以高热量、优质蛋白质、高维生素、易消化的饮食,遵医嘱静脉滴注白蛋白、血浆等。

三、胃肠运动功能检查

胃肠运动功能检查是通过对食管、胃、小肠、结肠和直肠肛门运动功能检查及 Oddi 括约肌和胆囊

Note:

功能检查测压,确定胃肠道有无动力和感觉异常,协助临床诊断和给予合理的治疗。其中高分辨率食管测压、胃排空试验等对诊断胃肠动力障碍性疾病,具有重要意义。

高分辨率食管测压

食管测压是经鼻腔将测压导管插入食管,测定食管上括约肌(UES)、食管下括约肌(LES)和近端食管(骨骼肌)、食管骨骼肌—平滑肌过渡区、中远段食管(平滑肌)压力的检查技术。高分辨率食管测压(high resolution esophageal manometry,HREM)系统作为新的测压技术,具有简洁、直观、细致、高效和准确等特点。

【适应证】

1. 疑有食管动力障碍性疾病。包括:①贲门失弛缓症、弥漫性食管痉挛;②非特异性食管动力障碍;③系统性疾病伴食管症状,如硬皮病、糖尿病、慢性特发性假性小肠梗阻等。
2. 不明原因的吞咽困难、非心源性胸痛。
3. 食管动力障碍性疾病药物和手术治疗的疗效评估。
4. 食管 pH 或 pH-阻抗检测前 LES 电极定位。
5. 抗食管反流手术前排除食管动力障碍性疾病。

【禁忌证】

1. 鼻咽部或食管梗阻者。
2. 对迷走神经刺激耐受性差者。
3. 严重器质性疾病病情未控制者。
4. 凝血功能障碍者。

【方法】

1. 病人取坐位,润滑测压导管,经鼻腔插入,经咽喉沿咽后部滑行插入食管。此时观察高分辨率测压系统显示器中的实时压力彩图,当稳定出现 UES 和 LES 压力带时,用胶布妥善固定导管。
2. 插管时注意观察实时压力彩图,保证有 3~5 个测压位点进入胃腔,当病人食管过长,无法同时显示咽部、UES、食管体部、LES 和胃腔时,优先保证胃腔、LES 和食管体部的压力显示。
3. 测压时病人保持平静,根据系统软件提示完成数据采集与保存。

【护理】

1. 术前护理
(1) 向病人详细说明检查的目的、方法,如何配合及插管可能带来的不适,使病人消除紧张情绪,主动配合检查。
(2) 检查前停用影响食管动力的药物 1 周,如促动力药、镇静药、泻药、抗抑郁药、抗胆碱能药物。
(3) 检查前禁食 12 小时、禁水 6 小时。
(4) 检查前应进行测压导管电极的温度校准和压力校准。

2. 术后护理
(1) 术后协助病人做好清洁护理。
(2) 嘱病人检查后 2 小时方可进食,当天进温凉软食,忌辛辣刺激性食物。
(3) 观察及处理并发症:①鼻咽部损伤/出血,告知病人检查后常出现鼻咽部不适,主要由于电极刺激所致,轻者无需特殊处理。观察出血的性状、量,必要时鼻腔局部压迫止血,若出血量大,应立即通知医生并协助进行专科治疗和处理。②食管损伤/穿孔,极少出现,X 线检查可明确诊断。如若确诊,协助医生对症处理,必要时转外科治疗。

胃排空试验

胃排空试验是在摄入不被胃黏膜吸收的显像剂后,在一定时间内测定显像剂的排出量,计算出胃排空时间,评估胃正常生理功能,探寻胃排空障碍原因,以及观察和随访药物及手术治疗的疗效。其方法有核素法、超声法、不透 X 线标志物、核素呼气试验、磁共振检测法等。

【适应证】

1. 有胃动力障碍样症状的病人,胃影像学检查、胃镜检查未能发现异常时。
2. 有胃动力障碍样症状的病人,不能解释其临床表现时。

【禁忌证】

无明确禁忌证。

【方法】

1. 核素胃排空法

(1) 试餐及标记:常用的试餐有面包、鸡蛋、牛奶,或面条加鸡蛋。用放射性核素 ^{99m}Tc-硫化胶体和 ^{111}In-DTPA 分别标记鸡蛋和牛奶。

(2) 胃排空试验方法:餐后第一小时内每 15 分钟及第二小时内每 30 分钟应用 γ 照相机或 SPECT 连续记录胃区影像和胃区放射性计数下降的数值。在半对数坐标图上,绘出不同时间全胃的轮廓,计算出全胃内的放射性计数;使用软件计算胃内固体食物排除 50% 所需的时间,即胃半排空时间,以此作为胃排空的指标。

2. 不透 X 线标志物法

用 0.2cm×1cm 小钡条作为标志物测定胃排空功能。随试餐分次吞服 20 个标志物,进食后分别于 1 小时、2 小时、4 小时、6 小时透视记录胃内钡条数量并摄仰卧位腹部平片,5 小时后口服 40% 硫酸镁 10ml。计算胃对不透 X 线标志物的排除率,排除率≥50% 为正常。

【护理】

1. 术前护理

(1) 向病人详细介绍检查的目的、方法,如何配合及可能出现的不适,使病人消除紧张情绪,主动配合检查。

(2) 检查前至少 3 天停用影响胃肠动力的药物。

2. 术后护理

病人应注意进食质软的食物,少量多餐。

四、上消化道内镜检查术

上消化道内镜检查包括食管、胃、十二指肠的检查,亦称胃镜检查(gastroscopy)。通过此检查可直接观察食管、胃、十二指肠黏膜炎症、溃疡或肿瘤等病变的性质、大小、部位及范围,并可进行组织取材,行组织学或细胞学的病理学检查。

【适应证】

上消化道内镜检查适应证广泛,主要适应证如下:

1. 有明显消化道症状,但原因不明者。
2. 上消化道出血需查明原因者。
3. 疑有上消化道肿瘤,但 X 线胃肠钡餐造影不能确诊者。
4. 需要随访观察的病变,如消化性溃疡、萎缩性胃炎、胃手术后及药物治疗前后对比观察等。
5. 拟行内镜下治疗疾病者,如消化道息肉切除、取异物、急性上消化道出血内镜下止血、食管静

Note:

脉曲张内镜治疗、消化道狭窄经内镜扩张或支架置入治疗等。

【禁忌证】

1. 严重心、肺疾病,如严重心律失常、心力衰竭、严重呼吸衰竭及哮喘发作等。

2. 各种原因所致休克、昏迷等危重状态。

3. 急性消化道穿孔、肠梗阻、腐蚀性食管炎的急性期。

4. 严重咽喉部疾病、主动脉瘤及严重的颈胸段脊柱畸形等。

5. 相对禁忌证为智力障碍、神志不清、精神失常不能配合检查者。

【方法】

1. 检查前 5~10 分钟口服咽部局麻药及消泡剂,取下义齿、眼镜等。

2. 协助病人取左侧卧位,双腿屈曲,头垫低枕,使颈部松弛,松开领口及腰带。病人口边铺一次性防渗透治疗单或弯盘,嘱其咬紧口垫。

3. 胃镜插入时,术者左手持操作部,右手执镜端约 20cm 处,将镜端插入病人口腔,缓缓沿舌背、咽后壁向下推进至环状软骨水平时,可见食管上口,并将胃镜轻轻插入。当胃镜进入胃腔内时,要适量注气,使胃腔张开至视野清晰为止。

4. 检查中护士应协助医生将内镜从病人口腔缓缓插入。插镜过程中,应密切观察病人的反应,保持病人头部位置不动,当胃镜插入 15cm 到达咽喉部时,嘱病人做吞咽动作,但不可咽下唾液以免呛咳,让唾液流入弯盘。如病人出现恶心不适,护士应嘱病人深呼吸,肌肉放松。检查过程中应随时观察病人面色、脉搏、呼吸等改变,由于插镜刺激迷走神经及病人憋气引发低氧血症时,病人可能发生心脏骤停、心肌梗死等,一旦发生应立即停止检查并积极抢救。

5. 配合医生处理插镜中可能遇到的问题。①如将镜头送入气管,术者可看到环形气管壁,病人有明显呛咳,应立即将内镜退出,重新进镜;②如镜头在咽喉部打弯,病人会出现明显疼痛不适,术者应还原内镜角度,慢慢将内镜退出重新插入;③插镜困难其原因可能是食管入口未对准或食管入口处的环咽肌痉挛、有器质性病变,应查明原因,切不可暴力操作,必要时在全身麻醉辅助下再次插镜;④当镜面被黏液、血迹、食物遮挡时,应注水冲洗。

6. 检查完毕退出内镜时尽量抽气,以防止病人腹胀。

【护理】

1. **术前护理**

(1) 向病人详细介绍检查的目的、方法,如何配合及可能出现的不适,使病人消除紧张情绪,检查时放松并主动配合。

(2) 仔细询问病史,如有无青光眼、高血压,是否装有心脏起搏器、有无胃肠道传染病等,以排除检查禁忌证。

(3) 检查前禁食 6~8 小时,胃排空延迟者应延长禁食时间。伴有幽门梗阻者,在检查前 2~3 天进食流质,必要时行经胃管负压引流术。有 X 线胃肠钡餐造影检查史者,3~5 天内不宜做胃镜检查。

(4) 如病人紧张过度,可遵医嘱给予地西泮 5~10mg 肌注或静注;为减少胃蠕动和胃液分泌,可于术前半小时遵医嘱给予山莨菪碱 10mg,或阿托品 0.5mg 静注。

2. **术后护理**

(1) 术后因病人咽喉部麻醉作用尚未消退,嘱其不要吞咽唾液,以免呛咳。麻醉作用消失后,可先少量饮水,如无呛咳可进饮食。当天饮食以流质、半流质为宜,行活检的病人应禁食 4 小时后,进食温凉饮食。

(2) 检查后少数病人出现咽痛、咽喉部异物感,嘱病人不要用力咳嗽,以免损伤咽喉部黏膜。若

Note：

病人出现腹痛、腹胀,可进行按摩,促进排气。检查后数天内应密切观察病人有无消化道穿孔、出血、感染等并发症,一旦发现及时协助医生进行对症处理。

附：无痛内镜检查术

无痛内镜检查相对于常规内镜而言,指在做内镜检查前,先由医生对病人实施麻醉,以减轻病人检查的痛苦,缩短检查时间。

【适应证】

1. 有内镜检查适应证但恐惧常规内镜检查者。
2. 剧烈呕吐或其他原因难以完成常规内镜检查者。
3. 伴有其他疾病而急需做内镜检查者,如伴有高血压、轻度冠心病、陈旧性心肌梗死、有癫痫病史者及小儿病人或精神病等不能合作者。

【禁忌证】

1. 原则上同常规内镜检查禁忌证。
2. 有镇静药物过敏史。
3. 孕妇及哺乳期妇女。
4. 容易引起窒息的疾病,如支气管炎致多痰者、胃潴留者、急性上消化道大出血致胃内潴留较多血液者。
5. 严重睡眠呼吸暂停低通气综合征及过度肥胖者慎重。
6. 心动过缓者,合并肝性脑病、癫痫、哮喘等疾病慎重。

【方法】

1. 按常规内镜检查要求摆好体位,松开腰带及衣领,取下活动义齿,佩戴好口垫。取左侧卧位,下肢微屈。
2. 给予持续吸氧,监测血压、心率、血氧饱和度。建立有效静脉通道,确保输液通畅。
3. 由麻醉师静脉给药(常用药物有异丙酚、咪达唑仑等)对病人进行全身麻醉,使病人在短时间内(约 30 秒)达到不能应答、睫毛反射消失及全身肌肉松弛的程度。病人在此状态下进行消化道内镜检查。检查过程中,麻醉师可根据病人的反应和检查时间的长短适当追加药物。
4. 术中密切观察病人的血压、心率、血氧饱和度、意识状态等,如有异常立即报告医生以便及时处理。

【护理】

1. **术前护理**
（1）术前准备同常规内镜检查,完善各项术前检查。
（2）详细询问是否有镇静药物过敏史。
（3）确保多功能监护仪、氧气装置、急救药品配备齐全,功能良好。此项检查一般情况下较为安全,但因属于静脉全身麻醉,麻醉过程中可能出现呼吸、循环障碍等意外,因此需备好急救药物和气管插管等设备。

2. **术后护理**
（1）同常规内镜检查。
（2）术后应在医院观察 30 分钟,并监测血压、心率、血氧饱和度及意识情况。病人坐起时需观察有无头晕、四肢无力的症状,防止跌倒等意外发生。

Note:

（3）向病人及陪护人员交代清楚术后注意事项，术后 2 小时内应有人陪护，术后当天尽量不骑车、驾车，不从事高空作业或操作重型机器等危险工作，以防意外。

五、消化道内镜下治疗术

食管胃底静脉曲张内镜下止血术

食管胃底静脉曲张内镜下止血术主要包括内镜食管静脉曲张硬化剂治疗（endoscopic variceal sclerotherapy，EVS）和内镜食管静脉曲张套扎术（endoscopic variceal ligation，EVL）。前者主要目的是控制急性出血和预防再出血，后者则主要适合于中度和重度静脉曲张的病人，与硬化剂治疗联合应用可以提高疗效。

【适应证】

1. 食管静脉曲张和/或胃底静脉曲张破裂出血药物止血无效者。
2. 既往曾接受分流术、断流术或脾切除术后再出血。
3. 经三腔管压迫和血管升压素或生长抑素暂时止血后数小时。
4. 重度食管静脉曲张，有出血史，全身状况差，不能耐受外科手术者。
5. 拟外科手术治疗，术前行 EVS。
6. 预防食管静脉曲张破裂出血的择期治疗。

【禁忌证】

1. 心、肺、脑、肾严重功能不全。
2. 严重出血、出血性休克未纠正。
3. 全身情况极差，不能配合和耐受治疗者。

【方法】

1. **内镜食管静脉曲张硬化剂治疗**　是通过内镜下注射硬化剂使曲张静脉发生化学性炎症，血管内膜破坏面相互粘连，血栓形成闭塞管腔，静脉周围黏膜凝固坏死，组织纤维化从而预防静脉曲张破裂出血。EVS 操作方法如下：

（1）病人的体位、内镜插入方法等同上消化道内镜检查。

（2）正常进镜至十二指肠球部，循序检查的同时，观察并记录出血部位、静脉曲张的程度及范围。

（3）常用的硬化剂为聚桂醇注射液。协助操作医生将准备好的硬化剂自活检孔道送入注射针，在食管静脉外选择穿刺点，先远端后近端，不应在同一平面上注射，以防止术后食管腔狭窄。然后伸出针尖穿刺静脉，可采取静脉内外结合注入硬化剂。注入剂量为静脉外每点 1ml、静脉内每点 3~6ml，总剂量不超过 30ml，一般共选择 4~5 个注射点。注射结束拔出针头后应立即压迫穿刺点 5~10 分钟，若穿刺点有出血，必要时可使用止血夹联合硬化剂或组织胶进行止血。

（4）注射点的压迫方法有内镜专用透明帽压迫法、气囊压迫法和镜身压迫法。注射点压迫的目的包括：①注射前压迫曲张静脉的近侧端，使血管充盈，易于穿刺；②注射后压迫使血流缓慢，有利于硬化剂与血管壁有较长时间接触，增加化学反应时间；③对注射后针孔予以压迫，可以止血。

术中注意监测病人的呼吸、心率、血压，如有异常，及时通知医生给予对症处理。

2. **内镜食管静脉套扎术**　是经内镜使用静脉曲张套扎器将橡皮圈套扎到食管曲张静脉根部，经机械作用使血管闭塞，以形成息肉状，数天后自行脱落。EVL 不损伤食管壁肌层，极少导致食管腔狭窄。适用于食管静脉曲张的病人。EVL 操作方法如下：

（1）病人体位及插镜方法同胃镜检查。

Note：

（2）协助操作医生将安装好套扎器的胃镜送入食管确定套扎的部位。

（3）在直视下使内环全周与套扎部位接触后行负压吸引，将曲张静脉吸入内环所形成的腔内，此时视野呈红色，随即拉操作钢丝，圆形橡胶圈则从内环脱落自然固定在病变的基底部，将病变套扎。临床目前多采用多发连续套扎器（6 环/7 环），1 次治疗可连续多点套扎。套扎顺序是从贲门与食管交界处开始，依次向近侧呈螺旋式套扎，一般在贲门至距门齿 25cm 范围内多次结扎。每次 EVL 套扎数目根据静脉曲张数量及曲张程度而定。

（4）术中监测病人的呼吸、心率、血压，注意病人有无恶心、呕吐，呕吐物是否为血性，以防大出血。

（5）套扎治疗可反复进行，一般需间隔 2 周，有利于病灶的修复。

【护理】

1. 术前护理

（1）评估病人生命体征和全身情况。失血性休克、肝性脑病者需纠正后才能施行内镜下止血术。

（2）术前向病人解释止血治疗的目的及必要性、方法、注意事项，解除其顾虑以取得配合。

（3）术前需禁食禁饮 6~8 小时。

（4）完善血常规、心电图、胸部 X 线片、肝功能、出凝血时间、上腹+门静脉彩超及 CT 上腹三维血管重建增强扫描等相关检查，并备血。

（5）高血压、糖尿病病人应监测、控制血压和血糖变化。

（6）建立静脉通道（宜选用大号静脉留置针），首次硬化剂注射或曲张静脉套扎术者可在术前、术中静脉滴注降低门脉压的药物（如生长抑素等），以后酌情应用。

（7）术前半小时遵医嘱酌情给予镇静药及解痉药，如地西泮、丁溴东莨菪碱等。其余与胃镜检查的准备相同。

2. 术后护理

（1）病情观察：严密观察生命体征、意识，观察有无呕血、黑粪，注意有无迟发性出血、溃疡、穿孔等并发症，积极处理。

（2）活动与饮食：严格卧床休息 24 小时，24 小时后可床上活动，72 小时后可下床活动，1 周内注意限制活动量（套扎球脱落时期，局部形成浅溃疡可引起出血）。术后需禁食禁饮 24 小时，24 小时后无活动性出血可给冷流质饮食，72 小时后可进无渣半流饮食。保持大便通畅，避免腹内压增加，造成出血。

（3）药物护理：应用降门脉压的药物如生长抑素及其衍生物 24~72 小时；静脉滴注质子泵抑制剂或 H_2 受体拮抗药、保肝药物。行 EVL 当天停用普萘洛尔，若无出血，24 小时后加用，出血病人禁用普萘洛尔。

内镜下黏膜切除术

内镜下黏膜切除术（endoscopic mucosal resection，EMR）是在息肉电切术和黏膜注射术的基础上发展起来的一种新的治疗方法。利用该治疗方法可完整切除病变组织，还可有效降低出血和穿孔等并发症的发生率。

【适应证】

1. 常规内镜下活检不易作出诊断的某些病变。

2. 癌前病变的切除，如高级别上皮内瘤变病灶、巴雷特（Barrett）食管、扁平隆起型腺瘤、大肠侧向生长型腺瘤等。

3. 治疗局限于黏膜层及黏膜下层浅层的胃肠道肿瘤，尤其是早期胃癌，也可用于早期食管癌及

Note:

大肠癌的治疗。

【禁忌证】

1. 同常规胃镜和肠镜检查的禁忌证。
2. 进展期食管癌、胃癌、结直肠癌。

【方法】

1. 病人体位及插镜方法同胃镜和肠镜检查。
2. 在内镜直视下,注射针于病灶边缘 1~2mm 处进行黏膜下注射,注射液为亚甲蓝生理盐水。<2cm 的病灶只需进行 1~2 点注射,≥2cm 的病灶需要进行多点注射,并需要反复追加。
3. 黏膜明显隆起后,用内镜专用电圈套器圈取病变,接通高频电进行切除。<2cm 的病灶可连带周边少量正常黏膜进行整块圈套切除,≥2cm 的病灶可以整块或分次切除,确保完整切除病灶。
4. 完整回收标本后,置入 10% 甲醛溶液中固定,及时送检进行病理学检查。
5. 术中密切监测病人的生命体征、血氧饱和度和意识状态等。

【护理】

1. **术前护理**
（1）向病人及家属解释治疗目的、过程及注意事项,减轻紧张和焦虑的情绪。
（2）指导病人检查前 1 周停用抗凝药物,术前禁食禁水 8 小时。肠镜治疗的肠道准备,见下文"结肠镜检查术"。
（3）进行血常规、出凝血时间检查,必要时完善病人心肺功能检查。

2. **术后护理**
（1）病人取平卧位至少 6 小时,密切观察生命体征及腹部体征,遵医嘱按时使用抗生素及止血药物。
（2）术后禁食 48 小时,48 小时后进食流食,72 小时后进食无渣饮食。
（3）向病人宣教黏膜切除术后注意事项。EMR 术后易并发出血、穿孔、溃疡面经久不愈等,应重点观察病人有无腹痛、黑便、呕血等情况及血常规、粪便隐血检查结果的变化,出现异常及时报告医生处理。

内镜黏膜下剥离术

内镜黏膜下剥离术(endoscopic submucosal dissection,ESD)是在内镜黏膜下注射的基础上利用几种特殊的高频电刀将病变所在部位的黏膜剥离,从而完整地切除病灶,达到根治消化道肿瘤和癌前病变的目的。

【适应证】

1. **食管病变**
（1）Barrett 食管。
（2）早期食管癌:局限在黏膜层或无淋巴结转移的黏膜下层早期食管癌。
（3）癌前病变:直径>2cm 的病灶。
（4）良性肿瘤:包括息肉、平滑肌瘤、食管乳头状瘤等。

2. **胃部病变**
（1）早期胃癌:①肿瘤直径≤2cm,无合并溃疡的未分化型黏膜内癌;②不论病灶大小,无合并溃疡的分化型黏膜内癌;③肿瘤直径≤3cm,合并溃疡的分化型黏膜内癌;④肿瘤直径≤3cm,无合并溃疡的分化型黏膜下层癌。

（2）癌前病变：直径>2cm 的病灶。

（3）良性肿瘤：包括胃息肉、胃间质瘤、异位胰腺、脂肪瘤等。

3. 大肠病变

（1）巨大平坦息肉：直径>2cm 的病灶。

（2）黏膜下肿瘤：来源于黏膜肌层或位于黏膜下层的肿瘤。

（3）类癌：尚未累及肌层且直径<2cm。

【禁忌证】

1. 同常规胃镜和肠镜检查的禁忌证。

2. 抬举征阴性：即病灶基底部的黏膜下层注射盐水后局部不能形成隆起，提示病灶基底部的黏膜下层与肌层之间已有粘连，即肿瘤可能已浸润至肌层。

【方法】

1. **病人体位及插镜方法** 同常规消化道内镜检查。

2. **标记** 对于边界较为清晰的扁平病变和黏膜下肿瘤，应用针形切开刀于病灶边缘直接进行电凝标记。对于边界模糊的病变，先进行内镜下放大联合染色技术确定肿瘤范围后，于病变外缘 2~5mm 处进行标记，每个标记点间隔 3~5mm。

3. **黏膜下注射** 将 0.5~1ml 亚甲蓝、10~20ml 玻璃酸钠溶液和 100ml 生理盐水混合配成溶液，于病灶边缘标记点外侧进行多点黏膜下注射，将病灶抬起，与肌层分离。

4. **预切开** 应用针形切开刀沿病灶边缘标记点切开黏膜。

5. **剥离病变** 应用多种切开刀于病灶下方对黏膜下层进行剥离。剥离过程中多次黏膜下注射。

6. **创面处理** 完整剥离病灶后对于创面可见的小血管，应用氩离子凝固术凝固治疗或电凝止血钳电凝治疗。部分 ESD 术后创面血管可使用钛夹封闭或创面喷洒黏膜保护剂，如硫糖铝凝胶。

【护理】

1. 术前护理

（1）向病人详细讲解治疗目的、方法和过程、效果和注意事项，减轻其紧张和焦虑的情绪。

（2）胃镜治疗者术前 6~8 小时禁饮食。肠镜治疗者的肠道准备，见下文"结肠镜检查术"。

（3）进行血常规、出凝血时间检查，必要时完善病人心肺功能检查。

（4）术前半小时按医嘱酌情给予镇静药及解痉药如地西泮、丁溴东莨菪碱。口服盐酸利多卡因胶浆和消泡剂，进行口咽部黏膜表面麻醉、润滑和去除消化道泡沫。

2. 术后护理

（1）病人按照全麻后护理常规，密切观察生命体征，遵医嘱补液，按时使用抑酸药、黏膜保护剂等。

（2）术后 24 小时内禁饮食，24 小时后如无明显腹痛及出血现象可逐渐给予温凉流质饮食，1 周内给予半流质饮食，并逐渐过渡到普通饮食。

（3）注意观察病人有无腹部压痛、反跳痛，烦躁不安、表情淡漠、呕血、黑便，胸闷、气急等表现，防止发生皮下气肿、出血、穿孔等并发症。一旦出现上述表现，立即通知医生处理。

（4）注意观察臀部和小腿部皮肤情况，有无因粘贴高频电发生器的电极片致局部损伤。

六、小肠镜检查术

小肠镜（enteroscope）指经口或肛门插入，循腔进镜，进行全小肠的直视检查，同时可进行组织标本取样、黏膜染色、内镜下治疗等处理。小肠镜包括单气囊小肠镜（single-balloon enteroscope，SBE）和双气囊小肠镜(double-balloon enteroscope,DBE),以下介绍双气囊小肠镜检查术。

【适应证】

1. 原因不明的消化道出血、缺铁性贫血。
2. 疑似克罗恩病。
3. 原因不明的腹泻或蛋白质丢失。
4. 疑似吸收不良综合征,如乳糜泻等。
5. 疑似小肠肿瘤或增殖性病变。
6. 原因不明的小肠梗阻。
7. 外科肠道手术后异常情况,如出血、梗阻等。
8. 相关检查提示小肠存在器质性病变可能。
9. 小肠疾病的治疗,如小肠息肉切除术、肠异物(如胶囊内镜等)取出术、小肠血管病变治疗术、小肠狭窄扩张术等,以及治疗后复查。

【禁忌证】

1. 严重心肺等器官功能障碍者。
2. 无法耐受或配合内镜检查者。
3. 小肠梗阻无法完成肠道准备者。
4. 有急性腹膜炎、多次腹部手术史或腹腔广泛粘连者。
5. 有其他高风险状态或病变者,如中度以上食管胃底静脉曲张、大量腹水等。

【方法】

小肠镜检查可经口进镜,也可经肛门进镜,这主要取决于病灶位置。对于怀疑空肠病变者可经口进镜,对于回肠病变者可经肛门进镜。

1. **经口途径法**　病人经麻醉后取左侧卧位,固定好外套管,操作者左手操镜,右手持镜插入,当内镜镜身全部插进外套管时,内镜气囊充气,外套管气囊放气,固定内镜,将外套管沿镜身滑进155~160cm 刻度处,到位后外套管气囊充气,内镜气囊放气,外套管被固定后,继续插入镜身。如此借助外套管和双气囊的固定作用反复进镜直至到达检查部位。

2. **经肛门途径法**

(1) 病人取左侧卧位,操作者左手操镜,右手持镜插入肛门,当进镜至乙状结肠交界时镜身前端气囊充气并固定,外套管滑进镜身155~160cm 刻度处,外套管气囊充气、固定,术者旋拉镜身和外套管,将乙状结肠拉直,将病人改为仰卧位。

(2) 固定外套管及镜身,内镜气囊放气,进镜于结肠脾曲,内镜前端气囊充气并固定。外套管气囊放气后,将其滑进脾曲处,外套管前端气囊充气并固定,将镜身前端气囊放气,进镜至结肠肝曲,镜身气囊充气后固定,再将外套管气囊放气、滑至肝曲,充气后固定。

(3) 外套管气囊充气并固定的状态下,将镜身气囊放气并进镜至回肠末端,镜身前端气囊充气并固定,外套管气囊放气,滑进至回肠末端、充气、固定。进入回肠后,按镜身气囊放气、进镜。如此重复以上操作,进镜直至检查部位。

【护理】

1. **术前护理**

(1) 向病人详细讲解检查目的、方法、注意事项,解除其顾虑,取得配合。

（2）术前准备：经口腔进镜者，准备基本同上消化道内镜检查术；经肛门进镜者，准备同结肠镜检查术。

（3）建立静脉通道，以备术中用药。

（4）经口腔进镜者取左侧卧位，松开领扣及腰带，放松身躯；经肛门进镜者按结肠镜检查的体位。

（5）术前适量应用镇静药及解痉药，经口进镜者，行气管插管呼吸机辅助呼吸更安全。

2. 术后护理

（1）观察病人生命体征和意识状态，病人清醒后，详细询问病人有无不适，住院者由专人护送至病房。

（2）观察病人胸腹部体征，腹胀明显者，可行内镜下排气；如发现剧烈腹痛、腹胀、面色苍白、心率增快、血压下降、大便次数增多呈暗红色或黑色，提示并发肠出血、肠穿孔，应及时告知医生，协助处理。

（3）检查结束后，嘱咐病人注意卧床休息，做好肛门清洁。术后 3 天内进少渣饮食。如行息肉摘除、止血治疗者，应给予抗生素治疗、半流质饮食和适当休息 3~4 天，避免剧烈运动。

七、胶囊内镜检查术

胶囊内镜（capsule endoscopy）全称"智能胶囊消化道内镜系统"，又称"医用无线内镜"。受检者通过口服内置摄像与信号传输装置的智能胶囊，借助消化道蠕动使之在消化道内运动并拍摄图像，医生利用体外的图像记录仪和影像工作站，了解受检者的整个消化道情况，从而对其病情作出诊断。

【适应证】

1. 原因不明的消化道出血。
2. 其他检查提示的小肠影像学异常。
3. 原因不明的腹痛、腹泻，疑有小肠器质性病变者。
4. 各种炎症性肠病，不含肠梗阻者及肠狭窄者。
5. 疑有小肠肿瘤、多发性息肉及克罗恩病者。
6. 原因不明的缺铁性贫血。
7. 小肠吸收不良综合征。

【禁忌证】

1. 经检查证实或怀疑患有消化道畸形、胃肠道梗阻、消化道穿孔、狭窄或瘘管者。
2. 体内植入心脏起搏器或其他电子医学仪器者。
3. 严重胃肠动力障碍者，包括未经治疗的贲门失弛缓症和胃轻瘫。
4. 有严重吞咽困难者。
5. 妊娠妇女。

【方法】

1. 受检者穿戴背心记录仪，检查和调整天线单元位置，确定胶囊工作正常后，用 50~100ml 水送服胶囊。已做过胃镜检查的受检者，可遵医嘱在吞服胶囊后立即予甲氧氯普胺 10mg 肌注，有助于胶囊尽快通过幽门，争取有更充分的时间在小肠内。

2. 在吞服胶囊内镜 2 小时后可进少量水（100ml 以下），待实时监视中胶囊进入小肠 2 小时后，受

Note:

检者可少量进食简餐,如面包、蛋糕等。

3. 检查期间,受检者可日常活动,但避免剧烈运动、屈体、弯腰及可造成图像记录仪天线移动的活动,切勿撞击图像记录仪。避免受外力的干扰。不能接近任何强磁场区域。受检者如出现腹痛、恶心、呕吐或低血糖等情况,应及时予以对症处理。

4. 检查期间,每 15 分钟确认 1 次记录仪上指示灯是否闪烁或进行实时监视,如指示灯闪烁变慢或停止,则立即通知医生,并记录当时的时间,同时也需记录进食、饮水及感觉异常的时间,检查结束后交给医生。

【护理】

1. **术前护理**

（1）向受检者讲解胶囊内镜的构造和应用原理、检查步骤、安全可靠性、检查目的和配合方法,以消除受检者紧张、焦虑、恐惧的心理。

（2）嘱受检者检查前 2 天勿做钡餐或钡剂灌肠造影,以免钡剂残留影响检查结果。检查前 8 小时禁食禁饮,检查前 1 天进无渣饮食。检查前 1 天按照结肠镜检查要求进行肠道准备。

（3）体毛较多时需备皮,检查当天着宽松的衣物,以利于穿戴背心记录仪。

2. **术后护理**　嘱受检者观察胶囊内镜排出情况。一般胶囊内镜在胃肠道内 8~72 小时后随粪便排出体外,若受检者出现难以解释的腹痛、呕吐等肠道梗阻症状或检查后 72 小时仍不能确定胶囊内镜是否还在体内,应及时告知医生,必要时行 X 线检查。

八、结肠镜检查术

结肠镜(colonoscopy)是经肛门插入内镜,进行肠道黏膜的直视检查,不仅可以直视肠道病变,还可进行组织取材用于病理学检查,或行内镜下治疗术,是诊断和治疗结直肠疾病安全有效的方法之一。随着内镜设备和内镜技术水平的提升,结肠镜检查对于结直肠早期癌症和癌前病变的诊断和治疗有着重大意义。

【适应证】

1. 原因不明的慢性腹泻、下消化道出血。
2. 结肠息肉和结直肠早期癌症的内镜治疗。
3. 钡剂灌肠有可疑病变者需进一步明确诊断。
4. 不能排除结肠和回肠末端疾病的腹部肿块。
5. 原因不明的低位肠梗阻。
6. 结直肠癌术前诊断、术后随访,内镜治疗的术后随访。
7. 结直肠肿瘤的筛查。

【禁忌证】

1. 严重心肺功能不全、休克及精神病病人或不能配合检查者。
2. 肛门、直肠严重狭窄者。
3. 急性重度结肠炎,如急性细菌性痢疾、急性重度溃疡性结肠炎及憩室炎等。
4. 急性弥漫性腹膜炎、腹腔脏器穿孔、多次腹腔手术、腹内广泛粘连及大量腹水者。
5. 妊娠期女性、月经期女性。
6. 极度虚弱,不能配合术前肠道准备者。

【方法】

1. 协助病人穿上检查裤后取左侧卧位，双腿屈曲，腹部放松，嘱病人尽量在检查中保持身体不要摆动。

2. 术者先做直肠指检，了解有无肿瘤、狭窄、痔疮、肛裂等。将镜前端涂上润滑剂（一般用硅油，不可用液体石蜡）后，嘱病人深呼吸，放松肛门括约肌，术者以右手执镜端，使镜端滑入肛门，此后术者遵照循腔进镜原则，配合滑镜、适量注气、取短取直、防袢解袢等插镜技巧逐渐缓慢插入肠镜，必要时助手按压病人腹部配合术者进镜，完成结肠镜检查。

3. 检查过程中，护士密切观察病人反应，如病人出现腹胀不适，可嘱其做缓慢深呼吸。对于高度紧张或高度肠痉挛的受检者，酌情使用镇静药或解痉药。如出现面色、呼吸、脉搏改变时应停止进镜，同时配合医生采取相应急救措施。

4. 必要时可行组织取样进行病理学检查，或行内镜下治疗。

5. 检查结束退镜时，应尽量抽气以减轻腹胀。

【护理】

1. 术前护理

（1）向病人详细讲解检查目的、方法、注意事项，缓解病人紧张情绪，取得其配合。完善相关术前检查。

（2）嘱病人检查前 3 天进食无渣或少渣饮食，检查前 1 天进无渣流质饮食。

（3）肠道准备：目前临床多采用药物导泻的方法，常用容积型泻药是复方聚乙二醇电解质散剂（polyethylene glycol-electrolyte lavage solution，PEG-ELS）。聚乙二醇不被消化道吸收，可在消化道产生高渗透压，刺激肠蠕动引发渗透性腹泻。将 PEG-ELS 溶于 2 000ml 温水中，分次服用，直至排泄物为淡黄色清亮无渣水样物，完成肠道清洁准备。

（4）遵医嘱术前半小时阿托品 0.5mg 或山莨菪碱 10mg 肌内注射。由于药物会使病人对疼痛的反应性降低，发生肠穿孔等并发症时腹部症状可不明显，术中应密切观察病人。

2. 术后护理

（1）检查结束后，病人适当休息，观察 15~30 分钟再离去。检查后若无明显不适，未取活检者半小时后可正常饮食。取活检者或术后腹胀明显者，宜在 2 小时后进食温凉流食，必要时在腹部症状缓解后进食。如行息肉摘除、止血治疗者，应给予抗生素治疗，禁食 48 小时，卧床休息 3~4 天，避免剧烈运动。

（2）注意观察病人腹胀、腹痛及排便情况。腹胀明显者，可行内镜下排气或膝胸体位排气。观察粪便颜色，必要时行粪便隐血试验。腹痛明显无法缓解或排血便者应留院观察。如发现剧烈腹痛、腹胀、面色苍白、心率增快、血压下降、大便次数增加呈柏油样色，提示并发肠出血、肠穿孔，应及时报告医生，协助处理。

九、肝穿刺活组织检查术

肝穿刺活组织检查术（liver biopsy）简称肝活检，是由穿刺采取肝组织标本进行组织学检查或制成涂片做细胞学检查，以明确肝脏疾病诊断，或了解肝病演变过程、观察治疗效果以及判断预后。

【适应证】

1. 原因不明的肝大、肝功能异常者。

2. 原因不明的黄疸及门静脉高压者。

3. 协助各型肝炎诊断,判断疗效及预后。

【**禁忌证**】

1. 全身情况衰竭者。
2. 肝外阻塞性黄疸、肝功能严重障碍、大量腹水者。
3. 肝棘球蚴病、肝血管瘤、肝周围化脓性感染者。
4. 严重贫血、有出血倾向者。
5. 精神障碍、烦躁等不能合作者。

【**方法**】

1. 嘱病人取仰卧位,身体右侧靠近床沿,并将右手置于枕后,保持固定的体位。
2. 根据 B 超定位确定穿刺点,一般取右侧腋中线第 8、9 肋间肝实音处穿刺。
3. 消毒穿刺部位皮肤,铺无菌孔巾,以 2% 利多卡因由皮肤至肝被膜进行局部麻醉。
4. 备好快速穿刺套针,根据穿刺目的不同,一般选择 12 号或 16 号穿刺针,活检时选较粗的穿刺针。用 10~20ml 注射器与穿刺针连接,吸取 3~5ml 无菌生理盐水,使其充满穿刺针。
5. 先用穿刺锥在穿刺点皮肤上刺孔,由此孔将穿刺针沿肋骨上缘与胸壁呈垂直方向刺入 0.5~1.0cm,然后将注射器内液推注 0.5~1.0ml,冲出存留在穿刺针内的组织,以免针头堵塞。
6. 将注射器抽吸成负压并保持,同时嘱病人先深吸气,然后于深呼气后屏气,术者将穿刺针迅速刺入肝内,穿刺深度不超过 6cm,立即进行抽吸,吸得标本后,立即拔出。
7. 穿刺部位以无菌纱布按压 5~10 分钟,再以胶布固定,以多头腹带束紧 12 小时,压上小沙袋 4 小时。
8. 将抽吸的肝组织标本制成玻片,或注入 95% 乙醇或 10% 甲醛固定液中送检。

【**护理**】

1. 术前护理

（1）根据医嘱测定病人肝功能、出凝血时间、凝血酶原时间及血小板计数,若异常应根据医嘱肌注维生素 K_1 10mg,连用 3 天后复查,正常者方可穿刺。验血型,以备必要时输血。

（2）术前行胸部 X 线检查,观察有无肺气肿、胸膜增厚。有大量腹水又必须做肝穿刺活检者,可在术前做腹穿放液治疗。

（3）向病人详细解释穿刺的目的、意义、方法,消除其顾虑和紧张情绪,并训练其屏息呼吸方法（深吸气,呼气,憋住气片刻）,以利术中配合。情绪紧张者可于术前 1 小时口服地西泮 5mg。穿刺前测量血压、脉搏。

（4）术前禁食 8~12 小时。

2. 术后护理

（1）术后病人应卧床 24 小时。

（2）测量血压、脉搏,术后 4 小时内每 15~30 分钟测 1 次。如有脉搏细速、血压下降、烦躁不安、面色苍白、出冷汗等内出血征象,应立即通知医生紧急处理。

（3）注意观察穿刺部位,注意有无伤口渗血、红肿、疼痛。若穿刺部位疼痛明显,应仔细检查原因,若为一般组织创伤性疼痛,可遵医嘱给予止痛药,若为气胸、胸膜休克或胆汁性腹膜炎,应及时处理。

（罗健　尤黎明）

思 考 题

1. 张某,女,63 岁。以"上腹不适 8 天,呕血伴柏油样便 3 小时"主诉入院。病人 8 天前开始出现食欲缺乏,上腹不适,无恶心、呕吐、反酸,未予重视。3 小时前无明显诱因呕吐咖啡渣样液体伴血块 2 次,共约 200ml,解柏油样便 1 次,约 100g,伴乏力、心慌。病人因关节疼痛曾自服布洛芬 100mg,每天 3 次,共 20 余天。急诊胃镜检查结果提示胃体、胃底黏膜广泛出血点,胃窦浅表小溃疡形成,未见肿瘤或食管胃底静脉曲张。诊断"急性糜烂出血性胃炎"。

问题:

(1) 请列出病人的医疗诊断依据。

(2) 请列出病人存在的护理诊断/问题。

(3) 该病人应采取哪些相应的护理措施?

(4) 请列出病人的健康指导计划。

2. 王某,男,52 岁。以"反复上腹疼痛 2 年,加重 3 月"主诉入院。病人近 2 年来常于餐后 2~3 小时出现上腹烧灼样痛,伴反酸、嗳气,进食可缓解,口服西咪替丁或奥美拉唑治疗,腹痛可缓解。3 月前因劳累后再次出现上述症状,且较前加重,自服奥美拉唑,效果不佳。病人吸烟 20 余年,每天 1 包;已戒酒 5 年。从事科研工作,精神压力较大,活动后易疲乏。消化道内镜提示"十二指肠球部溃疡",幽门螺杆菌检测(+)。

问题:

(1) 请解释十二指肠溃疡的发病机制。

(2) 十二指肠溃疡的发生可能与哪些危险因素有关?在这些危险因素中,该病人符合哪几项?

(3) 你建议该病人如何改变生活方式?

(4) 请列出你对该病人的护理诊断/问题及相应的护理措施。

3. 丁某,男,46 岁。肝硬化病史多年,1 天前出现反应迟钝、肢体震颤、烦躁不安,急诊入院。身体评估:体温 36.6℃,脉搏 125 次/min,呼吸 30 次/min,血压 95/56mmHg;言语不清,时有嗜睡;营养欠佳,面色晦暗,手背、颈部有多个蜘蛛痣,肝掌,巩膜无黄染。腹部饱满,呈蛙状腹,肝脾肋下未触及,移动性浊音(+),肌张力增高,腱反射亢进,巴宾斯基征(+)。实验室检查:血小板计数 $40×10^9/L$,血红蛋白 102g/L,白细胞 $18.2×10^9/L$。尿蛋白(+),AST 221U/L,ALT 240U/L,血氨 79.2μmol/L。临床初步诊断为肝硬化合并肝性脑病。

问题:

(1) 该病人处于肝性脑病临床分期的第几期?其依据是什么?

(2) 如何指导该病人饮食中蛋白质的摄入?

(3) 请列出该病人首要的护理诊断/问题及相应的护理措施。

4. 刘某,男,40 岁。因"上腹部剧痛,伴恶心、呕吐 12 小时"急诊入院。病人 12 小时前聚餐后出现上腹部剧烈疼痛,剑突下为甚,疼痛呈持续性,放射至腰背部,伴恶心、呕吐,呕吐物为胃内容物。身体评估:体温 38.4℃,脉搏 126 次/min,呼吸 22 次/min,血压 118/82mmHg;神志清楚;皮肤巩膜无黄染,腹膨隆对称,腹肌紧张,全腹压痛(+),以剑突下为甚,反跳痛(-),腹部叩诊轻度鼓音,移动性浊音(+),肠鸣音消失。实验室检查:白细胞 $22×10^9/L$,中性粒细胞百分比 81.9%,血淀粉酶 1 620U/L,尿淀粉酶 1 861U/L;CT 平扫显示胰腺体积增大,界限不清。拟诊断为急性胰腺炎。

问题:

(1) 为进一步明确诊断和判断病情进展,该病人应做哪些检查?

Note:

（2）该病人可能是哪种类型的急性胰腺炎？

（3）应如何防止该病人出现低血容量性休克？

5. 王某,男,40 岁,小学文化。因"晚餐后 1 小时突然呕吐大量暗红色血液 1 次,伴头晕、乏力"急诊入院,既往有乙型肝炎肝硬化病史 10 余年。身体评估:体温 37.5℃,脉搏 102 次/min,呼吸 24 次/min,血压 90/57mmHg;病人神志清楚,对答切题;面色晦暗,甲床、睑结膜苍白;肝掌(+),胸前可见 2 颗蜘蛛痣;肝脏右侧肋弓及剑突下未触及,脾脏左侧肋弓下三横指,质韧,无触痛,移动性浊音(-)。血常规结果:血红蛋白 76g/L,红细胞 $3.25×10^{12}$/L,白细胞 $8.22×10^9$/L,HCT 0.35。

问题:

（1）该病人存在哪些护理诊断/问题？

（2）应采取哪些护理措施？

（3）如何判断继续或再次出血？

泌尿系统疾病病人的护理

05章 数字内容

　　泌尿系统由肾脏、输尿管、膀胱和尿道等器官组成。其中,肾脏是维持机体内环境相对恒定的重要器官。其主要功能是排泄新陈代谢产物;调节维持水、电解质和酸碱代谢的平衡;产生内分泌物质,如肾素、1α-羟化酶、促红细胞生成素等,参与调节容量、骨矿物质代谢、红细胞生成等。泌尿系统的其余器官均为排尿管道。在内科疾病中,泌尿系统疾病主要为肾脏疾病。肾脏疾病除了肾脏本身疾病以外,还包含由全身系统性疾病累及肾脏的疾病,如糖尿病、高血压、异常球蛋白血症等。近年来慢性肾脏病的发病率有明显升高,严重威胁着人类的健康。根据全球疾病负担研究的最新数据预测显示,全球慢性肾脏病平均患病率为 9.1%,2016—2040年,在全球导致过早死亡的病因排序中,慢性肾脏病将从第 16 位跃升至第 5 位。终末期肾病是各种肾脏疾病引起的肾功能不可逆衰退的终末阶段。急性肾损伤是涉及各科的常见危重临床综合征,其发病率在综合医院为 3%~10%,存活病人约 50% 遗留永久性肾功能减退。肾脏疾病的治疗有对因治疗、一般支持治疗、免疫治疗、慢性肾脏病一体化管理和替代治疗等,根据疾病的种类和不同阶段,治疗的重点有所不同。得益于材料和技术的发展,血液净化领域快速进步,维持性血液透析的趋势向家庭化的方向发展。上述诊疗技术的发展相应地对泌尿系统疾病病人的护理提出了新的要求。

第一节　概　　述

【肾脏的结构功能与疾病的关系】

（一）肾脏的解剖和组织学结构

肾脏属于腹腔外实质性器官,位于腹膜后间隙内脊柱两侧,约平对第 11 胸椎到第 3 腰椎之间,左右各一。一般情况下,女性肾脏位置低于男性,儿童低于成年人。肾脏的位置可以随呼吸及体位而轻度改变。肾脏的体积各人有所不同,正常成年男性的平均体积为 11cm×6cm×3cm,左肾略长于右肾。女性肾脏的体积和重量均略小于同龄的男性,平均重量在男性约 150g,女性约 135g。在肾的冠状切面,肾实质分皮质和髓质两部分。皮质位于表层,主要由肾小体和肾小管曲部构成。髓质位于深部,由 10 余个肾锥体组成,主要为髓袢和集合管,锥体的尖端终止于肾乳头。肾单位和集合管生成的尿液,经集合管在肾乳头的开口处流入肾小盏,再进入肾大盏和肾盂,最后经输尿管进入膀胱(图 5-1)。

肾单位是肾脏结构和功能的基本单位,每个肾脏约有 100 万个肾单位,肾单位包括肾小体和肾小管两部分。肾小体由肾小球和肾小囊构成。通过滤过作用形成原尿。肾小球为肾单位的起始部分,包括入球小动脉、毛细血管丛、出球小动脉及系膜组织。系膜组织充填于毛细血管间,由系膜细胞和基质组成,起支架、调节毛细血管血流、修补基质以及清除异物和代谢产物的作用。系膜细胞异常增生、系膜基质增多及免疫球蛋白沉积是某些肾小球疾病的病理基础。肾小囊包绕肾小球,分为脏、壁两层,两层之间的裂隙称为肾小囊腔,与近曲小管相通。肾小管的上皮细胞有强大的重吸收功能,可重吸收约 99% 的肾小球滤出原尿。另外肾小管的不同节段尚有一定的分泌功能。肾小管分为近端小管、髓袢和远端小管,近、远端小管又分为曲部和直部两段,近、远端小管的直部和细段组成 U 字形的肾小管袢。远端小管最后汇入集合管(图 5-2)。

肾小球毛细血管内的血浆经滤过膜滤过进入肾小囊。滤过膜由肾小球毛细血管的内皮细胞、基膜和肾小囊脏层上皮细胞(足细胞)的足突构成。滤过膜内层是毛细血管内皮细胞,上有许多小孔,称窗孔,可允许小分子溶质和小分子量蛋白质通过,但血细胞不能通过。基膜由Ⅳ型胶原构成网状超

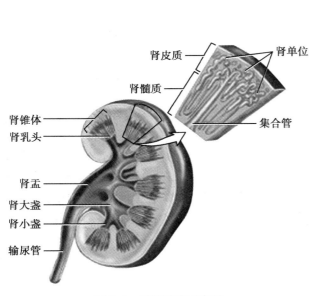

图 5-1　**肾脏结构示意图**

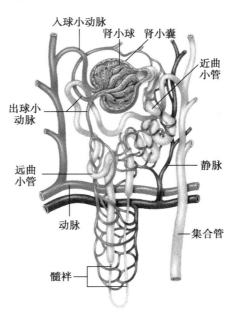

图 5-2　**肾单位结构示意图**

Note：

结构和一些带负电荷的蛋白质构成,是阻碍血浆蛋白滤过的重要屏障。滤过膜外层是肾小囊脏层上皮细胞,上皮细胞的足突相互交错,其间的裂隙是滤过膜的最后一道屏障。不同物质通过滤过膜的能力取决于被滤过物质分子的大小及其所带的电荷。病理情况下,滤过膜的面积和通透性可发生变化,从而影响肾小球的滤过(图 5-3)。

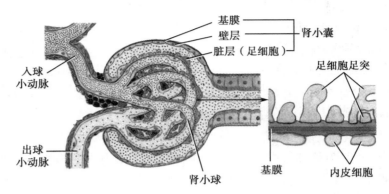

图 5-3 肾小球滤过膜示意图

肾小球旁器是位于肾小球血管极的一个具有内分泌功能的特殊结构。由球旁颗粒细胞、致密斑、球外系膜细胞和极周细胞组成。球旁细胞位于入球小动脉终末部的中膜内,其内有许多分泌肾素的特殊颗粒。致密斑是由远端肾小管(髓袢升支粗段)接近于肾小球血管极时,紧靠肾小球侧的上皮细胞变得窄而高,形成一个椭圆形隆起,可感受远曲小管内液体容量和钠浓度的变化,调节球旁细胞分泌肾素。球外系膜细胞是入球小动脉、出球小动脉和致密斑之间的一群细胞,在某些刺激下,球外系膜细胞可以转化为具有肾素颗粒的细胞。极周细胞位于肾小囊壁层细胞与脏层细胞的移行处,内有大量球形分泌颗粒、白蛋白、免疫球蛋白等。

集合管不是肾单位的组成部分。根据其所在的位置可分成三段:皮质集合管、髓质集合管和髓质内带集合管。集合管是肾脏调节水和电解质平衡的最后部位,集合管通过抗利尿激素参与尿浓缩功能的调节。

(二)肾脏的生理功能

1. 肾小球的滤过及其调节 血液流经肾小球时,除血细胞和大分子蛋白质外,几乎所有的血浆成分均可通过肾小球滤过膜进入肾小囊,形成与血浆等渗的原尿,即肾小球超滤液。肾小球滤过率(glomerular filtration rate,GFR)取决于肾小球内毛细血管和肾小囊内的静水压、胶体渗透压、滤过膜通透性和滤过膜面积等因素。当平均动脉压在 80~160mmHg 范围波动时,机体可通过自身调节肾血流量,维持肾小球毛细血管压和 GFR 的相对恒定,保证代谢废物的排出和体液的平衡、保护肾小球免受压力损害。该机制主要通过肌源性和肾小管-肾小球反馈来实现。

2. 肾小管的重吸收和分泌功能

(1)重吸收功能:每天肾小球滤过的原尿达 180L。当原尿流经肾小管和集合管,绝大部分物质被重吸收回血液,如 99% 的水、全部的葡萄糖和氨基酸、大部分的电解质以及 HCO_3^- 等,最后形成约 1.5L 的终尿。

(2)浓缩和稀释功能:通过逆流倍增、髓质渗透压梯度和抗利尿激素的作用,肾脏对水具有强大的调节功能。体内水过多时,肾脏稀释尿液,排水量增加;体内缺水时,肾小管对水的重吸收增加,排水量减少。肾脏的浓缩和稀释功能可反映远端肾小管和集合管对水平衡的调节能力。肾衰竭病人的肾脏对水代谢的调节功能障碍,可发生水潴留或脱水。

(3)分泌和排泄功能:肾小管上皮细胞可将自身产生的或血液内的某些物质排泄到尿中,如有机酸、尿酸、NH_4^+、某些抗生素和造影剂等,以调节机体电解质、酸碱代谢的平衡和排出废物。

3. 肾脏的内分泌功能 肾脏具有重要的内分泌功能,所分泌的激素分为血管活性激素和非血管活性激素。前者作用于肾脏本身,参与肾的生理功能,调节肾脏的血流动力学和水钠代谢,包括肾素、血管紧张素、前列腺素、激肽释放酶、内皮素和利尿肽等。后者作用于全身,包括 1,25-二羟维生素 D_3[1,25-$(OH)_2D_3$,又称骨化三醇]和促红细胞生成素等。

（1）肾素（renin）:肾素主要由肾小球入球小动脉壁上肾小球球旁颗粒细胞所分泌。动脉压力降低直接刺激压力感受器、交感神经系统兴奋及肾小球超滤液钠浓度减少均可刺激其分泌。肾素以酶的方式作用于肝脏产生的血管紧张素原转变为血管紧张素 Ⅰ,再经肺的血管紧张素转换酶作用转化成血管紧张素 Ⅱ。血管紧张素 Ⅱ 直接引起小动脉平滑肌收缩,使血压上升,同时血管紧张素 Ⅱ 还可刺激醛固酮的分泌,促进钠的潴留,增加血容量,使血压升高。

（2）前列腺素（prostaglandin,PG）:肾脏的 PG 大部分由肾髓质的间质细胞分泌,主要有 PGE_2、PGA_2 和少许 $PGF_{2\alpha}$。前两者能扩张肾血管,增加肾血流量和水钠排出,使血压降低。$PGF_{2\alpha}$ 则有收缩血管的作用。

（3）激肽释放酶（kallikrein）:肾皮质内所含的激肽释放酶可促使激肽原生成激肽,后者可扩张小动脉,增加肾血流量,并刺激前列腺素的分泌。肾脏激肽释放酶的产生和分泌受细胞外液量、体内钠量和肾血流量等诸多因素的影响。

（4）1,25-二羟维生素 D_3（1,25-$(OH)_2D_3$）:维生素 D_3 在肝内羟化成 25-$(OH)D_3$,经由肾脏近端小管细胞内的 1α-羟化酶进一步羟化,活化为 1,25-$(OH)_2D_3$ 释放入血。1,25-$(OH)_2D_3$ 具有促进小肠对钙、磷的吸收,促进肾小管对钙、磷的重吸收以及骨钙动员等作用。慢性肾衰竭时,因肾实质损害可致 1,25-$(OH)_2D_3$ 减少,导致低钙血症而诱发肾性骨营养不良。

（5）促红细胞生成素（erythropoietin,EPO）:EPO 是由肾脏皮质和外髓部分小管周围的成纤维细胞产生的。低氧状态诱导的低氧诱导因子（HIF）是 EPO 产生的主要刺激因素。EPO 具有促进骨髓造血细胞和原红细胞的分化成熟、促进网织红细胞释放入血以及加速血红蛋白合成等作用。还可以作用于许多器官,如脑、肾脏、心脏等,参与很多与缺血、低氧有关的功能保护。

【护理评估】

在全面收集病人的主客观资料的基础上,将泌尿系统疾病病人护理评估的重点内容归纳如下:

（一）病史

1. 患病及治疗经过

（1）患病经过:应详细询问起病时间、起病急缓、有无明显诱因、有无相关的疾病病史和家族史、患病后的主要症状和体征。

在询问诱因与病因时,不同类型疾病的侧重点不一。如急性肾小球肾炎应重点了解有无反复咽炎、扁桃体炎等上呼吸道感染和皮肤脓疱疮等化脓性感染史;遗传性肾炎、多囊肾等应了解家族中有无同样或类似疾病的病人;肾功能受损者除询问有无肾脏疾病史外,还应注意询问有无高血压、糖尿病、过敏性紫癜、系统性红斑狼疮等疾病病史以及有无长期服用对肾脏有损害的药物。

在询问症状时,应着重了解有无肉眼血尿、尿量改变、排尿异常,有无水肿,有无腰痛、夜尿增加以及尿毒症的症状。了解症状演变发展的过程,是否出现并发症。需注意,症状的严重程度与肾功能损害程度不一定相符,某些肾功能已严重损害的病人可以很长时间内无明显症状,而某些并不很晚期但快速进展的病人可能伴有许多严重的症状。

（2）检查及治疗经过:了解病人曾做过哪些检查及其结果。了解其治疗的经过、效果以及是否遵医嘱治疗。了解目前用药情况,包括药物种类、剂量、用法,是按医嘱用药还是自行购买使用,有无药物过敏史。由于泌尿系统疾病病人常需调整水、钠、钾、蛋白质等的摄入,评估时应详细了解病人有无特殊的饮食治疗要求及其依从情况。对于依从性差者,需评估原因。

（3）目前的主要不适及病情变化:询问目前最突出的症状及其变化,了解病人食欲、睡眠、体重等方面有无改变。

2. 心理-社会状况

（1）疾病知识：评估病人对所患疾病的性质、过程、预后、防治等各方面知识的了解程度。

（2）心理状况：了解病人的情绪和精神状态，有无紧张、焦虑、抑郁、绝望等负性情绪及其程度。由于肾脏疾病大多时轻时重、迁延不愈、治疗上较为困难，病人常会出现各种不利于其疾病治疗的负性情绪，尤其是病情未控制、反复发作、预后差的病人，因此需注意评估病人的心理状态，以便及时予以干预。

（3）患病对日常生活、学习或工作的影响：许多泌尿系统疾病的康复需要病人卧床休息，减少体力活动，故需详细评估病人患病后的日常活动、社会活动有无改变及其程度。

（4）社会支持系统：了解病人的家庭成员组成、家庭经济状况、家属对病人所患疾病的认知以及家属对病人的关心和支持程度；了解病人的工作单位所能提供的支持，有无医疗保障；评估病人出院后的就医条件，能否得到及时有效的社区保健服务。尤其慢性肾衰竭病人常需行肾移植术或长期维持性透析治疗，个人往往难以承担高额的医疗费用，故对其社会支持系统的评估非常重要。

3. 生活史

（1）生活方式：了解病人的日常生活是否规律，工作是否紧张，有无过度劳累；是否进行规律锻炼；是否注意个人卫生，经常更换内衣裤和清洗会阴部等。

（2）饮食方式：询问病人平时的饮食习惯及食欲，包括每天摄取的食物品种、量、口味以及有无特殊嗜好如喜食较咸食物等。询问病人每天液体的摄入量及种类。

（二）身体评估

1. **全身状态**　病人的精神、意识、营养状态、体重改变以及有无高血压和体温升高。

2. **皮肤、黏膜**　皮肤、黏膜有无苍白、尿素结晶、抓痕和色素沉着，有无水肿，如有则需评估水肿特点，包括水肿的出现时间、部位、是否为凹陷性等。

3. **胸部**　有无胸腔积液，肺底部有无湿啰音，心界是否扩大。

4. **腹部**　有无移动性浊音，有无肾区叩击痛及输尿管点压痛。

（三）实验室及其他检查

1. **尿液检查**　①一般性状检查：包括尿量、颜色、浊度、气味、比重及渗透压等；②生化检查：包括酸碱度、蛋白质、尿糖、酮体、尿隐血、胆红素、亚硝酸盐等；③尿沉渣显微镜检查：包括红细胞、白细胞、上皮细胞、管型等；④尿液细菌检查。

尿液检查可用任何时间段的新鲜尿液，尿沉渣检查原则上留取晨起第一次尿液的中段尿，因晨尿较浓缩，有利于尿液有形成分的检出，且又可避免饮食因素的干扰。尿标本留取后宜立即送检，从标本采集到检验完成，夏天不应超过 1 小时，冬天不应超过 2 小时。若不能立即送检，应加防腐剂并 4℃ 冰箱冷藏保存。收集标本的容器应清洁干燥，留尿前避免剧烈运动，女性病人应避开月经期，防止阴道分泌物或经血混入。蛋白定量试验应留取 24 小时尿标本，并加防腐剂。尿细菌学培养需用无菌试管留取清晨第 1 次清洁中段尿、导尿或膀胱穿刺尿。注意以下几点：①在应用抗菌药之前或停用抗菌药 7 天之后留取尿标本；②应确保尿液在膀胱内已停留至少 4 小时；③留取尿液时要严格无菌操作，先充分清洁外阴，消毒尿道口，避免大便和白带污染；④尿标本必须在 1 小时内做细菌培养，否则需冷藏保存。

2. 肾功能检查

（1）肾小球滤过功能评估：①血肌酐。体内肌酐绝大部分为机体内肌肉代谢产物，在血液循环不与蛋白质结合，可经肾小球自由滤过，不被肾小管重吸收，是目前间接评价肾小球滤过率（GFR）最广泛的指标，即将病人血清肌酐等指标值代入公式，如 Cockcroft-Cault 公式、MDRD 公式、简化 MDRD 公式和 CKD-EPI 公式，计算 GFR 估算值（estimated glomerular filtration rate，eGFR）。②内生肌酐清除率（endogenous creatinine clearance rate，Ccr），是指肾小球在单位时间内清除体内多少毫升血浆内的肌酐。正常值为（100±10）ml/（min·1.73m²）。测前 3 天，应低蛋白饮食，并严格禁食肉类，避免剧烈运动,之后留取 24 小时尿液。Ccr 是目前临床最常用的反映肾功能的指标,基本能反映肾实质损害的程度。由于肾小管分泌少量的肌酐,所以实测的 Ccr 较真实 GFR 高。③血尿素氮,可自由经肾小球滤过,不与蛋白质结合,在原尿中的尿素氮 40%~60% 在肾小管与集合管被重吸收。只有当肾脏 GFR 下降到正常的 50% 以下,血尿素氮才会明显上升。所以,血尿素氮对判断早期有无肾功能损伤不敏感。但大量食用高蛋白饮食、消化道出血、烧伤、严重感染、使用糖皮质激素等因素可影响血尿素氮含量升高。一般不单独用血尿素氮来判断 GFR。

肾小球滤过功能还有血清胱抑素 C、菊粉清除率测定和放射性核素检测等。血清胱抑素 C 是一种反映肾小球滤过率理想内源性标志物。菊粉清除率测定是最准确的方法,但该操作较烦琐,不适合临床开展。放射性核素检测肾小球滤过功能是最准确的方法。

(2)肾小管功能测定:包括近端肾小管功能检测和远端小管功能检测。

检查近端肾小管功能常用尿氨基酸、N-乙酰-β-氨基葡萄糖酶(NAG)、尿 β_2 微球蛋白和 α_1 微球蛋白测定。①尿氨基酸绝大部分通过近端小管重吸收,但尿中出现氨基酸尿时,说明近端小管重吸收功能受损。②NAG 主要位于近端小管的溶酶体系统中,血清中的 NAG 不能从肾小球滤过,当尿中 NAG 升高时提示近端小管上皮细胞损伤,故尿 NAG 是反映近端小管损伤的早期敏感指标。③β_2 微球蛋白和 α_1 微球蛋白为低分子量蛋白,自肾小球滤过后,被近端肾小管重吸收并分解。近端肾小管功能障碍时,尿中 β_2 微球蛋白和 α_1 微球蛋白排泄增多,称为肾小管性蛋白尿。

检查远端小管功能常采用尿浓缩稀释试验和尿渗量(尿渗透压)测定。尿浓缩稀释试验是在日常或特定的饮食条件下,通过测定尿量及其比重,以判断肾单位远端(髓袢、远端小管、集合管)对水平衡的调节能力。常用方法有昼夜尿比重试验(Mosenthal's test,又称莫氏试验)和 3 小时尿比重试验。莫氏试验要求病人保持正常饮食,少饮水。3 小时尿比重试验病人仅需保持日常饮食和活动即可。早期浓缩功能不佳多表现为夜尿量增多。

尿渗量和尿比重均反映尿中溶质的含量,但尿蛋白、葡萄糖等对尿比重的影响较尿渗量大,故在判断肾浓缩-稀释功能上,测定尿渗量较尿比重更有意义。尿渗量测定:前一天晚餐后,需禁饮水 8 小时,然后留取晨尿,同时采集静脉血。尿渗量/血浆渗量的比值降低,说明肾浓缩功能受损;尿渗量/血浆渗量的比值等于或接近 1,说明肾浓缩功能接近完全丧失。

3. 免疫学检查　许多原发性肾脏疾病与免疫炎症反应有关,故免疫学检查有助于疾病类型及病因的判断。常用的检查项目包括血清补体成分测定(血清总补体、C3 等)、血清抗链球菌溶血素"O"的测定。血清抗链球菌溶血素"O"滴度增高对肾小球肾炎的诊断有重要价值。

4. 肾穿刺活组织检查(renal biopsy,RB)　肾穿刺活组织检查有助于确定肾脏病的病理类型,对协助肾实质疾病的诊断、指导治疗及判断预后有重要意义。目前最常用的肾活组织检查是经皮肾穿刺活检。肾穿刺活组织检查为创伤性检查,最常见的并发症是镜下血尿、肉眼血尿、肾周血肿、动静脉瘘及血管和周围器官损伤等,故应做好术前和术后护理。(图 5-4)

(1)术前护理:①术前向病人解释检查的目的和意义,消除其恐惧心理;②训练病人俯卧位呼吸末屏气(大于 15 秒),并练习卧床排尿、排便;③了解病人血压,术前血压应控制在不超过 140/90mmHg;④女性病人需了解月经周期,避开月经期;⑤检查血常规、出血与凝血功能及肾功能,以了解有无贫血、出血倾向及肾功能水平;⑥了解病人的用药情况,遵医嘱停用抗凝药物。

(2)术后护理:①穿刺点加压 3~5 分钟,必要时腹带加压包扎。②平车送病人回病房,并小心平移至病床上。③术后卧床 24 小时;前 4~

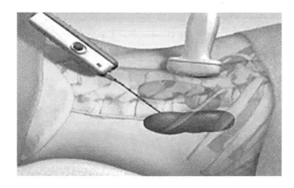

图 5-4　肾穿刺活组织检查示意图

6小时必须仰卧,腰部严格制动,四肢可缓慢小幅度活动,严禁翻身和扭转腰部。④术后6小时内密切监测血压、脉搏,观察尿色、有无腹痛和腰痛等。⑤若病情允许,嘱病人多饮水,以免血块阻塞尿路。⑥避免或及时处理便秘、腹泻和剧烈咳嗽。⑦术后3周内禁止剧烈运动或重体力劳动。⑧可给予5%碳酸氢钠静滴,碱化尿液,促进造影剂排泄,必要时使用止血药及抗生素,以防止出血和感染。

5. 影像学检查 可了解泌尿系统器官的形态、位置、功能及有无占位性病变,以协助诊断。常用的检查项目包括腹部平片、静脉肾盂造影(intravenous pyelography,IVP)及逆行肾盂造影(retrograde pyelography)、肾血管造影、膀胱镜检查、B超、CT、MRI、放射性核素检查等。尿路器械操作应注意无菌操作,避免引起尿路感染。

静脉肾盂造影和逆行肾盂造影检查前病人应予少渣饮食,避免摄入豆类等产气食物;检查前一天晚饭后2小时开水冲服番泻叶以清洁肠道;检查日晨禁食,造影前12小时禁饮水。另外,检查前应做碘过敏试验。检查后嘱病人多饮水,以促进残留在体内的造影剂尽快排出,减少对肾脏的毒性作用。

(曹艳佩)

第二节 泌尿系统疾病病人常见症状体征的护理

一、肾源性水肿

水肿(edema)是肾小球疾病最常见的临床表现。多出现在组织疏松部位(如眼睑)以及身体下垂部位(如脚踝、胫前部位),长期卧床者最易出现在骶尾部。肾源性水肿的性质软而易移动,临床上呈现凹陷性水肿。肾小球疾病引起的水肿按发生机制可分为两类。

1. 肾炎性水肿 主要指肾小球滤过率下降,而肾小管重吸收功能相对正常造成"球-管失衡"和肾小球滤过分数(肾小球滤过率/肾血浆流量)下降,导致水钠潴留而产生水肿。肾炎性水肿组织间隙蛋白含量高,水肿多从眼睑、颜面部开始,指压凹陷不明显。由于水钠潴留,血容量扩张,血压常可升高。而高血压、毛细血管通透性增加等因素又导致水肿持续和加重。

2. 肾病性水肿 主要指长期大量蛋白尿造成血浆蛋白减少,血浆胶体渗透压降低,液体从血管内进入组织间隙,产生水肿。此外,继发性有效血容量减少可激活肾素-血管紧张素-醛固酮系统,使抗利尿激素分泌增多,可进一步增加水钠潴留,加重水肿。肾病性水肿一般较严重,多从下肢部位开始,常为全身性、体位性和凹陷性,可无高血压及循环淤血的表现。

【护理评估】

1. 病史 询问水肿发生的初始部位、时间、诱因及原因;水肿的特点、程度、进展情况、是否出现全身性水肿;有无尿量减少、头晕、乏力、呼吸困难、心跳加快、腹胀等伴随症状;水肿的治疗经过,尤其用药情况,应详细了解所用药物的种类、剂量、用法、疗程及其效果等;每天饮食水、钠盐摄入量;输液量、尿量及透析超滤量;有无精神紧张、焦虑、抑郁等不良情绪。

2. 身体评估 评估病人的精神状况、生命体征、尿量及体重的改变;检查水肿的范围、程度、特点以及皮肤的完整性;注意有无肺部啰音、胸腔积液;有无腹部膨隆和移动性浊音。

3. 实验室及其他检查 了解尿常规、尿蛋白定性和定量检查、血清电解质、肾功能指标(包括GFR、血尿素氮、血肌酐)、尿浓缩稀释试验等有无异常。了解病人有无做过静脉尿路造影、B超、尿路平片、肾活组织检查等,其结果如何。

【常用护理诊断/问题】

1. 体液过多 与肾小球滤过功能下降致水钠潴留、大量蛋白尿致血浆白蛋白浓度下降有关。

2. 有皮肤完整性受损的危险 与皮肤水肿、营养不良有关。

【目标】

1. 病人的水肿减轻或完全消退。
2. 无皮肤破损或感染发生。

【护理措施及依据】

1. 体液过多

（1）休息：严重水肿的病人应卧床休息，以增加肾血流量和尿量，缓解水钠潴留。下肢明显水肿者，卧床休息时可抬高下肢，以增加静脉回流，减轻水肿。水肿减轻后，病人可起床活动，但应避免劳累。

（2）饮食护理：①钠盐。限制钠的摄入，予以少盐饮食，每天以 $2\sim3g$ 为宜。②液体。液体入量视水肿程度及尿量而定。若每天尿量达 1 000ml 以上，一般不需严格限水，但不可过多饮水。若每天尿量小于 500ml 或有严重水肿者需限制水的摄入，重者应"量出为入"，每天液体入量不应超过前一天24 小时尿量加上不显性失水量（约 500ml）。液体入量包括饮食、饮水、服药、输液等以各种形式或途径进入体内的水分。③蛋白质。低白蛋白血症所致水肿者，若血尿素氮正常，可给予 $0.8\sim1.0g/(kg\cdot d)$ 的优质蛋白质，优质蛋白质指富含必需氨基酸的动物蛋白如牛奶、鸡蛋、鱼肉等，但不宜给予高蛋白饮食，因为高蛋白饮食可致尿蛋白增多而加重病情。有氮质血症的水肿病人，则应限制蛋白质的摄入，一般给予 $0.6\sim0.8g/(kg\cdot d)$ 的优质蛋白。慢性肾衰竭病人需根据 GFR 来调节蛋白质摄入量。④热量。补充足够的热量以免引起负氮平衡，尤其低蛋白饮食的病人，每天摄入的热量不应低于 $126kJ/(kg\cdot d)$，即 $30kcal/(kg\cdot d)$。⑤注意补充各种维生素。

（3）病情观察：记录 24 小时出入液量，密切监测尿量变化；每天监测病人体重；观察身体各部位水肿的消长情况；观察有无胸腔积液、腹水和心包积液；监测病人的生命体征，尤其是血压；观察有无急性左心衰竭和高血压脑病的表现；密切监测实验室检查结果包括尿常规、肾小球滤过率、血尿素氮、肌酐、白蛋白、电解质等。

（4）用药护理：遵医嘱使用利尿药，观察药物的疗效及不良反应。长期使用利尿药时，应监测血清电解质和酸碱平衡情况，观察有无低钾血症、低钠血症、低氯性碱中毒。低钾血症可表现为肌无力、腹胀、恶心、呕吐以及心律失常。低钠血症可出现无力、恶心、肌痛性痉挛、嗜睡和意识淡漠。低氯性碱中毒表现为呼吸浅慢，手足抽搐、肌痉挛，烦躁和谵妄。利尿过快过猛可导致有效血容量不足，出现恶心、直立性低血压、口干、心悸等症状。此外，呋塞米等强效利尿药具有耳毒性，可引起耳鸣、眩晕以及听力丧失，应避免与链霉素等具有相同不良反应的氨基糖苷类抗生素同时使用。

（5）健康指导：①告知病人出现水肿的原因，水肿与钠、水潴留的关系；②教会病人根据病情合理安排每天食物的含盐量和饮水量；③指导病人避免进食腌制食品、罐头食品、啤酒、汽水、味精、面包、豆腐干等含钠丰富的食物，并指导其使用醋和柠檬等增进食欲；④教会病人通过正确测量每天出入液量、体重等评估水肿的变化；⑤向病人详细介绍有关药物的名称、用法、剂量、作用和不良反应，并告知病人不可擅自加量、减量和停药，尤其是糖皮质激素和环磷酰胺等免疫抑制剂。

2. 有皮肤完整性受损的危险

（1）皮肤护理：水肿较重的病人应注意衣着柔软、宽松。长期卧床者，应嘱其经常变换体位，防止发生压力性损伤；年老体弱、改变体位困难者，可协助其翻身、气垫床、减压贴或用软垫支撑受压部位。水肿严重者进行穿刺或注射时，拔针后延长穿刺点按压时间。水肿病人皮肤菲薄，易发生破损，故需协助病人做好全身皮肤的清洁，清洗时勿过分用力，避免损伤。已有皮肤破损渗液者，用生理盐水清洁皮肤或遵医嘱用药物涂抹，并用敷料覆盖避免感染。

（2）皮肤观察：观察皮肤有无红肿、破损和化脓等情况发生。

Note：

【评价】

1. 病人的水肿减轻或消退。
2. 皮肤无损伤或发生感染。

二、尿路刺激征

尿路刺激征(urinary irritation symptoms)指膀胱颈和膀胱三角区受炎症或机械刺激而引起的尿频、尿急、尿痛,可伴有排尿不尽感及下腹坠痛。尿频指尿意频繁而每次尿量不多;尿急指一有尿意即尿急难忍的感觉;尿痛指排尿时伴有会阴或下腹部疼痛。

【护理评估】

1. **病史** 询问病人排尿情况,包括每天排尿的次数、尿量,有无尿急、尿痛及其严重程度;询问尿频、尿急、尿痛的起始时间;询问尿痛的部位,有无发热、腰痛等伴随症状;有无导尿、尿路器械检查、劳累等明显诱因,有无泌尿系统畸形、前列腺增生、妇科炎症等相关疾病病史;询问个人卫生习惯、性生活卫生等;询问患病以来的治疗经过,药物使用情况,包括曾用药物的名称、剂量、用法、疗程及其疗效,有无发生不良反应;评估病人有无紧张、焦虑等不良心理反应。

2. **身体评估** 评估病人的精神、营养状态,体温有无升高。肾区有无压痛、叩击痛,输尿管点有无压痛,尿道口有无红肿等。

3. **实验室及其他检查** 通过尿液检查了解有无白细胞尿(脓尿)、血尿和菌尿,24 小时尿量有无异常,有无夜尿增多和尿比重降低。通过影像学检查了解肾脏大小、外形有无异常,尿路有无畸形或梗阻。

【常用护理诊断/问题】

排尿障碍:尿频、尿急、尿痛 与尿路感染所致的膀胱激惹状态有关。

【目标】

病人的尿频、尿急、尿痛有所减轻或消失。

【护理措施及依据】

排尿障碍:尿频、尿急、尿痛

(1) 休息:急性发作期应注意卧床休息,宜取屈曲位,尽量勿站立。保持心情愉快,因过分紧张可加重尿频。指导病人从事一些感兴趣的活动,如听轻音乐、欣赏小说、看电视或聊天等,以分散病人注意力,减轻焦虑,缓解尿路刺激征。

(2) 增加水分的摄入:如无禁忌证,应尽量多饮水、勤排尿,以达到不断冲洗尿路、减少细菌在尿路停留的目的。尿路感染者每天摄水量不应低于 2 000ml,保证每天尿量在 1 500ml 以上,且每 2~3 小时排尿 1 次。

(3) 保持皮肤、黏膜的清洁:加强个人卫生,勤换内衣裤,增加会阴清洗次数,教会病人正确清洁外阴的方法;指导病人便后擦拭由前向后,减少肠道细菌侵入尿路而引起感染的机会。女性月经期、妊娠期、产褥期尤需注意会阴部的清洁。与性生活相关的反复发作者,应注意性生活后立即排尿。

(4) 缓解疼痛:指导病人进行膀胱区热敷或按摩,以缓解局部肌肉痉挛,减轻疼痛。必要时遵医嘱服用解痉镇痛药。

(5) 用药护理:遵医嘱给予抗菌药物和口服碳酸氢钠,注意观察药物的疗效及不良反应。碳酸氢钠可碱化尿液,减轻尿路刺激征。

Note:

【评价】

病人尿频、尿急、尿痛减轻或完全消失。

三、肾性高血压

肾脏疾病常伴有高血压,称肾性高血压,按病因可分为肾血管性和肾实质性两类。前者少见,为单侧或双侧肾动脉狭窄所致,其高血压程度较重,易进展为急进性高血压。后者多见,主要由急性或慢性肾小球肾炎、慢性肾盂肾炎、慢性肾衰竭等肾实质性疾病所引起。90%慢性肾衰竭尿毒症期病人出现高血压。

肾性高血压按发生机制又可分为容量依赖型高血压和肾素依赖型高血压。前者的发生与水钠潴留致血容量增加有关,见于急、慢性肾炎和大多数肾功能不全,限制水钠摄入或增加水钠排出可降低血压。后者为肾素分泌增多,肾素-血管紧张素-醛固酮系统兴奋所致,一般降压药物效果差,限制水钠或使用利尿药后反而可使病情加重,可应用血管紧张素转化酶抑制剂、血管紧张素Ⅱ受体拮抗药和钙通道阻滞药降压,多见于肾血管疾病和少数慢性肾衰竭晚期病人。肾实质性高血压中,80%以上为容量依赖型,仅10%左右为肾素依赖型,部分病人两种因素同时存在。

四、尿异常

1. **尿量异常**　正常人每天平均尿量约为1 500ml,尿量的多少取决于肾小球滤过率和肾小管重吸收量。尿量异常包括少尿、无尿、多尿和夜尿增多。

(1) 少尿和无尿:少尿(oliguresis)指每天尿量少于400ml或少于17ml/h,若每天尿量少于100ml或12小时无尿液排出称为无尿(anuresis)。少尿可因肾前性(肾脏血流灌注不足所致,如血容量不足或肾血管痉挛等)、肾性(肾脏本身器质性病变,如各种肾脏疾病,急性肾损伤、各种病因导致的慢性肾衰竭等)以及肾后性(如输尿管病变、膀胱颈病变、尿道病变、结石等)因素所致。

(2) 多尿(hyper diuresis):指每天尿量超过2 500ml。尿量>4 000ml/d为尿崩。多尿分肾性和非肾性两类,肾性多尿见于各种原因所致的肾小管功能不全,非肾性多尿多见于糖尿病、尿崩症和溶质性利尿等。

(3) 夜尿增多(nocturia):指夜间睡眠时尿量超过750ml或夜间尿量超过白天尿量(正常日间与夜间的尿量比值为2∶1)。夜尿增多的常见病因为慢性进展性肾脏疾病、排尿性夜尿和精神性夜尿等。

2. **尿成分异常**　包括尿色异常、蛋白尿、血尿、白细胞尿/脓尿和菌尿、管型尿,以及血红蛋白尿、肌红蛋白尿、卟啉尿和乳糜尿。

(1) 尿色异常:正常尿液的外观为淡黄色透明,大量饮水后可呈无色透明,限水后颜色加深。尿色异常可因药物、食用色素导致,也可因全身性疾病或泌尿系统疾病导致尿中出现异常成分而发生颜色改变。

(2) 蛋白尿:24小时尿蛋白定量超过150mg或尿蛋白定性试验阳性,称为蛋白尿(albuminuria)。若每天持续超过3.5g/1.73m^2(体表面积)或者50mg/kg体重,称大量蛋白尿,尿蛋白定性试验表现为+++~++++。生理状况下,白蛋白几乎不能通过肾小球滤过膜,肾小球有轻微受损时,可在尿液中检出漏出的白蛋白,24小时尿白蛋白排泄达到30~300mg时,称为微量白蛋白尿。根据蛋白尿的性质可分为生理性蛋白尿和病理性蛋白尿。生理性蛋白尿可因发热、剧烈运动、充血性心力衰竭后出现的一过性蛋白尿,病人的肾脏无器质性病变。还有一种特殊的蛋白尿,称直立性蛋白尿,常见于发育期青少年,当直立或脊柱前凸姿势时出现蛋白尿,卧位时尿蛋白消失。病理性蛋白尿按发生机制,可分为5类:

1) 肾小球性蛋白尿:最常见,系肾小球基底膜受损,通透性增加,血浆蛋白质大量滤出超过肾小管重吸收能力而引起。若病变仅为基底膜电荷屏障破坏时,尿中出现以白蛋白为主的中小分子量蛋白质,称为选择性蛋白尿。若病变重,肾小球基底膜机械屏障受到破坏时,除中小分子量蛋白质外,尿中还排泄大分子量蛋白质,称为非选择性蛋白尿。

2）肾小管性蛋白尿:系肾小管结构或功能受损,导致肾小管对正常滤过的小分子量蛋白质(如β_2微球蛋白、溶菌酶等)重吸收障碍而引起的蛋白尿。

3）混合性蛋白尿:为肾脏病变同时累及肾小球及肾小管时产生的蛋白尿,尿中所含的蛋白成分具有上述两种蛋白尿的特点,见于各种肾小球疾病的后期。

4）溢出性蛋白尿:某些肾外疾病(如多发性骨髓瘤等)引起血中异常蛋白如血红蛋白、本周蛋白和免疫球蛋白轻链等增加,经肾小球滤过后不能被肾小管全部重吸收而引起的蛋白尿。

5）组织性蛋白尿:尿中肾脏或尿路分泌的蛋白增多,多见于肾和尿路肿瘤、感染及结石。

（3）血尿(hematuria):新鲜尿沉渣每高倍视野红细胞>3 个,称为镜下血尿(microscopic hematuria)。当每升尿液中出血量>1ml 时,尿外观呈血样、酱油样或洗肉水样,称肉眼血尿(gross hematuria)。血尿可由泌尿系统疾病引起,如肾小球肾炎、肾盂肾炎、泌尿道结石、结核、肿瘤等;也可由全身性疾病如血液病、感染性疾病等以及药物不良反应引起;此外,剧烈运动后可发生功能性血尿。临床上将血尿按病因分为肾小球源性和非肾小球源性。肾小球源性血尿系肾小球基膜断裂所致,可伴较大量蛋白尿和/或多种管型尤其红细胞管型,且呈现变形红细胞血尿,红细胞变小,甚至破裂。非肾小球源性血尿为肾小球以下部位病变如尿路感染、结石及肿瘤等所致,尿中红细胞大小形态均一。

（4）白细胞尿、脓尿和菌尿:新鲜离心尿液每高倍视野白细胞>5 个或 1 小时新鲜尿液白细胞>40万或 12 小时尿中白细胞>100 万,称为白细胞尿(leukocyturia)或脓尿(pyuria)。尿中白细胞明显增多常见于泌尿系统感染,肾小球肾炎等疾病也可出现轻度白细胞尿。菌尿(bacteriuria)指中段尿涂片镜检,每个高倍视野均可见细菌,或尿细菌培养菌落计数超过 10^5CFU/ml(菌落形成单位/ml),仅见于尿路感染。

（5）管型尿(cylindruria):尿中出现管型是由于蛋白质、细胞或其碎片在肾小管内凝聚所致,包括细胞管型、颗粒管型、透明管型等。正常人尿中偶见透明管型及颗粒管型。白细胞管型是活动性肾盂肾炎的特征,上皮细胞管型可见于急性肾小管坏死,红细胞管型见于急性肾小球肾炎,蜡样管型见于慢性肾衰竭。

五、肾区痛

肾区痛系肾盂、输尿管内张力增高或包膜受牵拉所致,表现为肾区胀痛或隐痛、肾区压痛和叩击痛阳性。多见于肾脏或附近组织炎症、肾肿瘤等。

肾绞痛是一种特殊的肾区痛,主要由输尿管内结石、血块等移行所致。其特点为疼痛常突然发作,可向下腹、外阴及大腿内侧部位放射。

（曹艳佩）

第三节　肾小球疾病概述

肾小球疾病是一组病变主要累及双肾肾小球的疾病,以血尿、蛋白尿、水肿、高血压和不同程度肾功能损害为主要临床表现。它是我国慢性肾脏病的主要病因。根据病因可分为原发性、继发性和遗传性三类。原发性肾小球疾病大多原因不明;继发性肾小球疾病指继发于全身性疾病的肾小球性损害,如狼疮性肾炎、糖尿病肾病等;遗传性肾小球疾病指遗传基因变异所致的肾小球疾病,如 Alport 综合征等。其中,原发性肾小球疾病占绝大多数,是引起慢性肾衰竭的最主要原因。下面主要介绍原发性肾小球疾病。

【发病机制】

原发性肾小球疾病的发病机制目前尚不完全明确。多数肾小球疾病属于免疫介导的炎症性疾病,免疫机制是肾小球疾病的始发机制,在此基础上引起的炎症反应最终导致肾小球损伤。在慢性进展过程中也有非免疫非炎症机制参与,有时可成为病变持续和恶化的重要因素。此外,遗传因素在肾小球疾病中的作用也日益得到重视。

1. **免疫反应** 原发性肾小球疾病的主要发病机制是免疫系统功能异常导致肾小球损伤,包括体液免疫和细胞免疫。体液免疫在肾小球肾炎发病机制中的作用已被公认。主要发生机制有两类:①循环免疫复合物沉积,为肾小球免疫损伤中最常见的免疫复合物形成机制,系外源性抗原(如致病菌株的某些成分)或内源性抗原刺激机体产生相应抗体,在血循环中形成免疫复合物,沉积于肾小球系膜区和基膜的内皮细胞下,激活有关介质系统,导致肾小球损伤。②原位免疫复合物形成,肾小球固有抗原(如肾小球基膜抗原或足细胞抗原)或已种植于肾小球的外源性抗原(如 SLE 病人体内的 DNA)刺激机体产生相应抗体,抗原与抗体在肾脏局部结合成原位免疫复合物而导致肾脏损伤。此外,典型的寡免疫沉积性肾小球肾炎与自身抗体(如抗中性粒细胞胞质抗体)所引发的肾小球免疫炎症反应有关。近些年还发现细胞免疫如 T 淋巴细胞、单核细胞以及肾小球固有细胞等在肾小球肾炎的疾病机制中也起着重要作用。

2. **炎症反应** 始发的免疫反应需经炎症介导系统引起炎症反应才可致肾小球损伤及临床症状。炎症介导系统包括炎症细胞(中性粒细胞、单核-巨噬细胞、血小板、肾小球系膜细胞、内皮细胞、足细胞)及炎症介质(补体、白细胞介素、凝血及纤溶因子、活性氧等),两者共同参与及相互作用,最终导致肾小球损害。

3. **非免疫机制的作用** 在慢性进展过程中还存在着非免疫机制参与,有时甚至成为病变持续、恶化的重要因素。血压控制不佳可加速肾小球硬化和肾小动脉硬化;蛋白尿作为独立致病因素参与肾脏的病变过程;高脂血症是加重肾小球损伤的重要因素之一;药物肾毒性加重肾间质损害;严重感染常可诱发急性间质性肾炎加重肾损害,尿路感染亦可加重肾功能损害;过度疲劳可促进病情进展;精神因素在疾病进展中亦可起重要作用。

【原发性肾小球疾病的分类】

原发性肾小球疾病分类方法包括临床分型和病理分型。

1. **原发性肾小球疾病的临床分型** 肾小球疾病包括急性肾小球肾炎、急进性肾小球肾炎、慢性肾小球肾炎、无症状性血尿和/或蛋白尿(又称隐匿性肾小球肾炎)、肾病综合征。肾小球病变常常以某种临床综合征的形式出现,根据临床表现分为肾炎综合征(nephritic syndrome)和肾病综合征(nephrotic syndrome)。肾炎综合征以肾小球源性血尿为主要表现,常伴有蛋白尿,但也可以为单纯血尿,可有水肿和高血压。根据起病急缓又可分为急性肾炎综合征、慢性肾炎综合征和急进性肾炎综合征。肾病综合征以大量蛋白尿和低白蛋白血症为主要表现,常伴有水肿和高脂血症。

2. **原发性肾小球疾病的病理分型** 肾脏疾病的病理诊断是临床诊断必要而有益的补充,有时也是确诊的唯一方法。肾小球疾病依据基本病变的性质和病变累及的范围可分为以下几种病理类型:

(1) 轻微肾小球病变(minor glomerular abnormalities),包括微小病变型肾病(minimal change disease,MCD)。

(2) 局灶节段性肾小球病变(focal segmental lesions),包括局灶性肾小球肾炎(focal glomerulonephritis)和局灶节段性肾小球硬化(focal segmental glomerulosclerosis,FSGS)。

(3) 弥漫性肾小球肾炎(diffuse glomerulonephritis)

1) 膜性肾病(membranous nephropathy,MN)。

2) 增生性肾小球肾炎(proliferative glomerulonephritis):①系膜增生性肾小球肾炎(mesangial pro-

liferative glomerulonephritis）；②毛细血管内增生性肾小球肾炎（endocapillary proliferative glomerulonephritis）；③系膜毛细血管性肾小球肾炎（mesangiocapillary glomerulonephritis）；④致密物沉积性肾小球肾炎（dense deposit glomerulonephritis）；⑤新月体性肾小球肾炎（crescentic glomerulonephritis）。

3）硬化性肾小球肾炎（sclerosing glomerulonephritis）。

（4）未分类的肾小球肾炎（unclassified glomerulonephritis）。

肾小球疾病的临床分类与病理类型之间有一定的联系，但并无肯定的对应关系。同一病理类型可呈现多种临床表现，而同种临床表现又可见于不同的病理类型。肾活组织检查是确定肾小球疾病病理类型和病变程度的必要手段，而正确的病理诊断又必须与临床紧密结合。

（曹艳佩）

第四节　肾小球肾炎

一、急性肾小球肾炎

急性肾小球肾炎（acute glomerulonephritis，AGN）简称急性肾炎，是一组起病急，以血尿、蛋白尿、水肿和高血压为主要临床表现的肾脏疾病，可伴有一过性肾功能损害。多见于链球菌感染后，其他细菌、病毒和寄生虫感染后也可引起。本节主要介绍链球菌感染后急性肾炎。

【病因与发病机制】

急性链球菌感染后肾小球肾炎（post-streptococcal glomerulonephritis，PSGN）常发生于乙型溶血性链球菌"致肾炎菌株"引起的上呼吸道感染（多为急性扁桃体炎）或皮肤感染（多为脓疱疮）后，其发生机制是：①链球菌的胞壁成分或某些分泌蛋白刺激机体产生抗体，形成免疫复合物沉积于肾脏；②抗原原位种植于肾脏；③肾脏正常抗原改变，诱导自身免疫反应。

本病病理类型与病程密切相关。急性期（起病后 1~2 周内）肾脏体积常较正常增大，病理改变为毛细血管内增生性肾炎，病变呈弥漫性，以肾小球内皮细胞及系膜细胞增生为主，肾小管病变不明显。若 4 周以后，在疾病的恢复期，光镜下可仅表现为系膜增生。其他表现均可消失。PSGN 病理改变呈自限性，一般 6 周以后趋于正常。若起病 1 个月后仍有较强 IgG 沉积，则可致病变迁延不愈。

【临床表现】

本病好发于儿童，高峰年龄为 2~6 岁，男性多于女性。发病前常有前驱感染，潜伏期为 1~3 周，平均 10 天，呼吸道感染引起的潜伏期较皮肤感染者短。起病多较急，病情轻重不一，轻者可无明显临床症状，仅表现为镜下血尿及血清补体异常；典型者呈急性肾炎综合征表现，重者可发生急性肾损伤。大多预后良好，常在数月内自愈。本病典型的临床表现如下：

1. 尿液改变　几乎全部病人均有肾小球源性血尿，约 30% 呈肉眼血尿，常为首发症状和病人就诊的原因。绝大多数病人伴有轻至中度蛋白尿，少数为大量蛋白尿，达到肾病综合征水平。起病初期，多数可发生尿量减少，尿量常降至 400~700ml/d，1~2 周后逐渐增多，重症病人可出现少尿和无尿。

2. 水肿　见于 90% 以上病人，常为起病的首发症状。典型表现为晨起眼睑水肿，可伴有双下肢凹陷性水肿，少数严重者可出现全身性水肿、胸腔积液和腹水。利尿后可好转，通常 1~2 周消失。

3. 高血压　约 80% 的病人可出现一过性的轻、中度高血压，严重高血压较少见。其发生主要与水钠潴留有关，积极利尿后血压可逐渐恢复正常。

4. 肾功能减退　部分病人在起病早期可因尿量减少而出现一过性肾功能受损，表现为血肌酐轻度升高，常于 1~2 周后，随尿量增加而恢复至正常，仅极少数病人可出现急性肾损伤。

Note:

5. **并发症** 部分病人在急性期可发生较严重的并发症。

（1）心力衰竭：以老年病人多见。多在起病后1~2周内发生，但也可为首发症状，其发生与严重的水钠潴留和高血压有关。

（2）高血压脑病：以儿童多见，多发生于病程早期。

（3）急性肾损伤：极少见，为急性肾小球肾炎死亡的主要原因，但多数可逆。

【实验室及其他检查】

1. **尿液检查** 几乎所有病人均有镜下血尿或肉眼血尿，尿中红细胞多为畸形红细胞。肉眼血尿持续时间不长，数天后转为镜下血尿，一般在6个月至1年内完全恢复。尿沉渣中常有白细胞管型、上皮细胞管型，并可见红细胞管型、颗粒管型。红细胞管型的出现提示病情活动。病人常有蛋白尿，半数病人蛋白尿少于500mg/d，少数病人可有大量蛋白尿。一般于病后2~3周尿蛋白转为少量或微量，2~3个月消失。尿中纤维蛋白降解产物（FDP）和C3含量常增高。

2. **血常规检查** 可有轻度贫血，常与水钠潴留、血液稀释有关。白细胞计数可正常或升高。血沉在急性期常加快。

3. **肾功能检查** 可有轻度肾小球滤过率降低，出现一过性血清肌酐升高。

4. **免疫学检查** 抗链球菌溶血素"O"抗体（ASO）滴度明显升高表明近期有链球菌感染。在咽部感染的病人中，90% ASO滴度可高于200U，多在链球菌感染后2~3周出现，3~5周滴度达高峰而后逐渐下降，但早期应用青霉素后，滴度可不高。发病初期补体C3及总补体（CH50）均明显下降，8周内逐渐恢复至正常水平。血清补体的动态变化是PSGN的重要特征。

5. **B超检查** 常提示肾脏正常或轻度增大。

6. **肾活组织检查** 有利于确诊。

【诊断要点】

诊断依据：①起病前1~3周有链球菌感染；②临床出现血尿、蛋白尿、水肿和高血压等肾炎综合征典型表现；③尿检有红细胞、蛋白和管型；④血清C3降低，伴或不伴ASO升高；⑤尿中FDP含量增高等。临床诊断困难者，应及时做肾脏活检确诊。

【治疗要点】

治疗以卧床休息、对症处理为主，积极预防并发症和保护肾功能，急性肾损伤病人应予短期透析。

1. **一般治疗** 急性期应卧床休息2~3周，直至肉眼血尿消失、水肿消退及血压恢复正常，即可逐步增加室内活动量。对遗留的轻度蛋白尿及血尿应加强随访，3个月内避免剧烈体力活动。急性期宜限制盐、水、蛋白质摄入。对有水肿、高血压者用无盐或低盐饮食。

2. **对症治疗** 经休息、限制水钠摄入后水肿仍明显者，应适当使用利尿药。若经休息、限制水钠和利尿后血压仍不能控制者，可给予降压药物，预防心脑血管并发症的发生。

3. **控制感染灶** 本病主要为链球菌感染后引起的免疫反应所致，发病时感染灶多数已控制，故通常不需要使用抗菌药物。除非感染灶持续存在，则需选用无肾毒性抗生素（如青霉素、头孢菌素等）积极治疗。

4. **透析治疗** 发生急性肾损伤且有透析指征者，应及时给予短期透析治疗，以度过危险期。本病有自愈倾向，一般无须长期透析。

【常用护理诊断/问题、措施及依据】

1. **体液过多** 与肾小球滤过率下降导致水钠潴留有关。

（1）饮食护理：急性期应严格限制钠的摄入，以减轻水肿和心脏负担。一般每天盐的摄入量应低于3g。病情好转,水肿消退、血压下降后,可由低盐饮食逐渐转为正常饮食。尿量明显减少者,还应注意控制水和钾的摄入。另外,应根据肾功能调整蛋白质的摄入量,肾功能不全时应适当减少蛋白质的摄入。

（2）休息:急性期病人应绝对卧床休息2~3周,部分病人需卧床休息4~6周,待肉眼血尿消失、水肿消退、血压恢复正常后,方可逐步增加活动量。

（3）病情观察:详见本章第二节"肾源性水肿"的护理。

（4）用药护理:注意观察利尿药的疗效和不良反应。详见本章第二节"肾源性水肿"的护理。

2. 有皮肤完整性受损的危险　与水肿、营养不良有关。

具体护理措施详见本章第二节"肾源性水肿"的护理。

【其他护理诊断/问题】

1. 活动耐力下降　与疾病所致高血压、水肿等有关。

2. 潜在并发症:急性左心衰竭、高血压脑病、急性肾损伤。

【健康指导】

1. 疾病预防指导　介绍本病的发生与呼吸道感染或皮肤感染的关系,并讲解保暖、加强个人卫生、外出时戴口罩、做好呼吸道隔离等预防上呼吸道或皮肤感染的措施。告知病人患感冒、咽炎、扁桃体炎和皮肤感染后,应及时就医。

2. 疾病知识指导　向病人及家属介绍急性肾小球肾炎的病因与预后,使其了解本病为自限性疾病,预后良好,避免出现不良情绪。病人患病期间应加强休息,痊愈后可适当参加体育活动,以增强体质,但在1~2年内应避免重体力劳动和劳累,因为急性肾炎的完全康复可能需时1~2年,应定期随访。对于反复发作的慢性扁桃体炎,应告知病人和家属,待急性肾炎病情稳定后可行扁桃体摘除术,并且手术前、后2周应遵医嘱使用抗生素。

【预后】

本病急性期预后良好,尤其儿童。绝大多数病人于2~4周内出现水肿消退、血压下降,尿液检查也随之好转,血清C3在4~8周内恢复正常,仅少数病人镜下血尿和微量蛋白尿持续半年至1年后消失。若蛋白尿持续,多提示病情迁延至慢性增生性肾小球肾炎。

二、急进性肾小球肾炎

急进性肾小球肾炎(rapidly progressive glomerulonephritis,RPGN)简称急进性肾炎,是以急性肾炎综合征(血尿、蛋白尿、水肿和高血压)、肾功能急剧恶化以及多在早期发生急性肾损伤为特征的临床综合征。病理特点为肾小球囊腔内广泛新月体形成,故又称为新月体性肾小球肾炎,是肾小球肾炎中最严重的类型。

【病因与发病机制】

急进性肾小球肾炎包括原发性急进性肾小球肾炎、继发性急进性肾小球肾炎和在原发性肾小球疾病基础上形成的新月体性肾小球肾炎。本节重点讨论原发性急进性肾小球肾炎。

急进性肾小球肾炎根据免疫病理表现不同可分为3型。Ⅰ型为抗肾小球基膜型,系抗肾小球基膜抗体与肾小球基膜抗原结合,激活补体而致病。Ⅱ型为免疫复合物型,系循环免疫复合物沉积于或原位免疫复合物种植于肾小球,激活补体而致病。Ⅲ型为寡免疫复合物型,肾小球内无或仅微量免疫球蛋白沉积,其发生可能与肾微血管炎有关,病人血清抗中性粒细胞胞质抗体(ANCA)常呈阳性。此外,按血清 ANCA 检测结果可将 RPGN 进一步分为5型,即将 ANCA 阳性的原Ⅰ型 RPGN 归为Ⅳ型,

ANCA 阴性的原Ⅲ型 RPGN 归为Ⅴ型。

半数以上 RPGN 病人有上呼吸道感染的前驱病史,以Ⅱ型多见,其中少数为典型的链球菌感染,其他多为病毒感染,但感染与 RPGN 发病的关系尚未明确。接触某些有机化学溶剂、碳氢化合物(如汽油等)与 RPGN Ⅰ型发病有较密切的关系。某些药物如丙硫氧嘧啶、肼苯达嗪等可引起 RPGN Ⅲ型。RPGN 的诱发因素有吸烟、吸毒、接触碳氢化合物等。

本病病理类型为新月体性肾小球肾炎(毛细血管外增生性肾炎),光镜下 50% 以上的肾小囊腔内有大量新月体形成,早期为细胞性新月体,后期可逐渐发展为纤维性新月体,最后导致肾小球硬化。

【临床表现】

我国急进性肾炎以Ⅱ型为主,Ⅰ、Ⅲ型少见。Ⅰ型多见于青、中年;Ⅱ型和Ⅲ型多见于中老年,男性较女性多见。本病起病较急,发病前可有链球菌感染史。临床表现类似于急性肾炎,可有尿量减少、血尿、蛋白尿、水肿和高血压。但随病情进展可迅速出现少尿或无尿,肾功能急剧下降,多在数周至半年内发展为尿毒症,常伴中度贫血。少数病人起病隐匿,以原因不明的发热、关节痛、肌痛和腹痛等为前驱表现,直到出现尿毒症症状时才就诊,多见于Ⅲ型。Ⅱ型常伴肾病综合征。

【实验室及其他检查】

1. **尿液检查**　常为肉眼血尿,镜下可见大量红细胞,多为畸形红细胞,常见肾小管上皮细胞,可见红细胞管型、透明管型及颗粒管型。尿蛋白一般在 $1\sim2g/d$,部分病人>$3.5g/d$。

2. **血生化检查**　血肌酐、血尿素氮进行性升高。血钾、氯可轻度升高,血钠轻度降低,血清白蛋白常下降。

3. **血常规检查**　常出现贫血,为正色素正细胞性贫血。贫血程度轻重不一,血沉于急性期增快。

4. **免疫学检查**　Ⅰ型可有血清抗肾小球基膜抗体阳性;Ⅱ型可有血循环免疫复合物阳性,血清补体 C3 降低;Ⅲ型常有 ANCA 阳性,血清补体 C3 多为正常。

5. **B 超检查**　常提示双侧肾脏增大。

6. **肾活组织检查**　因本病肾小球硬化进展迅速,及时肾活检有利于尽早确诊,有助于制订治疗方案和估计预后。

【诊断要点】

根据急性起病、病程进展迅速、少尿或无尿、血尿、蛋白尿和进行性肾功能损害等典型临床表现,可作出初步诊断。肾活检显示 50% 以上肾小球有新月体形成,在排除继发因素后可确诊。特殊的抗体检查和肾活检病理是确诊本病的关键。

【治疗要点】

本病病理发展快、预后差。本病的治疗关键在于早期诊断和及时强化治疗,治疗措施的选择取决于疾病的病理类型和病变程度。

1. **糖皮质激素联合细胞毒药物**　适用于Ⅱ、Ⅲ型急进性肾炎,对Ⅰ型疗效较差。首选甲泼尼龙 $0.5\sim1.0g$ 溶于 5% 葡萄糖中静滴,每天或隔天 1 次,3 次为一疗程,两疗程间隔 $3\sim5$ 天,$1\sim3$ 个疗程。之后改为口服泼尼松和环磷酰胺,泼尼松口服 $1mg/(kg\cdot d)$,$2\sim3$ 个月后开始逐渐减至维持量,再维持治疗 $6\sim12$ 个月后继续减量至停药;环磷酰胺 $0.5\sim1.0g/m^2$ 每月冲击 1 次,共 6 次。

2. **血浆置换疗法**　主要用于Ⅰ型急进性肾炎,且需早期施行,血清肌酐已明显升高者获益不大;也用于已发生急性肾损伤的Ⅲ型急进性肾炎;对于存在威胁生命的肺出血者应首选血浆置换疗法。血浆置换疗法是采用血浆置换机分离病人的血浆和血细胞,弃去血浆后,以等量正常人血浆或白蛋白与病人血细胞一起重新输入体内,每天或隔天 1 次,每次置换 $2\sim4L$,直至血清抗体(如抗基膜抗体、

ANCA)转阴或病情好转,一般需置换 10 次左右。此疗法需同时联合泼尼松及细胞毒药物口服治疗。

3. 免疫球蛋白治疗 丙种球蛋白 400mg/(kg·d)静滴,5 次为 1 个疗程,必要时可应用数个疗程。

4. 免疫吸附治疗 采用膜血浆滤器分离病人血浆,再将血浆经过免疫吸附柱以清除致病抗体或免疫复合物。此法可回输吸附后的自身血浆,疗效肯定,但价格昂贵。

5. 生物制剂治疗 ①利妥昔单抗:可导致 ANCA 转阴和临床症状改善;②抗胸腺素抗体球蛋白或抗 T 细胞的单抗:可导致淋巴细胞耗竭,从而阻遏血管炎病情活动;③抗 TNF-α的单克隆抗体 inflix-imab 等。

6. 替代疗法 急性肾损伤符合透析指征的病人应及时行透析治疗。对强化治疗无效的终末期肾衰竭的病人,应予以长期维持性透析治疗或在病情稳定半年后做肾移植。

7. 对症治疗 包括利尿、降压、抗感染和纠正水、电解质、酸碱平衡紊乱等。

【常用护理诊断/问题、措施及依据】

1. 潜在并发症:急性肾损伤。

(1) 病情监测:密切观察病情,及时识别急性肾损伤的发生。监测内容包括:①尿量。若尿量迅速减少或出现无尿,往往提示发生了急性肾损伤。②血清肌酐和尿素氮。急性肾损伤时可出现血肌酐、血尿素氮快速地进行性升高。③血清电解质。重点观察有无高钾血症,急性肾损伤常可出现血钾升高,可诱发各种心律失常,甚至心脏骤停。④其他。如有无食欲明显减退、恶心、呕吐;有无气促、端坐呼吸等。

(2) 用药护理:严格遵医嘱用药,密切观察激素、免疫抑制剂、利尿药的疗效和不良反应。糖皮质激素可导致水钠潴留、血压升高、血糖上升、精神兴奋、消化道出血、骨质疏松、继发感染、伤口不愈合以及类肾上腺皮质功能亢进症的表现如满月脸、水牛背、多毛、向心性肥胖等。对于肾脏疾病病人,使用糖皮质激素后应特别注意有无发生水钠潴留、血压升高和继发感染,这些不良反应可加重肾损害,导致病情恶化。此外,大剂量激素冲击疗法可明显抑制机体的防御能力,必要时需对病人实施保护性隔离,防止继发感染。利尿药的不良反应观察详见本章第二节"肾源性水肿"的护理。环磷酰胺的不良反应与使用时注意事项详见第六章第五节"白血病"。

2. 体液过多 与肾小球滤过率下降、大剂量激素治疗导致水钠潴留有关。

具体护理措施详见本节"急性肾小球肾炎"的护理。

【其他护理诊断/问题】

1. 有感染的危险 与激素、细胞毒药物的应用,血浆置换、大量蛋白尿致机体抵抗力下降有关。

2. 恐惧 与病情进展快、预后差有关。

【健康指导】

1. 疾病预防指导 部分病人的发病与上呼吸道感染、吸烟或接触某些有机化学溶剂、碳氢化合物有关,故应注意保暖,避免受凉、感冒,戒烟,减少接触"二手烟"、有机化学溶剂和碳氢化合物的机会。

2. 疾病知识指导 向病人及家属介绍本病的疾病特点。本病的预后与病理类型有关,早期诊断、尽早规范治疗是影响本病预后的重要因素。由于本病易转为慢性并发展为慢性肾衰竭,应告知病人及其家属保护残存肾功能的重要性,讲解避免肾损害、保护肾功能的措施,如避免感染、避免摄入大量蛋白质以及避免使用肾毒性药物。病人应注意休息,避免劳累。急性期绝对卧床休息,时间较急性肾小球肾炎更长。

3. 用药指导与病情监测 向病人及家属强调严格遵循诊疗计划的重要性,不可擅自更改用药和停止治疗;告知激素及细胞毒药物的作用、可能出现的不良反应和服药的注意事项,鼓励病人配合治疗。向病人讲解低盐、低脂、优质蛋白质饮食的重要性,教会病人选择适合自己病情的食物。向病人

Note:

解释如何监测病情变化以及病情好转后仍需较长时间的随访,指导病人观察尿液变化,监测血压变化,正确测量血压,定期门诊随访,以防止疾病复发及恶化。

【预后】

急进性肾炎的预后取决于及时的诊断和尽早给予合理的治疗,否则病人大多于数周至半年内发展成尿毒症,甚至死亡。早期合理治疗可使部分病人病情得到缓解,少数病人肾功能可完全恢复。缓解后的远期转归多数逐渐转为慢性并发展为慢性肾衰竭,部分长期维持缓解,少数复发。预后亦与病理类型、严重度等有关,Ⅰ型预后差;治疗前血清肌酐水平高、治疗开始时已出现少尿预后较差;老年病人的预后较差。

三、慢性肾小球肾炎

慢性肾小球肾炎(chronic glomerulonephritis,CGN)简称慢性肾炎,是一组以蛋白尿、血尿、高血压和水肿为基本临床表现,可有不同程度的肾功能减退的肾小球疾病。临床特点为病程长,起病初期常无明显症状,以后缓慢持续进行性发展,最终可发展至慢性肾衰竭。

【病因与发病机制】

本病病因不明。可由各种原发性肾小球疾病迁延不愈发展而成,少数由急性肾小球肾炎演变而来。慢性肾炎的病因、发病机制和病理类型不尽相同,但大部分起始因素多为免疫介导性炎症。在导致病程慢性化的机制中,除了原发病的免疫介导性炎症导致进行性肾实质受损,非免疫非炎症因素占有重要作用,主要包括:①健存肾单位代偿性肾小球毛细血管高灌注、高压力和高滤过,促使肾小球硬化;②高血压引起肾小动脉硬化性损伤;③长期大量蛋白尿导致肾小球及肾小管慢性损伤;④脂质代谢异常引起肾小血管和肾小球硬化。慢性肾炎的病理类型多样,主要有系膜增生性肾小球肾炎(IgA和非IgA)、系膜毛细血管性肾小球肾炎、膜性肾病及局灶节段性肾小球硬化等。上述所有类型到晚期均可发展为硬化性肾小球肾炎。

【临床表现】

本病可发生于任何年龄,以青中年男性多见。多数起病隐匿,可有一个相当长的无症状尿异常期,或仅有倦怠、食欲减退、腰膝酸软等非特异性症状。慢性肾炎病人的临床表现呈多样性,个体差异较大。蛋白尿和血尿出现较早,多为轻度蛋白尿和镜下血尿,部分病人可出现大量蛋白尿或肉眼血尿。早期水肿时有时无,且多为眼睑和/或下肢的轻、中度水肿,晚期持续存在。此外,病人可有不同程度的高血压,部分病人以高血压为突出表现。随着病情的发展可逐渐出现夜尿增多,肾功能进行性减退,最后发展为慢性肾衰竭而出现相应的临床表现。慢性肾炎进程主要取决于疾病的病理类型,如系膜毛细血管性肾小球肾炎进展较快,膜性肾病进展较慢,但下列因素可促使肾功能急剧恶化:感染、劳累、妊娠、应用肾毒性药物、预防接种以及高蛋白、高脂或高磷饮食。

【实验室及其他检查】

1. **尿液检查** 多数尿蛋白为+~+++,尿蛋白定量为1~3g/d。镜下可见畸形红细胞,可有红细胞管型;尿渗透压降低,尿液NAG酶、β_2微球蛋白水平上升。
2. **血常规检查** 早期血常规检查多正常或轻度贫血。晚期红细胞计数和血红蛋白明显下降。
3. **血液生化检查** 白蛋白降低,胆固醇轻度增高,肌酐和尿素氮早期基本正常,随病情加重逐步增高,肾小球滤过率明显下降。
4. **B超检查** 晚期双肾缩小,皮质变薄。
5. **肾活组织检查** 根据其病理类型不同,可见相应的病理改变。

Note:

【诊断要点】

凡尿化验异常(蛋白尿、血尿)、伴或不伴水肿及高血压病史持续3个月以上,无论有无肾功能损害,在排除继发性肾小球肾炎和遗传性肾小球肾炎后,临床上可诊断为慢性肾炎。

【治疗要点】

本病治疗原则为防止和延缓肾功能进行性恶化、改善临床症状以及防治严重并发症。

1. **积极控制高血压**　高血压是加速肾小球硬化的重要因素,尿蛋白<1g/d病人的血压最好控制在130/80mmHg以下;若尿蛋白≥1g/d,无心脑血管并发症者,血压应控制在125/75mmHg以下。主要措施包括:①非药物治疗。低盐饮食(<3g/d),调整饮食蛋白质与含钾食物的摄入,限制饮酒,减肥,适当锻炼等。②药物治疗。使用降压药,降压药物应该在限制钠饮食的基础上进行,应尽可能选择对肾脏有保护作用的降压药物。首选降压药为血管紧张素转化酶抑制剂(ACEI)和血管紧张素Ⅱ受体拮抗药(ARB)。此两种药物不仅具有降压作用,还可降低肾小球内高压、高灌注、高滤过状态,减少蛋白尿,保护肾功能。其用药剂量常需要高于其降压所需剂量,但应该预防低血压的发生。若单用效果不佳,可联合其他降压药,如钙通道阻滞药、β受体拮抗药、血管扩张药和利尿药也可选用。肾功能较差者使用噻嗪类利尿药无效,应改用袢利尿药。

2. **减少尿蛋白并延缓肾功能的减退**　肾功能不全者应给予优质低蛋白、低磷饮食,减轻肾小球毛细血管高灌注、高压力和高滤过状态,延缓肾小球硬化。为了防止负氮平衡,低蛋白饮食时可使用必需氨基酸或α-酮酸,极低蛋白饮食者[0.4g/(kg·d)]应增加必需氨基酸的摄入(8~10g/d)。

3. **免疫抑制治疗**　慢性肾炎的病因、病理类型、临床表现和肾功能等变异较大,故一般不主张积极应用。对于肾功能正常或轻度异常,病理类型轻,但尿蛋白较多者可试用。

4. **防治引起肾损害的各种原因**　包括:①预防与治疗各种感染,尤其上呼吸道感染,因其可使慢性肾炎急性发作,导致肾功能急剧恶化;②禁用肾毒性药物,包括中药(如含马兜铃酸的中药)和西药(如氨基糖苷类抗生素、两性霉素、磺胺类等);③及时治疗高脂血症、高尿酸血症等。

5. **其他**　使用抗血小板聚集药、抗凝血药、他汀类降脂药、中医中药等。

【常用护理诊断/问题、措施及依据】

1. **体液过多**　与肾小球滤过率下降导致水钠潴留等因素有关。
具体护理措施详见本章第二节"肾源性水肿"的护理。

2. **营养失调:低于机体需要量**　与低蛋白饮食、长期蛋白尿致蛋白丢失过多有关。

(1) 饮食护理:慢性肾炎病人肾功能减退时应予以优质低蛋白饮食,0.6~0.8g/(kg·d)。低蛋白饮食时,应适当增加碳水化合物的摄入,以满足机体生理代谢所需要的热量,避免因热量供给不足加重负氮平衡,同时补充必需氨基酸和α-酮酸,以防止负氮平衡。控制磷的摄入。同时注意补充多种维生素及锌元素,因锌有刺激食欲的作用。

(2) 静脉补充营养素:遵医嘱静脉补充必需氨基酸。

(3) 营养监测:观察并记录进食情况包括每天摄取的食物总量、品种,评估膳食中营养成分结构是否合适,总热量是否足够。观察口唇、指甲和皮肤色泽有无苍白;定期监测体重和上臂肌围,有无体重减轻、上臂肌围缩小;检测血红蛋白浓度和白蛋白浓度是否降低。应注意体重指标不适合水肿病人的营养评估。

【其他护理诊断/问题】

1. **焦虑**　与疾病的反复发作、预后不良有关。
2. **潜在并发症:慢性肾衰竭。**

Note:

【健康指导】

1. **疾病知识指导**　向病人及其家属介绍慢性肾小球肾炎疾病特点,使其掌握疾病的临床表现,及时发现病情的变化。讲解影响病情进展的因素如感染、劳累、预防接种、妊娠、应用肾毒性药物等,使病人理解避免这些因素可延缓病情进展,促使其建立良好的生活方式,树立控制疾病的信心。嘱咐病人加强休息,以延缓肾功能减退。

2. **饮食指导**　向病人解释优质低蛋白、低磷、低盐、高热量饮食的重要性,指导病人根据自己的病情选择合适的食物和量。

3. **用药指导与病情监测**　介绍各类降压药的疗效、不良反应及使用时的注意事项。如告知病人ACEI 和 ARB 可致血钾升高以及高血钾的表现等。慢性肾炎病程长,需定期随访疾病的进展,包括肾功能、血压、水肿等的变化。

【预后】

慢性肾炎病程迁延,最终可发展至慢性肾衰竭。病变进展速度与病理类型有关,且存在明显的个体差异。长期大量蛋白尿、伴高血压或肾功能已受损者预后较差。另外,是否重视保护肾脏、治疗是否恰当以及是否避免肾脏损害因素也与预后密切相关。

知 识 拓 展

IgA 肾病

IgA 肾病是指肾小球系膜区以 IgA 免疫复合物沉积为主的肾小球疾病,是我国最常见的肾小球疾病,也是终末期肾病的重要原因之一。本病好发于青少年,男性多见。其病因和发病机制未明,病理变化多样,病变程度轻重不一,可涉及肾小球肾炎几乎所有的病理类型。临床表现也呈现多样性,可出现原发性肾小球疾病的各种临床表现,其中血尿最常见。起病前大多有前驱感染,常为上呼吸道感染,其次为消化道、肺部和泌尿道感染。部分病人在上呼吸道感染后(1~3 天)出现肉眼血尿,持续数小时至数日,转为镜下血尿。60%~70%病人为无症状性血尿和/或无症状性蛋白尿。少数肉眼血尿反复发作的 IgA 肾病合并急性肾损伤。国内 10%~20% 的病人表现为肾病综合征。IgA 肾病早期高血压不多见,随着病程延长,高血压发生率增高,部分可出现恶性高血压。IgA 肾病缺乏统一的治疗方案,一般根据临床表现、病理类型和程度予以综合治疗,预后也具有很大的异质性。

(曹艳佩)

第五节　肾病综合征

　　　　　　　　　　　　导入案例与思考

董某,男,54 岁。1 个月前体力劳动后出现双下肢凹陷性水肿,于诊所就诊,予"利尿药"口服 3 天后水肿消退,但出现明显乏力、头晕不适,遂至当地医院就诊。门诊尿常规:尿蛋白(+++),尿隐血(+++),尿红细胞33 个/μl。血清白蛋白 26.1g/L。拟诊"肾病综合征"收入肾病科。

请思考:

1. 该病人为明确诊断,需做哪些实验室及其他检查?

2. 病人确诊"肾病综合征",治疗上抑制免疫与炎症反应使用什么药物? 疗程是多长时间?

3. 病人目前的主要护理诊断/问题及依据是什么? 相应的护理措施有哪些?

Note:

肾病综合征(nephrotic syndrome,NS)指由各种肾脏疾病所致的,以大量蛋白尿(尿蛋白>3.5g/d)、低白蛋白血症(<30g/L)、水肿、高脂血症为临床表现的一组综合征。

【病因与发病机制】

凡能引起肾小球滤过膜损伤的因素都可导致肾病综合征,遗传、免疫、感染、药物以及环境因素均可参与其中。肾病综合征按病因可分为原发性肾病综合征和继发性肾病综合征两大类。原发性肾病综合征由原发性肾小球疾病引起,约占肾病综合征的75%,常见于微小病变、系膜增生性肾小球肾炎、膜性肾病、局灶节段性肾小球硬化、系膜毛细血管性肾小球肾炎等病理类型。主要发病机制为免疫介导性炎症所致的肾损害。继发性肾病综合征指继发于全身性或其他系统疾病的肾损害,约占25%,如系统性红斑狼疮、糖尿病、过敏性紫癜、肾淀粉样变性、多发性骨髓瘤等,病理表现各有特点。本节仅讨论原发性肾病综合征。

知 识 拓 展

不同人群肾病综合征的常见病理类型和病因

1. 儿童

(1) 原发性肾病综合征:多为微小病变型肾病。

(2) 继发性肾病综合征:多见于过敏性紫癜肾炎、乙型肝炎病毒相关性肾炎、狼疮性肾炎、先天性或遗传性肾炎。

2. 青少年

(1) 原发性肾病综合征:多为系膜增生性肾小球肾炎、微小病变型肾病、局灶性节段性肾小球硬化、系膜毛细血管性肾小球肾炎。

(2) 继发性肾病综合征:多见于狼疮性肾炎、乙型肝炎病毒相关性肾炎、过敏性紫癜肾炎。

3. 中老年

(1) 原发性肾病综合征:多为膜性肾病。

(2) 继发性肾病综合征:多见于糖尿病肾病、肾淀粉样变性、骨髓瘤性肾病、淋巴瘤或实体肿瘤性肾病。

【临床表现】

原发性肾病综合征的起病缓急与病理类型有关。系膜增生性肾小球肾炎半数起病急骤,部分为隐匿性;系膜毛细血管性肾小球肾炎大多起病急骤;局灶性节段性肾小球硬化和膜性肾病多起病隐匿。典型原发性肾病综合征的临床表现如下:

1. **大量蛋白尿**　24小时尿蛋白>3.5g即可定义为大量蛋白尿,是肾病综合征最主要的诊断依据。其发生机制为肾小球滤过膜的屏障作用(尤其是电荷屏障)受损,致使原尿中蛋白含量增多(以白蛋白为主),当其增多明显超过近曲小管回吸收量时,形成大量蛋白尿。在此基础上,各类增加肾小球内压力和导致高灌注、高滤过的因素均可加重尿蛋白的排出,如高血压、高蛋白饮食或大量输注血浆蛋白等。

2. **低白蛋白血症**　血清白蛋白低于30g/L,是肾病综合征的核心特征,长期低白蛋白血症会致营养不良。主要为大量白蛋白自尿中丢失所致。肝代偿性合成白蛋白不足、胃黏膜水肿致蛋白质摄入与吸收减少等因素可进一步加重低白蛋白血症。除白蛋白降低外,血中免疫球蛋白和补体成分、抗凝及纤溶因子、金属结合蛋白等其他蛋白成分也可减少,尤其是肾小球病理损伤严重、大量蛋白尿和非选择性蛋白尿时更为显著。

3. **水肿**　水肿是肾病综合征最突出的体征,其发生主要与低白蛋白血症所致血浆胶体渗透压明显下降有关。由于肾灌注不足,激活肾素-血管紧张素-醛固酮系统,促进水钠潴留。严重水肿者可出现胸腔、腹腔和心包积液。肾病综合征水肿呈指压凹陷性,与体位有关。以组织疏松及低垂部位明显,随重力作用而移动,卧位时多为眼睑、枕部或骶尾部水肿,起床活动后则下肢水肿明显。

4. **高脂血症**　肾病综合征常伴有高脂血症,其中以高胆固醇血症最为常见,甘油三酯、低密度脂蛋白胆固醇(LDL-C)、极低密度脂蛋白胆固醇(VLDL-C)和脂蛋白 a 也常可增加。其发生与低白蛋白血症刺激肝脏代偿性地增加脂蛋白合成以及脂蛋白分解减少有关。高脂血症使病人的心血管风险升高,也进一步加重肾脏损伤。

5. **并发症**

(1) 感染:为肾病综合征最常见且严重的并发症,也是导致本病复发和疗效不佳的主要原因,是肾病综合征病人的主要死亡原因之一。其发生与蛋白质营养不良、免疫功能紊乱及免疫抑制剂的长期治疗有关。临床常见感染部位的顺序为呼吸道、泌尿道和皮肤等。

(2) 血栓、栓塞:血栓形成和栓塞是直接影响肾病综合征治疗效果和预后的重要因素。肾病综合征存在高凝状态,主要是由于血浆凝血因子的改变。利尿药和糖皮质激素的应用进一步加重高凝状态,高脂血症也是引起血液黏稠度增加的因素。因此,肾病综合征易发生血栓和栓塞并发症,其中以肾静脉血栓最为多见,但 3/4 病例因慢性形成,常无症状。

(3) 急性肾损伤:是肾病综合征最严重的并发症。肾病综合征因有效循环血容量不足,肾血流量下降,可诱发肾前性氮质血症,经扩容、利尿治疗后多可恢复。少数可出现急性肾损伤,多见于微小病变型,表现为无明显诱因出现少尿、无尿,扩容、利尿无效,其发生机制可能是肾间质高度水肿压迫肾小管及大量蛋白管型阻塞肾小管,导致肾小管高压,肾小球滤过率骤减所致。

(4) 其他:长期高脂血症易引起动脉硬化、冠心病等心血管并发症;长期大量蛋白尿可导致严重的蛋白质营养不良,儿童生长发育迟缓;金属结合蛋白丢失可致体内微量元素(铁、锌、铜等)缺乏;内分泌激素结合蛋白不足可诱发内分泌紊乱。

【实验室及其他检查】

1. **尿液检查**　尿蛋白定性一般为+++~++++,24 小时尿蛋白定量超过 3.5g。尿中可有红细胞、颗粒管型等。

2. **血液检查**　血清白蛋白低于 30g/L,血中胆固醇、甘油三酯、低密度脂蛋白胆固醇及极低密度脂蛋白胆固醇均可增高,血 IgG 可降低。

3. **肾功能检查**　血清肌酐、尿素氮可正常或升高。

4. **B 超检查**　双侧肾脏可正常或缩小。

5. **肾活组织检查**　可明确肾小球病变的病理类型,指导治疗及判断预后。

【诊断要点】

根据大量蛋白尿、低白蛋白血症、高脂血症、水肿等临床表现,排除继发性肾病综合征即可确立诊断,其中尿蛋白定量>3.5g/24h、血清白蛋白<30g/L 为诊断的必要条件。肾病综合征的病理类型有赖于肾活组织病理检查。

【治疗要点】

1. **一般治疗**　卧床时肾血流量增加,有利于利尿,故宜卧床休息,但长期卧床会增加血栓形成机会,故应保持适度的床上及床旁活动。水肿消退,一般情况好转后可起床活动,逐步增加活动量。肾病综合征常伴有胃肠道水肿及腹水,影响消化吸收,应给予高热量、低脂、高维生素、低盐及富含可溶性纤维的饮食。肾功能良好者给予正常量的优质蛋白,肾功能减退者则给予优质低蛋白。

2. 对症治疗

（1）利尿消肿：多数病人经使用糖皮质激素和限水、限钠后可达到利尿消肿目的。经上述治疗水肿不能消退者可用利尿药，包括：①噻嗪类利尿药，常用氢氯噻嗪 25mg，每天 3 次口服。②保钾利尿药，常用氨苯蝶啶 50mg 或螺内酯 20mg，每天 3 次，作为基础治疗，与噻嗪类利尿药合用可提高利尿效果，减少钾代谢紊乱。③袢利尿药，常用呋塞米，20~120mg/d。④渗透性利尿药，常用不含钠的低分子右旋糖酐静滴，随后加用袢利尿药可增强利尿效果。少尿者应慎用渗透性利尿药，因其易与蛋白一起形成管型阻塞肾小管。此外，应注意利尿不能过猛，以免血容量不足，诱发血栓形成和肾损害。一般以每天体重下降 0.5~1.0kg 为宜。⑤对于严重低白蛋白血症、高度水肿而有少尿者，可考虑静脉输注血浆或白蛋白，提高血浆胶体渗透压，一般同时加用袢利尿药以获得良好的利尿效果。

（2）减少尿蛋白：持续大量蛋白尿可致肾小球高滤过，加重损伤，促进肾小球硬化，而减少尿蛋白可有效延缓肾功能恶化。应用血管紧张素转化酶抑制剂或血管紧张素 II 受体拮抗药，除可有效控制高血压外，均可通过降低肾小球内压和直接影响肾小球基膜对大分子的通透性而达到不同程度的减少尿蛋白的作用。

（3）降脂治疗：高脂血症可加速肾小球疾病的发展，增加心、脑血管病的发生概率，因此，高脂血症者应给予降脂药物治疗。以羟甲基戊二酰辅酶 A（HMG-CoA）还原酶抑制剂为首选。常见制剂有洛伐他汀、辛伐他汀、阿托伐他汀等。该类药物以降低胆固醇为主，对于以甘油三酯增高为主，可应用苯氧酸类药物，如非诺贝特、苯扎贝特等。用药期间应定期复查肝功能。肾病综合征缓解、低白蛋白血症纠正后，高脂血症可自然缓解。此时则无须继续降脂药物治疗。

3. 免疫抑制治疗 为肾病综合征的主要治疗方法。

（1）糖皮质激素：是治疗肾病综合征的主要药物，糖皮质激素可抑制免疫反应，减轻、修复滤过膜损害，并有抗炎、抑制醛固酮和抗利尿激素等作用。激素的使用原则为起始足量、缓慢减药和长期维持。目前常用泼尼松，开始口服剂量 1mg/（kg·d），8~12 周后每 2 周减少原用量的 10%，当减至 20mg/d 时，应更加缓慢减量；最后以最小有效剂量（10mg/d）维持半年左右。激素可采用全天量顿服；维持用药期间，也可采用隔天 1 次顿服两天剂量，以减轻激素的不良反应。在有肝损害或水肿严重时，可更换为对应剂量泼尼松龙口服或静脉滴注。

（2）细胞毒药物：用于"激素依赖型"或"激素抵抗型"肾病综合征，常与激素合用。环磷酰胺为最常用的药物，每天 100~200mg，分 1~2 次口服，或隔天静注，总量达到 6~8g 后停药。苯丁酸氮芥是一种细胞毒性烷化剂，用于环磷酰胺的替代治疗。常用剂量为 0.2mg/（kg·d），分 2 次口服，累计总量不超过 10mg/kg。

（3）环孢素：用于激素抵抗和细胞毒药物无效的难治性肾病综合征。环孢素可通过选择性抑制 T 辅助细胞及 T 细胞毒效应细胞而起作用。常用剂量为 3~5mg/（kg·d），分 2 次空腹口服，服药期间需监测并维持其血药浓度谷值为 100~200ng/ml。服药 2~3 个月后缓慢减量，疗程至少 1 年。

（4）霉酚酸酯：对部分难治性肾病综合征有效。霉酚酸酯在体内代谢为霉酚酸，后者可选择性阻止 T 细胞和 B 细胞增殖和抗体形成而起效。常用剂量为 1.5~2g/d，分 2 次口服，服药 3~6 个月后逐步减量，疗程 1 年。

（5）来氟米特：是一种新型的具有抗增生活性的异噁唑类免疫抑制剂。与糖皮质激素联合应用治疗难治性肾病综合征，起始剂量为 20~30mg/d，疗程至少 6 个月。

4. 中医中药治疗 如雷公藤等，具有抑制免疫、抑制系膜细胞增生、改善滤过膜通透性的作用，可与激素及细胞毒药物联合应用。

5. 并发症防治

（1）感染：一般不主张常规使用抗生素预防感染，但一旦发生感染，应选择敏感、强效及无肾毒性的抗生素积极治疗。

（2）血栓及栓塞：对于有明显的血液浓缩、血脂增高、血清白蛋白低于 20g/L 的病人，有必要给予

Note：

抗凝治疗。常用的药物有肝素、双香豆素类及抗血小板聚集药物。发生血栓或栓塞时,应及早予尿激酶或链激酶溶栓,并配合抗凝治疗。

（3）急性肾损伤:利尿无效且达到透析指征时应进行透析治疗。

【护理评估】

1. 病史

（1）起病与症状特点:询问疾病的起始时间、急缓和主要症状。肾病综合征病人最常见和突出的症状是水肿,应详细询问病人水肿的发生时间、部位、程度、特点、消长情况,以及有无胸闷、气促、腹胀等胸腔、腹腔、心包积液的表现;皮肤有无破损、压力性损伤。询问有无肉眼血尿、血压异常和尿量减少。有无发热、咳嗽、咳痰、皮肤感染和尿路刺激征等感染征象。观察病人双下肢是否对称、有无胸闷及憋气等栓塞表现,使用抗凝药的病人评估皮肤、黏膜有无出血,尿色有无变化等。

（2）检查及治疗经过:了解是否曾做过尿常规、肾功能、肾脏超声等检查,其结果如何;是否已治疗过,并详细询问以往的用药情况,尤其是利尿药、激素、细胞毒药物等药物的类型、剂量、用法、疗程、疗效及不良反应等。

（3）心理-社会状况:本病病程长,易复发,部分病人可出现焦虑、悲观等不良情绪,评估时应注意了解病人的心理反应和病人的社会支持状况,如家庭成员的关心程度、医疗费用来源是否充足等。

2. 身体评估

（1）全身状态:病人的精神状态、营养状态、生命体征和体重有无异常。

（2）水肿:水肿的范围、特点以及有无胸腔、腹腔、心包积液和阴囊水肿。

3. 实验室及其他检查

（1）血液和尿液检查:检测尿蛋白、血清白蛋白、血脂、肾功能等有无异常。

（2）肾活组织检查:了解肾小球病变的病理类型。

【常用护理诊断/问题】

1. **体液过多**　与低白蛋白血症致血浆胶体渗透压下降等有关。

2. **营养失调:低于机体需要量**　与大量蛋白尿、摄入减少及吸收障碍有关。

3. **有感染的危险**　与机体抵抗力下降、应用激素和/或免疫抑制剂有关。

4. **有皮肤完整性受损的危险**　与水肿、营养不良有关。

5. **潜在并发症:血栓及栓塞。**

【目标】

1. 病人水肿程度减轻或消失。

2. 能正常进食,营养状态逐步改善。

3. 无感染发生,或能及时发现并控制感染。

4. 皮肤无损伤或发生感染。

5. 无血栓和栓塞发生。

【护理措施及依据】

1. **体液过多**　具体护理措施详见本章第二节"肾源性水肿"。

2. **营养失调:低于机体需要量**

（1）饮食护理:一般给予正常量的优质蛋白[$0.8 \sim 1.0g/(kg \cdot d)$],但当肾功能不全时,应根据肾小球滤过率调整蛋白质的摄入量;供给足够的热量,每天每公斤体重不少于 $126 \sim 147kJ$（$30 \sim 35kcal$）;少食富含饱和脂肪酸（动物油脂）的饮食,多食富含多聚不饱和脂肪酸（如植物油、鱼油）的饮食及富含可溶性纤维的食物（如燕麦、豆类等），以控制高脂血症；注意维生素及铁、钙等的补充；给予低盐饮食（<3g/d）以减轻水肿，具体护理措施详见本章第二节"肾源性水肿"。

（2）营养监测：记录进食情况，评估饮食结构是否合理，热量是否充足。定期测量血红蛋白、白蛋白等指标，评估机体的营养状态。

3. 有感染的危险

（1）预防感染

1）保持环境清洁：保持病房环境清洁，定时开门窗通风换气，定期进行空气消毒，并用消毒药水拖地、擦桌椅，保持室内温度和湿度合适。尽量减少病区的探访人次，限制上呼吸道感染者探访。避免到人群聚集的地方或与有感染迹象的病人接触。

2）预防感染指导：告知病人预防感染的重要性，指导病人养成良好的卫生习惯。加强口腔护理，进餐后、睡前、晨起用生理盐水或氯己定溶液、碳酸氢钠溶液交替漱口，口腔黏膜有溃疡时，可增加漱口次数或遵医嘱用药；保持皮肤清洁，尽量穿柔软宽松的清洁衣裤，勤剪指甲，蚊虫叮咬时应正确处理，避免抓伤皮肤；注意个人卫生，勤换内衣裤等，避免尿路感染。指导其加强营养和休息，增强机体抵抗力；遇寒冷季节，注意保暖。

（2）病情观察：监测生命体征，注意体温有无升高；观察有无咳嗽、咳痰、肺部干湿啰音、尿路刺激征、皮肤红肿等感染征象。

（3）严格无菌操作，对白细胞或粒细胞严重低下的病人实行保护性隔离。

4. 有皮肤完整性受损的危险 具体护理措施详见本章第二节"肾源性水肿"的护理。

5. 潜在并发症：血栓及栓塞

（1）病情观察：每天监测双下肢的周径（测量髌骨下缘以下10cm处，双侧下肢周径差>1cm有临床意义），观察病人有无一侧肢体突然肿胀，触摸肢体相关动脉搏动情况。观察病人血、尿各项检查结果，有无深静脉、肾静脉血栓及肺栓塞的表现。如尿蛋白突然升高，应怀疑是否有肾静脉血栓可能。

（2）预防血栓和栓塞：指导病人做床上足踝运动，增加下肢血液循环。病人水肿症状减轻时，指导病人适当下床活动，促进静脉回流。根据病情进行双下肢血液循环驱动泵的治疗，以促进血液循环。已存在下肢血栓的病人禁用。

（3）抗凝药物用药护理：定期检查病人凝血时间、凝血酶原及血小板计数，注意观察有无出血倾向；观察病人有无皮肤瘀斑、黑便、血尿等出血的表现；备用鱼精蛋白等拮抗药，以对抗肝素引起的出血情况。

【评价】

1. 病人的水肿减轻或消退。
2. 饮食结构合理，营养状态改善。
3. 能积极采取预防感染的措施，未发生感染。
4. 皮肤无损伤或发生感染。
5. 无血栓和栓塞发生。

【其他护理诊断/问题】

1. **焦虑** 与本病的病程长、易反复发作有关。
2. **潜在并发症：急性肾损伤、心脑血管并发症。**

【健康指导】

1. **疾病知识指导** 向病人及其家属介绍本病的特点，讲解常见的并发症以及预防方法，如避免受凉、注意个人卫生以预防感染等。注意休息，避免劳累，同时应适当活动，以免发生肢体血栓等并发症。告知病人优质蛋白、高热量、低脂、高膳食纤维和低盐饮食的重要性,指导病人根据病情选择合适的食物,并合理安排每天饮食。

2. 用药指导与病情监测 告知病人不可擅自减量或停用激素,介绍各类药物的使用方法、使用时注意事项以及可能的不良反应。指导病人学会对疾病的自我监测,监测水肿、尿蛋白、血压和肾功能的变化。定期随访。

【预后】

肾病综合征的预后取决于肾小球疾病的病理类型、疾病严重度、有无并发症、是否复发及用药的疗效。一般而言,微小病变型肾病和轻度系膜增生性肾炎预后好;系膜毛细血管性肾炎、重度系膜增生性肾炎预后差,较快进入慢性肾衰竭;局灶性节段性肾小球硬化预后与其蛋白尿程度和对治疗反应密切相关,大量蛋白尿、激素治疗无效者预后差。此外,存在反复感染、血栓栓塞并发症以及大量蛋白尿、高血压、高血脂长期控制不良者预后较差。

(曹艳佩)

第六节 尿 路 感 染

尿路感染(urinary tract infection,UTI)是由于各种病原体在泌尿系统异常繁殖所致的尿路急、慢性炎症。多见于育龄期女性、老年人、免疫力低下及尿路畸形者。根据感染发生部位可分为上尿路感染和下尿路感染,前者系指肾盂肾炎(pyelonephritis),后者包括膀胱炎(cystitis)和尿道炎(urethritis)。根据有无尿路结构或功能的异常,又可分为复杂性尿路感染(complicated UTI)和非复杂性尿路感染(non-complicated UTI)。留置导尿管或拔除导尿管48小时内发生的感染称为导管相关性尿路感染(catheter-associated UTI)。

知 识 拓 展

降低导管相关性尿路感染发生风险的措施

1. 置入无菌导尿管后,维持集尿系统为一密闭系统(证据级别:1B)。
2. 仅在有明确适应证时留置导尿管,依据情况需要确定留置时间(证据级别:1B)。
3. 对导管相关性尿路感染高风险人群,如女性、老年人、免疫功能低下的病人,应尽可能减少导尿管的使用及留置时间(证据级别:1B)。
4. 确保医院工作人员、家属或病人本人必须经过正规培训掌握正确置入无菌导尿管及维护后,才可进行此操作(证据级别:1B)。
5. 维持尿流通畅(证据级别:1B)。

引自美国疾病预防与控制中心《导管相关性尿路感染预防指南2009》

【病因与发病机制】

1. 病因 主要为细菌感染所致,致病菌以革兰氏阴性杆菌为主,其中以大肠埃希菌最常见,占全部尿路感染的85%;其次为克雷伯菌、变形杆菌、柠檬酸杆菌属。5%~10%的尿路感染由革兰氏阳性菌引起,主要是肠球菌和葡萄球菌。大肠埃希菌最常见于无症状细菌尿、非复杂性尿路感染或首次发生的尿路感染。医院内感染、复杂性或复发性尿路感染、尿路器械检查后发生的尿路感染多为肠球菌、变形杆菌、克雷伯菌和铜绿假单胞菌所致。此外,真菌、结核分枝杆菌、衣原体等也可导致尿路感染。多种病原体混合感染常见于长期留置导尿管、尿道异物(结石或肿瘤)、尿潴留伴反复器械检查以及尿道-阴道(肠道)瘘等病人。近年来,随着抗生素和免疫抑制剂的广泛应用和人口老龄化,尿路感染病原体谱发生了明显变化,革兰氏阳性菌与真菌性尿路感染的发病率增高,耐药甚至耐多药病原体也呈现明显增加趋势。

2. 发病机制

(1) 感染途径:①上行感染,指病原体经尿道进入膀胱、输尿管和肾盂肾盏导致的感染,是最常见的尿路感染途径。正常情况下尿道口周围有少量细菌寄居,不引起感染。当机体抵抗力下降、尿道黏膜有损伤或入侵细菌致病力强时,细菌可侵入尿道发生上行感染。②血行感染,指细菌经由血液循环到达肾脏和尿路其他部位,临床少见,多发生于机体免疫功能极差者,金黄色葡萄球菌为主要致病菌。

(2) 机体防御能力:细菌进入泌尿系统后是否引起感染与机体的防御功能有关。机体的防御机制包括:①排尿的冲刷作用;②尿路黏膜及其所分泌 IgA 和 IgG 等可抵御细菌入侵;③尿液中高浓度尿素、高渗透压和酸性环境不利于细菌生长;④前列腺分泌物含有抗菌成分。

(3) 易感因素

1) 女性尿路解剖生理特点:女性因尿道短而直,仅 3~5cm,尿道口离肛门近而易被细菌污染,尿道括约肌作用较弱,故细菌易沿尿道口上行至膀胱。尤其在月经期、妊娠期、绝经期和性生活后较易发生感染。女性与男性的尿路感染发病率之比约为 8:1。已婚女性发病率高于未婚女性,老年女性发病率更高,60 岁以上发病率可达 10%~12%,70 岁以上则高达 30% 以上。老年女性易发尿路感染除了与女性尿道短、年老抵抗力下降有关,雌激素水平下降致尿道局部抵抗力减退也是重要原因。

2) 尿路梗阻:各种原因导致的尿路梗阻是尿路感染的最重要易感因素,如尿路结石、膀胱癌、前列腺增生等。尿液潴留时,上行的细菌不能被及时地冲刷出尿道,易在局部大量繁殖引起感染。此外,膀胱输尿管反流可使膀胱内的含菌尿液进入肾盂而引起感染。

3) 使用尿道插入性器械:如导尿或留置导尿管、膀胱镜检查、尿道扩张术等可引起尿道黏膜损伤,并可将前尿道或尿道口的细菌带入膀胱或上尿路而致感染。

4) 机体免疫力低下:全身性疾病如糖尿病、慢性肾脏疾病、慢性腹泻、长期卧床的重症慢性疾病和长期使用糖皮质激素等可使机体抵抗力下降而易发生尿路感染。

5) 泌尿系统畸形或功能异常:如肾发育不全、多囊肾、海绵肾、铁蹄肾、双肾盂或双输尿管畸形及巨大输尿管等,均易使局部组织对细菌抵抗力降低。神经源性膀胱的排尿功能失常导致尿潴留和细菌感染。

【临床表现】

1. 膀胱炎 约占尿路感染的 60%,病人主要表现为尿频、尿急、尿痛,伴排尿不适。一般无全身毒血症状。尿液常混浊,常有白细胞尿、血尿,偶有肉眼血尿。

2. 急性肾盂肾炎 临床表现与炎症程度有关,多数起病急骤,表现如下:

(1) 全身表现:常有寒战、高热,伴有头痛、全身酸痛、无力、食欲减退。轻者全身表现较少,甚至缺如。

(2) 泌尿系统表现:常有尿频、尿急、尿痛,多伴有腰痛、肾区不适,肋脊角压痛和叩击痛阳性。可有脓尿和血尿。部分病人可无明显的膀胱刺激症状,而以全身症状为主或表现为血尿伴低热和腰痛。

(3) 并发症:较少,但伴有糖尿病和/或存在复杂因素且未及时合理治疗时可发生肾乳头坏死和肾周脓肿。前者主要表现为高热、剧烈腰痛和血尿,可有坏死组织脱落随尿排出,发生肾绞痛;后者除原有肾盂肾炎症状加重外,常出现明显单侧腰痛,向健侧弯腰时疼痛加剧。

3. 无症状细菌尿 又称隐匿型尿路感染,即有真性菌尿但无尿路感染的症状,排除尿液污染后,连续 2 次清洁中段尿培养的细菌菌落计数均 $\geq 10^5$ CFU/ml(菌落形成单位/ml),且为相同菌株。致病菌多为大肠埃希菌。多见于老年人、糖尿病病人、孕妇、肾移植受者、留置导尿者。如不治疗,无症状菌尿也可在病程中出现急性尿路感染的症状。

【实验室及其他检查】

1. **尿常规检查**　尿液混浊,可有异味。尿沉渣镜检白细胞>5个/HP(即白细胞尿),对尿路感染诊断意义较大;部分病人尿中可见白细胞管型,提示肾盂肾炎;40%~60%急性尿路感染的病人会出现镜下血尿,少数可有肉眼血尿;尿蛋白常为阴性或微量。

2. **尿细菌学检查**　新鲜清洁中段尿细菌定量培养菌落计数≥10^5CFU/ml,如能排除假阳性,称为真性菌尿。此外,膀胱穿刺尿细菌定性培养有细菌生长也提示真性菌尿。留取尿标本的方法与注意事项见本章第一节"概述"。

3. **影像学检查**　对于尿路感染反复发作者,可行B超、X线腹部平片、静脉肾盂造影等检查,以确定有无结石、梗阻、先天性畸形和膀胱输尿管反流。尿路感染急性期不宜做静脉尿路造影检查,可做B超检查。

4. **尿路感染的定位诊断检查**　尿酶(如乳酸脱氢酶、β-葡萄糖醛酸酶、N-乙酰-β-氨基葡萄糖苷酶等)测定,肾脏浓缩功能及抗体包裹细菌的检测。膀胱冲洗后尿培养等有助于上、下尿路感染的定位诊断。

5. **其他**　急性肾盂肾炎的血常规可有白细胞计数增多,中性粒细胞核左移。

【诊断要点】

典型尿路感染可根据膀胱刺激征、尿液改变和尿液细菌学检查加以确诊。不典型病人则主要根据尿细菌学检查作出诊断。尿细菌学检查的诊断标准为新鲜清洁中段尿细菌定量培养菌落计数≥10^5CFU/ml。对于留置导尿管的病人出现典型的尿路感染临床表现,且无其他原因可以解释,尿标本细菌培养菌落计数>10^3CFU/ml,可考虑导管相关性尿路感染的诊断。对于有明显的全身感染症状、腰痛、肋脊角压痛和叩击痛、血液中白细胞计数增高的病人,多考虑为肾盂肾炎。下尿路感染常以膀胱刺激征为主要表现,少有发热、腰痛等。

【治疗要点】

1. **一般治疗**　急性期注意休息,多饮水,勤排尿。膀胱刺激征和血尿明显者,可口服碳酸氢钠或者枸橼酸钾,以碱化尿液、缓解膀胱痉挛症状、抑制细菌生长和避免血凝块形成。反复发作者,应积极寻找病因,及时去除诱发因素。

2. **抗菌治疗**

(1) 急性膀胱炎:①单剂量疗法,可选用磺胺甲噁唑2.0g、甲氧苄啶0.4g、碳酸氢钠1.0g,1次顿服(简称STS单剂),或氧氟沙星0.4~0.6g,1次顿服。②短程疗法,可选择磺胺类、喹诺酮类、半合成青霉素或头孢菌素类等,连用3天。与单剂疗法相比,短程疗法更加有效,可减少复发,增加治愈率。停服抗生素7天后,需进行尿细菌定量培养。若结果阴性表示急性膀胱炎已治愈;若仍为真性菌尿,应继续给予2周抗生素。对于妊娠妇女、老年病人、糖尿病病人、机体免疫力低下及男性病人不宜使用单剂量和短程疗法,应采用较长疗程(7天疗程)。

(2) 急性肾盂肾炎:①轻型肾盂肾炎宜口服抗菌药物14天,可选用喹诺酮类(剂量同急性膀胱炎)、半合成青霉素类(如阿莫西林)或头孢菌素类(如头孢呋辛),一般用药72小时可显效,若无效则应根据药物敏感试验更改药物。②严重肾盂肾炎有明显毒血症状者需静脉用药,可选用青霉素类(如氨苄西林)、头孢菌素类(如头孢噻肟钠等)、喹诺酮类(如左氧氟沙星等),获得尿培养结果后应根据药敏选药,必要时联合用药。氨基糖苷类肾毒性大,应慎用。若治疗后病情好转,可于热退后继续用药3天再改口服抗生素,继续治疗2周。

(3) 无症状细菌尿:对于非妊娠妇女和老年人无症状细菌尿,一般不予治疗。妊娠妇女的无症状细菌尿则必须治疗,选用肾毒性较小的抗菌药物,如头孢菌素类等,不宜用氯霉素、四环素、喹诺酮类,慎用复方磺胺甲噁唑和氨基糖苷类。学龄前儿童的无症状细菌尿也应予以治疗。

Note:

（4）再发性尿路感染：再发性尿路感染可分为复发和重新感染。①复发：指在停药6周内原来的致病菌再次引起感染。应积极寻找并去除易感因素如尿路梗阻等，并根据药敏选用有效的强力杀菌性抗生素，疗程不少于6周。②重新感染：指在停药6周后再次出现真性细菌尿，菌株与上次不同。80%的再发性尿路感染为重新感染。重新感染提示病人的尿路防御功能低下，可采用长程低剂量抑菌疗法做预防性治疗，如每晚临睡前排尿后口服小剂量抗生素1次，常用药有复方磺胺甲噁唑、氧氟沙星、呋喃妥因，每7~10天更换药物，疗程半年。

（5）导管相关性尿路感染：全身应用抗生素、膀胱冲洗、局部应用消毒剂等均不能将其清除，最有效的方式是避免不必要的导管留置，并尽早拔除导尿管。

3. **疗效评价** ①治愈：治疗后尿菌转阴，停药后2周、6周复查尿菌均为阴性。②治疗失败：治疗后尿菌仍阳性；或者治疗后尿菌阴性，但2周和6周复查尿菌阳性，且为同一菌株。

【常用护理诊断/问题、措施及依据】

1. **排尿障碍：尿频、尿急、尿痛** 与泌尿系统感染有关。
具体护理措施详见本章第二节"尿路刺激征"的护理。

2. **体温过高** 与急性肾盂肾炎有关。

（1）饮食与休息：给予清淡、营养丰富、易消化食物。指导病人多饮水，勤排尿。增加休息与睡眠，为病人提供一个安静、舒适的休息环境，加强生活护理。体温恢复正常、症状明显减轻后可下床活动。

（2）病情观察：观察肾区疼痛有无加剧以及肾区和输尿管行程压痛、肾区叩击痛情况，监测体温、尿液性状、尿成分、尿沉渣镜检以及尿细菌培养结果的变化。如高热持续不退或体温升高，且出现腰痛加剧等，应考虑可能出现肾周脓肿、肾乳头坏死等并发症，需及时通知医生。

（3）发热护理：体温在38.5℃以下时可采用冰敷、酒精擦浴等措施进行物理降温。体温在38.5℃以上时遵医嘱选用药物降温。

（4）用药护理：遵医嘱根据药敏给予抗菌药物，注意药物用法、剂量、疗程和注意事项，如口服复方磺胺甲噁唑期间要注意多饮水，并同时服用碳酸氢钠，以增强疗效、减少磺胺结晶的形成。

【其他护理诊断/问题】

1. **潜在并发症：肾乳头坏死、肾周脓肿。**
2. **知识缺乏：缺乏预防尿路感染的知识。**

【健康指导】

1. **疾病预防指导** ①保持规律生活，避免劳累，坚持体育运动，增加机体免疫力。②多饮水、勤排尿是预防尿路感染最简便而有效的措施。每天应摄入足够水分，以保证足够的尿量和排尿次数。③注意个人卫生，尤其女性，要注意会阴部及肛周皮肤的清洁，特别是月经期、妊娠期、产褥期。学会正确清洁外阴部的方法。④与性生活有关的反复发作者，应注意性生活后立即排尿。⑤膀胱输尿管反流者，需要"二次排尿"，即每次排尿后数分钟再排尿一次。

2. **疾病知识指导** 告知病人尿路感染的病因、疾病特点和治愈标准，使其理解多饮水、勤排尿以及注意会阴部、肛周皮肤清洁的重要性，确保其出院后仍能严格遵从。教会病人识别尿路感染的临床表现，一旦发生尽快诊治。

3. **用药指导** 嘱病人按时、按量、按疗程服药，勿随意停药，并按医嘱定期随访。

【预后】

经积极治疗，90%以上尿路感染能痊愈，预后好。若存在尿路梗阻、畸形等易感因素，则必须纠正易感因素，否则很难治愈，且可演变为慢性肾盂肾炎，甚至发展为慢性肾衰竭。

（曹艳佩）

第七节 急性肾损伤

急性肾损伤(acute kidney injury,AKI)是一组由各种因素引起的短时间内肾功能急剧减退而出现的临床综合征,主要表现为肾小球滤过率下降,氮质等代谢产物潴留,水、电解质和酸碱平衡紊乱,甚至引起全身各系统并发症。急性肾损伤可发生于原来无肾脏疾病的人,也可在原有慢性肾脏病基础上发生。AKI 以往称为急性肾衰竭(acute renal failure,ARF),AKI 概念的提出将关注的焦点由危及生命的液体潴留、电解质紊乱和酸碱失衡的肾功能严重受损阶段扩展至无临床症状、仅有肾功能标志物轻微改变的早期阶段,体现了对疾病早期识别及早期干预的重视。

急性肾损伤有广义和狭义之分,广义的 AKI 根据损伤最初发生的解剖部位可分为肾前性、肾性和肾后性 3 类。狭义的 AKI 指急性肾小管坏死(acute tubular necrosis,ATN),此为 AKI 最常见类型,占全部 AKI 的 75%～80%。AKI 是临床常见危重症,在重症监护室发生率为 30%～60%,危重病人死亡率高达 30%～80%。

【病因与发病机制】

1. 病因

(1) 肾前性 AKI:又称肾前性氮质血症,指各种原因引起肾血流灌注不足所致的肾小球滤过率(GFR)降低的缺血性肾损伤。初期肾实质组织结构完好。肾前性 AKI 常见病因包括:①有效血容量不足,主要为各种原因导致的大出血、液体丢失或细胞外液重新分布;②心排血量减少,如充血性心力衰竭等;③全身血管扩张,如使用降压药物、脓毒血症、过敏性休克等;④肾血管收缩及肾自主调节受损,如使用去甲肾上腺素、血管紧张素转化酶抑制剂、非甾体抗炎药等。

(2) 肾性 AKI:是由各种原因引起的肾实质损伤。以肾缺血以及肾毒性物质引起的肾小管上皮细胞损伤(如急性肾小管坏死)最常见,还包括急性间质性肾炎、肾小球疾病、肾血管疾病和肾移植排斥导致的损伤。

(3) 肾后性 AKI:由急性尿路梗阻所致,梗阻可发生在从肾盂到尿道的尿路任一水平。常见病因有双侧肾结石、肿瘤、前列腺增生、肾乳头坏死堵塞、腹膜后肿瘤压迫、神经源性膀胱等。

知 识 拓 展

常见肾毒性物质

1. 肾毒性药物

(1) 抗菌药物:氨基糖苷类(庆大霉素、卡那霉素、阿米卡星、妥布霉素、链霉素)、糖肽类抗生素(多黏菌素、万古霉素)、第一代头孢菌素、两性霉素 B、磺胺类、利福平等。

(2) 造影剂:泛碘酸、泛影葡胺等。

(3) 肿瘤化疗药物:顺铂、卡铂、甲氨蝶呤、丝裂霉素。

(4) 免疫抑制剂:环孢素、他克莫司、青霉胺。

(5) 其他药(毒)物:利尿药(右旋糖酐、甘露醇、利尿酸钠)、非甾体抗炎药、麻醉药(甲氧氟烷、氟甲氧氟烷、安氟醚、安非他明、海洛因等)、中药(马兜铃酸类、雄黄、斑蝥、蟾酥、生草乌、生白附子等)。

2. 工业毒物

(1) 重金属:汞、镉、砷、铀、锂、锑、铋、钡、铅、铂等。

(2) 化合物:氰化物、四氯化碳、甲醇、甲苯、乙烯二醇、氯仿、甲酚、甲醛、间苯二酚等。

(3) 杀虫药和除草剂:有机磷、毒鼠强、百草枯等。

3. 生物毒素 蛇毒、蝎毒、青鱼胆毒、蜂毒、黑蜘蛛毒、毒蕈等。

2. 发病机制 急性肾小管坏死的发病机制尚未完全明了,不同病因、不同病理损害类型,有其不同的始动机制和持续发展因素。主要与肾小球滤过率(GFR)下降,肾小管上皮细胞损伤有关。

(1) 肾血流动力学改变:肾前性 AKI 时肾灌注不足,肾通过自我调节机制扩张入球小动脉并收缩出球小动脉,以维持 GFR 和肾血流量。当血容量严重不足超过肾自我调节能力时可导致 GFR 降低。如果肾低灌注持续超过 6 小时未得到纠正,肾内血流重新分布,可引起肾皮质缺血、髓质淤血缺氧,进而发展为急性肾小管坏死。参与上述血流动力学异常的因素可能与肾交感神经活性增强引起的肾血管收缩、肾内肾素-血管紧张素系统激活、内皮细胞损伤使血管收缩因子(如内皮素)生成增多、血管舒张因子(如一氧化氮、前列腺素)生成减少有关。

(2) 肾小管上皮细胞损伤:当肾小管上皮细胞因急性肾缺血或肾毒性物质损伤时,肾小管重吸收钠减少,管-球反馈增强使入球小动脉和肾血管收缩,肾血管阻力增加引起 GFR 下降;肾小管上皮细胞脱落形成管型引起肾小管梗阻,梗阻近端肾小管内压力增高,进而使肾小球囊内压力升高,引起肾小球滤过停止;肾小管严重受损时导致肾小球滤过液反漏至肾间质引起肾间质水肿压迫肾单位,加重肾缺血。上述因素相互作用,肾小管上皮细胞损伤随肾缺血持续而加重,引起细胞凋亡和坏死,最终导致 GFR 进一步降低。

(3) 炎症反应:肾缺血及恢复血液灌注时可引起血管内皮细胞损伤、缺血再灌注损伤和炎症反应,导致白细胞浸润和小管上皮细胞释放多种炎症介质(如 TNF-α、IL-6、IL-8、IL-18、IL-1β、TGF-β 等),引起肾实质进一步损伤。

【病理】

由于病因及病变的严重程度不同,病理改变可有显著差异。肉眼见肾增大,质软,剖面见髓质呈暗红色,皮质肿胀,因缺血呈苍白色。典型的缺血性急性肾损伤光镜检查见肾小管上皮细胞片状和灶性坏死,从基膜上脱落,肾小管管腔管型堵塞。管型由未受损或变性的上皮细胞、细胞碎片、T-H(Tamm-Horsfall)蛋白和色素构成。肾缺血者,小管基膜常遭破坏。若基膜完整性存在,则肾小管上皮细胞可迅速再生,否则肾小管上皮细胞不能完全再生。肾毒性急性肾损伤变化最明显的部位在近端肾小管的曲部和直部。肾小管上皮细胞坏死程度较缺血性急性肾损伤者轻。

【临床表现】

急性肾小管坏死典型临床病程可分为 3 期:起始期、维持期和恢复期。

1. 起始期 指肾脏受到缺血或肾毒性物质打击,尚未发生明显的肾实质损伤的阶段。此阶段可持续数小时至数周,病人无明显症状。此阶段若及时采取有效措施常可阻止病情进展,否则随着肾小管上皮细胞损伤加重,GFR 逐渐下降,进入维持期。

2. 维持期 此阶段肾实质损伤已经发生,GFR 进行性下降,之后维持在 5~10ml/min 的低水平。典型者持续 7~14 天,也可短至几天或长至 4~6 周。病人常出现少尿或无尿,但也有部分病人尿量可维持在 400ml/d 以上,称非少尿型 AKI,其病情大多较轻,预后好。随着肾功能减退,病人可出现一系列尿毒症表现。

(1) AKI 的全身表现

1) 消化系统:食欲减退、恶心、呕吐、腹胀、呃逆、腹泻等,严重者可出现消化道出血。

2) 呼吸系统:主要与容量过多导致的急性肺水肿和感染有关,可表现为气促、呼吸困难、咳嗽等。

3) 循环系统:与尿量减少、水钠潴留引起高血压、心力衰竭有关,可表现为呼吸困难、心悸等;因毒素滞留、电解质紊乱、贫血及酸中毒可引发多种心律失常及心肌病变。

4) 神经系统:可出现意识障碍、躁动、谵妄、抽搐、昏迷等尿毒症脑病症状。

5) 血液系统:可出现出血倾向及轻度贫血,表现为皮肤、黏膜、牙龈出血,头晕,乏力等。

6) 其他:感染是 AKI 常见且严重的并发症,也是主要的死亡原因。常见感染部位依次为肺部、泌尿道、伤口及全身。此外,在 AKI 同时或在疾病发展过程中可并发多脏器功能障碍综合征。

（2）水、电解质和酸碱平衡紊乱

1）水过多:见于水摄入量未严格控制、大量输液时,表现为稀释性低钠血症、高血压、心力衰竭、急性肺水肿和脑水肿等。

2）代谢性酸中毒:由于肾小管泌酸和重吸收碳酸氢根下降,酸性代谢产物排出减少,且 AKI 常合并高分解代谢状态,使酸性代谢产物明显增多。

3）高钾血症:是 AKI 主要死因之一。由于少尿期肾排钾减少、感染、高分解状态、代谢性酸中毒等因素,短时间内可引起严重高钾血症,严重者发生房室传导阻滞、室内传导阻滞、心室颤动或心脏骤停等心律失常。

4）低钠血症:主要由于水潴留引起稀释性低钠血症,或呕吐、腹泻引起钠盐丢失过多。

5）其他:可有低钙、高磷、低氯血症等,但不如慢性肾衰竭时明显。

3. **恢复期**　肾小管上皮细胞再生、修复,直至功能完全恢复,GFR 逐渐恢复至正常或接近正常范围的阶段,持续数天至数月。少尿型病人出现尿量进行性增加,每天尿量可达 3～5L,通常持续 1～3 周,继而逐渐恢复正常。尿量增加数天后血肌酐逐渐下降。与 GFR 相比,肾小管上皮细胞的溶质和水重吸收功能的恢复相对延迟,常需 3～6 个月恢复正常。部分病人最终遗留不同程度的肾脏结构和功能损伤。

【实验室及其他检查】

1. **血液检查**　血清肌酐和尿素氮进行性上升,高分解代谢者上升速度较快。血钾浓度常高于 5.5mmol/L。血 pH 常低于 7.35,碳酸氢根离子浓度低于 20mmol/L。血钠、血钙浓度降低,血磷浓度升高。可有轻度贫血。

2. **尿液检查**　尿蛋白多为+～++,以小分子蛋白质为主,可见肾小管上皮细胞、白细胞、细胞管型、颗粒管型,结晶等。尿比重降低（<1.015）且固定,尿渗透压<350mOsm/（kg·H_2O）,尿与血渗透浓度之比<1.1。尿钠增高。滤过钠排泄分数（FE_{Na}）可反映肾脏排出钠的能力,即 FE_{Na}=（尿钠/血钠）/（尿肌酐/血肌酐）×100%,ATN 者 FE_{Na}>1%。尿液指标检查必须在输液、使用利尿药和高渗药物之前,否则结果有偏差。

3. **影像学检查**　首选 B 超检查,以评估肾脏的形态结构,排除尿路梗阻和慢性肾脏病,并了解 AKI 病因。普通 CT 平扫、MRI、多普勒超声或核素显像有助于发现肾脏结构和功能以及肾血管有无异常。必要时行肾血管造影、逆行性或静脉肾盂造影,但造影剂可加重肾损伤。

4. **肾活组织检查**　是重要的诊断手段。在排除肾前性及肾后性原因后,对于病因不明的肾性 AKI,如无禁忌证,应尽早行肾活组织病理检查。

【诊断要点】

根据原发病因,肾功能急剧减退,结合临床表现和实验室及影像学检查,一般不难作出诊断。

AKI 诊断标准为:血清肌酐 48 小时内升高≥0.3mg/dl（≥26.5μmol/L）,或 7 天内血清肌酐升高≥1.5 倍基础值,或尿量<0.5ml/（kg·h）并持续≥6 小时。根据血清肌酐和尿量进一步分期（表 5-1）。单独采用尿量为诊断和分期依据时,须综合考虑影响尿量的其他因素,如利尿药使用、血容量状态、尿路梗阻等。

【治疗要点】

AKI 治疗的原则:早期识别,及时干预,以避免肾脏进一步损伤,维持水、电解质和酸碱平衡,适当营养支持,积极防治并发症并适时肾脏替代治疗。治疗包括以下方面:

表 5-1　AKI 的分期

分期	血清肌酐	尿量
1 期	升高达基础值的 1.5~1.9 倍； 或升高≥26.5μmol/L(≥0.3mg/dl)	<0.5ml/(kg·h)，持续≥6h，但<12h
2 期	升高达基础值的 2.0~2.9 倍	<0.5ml/(kg·h)，持续≥12h
3 期	升高达基础值的≥3.0 倍； 或升高≥353.6μmol/L(≥4.0mg/dl)； 或开始肾脏替代治疗； 或年龄<18 岁，eGFR<35ml/(min·1.73m²)	<0.3ml/(kg·h)，持续≥24h；或无尿≥12h

1. **尽早纠正可逆病因**　AKI 治疗首先要纠正可逆的病因。各种严重外伤、心力衰竭、急性失血等，予积极扩容，纠正血容量不足、休克和感染。停用影响肾灌注或具有肾毒性的药物等。继发于肾小球肾炎、小血管炎的 AKI 予糖皮质激素和/或免疫抑制剂治疗。尿路梗阻引起的肾后性 AKI 应及时解除梗阻。

2. **维持体液平衡**　每天补液量应为显性失液量加上非显性失液量减去内生水量。每天大致的入液量可按前一天尿量加 500ml 计算。发热病人只要体重不增加，可适当增加入液量。透析治疗者入液量可适当放宽。

3. **营养支持**　补充营养以维持机体的营养状态和正常代谢，有助于损伤细胞的修复和再生，提高存活率。

4. **纠正高钾血症**　密切监测血钾的浓度，当血钾超过 6mmol/L 或心电图有高钾相关异常表现时，应紧急处理。①立即停用含钾药物和含钾食物。②拮抗钾离子对心肌的毒性作用：10% 葡萄糖酸钙 10~20ml 稀释后缓慢静注(不少于 5 分钟)。③转移钾：50% 葡萄糖 50~100ml 或 10% 葡萄糖 250~500ml，加普通胰岛素 6~12U 缓慢静滴，以促进糖原合成，使钾离子向细胞内转移；合并代谢性酸中毒者予 5% 碳酸氢钠补碱，以纠正酸中毒并促使钾离子向细胞内转移。④清除钾：紧急透析，以血液透析最为有效；利尿药缓慢静注，以增加尿量促进钾离子排出；口服降钾药物，如离子交换树脂(聚磺苯乙烯磺酸钠、聚苯乙烯磺酸钙、离子交换聚合物 Patiromer)，或新型钾离子结合剂环硅酸锆钠，但口服降钾药物起效慢，不作为高钾血症的急救措施。

5. **纠正代谢性酸中毒**　应及时处理，如 HCO_3^-<15mmol/L，予 5% 碳酸氢钠 125~250ml 静滴。严重酸中毒者应立即开始透析治疗。

6. **控制感染**　尽早根据细菌培养和药物敏感试验选用对肾无毒或毒性低的抗生素治疗，并按 GFR 调整用药剂量。

7. **急性左心衰的处理**　利尿药和洋地黄对 AKI 并发心力衰竭的疗效较差，且易发生洋地黄中毒。药物治疗以扩血管、减轻后负荷的药物为主。尽早进行透析对治疗容量负荷过重的心力衰竭最为有效。

8. **透析治疗**　是 AKI 治疗的重要组成部分，常选择间歇性血液透析或连续性肾脏替代治疗。紧急透析指征包括：严重高钾血症(K^+>6.5mmol/L 或已出现严重心律失常)、严重代谢性酸中毒(动脉血 pH<7.2)、利尿药治疗无效的严重肺水肿、出现严重尿毒症症状(如脑病、心包炎、癫痫发作等)。对非高分解型、尿量不少的病人可试行内科保守治疗。重症病人宜早期开始透析，治疗目的是尽早清除体内过多的水分、尿毒症毒素，稳定机体内环境，有助于液体、热量、蛋白质及其他营养物质的补充，以利于肾损伤细胞的修复和再生。

9. **恢复期治疗**　AKI 恢复早期肾小球滤过功能尚未完全恢复，肾小管浓缩功能仍较差，每天尿量较多，治疗重点仍为维持水、电解质和酸碱平衡，控制氮质血症，治疗原发病和防治各种并发症。已进行透析者应维持透析，直至血肌酐和尿素氮降至接近正常。后期肾功能恢复，尿量正常，一般无须特殊处理,应定期随访肾功能,避免肾毒性药物的使用。

【常用护理诊断/问题、措施及依据】

1. **体液过多**　与 GFR 下降致水钠潴留、水摄入控制不严引起的容量过多有关。

（1）休息与体位:病人应绝对卧床休息以减轻肾脏负担。下肢水肿者抬高下肢促进血液回流。昏迷者按昏迷病人护理常规进行护理。

（2）维持与监测水平衡:坚持"量出为入"的原则。严格记录 24 小时出入液量,同时将出入量的记录方法、内容告知病人及家属,以便得到充分配合。每天监测体重。具体详见本章第二节中"肾源性水肿"的护理。

严密观察病人有无体液过多的表现:①皮肤、黏膜水肿;②体重每天增加>0.5kg;③无失盐基础上血钠浓度偏低;④中心静脉压>12cmH$_2$O(1.17kPa);⑤胸部 X 线显示肺充血征象;⑥无感染征象基础上出现心率快、呼吸急促、血压增高、颈静脉怒张。

2. **潜在并发症**:电解质、酸碱平衡失调。

（1）监测并及时处理电解质、酸碱平衡失调:①监测血钾、钠、钙等电解质的变化,如发现异常及时通知医生处理。②密切观察有无高钾血症的征象,如脉律不齐、肌无力、感觉异常、恶心、腹泻、心电图改变(T 波高尖、ST 段压低、PR 间期延长、房室传导阻滞、QRS 波宽大畸形、心室颤动甚至心脏骤停)等。血钾高者应限制钾的摄入,少用或忌用富含钾的食物,如紫菜、菠菜、苋菜、薯类、山药、坚果、香蕉、香菇、榨菜等。预防高钾血症的措施还包括积极预防和控制感染、及时纠正代谢性酸中毒、禁止输入库存血、避免使用可能引起高钾血症的药物,如非甾体类药物、中药制剂等。③限制钠盐摄入。④密切观察有无低钙血症的征象,如指(趾)、口唇麻木,肌肉痉挛、抽搐,心电图改变(QT 间期延长、ST 段延长)等。如发生低钙血症,可摄入含钙量较高的食物(如牛奶),并遵医嘱使用活性维生素 D 及钙剂等,急性低钙血症需静脉使用钙剂。

（2）观察治疗效果:密切观察病人临床症状、尿量、血清肌酐和尿素氮,如病人临床症状改善、尿量增加、血清肌酐和尿素氮逐渐下降,提示治疗有效。

3. **营养失调:低于机体需要量**　与病人食欲减退、恶心、呕吐、限制蛋白质摄入、透析和原发疾病等因素有关。

（1）饮食护理:给予充足热量、优质蛋白饮食,控制水、钠、钾的摄入量。每天供给 84～126kJ/kg (20～30kcal/kg)热量,其中 2/3 由碳水化合物提供,1/3 由脂类提供,以减少机体蛋白质分解;蛋白质的摄入量应限制为 0.8～1.0g/(kg·d),适量补充必需氨基酸和非必需氨基酸,高分解代谢、营养不良并接受透析的病人,蛋白质摄入量可放宽至 1.0～1.5g/(kg·d)。优先经胃肠道提供营养支持,告知病人及家属保证营养摄入的重要性,少量多餐,以清淡流质或半流质食物为主,不能经口进食者予管饲或肠外营养。

（2）营养监测:监测反映机体营养状态的指标是否改善,如血清白蛋白等。

4. **有感染的危险**　与机体抵抗力降低及透析等侵入性操作有关。

护理措施详见本章第八节"慢性肾衰竭"。

【其他护理诊断/问题】

1. **潜在并发症**:高血压、急性左心衰竭、心律失常、上消化道出血、DIC、多脏器功能衰竭。

2. **知识缺乏**:缺乏疾病治疗、病情监测及饮食管理相关知识。

【健康指导】

1. **疾病预防指导**　老年人、糖尿病、原有慢性肾脏病史及危重病人,应注意避免肾毒性药物、造影剂、肾血管收缩药物的应用,及时维持血流动力学稳定以避免肾脏低灌注。高危病人如必须造影检

Note:

查需予水化疗法。加强劳动防护,避免接触重金属、工业毒物等。误服或误食毒物时,应立即进行洗胃或导泻,并采用有效解毒药。

2. **疾病知识指导** 恢复期病人应加强营养,增强体质,适当锻炼;注意个人清洁卫生,注意保暖,防止受凉;避免妊娠、手术、外伤。教会病人测量和记录尿量的方法。指导病人定期复查尿常规、肾功能及双肾 B 超检查,了解 AKI 是否转变为慢性肾脏病。

【预后】

本病预后与原发病、年龄、合并症、AKI 严重程度、诊断和治疗时机及并发症严重程度等有关。病人主要死于原发病和并发症,尤其是多脏器功能衰竭。AKI 1~3 期的肾功能恢复率分别为 71.4%、60.0% 和 21.2%,原有慢性肾脏病、高龄、病情严重或诊治不及时者可加速进展为慢性肾衰竭。

(郑 晶)

第八节 慢性肾衰竭

导入案例与思考

苏某,男,56 岁,发现蛋白尿 12 年,高血压 5 年,一直未予系统治疗,近 2 周出现双下肢水肿,伴乏力、食欲减退、面色苍白、有皮肤瘙痒,每天尿量减少至 300~400ml。身体评估:血压 176/106mmHg,呼吸 20 次/min,贫血貌,双肺散在湿啰音,心率 100 次/min,心前区收缩期杂音 3 级,双下肢水肿。实验室检查:尿常规:蛋白++;血常规:血红蛋白 67g/L;血生化:尿素氮 38.4mmol/L,肌酐 947μmol/L,钾 5.5mmol/L。B 超见双肾明显缩小。拟诊"慢性肾脏病(CKD 5 期)"收治肾内科。

请思考:

1. 如何解释该病人出现上述症状、体征及实验室检查异常?
2. 该病人目前的治疗原则是什么?
3. 该病人最主要的护理诊断/问题及依据是什么? 应采取哪些护理措施?

慢性肾衰竭(chronic renal failure,CRF)简称慢性肾衰,指各种原发性或继发性慢性肾脏病持续进展引起肾小球滤过率(GFR)下降和肾功能损害,出现以代谢产物潴留,水、电解质和酸碱平衡紊乱和全身各系统症状为主要表现的临床综合征。

美国肾脏病基金会(National Kidney Foundation,NKF)制定的"肾脏病预后质量倡议"(Kidney/Disease Outcomes Quality Initiative,K/DOQI)提出慢性肾脏病(chronic kidney disease,CKD)的定义,指各种原因引起的慢性肾脏结构或功能异常(肾脏损伤≥3 个月),伴或不伴肾小球滤过率(GFR)下降,表现为肾脏病理学检查异常或肾脏损伤(血、尿成分异常或影像学检查异常);或不明原因的 GFR 下降[<60ml/(min·1.73m^2)]超过 3 个月。CKD 概念的提出强调了疾病早期识别和防治的重要性。我国慢性肾脏病患病率为 10.8% 且在近年呈明显上升趋势,患病人数约 1.4 亿,其中慢性肾衰竭发病率约为 100/百万人口,患病人数有 100 多万,男性占发病人数的 55%,高发年龄为 45~50 岁。

慢性肾脏病根据 GFR 的下降程度分为 1~5 期(表 5-2),慢性肾衰竭为 GFR 下降至失代偿的那部分人群。我国以往将慢性肾衰竭根据肾功能损害程度分 4 期:肾功能代偿期、肾功能失代偿期、肾衰竭期和尿毒症期,分别大致相当于 CKD 2 期和 3a 期、3b 期、4 期、5 期。

【病因与发病机制】

慢性肾衰竭常见病因有原发性和继发性肾小球肾炎、糖尿病肾病、高血压肾小动脉硬化、肾小管

表 5-2 慢性肾脏病的分期和治疗计划

分期	特征	GFR/(ml · min^{-1} · 1.73m^{-2})	治疗计划
1 期	肾损害,GFR 正常或稍高	≥90	诊断和治疗;治疗合并疾病;延缓疾病进展;减少心血管患病危险因素
2 期	肾损害,GFR 轻度降低	60~89	评估、减慢疾病进展
3a 期	GFR 轻到中度降低	45~59	评估、预防和诊断并发症
3b 期	GFR 中到重度降低	30~44	治疗并发症
4 期	GFR 重度降低	15~29	准备肾脏替代治疗
5 期	终末期肾病	<15(或透析)	肾脏替代治疗

间质性疾病、肾血管疾病、遗传性肾病等。西方发达国家糖尿病肾病、高血压肾小动脉硬化为慢性肾衰竭的两大主要病因。我国常见的病因依次为原发性肾小球肾炎、糖尿病肾病、高血压肾小动脉硬化、狼疮性肾炎、梗阻性肾病、多囊肾等。

慢性肾衰竭进展缓慢,但在一些诱因下短期内可急剧加重。引起慢性肾衰竭持续进展、恶化的危险因素主要有高血糖、高血压、蛋白尿、低白蛋白血症、吸烟等。引起慢性肾衰竭急剧加重的危险因素包括:①累及肾脏的疾病复发或加重;②有效血容量不足;③肾脏灌注急剧减少(如肾动脉狭窄应用ACEI、ARB 类药物);④严重高血压未有效控制;⑤肾毒性药物;⑥尿路梗阻;⑦其他,如严重感染、其他器官功能衰竭等。

本病的发病机制尚未完全明了,主要有以下几种学说:

1. 慢性肾衰竭持续进展、恶化的发生机制

(1) 肾小球血流动力学改变:各种病因引起肾单位被破坏,导致残存肾单位代偿性肥大,单个肾单位的肾小球滤过率增高(高滤过)、血浆流量增高(高灌注)和毛细血管跨膜压增高(高压力),这种高血流动力学状态使细胞外基质(ECM)增加和系膜细胞增殖,加重肾小球进行性损伤,导致肾小球硬化和肾单位进一步减少。

(2) 肾小管高代谢:残存肾单位的肾小管的高代谢状态,可致氧自由基产生增多,加重细胞和组织损伤,引起肾小管萎缩、间质纤维化和肾单位进行性损害。

(3) 其他:细胞因子、生长因子(如 TGF-β_1、IL-1、单个核细胞趋化蛋白-1、内皮素-1 等)和血管活性物质(如血管紧张素 Ⅱ)、细胞外基质降解不足、细胞凋亡、醛固酮增多等也参与了肾小球硬化和间质纤维化过程。

2. 尿毒症各种症状的发生机制 导致尿毒症症状及各器官系统损害发生的原因包括:①水、电解质和酸碱平衡失调。②尿毒症毒素作用:肾功能减退时肾脏对溶质清除率下降,对某些激素灭活减少,导致多种物质在体内蓄积并引起相应的症状和/或功能异常,此类物质称为尿毒症毒素。常见尿毒症毒素包括:尿素、尿酸、胍类等小分子物质;甲状旁腺激素(PTH)等中分子物质;核糖核酸酶、β_2微球蛋白等大分子物质。③肾脏内分泌功能障碍,如促红细胞生成素(EPO)分泌减少引起肾性贫血、1,25-(OH)$_2$D$_3$ 减少引起肾性骨病。

【临床表现】

慢性肾脏病起病缓慢,早期(CKD 1~3 期)常无明显临床症状或仅有乏力、腰酸、夜尿增多、食欲减退等症状。当发展至残存肾单位无法代偿满足机体最低需求时,才出现明显症状。尿毒症时出现全身多个系统的功能紊乱。

1. 水、电解质和酸碱平衡紊乱 可出现水、钠潴留或低钠血症、高钾或低钾血症、高磷血症、低钙血症、高镁血症、代谢性酸中毒等。

2. 糖、脂肪、蛋白质代谢障碍　可表现为糖耐量减低、低血糖、高甘油三酯血症、高胆固醇血症，蛋白质合成减少、分解增加及负氮平衡。

3. 各系统症状体征

（1）消化系统：食欲缺乏是最常见和最早期表现，还可表现为恶心、呕吐、腹胀、腹泻。晚期病人口腔有尿味，口腔炎、口腔黏膜溃疡、胃或十二指肠溃疡以及上消化道出血也较常见。

（2）心血管系统

1）高血压和左心室肥大：多数病人存在不同程度的高血压，主要由于水、钠潴留引起，也与肾素-血管紧张素升高、交感神经反射增强、血管舒张因子分泌减少有关。高血压可引起动脉硬化、左心室肥厚、心力衰竭并加重肾损害。

2）心力衰竭：是慢性肾衰竭常见死亡原因之一。其发生大多与水、钠潴留和高血压有关，部分与尿毒症心肌病有关。表现为心悸、气促、端坐呼吸、颈静脉怒张、肝大、水肿等，一般发绀不明显，严重者发生急性肺水肿。

3）尿毒症性心肌病：指尿毒症毒素所致的特异性心肌功能障碍。其发生可能与代谢废物潴留和贫血等因素有关。表现为左室肥厚和舒张功能下降、心脏扩大、充血性心力衰竭、持续性心动过速、心律失常等。

4）心包炎：包括尿毒症性心包炎和透析相关性心包炎，主要与尿毒症毒素、水电解质紊乱、心力衰竭、感染、出血等因素有关。前者可发生于透析前或透析早期，现已少见；后者主要见于透析不充分、肝素使用过量者。心包积液多为血性，其他临床表现与一般心包炎相似，轻者可无症状，典型者表现为胸痛并在卧位、深呼吸时加重，可有心包积液体征，严重者可发生心脏压塞。

5）血管钙化和动脉粥样硬化：血管钙化在慢性肾衰竭心血管病变中起重要作用，与高磷血症、钙分布异常等因素有关。动脉粥样硬化常发展迅速，可引起冠状动脉、脑动脉和全身周围动脉粥样硬化和钙化，与高血压、脂质代谢紊乱、钙磷代谢紊乱等因素有关。冠心病是病人主要死亡原因之一。

（3）呼吸系统：常表现为气促，合并代谢性酸中毒时可表现为呼吸深而长。体液过多、心功能不全时可发生肺水肿或胸腔积液。尿毒症毒素引起肺泡毛细血管通透性增加、肺充血，肺部 X 线检查出现"蝴蝶翼"征，称"尿毒症肺水肿"。

（4）血液系统

1）贫血：慢性肾衰竭时，由于肾脏促红细胞生成素（EPO）生成减少导致的贫血，称为肾性贫血。多数病人均有轻至中度贫血，且多为正细胞正色素性贫血。铁缺乏、叶酸不足、营养不良、失血、炎症等可加重贫血程度。

2）出血倾向：与血小板功能障碍以及凝血因子活性降低等有关。轻度出血倾向表现为皮肤或黏膜出血点、瘀斑，牙龈出血、鼻出血、月经过多等，重者出现消化道出血、颅内出血等。

（5）皮肤变化：皮肤瘙痒是慢性肾衰竭最常见症状之一，与继发性甲状旁腺功能亢进和皮下组织钙化有关。皮肤干燥伴有脱屑。尿毒症病人因贫血出现面色苍白或色素沉着异常呈黄褐色，为尿毒症病人特征性面容。

（6）骨骼病变：由于慢性肾脏病所致的矿物质与骨代谢异常综合征称为慢性肾脏病-矿物质和骨异常（CKD-mineral and bone disorder，CKD-MBD），表现为钙、磷、甲状旁腺素或维生素 D 代谢异常，骨转化、骨矿化、骨量、骨线性生长或骨强度异常，以及血管或其他软组织钙化。慢性肾衰竭时出现的骨骼病变，称为肾性骨病或肾性骨营养不良，包括纤维囊性骨炎、骨软化症、骨质疏松症和骨硬化症等。典型者表现为骨痛、行走不便和自发性骨折。早期有症状者少见，需依靠骨活组织检查诊断。

（7）神经肌肉系统：神经系统异常包括中枢和周围神经病变。慢性肾衰竭中枢神经系统异常称为尿毒症脑病，早期表现为疲乏、失眠、注意力不集中等，后期可出现性格改变、抑郁、记忆力下降，判断力、计算力和定向力障碍，幻觉甚至昏迷等。周围神经病变以肢端袜套样分布的感觉丧失最常见，也可出现肢体麻木、下肢疼痛，深反射减弱或消失。尿毒症时可出现肌肉震颤、痉挛，肌无力和肌萎缩等。

（8）内分泌失调：慢性肾衰竭时除肾脏产生的内分泌激素异常外（如骨化三醇减少、EPO 缺乏、肾素-血管紧张素Ⅱ过多），可出现性激素紊乱（雌激素、雄激素水平下降，催乳素、黄体生成素水平升高等），女性病人常表现为闭经、不孕，男性病人表现为阳痿、不育等。由于血 PTH 升高，多数病人有继发性甲状旁腺功能亢进。部分病人甲状腺素水平降低，表现为基础代谢率下降。肾脏对胰岛素的清除减少、骨骼肌等外周组织器官摄取糖能力下降，导致糖耐量异常和胰岛素抵抗。

（9）免疫系统：CKD 病人常合并呼吸系统、泌尿系统、皮肤等部位感染，其发生与机体免疫功能低下、白细胞功能异常、淋巴细胞和单核细胞功能障碍等有关。透析者可发生血管通路或腹膜透析管相关感染、肝炎病毒感染等。

【实验室及其他检查】

慢性肾脏病进展至 GFR<60ml/（min・1.73m^2）后，可逐渐出现以下异常：

1. **尿液检查**　常见蛋白尿，其中白蛋白尿对 CKD 病情严重程度和预后判断有预测价值，常用尿白蛋白/肌酐比值（ACR）评价白蛋白尿程度。尿沉渣检查中可见红细胞、白细胞、颗粒管型和蜡样管型。尿比重或尿渗透压下降，至 CKD 5 期尿比重（1.010）和尿渗透压［300mOsm/（kg・H$_2$O）］低且固定，称等比重尿和等渗尿。

2. **血常规检查**　红细胞计数下降，绝对网织红细胞计数减少，血红蛋白浓度降低，白细胞计数可升高或降低。

3. **肾功能检查**　肾功能减退，血肌酐、血尿素氮水平增高，肌酐清除率降低。

4. **血生化检查**　血清白蛋白降低；血钙降低，血磷增高，甲状旁腺激素水平升高；血钾和血钠可增高或降低；可有代谢性酸中毒等。

5. **其他实验室检查**　可有出凝血功能障碍，出血时间延长；缺铁时血清铁水平偏低，血清铁蛋白浓度<200ng/ml，转铁蛋白饱和度<20%。

6. **影像学检查**　CKD 早期 B 超显示肾脏大小正常，回声增多不均匀，晚期显示皮质变薄，皮髓质分界不清，双肾缩小等。同位素 CT 有助于了解 CKD 早期单侧和双肾总体肾功能受损程度。

【诊断要点】

根据病史、临床表现，GFR 下降，血肌酐、血尿素氮升高，影像学检查示双肾缩小，即可作出诊断。应积极寻找引起 CKD 持续进展的因素，并依据原发病因、GFR 和蛋白尿程度对 CKD 进展程度分级。

【治疗要点】

CKD 的治疗原则为：早期治疗原发疾病和加重因素，根据 CKD 分期所处的不同阶段采取不同的防治策略（表 5-2），以延缓肾功能减退，减少并发症，提高病人生活质量。

1. **治疗原发病并去除使肾功能恶化的因素**　积极治疗引起慢性肾衰竭的原发疾病，如狼疮性肾炎、高血压、糖尿病肾病等，纠正某些使肾损害加重的可逆因素，如循环血容量不足、使用肾毒性药物、尿路梗阻、感染，水、电解质和酸碱平衡紊乱，严重高血压、心力衰竭等，以延缓或防止肾功能减退，保护残存肾功能。

2. **营养治疗**

（1）饮食治疗：饮食控制可以缓解尿毒症症状，延缓残存肾单位的破坏速度。给予低蛋白饮食时应个体化，并监测营养指标，以避免发生营养不良。

（2）应用必需氨基酸或 α-酮酸：一般在低蛋白饮食［0.6g/（kg・d）］的基础上配合使用。必需氨基酸可补充机体对必需氨基酸的需求，改善蛋白质合成，避免负氮平衡。α-酮酸为氨基酸的前体，可利用体内的尿素通过转氨基作用转化为相应的氨基酸，故补充 α-酮酸具有减轻尿毒症毒素蓄积、改善蛋白质营养的优点。

3. **控制高血压和肾小球内高压力**　严格、有效控制血压是延缓慢性肾衰竭进展的重要措施之一。可选择血管紧张素转化酶抑制剂(ACEI)和血管紧张素Ⅱ受体拮抗药(ARB)、钙通道阻滞药(CCB)、袢利尿药及β受体拮抗药等联合应用。其中ACEI、ARB类药物还可有效降低肾小球内压、减轻蛋白尿,但其可引起高钾血症和一过性血肌酐升高,故使用时需监测血钾和肌酐水平。血压控制目标一般为130/80mmHg以下,维持性透析病人控制在140/90mmHg以下。

4. **肾性贫血的治疗**　血红蛋白<100g/L时可予促红细胞刺激剂(ESAs)治疗,常用重组人类促红细胞生成素(rHuEPO),用法为每次2 000~3 000U,每周2~3次,皮下注射。治疗靶目标为血红蛋白110~120g/L。治疗期间应同时静脉补充铁剂(如蔗糖铁、葡萄糖醛酸铁、右旋糖酐铁)、叶酸等造血原料。低氧诱导因子脯氨酰羟化酶抑制剂(HIF-PHI)罗沙司他为纠正肾性贫血的新型口服药物。绝大多数慢性肾衰竭病人无须输血,仅严重贫血需迅速纠正时予输注红细胞。

5. **纠正水、电解质和酸碱平衡失调**

(1) 水、钠平衡失调:水肿者应限制盐和水的摄入,补液不宜过多过快。有明显水肿、高血压时,可使用袢利尿药(如呋塞米20mg,每天2~3次),已透析者应加强超滤。严重水钠潴留、急性左心衰竭者,应尽早透析治疗。

(2) 高钾血症:尿毒症病人易发生高钾血症,高钾血症的防治同"急性肾损伤"。

(3) 代谢性酸中毒:一般可通过口服碳酸氢钠(3~10g/d)纠正。如二氧化碳结合力<13.5mmol/L,可采用碳酸氢钠静滴,但需注意避免输入速度过快过多,以免加重水钠潴留诱发心力衰竭。

(4) 钙、磷代谢失调和肾性骨营养不良:CKD 4~5期者,应限制磷的摄入并使用磷结合剂,如进餐时口服碳酸钙或醋酸钙,既减少肠道内磷的吸收,又有利于纠正酸中毒。司维拉姆、碳酸镧为不含钙的磷结合剂,餐中服用能有效降低血磷水平,同时不增加动脉钙化的风险。肾性骨营养不良者血钙低、继发性甲状旁腺功能亢进明显时,可口服骨化三醇,同时监测血钙、磷、全段甲状旁腺激素(iPTH)浓度。继发性甲状旁腺功能亢进合并高磷、高钙的病人可口服新型拟钙剂西那卡塞。未透析者iPTH应维持于35~110pg/ml,透析者维持于150~300pg/ml。

6. **控制感染**　抗感染治疗时,应结合细菌培养和药物敏感试验及时使用无肾毒性或毒性低的抗生素治疗,并根据GFR来调整药物剂量。

7. **其他对症治疗**

(1) 促进肠道清除尿毒症毒素:通过口服氧化淀粉、活性炭制剂、大黄制剂等,可促进尿毒症毒素由肠道排出,减轻氮质血症,缓解尿毒症症状,适用于未接受透析治疗的慢性肾衰竭病人。

(2) 皮肤瘙痒:皮肤瘙痒者可外用炉甘石洗剂或乳化油剂涂抹,口服抗组胺药、控制高磷血症及强化透析对部分病人有效。甲状旁腺切除术对部分顽固性皮肤瘙痒病人有效。

(3) 高脂血症:治疗与一般高血脂者相同,可使用他汀类或贝特类药物。

8. **替代治疗**　包括血液透析、腹膜透析和肾移植。当GFR<30ml/(min·1.73m^2)时可开始替代治疗前准备;GFR<20ml/(min·1.73m^2)且在过去6个月以上存在CKD进展且不可逆证据时,可考虑行活体肾移植;GFR<15ml/(min·1.73m^2)时根据原发病、残存肾功能、临床表现及并发症情况给予替代治疗。血液透析和腹膜透析可替代肾脏的排泄功能,两者疗效相近,但不能替代肾脏的内分泌和代谢功能。肾移植是目前治疗终末期肾衰竭最有效的方法。成功的肾移植可使肾功能恢复正常。肾移植后需长期使用免疫抑制剂。

9. **中医中药治疗**　在西医治疗基础上,进行中医辨证施治,加用黄芪、川芎、冬虫夏草、大黄等中药,有助于保护残存肾功能、延缓病情进展。

【护理评估】

1. **病史**

(1) 患病及治疗经过:慢性肾衰竭病人一般有多年的原发性或继发性慢性肾脏病史,应详细询

Note:

问病人的患病经过,包括首次起病有无明显的诱因,疾病类型、病程长短、病程中出现的主要症状、特点,既往有无病情加重及其诱因,有无慢性肾炎、高血压、糖尿病、痛风等病史。了解既往治疗及用药情况,包括曾用药物的种类、用法、剂量、疗程、药物的疗效及不良反应等,有无长期服用非甾体抗炎药或中草药史。有无高血压或肾脏疾病家族史。

（2）目前病情与一般状况:目前的主要不适及症状特点,有何伴随症状及并发症等。有无出现食欲减退、恶心、呕吐、口臭、口腔炎、腹胀、腹痛、血便,有无头晕、乏力、胸闷、气促,有无皮肤瘙痒,有无鼻出血、牙龈出血、皮下出血、女性病人月经过多等,有无下肢水肿,有无夜尿增多、少尿,体重有无增加或下降。

（3）心理-社会状况:慢性肾衰竭病人的预后不佳,替代治疗费用昂贵,病人及其家属心理压力较大,会出现各种情绪反应,如抑郁、恐惧、绝望等。护士应细心观察以便及时了解病人及其家属的心理变化。评估病人的社会支持情况,包括家庭经济情况、是否有医疗保险及其类型和覆盖范围、家庭成员对该病的认识及态度、病人的工作单位所能提供的支持等。另外,也应对病人居住地段的社区保健情况进行评估。

2. **身体评估**　慢性肾衰竭病人的体征通常为全身性的,应认真做好全身各系统的体检,包括病人精神意识状态,有无表情淡漠、抑郁、嗜睡等精神症状,生命体征,有无贫血面容,皮肤有无出血点、瘀斑和色素沉着,有无水肿及其部位、程度与特点,有无出现胸腔、心包积液与腹水征,有无心率增快、肺底部湿啰音、颈静脉怒张、肝大等心力衰竭的征象,有无血压下降、脉压变小、末梢循环不良、颈静脉压力增高等心脏压塞征,神经反射有无异常,肾区有无叩击痛等。

3. **实验室及其他检查**　了解病人的血、尿常规检查结果,有无红细胞计数减少、血红蛋白浓度降低,血尿素氮及血肌酐升高的程度,肾小管功能有无异常,血清电解质和二氧化碳结合力的变化,有无GFR下降。了解肾脏影像学检查的结果。有无风湿性疾病(如系统性红斑狼疮)免疫学标志物异常。心电图、心脏超声检查结果有无提示合并心血管并发症。

【**常用护理诊断/问题**】

1. **营养失调：低于机体需要量**　与食欲减退、消化吸收功能紊乱、长期限制蛋白质摄入等因素有关。

2. **潜在并发症：水、电解质、酸碱平衡失调。**

3. **有皮肤完整性受损的危险**　与皮肤水肿、瘙痒,凝血机制异常,机体抵抗力下降有关。

4. **潜在并发症：贫血。**

5. **有感染的危险**　与机体免疫功能低下、白细胞功能异常、透析等有关。

【**目标**】

1. 病人能保持足够的营养物质的摄入,身体营养状态有所改善。

2. 维持机体水、电解质、酸碱平衡。

3. 水肿减轻或消退,瘙痒缓解,皮肤清洁、完整。

4. 贫血情况能够被早期发现并得到纠正。

5. 住院期间未发生感染。

【**护理措施及依据**】

1. **营养失调：低于机体需要量**

（1）饮食护理:饮食治疗在慢性肾衰竭的治疗中具有重要意义,因为合理的营养膳食调配不仅能减少体内氮代谢产物的积聚及体内蛋白质的分解,维持氮平衡,还能在维持营养、增强机体抵抗力、延缓病情进展等方面发挥重要作用。饮食原则:优质低蛋白、充足热量、低盐、低钾、低磷饮食。

Note：

1）蛋白质：慢性肾衰竭病人应限制蛋白质的摄入，且饮食中50%以上的蛋白质为优质蛋白，如鸡蛋、牛奶、瘦肉、鱼等动物蛋白，与豆制品等植物蛋白摄入比例一般为1：1。CKD 1~2期无论是否有糖尿病，推荐蛋白质摄入量为0.8~1.0g/（kg·d）；CKD 3~5期非透析病人，蛋白质摄入量为0.6~0.8g/（kg·d）。透析病人的蛋白摄入见本章第九节"血液净化治疗的护理"。

2）热量：供给病人足够的热量，以减少体内蛋白质的消耗。一般每天供应的热量为105~147kJ/kg（25~35kcal/kg），摄入热量的70%由碳水化合物供给。可选用热量高、蛋白质含量低的食物，如麦淀粉、藕粉、薯类、粉丝等。对已开始透析的病人，应改为透析饮食，具体详见本章第九节"血液净化治疗的护理"。

3）其他：①脂肪。脂肪摄入不超过总热量的30%，不饱和脂肪酸和饱和脂肪酸摄入比例为2：1，胆固醇摄入量<300mg/d。②钠。一般每天钠摄入量不超过2g，水肿、高血压、少尿者需进一步限制食盐摄入量。③钾。GFR<10ml/（min·1.73m²）、每天尿量<1 000ml或血钾>5.0mmol/L时，需限制饮食中钾的摄入，禁用含钾高的低钠盐、平衡盐等特殊食盐，少用酱油等调味品，慎食含钾高的食物，如蘑菇、海带、豆类、桂圆、莲子、卷心菜、榨菜、香蕉、橘子等，含钾高的蔬菜在烹饪前浸泡、过沸水捞出可有效减少钾的含量。④磷。低磷饮食，每天磷摄入量800~1 000mg。避免含磷高的食物，如全麦面包、动物内脏、干豆类、坚果类、奶粉、乳酪、蛋黄、巧克力等。可选择磷/蛋白比值低的食物摄入，如鸡蛋白、海参等；减少磷/蛋白比值高的食物摄入，如蘑菇、葵花子、酸奶等。限制含磷添加剂含量较高的食物和饮料摄入。⑤补充水溶性维生素和矿物质，如维生素C、维生素B_6、叶酸、铁等。

（2）增进食欲：适当增加活动量，用餐前后清洁口腔，提供整洁、舒适的进食环境，提供色、香、味俱全的食物，烹调时可加用醋、番茄汁、柠檬汁等调料以增进病人食欲。少量多餐。

（3）用药护理：当病人蛋白质摄入低于0.6g/（kg·d），应补充必需氨基酸或α-酮酸。以8种必需氨基酸配合低蛋白高热量的饮食治疗尿毒症，可使病人达到正氮平衡，并改善症状。必需氨基酸有口服制剂和静滴制剂，成人用量为每天0.1~0.2g/kg，能口服者以口服为宜。静脉输入时应注意输液速度，如有恶心、呕吐，及时减慢输液速度，同时可给予止吐药。切勿在氨基酸溶液内加入其他药物，以免引起不良反应。α-酮酸用量为0.075~0.12g/（kg·d），口服。高钙血症者慎用，需定期监测血钙浓度。

（4）监测肾功能和营养状态：定期监测病人的体重变化、血尿素氮、血肌酐、血清白蛋白和血红蛋白水平等，以了解其营养状态。

2. 潜在并发症：水、电解质、酸碱平衡失调

具体护理措施详见本章第七节"急性肾损伤"。

3. 有皮肤完整性受损的危险

（1）评估皮肤情况：评估皮肤的颜色、弹性、温湿度及有无水肿、瘙痒，检查受压部位有无发红、水疱、感染、脱屑等。

（2）皮肤护理：避免皮肤过于干燥，应以中性肥皂和沐浴液进行皮肤清洁，洗后涂上润肤剂，以避免皮肤瘙痒。指导病人修剪指甲，以防皮肤瘙痒时抓破皮肤，造成感染。必要时，按医嘱给予抗组胺类药物和止痒药，如炉甘石洗剂等。

（3）水肿的护理：具体护理措施详见本章第二节中"肾源性水肿"的护理。

4. 潜在并发症：贫血

（1）评估贫血情况：评估病人有无疲乏、心悸、气促、呼吸困难、心动过速、甲床或黏膜苍白、红细胞计数和血红蛋白浓度有无下降。

（2）寻找贫血的原因：评估病人有无消化道出血、月经过多等；有无叶酸、维生素B_{12}缺乏；有无药物不良反应引起的贫血，如免疫抑制剂的应用；有无因体液过多引起红细胞、血红蛋白稀释效应；有无合并血液系统疾病或恶性肿瘤，如骨髓增生异常综合征、地中海贫血等。

（3）用药护理：积极纠正病人的贫血，遵医嘱应用促红细胞生成素（EPO），每次皮下注射应更换

Note：

注射部位。因 EPO 可使血压增高、促进血栓形成引发卒中的风险,血红蛋白升高过快(2 周内升高幅度>10g/L)可引起心血管事件发生,故治疗期间需严格控制血压,Hb>110g/L 时应减少 EPO 的使用剂量,观察有无高血压、头痛、血管通路栓塞、肌病或流感样症状、癫痫、高血压脑病等不良反应。每月定期监测血红蛋白和血细胞比容、血清铁、转铁蛋白饱和度、铁蛋白等。

（4）休息与活动:病人应卧床休息,避免过度劳累。能起床活动的病人,则应鼓励其适当活动,如室内散步、在力所能及的情况下自理生活等,但应避免劳累和受凉。活动时要有人陪伴,以不出现心慌、气促、疲乏为宜。一旦有不适症状,应暂停活动,卧床休息。贫血严重时应卧床休息,并告知病人坐起、下床时动作宜缓慢,以免发生头晕。有出血倾向者活动时应注意安全,避免皮肤、黏膜受损。

5. 有感染的危险

（1）监测感染征象:监测病人有无体温升高。慢性肾衰竭病人基础代谢率较低,体温>37.5℃时即提示存在感染。注意有无寒战、疲乏无力、食欲下降、咳嗽、咳脓性痰、肺部湿啰音、尿路刺激征、白细胞计数增高等。准确留取各种标本如痰液、尿液、血液等送检。

（2）预防感染:采取切实可行的措施,预防感染的发生。具体措施如下:①有条件时将病人安置在单人房间,病室定期通风并空气消毒。②各项检查治疗严格无菌操作,避免不必要的侵入性治疗与检查,特别注意有无留置静脉导管和留置尿管等部位的感染。③加强生活护理,尤其是口腔及会阴部皮肤的卫生。卧床病人应定期翻身,指导有效咳痰。④病人应尽量避免去人多聚集的公共场所。⑤接受血液透析的病人,其乙型和丙型肝炎的发生率明显高于正常人群,可进行乙肝疫苗的接种,并尽量减少输注血液制品。

（3）用药护理:遵医嘱合理使用对肾无毒性或毒性低的抗生素,并观察药物的疗效和不良反应。

【评价】

1. 病人的营养状态有所好转,血清白蛋白在正常范围。
2. 未出现水、电解质、酸碱失衡或失衡得到纠正。
3. 水肿程度减轻或消退,皮肤清洁、完整,未诉瘙痒等不适。
4. 贫血程度得到改善。
5. 体温正常,未发生感染。

【其他护理诊断/问题】

1. **潜在并发症**:上消化道出血、心力衰竭、病理性骨折、继发性甲状旁腺功能亢进。
2. **有受伤的危险**　与钙、磷代谢紊乱,肾性骨病有关。
3. **知识缺乏**:缺乏慢性肾脏病相关知识、用药及治疗方式、饮食及生活方式调适等知识。

【健康指导】

1. **疾病预防指导**　早期发现和积极治疗各种可能导致肾损害的疾病,如高血压、糖尿病等。老年、高血脂、肥胖、有肾脏疾病家族史是慢性肾脏病的高危因素,此类人群应每半年检查尿常规、肾功能,以早期发现慢性肾脏病。已有肾脏基础病变者,注意避免加速肾功能减退的各种因素,如血容量不足、肾毒性药物的使用、尿路梗阻等。

2. **疾病知识指导**　向病人及家属讲解慢性肾衰竭的基本知识,使其理解本病虽然预后较差,但只要坚持积极治疗,消除或避免加重病情的各种因素,可以延缓病情进展,提高生存质量。指导病人根据病情和活动耐力进行适当的活动,以增强机体抵抗力,但需避免劳累,做好防寒保暖。注意个人卫生,注意室内空气清洁,经常开窗通风,但避免对流风。避免与呼吸道感染者接触,尽量避免去公共场所。指导家属关心、照料病人,给病人以情感支持,使病人保持稳定积极的心理状态。

3. **饮食指导**　指导病人严格遵从慢性肾衰竭的饮食原则,强调合理饮食对治疗本病的重要性。

教会病人在保证足够热量供给、限制蛋白质摄入的前提下,选择适合自己病情的食物品种及数量。指导病人在血压升高、水肿、少尿时,应严格限制水钠摄入。口渴时可采用漱口、含小冰块、嚼口香糖等方法缓解。有高钾血症时,应限制含钾量高的食物。

4. 病情监测指导　①指导病人准确记录每天的尿量和体重。②指导病人掌握自我监测血压的方法,每天定时测量,CKD 1~5 期者确保用药期间血压控制目标为<130/80mmHg。③合并糖尿病者定期监测血糖,控制目标为空腹血糖 5~7.2mmol/L(睡前 6.1~8.3mmol/L),HbA1c<7%。④监测体温变化。⑤定期复查血常规、尿常规、肾功能、血清电解质等情况。其中尿蛋白、血肌酐、GFR 的理想控制目标为:尿蛋白<0.5g/24h,血肌酐升高速度<50μmol/(L·year),GFR 下降速度<4ml/(min·year)。⑥一般每 1~3 个月返院随访 1 次,出现下列情况时需及时就医:体重迅速增加超过 2kg、水肿、血压显著增高、气促加剧或呼吸困难、发热、乏力或虚弱感加重、嗜睡或意识障碍。

5. 治疗指导　遵医嘱用药,避免使用肾毒性药物,不要自行用药。向病人解释有计划地使用血管以及尽量保护前臂、肘等部位的大静脉,对于日后进行血透治疗的重要性,使病人理解并配合治疗。已行血液透析者应指导其保护好动静脉瘘管,腹膜透析者保护好腹膜透析管道。

【预后】

慢性肾衰竭为不可逆病变,病程可长达数年,发展至尿毒症时死亡率较高,心血管疾病是主要死亡原因。病人的预后受原发疾病治疗情况、是否存在加重肾损害的危险因素,血压、血糖、血脂控制情况,营养状态、并发症、替代治疗等多种因素影响。

(郑　晶)

第九节　血液净化治疗的护理

一、血液透析

血液透析(hemodialysis,HD)简称血透,是最常用的血液净化方法之一。血透是将病人血液与含一定化学成分的透析液分别引入透析器内半透膜的两侧,根据膜平衡原理,经弥散、对流等作用,达到清除病人血液中代谢废物及过多的液体,纠正水、电解质及酸碱平衡紊乱的一种治疗方法。弥散是在布朗运动作用下,溶质从半透膜浓度高的一侧向浓度低的一侧移动,最后达到膜两侧浓度的平衡。对流是通过膜两侧的压力梯度使溶质随着水的跨膜移动而移动。血液透析还可通过半透膜两侧压力差产生的超滤作用去除病人体内过多的水分。血液透析能替代肾脏清除代谢废物和维持内环境稳定功能,不能替代肾脏的内分泌功能。

【透析装置】

透析装置主要包括透析器、透析液、透析机与透析用水的供水系统等(图 5-5)。

1. 透析器　又称"人工肾",是血液透析溶质交换的场所,由半透膜和支撑材料组成。目前最常用的透析器为空心纤维型,每个透析器由 8 000~12 000 根直径 200~300μm 的空心纤维组成。血液透析时,血液从空心纤维管腔内流过,空心纤维管外充满了流动方向与血流方向相反的透析液,空心纤维的管壁为人工合成的半透膜,即透析膜。透析膜是透析器的关键部分,膜的面积、厚度、孔径大小及表面电荷均会影响透析的疗效。此外,血流量和透析液流量也会影响透析的效率。

透析膜孔径大小在一定的范围内,使得膜两侧溶液中的小分子溶质和水分子可自由通过,而大分子(多肽、蛋白质)和血细胞、细菌等则不能通过。血液透析时,血液中的尿素氮、肌酐、K^+、H^+、磷酸盐等弥散到透析液中,病人所需的物质如碳酸氢根等从透析液弥散到血液中而得到补充。因而,透析能快速纠正肾衰竭时产生的高尿素氮、高肌酐、高血钾、高血磷、酸中毒等代谢紊乱。同时,通过透析膜

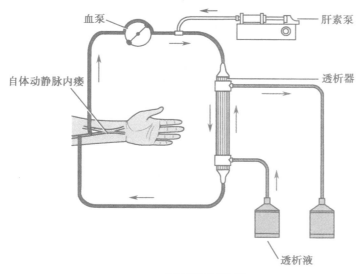

图 5-5　血液透析示意图

两侧的跨膜压力达到清除水分的目的,从而达到"人工肾"的效果。

2. **透析液**　透析液含 Na^+、K^+、Ca^{2+}、Mg^{2+}、Cl^-、碳酸氢盐或乙酸盐等,各种电解质浓度与血液中的正常浓度相近,透析液渗透压与细胞外液相似。

3. **透析用水与透析机**　透析用水用于稀释浓缩透析液,其质量直接影响透析治疗质量和病人长期预后。透析用水须经过砂滤、炭滤、树脂吸附、反渗、消毒等处理。目前最好的透析用水是超纯水,无离子、微粒、有机物,无微生物、无内毒素。透析机按一定比例用透析用水稀释浓缩的透析液达到生理要求,按设定温度和流量供应透析液,通过调节透析液一侧的负压实现预定超滤量,用血泵维持血流量,用肝素泵调节肝素用量。同时,透析机对以上各项功能的参数具有相应的监测功能,如透析液的浓度、温度、流量和压力,以及血流量、血管通路内的压力、透析膜有无破损、静脉管路内有无气泡等。

【血管通路】

血管通路是指体外循环血液引出和回流的通路,是进行血液透析的必要条件,因此又被称为血液透析病人的生命线。血管通路可分为临时性和永久性两类。临时性血管通路用于紧急透析和长期维持性透析动静脉内瘘未形成时,主要为中心静脉留置导管。永久性血管通路用于长期维持性透析,主要指自体动静脉内瘘和移植物血管内瘘。

1. **中心静脉导管（central vein catheter, CVC）**　中心静脉留置导管的优点是置管术操作相对简单,可在床边完成,置管后可立即使用,提供的血流量充分。包括无隧道无涤纶套导管和带隧道涤纶套导管两类。导管有两个腔,静脉腔开口于导管前端,用于回血至病人体内,动脉腔开口由数个侧孔构成,用于将血液引至透析器。置管部位常选择颈内静脉、股静脉和锁骨下静脉。带隧道带涤纶套的中心静脉导管皮下部分有 1~2 个涤纶套,待皮下组织长入涤纶套后,使导管固定于皮下,可形成防止感染的屏障,故留置时间较无涤纶套的中心静脉导管明显延长,可作为一种相对长期的血管通路使用。

中心静脉留置导管的护理:①保持局部皮肤清洁干燥,沐浴时避免导管出口处局部皮肤淋湿;②注意观察有无感染征象,如发热,置管部位红、肿、热、痛;③避免剧烈活动、牵拉等致导管脱出;④此血管通路供透析专用,不可用于输液、输血、抽血等。

2. **自体动静脉内瘘（arteriovenous fistula, AVF）**　是血液透析病人最常用的永久性血管通路。内瘘成形术指经外科手术将表浅毗邻的动静脉做直接吻合,使静脉血管血流量增加、管壁动化,形成皮下动静脉内瘘。术中常选择桡动脉或肱动脉与头静脉或贵要静脉吻合。内瘘成熟至少需要1个月,一般在术后2~3个月开始使用。内瘘的优点是感染的发生率低,使用时间长。缺点是手术后不能立即使用,等待内瘘成熟时间长,而且每次透析均需穿刺血管。自体动静脉内瘘的护理如下:

(1)内瘘成形术前护理:慢性肾衰竭的病人在保守治疗期间,就应有意识地保护一侧上肢(多选择非惯用侧上肢)的静脉,避免在该侧静脉穿刺、静脉插管、锁骨下或外周静脉避免长期化疗或置入导管,以备日后用做动静脉内瘘。保护术侧肢体皮肤清洁、完整。

(2)内瘘成形术后护理:抬高术侧上肢至30°以上,以促进静脉回流,减轻肢体肿胀。观察手术部位有无渗血或血肿,吻合口远端的肢端有无苍白、发凉、麻木、疼痛以及全身情况。

(3)内瘘早期功能锻炼:目的是促进内瘘早日成熟。具体方法:内瘘术后1周,每天做握拳运动或手握橡皮握力圈,每天3~4次,每次10~15分钟。术后2周,进行束臂握拳运动,即在吻合口上方近心端(如上臂),轻轻加压至内瘘血管适度扩张充盈,同时进行握拳或握橡皮握力圈,1分钟后解除压力,然后再次加压,如此循环练习,每次10~15分钟,每天2~3次。

(4)内瘘成熟及通畅的评估:①吻合口血管震颤良好、血管明显增粗、血管壁明显增厚且弹性良好,血管走行平直、表浅、粗细均匀且易穿刺;②内瘘可触及连续震颤,听诊闻及连续性低调血管杂音;③B超测定内瘘自然血流量≥500ml/min,穿刺段血管内径≥5mm,距皮下深度<6mm。

(5)内瘘穿刺及使用:使用内瘘透析时,每次用两支穿刺针穿刺内瘘血管,近内瘘吻合口一侧(距离吻合口>3cm)的穿刺针(动脉端)将血液引入透析器,远离内瘘吻合口一侧的穿刺针(静脉端)将血液输回病人体内,动脉端与静脉端的两支穿刺针距离≥5cm。每次使用时,护士均应评估内瘘血管的相关情况,包括观察内瘘侧肢体有无发生皮下血肿、血栓、感染、动脉瘤和假性动脉瘤、瘘管远端肢体缺血,内瘘侧手部有无因静脉压增高致静脉回流障碍发生肿胀,有无发生充血性心力衰竭等并发症。

(6)内瘘的保护:禁止在内瘘侧肢体测血压、抽血、静脉注射、输血或输液。透析结束后按压内瘘穿刺部位10分钟以上,压力以既能止血又可触及震颤为宜。指导病人在透析间期保护好内瘘,具体措施见本节的"健康指导"。

3. 移植物血管内瘘(arteriovenous graft,AVG) 适于病人血管条件差或已多次动静脉造瘘失败时使用。移植材料包括自体大隐静脉、同种异体血管(如尸体大隐静脉)、异种血管(如小牛颈静脉)和人造血管。目前多采用膨体聚四氟乙烯(E-PTFE)人造血管,其优点是材料容易获得、内瘘成熟时间短、生物相容性好、血流量大、反复穿刺不塌陷、感染率低。缺点是价格贵,使用寿命仍低于自体动静脉内瘘。移植物血管内瘘的护理详见"自体动静脉内瘘"的护理。

【适应证和禁忌证】

1. 适应证

(1)急性肾损伤:透析指征详见本章第七节"急性肾损伤"。

(2)慢性肾衰竭:非糖尿病肾病 GFR<10ml/(min·1.73m²),糖尿病肾病 GFR<15ml/(min·1.73m²)。如出现严重并发症,药物治疗未能有效控制者(如急性左心衰、顽固性高血压),高钾血症、代谢性酸中毒、高磷血症、贫血等,可提前透析。

(3)急性药物或毒物中毒:凡分子量小、水溶性高、与组织蛋白结合率低、能通过透析膜析出的药物或毒物所致的中毒,可采取透析治疗。如巴比妥类、地西泮、氯丙嗪、水合氯醛等镇静安眠药,阿米替林等三环类抗抑郁药,氨基糖苷类、万古霉素、多黏菌素等抗生素,海洛因;地高辛、有机磷、四氯化碳、砷、汞等毒物。

(4)其他疾病:如严重的水、电解质及酸碱平衡紊乱,常规治疗难以纠正者。

2. 相对禁忌证 血液透析无绝对禁忌证。相对禁忌证有:颅内出血或颅内压升高、药物难以纠正的严重休克、心力衰竭、心律失常、极度衰竭,活动性出血以及精神障碍不合作者。

【血液透析时抗凝血药的应用】

肝素是血液透析时最常用的抗凝血药,使血液在透析器和透析管路中保持流动状态,保证血液透析治疗的顺利实施。肝素的不良反应有出血倾向、脂类代谢紊乱、骨质疏松、过敏性休克、血小板减少等。血液透析治疗的抗凝方法主要有:

1. **普通肝素**　普通肝素易于达到透析时的抗凝要求。适用于无出血倾向和无显著的脂质代谢及骨代谢异常的病人。首次肝素剂量约为 0.3~0.5mg/kg,于透析前 10 分钟注入体内。在透析过程中,用肝素泵持续每小时追加 5~10mg,透析结束前 30~60 分钟停用肝素。根据活化凝血时间(ACT)或部分凝血活酶时间(APTT),调整肝素用量。

2. **低分子肝素**　低分子肝素主要由标准肝素降解后分离得到,通过抗凝血因子 Ⅹa 活性达到抗凝作用,对凝血酶活性影响小,因而能减少出血的不良反应。透析开始时给予 60~80IU/kg 静注,透析过程中无须追加剂量。

3. **枸橼酸钠**　适用于有高危出血倾向、不宜使用肝素的病人。将 4% 枸橼酸钠 180ml/h 从透析管路滤器前持续输入,络合体外循环中的钙离子;在静脉端将 10% 氯化钙生理盐水以 40ml/h 输入或 10% 葡萄糖酸钙以 25~30ml/h 输入,补充回心血中的钙离子。除监测 ACT、APTT 外,此法需要动态监测滤器后的游离钙离子浓度控制为 0.25~0.35mmol/L、病人体内外周血的游离钙离子浓度为 1.0~1.35mmol/L,并据此相应调整枸橼酸钠和氯化钙生理盐水的输入速度。

4. **阿加曲班**　适用于存在活动性出血或明显出血倾向的病人,肝功能障碍者不宜使用。一般首剂量 250μg/kg+追加剂量 2μg/(kg·min) 或 2μg/(kg·min) 持续在动脉端输注,透析结束前 20~30 分钟停止使用,并依据 APTT 时间调整剂量。

5. **无抗凝剂透析**　适用于有明显出血、高危出血倾向的病人。视出血情况可先用肝素预冲管路,即采用 50mg/L 的肝素生理盐水预冲透析器 20 分钟,使用前排尽含肝素的预冲液,再用 500ml 生理盐水冲净透析器。透析时视情况每 30~60 分钟用 100~200ml 生理盐水冲洗管路和透析器,同时观察体外循环有无凝血情况。

【血液透析病人的护理】

1. **透析前的护理**　①向病人介绍透析的有关知识,消除病人的恐惧心理,取得其配合。②评估病人的全身状态,包括生命体征、有无水肿、体重增长情况、有无出血倾向。评估病人的干体重,干体重指病人身体内没有多余水分潴留也没有脱水时的体重,是一个相对的数值。具体数值的确定需结合病人的症状、食欲、营养状态及实验室检查结果综合评价,具体指病人无不适症状、血压正常、无水肿和体腔积液、X 线胸片心胸比<50%、无肺淤血表现时的体重。③了解病人的透析方式、透析次数、透析时间及抗凝血药应用情况。检查病人的血管通路是否通畅,局部有无感染、渗血、渗液等,中心静脉留置导管病人的导管是否固定完好。④如有血液检查项目,一般在透析前取血标本送检。

2. **透析过程观察及常见并发症的处理**　透析过程中,严密观察病人生命体征及透析的各项监测指标是否正常,及时发现病人的不适或透析并发症、监测系统的报警、机器故障等,以及时处理。透析过程常见并发症及其预防和处理如下:

(1) 低血压:透析中低血压指透析过程中收缩压下降≥20mmHg,或平均动脉压下降≥10mmHg,是血液透析最常见的并发症之一。其主要原因是透析开始时部分循环血液进入透析器及其管路,而血管收缩反应低下引起有效循环血容量不足;或由于超滤过多(超滤量>干体重 5%)、过快(超滤量>1 000ml/h)引起血容量不足;也见于病人自主神经功能紊乱、服用降压药、透析中进食、合并心肌病变、心律失常等情况。病人可出现恶心、呕吐、胸闷、面色苍白、出冷汗、头晕、心悸,甚至一过性意识丧失等,多在血液透析第3、第4小时发生。预防措施:①低钠饮食、减少透析间期饮水量,严格控制透析间期体重增加。②透析前停服一次降压药或减量;透析期间禁食或少量进食,有低血压倾向者尽量不在透析时进食。③采用序贯透析,即单纯超滤与透析序贯进行。④采用可调钠透析方式。处理措施:①立即减慢血流速度,停止超滤,协助病人平躺,抬高床尾,并给予吸氧;②输注生理盐水或高渗葡萄糖溶液等;③监测血压变化,必要时使用升压药,若血压仍不能回升,需停止透析。

(2) 失衡综合征:指透析中或透析结束后不久出现的以神经精神症状为主的临床综合征,多发生于严重高尿素氮血症的病人接受透析治疗之初。轻者表现为头痛、恶心、呕吐、躁动,重者表现为抽搐、昏迷等。主要是由于血液透析使血液中的毒素浓度迅速下降,血浆渗透压降低,而血脑屏障使脑脊液中的毒素下降较慢,以致脑脊液的渗透压高于血液的渗透压,水分由血液进入脑脊液中形成脑水肿,导致颅内压升高。预防措施:①血尿素氮下降水平控制在 30%~40%;②减慢血流速度;③缩短透析时间,控制在 2~3 小时;④透析结束前 1 小时适当提高透析液钠浓度和葡萄糖浓度。处理措施:轻者减慢血流速度、吸氧,静脉输注高渗葡萄糖溶液、高渗盐水;严重者立即终止透析,静滴甘露醇并进行相应抢救。

(3) 肌肉痉挛:多出现在透析中后期,主要表现为足部肌肉、腓肠肌痉挛性疼痛,常见原因包括低血压、低血容量及电解质紊乱(低钠、低钙、低钾)、超滤速度过快、应用低钠透析液等。预防措施:①防止透析低血压的发生,严格控制透析间期体重增加水平;②采用高钠透析、碳酸氢盐透析或序贯透析;③纠正电解质紊乱。处理措施:降低超滤速度,快速输入生理盐水 100~200ml,或输入高渗葡萄糖溶液。

(4) 透析器反应:因使用新透析器产生的一组症状,又称为首次使用综合征。表现为透析开始 1 小时内出现的皮肤瘙痒、荨麻疹、流涕、腹痛、胸痛、背痛,重者可发生呼吸困难,甚至休克、死亡。主要与透析器生物相容性差引起的 Ⅰ 型或 Ⅱ 型变态反应有关。采用生物相容性好的透析器或复用透析器可减少发生。处理措施:一般给予吸氧、抗组胺药物、止痛药物等对症处理后可缓解,无须停止透析。但如明确为 Ⅰ 型变态反应,需立即停止透析,舍弃透析器和管路中的血液,并使用异丙嗪、糖皮质激素、肾上腺素等控制症状。

(5) 其他:如心律失常、栓塞(如空气栓塞、血栓栓塞)、溶血、出血、发热、透析器破膜、体外循环凝血等。

3. 透析结束及透析间期护理 ①自体动静脉内瘘者穿刺部位压迫止血;中心静脉留置导管者使用肝素或枸橼酸钠封管。②询问病人有无头晕、出冷汗等不适,如病人透析后血压下降,应卧床休息或补充血容量。③测量并记录体重、血压。④透析间期加强病人的管理和指导以提高病人依从性,定期监测相关指标(表 5-3)。

表 5-3 血液透析病人监测指标及频率

指标	频率
血常规、肾功能、肝功能、血电解质	每月 1 次
血糖、血脂	每 1~3 个月 1 次
铁代谢指标、血 iPTH、营养状态、透析充分性	每 3 个月 1 次
乙肝、丙肝、梅毒、HIV 血清学指标	透析<6 个月者,每 1~3 个月 1 次 透析≥6 个月者,每 6 个月 1 次
心血管结构和功能(心电图、心脏超声、周围血管彩色超声)检查、胸部 X 线检查	每 6~12 个月 1 次

【健康指导】

以下主要是针对维持性血液透析病人的指导。

1. 血透相关知识指导 告知病人血透的目的和意义以及定期透析的重要性。帮助病人逐步适应血透带来的生理功能的变化,学会积极配合治疗要求,增强治疗依从性,促进病人回归社会。指导病人学会监测并记录每天尿量、体重、血压情况,保持大便通畅。帮助病人建立健康生活方式,如戒烟戒酒、生活规律。鼓励病人适当运动锻炼,参与社会活动和力所能及的工作。

2. **血管通路护理指导**　①教会自体动静脉内瘘的病人每天自行检查内瘘,判断内瘘是否通畅。②保持内瘘局部皮肤清洁,每次透析前清洁手臂。③透析结束当天保持穿刺部位清洁干燥,避免潮湿。④避免内瘘侧肢体受压、负重、戴手表,勿穿紧袖衣服;注意睡姿,避免压迫内瘘侧肢体;避免肢体暴露于过冷或过热的环境。⑤注意保护内瘘,避免碰撞等外伤,以延长其使用期。

3. **饮食指导**　血液透析病人的营养问题极为重要,营养状态直接影响病人的长期存活及生存质量的改善,因此要加强饮食指导,使病人合理调配饮食。如单纯饮食指导不能达到推荐日常摄入量,需给予口服低磷、低钾、高能量密度的肾病专用配方营养补充剂;若经口补充受限或仍无法达到足够热量,则给予管饲或肠外营养。

(1)热量:透析病人能量供给一般为126~147kJ/(kg·d)[30~35kcal/(kg·d)],其中碳水化合物占60%~65%,以多糖为主;脂肪占25%~35%,可适当提高n-3多不饱和脂肪酸和单不饱和脂肪酸的摄入。

(2)蛋白质:摄入量为1.0~1.2g/(kg·d)为宜,合并高分解状态的急性疾病时可增加至1.5g/(kg·d),其中50%以上为优质蛋白,必要时补充复方α-酮酸0.12g/(kg·d)。

(3)控制液体摄入:两次透析之间,体重增加不超过5%或每天体重增加不超过1kg。

(4)限制钠、钾、磷的摄入:给予低盐饮食,钠摄入<2g/d(相当于膳食钠盐<5g/d),严重高血压、水肿或水钠潴留、无尿时应严格限制钠摄入。避免摄入高钾食物。磷的摄入量一般600~800mg/d,高磷血症者应更严格限制。低钾、低磷饮食注意事项详见本章第八节"慢性肾衰竭"的饮食指导。

(5)维生素和矿物质:透析时水溶性维生素严重丢失,可适量补充维生素C、维生素B_6、叶酸等。透析病人膳食和药物中的钙摄入总量不超过1 500mg/d,合并维生素D不足者予补充维生素D。

二、腹膜透析

腹膜透析(peritoneal dialysis,PD)简称腹透,是慢性肾衰竭病人最常用的替代疗法之一,指利用腹膜的半透膜特性,将适量透析液引入腹腔并停留一段时间,借助腹膜毛细血管内血液及腹腔内透析液中的溶质浓度梯度和渗透梯度进行水和溶质交换,以清除蓄积的代谢废物,纠正水、电解质、酸碱平衡紊乱。常见的腹膜透析方式包括:持续非卧床腹膜透析(continuous ambulatory peritoneal dialysis,CAPD)、间歇性腹膜透析(intermittent peritoneal dialysis,IPD)、持续循环腹膜透析(continuous cycle peritoneal dialysis,CCPD)、夜间间歇性腹膜透析(nocturnal intermittent peritoneal dialysis,NIPD)和自动腹膜透析(automated peritoneal dialysis,APD)等。目前以双连袋可弃式"Y"形管道系统(简称双联系统)的持续非卧床腹膜透析在临床应用最广(图5-6)。

【腹膜透析原理】

1. **弥散作用**　血液中的尿毒症毒素随着浓度梯度从浓度较高的腹膜毛细血管弥散到浓度较低的腹透液中,而腹透液中的葡萄糖、乳酸盐、钙浓度较血液内的浓度高,透析时则由腹透液向血液弥散。

2. **超滤作用**　腹透液具有相对的高渗透性,可引起血液中水的超滤,同时伴有溶质的转运。

【设备及材料】

1. **腹膜透析管**　采用硅胶管,具有质地柔软、可弯曲、组织相容性好的特点。临床常用的腹膜透析管类型包括Tenckhoff直管、Tenckhoff曲管、鹅颈式腹膜透析管等。Tenckhoff直管应用最广泛,管长约42cm,管外径4.6mm,内径2.6mm,由腹腔内段、皮下隧道段和腹部皮肤外段三部分组成。腹腔内

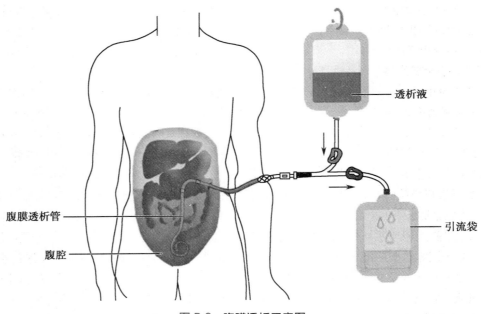

图 5-6 腹膜透析示意图

段末端有很多侧孔和 1 个端孔,皮下隧道段两端各有 1 个涤纶套,分别固定于腹膜外和皮下隧道的近皮肤出口处,起固定管道、防止感染作用,腹部皮肤外段末端的钛接头与短管相连,短管另一端通过连接系统与腹透液相连。

2. **腹膜透析液** 主要由渗透剂、缓冲液、电解质三个部分组成。渗透剂常采用葡萄糖,以维持腹透液的高渗透压。缓冲液常采用乳酸盐,用于纠正酸中毒。电解质的组成和浓度与正常血浆相近。腹透液应无菌、无毒、无致热原,可根据病情适当加入药物,如抗生素、肝素等。

【适应证和禁忌证】

1. **适应证** 同"血液透析",如有下列情况更适合腹膜透析:有较好残存肾功能者、老年人、儿童,原有心、脑血管疾病或心血管系统功能不稳定、血管条件差或反复血管造瘘失败、凝血功能障碍以及有明显出血倾向者。

2. **禁忌证**

(1) 绝对禁忌证:各种腹壁、腹膜及腹腔严重病变,导致腹膜透析管置入困难、腹膜的超滤和溶质转运功能降低或腹膜透析无法进行。

(2) 相对禁忌证:腹腔内有新鲜异物(如腹腔内血管假体术后早期);腹部手术 3 天内,腹腔置有外科引流管;腹腔有局限性炎性病灶;肠梗阻;椎间盘疾病;严重全身性血管病变致腹膜滤过功能降低;晚期妊娠、腹内巨大肿瘤、巨大多囊肾;严重肺功能不全;硬化性腹膜炎;不合作者或精神障碍者;过度肥胖或严重营养不良、高分解代谢等。

【腹膜透析的护理】

1. **饮食护理** 由于腹膜透析可致体内大量蛋白质及其他营养成分丢失,故应通过饮食补充。病人蛋白质的摄入量为 1.2 ~ 1.3g/(kg·d),其中 50% 以上为优质蛋白;热量摄入为 147kJ/(kg·d)[35kcal/(kg·d)];水的摄入应根据每天的出量而定,每天水分摄入量 = 500ml+前一天尿量+前一天腹透超滤量,水肿者应严格限水。

2. **腹透操作注意事项** ①腹膜透析换液的场所应清洁、相对独立、光线充足,每天进行紫外线消毒;②分离和连接各种管道时要严格无菌操作;③掌握各种管道连接系统,如双联系统的应用;④透析

Note:

液输入腹腔前要使用恒温箱干加热至 37℃；⑤每天测量和记录体重、血压、尿量、饮水量，准确记录透析液每次进出腹腔的时间和液量，观察透出液的颜色、性状以及有无浑浊，定期留取腹透透出液做各种检查；⑥观察透析管皮肤出口处有无渗血、漏液、红肿；⑦保持导管和皮肤出口处清洁、干燥。

3. 常见并发症的观察及护理

（1）透析液引流不畅：为常见并发症，表现为腹透液流出总量减少、流入和/或流出时不通畅。常见原因有腹膜透析管移位、受压、扭曲、纤维蛋白堵塞、大网膜包裹等。处理方法：①改变体位，按摩腹部，加压冲管，增加活动（如下楼梯）；②排空膀胱及通便，必要时服用通便药、胃肠动力药或灌肠，以促进胃肠蠕动并减轻腹胀；③行腹部 X 线平片了解导管位置；④腹膜透析管内注入尿激酶、肝素、生理盐水、透析液等，去除堵塞透析管的纤维素、血块等；⑤以上处理无效者可重新手术置管。

（2）腹膜透析相关腹膜炎：是腹膜透析的严重并发症，多由于在腹膜透析操作时接触污染、胃肠道炎症、腹透管皮肤出口处或皮下隧道感染引起，常见病原体为革兰氏阳性球菌。临床表现为腹透透出液变混浊、腹痛、发热，腹部压痛、反跳痛等。处理方法：①密切观察透出液的颜色、性质、量、超滤量，及时留取透出液标本送常规检查和进行细菌、真菌培养，怀疑菌血症或脓毒血症时还应进行血培养；记录 24 小时出入量。②用 2 000ml 透析液连续腹腔冲洗直至透出液澄清。③腹膜透析液内加入抗生素及肝素，也可全身应用抗生素。④若治疗后感染仍无法控制，应考虑拔除透析管。

（3）腹膜透析导管出口处感染和皮下隧道感染：是腹膜透析的主要并发症，如未及时处理，可导致腹膜炎反复发作、置管失败、住院延长。常见原因为腹透管皮肤出口处未保持清洁、干燥；腹透管腹外段保护不当，如反复、过度牵拉引起局部组织损伤、皮肤出口处进水等；皮肤出口处换药未严格无菌操作。表现为导管出口处周围皮肤发红、肿胀、疼痛，甚至伴有脓性分泌物，沿皮下隧道移行处压痛。处理方法：①导管出口处皮肤局部使用抗生素软膏或清创处理，每天换药；②根据药敏试验使用敏感抗生素，感染严重时采用静脉用药；③继发腹膜炎、难治性皮下隧道感染、局部或全身用药 2 周后仍难以控制感染时考虑拔管。严格遵照操作流程进行导管护理可预防导管出口处和皮下隧道感染，注意事项包括：①导管妥善固定，腹透管腹外段导管末端放入腰带内，避免牵拉。②保持局部清洁干燥。腹透管置入 2 周内避免淋浴或盆浴，改为抹身；置入 2 周后沐浴时用人工肛袋保护导管皮肤出口处及腹外段导管以避免淋湿，采用淋浴，勿盆浴，沐浴后立即更换导管皮肤出口处敷料。③掌握正确洗手方法，进行腹透操作时注意无菌操作。

（4）腹痛、腹胀：常见原因为腹透液的温度过高或过低、渗透压过高、腹透液流入或流出的速度过快、腹透管置入位置过深、腹膜炎。护理时应注意调节适宜的腹透液温度（控制在 37℃ 左右）、渗透压，控制腹透液进出的速度，腹透管置入位置过深时应由置管医生对腹透管进行适当调整，积极治疗腹膜炎。

（5）其他并发症：如腹膜透析超滤过多引起的脱水、低血压、腹腔出血、腹透管周或腹壁渗漏、浅层涤纶套外露、营养不良，慢性并发症如肠粘连、腹膜后硬化等。

附：其他血液净化技术

1. **血液滤过（hemofiltration，HF）** 也是一种血液净化技术。它模拟正常人肾小球的滤过原理，以对流的方式清除血液中的水分和尿毒症毒素。血液滤过是一种比血液透析更接近正常肾小球滤过生理的肾脏替代疗法，较血液透析具有血流动力学影响小、中分子物质清除率高的优点。血液滤过的治疗装置包括血液滤过器、置换液、血液滤过机。

血液滤过的适应证是急性肾损伤、慢性肾衰竭，尤其是伴有：①常规透析不能控制的体液过多、高血压和心力衰竭；②常规透析易发生低血压；③高磷血症或有严重继发性甲状旁腺功能亢进；④尿毒症神经病变等有明显中分子毒素积聚；⑤多脏器功能衰竭及病情危重的病人。血液滤过的相对禁忌证同"血液透析"。

目前临床常用的是将血液透析和血液滤过两种治疗模式结合的技术，称为血液透析滤过（hemodiafiltration，HDF）。该技术通过弥散和对流清除尿毒症毒素和多余水分，对中、小分子物质的清除率较单用血液透析或单用血液滤过更理想。

2. 连续性肾脏替代治疗（continuous renal replacement therapy，CRRT） 又称为连续性血液净化，是一种每天连续24小时或接近24小时进行溶质、水分的缓慢、连续清除的治疗方法，以替代受损的肾脏功能。由于该疗法具有血流动力学稳定、溶质清除率高、补充液体和胃肠外营养不受限制以及清除炎症介质和细胞因子等特点，应用范围已扩展至各种常见危重疾病的救治中。

CRRT的适应证：①急性肾损伤少尿期，或急性肾损伤伴多器官功能障碍综合征；②慢性肾衰竭伴尿毒症脑病、心力衰竭、血流动力学不稳定；③严重体液潴留，容量负荷的心力衰竭和急性肺水肿，心脏手术后；④严重电解质紊乱、酸碱平衡失调；⑤全身炎症反应综合征、多器官功能障碍综合征、脓毒血症或败血症性休克等。CRRT无绝对禁忌证，但严重低血压、凝血功能障碍或严重活动性出血应慎用。

（郑 晶）

思 考 题

---

1. 沈某，男，40岁。2年前曾出现尿液泡沫增多，无肉眼血尿，无水肿，未予就医。3天前劳累后尿液泡沫较前明显增多，且感明显头晕，遂来院就诊。身体评估：血压150/90mmHg，眼睑轻度浮肿，双下肢无水肿。尿蛋白（++），尿隐血试验（+），尿红细胞12个/HP。血肌酐210.3μmol/L，血尿素氮29.6mmol/L，肾活组织病理检查诊断为慢性肾小球肾炎。

问题：

（1）尿隐血与血尿有何不同？

（2）为该病人制订合理的饮食方案，并陈述理由。

（3）引起慢性肾小球肾炎急性加重的常见因素有哪些？

2. 王某，女，66岁。有肾结石病史2年，1周前出现左侧腰痛，呈阵发性，无尿频、尿急、尿痛，无寒战、发热。2天前疼痛加重就诊。肾脏B超显示左肾结石伴少量积水，左输尿管扩张。入院后行静脉肾盂造影术，术中使用76%泛影葡胺20ml静注，返回病房后病人出现少尿，24小时尿量200ml。身体评估：体温36.8℃，脉搏88次/min，呼吸20次/min，血压144/86mmHg。左肾区叩痛（+）。双下肢无水肿。尿常规：蛋白（++），红细胞2个/HP，白细胞（++）。血液检查：血红蛋白118g/L，白细胞7.2×10⁹/L，血小板计数184×10⁹/L，钠144mmol/L，钾6.2mmol/L，尿素氮17.78mmol/L，肌酐485μmol/L。

问题：

（1）该病人出现少尿的主要原因是什么？

（2）病人目前存在哪些风险？哪些问题是需要紧急处理的？

（3）如何对该病人进行抢救配合？

3. 李某，男，58岁。2月余前无明显诱因出现面色苍白、乏力，1周前上述症状加重伴活动后气促，尿量减少及牙龈出血。身体评估：体温36.5℃，脉搏92次/min，呼吸20次/min，血压154/73mmHg。血常规：红细胞2.9×10¹²/L，白细胞6.9×10⁹/L，血小板计数123×10⁹/L，血红蛋白56g/L。血生化：钾5.2mmol/L、碳酸氢根10mmol/L、尿素氮67.6mmol/L、肌酐957μmol/L。入院诊断为慢性肾衰竭（CKD 5期），肾性贫血。

问题：

（1）该病人出现乏力、气促、牙龈出血与哪些因素有关？

（2）病人的主要护理诊断/问题有哪些？

（3）应采取哪些护理措施？

URSING

第六章

血液系统疾病病人的护理

06章　数字内容

血液系统疾病主要包括各类红细胞疾病、白细胞疾病,造血干细胞、出血及血栓性疾病。近年来,血液恶性肿瘤如急性白血病、慢性白血病、淋巴瘤、多发性骨髓瘤等,已成为危害人类健康的常见恶性肿瘤之一。随着基础医学研究的不断深入,血液病在发病机制的阐明、诊断的确立、治疗方案的选择与制订、药物疗效的观察与评价、病情监测与预后判断等方面均得到了进一步的更新。其中,血液恶性肿瘤在治疗手段上已从单纯化疗进展到联合诱导分化、靶基因治疗、造血干细胞移植以及细胞免疫治疗等,使治疗效果有了明显的改善,如儿童急性淋巴细胞白血病(ALL)和成人早幼粒细胞白血病(APL)分别获得75%与90%以上治愈的临床疗效,病人的生活质量也得到了较大的提高。在配合新技术、新疗法的实施过程中,血液病的专科护理也得到了相应的发展,包括症状护理(特别是预防和控制感染及出血的护理)、各种化疗及特殊治疗药物的配制与应用、成分输血的护理,特殊治疗导管与设备(如 PICC 和输液港)的放置和/或植入、应用与维护等。

第一节 概　　述

【血液系统的结构、功能与疾病的关系】

血液系统由血液和造血组织所组成。

（一）造血组织、造血功能与造血调控

1. **造血组织**　包括骨髓、胸腺、肝、脾、淋巴结、胚胎及胎儿的造血组织，见图6-1。在人体生长发育不同时期，造血组织所在的场所也不同。如胚胎期为中胚叶造血期，胎儿期为肝脾造血期，出生后则为骨髓造血期。卵黄囊是胚胎期最早出现的造血场所，卵黄囊退化后，由肝、脾代替其造血功能。胎儿第4~5个月起，肝、脾造血功能逐渐减退，骨髓、胸腺及淋巴结开始出现造血活动，出生后仍保持造血功能。青春期后胸腺逐渐萎缩，淋巴结生成淋巴细胞与浆细胞。骨髓成为出生后的主要造血组织，当骨髓没有储备又需要造血时，可由骨髓以外的造血组织（如肝、脾）参与造血，发生髓外造血（extramedullary hematopoiesis）。

2. **造血干细胞**（hemopoietic stem cell, HSC）　HSC是各种血细胞的起始细胞，具有不断自我更新、多向分化与增殖的能力，又称多能或全能干细胞。在一定条件和某些因素的调节下，HSC能增殖、分化为各类血细胞的祖细胞，即造血祖细胞。祖细胞已失去多向分化的能力，只能向一个或几个血细胞系定向增殖与

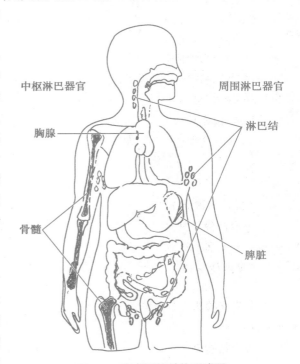

图6-1　造血组织结构示意图

分化，如红细胞系、粒细胞系和巨核细胞系，故又称为定向干细胞。造血干细胞最早起源于胚胎期第3周初的卵黄囊中的血岛，后经血流迁移到胚胎的肝、脾和骨髓。作为胎儿外周血组成部分的脐带血与胎盘血中也含有较多的HSC。出生后，HSC主要存在于红骨髓，外周血中含量明显减少。HSC在体内形成HSC池，在细胞因子的调控下，其自我更新与多向分化之间保持动态平衡，以维持HSC数量的稳定。HSC更新与分化是决定骨髓和外周血中各细胞系比例的关键所在。HSC的分化及增殖见图6-2。

3. **造血微环境**（hematopoietic microenvironment）　是造血干细胞定居、存活、增殖、分化和成熟的场所，主要由微血管系统、进入骨髓的神经、基质及其他结缔组织组成。造血微环境可直接与造血细胞接触或释放某些因子，影响或诱导造血细胞的生成。包括正调控因子，如促红细胞生成素（erythropoietin, EPO）、集落刺激因子（colony-stimulating factor, CSF）及白介素3（IL-3）等。同时也有负调控因子，如肿瘤坏死因子-α（TNF-α）及干扰素-γ（IFN-γ）等，两者互相制约，维持体内造血功能的平衡。

（二）血液组成及血细胞的生理功能

血液由血液中的细胞成分和血浆组成。其中血浆约占血液容积的55%，为一种淡黄色的透明液体；细胞成分约占血液容积的45%，包括红细胞、白细胞和血小板。

1. **红细胞**（red blood cell, RBC）**及网织红细胞**（reticulocyte, RET）　成熟红细胞呈双凹

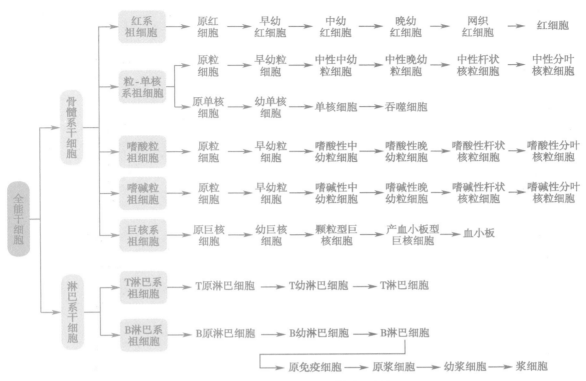

图 6-2 造血干细胞分化及增殖示意图

圆盘形,具有较大的表面积,有利于气体交换。成熟红细胞内无细胞核和细胞器,胞质内充满具有结合与输送 O_2 和 CO_2 功能的血红蛋白(hemoglobin,HB)。此外,红细胞还具有可塑变形性、渗透脆性与悬浮稳定性等生理特性。通过测定这些生理特性有无改变,有助于相关疾病的诊断。若红细胞数目明显减少,可导致机体重要器官和组织缺氧,并引起功能障碍。网织红细胞是一种存在于外周血液中的尚未完全成熟的红细胞,其细胞质内有残留的核糖体,尚存一些合成血红蛋白的功能。网织红细胞计数是反映骨髓造血功能的重要指标,对贫血等血液病的诊断和预后估计有一定的临床意义。

2. **白细胞(white blood cell,WBC)** 白细胞种类多、形态和功能各异,包括中性粒细胞、嗜酸性粒细胞、嗜碱性粒细胞、单核细胞及淋巴细胞。白细胞具有变形、趋化、游走与吞噬等生理特性,是机体防御系统的重要组成部分。其中,中性粒细胞的含量最多,其功能为吞噬异物尤其细菌,是机体抵御入侵细菌的第一道防线。单核细胞的功能为清除死亡或不健康的细胞、微生物及其产物等,是机体抵御入侵细菌的第二道防线。嗜酸性粒细胞具有抗过敏和抗寄生虫作用。嗜碱性粒细胞可释放组胺及肝素。淋巴细胞包括 T 淋巴细胞与 B 淋巴细胞。T 淋巴细胞约占淋巴细胞的 75%,参与细胞免疫(如排斥异体移植物、抗肿瘤等),并具有调节免疫的功能;B 淋巴细胞又称抗体形成细胞,受抗原刺激后增殖分化为浆细胞,产生抗体,参与体液免疫。当白细胞数目减少,尤其是粒细胞减少,易诱发各种感染。

3. **血小板(platelet,PLT)** 主要参与机体的止血与凝血过程,其黏附、释放、聚集、收缩与吸附的生理特性,与其生理功能正常发挥密切相关,若血小板减少或血小板功能障碍均可导致出血。

【血液病的分类】

血液系统疾病一般分为以下几类:

1. **红细胞疾病** 如缺铁性贫血、巨幼细胞贫血、溶血性贫血、真性红细胞增多症等。
2. **粒细胞疾病** 如粒细胞缺乏症、类白血病反应等。
3. **单核细胞和吞噬细胞疾病** 如单核细胞增多症、组织细胞增多症等。

4. 淋巴细胞和浆细胞疾病　如各类淋巴瘤,急、慢性淋巴细胞白血病,浆细胞病、多发性骨髓瘤等。

5. 造血干细胞疾病　如再生障碍性贫血、阵发性睡眠性血红蛋白尿(paroxysmal nocturnal hemoglobinuria,PNH)、骨髓增生异常综合征(myelodysplastic syndrome,MDS)、急性髓系白血病、慢性髓系白血病等。

6. 脾功能亢进。

7. 出血性及血栓性疾病　如血管性紫癜、原发免疫性血小板减少症、原发性血小板增多症、凝血功能障碍性疾病、弥散性血管内凝血以及易栓塞症和血栓性疾病等。

【护理评估】

在全面收集病人的主观和客观资料的基础上,血液系统疾病病人的护理评估重点内容归纳如下:

（一）病史

1. 患病情况及治疗经过　了解病人的患病情况及治疗经过,有助于作出相关疾病及其病情轻重和预后的初步判断。首先要了解病人的起病方式,发病时间,有无明确的病因与诱因,主要的症状、体征及其特点。如急性白血病多为急性起病,主要表现为持续发热、出血、进行性贫血与骨关节痛,可有相关毒物(甲醛等)或放射性物质接触史;慢性白血病多隐匿起病,主要表现为程度不等的贫血、乏力与腹部不适等;牙龈出血、皮下出血、瘀斑、血肿,提示止血、凝血功能障碍性疾病,如原发免疫性血小板减少症、急性白血病、再生障碍性贫血等,其出血的范围、程度,是否伴有内脏出血,多与病情轻重有关;深部肌肉与关节腔内出血是血友病病人的特征表现之一,外伤、小手术(如拔牙)、注射和肢体碰撞等人为性损伤是血友病病人出血的常见诱因。颈部和/或腋下淋巴结进行性、无痛性肿大是淋巴瘤最常见的临床表现,且常可伴有发热、盗汗与消瘦等。某些药物的应用(如氯霉素、化疗药等)或化学物质苯及其衍生物(如油漆、天那水、甲醛等)的接触史,与再生障碍性贫血、白血病的发病有关。其次是要了解相关辅助检查及其结果,特别是血象和骨髓检查。此外,还需了解治疗的主要方法、疗效及药物的不良反应、病人对治疗与护理的依从性(尤其是化疗等特殊治疗),患病后病人的体重、食欲、睡眠、排便习惯等的变化及其营养支持状况等。

2. 既往病史、家族史及个人史　主要了解与血液病相关的疾病史以及可能影响病人康复和治疗效果的相关疾病史,如肝脏疾病、系统性红斑狼疮、慢性肾脏病与胃肠道疾病等,继发性血液系统的异常改变均为其特殊表现之一。同时还需了解家族中有无类似疾病或相关疾病史,如血友病有明显的家族遗传倾向。个人史方面,重点了解病人的工作与居住环境、工作性质等,有无长期特殊药(毒)物和/或放射性物质接触史;了解病人的饮食习惯,是否有挑食、偏食或素食习惯。不良的饮食习惯是导致各类营养性贫血的主要原因之一,特别是缺铁性贫血与巨幼红细胞性贫血。女性病人的月经史和妊娠分娩史对于贫血原因的诊断也有帮助。

3. 心理-社会状况　多数血液病,尤其是恶性血液病,治疗周期长,病情易复发,常需反复多次住院治疗,且不少病人治疗效果欠佳,加上化疗等药物所带来的不良反应,病人及家属易产生各种负性情绪,如焦虑、抑郁,甚至绝望。了解病人的心理与社会支持状况,有助于提供针对性的护理措施,以增强病人及家属战胜疾病的信心,积极、主动地配合治疗。

（1）心理状况:了解病人的性格特征,对疾病治疗与康复的态度及其行为表现倾向。了解病人工作或学习情况以及患病对病人日常工作与生活的影响,是否存在角色适应不良和应对无效。

（2）社会支持系统:了解病人的家庭成员组成、经济状况、相互关系,家庭成员对病人所患疾病的认识程度以及对病人的关心和支持程度。此外,还需了解病人的工作单位或现有条件所能提供的帮助和支持,有无基本的医疗保障;了解病人出院后继续就医的条件,居住地的初级卫生保健或社区保健设施等资源。

（二）身体评估

1. **全身状态**

（1）生命体征：观察病人有无发热、发热的程度和热型的特点。再生障碍性贫血、白血病、淋巴瘤等病人，常因继发感染或肿瘤细胞本身所产生的内源性致热因子（致热原）的作用，可出现反复或持续性发热。中度以上贫血的病人可出现脉搏加快与呼吸加速。出血量较大的病人，也可出现脉搏和血压的变化。

（2）意识状态：重症病人，特别是大量出血或颅内出血的病人，均会出现不同程度的意识障碍。

（3）面容与外貌：如贫血面容，地中海贫血病人特殊的面容变化；药物不良反应所引起的脱发、满月脸、女性病人男性化等。

（4）营养状态：包括身高与体重或体重指数（BMI）、皮下脂肪厚度等。较严重的缺铁性贫血或营养性贫血病人多伴有消瘦、发育迟缓等营养不良的表现；恶性血液病的病人可出现恶病质。

（5）体位：重症贫血的病人，可因并发贫血性心脏病、心力衰竭而被迫采取半坐卧位；慢性粒细胞白血病病人因脾大或出现脾栓塞而被迫采取半坐卧位、屈膝仰卧位或左侧卧位。

2. **皮肤、黏膜**　注意有无苍白、黄染、瘀点、紫癜或瘀斑、血肿、疖疮或皮下结节、局部发红或溃烂、水肿等，对于判断贫血和/或出血病人的原因、病情轻重、发现肿瘤细胞局部浸润和皮肤感染灶等极为重要。

3. **浅表淋巴结**　浅表淋巴结肿大是多种恶性血液病的常见体征。应注意检查其出现的部位、数目、大小、表面情况、质地、活动度及有无压痛等。

4. **头颈部**　睑结膜有无苍白，球结膜有无充血或出血；双侧瞳孔是否等大、等圆及对光反射情况；颅内出血和中枢神经系统白血病引起颅内高压，可出现瞳孔变形、不等大、对光反射迟钝等；鼻腔有无出血；口腔黏膜有无溃疡、白斑、出血点或血疱形成，牙龈有无出血、渗血、溢脓或增生；咽后壁有无充血，双侧扁桃体有无肿大及其表面有无脓性分泌物。口腔是血液病病人继发感染最常见的部位。

5. **胸部**　胸骨中下段的压痛及叩击痛，是急性白血病的重要体征之一；肺部出现局限性湿啰音常提示继发感染；双肺底有无湿啰音、心尖搏动的位置及范围、心率快慢、心律是否规则、有无心脏杂音等的评估，均有助于贫血性心脏病或心力衰竭的临床判断。

6. **腹部**　应特别关注腹部外形的变化、有无包块、肝脾大小等。腹部包块常见于淋巴瘤；白血病、慢性溶血与出血等可有不同程度的肝、脾大；巨脾则是慢性粒细胞白血病的特征。

7. **其他**　如有无局部肌肉、骨及关节的压痛或触痛，肢体或关节有无变形或活动障碍等。神经系统有无感觉异常、神经反射异常及脑膜刺激征等表现。

（三）实验室及其他检查

1. **血象检查**　是临床血液病诊断和病情观察最基本的实验室检查方法。主要包括血细胞计数、血红蛋白测定、网织红细胞计数以及血涂片进行血细胞的形态学检查。外周血细胞的质和量的改变常可反映骨髓造血的病理变化。

（1）红细胞计数、血红蛋白与红细胞比容（hematocrit，HCT）测定：主要用于评估病人有无贫血及其严重程度。正常成人红细胞计数，男性为 $(4.0 \sim 5.5) \times 10^{12}/L$，女性为 $(3.5 \sim 5.0) \times 10^{12}/L$；血红蛋白男性为 $120 \sim 160g/L$，女性为 $110 \sim 150g/L$；红细胞比容，男性为 $40\% \sim 50\%$，女性 $37\% \sim 48\%$。详见本章第三节"贫血"。

（2）白细胞计数及分类：主要用于病人有无感染及其原因的判断，也有助于某些血液病的初步诊断。正常成人白细胞计数为 $(4 \sim 10) \times 10^9/L$，白细胞计数 $>10 \times 10^9/L$ 称白细胞增多，常见于急性感染、白血病等。白细胞计数 $<4 \times 10^9/L$ 称白细胞减少，其中以中性粒细胞减少为主。当中性粒细胞绝对值 $<1.5 \times 10^9/L$ 称粒细胞减少症，$<0.5 \times 10^9/L$ 时称粒细胞缺乏症，常见于病毒感染、再生障碍性贫血等。正常白细胞分类中不应出现或偶尔可见少许幼稚细胞，若出现大量幼稚细胞，则应警惕白血病或类白血病，应做进一步检查以明确诊断。

（3）网织红细胞计数：正常成人的网织红细胞在外周血中占 0.5%~1.5%，绝对值为（24~84）×10^9/L。网织红细胞增多，表示骨髓红细胞增生旺盛，可见于溶血性贫血、急性失血性贫血或贫血的有效治疗后；网织红细胞减少，表示骨髓造血功能低下，常见于再生障碍性贫血。

（4）血小板计数：是出血性疾病首选的筛查项目之一。正常值（100~300）×10^9/L，血小板计数<100×10^9/L 称血小板减少，通常在<50×10^9/L 时病人即有出血症状，见于再生障碍性贫血、急性白血病、原发免疫性血小板减少症等；血小板计数>400×10^9/L 为血小板增多，可见于原发性血小板增多症、慢性粒细胞白血病早期等。

2. **骨髓细胞学检查**　主要用于了解骨髓造血细胞生成的质与量的变化，对多数血液病的临床诊断和鉴别诊断起着决定性作用。

（1）骨髓涂片与骨髓活检（骨髓象）检查：①骨髓的增生程度，按骨髓中有核细胞数量，分为增生极度活跃、明显活跃、活跃、减低和明显减低 5 个等级；②骨髓中各系列细胞及其各发育阶段细胞的比例，有助于对各系列细胞增生程度的判断，粒红比例（G/E）为最常用的评价指标。

（2）血细胞化学染色检查：通过对血细胞的各种生化成分、代谢产物的测定，了解血细胞的类型，对某些血液病的诊断和疗效评价有重大意义。如过氧化物酶染色、苏丹黑 B 染色和中性粒细胞碱性磷酸酶染色，均可用于白血病与类白血病反应的鉴别诊断。其中过氧化物酶染色对粒细胞白血病与淋巴细胞白血病的鉴别诊断最具价值。铁染色则主要用于缺铁性贫血的诊断及指导铁剂治疗。

3. **免疫学、细胞遗传学及分子生物学检查**　主要用于恶性血液病的临床诊断与分型等。含相关单克隆抗体、染色体检查及基因诊断等。

4. **其他血液病相关实验室检查**　主要包括：①止血、凝血功能检查，以了解机体凝血、纤溶及抗凝系统功能状况；②溶血试验及血红蛋白电泳检测，以利于各种溶血性贫血的诊断；③血清铁蛋白及血清铁检测，以了解体内贮存铁和铁代谢情况；④其他，如病理活检及组织学检查等。

5. **影像学检查**　主要包括 B 超、CT、MRI、PET、放射性核素等。通过针对肝、脾、淋巴系统和骨骼系统的各种显像扫描，以利于不同血液病的临床诊断与鉴别诊断和病情判断。

（周　薇）

第二节　血液系统疾病病人常见症状体征的护理

一、出血或出血倾向

出血（bleeding，haemorrhage）或出血倾向，是血液病和/或累及血液系统疾病最常见的体征之一。主要与机体血小板数目减少及其功能异常、毛细血管脆性或通透性增加、血浆中凝血因子缺乏以及循环血液中抗凝血物质增加有关。病人多表现为自发性出血或轻度受伤后出血不止。出血部位可遍及全身，以皮肤、牙龈及鼻腔出血最为多见。此外，还可发生关节腔、肌肉和眼底出血。内脏出血多为重症，可表现为消化道出血（呕血、便血）、泌尿道出血（血尿）及女性生殖道出血（月经过多）等，严重者可发生颅内出血而导致死亡。常见于：①血液系统疾病，如原发免疫性血小板减少症、急性白血病、再生障碍性贫血、过敏性紫癜与血友病等；②非血液系统疾病或某些急性传染病，如重症肝病、尿毒症、流行性脑膜炎、钩端螺旋体病、登革热及肾综合征出血热等；③其他，如毒蛇咬伤、水蛭咬伤、抗凝血药或溶栓药过量等。其中血管脆性增加及血小板异常所致的出血多表现为皮肤、黏膜瘀点、紫癜和/或瘀斑，如过敏性紫癜、原发免疫性血小板减少症；凝血因子缺乏引起的出血常以关节腔出血或软组织血肿为特征，如血友病。

【护理评估】

1. **病史**　注意询问病人出血的主要表现形式，发生的急缓、主要部位与范围；有无明确的原因或诱因;有无内脏出血及其严重程度;女性病人的月经情况,有无经量过多或淋漓不尽;有无诱发颅内出血的危险因素(情绪激动、睡眠欠佳、高热、便秘及高血压等)及颅内出血的早期表现(如突发头痛);出血的主要伴随症状与体征;个人或家族中有无相关病史或类似病史;出血后病人的心理反应等。

2. 身体评估　重点评估有无与出血相关的体征及特点。包括有无皮肤、黏膜瘀点、紫癜或瘀斑,其数目、大小及分布情况;有无鼻腔黏膜与牙龈出血;有无局部黏膜血疱形成(局部黏膜血疱形成是严重出血倾向的征兆之一);有无伤口渗血;关节有无肿胀、压痛、畸形及其功能障碍等。对于同时或突发主诉有头痛的病人,要注意检查瞳孔的形状、大小、对光反射是否存在,有无脑膜刺激征及其生命体征与意识状态的变化。

3. 实验室及其他检查　有无血小板计数减少、凝血时间延长、束臂试验阳性、凝血因子缺乏等异常变化。

【**常用护理诊断/问题**】

1. 有出血的危险　与血小板数量减少及其功能异常、凝血因子缺乏有关。
2. 恐惧　与出血量大或反复出血有关。

【**目标**】

1. 病人不发生出血或出血能被及时发现,并得到有效的处理。
2. 恐惧程度减轻或消除。

【**护理措施及依据**】

1. 有出血的危险

(1) 病情观察:注意观察病人出血的发生部位、主要表现形式、发展或消退情况;及时发现新的出血、重症出血及其先兆,并应结合病人的基础疾病及相关实验室或其他辅助检查结果,作出正确的临床判断,以利于及时护理与抢救配合。如急性早幼粒细胞白血病(M_3)是出血倾向最明显的一种白血病,当血小板计数低于$20×10^9/L$,可发生严重的自发性出血,特别是内脏出血,甚至是致命性的颅内出血。此外,高热、失眠、情绪波动等均可增加病人出血,甚至颅内出血的风险。

(2) 一般护理:为了避免增加出血的危险或加重出血,应做好病人的休息与饮食指导,保持大小便通畅。若出血仅局限于皮肤、黏膜,无须太多限制;若血小板计数$<50×10^9/L$,应减少活动,增加卧床休息时间;严重出血或血小板计数$<20×10^9/L$者,必须绝对卧床休息,协助做好各种生活护理。鼓励病人进食高蛋白、高维生素、适量纤维、易消化的软食或半流质,禁食过硬、粗糙的食物。便秘者可酌情使用开塞露或缓泻药,以免排便时过于用力、腹压骤增而诱发内脏出血,尤其颅内出血。

(3) 皮肤出血的预防与护理:重点在于避免人为的损伤而导致或加重出血。保持床单平整,衣着轻软、宽松;避免肢体的碰撞或外伤。沐浴或清洗时,避免水温过高和过于用力擦洗皮肤;勤剪指甲,以免抓伤皮肤。高热病人禁用酒精或温水拭浴降温。各项护理操作动作轻柔;尽可能减少注射次数;静脉穿刺时,应避免用力拍打及揉擦局部,结扎压脉带不宜过紧和时间过长;注射或穿刺部位拔针后需适当延长按压时间,必要时局部加压包扎。此外,注射或穿刺部位应交替使用,以防局部血肿形成。

(4) 鼻出血的预防与护理:①防止鼻黏膜干燥而出血。保持室内相对湿度在50%~60%,秋冬季节可局部使用液状石蜡或抗生素眼膏。②避免人为诱发出血。指导病人勿用力擤鼻,以防止鼻腔内压力增大而导致毛细血管破裂出血或渗血;避免用手抠鼻痂和外力撞击鼻部。③少量出血时,可用棉球或明胶海绵填塞,无效者可用0.1%肾上腺素棉球或凝血酶棉球填塞,并局部冷敷。出血严重时,尤其是后鼻腔出血,可用凡士林油纱条行后鼻孔填塞术,术后定时用无菌液状石蜡滴入,以保持黏膜湿润,3天后可轻轻取出油纱条,若仍出血,需更换油纱条再予以重复填塞。由于行后鼻腔填塞术后,病人常被迫张口呼吸,应加强口腔护理,保持口腔湿润,增加病人舒适感,并可避免局部感染。

（5）口腔、牙龈出血的预防与护理:为防止牙龈和口腔黏膜损伤而导致或加重局部出血,应指导病人用软毛牙刷刷牙,忌用牙签剔牙;尽量避免食用煎炸、带刺或含坚硬骨头的食物、带硬壳的坚果类食品以及质硬的水果（如甘蔗）等;进食时要细嚼慢咽,避免口腔黏膜的损伤。牙龈渗血时,可用凝血酶或0.1%肾上腺素棉球、明胶海绵片贴敷牙龈或局部压迫止血,并及时用生理盐水或1%过氧化氢清除口腔内陈旧血块,以免引起口臭而影响病人的食欲和情绪及可能继发的细菌感染。

（6）关节腔出血或深部组织血肿的预防与护理:详见本章第四节"出血性疾病"的护理。

（7）内脏出血的护理:消化道出血的护理详见第四章第十四节"上消化道出血"。月经量过多者,可遵医嘱给予三合激素（苯甲酸雌二醇、黄体酮和丙酸睾酮）治疗。

（8）眼底及颅内出血的预防与护理:保证充足睡眠,避免情绪激动、剧烈咳嗽和屏气用力等;伴高热病人需及时而有效地降温;伴有高血压者需监测血压。若突发视野缺损或视力下降,常提示眼底出血。应尽量让病人卧床休息,减少活动,避免揉擦眼睛,以免加重出血。若病人突然出现头痛、视力模糊、呼吸急促、喷射性呕吐甚至昏迷,双侧瞳孔变形不等大、对光反射迟钝,则提示有颅内出血。颅内出血是血液病病人死亡的主要原因之一,一旦发生,应及时告知医生,并积极配合抢救:①立即去枕平卧,头偏向一侧;②随时吸出呕吐物,保持呼吸道通畅;③吸氧;④迅速建立2条静脉通道,遵医嘱快速静滴或静注20%甘露醇、50%葡萄糖注射液、地塞米松、呋塞米等,以降低颅内压,必要时进行输血或成分输血;⑤留置尿管;⑥观察并记录病人的生命体征、意识状态以及瞳孔、尿量的变化,做好重病交接班。

（9）成分输血或输注血浆制品的护理:出血明显者,遵医嘱输注浓缩血小板悬液、新鲜血浆或抗血友病球蛋白浓缩剂等。输注前必须认真核对;血小板取回后,应尽快输入;新鲜血浆最好于采集后6小时内输完;抗血友病球蛋白浓缩剂用生理盐水稀释时,应沿瓶壁缓缓注入生理盐水,勿剧烈冲击或振荡,以免泡沫形成而影响注射。输注过程要注意观察病人有无输血反应,如溶血反应、过敏反应等。

2. 恐惧

（1）心理支持:加强沟通,耐心解释与疏导。要善于观察,耐心倾听,加强与病人及家属的沟通,及时了解病人及家属的需求与忧虑,并能给予必要的解释与疏导。如扼要解释出血的成因、如何减轻或避免加重出血、目前治疗与护理的主要措施及其配合要求等,特别要强调紧张与恐惧不利于控制病情。还可通过介绍治疗效果较好的成功例子,增强病人战胜疾病的信心,减轻恐惧感。

（2）增加安全感:在关心和同情病人的同时,注意营造良好的住院环境;建立良好、互信的护患关系,促进病友与家属间的相互支持与帮助;尽可能避免不良刺激的影响。当病人出血突然加重时,护士应保持镇静,迅速通知医生并配合做好止血等救治工作,及时清除血迹,以免对病人产生不良刺激。

【评价】

1. 病人能明确出血的原因,避免各种出血诱因。
2. 各部位的出血能被及时发现并得到处理,出血逐渐得到控制。
3. 能认识自己的恐惧感,自述恐惧程度减轻或消除。

二、发热

发热是血液病病人的常见症状之一,具有持续时间长、热型不一、一般抗生素治疗效果不理想的特点。常见于再生障碍性贫血、白血病和淋巴瘤等。感染好发于呼吸道、泌尿道、口腔黏膜及肛周皮肤,可导致败血症而危及病人生命。其主要原因是白细胞减少和/或功能缺陷、免疫抑制剂的应用以及贫血或营养不良等,导致机体抵抗力下降,从而继发各种感染。此外,肿瘤细胞所产生的内源性致

Note:

热因子,如肿瘤坏死因子(TNF)、白细胞介素-1(IL-1)和白细胞介素-6(IL-6)也是血液恶性肿瘤病人持续发热的原因之一。

【护理评估】

1. **病史** 了解病人发热出现的急缓、热度及其热型特点。有无感染的诱因,如过度疲劳、受凉、与感染性疾病病人的接触史(如感冒等),皮肤、黏膜损伤,排便困难及引发的肛裂,各种治疗与护理导管的留置(如导尿管、留置针或 PICC)等;有无常见感染灶相关的临床表现,如咽部不适或咽痛、牙痛、咳嗽、咳痰及痰液的性质、胸痛、呼吸困难、尿路刺激征、腹痛、腹泻、肛周疼痛、局部皮肤红肿与疼痛、女性病人外阴瘙痒及异常分泌物等。

2. **身体评估** 观察病人的生命体征,尤其是体温;皮肤有无红肿、破损或溃烂,局部有无脓性分泌物;口腔黏膜有无溃疡,牙龈有无出血、溢脓;咽和扁桃体有无充血、肿大及脓性分泌物;肺部有无啰音;腹部及输尿管行程压痛点有无压痛,肾区有无叩痛;肛周皮肤有无红肿、触痛,局部有无波动感;女性病人注意观察外阴情况等。

3. **实验室及其他检查** 血常规、尿常规及胸部 X 线检查有无异常;血培养加药物敏感试验的结果;不同感染部位分泌物、渗出物或排泄物的细菌涂片或培养加药敏试验的结果等。

【常用护理诊断/问题】

体温过高 与感染、肿瘤细胞释放内源性致热因子有关。

【目标】

病人体温能得到有效控制,逐渐降至正常范围。

【护理措施及依据】

体温过高

(1) **休息**:病人应卧床休息,采取舒适的体位,减少机体的消耗,必要时可吸氧。维持室温在20~24℃、湿度 55%~60%,并经常通风换气。病人宜穿透气、棉质衣服,若有寒战应给予有效保暖。

(2) **补充营养及水分**:鼓励病人进食高热量、高维生素、营养丰富的半流质饮食或软食,以补充机体基本需要和因发热所造成的额外消耗。指导病人摄取足够的水分以防止脱水,每天至少 2 000ml以上,必要时可遵医嘱静脉补液,维持水和电解质平衡。若为重症贫血、并发慢性心力衰竭的病人,则需限制液体摄入量并严格控制输液速度,以免诱发急性左心衰。

(3) **降温**:高热病人可先给予物理降温,如冰敷前额及大血管经过的部位(如颈部、腋窝和腹股沟);有出血倾向者禁用酒精或温水拭浴,以防局部血管扩张而进一步加重出血。必要时,遵医嘱给予药物降温。降温过程中,要密切监测病人体温与脉搏的变化及出汗情况,及时更换衣物,保持皮肤清洁、干燥,防受凉,并观察病人降温后的反应,避免发生虚脱。

(4) **病情观察与诊治配合**:定时监测体温并记录;注意观察感染灶的症状、体征及其变化情况;做好各种检验标本的采集及送检工作;遵医嘱正确配制和输注抗生素等药物,并注意其疗效与不良反应的观察和预防。

【评价】

病人体温逐渐降至正常范围。

三、骨、关节疼痛

常见于恶性血液病,如白血病、多发性骨髓瘤和淋巴瘤等。主要与肿瘤细胞的过度增生或局部浸润,导致骨髓腔压力增高、局部瘤块形成及压迫、骨质疏松或溶骨性破坏、病理性骨折等有关。可表现为局部或全身骨、关节疼痛以及压痛或叩击痛;发生骨折者,局部还可出现畸形等临床表现。多发性骨髓瘤的病人多以骨痛为首发症状。

四、贫血

贫血(anemia)是血液病最常见的症状之一。常见于缺铁性贫血、再生障碍性贫血、溶血性贫血及各种恶性血液病等。详见本章第三节"贫血"。

(周　薇)

第三节　贫　血

导入案例与思考

徐某,女,32岁,职员。因"头晕乏力3月余,加重2周"入院。身体评估:体温36.7℃,脉搏86次/min,呼吸20次/min,血压124/71mmHg。神志清楚,精神尚可,眼睑及面色苍白。全身浅表淋巴结无肿大。双肺呼吸音清,双肺未闻及干啰音和湿啰音。心尖部可闻及Ⅱ级收缩期杂音。实验室检查:血象呈小细胞低色素性贫血,红细胞计数3.02×10^12/L,血红蛋白59g/L,平均红细胞血红蛋白量16.20pg,平均红细胞容积63.20fl,白细胞计数3.87×10^9/L。

请思考:

1. 判断该病人的贫血程度。
2. 该病人最可能患有哪种贫血?
3. 为进一步明确诊断,还需要做哪些检查?

一、概述

贫血是指人体外周血红细胞容量减少,低于正常范围下限,不能运输足够氧至组织而产生的综合征。贫血不是一种独立的疾病,各系统疾病均可引起不同程度的贫血。在贫血的诊断及其严重程度的判断中,由于某些病理因素可引起红细胞的形态和体积异常,导致红细胞数目的减少与血红蛋白浓度下降不成比例,因此以血红蛋白浓度降低作为贫血的诊断及其严重程度判断的依据更为可靠。但血容量的变化,特别是血浆容量的变化如脱水、妊娠中后期血容量的增加等,可影响血红蛋白浓度,临床判断中应予以注意。我国海平面地区,以成年男性Hb<120g/L,成年女性Hb<110g/L,孕妇Hb<100g/L作为贫血的诊断标准。WHO制定的诊断标准是在海平面地区,成年男性Hb<130g/L,成年女性Hb<120g/L,孕妇Hb<110g/L为贫血。

【分类】

贫血有多种分类方法,各有优点和缺点。综合了解与使用贫血分类方法,既有助于对病因、病情及预后的估计,也有助于指导临床治疗、预防与护理。

1. 按贫血的病因与发病机制分类　可将贫血分为红细胞生成减少性贫血、红细胞破坏过多性贫血和失血性贫血三大类。

(1) 红细胞生成减少性贫血:红细胞生成主要取决于造血细胞、造血调节、造血原料。任一因素发生异常,均可导致红细胞生成减少而发生贫血。

1) 造血干/祖细胞异常所致贫血:任何原因导致造血干/祖细胞受损、功能缺陷,或质的异常均可导致贫血。如再生障碍性贫血、骨髓增生异常综合征、白血病及先天性红细胞生成异常性贫血(con-

genital dyserythropoietic anemia，CDA）等。

2）造血调节异常所致贫血：各种感染或非感染性骨髓炎等，均可因骨髓基质细胞及造血微环境的其他组成部分受损而影响血细胞生成。此外，各种造血调节因子水平异常也可导致贫血，如各种慢性病性贫血（anemia of chronic disease，ACD），包括慢性肾衰竭、重症肝病及垂体或甲状腺功能低下等，因促红细胞生成素（EPO）生成不足而致的贫血；某些病毒感染或肿瘤性疾病会诱导机体产生较多的造血负调控因子如 IFN、TNF 及炎性因子等而诱发贫血。

3）造血原料不足或利用障碍所致贫血：造血原料是指造血细胞增殖、分化、代谢所必需的物质，如蛋白质、脂类、微量元素、维生素等。任一种造血原料不足或利用障碍都可能导致红细胞生成减少。如缺铁和铁利用障碍引起的缺铁性贫血，叶酸、维生素 B_{12} 缺乏或利用障碍所致的巨幼细胞贫血。

（2）红细胞破坏过多性贫血：可见于各种原因引起的溶血。主要是由于红细胞本身的缺陷（包括细胞膜、红细胞能量代谢有关酶和血红蛋白分子异常），导致红细胞寿命缩短，如遗传性球形红细胞增多症、葡萄糖-6-磷酸脱氢酶（glucose-6-phosphate dehydrogenase，G-6-PD）缺乏、地中海贫血；也可由于免疫、化学、物理及生物等外在因素导致红细胞大量破坏，超过骨髓的代偿功能而发生，如自身免疫性溶血、人工瓣膜术后（特别是金属瓣）、脾功能亢进等。详见本节"溶血性贫血"。

（3）失血性贫血：常见于各种原因引起的急性和慢性失血。根据失血原因可分为：①出血性疾病，如原发免疫性血小板减少症、血友病等；②非出血性疾病，如外伤、肿瘤、结核、消化道出血、痔疮出血、功能失调性子宫出血及黏膜下子宫肌瘤等。慢性失血性贫血常合并缺铁性贫血。

2. 按血红蛋白的浓度分类 根据血红蛋白降低的严重程度将贫血划分为四个等级（表6-1）。

表6-1 贫血严重度的划分标准

贫血的严重度	血红蛋白浓度/（g·L⁻¹）	临床表现
轻度	>90	症状轻微
中度	60~90	活动后感心悸、气促
重度	30~59	静息状态下仍感心悸、气促
极重度	<30	常并发贫血性心脏病

3. 按红细胞形态特点分类 根据平均红细胞容积（mean corpuscular volume，MCV）、平均红细胞血红蛋白浓度（mean corpuscular hemoglobin concentration，MCHC），可将贫血分成三类（表6-2）。

表6-2 贫血细胞形态学分类

类型	MCV/fl	MCHC/%	临床类型
大细胞性贫血	>100	32~35	巨幼细胞贫血、伴网织红细胞大量增生的溶血性贫血、骨髓增生异常综合征、肝疾病
正常细胞性贫血	80~100	32~35	再生障碍性贫血、纯红细胞再生障碍性贫血、急性失血性贫血、溶血性贫血、骨髓病性贫血
小细胞低色素性贫血	<80	<32	缺铁性贫血、铁粒幼细胞贫血、珠蛋白生成障碍性贫血

4. 按骨髓红系增生情况分类 可将贫血分为增生性贫血（如缺铁性贫血、巨幼细胞贫血、溶血性贫血等）和增生低下性贫血（如再生障碍性贫血）。

【临床表现】

血红蛋白含量减少，血液携氧能力下降，引起全身各组织和器官缺氧与功能障碍，是导致贫血病人一系列临床表现的病理生理基础。贫血的临床表现与贫血的病因、严重程度、发生发展的速度、个体的代偿能力及其对缺氧的耐受性(如发病年龄、有无肺及心脑血管疾病等)有关。尽管贫血的病因及其机制各不相同,但都有着共同的临床表现,主要包括以下几个方面:

1. **皮肤、黏膜苍白**　是贫血最突出的体征,常为病人就诊的主要原因。其产生机制主要是在贫血状态下,机体为保证重要器官(如脑、心)的供血、供氧,通过神经-体液因素的调节,促使血液重新再分配,皮肤、黏膜供血相对减少。睑结膜、口唇与口腔黏膜、舌质、甲床及手掌等部位的皮肤、黏膜颜色检查结果较可靠,但应注意环境温度、人种肤色及人为因素(如化妆)等的影响。

2. **骨骼肌肉系统**　疲乏、无力为贫血最常见和最早出现的症状,与骨骼肌氧的供应不足有关,但对贫血的诊断缺乏特异性。

3. **神经系统**　可出现困倦、头晕、头痛、耳鸣、眼花、失眠、多梦、记忆力下降及注意力不集中等症状。这是由于脑组织的缺血、缺氧,无氧代谢增强,能量合成减少导致。严重贫血者可出现晕厥,老年病人可出现神志模糊及精神异常的表现,儿童病人会出现智力发育低下。

4. **循环系统**　心悸、气促,活动后明显加重,是贫血病人心血管系统的主要表现。这是缺氧状态下机体交感神经活性增强,促使心率加快、心搏出量增加、血流加速的结果。其症状的轻重与贫血的严重程度和个体的活动量有关。轻度贫血多无明显表现,仅活动后出现心悸、气促。贫血越重,活动量越大,症状越明显。长期严重贫血,心脏超负荷工作且供氧不足,会导致贫血性心脏病,此时不仅有心率变化,还可有心律失常、心脏扩大,甚至出现全心衰竭,平静状态也可出现心悸、气促甚至端坐呼吸等。

5. **呼吸系统**　多见于中度以上贫血的病人。主要表现为呼吸加快及不同程度的呼吸困难。初期症状主要与机体对缺氧的代偿反应有关。后期若并发心衰导致肺淤血,病人呼吸困难会进一步加重并可出现咳嗽、咳痰等。

6. **消化系统**　凡能引起贫血的消化系统疾病,在贫血前或贫血后同时可有原发病的表现。贫血本身可影响消化系统,使消化腺分泌减少甚至腺体萎缩,进而导致消化功能减低、消化不良,出现腹胀、食欲缺乏和便秘等。

7. **泌尿生殖系统**　慢性重症贫血者可出现夜尿增多、低比重尿和轻度蛋白尿。急性重症贫血,尤其是失血性贫血可因有效循环血容量不足所致肾血流量减少而出现少尿、无尿。由于长期的贫血影响睾酮的分泌,可减弱男性特征;因性激素的合成与分泌减少,可导致女性出现月经量增多或继发性闭经;男女均有性欲减退。

8. **内分泌系统**　长期贫血,尤其是中度以上贫血还可致机体各内分泌腺体如甲状腺、性腺、肾上腺、胰腺的功能减退及激素分泌异常。

9. **免疫系统**　贫血本身也会引起免疫系统的改变,如红细胞减少可降低红细胞在抵御病原微生物感染过程中的调理作用。同时,红细胞膜上血清补体 C3 的减少会影响机体的非特异性免疫功能。

10. **其他**　严重贫血者,还可出现低热,伤口愈合较慢及容易并发各种感染。

此外,不同原因所致贫血的临床表现尚有各自的特点,详见本节相关内容。

【**实验室及其他检查**】

1. **血液检查**　血红蛋白及红细胞计数是确定病人有无贫血及其严重程度的基本检查项目(表6-1);MCV、MCHC 有助于贫血的形态学分类及其病因诊断(表6-2);网织红细胞计数有助于贫血的鉴别诊断及疗效的观察与评价;外周血涂片检查可通过观察红细胞、白细胞及血小板的数量与形态的改变以及有无异常细胞及原虫等,为贫血的病因诊断提供线索。

2. **骨髓检查**　骨髓检查是贫血病因诊断的必查项目之一,可反映骨髓细胞的增生程度、造血组织的结构、细胞成分、形态变化等。包括骨髓细胞涂片分类和骨髓活检等。需要注意的是,凭骨髓检查评价病人造血功能,应注意骨髓取样的局限性,一个部位骨髓增生、减低或与血常规结果矛盾时,应做多部位的骨髓检查。

3. **与贫血的发病机制相关的检查**　包括缺铁性贫血的铁代谢及引起缺铁的原发病检查;失血性贫血的原发病检查;巨幼细胞贫血的血清叶酸和维生素 B_{12} 水平测定及导致此类造血原料缺乏的原发病检查;溶血性贫血的红细胞膜、酶、珠蛋白、自身抗体、同种抗体、造血细胞质异常有关的染色体、细胞调控检查,以及造血系统肿瘤性疾病和其他继发性贫血的原发病检查。详见本节相关内容。

【诊断要点】

应详细询问病史,结合体格检查、实验室及其他检查,首先确定病人是否存在贫血,在此基础上进一步明确贫血的程度、类型及其病因。其中查明贫血的病因是诊断贫血的重点和难点,也是有效治疗及估计预后的前提和基础。

【治疗要点】

1. **对因治疗**　积极寻找和去除病因是根治贫血的关键环节。如缺铁性贫血补铁及导致贫血的原发病治疗(如功能失调性子宫出血、消化性溃疡出血等);溶血性贫血采用糖皮质激素治疗或脾切除术;巨幼细胞贫血补充叶酸或维生素 B_{12};造血干细胞异常和造血微环境异常所致的贫血,可采用造血干细胞移植术。只有针对病因治疗才能达到纠正贫血并彻底治愈的目的。然而,由于某些贫血原发病的病因不明或机制不清,治疗效果差或易于复发,常使贫血难以得到有效纠正。

2. **对症及支持治疗**　目的是短期内改善贫血、恢复有效循环血量,缓解重要器官的缺氧状态及恢复其功能,为对因治疗赢得时间或奠定基础。主要方法是输血,适用于急性大量失血、重症贫血的病人。由于长期多次输血可产生不良反应及较多的并发症,故必须严格掌握输血的指征,并根据所在医院的条件及病人的具体情况输注全血或选择红细胞成分输血。主要适应证有:①急性贫血 Hb<80g/L;②慢性贫血常规治疗效果欠佳,Hb<60g/L 伴缺氧症状;③老年或合并心肺功能不全的贫血病人。因多次输血并发血色病者应予去铁治疗。此外,对贫血合并的出血、感染、脏器功能不全还应予以相应的对症治疗。

【护理评估】

1. **病史**

(1) 患病及治疗经过:询问与本病相关的病因、诱因;有无饮食结构不合理导致的各种造血原料摄入不足;有无特殊药物使用史或理化物质接触史;有无吸收不良或丢失过多(特别是铁、叶酸与维生素 B_{12} 等)的原因等。询问主要症状与体征,包括贫血的一般表现及其伴随症状与体征,如头晕、头痛、脸色苍白、心悸、气促、呼吸困难,有无神经精神症状、出血与感染的表现、尿量与尿液颜色的改变等。查询有关检查结果(尤其是血象及骨髓检查)、治疗用药及其疗效等,以帮助对贫血的发生时间、进展速度、严重程度与原因的判断。

(2) 既往病史、家族史和个人史:了解病人的既往病史、家族史和个人史有助于贫血原因的判断。详见本章第一节"概述"。

(3) 目前状况:了解患病后病人的体重、食欲、睡眠、排便习惯等的变化及其营养支持、生活自理能力与活动耐力状况等。

(4) 心理-社会状况:了解病人及家属的心理反应、对贫血的认识与理解程度以及治疗与护理上的配合度等。

2. **身体评估**　重点评估与贫血严重程度相关的体征,如皮肤、黏膜的苍白程度、心率与心律的变化、有无杂音及心力衰竭的表现等。还应注意有无各类型贫血的特殊体征和原发病的体征,如缺铁性贫血的反甲、巨幼红细胞贫血的末梢神经炎、溶血性贫血的黄疸、再生障碍性贫血的出血与感染,恶性血液病的肝、脾、淋巴结肿大等。

Note:

3. 实验室及其他检查

（1）血象检查：有无红细胞和血红蛋白下降、下降的程度，是否伴有白细胞、网织红细胞、血小板数目的改变，有无幼稚细胞及其比例。

（2）尿液分析：有无蛋白尿以及尿胆原和尿胆素升高。

（3）粪便检查：有无隐血试验阳性；有无寄生虫卵。

（4）肝肾功能检查：有无肝功能异常，有无血清胆红素、血清肌酐水平升高等。

（5）骨髓检查：骨髓增生状况及相关细胞学或化学检查的结果。

（6）其他：X线胃肠钡餐造影、钡剂灌肠造影、消化道内镜检查包括胃镜和肠镜检查有无胃肠道慢性疾病或肿瘤；妇科B超检查有无子宫肌瘤等。重症病人必要时还需进行心电图及超声心动图等相关检查。

【常用护理诊断/问题】

1. **活动耐力下降**　与贫血导致机体组织缺氧有关。

2. **营养失调：低于机体需要量**　与各种原因导致造血物质摄入不足、消耗增加或丢失过多有关。

【目标】

1. 病人的缺氧症状得以减轻或消失，活动耐力恢复正常。

2. 造血营养素的缺乏得到纠正。

【护理措施及依据】

1. 活动耐力下降

（1）休息与活动：指导病人合理休息与活动，减少机体的耗氧量。应根据贫血的程度、发生发展的速度及原发疾病等，与病人一起制订休息与活动计划，逐步提高病人的活动耐力水平。轻度贫血者，无须太多限制，但要注意休息，避免过度疲劳。中度贫血者，增加卧床休息时间，若病情允许，应鼓励病人生活自理，活动量应以不加重症状为度；指导病人于活动中进行自我监控，若活动中自测脉搏≥100次/min或出现明显心悸、气促时，应停止活动；必要时，在病人活动时给予协助，防止跌倒。重度贫血者多伴有贫血性心脏病，缺氧症状明显，应给予舒适体位（如半坐卧位）卧床休息，以达到减少回心血量、增加肺泡通气量的目的，从而缓解病人的呼吸困难或缺氧症状。待病情好转后可逐渐增加活动量。

（2）氧疗护理：严重贫血病人应予常规氧气吸入，以改善组织缺氧。

2. 营养失调：低于机体需要量

（1）饮食护理：一般给予高蛋白、高维生素、易消化食物，多食富含所缺营养素的食品。详见本节中对各种贫血病人的饮食护理。

（2）输血或成分输血的护理：遵医嘱输血或浓缩红细胞以减轻贫血和缓解机体的缺氧症状。输注前必须认真做好查对工作；输血时应注意控制输注速度，严重贫血者输入速度应低于1ml/（kg·h），以防止心脏负荷过重而诱发心力衰竭，同时应密切观察病人的病情变化，及时发现和处理输血反应。

（3）预防感染：重症病人，尤其是伴有白细胞减少者，应注意预防感染。

【评价】

1. 病人的活动耐力逐渐恢复正常。

2. 造血营养素的缺乏得到纠正。

二、缺铁性贫血

缺铁性贫血(iron deficiency anemia,IDA)是指当机体对铁的需求与供给失衡,导致体内贮存铁耗尽(iron depletion,ID),继之红细胞内铁缺乏(iron deficiency erythropoiesis,IDE),血红蛋白合成减少而引起的一种小细胞低色素性贫血。机体铁的缺乏可分为三个阶段:贮存铁耗尽、缺铁性红细胞生成和缺铁性贫血。缺铁性贫血是机体铁缺乏症的最终表现,也是各类贫血中最常见的一种。机体缺铁和铁利用障碍影响血红素合成,故有学者称该类贫血为血红素合成异常性贫血。IDA 是最常见的贫血。其发病率在发展中国家、经济不发达地区、婴幼儿、育龄妇女、孕妇明显增高。

【铁的代谢】

1. **铁的分布**　铁在体内分布广泛,大致可分为功能状态铁(包括血红蛋白、肌红蛋白、转铁蛋白、乳铁蛋白及酶和辅因子结合的铁)和贮存铁(包括铁蛋白和含铁血黄素)两大部分。正常成人含铁总量,男性为 50~55mg/kg,女性为 35~40mg/kg。其中,血红蛋白铁约占67%,贮存铁29%,余下的4%为组织铁,存在于肌红蛋白、转铁蛋白及细胞内某些酶类中。

2. **铁的来源和吸收**　正常成人每天用于造血的需铁量为 20~25mg,主要来自衰老红细胞破坏后释放的铁,但食物中的铁也是重要来源。为维持体内铁平衡,成年人每天需从食物中摄取铁为 1~1.5mg。目前普遍认为食物中的三价铁需转化为二价铁后才易被机体所吸收。十二指肠及空肠上段是铁的主要吸收部位。胃肠功能(如胃酸水平等)、体内铁贮存量、骨髓造血功能及某些药物(如维生素 C)等是影响铁吸收的主要因素。

3. **铁的转运、贮存、利用与排泄**　吸收入血的二价铁经铜蓝蛋白氧化成三价铁,与转铁蛋白结合后转运到组织或通过幼红细胞膜转铁蛋白受体胞饮入细胞内,再与转铁蛋白分离并还原成二价铁,参与形成血红蛋白。多余的铁以铁蛋白和含铁血黄素形式贮存于肝、脾、骨髓等器官的单核吞噬细胞系统。正常成年男性的贮存铁约为 1 000mg,女性仅为 300~400mg。当体内需铁量增加时,铁蛋白可解离后为机体所利用。正常情况下,人体每天排铁不超过 1mg,主要通过肠黏膜脱落细胞随粪便排出,少量通过尿液、汗液、哺乳妇女乳汁排出。铁代谢基本过程见图 6-3。

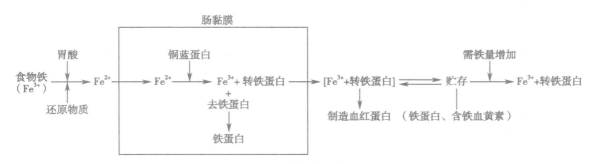

图 6-3　铁代谢示意图

【病因与发病机制】

1. **病因**

(1) 铁需求量增加而摄入不足:多见于婴幼儿、青少年、妊娠和哺乳期和月经量多的女性。婴幼儿需铁量较大,若不及时补充含铁量较高的辅食,易造成缺铁;妊娠后期的女性,需铁量高达 3~7mg/d,哺乳期的女性每天需额外增加 0.5~1mg,补充不足均会导致铁的负平衡;青少年的挑食或偏食,均可发生缺铁性贫血。

(2) 铁吸收障碍:主要见于胃大部切除后,胃酸分泌不足且食物快速进入空肠,绕过铁吸收的部位十二指肠,使铁吸收减少。此外,胃肠功能紊乱或某些药物作用,导致胃酸缺乏而影响铁的吸收,如长期原因不明的腹泻、慢性肠炎(如溃疡性结肠炎、克罗恩病等)、服用制酸药以及 H_2 受体拮抗药等。转运障碍(无转铁蛋白症、肝病)也是引起 IDA 的少见病因。

(3) 铁丢失过多:慢性失血是成人缺铁性贫血最常见和最重要的病因。反复多次或持续少量的失血,如消化性溃疡、肠息肉、消化道肿瘤、痔疮出血、月经过多(宫内放置节育环、子宫肌瘤、功能失调性子宫出血)、钩虫病等,可增加铁的丢失,若没有得到及时和适量的补充,可使体内贮存铁逐渐耗竭而发生贫血。此外,反复发作的阵发性睡眠性血红蛋白尿亦可因大量血红蛋白经尿中排出而致缺铁。其他如短期反复多次献血、血液透析等。

2. 发病机制

(1) 铁代谢异常:当体内贮存铁的逐渐减少至不足以补偿功能状态的铁时,则可出现铁代谢指标的异常,包括贮铁指标(铁蛋白、含铁血黄素)、血清铁和转铁蛋白饱和度减低;总铁结合力、未结合铁的转铁蛋白升高;组织缺铁、红细胞内缺铁。

(2) 血红蛋白生成减少:红细胞内缺铁,血红素合成障碍,大量原卟啉不能与铁结合成为血红素,多以游离原卟啉(free protoporphyrin,FEP)的形式积累在红细胞内或与锌原子结合成为锌原卟啉(zinc protoporphyrin,ZPP),血红蛋白生成减少,从而发生红细胞胞质少、体积小的小细胞、低色素性贫血;严重时粒细胞、血小板的生成也受影响。

(3) 组织细胞代谢障碍:缺铁可导致黏膜组织病变和外胚叶组织的营养障碍,从而引起缺铁性贫血的一些特殊的临床表现。此外,缺铁可致组织细胞内含铁酶及铁依赖酶的活性降低,进而影响病人的神经精神、行为、体力、免疫功能、生长发育及其智力等。

【临床表现】

本病多呈慢性经过,其临床表现包括原发病和贫血两个方面。

1. 缺铁原发病的表现　如消化性溃疡、慢性胃炎、溃疡性结肠炎、克罗恩病、痔疮出血、功能失调性子宫出血、黏膜下子宫肌瘤、结核病、恶性肿瘤等疾病相应的临床表现。主要包括腹痛或腹部不适、黑便或便血、持续腹泻、呕血或咯血、女性月经量增加、不明原因消瘦等。

2. 一般贫血共有的表现　如乏力、易疲倦、头晕、头痛、心悸、气促、眼花、耳鸣、食欲减退及面色苍白、心率增快等。

3. 缺铁性贫血的特殊表现

(1) 组织缺铁表现:如皮肤干燥、角化、萎缩、无光泽,毛发干枯易脱落,指(趾)甲缺乏光泽、脆薄易裂,重者指(趾)甲扁平,甚至凹下呈勺状(匙状甲,也称为反甲);黏膜损害多表现为口角炎、舌炎、口角皲裂、舌乳头萎缩,可有食欲下降,严重者可发生吞咽困难。

(2) 精神、神经系统异常:儿童较明显,如过度兴奋、易激惹、好动、难以集中注意力、发育迟缓、体力下降等。少数病人可有异食癖,如喜吃生米、冰块、泥土、石子等。约 1/3 病人可发生末梢神经炎或神经痛,严重者可出现智能发育障碍等。

【实验室及其他检查】

1. 血象检查　典型血象呈小细胞低色素性贫血。平均红细胞血红蛋白浓度(MCHC)小于32%,平均红细胞容积(MCV)低于80fl,平均红细胞血红蛋白量(MCH)小于27pg。血片中可见红细胞体积小、中央淡染区扩大。白细胞和血小板计数正常或减低。网织红细胞计数正常或轻度增高。

2. 骨髓象检查　增生活跃或明显活跃;以红系增生为主,尤以中幼红细胞、晚幼红细胞为主,其体积小、核染色质致密、细胞质少偏蓝色、边缘不整齐,血红蛋白形成不良,呈"核老浆幼"现象。粒系、巨核系无明显异常。

3. 铁代谢检查　血清铁(serum iron,ST)低于 8.95μmol/L;总铁结合力(total iron binding capaci-

Note:

ty,TIBC)升高,大于 64.44μmol/L。血清铁蛋白(serum ferritin,SF)低于 14μg/L,是早期诊断贮存铁缺乏的一个常用指标;转铁蛋白饱和度(transferrin saturation,TS)降低,小于 15%;骨髓涂片用亚铁氰化钾染色(普鲁士蓝反应)后,在骨髓小粒中无深蓝色的含铁血黄素颗粒,幼红细胞内铁小粒减少或消失,铁粒幼红细胞少于 15%。骨髓铁染色反映单核-吞噬细胞系统中的贮存铁,因此可作为诊断缺铁的金指标。

4. **红细胞内卟啉代谢检测**　游离原卟啉(FEP)>0.9μmol/L(全血),锌原卟啉(ZPP)>0.96μmol/L(全血),FEP/Hb>4.5μg/gHb。

5. **血清转铁蛋白受体测定**　血清可溶性转铁蛋白受体(soluble transferrin receptor,sTfR)是至今反映缺铁性红细胞生成的最佳指标。一般 sTfR 浓度>26.5nmol/L(>2.25μg/ml)可诊断为缺铁。

6. **其他**　主要是缺铁性贫血的原因或原发病诊断的相关检查。

【诊断要点】

IDA 的国内诊断标准(符合以下第 1 条和第 2~9 条中任 2 条或以上,可诊断 IDA):①小细胞低色素性贫血,男性 Hb<120g/L,女性 Hb<110g/L,红细胞形态呈低色素性表现;②有明确的缺铁病因和临床表现;③血清铁蛋白(SF)<14μg/L;④血清铁<8.95μmol/L,总铁结合力>64.44μmol/L;⑤转铁蛋白饱和度(TS)<15%;⑥骨髓铁染色显示骨髓小粒可染铁消失,铁粒幼红细胞<15%;⑦红细胞游离原卟啉(FEP)>0.9μmol/L(全血),血液锌原卟啉(ZPP)>0.96μmol/L(全血),或 FEP/Hb>4.5μg/gHb;⑧血清可溶性转铁蛋白受体(sTfR)浓度>26.5nmol/L(2.25mg/L);⑨铁治疗有效。

【治疗要点】

1. **病因治疗**　是根治缺铁性贫血的关键所在。积极治疗原发病,如慢性胃炎、消化性溃疡、功能失调性子宫出血、子宫肌瘤等;青少年、育龄期妇女、妊娠妇女和哺乳期妇女等摄入不足引起的 IDA,应改善饮食,补充含铁食物;育龄期女性可以预防性补充铁剂,补充铁元素 60mg/d;月经过多引起的 IDA 应调理月经,寻找月经增多的原因;寄生虫感染者应驱虫治疗。

2. **补铁治疗**　治疗性铁剂有无机铁和有机铁两类。无机铁的不良反应较为明显,以硫酸亚铁为代表;有机铁则包括右旋糖酐铁、富马酸亚铁、多糖铁复合物等。有口服及注射两种剂型。①口服铁剂:一般情况下首选,治疗剂量应以铁剂口服片中的元素铁含量进行计算,成人每天口服元素铁 150~200mg。常用药物有琥珀酸亚铁(0.1~0.2g,每天 3 次)、硫酸亚铁(0.3g,每天 3 次)、富马酸亚铁(0.2~0.4g,每天 3 次)等。铁剂治疗有效于用药后 1 周左右网织红细胞数开始上升,10 天左右渐达高峰;2 周左右血红蛋白浓度上升,1~2 个月恢复至正常。为进一步补足体内贮存铁,在血红蛋白恢复正常后,仍需继续服用铁剂 3~6 个月,待血清铁蛋白>50μg/L 后停药。②注射铁剂:对于口服铁剂后胃肠道反应严重而无法耐受、消化道疾病导致铁吸收障碍、病情要求迅速纠正贫血(如妊娠后期、急性大出血)的病人,可选用注射剂型。常用注射铁剂有右旋糖酐铁、蔗糖铁及葡萄糖酸亚铁等。注射铁剂前,必须计算应补铁剂总量,计算公式为:注射铁总量(mg)=［需达到的血红蛋白浓度(g/L)−病人血红蛋白浓度(g/L)］×体重(kg)×0.33。因注射右旋糖酐铁有导致过敏性休克的可能,首次应用必须做过敏试验。

【常用护理诊断/问题、措施及依据】

1. **营养失调:低于机体需要量**　与铁摄入不足、吸收不良、需要量增加或丢失过多有关。

(1) 饮食护理

1) 纠正不良的饮食习惯:食物是机体内铁的重要来源。不良的饮食习惯,如偏食或挑食,是导致铁摄入量不足的主要原因。无规律、无节制、刺激性过强的饮食容易造成胃肠黏膜的损害,也不利于食物铁的吸收。因此,应指导病人保持均衡饮食,避免偏食或挑食;养成良好的进食习惯,定时、定量,

Note:

细嚼慢咽,必要时可少量多餐;尽可能减少刺激性过强食物的摄取。

2) 增加含铁丰富食物的摄取:食物中的铁有血红素铁和非血红素铁,其中血红素铁来源于红肉等动物性食物,其吸收率可达 15% ~ 35%。植物性食物中的铁为非血红素铁,其吸收率低,通常在10% 以下,因此应鼓励病人多吃含铁丰富且吸收率较高的食物(如动物肉类、肝脏、血、蛋黄、海带与黑木耳等)或铁强化食物。

(2) 铁剂治疗的配合与护理:合理使用铁剂,密切观察并预防其不良反应。

1) 口服铁剂的应用与指导:应向病人说明服用铁剂的目的,并给予必要的指导。①铁剂不良反应及其预防:口服铁剂常见的不良反应有恶心、呕吐、胃部不适等胃肠道反应,严重者可致病人难以耐受而被迫停药。因此,为预防或减轻胃肠道反应,可建议病人饭后或餐中服用,反应过于强烈者宜减少剂量或从小剂量开始。②应避免铁剂与牛奶、茶、咖啡同服,为促进铁的吸收,还应避免同时服用抗酸药(碳酸钙和硫酸镁)以及 H_2 受体拮抗药,可服用维生素 C、乳酸或稀盐酸等酸性药物。③口服液体铁剂时须使用吸管,避免牙染黑。④服铁剂期间,粪便会变成黑色,此为铁与肠内硫化氢作用而生成黑色的硫化亚铁所致,应做好解释,以消除病人顾虑。⑤强调要按剂量、按疗程服药,定期复查相关实验室检查,以保证有效治疗、补足贮存铁。

2) 注射铁剂的护理:注射用铁剂的不良反应主要有注射局部肿痛或硬结形成、皮肤发黑和过敏反应。铁剂过敏反应常表现为脸色潮红、头痛、肌肉关节痛和荨麻疹,严重者可出现过敏性休克。为减少或避免局部疼痛与硬结形成,注射铁剂应采用深部肌内注射法,并经常更换注射部位。首次用药须用 0.5ml 的试验剂量进行深部肌内注射,同时备用肾上腺素,做好急救的准备。若 1 小时后无过敏反应即可遵医嘱给予常规剂量治疗。为了避免药液溢出引起皮肤染色,可采取以下措施:①不在皮肤暴露部位注射;②抽取药液后,更换注射针头;③采用 Z 形注射法或留空气注射法。

(3) 原发病的治疗配合与护理:原发病的治疗是有效根治缺铁性贫血的前提和基础,详见各有关疾病的治疗与护理。

(4) 病情观察:了解病人治疗的依从性,观察治疗效果及药物的不良反应,要关注病人的自觉症状,特别是原发病及贫血的症状和体征;饮食疗法与药物应用的状况;红细胞计数及血红蛋白浓度、网织红细胞计数;铁代谢的有关实验指标的变化等。

2. 活动耐力下降　与贫血引起全身组织缺氧有关。

护理措施详见本节"概述"。

【其他护理诊断/问题】

1. 口腔黏膜完整性受损　与贫血引起口腔炎、舌炎有关。

2. 有感染的危险　与严重贫血引起营养缺乏和衰弱有关。

3. 潜在并发症:贫血性心脏病。

【健康指导】

1. 疾病预防指导

(1) 饮食指导:提倡均衡饮食,荤素结合,以保证足够热量、蛋白质、维生素及相关营养素(尤其铁)的摄入。为增加食物铁的吸收,可同时服用维生素 C,避免与抑制铁吸收的食物、饮料或药物同服。家庭烹饪建议使用铁制器皿,可得到一定量的无机铁。

(2) 易患人群食物铁或口服铁剂的预防性补充:如婴幼儿要及时添加辅食,包括蛋黄、肝泥、肉末和菜泥等;生长发育期的青少年要注意补充含铁丰富的食物,避免挑食或偏食;妊娠与哺乳期的女性应增加食物铁的补充,必要时可考虑预防性补充铁剂。

(3) 相关疾病的预防和治疗:慢性胃炎、消化性溃疡、肠道寄生虫感染、长期腹泻、痔疮出血或月经过多等疾病的预防和治疗,不仅是治疗缺铁性贫血的关键,也是预防缺铁性贫血的重点。

2. **疾病知识指导**　提高病人及家属对疾病的认识,如缺铁性贫血的病因、临床表现、治疗、护理等相关知识,让病人及家属能主动参与疾病的治疗与康复。

3. **病情监测指导**　监测内容主要包括自觉症状,如原发病的症状、贫血的一般症状及缺铁性贫血的特殊表现等。一旦出现自觉症状加重,静息状态下呼吸、心率加快,不能平卧、下肢水肿或尿量减少,多提示病情加重、重症贫血或并发贫血性心脏病,应及时就医。

【预后】

缺铁性贫血的预后主要取决于其病因能否被去除或原发病能否得到彻底治疗。若能去除病因、根治原发病,通过饮食调理和补充铁剂,病人多能完全康复。

三、巨幼细胞贫血

巨幼细胞贫血(megaloblastic anemia,MA)指由于叶酸、维生素 B_{12} 缺乏或某些影响核苷酸代谢药物的作用,导致细胞核脱氧核糖核酸(DNA)合成障碍所引起的贫血。其中90%为叶酸、维生素 B_{12} 缺乏引起的营养性巨幼细胞贫血。在我国巨幼细胞贫血以叶酸缺乏为多,在欧美国家则以维生素 B_{12} 缺乏及体内产生内因子抗体所致的恶性贫血多见。本病的特点是呈大红细胞性贫血,骨髓内出现巨幼红细胞、粒细胞及巨核细胞系列。

【叶酸和维生素 B_{12} 的代谢】

1. **叶酸的代谢**　叶酸由蝶啶、对氨基苯甲酸及 L-谷氨酸所组成,又称蝶酰谷氨酸,属水溶性B族维生素。人体不能合成叶酸,所需叶酸必须由食物供给,需要量约为 $200\mu g/d$,新鲜蔬菜、水果及肉类食品中叶酸含量较高,但较长时间的烹煮或腌制可使其损失率高达 50%~90%。叶酸的吸收部位主要在十二指肠及近端空肠。食物中多聚谷氨酸型叶酸经肠黏膜细胞产生的解聚酶作用,转变为单谷氨酸或双谷氨酸型叶酸后进入小肠黏膜上皮细胞,被叶酸还原酶催化及还原型烟酰胺腺嘌呤二核苷酸磷酸(NADPH)作用还原为二氢叶酸(FH_2)和四氢叶酸(FH_4),后者再转化为具有生理活性的 N^5-甲基四氢叶酸(N^5-FH_4),经门静脉入肝。其中一部分 N^5-FH_4 经胆汁排泄到小肠重新吸收,即叶酸肝肠循环。血浆 N^5-FH_4 与白蛋白结合后转运到组织细胞。在细胞内,经维生素 B_{12} 依赖性甲硫氨基合成酶的作用,N^5-FH_4 转变为四氢叶酸,一方面为 DNA 合成提供-碳基团如甲基($-CH_3$)、甲烯($-CH_2-$)和甲酰基($-CHO-$)等。另一方面,FH_4 经多聚谷氨酸合成酶的作用再转变成多聚谷氨酸型叶酸,并成为细胞内辅酶。人体内叶酸的贮存量为 5~20mg,近 50% 在肝脏。叶酸主要经尿和粪便排出体外,每天排出 2~5μg。

2. **维生素 B_{12} 的代谢及生理作用**　维生素 B_{12} 在人体内以甲基钴胺素形式存在于血浆,以 5-脱氧腺苷钴胺素形式存在于其他组织。水溶性B族维生素,是机体细胞生物合成及能量代谢中不可缺少的重要物质。正常人每天需维生素 B_{12} 1μg,主要来源于动物肝、肾、肉,鱼、蛋及乳品类食品。食物中的维生素 B_{12} 需与蛋白结合,经胃酸和胃蛋白酶消化,与蛋白分离,再与胃黏膜壁细胞分泌合成的 R 蛋白结合成 R-VitB_{12} 复合物(R-B_{12})。R-B_{12} 进入十二指肠经胰蛋白酶作用,R 蛋白被降解。两分子维生素 B_{12} 又与同样来自胃黏膜上皮细胞的内因子(intrinsic factor,IF)形成 IF-B_{12} 复合物。IF 可保护维生素 B_{12} 不被胃肠道分泌液破坏,到达回肠末端与该处黏膜上皮细胞刷状缘 IF-B_{12} 受体结合并进入肠上皮细胞,继而经门静脉入肝。人体内的维生素 B_{12} 储存量为 2~5mg,其中 50%~90% 在肝,主要经粪便、尿排出体外。

【病因与发病机制】

1. **病因**　临床上叶酸缺乏的主要原因是需要量增加或摄入不足,而维生素 B_{12} 缺乏几乎均与胃肠功能紊乱所致的吸收障碍有关。

（1）叶酸缺乏的病因

1）摄入减少：主要原因主要与食物加工方法不当有关，如腌制食物、烹煮时间过长或温度过高均可致食物中的叶酸大量被破坏。其次是偏食，如食物中缺少新鲜蔬菜与肉蛋制品。

2）需要量增加：婴幼儿、妊娠及哺乳期妇女，以及恶性肿瘤、溶血性贫血、慢性炎症或感染、甲状腺功能亢进症、白血病等消耗性疾病的病人，均可使叶酸的需要量增加，其中婴幼儿、妊娠及哺乳期女性叶酸的需要量可为正常的 3~10 倍，若未能及时补足则会导致叶酸缺乏。

3）吸收障碍：小肠（尤其是空肠）的炎症、肿瘤及手术切除后，长期腹泻以及某些药物（抗癫痫药物、柳氮磺胺、异烟肼、苯妥英钠）、乙醇等，均可影响叶酸的吸收。

4）利用障碍：抗核苷酸合成药物如甲氨蝶呤、乙胺嘧啶、氨苯蝶啶等均可干扰叶酸的利用。

5）排出增加：血液透析、酗酒可增加叶酸排出。

（2）维生素 B_{12} 缺乏的病因

1）摄入减少：常见于长期严格素食、偏食者。由于维生素 B_{12} 每天需要量极少且可由肠肝循环再吸收，由此所造成的维生素 B_{12} 缺乏常需较长时间后才出现。

2）吸收障碍：为维生素 B_{12} 缺乏最常见的原因。包括先天性或后天性因素使内因子分泌减少或体内产生内因子抗体，导致内因子缺乏而使维生素 B_{12} 吸收减少，如胃大部切除术后、慢性萎缩性胃炎、胃体部糜烂性胃炎、胃体癌肿破坏壁细胞。此外，回肠疾病、外科手术后的盲袢综合征等均可影响维生素 B_{12} 的吸收。肠道寄生虫或细菌大量繁殖会消耗维生素 B_{12}。

3）利用障碍及其他：先天性钴胺素传递蛋白Ⅱ（TCⅡ）缺乏引起维生素 B_{12} 输送障碍。麻醉药氧化亚氮可将钴胺氧化而抑制甲硫氨酸合成酶。

2. 发病机制　人体内叶酸的活性形式——四氢叶酸和维生素 B_{12} 是细胞合成 DNA 过程中的重要辅酶，而维生素 B_{12} 还可促进叶酸进入细胞并产生各种生化反应。当叶酸和维生素 B_{12} 缺乏达到一定程度时，细胞核中的 DNA 合成速度减慢，细胞的分裂和增殖时间延长，而细胞质内的 RNA 仍继续成熟，细胞内 RNA/DNA 比值增大，造成细胞体积变大，胞核发育滞后于细胞质，形成巨幼变。这种巨幼变也可发生在粒细胞和巨核细胞。巨幼变的细胞大部分在骨髓内未成熟就被破坏，又称无效造血。由于红细胞的生成速度变慢，进入血流中的成熟红细胞寿命缩短，故可引起贫血，严重者尚可造成全血细胞减少。DNA 合成障碍也累及黏膜上皮组织，造成局部组织萎缩，从而影响口腔和胃肠道功能。此外，维生素 B_{12} 缺乏还可导致相关依赖酶（主要是 L-甲基丙二酰-CoA 变位酶和甲硫氨酸合成酶）的催化反应发生障碍，神经髓鞘合成受阻及神经细胞甲基化反应受损，从而引起一系列的神经精神异常。药物干扰核苷酸合成也可引起巨幼细胞贫血。

【临床表现】

1. 血液系统表现　起病多缓慢，除贫血的一般表现以外，严重者可因全血细胞减少而出现反复感染和/或出血，少数病人可出现轻度黄疸。

2. 消化系统表现　早期胃肠道黏膜受累可引起食欲缺乏、恶心、腹胀、腹泻或便秘。部分病人可发生口角炎、舌炎而出现局部溃烂、疼痛，舌乳头萎缩而令舌面呈"牛肉样舌"。

3. 神经系统表现和精神症状　可有对称性远端肢体麻木、深感觉障碍、共济失调等，主要与脊髓后索、侧索和周围神经受损有关。典型表现为四肢乏力，对称性远端肢体麻木，触、痛觉迟钝或缺失；少数病人还可出现肌张力增加、腱反射亢进和锥体束征阳性等。叶酸缺乏者有易怒、妄想等精神症状。维生素 B_{12} 缺乏者有抑郁、失眠、记忆力下降、幻觉、谵妄、妄想甚至精神错乱、人格变态等。

【实验室及其他检查】

1. 血象检查　典型血象呈大细胞性贫血。红细胞与血红蛋白的减少不成比例（红细胞减少较血红蛋白减少更显著），就诊时多数病人血红蛋白<60g/L，呈中、重度贫血；红细胞平均体积增高，平均

Note:

红细胞血红蛋白浓度正常;网织红细胞正常或略升高;重症者白细胞及血小板减少。血涂片中红细胞大小不等,以大卵圆形红细胞为主,可见点彩红细胞,中性粒细胞核分叶过多(核右移),也可见巨型杆状核。

2. **骨髓象检查**　骨髓增生活跃,以红系增生为主,可见各阶段巨幼红细胞。贫血越严重,红系细胞与巨幼红细胞的比例越高。细胞核发育晚于细胞质(胞浆),称"核幼浆老"现象。粒系可见巨中幼粒细胞、巨晚幼粒细胞,巨杆状核粒细胞,成熟粒细胞分叶过多;巨核细胞体积增大,分叶过多。骨髓铁染色常增多。

3. **血清叶酸和维生素 B_{12} 浓度测定**　为诊断叶酸及维生素 B_{12} 缺乏的重要指标。血清叶酸< 6.8nmol/L(3ng/ml)、红细胞叶酸<227nmol/L(100ng/ml)和血清维生素 B_{12}<74pmol/L(100ng/ml)均有诊断意义。

4. **其他**　胃液分析、胃壁细胞抗体及内因子抗体检测、维生素 B_{12} 吸收试验(Schilling 试验),均有助于恶性贫血的临床诊断。

【诊断要点】

根据病人存在导致叶酸、维生素 B_{12} 缺乏的病史等原因,有一般贫血及巨幼红细胞贫血特殊的表现及典型的血象、骨髓象特点,可作出初步的临床诊断。血清叶酸、维生素 B_{12} 浓度降低,则有助于进一步明确是否为单纯性叶酸缺乏或维生素 B_{12} 缺乏。

【治疗要点】

1. **病因治疗**　为巨幼细胞贫血得以有效治疗或根治的关键。应针对不同原因采取相应的措施,如改变不合理的饮食结构或烹调方式、彻底治疗原发病。药物引起者酌情停药。

2. **补充性药物治疗**

(1)叶酸:叶酸缺乏者给予叶酸 5~10mg,每天 3 次口服,用至贫血表现完全消失。若无原发病,不需维持治疗。若伴有维生素 B_{12} 缺乏,单用叶酸治疗可加重神经系统症状,必须同时注射维生素 B_{12}。

(2)维生素 B_{12}:对维生素 B_{12} 缺乏者,可给予维生素 B_{12} 500μg 肌注,每周 2 次。若无吸收障碍者,可口服维生素 B_{12} 片剂 500μg,每天 1 次,直至血象恢复正常。若有神经系统表现者,还需维持性治疗半年到 1 年。恶性贫血病人则需终身维持治疗。

3. **其他**　若病人同时存在缺铁或治疗过程中出现缺铁的表现,应及时补充铁剂。

【常用护理诊断/问题、措施及依据】

营养失调:低于机体需要量　与叶酸、维生素 B_{12} 摄入不足、吸收不良以及需要量增加有关。

(1)饮食护理

1)改变不良的饮食习惯:进食富含叶酸和维生素 B_{12} 的食品。如叶酸缺乏者应多吃绿叶蔬菜、水果、谷类和动物肉类等;维生素 B_{12} 缺乏者要多吃动物肉类、肝、肾,禽蛋以及海产品;婴幼儿应及时添加辅食。青少年和妊娠妇女需多补充新鲜蔬菜。对于长期素食、偏食、挑食和酗酒者,应向病人及家属解释这些不良的饮食习惯与疾病的关系,从而劝导其纠正。

2)减少食物中叶酸的破坏:烹调时不宜温度过高或时间过长,且烹煮后不宜久置。提倡凉拌或加工成蔬菜沙拉后直接食用。

3)改善食欲:对于胃肠道症状明显或吸收不良的病人,如出现食欲降低、腹胀,可建议其少量多餐、细嚼慢咽,进食温凉、清淡的软食。出现口腔炎或舌炎的病人,应注意保持口腔清洁,饭前、饭后用复方硼砂含漱液(朵贝液)或生理盐水漱口,以减少感染的机会并增进食欲。

(2)用药护理:遵医嘱正确用药,并应注意药物疗效及不良反应的观察与预防。肌注维生素 B_{12}

偶有过敏反应,甚至休克,要密切观察并及时处理。另在治疗过程中,由于大量血细胞生成,可使细胞外钾离子内移,从而导致血钾含量突然降低,特别是老年人、患心血管疾病、进食量过少者,需监测电解质,遵医嘱预防性补钾和加强观察。此外,还应注意观察用药后病人的自觉症状、血象的变化,以了解药物治疗的效果。一般情况下,有效治疗后 1~2 天,病人食欲开始好转,2~4 天后网织红细胞增加,1 周左右达高峰并开始出现血红蛋白上升,2 周内白细胞和血小板可恢复正常,4~6 周后血红蛋白恢复正常,半年到 1 年后,病人的神经系统症状得到改善。

【其他护理诊断/问题】

1. **口腔黏膜完整性受损** 与贫血引起舌炎、口腔溃疡有关。
2. **有受伤的危险** 与深感觉障碍、共济失调有关。
3. **有感染的危险** 与白细胞减少致免疫力下降有关。
4. **活动耐力下降** 与贫血引起组织缺氧有关。

【健康指导】

1. **疾病预防指导** 采取科学合理的烹调方式,纠正不良饮食习惯,高危人群或服用抗核苷酸合成药物病人应预防性补充叶酸、维生素 B_{12}。

2. **疾病知识指导** 使病人及家属了解导致叶酸、维生素 B_{12} 缺乏的病因,介绍疾病的临床表现、治疗等相关方面的知识,使病人主动配合治疗和护理。告知病人合理饮食的重要性,加强个人卫生,注意保暖,预防感染与损伤。

3. **用药指导** 向病人说明巨幼细胞贫血坚持正规用药的重要性,指导病人遵医嘱用药,定期门诊复查血象。

【预后】

营养性巨幼细胞贫血预后良好,补充治疗或改善营养后,均可恢复。维生素 B_{12} 缺乏并发神经系统症状者通常难以完全恢复。恶性贫血需终身治疗。

四、再生障碍性贫血

再生障碍性贫血(aplastic anemia,AA)简称再障,是一种可能由不同病因和机制引起的骨髓造血功能衰竭症。临床主要表现为骨髓造血功能低下,可见进行性贫血、感染、出血和全血细胞减少。

再障的分类方法较多。根据病因不同可分为遗传性再障(先天性)与获得性再障(后天性)。获得性再障还可根据有无明确诱因分为原发性再障与继发性再障。临床较常用的是根据病人的病情、血象、骨髓象及预后,分为重型再障(severe aplastic anemia,SAA)和非重型再障(non-severe aplastic anemia,NSAA)。其中有学者从重型再障里分出极重型再障(very severe aplastic anemia,VSAA)。

【病因与发病机制】

1. **病因** 据统计,目前有 50% 以上的再障病人无法找到明确的发病原因,但大量临床观察与调查结果发现,再障的发生与下列因素有关:

(1) 药物及化学物质:为再障最常见的致病因素。已知具有高度危险性的药物有抗癌药、抗癫痫药、氯霉素、磺胺类药、保泰松、苯巴比妥、阿司匹林、吲哚美辛、甲巯咪唑、卡比马唑、异烟肼等。化学物质以苯及其衍生物最为常见,如油漆、塑料、染料、杀虫药及皮革制品粘合剂等。氯霉素、磺胺类药及接触杀虫药是否引起再障与个体的敏感性有关,而其他药物与化学物质对骨髓的抑制与剂量有关。

(2) 病毒感染:各型肝炎病毒、EB 病毒、巨细胞病毒、登革热病毒、微小病毒 B19 等均可引起再障。其中以病毒性肝炎与再障的关系较明确,主要与丙型肝炎有关,其次是乙型肝炎,临床上又称为病毒性肝炎相关性再障,预后较差。

(3)电离辐射:长期接触各种电离辐射如 X 射线、γ 射线及其他放射性物质,可阻碍 DNA 的复制而抑制细胞的有丝分裂,使造血干细胞的数量减少,对骨髓微循环和基质也有损害。

2. **发病机制** 近年来,多数学者认为再障的主要发病机制是免疫异常。造血微环境与造血干/祖细胞量的改变是异常免疫损伤所致的结果。

(1)造血干/祖细胞缺陷:包括质与量的异常。相关研究表明,再障病人骨髓中 $CD34^+$ 细胞较正常人明显减少,其中具有自我更新及长期培养启动能力的"类原始细胞"也明显减少,且减少程度与病情相关。再障造血干/祖细胞集落形成能力显著降低,体外对造血生长因子反应差,免疫抑制治疗后恢复造血不完整。部分再障病人有单克隆造血证据,且可向阵发性睡眠性血红蛋白尿、骨髓增生异常综合征甚至白血病转化。

(2)造血微环境异常:再障病人骨髓活检除发现造血细胞减少外,还有骨髓"脂肪化",静脉窦壁水肿、出血,毛细血管坏死。部分再障病人骨髓基质细胞体外培养生长不良,分泌的各类造血调控因子明显不同于正常人。骨髓基质细胞受损的再障病人造血干细胞移植不易成功。

(3)免疫异常:再障病人外周血及骨髓淋巴细胞比例增高,T 细胞亚群失衡。T 细胞分泌的造血负调控因子(IFN-γ、TNF)明显增多,髓系细胞凋亡亢进。多数病人采用免疫抑制治疗有效。

【**临床表现**】

再障的临床表现与全血细胞减少有关,主要为进行性贫血、出血、感染,但多无肝、脾、淋巴结肿大。重型再障和非重型再障的鉴别见表 6-3。

表 6-3　**重型再障与非重型再障的鉴别**

判断指标	重型再障(SAA)	非重型再障(NSAA)
首发症状	感染、出血	贫血为主,偶有出血
起病与病情进展	起病急,进展快,病情重	起病缓,进展慢,病情较轻
血象变化及标准[*]		
中性粒细胞绝对值	$<0.5×10^9/L$	$>0.5×10^9/L$
血小板计数	$<20×10^9/L$	$>20×10^9/L$
网织红细胞绝对值	$<15×10^9/L$	$>15×10^9/L$
骨髓	多部位增生极度低下	增生减低或活跃,可有增生灶
预后	不良,多于 6~12 个月内死亡	较好,经治疗多数可长期存活,少数死亡

注:[*] 3 项血象指标需有 2 项达标;中性粒细胞绝对值$<0.2×10^9/L$,称为极重型再障(VSAA)。

1. **重型再障(SAA)** 起病急,进展快,病情重。少数可由非重型再障进展而来。

(1)贫血:苍白、乏力、头昏、心悸和气短等症状进行性加重。

(2)出血:皮肤可出现瘀点、紫癜或大片瘀斑,口腔黏膜有血疱,并可出现球结膜出血、鼻出血、牙龈出血等。深部脏器出血时可见呕血、咯血、便血、血尿、阴道出血、眼底出血和颅内出血,后者常危及病人的生命。

(3)感染:多数病人有发热,体温在 39℃ 以上,个别病人自发病到死亡均处于难以控制的高热之中。以呼吸道感染最常见,其次有消化道、泌尿生殖道及皮肤、黏膜感染等。感染菌种以革兰氏阴性杆菌、金黄色葡萄球菌和真菌为主,常合并败血症。

2. **非重型再障(NSAA)** 起病和进展较缓慢,贫血、感染和出血的程度较重型轻,也较易控制。

Note:

【实验室及其他检查】

1. **血象检查** 全血细胞减少,但三系细胞减少的程度不同,少数病例可呈双系或单系细胞减少;淋巴细胞比例相对性增高;网织红细胞绝对值低于正常。其中,SAA 呈重度全血细胞减少,重度正细胞正色素性贫血,网织红细胞百分数多在 0.005 以下且绝对值<15×10⁹/L,多有中性粒细胞<0.5×10⁹/L,血小板计数<20×10⁹/L。其中,VSAA 的中性粒细胞绝对值<0.2×10⁹/L。NSAA 也呈全血细胞减少,但达不到 SAA 的程度。

2. **骨髓象检查** 为确诊再障的主要依据。骨髓涂片肉眼观察有较多脂肪滴。SAA:骨髓增生低下或极度低下,粒、红细胞均明显减少,常无巨核细胞;淋巴细胞及非造血细胞比例明显增多。NSAA:骨髓增生减低或呈灶性增生;三系细胞均有不同程度减少;淋巴细胞相对性增多。骨髓活检显示造血组织均匀减少,脂肪组织增加。

3. **发病机制相关性检查** 外周血和骨髓细胞生物学及免疫学相关检查,有助于再障发病机制的临床判断、指导选择治疗方案及对预后的估计。相关结果主要包括:CD4⁺细胞:CD8⁺细胞比值减低;CD8⁺T 抑制细胞和 γδTCR⁺T 细胞比例增高;Th1:Th2 型细胞比值增高;血清 IL-2、IFN-γ、TNF 的水平增高;骨髓细胞染色体核型正常,骨髓铁染色示贮存铁增多。溶血检查阴性。其中,细胞免疫表型 CD8⁺T 细胞内 INF-γ 的水平变化与免疫抑制疗法的疗效显著相关,并为再障复发的可靠预测指标之一。

【诊断要点】

通过询问病史,详细了解病人有无特殊药物服用史,放射线或化学物品接触史等,以明确有无相关病因与诱因,并依据以下临床特征作出判断:进行性贫血、出血和感染,无肝、脾和淋巴结肿大;全血细胞减少,网织红细胞百分数<0.01,淋巴细胞比例增高;骨髓多部位增生低下或极度低下,三系细胞减少,淋巴细胞及非造血细胞比例增高,骨髓小粒空虚,有条件者做骨髓活检,可见造血组织均匀减少;一般抗贫血治疗无效;排除引起全血细胞减少的其他疾病,如阵发性睡眠性血红蛋白尿、范科尼(Fanconi)贫血。

【治疗要点】

1. **支持疗法**

(1) 加强保护措施:注意饮食及环境卫生,SAA 需要保护性隔离;避免诱发或加重出血;避免接触导致骨髓损伤或抑制的因素,如放射性物质、苯及其衍生物,停用或禁用有骨髓抑制作用的药物。

(2) 对症治疗

1) 控制感染:对于感染性高热的病人,应反复多次进行血液、分泌物和排泄物的细菌培养及药物敏感试验,并根据结果选择敏感的抗生素。必要时可先采用经验性广谱抗生素治疗,再根据细菌培养结果选择敏感的抗生素。对于重症病人,为控制病情,防止感染扩散,多主张早期、足量、联合用药。长期应用广谱抗生素易继发二重感染或导致肠道菌群失调。若发生真菌感染还需同时进行抗真菌治疗。必要时可输注白细胞混悬液。

2) 控制出血:用促凝血药(止血药),如酚磺乙胺等。合并血浆纤溶酶活性增高者可用抗纤溶药物,如氨基己酸(但泌尿系统出血病人禁用,因氨基己酸从肾脏排泄,抑制尿激酶,可引起血凝块,堵塞尿路)。子宫出血可肌注丙酸睾酮。对于出血严重,如内脏出血(包括消化道出血、颅内出血等)或有内脏出血倾向者(如血小板计数<20×10⁹/L),可输注同血型浓缩血小板、新鲜冷冻血浆,效果不佳者可改输 HLA 配型相配的血小板。

3) 纠正贫血:血红蛋白低于 60g/L 伴明显缺氧症状者,可输注浓缩红细胞。但多次输血会影响其日后造血干细胞移植的效果,因为输注 HLA 不匹配的血制品可能引起同种免疫,增加移植排斥的

Note:

概率,因此要严格掌握输血指征,尽量减少输血的次数。有条件行异基因 HSCT 的再障病人要及早进行 HLA 配型。

2. 针对不同发病机制的治疗

（1）免疫抑制疗法（immunosuppressive therapy,IST）:主要包括合理应用抗胸腺细胞球蛋白（antithymocyte globulin,ATG）、抗淋巴细胞球蛋白（antilymphocyte globulin,ALG）和环孢素。其中 ATG/ALG 联合环孢素的治疗方案已成为目前再障治疗的标准疗法之一。

1）ATG 和 ALG:具有抑制 T 淋巴细胞或非特异性自身免疫反应的作用,主要用于 SAA 治疗。一般 ATG（兔）3～5mg/（kg·d）,ALG（马）10～15mg/（kg·d）,ALG（猪）20～30mg/（kg·d）,连用 5 天,每天静脉输注 12～18 小时。

2）环孢素:适用于各种类型的再障,与 ATG 或 ALG 合用可提高疗效,被认为是重型再障非移植治疗的一线方案。口服用药,常用剂量 3～5mg/（kg·d）,治疗期间成人血药浓度维持在 100～200μg/L,疗程 1 年以上。用药期间应参照下述情况随时调整用药剂量和疗程:①病人造血功能及 T 淋巴免疫恢复情况;②药物不良反应,如肝肾功能损害、牙龈增生及消化道症状等;③血药浓度等。

3）其他:可使用 CD3 单克隆抗体、吗替麦考酚酯、环磷酰胺等治疗重型再障。

（2）促进造血

1）雄激素:适用于各种类型的再障,并为 NSAA 的首选治疗。其作用机制是刺激肾脏产生促红细胞生成素,并直接作用于骨髓,促进红细胞生成。长期应用还可促进粒细胞系统和巨核细胞系统细胞的增生。常用药物有:①司坦唑醇 2mg,每天 3 次口服;②达那唑 0.2g,每天 3 次口服;③十一酸睾酮 40～80mg,每天 3 次口服;④丙酸睾酮 100mg/d,肌注。用药期间也应根据药物的疗效和不良反应（男性化、肝功能损害等）调整剂量及疗程,定期复查肝功能。

2）造血生长因子:适用于各种类型的再障,尤其是重型再障（SAA）。单用无效,多作为辅助性药物,在免疫抑制治疗时或之后应用,有促进骨髓恢复的作用。常用药物主要有:粒细胞-巨噬细胞集落刺激因子（GM-CSF）或粒系集落刺激因子（G-CSF）,剂量为 5μg/（kg·d）;重组人促红细胞生成素（EPO）,常用 50～100U/（kg·d）。疗程以 3 个月以上为宜。艾曲波帕（eltrombopag）是血小板生成素受体激动药,临床已用于难治性 SAA 的治疗。重组人血小板生成素（thrombopoietin,TPO）及白细胞介素 11（IL-11）也可与免疫抑制治疗联合有效治疗再障。

（3）造血干细胞移植（hematopoietic stem cell transplantation,HSCT）:主要用于 SAA。详见本章第八节中的"造血干细胞移植的护理"。

一般情况下,免疫抑制治疗有效的 SAA 多在 1 个月以后才表现出血液学反应,绝大多数发生在前 4 个月。对于 NSAA 常使用环孢素联合雄激素进行治疗,疗程至少 4～6 个月。药物治疗有效的表现是:1 个月左右网织红细胞开始上升,随之血红蛋白升高,经 3 个月后红细胞开始上升,而血小板上升则需要较长时间。因此,治疗期间应定期复查血象,了解血红蛋白、白细胞计数及网织红细胞计数的变化。

【**常用护理诊断/问题、措施与依据**】

1. 有感染的危险　与粒细胞减少有关。

（1）病情监测:密切观察病人体温。一旦出现发热,提示有感染存在时,应寻找常见感染灶的症状或体征,如咽痛、咳嗽、咳痰、尿路刺激征、肛周疼痛等,并做好实验室检查的标本采集工作,特别是血液、尿液、粪便与痰液的细菌培养及药敏试验。

（2）预防感染

1）呼吸道感染的预防:保持病室内空气清新,物品清洁,定期使用消毒液擦拭室内家具、地面,病房内使用空气消毒机,每天 2 次,每次至少 30 分钟。秋冬季节要注意保暖,防止受凉。限制探视人数及次数,避免到人群聚集的地方或与上呼吸道感染的病人接触。严格执行各项无菌操作。粒细胞绝

Note:

对值≤0.5×10⁹/L 者,应给予保护性隔离,并向病人及家属解释其必要性,使其自觉配合。

2)口腔感染的预防:由于口腔黏膜和牙龈的出血、高热状态下唾液分泌减少以及长期应用广谱抗生素等原因,使细菌易在口腔内滋生、繁殖而继发感染。因此,必须加强口腔护理。督促病人餐前、餐后、睡前、晨起用生理盐水等含漱。口腔溃疡的护理见本章第五节"白血病"。

3)皮肤感染的预防:保持皮肤清洁、干燥、勤沐浴、更衣和更换床上用品;勤剪指甲;蚊虫蜇咬时应避免抓伤皮肤。女病人尤其要注意会阴部的清洁卫生,适当增加对局部皮肤的清洗。

4)肛周感染的预防:睡前、便后用 1∶5 000 高锰酸钾溶液坐浴,每次 15~20 分钟。保持大便通畅,避免用力排便诱发肛裂,增加局部感染的概率。

5)血源性感染的预防:肌内、静脉内等各种穿刺时,要严格无菌操作。中心静脉置管应严格按照置管流程,并做好维护。见本章第八节"血液系统常用诊疗技术及护理"。

(3)营养支持:鼓励病人多进食高蛋白、高热量、富含维生素的清淡食物,必要时遵医嘱静脉补充营养素,以满足机体需要,提高病人的抗病能力。对已有感染或发热的病人,若病情允许,应鼓励其多饮水,补充机体丢失的水分,有助于增加细菌毒素的排出。

(4)治疗配合与护理:遵医嘱输注浓缩粒细胞悬液,增强机体抗感染能力。遵医嘱正确应用抗生素,注意药物疗效及不良反应的观察。

2. 潜在并发症:药物不良反应。

(1)ATG 和 ALG:均为异种蛋白,治疗过程中可出现超敏反应(寒战、发热、多型性皮疹、高血压或低血压)、血清病(如猩红热样皮疹、发热、关节痛、肌肉痛)、出血加重以及继发感染等。用药前应做皮肤过敏试验;用药期间应遵医嘱联合应用小剂量糖皮质激素;加强病情观察,做好保护性隔离,预防出血和感染。

(2)环孢素:用药期间,需配合医生监测病人的血药浓度、骨髓象、血象、T 细胞免疫学改变及药物不良反应(包括肝肾功能、牙龈增生及消化道反应)等,以利于指导用药剂量及疗程的调整。

(3)雄激素:丙酸睾酮为油剂,不易吸收,局部注射常可形成硬块,甚至发生无菌性坏死,故需采取深部、缓慢、分层肌注,注意注射部位的轮换,经常检查局部有无硬结,一旦发现须及时处理,如局部理疗等。长期应用雄激素类药物可对肝脏造成损害,用药期间应定期检查肝功能。

3. 活动耐力下降　与贫血所致机体组织的缺氧有关。

护理措施详见本节"概述"。

4. 有出血的危险:与血小板减少有关。

护理措施详见本章第二节中"出血或出血倾向"的护理。

5. 体象紊乱　与雄激素的不良反应有关。

做好心理护理:①首先与病人及家属建立相互信任的良好关系;②注意观察病人的情绪反应及行为表现,鼓励病人讲出自己所关注的问题并及时给予有效的心理疏导;③向病人及家属解释雄激素类药物应用的目的、主要不良反应,如面部痤疮、毛发增多、声音变粗、女性闭经、乳房缩小、性欲增加等,说明待病情缓解后,随着药物剂量的减少,不良反应会逐渐消失;④鼓励病人与亲人、病友多交谈,争取社会支持系统的帮助,减少孤独感,增强康复的信心,积极配合治疗。

【其他护理诊断/问题】

1. 悲伤　与治疗效果差、反复住院有关。
2. 知识缺乏:缺乏有关再障治疗、预防感染和出血的知识。

【健康指导】

1. 疾病预防指导　尽可能避免或减少与再障发病相关的药物和理化物质的接触。针对危险品的职业性接触者,如油漆工、喷漆工,从事橡胶与制鞋、传统印刷与彩印、室内装修的工人等,除了要加强生产车间或工厂的室内通风之外,必须严格遵守操作规程,做好个人防护,定期体检,检查血象。使用绿色环保装修材料,新近进行室内装修的家居,要监测室内的甲醛水平,不宜立即入住或使用。使用农药或杀虫剂时,做好个人防护。加强锻炼,增强体质,预防病毒感染。

2. **疾病知识指导** 简介疾病的可能原因、临床表现及目前的主要诊疗方法,增强病人及家属的信心,以积极配合治疗和护理。饮食方面注意加强营养,增进食欲,避免对消化道黏膜有刺激性的食物,避免病从口入。避免服用对造血系统有害的药物,如氯霉素、磺胺、保泰松、安乃近、阿司匹林等。避免感染和加重出血。

3. **休息与活动指导** 充足的睡眠与休息可减少机体的耗氧量;适当的活动可调节身心状况,提高病人的活动耐力,但过度运动会增加机体耗氧量,甚至诱发心衰。睡眠不足、情绪激动则易于诱发颅内出血。因此,必须指导病人根据病情做好休息与活动的自我调节。

4. **用药指导** 主要包括免疫抑制剂、雄激素类药物与抗生素的使用。为保证药物疗效的正常发挥,减少药物不良反应,需向病人及家属详细介绍药物的名称、用量、用法、疗程及不良反应,应叮嘱其必须在医生指导下按时、按量、按疗程用药,不可自行更改或停用药物,定期复查血象。

5. **心理指导** 再障病人常可出现焦虑、抑郁,甚至绝望等负性情绪,这些负性情绪可影响病人康复的信心以及配合诊疗与护理的态度和行为,从而影响疾病康复、治疗效果和预后。因此,必须使病人及家属认识到负性情绪的危害,指导病人学会自我调整,学会倾诉。家属要善于理解和支持病人,学会倾听。必要时应寻求专业人士的帮助,避免发生意外。

6. **病情监测指导** 主要是贫血、出血、感染的症状、体征和药物不良反应的自我监测。具体包括头晕、头痛、心悸、气促等症状,生命体征(特别是体温与脉搏),皮肤、黏膜(苍白与出血),常见感染灶的症状(咽痛、咳嗽、咳痰、尿路刺激征、肛周疼痛等),内脏出血的表现(黑便与便血、血尿、阴道出血等)。若有上述症状或体征出现或加重,提示有病情恶化的可能,应及时向医护人员汇报或及时就医。

【预后】

再障的预后取决于病人的年龄、临床分型、治疗是否及时有效。若治疗得当,非重型再障病人多数可缓解甚至治愈,仅少数进展为重型再障。重型再障以往病死率极高(>90%),近年来随着治疗方法的改进,预后明显改善,但仍约1/3的病人死于重症感染和颅内出血。其中中性粒细胞减少的严重程度和持续时间与病人预后密切相关。

五、溶血性贫血

溶血性贫血(hemolytic anemia,HA)指红细胞遭到破坏、寿命缩短,超过骨髓造血代偿能力时发生的一组贫血。临床主要表现为贫血、黄疸、脾大、网织红细胞增高及骨髓红系造血细胞代偿性增生。骨髓具有正常造血能力6~8倍的代偿潜力。当红细胞破坏增加而骨髓造血能力足以代偿时,可以不出现贫血,称为溶血状态。我国溶血性贫血占全部贫血的5%左右,个别类型的溶血性贫血具有较强的民族或区域性分布的特点。

【临床分类】

溶血性贫血按红细胞被破坏的原因可分为遗传性和获得性两大类;按溶血发生的场所可分为血管外溶血和血管内溶血;按发病机制可分为红细胞内结构异常或缺陷的溶血与红细胞外环境异常所致的溶血,前者主要与遗传因素有关,后者多由获得性因素引起,此分类体系在临床上较常用。此外,按临床表现还可分为急性溶血和慢性溶血。

【病因与发病机制】

1. **病因** 正常红细胞的平均寿命为120天。特殊的双凹圆盘形态及结构特点使其具有可塑变形性、悬浮稳定性与渗透脆性的生理特征,能够抵御一定的外力作用、低渗环境的影响或在通过狭小的微循环管道时不受破坏。导致红细胞形态与内在结构或成分异常的各种原因,均有可能影响其生理特性与功能,使红细胞寿命缩短、易于被破坏或直接遭受破坏而发生溶血。引起溶血性贫血的主要病因见表6-4。

表6-4 溶血性贫血(HA)的分类和主要病因

分类	主要病因
1. 红细胞内结构异常或缺陷所致的 HA	（1）红细胞膜异常 1）遗传性红细胞膜缺陷:如遗传性球形红细胞增多症、遗传性椭圆形红细胞增多症、遗传性棘红细胞增多症、遗传性口形红细胞增多症 2）获得性血细胞膜糖化肌醇磷脂锚连膜蛋白异常:如阵发性睡眠性血红蛋白尿 （2）遗传性红细胞酶缺陷 1）磷酸戊糖途径酶缺陷:如葡萄糖-6-磷酸脱氢酶(G-6-PD)缺乏症等 2）无氧糖酵解途径酶缺陷:如丙酮酸激酶缺乏症等 3）核苷代谢酶系、氧化还原酶系等缺陷也可导致 HA （3）遗传性珠蛋白生成障碍 1）珠蛋白肽链结构异常:如不稳定血红蛋白病,血红蛋白病 S、D、E 等 2）珠蛋白肽链数量异常:如地中海贫血等 （4）血红素异常 1）先天性红细胞卟啉代谢异常:如红细胞生成性血卟啉病 2）铅中毒:影响血红素合成可发生 HA
2. 红细胞外环境异常所致的 HA	（1）免疫性 HA 1）自身免疫性 HA:温抗体型 HA 和冷抗体型 HA(冷凝集素型、D-L 抗体型);原发性 HA 和继发性 HA(系统性红斑狼疮、病毒或药物等) 2）同种免疫性 HA:如新生儿 HA、血型不合输血反应 （2）生物因素:蛇毒、毒蕈中毒、疟疾、黑热病、细菌、病毒等 （3）理化因素:大面积烧伤、人血浆渗透压改变和化学因素如苯、磺胺、砷化物、亚硝酸盐等中毒,可引起获得性高铁血红蛋白症而溶血 （4）微血管病性:如弥散性血管内凝血、血栓性血小板减少性紫癜、溶血尿毒症综合征及败血症等

2. 发病机制 不同病因导致的 HA 其红细胞破坏的机制不同,但红细胞被破坏的部位为血管外或血管内,并产生相应的临床表现和实验室改变。

（1）血管外溶血:指红细胞在单核-吞噬细胞系统内(主要是脾脏内)被破坏而发生的溶血。以慢性溶血为主。见于遗传性球形红细胞增多症、温抗体自身免疫性溶血性贫血等。血管外溶血时,红细胞破坏后释出的血红蛋白可分解为珠蛋白、血红素(铁和卟啉)。珠蛋白和铁可进一步分解或为机体再利用,卟啉则降解为游离胆红素,为肝细胞摄取后生成结合胆红素,之后随胆汁排入肠道。经肠道细菌作用后,结合胆红素还原成尿胆原,大部分氧化为尿胆素随粪便排出,使粪便颜色加深;小部分通过"胆红素的肠肝循环"重新入血,其中部分经肾小球滤过,以尿胆原的形式随尿排出。若骨髓内的幼红细胞在释入血液循环前已在骨髓内被破坏,称为原位溶血或无效性红细胞生成(ineffective erythropoiesis),其本质也是一种血管外溶血,常见于巨幼细胞贫血、骨髓异常增生综合征等。

Note:

（2）血管内溶血：指红细胞在血液循环中于血管内被破坏，血红蛋白释出后即形成血红蛋白血症，以急性溶血为主。见于血型不合输血后溶血、阵发性睡眠性血红蛋白尿、输注低渗溶液以及感染等所致的溶血。血管内溶血所释出的血红蛋白可经肾小球滤过而形成血红蛋白尿。反复发生血管内溶血时，未能及时输送或被重新利用的铁以铁蛋白或含铁血黄素的形式沉积于上皮细胞内。若随着肾小管上皮细胞脱落经尿排出，则形成含铁血黄素尿。此外，急性溶血的产物可阻塞肾小管，引起肾小管上皮细胞坏死而导致急性肾损伤。

（3）机体造血器官或组织的造血功能代偿性增强：随着溶血导致循环血液中红细胞数目的减少，机体造血器官或组织造血功能代偿性增强，外周血中网织红细胞比例明显增加，可达 0.05~0.20，甚至出现有核红细胞。骨髓红系造血代偿性增生，红细胞生成可为正常的 10 倍以上。慢性溶血的重症病人还会出现长骨骨骺端黄骨髓重新转换为红骨髓参与造血，骨髓腔可随之扩大，骨皮质变薄，骨骼变形。儿童病人则可出现髓外造血，表现为肝大、脾大等。

【临床表现】

虽然溶血性贫血的病种繁多，但其具有某些共同特征。临床表现主要与溶血过程持续的时间和溶血的严重程度有关。

1. **急性溶血**　多为血管内溶血。起病急骤，突发寒战，随后出现高热、腰背与四肢酸痛、头痛、呕吐、酱油色尿和黄疸等。这是由于短期内大量血管内溶血，其分解代谢产物对机体的毒性作用所致。严重者还可发生周围循环衰竭、急性肾损伤。可见于输血错误、葡萄糖-6-磷酸脱氢酶（G-6-PD）缺乏症等所致的溶血。

2. **慢性溶血**　多为血管外溶血。起病缓慢，症状较轻，以贫血、黄疸、脾大为特征。重症病人可因骨骼变形而出现特殊面容，如严重的地中海贫血。由于长期高胆红素血症，可并发胆石症和肝损害。少数病人可出现慢性、复发性及难愈性的双小腿中下部及外踝的皮肤溃疡。在慢性溶血过程中，可因某些诱因，如感染（尤其是微小病毒 B19 感染）等导致急性骨髓造血功能衰竭，主要表现为短期内贫血急剧加重，网织红细胞由明显增高转变为极度减少或缺如，并伴有不同程度的白细胞及血小板减少，骨髓增生低下，称为一过性再生障碍危象（transient aplastic crisis，TAC）。本病预后良好，多数病人可于 1~2 周内自行恢复。

溶血性黄疸主要与血中游离胆红素浓度增高有关，皮肤多呈柠檬黄色，不伴皮肤瘙痒。有无黄疸及其严重程度取决于溶血的速度、严重程度以及肝脏摄取、转换游离胆红素的能力。

【实验室及其他检查】

1. **一般实验室检查**　可确定是否为溶血。

（1）血象检查：红细胞计数和血红蛋白浓度有不同程度下降；网织红细胞比例明显增加，甚至可见有核红细胞。

（2）尿液检查：

1）一般性状检查：急性溶血的尿液颜色加深，可呈浓茶样或酱油样色。

2）尿胆原与尿胆素测定：尿胆原呈强阳性而尿胆素呈阴性，为溶血性黄疸的特殊表现，与体内单纯游离胆红素水平增高有关。

3）隐血试验：血管内溶血的隐血试验可为阳性，甚至强阳性，但镜下红细胞呈阴性。

（3）血清胆红素测定：总胆红素水平增高；游离胆红素含量增高，结合胆红素/总胆红素<20%。

（4）骨髓象检查：骨髓增生活跃或极度活跃，以红系增生为主，可见大量幼稚红细胞，以中幼和晚幼细胞为主，形态多正常。

2. **溶血性贫血的筛查检测**

（1）血浆游离血红蛋白检测：有助于血管内与血管外溶血的鉴别。前者血浆游离血红蛋白含量明显增高或轻度增高,后者多正常。

（2）含铁血黄素尿试验:阳性多见于慢性血管内溶血,如阵发性睡眠性血红蛋白尿,但在溶血初期可呈阴性。若为急性血管内溶血,需经几天后测定才呈阳性,并可持续一段时间。

（3）血清结合珠蛋白检测:血清结合珠蛋白是血液中的一组糖蛋白,在肝脏中产生,是反映溶血较敏感的指标。血管内溶血时,结合珠蛋白与游离血红蛋白结合,使血清中结合珠蛋白降低,严重血管内溶血时可测不出血清结合珠蛋白。

（4）红细胞寿命测定:用放射性核素^{51}Cr标记红细胞来检测其半衰期,是诊断溶血的最可靠指标。可用于:一般检查未能确定的早期轻症病人;溶血严重程度的估计;溶血原因的鉴别,如红细胞内缺陷、细胞外缺陷或两者均有之。正常值为25~32天,溶血性贫血病人常<15天。

3. 红细胞内在缺陷的检测　有助于贫血原因及类型的判断。

（1）红细胞脆性试验:是检测红细胞膜缺陷的常用指标。红细胞脆性与红细胞面积/体积的比值呈负相关。遗传性球形红细胞增多症的红细胞脆性增加,地中海贫血的脆性降低。

（2）抗人球蛋白试验(Coombs试验):阳性可考虑为自身免疫性溶血性贫血。

（3）酸溶血试验(Ham试验):有血红蛋白尿者均应作此项检查,阳性主要见于阵发性睡眠性血红蛋白尿。

（4）血红蛋白电泳:是珠蛋白生成异常的主要检测指标。常用于地中海贫血的诊断与鉴别诊断。

（5）高铁血红蛋白还原试验:主要用于红细胞葡萄糖-6-磷酸脱氢酶(G-6-PD)缺乏症的筛查或普查。G-6-PD缺乏者的高铁血红蛋白还原值可低于正常的75%以上,但有假阳性。

（6）葡萄糖-6-磷酸脱氢酶(G-6-PD)活性测定:是G-6-PD缺乏症最为可靠的诊断指标。

【诊断要点】

根据贫血、黄疸、脾大或血红蛋白尿等溶血的临床表现,实验室检查提示有红细胞破坏,骨髓中幼红细胞代偿性增生及红细胞寿命缩短的证据,可作出初步诊断。询问病史有无引起溶血的病因,红细胞内在缺陷的检测,可进一步明确溶血性贫血的原因和类型。

【治疗要点】

1. **病因治疗**　尽快去除诱因与病因,积极治疗原发病。如为异型输血所致,应立即停止输血;若为药物引起者,停药后病情可能很快缓解;感染所致溶血性贫血在控制感染后,溶血即可终止。

2. **糖皮质激素及免疫抑制剂**　主要用于免疫性溶血性贫血,糖皮质激素还可用于阵发性睡眠性血红蛋白尿。常用的糖皮质激素有泼尼松、氢化可的松;免疫抑制剂有环磷酰胺、硫唑嘌呤、甲氨蝶呤、环孢素等。因这类药物作用局限,不良反应多,应严格掌握适应证,避免滥用。

3. **脾切除**　适用于血管外溶血。对遗传性球形红细胞增多症效果较好,贫血可能永久改善。对需要大剂量激素维持的自身免疫性溶血性贫血、丙酮酸激酶缺乏症及部分地中海贫血,也可考虑使用。

4. **成分输血**　输血可暂时改善病人的一般情况,是起效最快的缓解症状的治疗方法。但对自身免疫性溶血性贫血或PNH病人可加重溶血,故应严格掌握输血的指征,必要时选择洗涤红细胞。重症地中海贫血的病人需长期依赖输血,但多次输血可导致血色病。因此,宜输注浓缩红细胞,并可使用铁螯合剂,以促进铁的排泄。

5. **其他**　适当增加各种造血物质的补充,以满足机体造血功能代偿性增强的需求,如铁、叶酸、蛋白质等。对PNH病人,补铁有加重溶血的可能,要慎重。

6. **中药治疗**　包括中药复方制剂、中药单味药、中药单体成分等,临床用药可采取化学药物结合中药的治疗方法,以降低化学药物的毒副作用,发挥中药协同增效的作用,有利于病人的康复。

【常用护理诊断/问题、措施及依据】

1. 活动耐力下降 与贫血引起全身组织缺氧有关。

护理措施详见本节"概述"。

2. 潜在并发症：急性肾损伤。

（1）病情监测：密切观察病人的生命体征、意识、自觉症状的变化，注意贫血、黄疸有无加重，尿量、尿色有无改变，记录24小时出入量。及时了解实验室检查结果，如血红蛋白浓度、网织红细胞计数、血清胆红素浓度等。一旦出现少尿甚至无尿，要及时通知医生，并做好相应的救治准备与配合。

（2）饮食护理：避免进食一切可能加重溶血的食物或药物，鼓励病人多喝水，勤排尿，促进溶血后所产生的毒性物质排泄，同时也有助于减轻药物引起的不良反应，如环磷酰胺引起的出血性膀胱炎。

（3）用药护理：遵医嘱正确用药，并注意药物不良反应的观察与预防，如应用糖皮质激素者应注意预防感染；应用环孢素者则应定期检查肝、肾功能等。

（4）输液和输血的护理：遵医嘱静脉输液，以稀释血液中因溶血而产生的毒物，增加尿量，促使毒物迅速排出体外。若需输血，血液取回后应立即输注，不宜久置或加温输入，因血液温度超过37℃会造成红细胞变形、破坏而致溶血。输血前，应认真核对配血单床号、姓名、疾病、血型、Rh因子、血量与血液成分，以及其他输血前的普查项目如血常规等。输血时必须严格执行操作规程，严密观察病情，及时发现各种不良反应，并协助医生处理。

【其他护理诊断/问题】

1. 疼痛 与急性溶血及慢性溶血引起肝大、脾大不适有关。

2. 知识缺乏： 缺乏疾病预防的相关知识。

3. 潜在并发症： 休克。

【健康指导】

1. 疾病预防指导 对相关疾病的高发区或好发人群、有相关遗传性疾病家族史者，应加强宣传相关知识，做好疾病预防。如在我国G-6-PD缺乏症多见于广西、海南、云南傣族和广东的客家人，高危人群应禁食蚕豆及其制品和氧化性药物，如伯氨喹、奎宁、磺胺、呋喃类、氯霉素、维生素K等。如已明确为化学毒物或药物引起的溶血，应避免再次接触或服用。阵发性睡眠性血红蛋白尿病人忌食酸性食物，如肉类、禽类、鱼类、蛋类、谷物等，避免服用酸性药物，如维生素C、阿司匹妥、苯巴比妥、磺胺等，还应避免精神紧张、感染、过劳、妊娠、输血及外科手术等诱发因素。有遗传性溶血性贫血或发病倾向者在婚前、婚后应进行与遗传学相关的婚育咨询，以避免或减少死胎及溶血性疾病患儿的出生。

2. 疾病知识指导 简介疾病的有关知识，如病因、主要表现、治疗与预防的方法等。告知病人及家属，许多溶血性贫血病因未明或发病机制不清，尚无根治的方法，故预防发病很重要，使病人增强预防意识，减少或避免加重溶血的发生。适宜的体育锻炼有助于增强体质和抗病能力，但活动量以不感觉疲劳为度，保证充足的休息和睡眠。溶血发作期间应减少活动或卧床休息，注意保暖，避免受凉，多饮水、勤排尿。对伴有脾功能亢进和白细胞减少者，应注意个人卫生，预防各种感染。

3. 病情监测指导 主要是贫血、溶血及其相关症状或体征和药物不良反应的自我监测等，包括头晕、头痛、心悸、气促等症状、生命体征，皮肤、黏膜有无苍白与黄染，有无尿量减少、浓茶样或酱油样尿。上述症状或体征的出现或加重，均提示有溶血发生或加重的可能，要留取尿液标本送检，及时就诊。

【预后】

由于许多溶血性贫血的病因未明或发病机制不清，目前尚无根治的方法。其预后取决于溶血发生的速度及其严重程度、救治是否及时有效、有无并发症、疾病类型以及能否做到有效预防等。

（谢伦芳）

第四节　出血性疾病

———— 导入案例与思考 ————

周某,女,38岁。因"反复皮肤紫癜伴月经量明显增多8个月,加重1周"收住入院。身体评估:体温36.7℃,脉搏104次/min,呼吸24次/min,血压100/60mmHg;神志清楚,贫血貌;全身皮肤可见散在、大小不一的紫癜、瘀斑,以四肢为甚。全身浅表淋巴结未及,胸骨无压痛,肝脾肋下未及。血象:红细胞$2.9×10^{12}/L$,血红蛋白82g/L,白细胞$6.4×10^9/L$,血小板计数$13×10^9/L$。

请思考:

1. 该病人上述临床表现最符合哪种出血性疾病?为确诊应进行哪些实验室检查?

2. 病人目前治疗的首选药物是什么?请说明作用机制。

3. 病人目前最主要的护理诊断/问题是什么?应采取哪些护理措施?

一、概述

出血性疾病指由于多种因素导致止血机制缺陷或异常,而引起机体自发性出血或轻微损伤后过度出血为特征的一组疾病。

【正常止血、凝血、抗凝与纤维蛋白溶解机制】

1. **止血机制**　正常机体局部小血管受损后引起出血,可在几分钟内自然停止的现象,称为生理性止血(hemostasis)。生理性止血是机体重要的保护机制,其过程包括血管收缩、血小板血栓形成、血液凝固三个环节(图6-4),其中血管收缩是人体对出血最早的生理性反应。上述三个环节相继发生、相互重叠又相互促进,关系密切,任何一个环节出现异常,均可能导致出血时间延长。

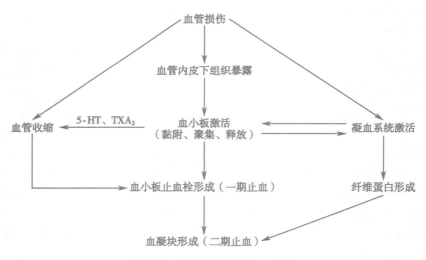

图6-4　生理性止血过程示意图

2. **凝血机制**　血液由流动的液体状态转变成不能流动的凝胶状态的过程,称为血液凝固。血液凝固是一系列具有明显放大效应的复杂酶促反应过程,由各种无活性的凝血因子(酶原)按一定顺序相继被激活而生成凝血酶,最终使血浆中可溶性纤维蛋白原转变为不溶性纤维蛋白。血浆与组织中直接参与血液凝固的物质,统称为凝血因子(coagulation factor)。目前已知的凝血因子有 14 种,其相应的名称及特性见表 6-5。

表 6-5 凝血因子的名称及特性

凝血因子	同义名	合成部位	血浆中浓度/(mg·L^{-1})	储存稳定性	半衰期/h
I	纤维蛋白原(fibrinogen)	肝、巨核细胞	2 000~4 000	稳定	72~120
II	凝血酶原(prothrombin)	肝细胞(维生素 K 依赖)	100~150	稳定	60~70
III	组织因子(tissue factor)	内皮细胞及其他细胞	0	—	—
IV	钙离子(Ca^{2+})	—	90~110	稳定	稳定
V	易变因子(labile factor)	肝细胞	5~10	不稳定	12
VII	稳定因子(stable factor)	肝细胞(维生素 K 依赖)	0.5	不稳定	3~6
VIII	抗血友病球蛋白	肝、脾、巨核细胞	0.1~0.2	不稳定(冷冻稳定)	8~12
IX	血浆凝血活酶成分	肝细胞(Vit K 依赖)	4~5	稳定	18~24
X	Stuart-Prower 因子	肝细胞(Vit K 依赖)	8~10	尚稳定	30~40
XI	血浆凝血活酶前质	肝细胞	5	稳定	52
XII	接触因子或 Hageman 因子	肝细胞	30	稳定	60
XIII	纤维蛋白稳定因子	肝细胞和巨核细胞	10~22	稳定	240
HMWK	高分子量激肽原(high molecular weight kininogen)	肝细胞	70	稳定	150
PK	前激肽释放酶(prekallikrein)	肝细胞	50	稳定	35

机体的生理性凝血过程大体上可分为凝血活酶(凝血酶原酶复合物)生成、凝血酶原激活和纤维蛋白生成 3 个阶段。

(1)凝血活酶生成:凝血活酶可通过内源性和外源性两条途径生成。两者启动方式和参与的凝血因子有所不同,但密切相关,并不完全独立。

1)外源性凝血途径(extrinsic pathway):血管损伤时,内皮细胞表达组织因子并释放入血而启动的凝血过程。参与该凝血途径的凝血因子主要包括:III、VII、X。

2)内源性凝血途径(intrinsic pathway):血管损伤时,内皮下胶原暴露,凝血因子 XII 与胶原接触而启动的凝血过程。参与该凝血途径的凝血因子主要包括:XII、XI、IX、VIII。

上述两种途径激活凝血因子 X 后,凝血过程进入共同途径。活化的凝血因子 X 与凝血因子 V 在 Ca^{2+} 存在的条件下,与磷脂形成的复合物,即为凝血活酶。

(2)凝血酶激活:凝血酶原在凝血活酶的作用下激活成为凝血酶。凝血酶的生成是凝血连锁反应中的关键,它除参与凝血反应外,还有明显加速凝血酶原向凝血酶转化、诱导血小板的不可逆性聚集并加速其活化,激活凝血因子 XII、激活凝血因子 XIII、激活纤溶酶原等多种作用。

（3）纤维蛋白生成：在凝血酶作用下，纤维蛋白原转化成不稳定性纤维蛋白单体，再经活化的因子ⅩⅢ的作用，形成稳定性交联纤维蛋白，从而完成整个凝血过程（图6-5）。

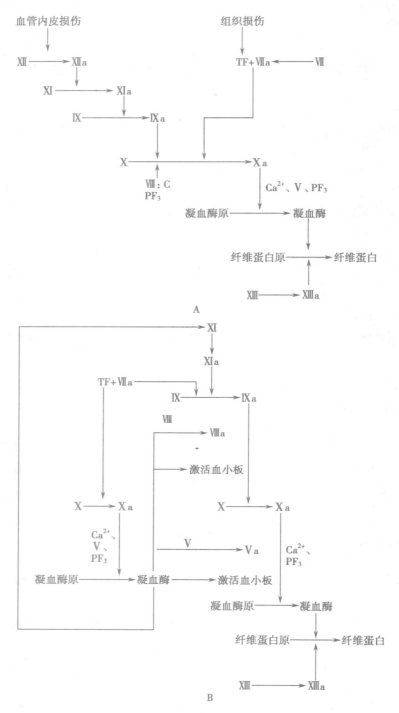

图6-5　血液凝固过程模式图

A.传统的瀑布式凝血反应模式图；B.现代的瀑布式凝血反应模式图。

3. 抗凝与纤维蛋白溶解机制　正常情况下，人体凝血系统与抗凝、纤维蛋白形成与溶解系统维持动态平衡，以保持血流的通畅。

（1）抗凝系统：体内凝血启动和凝血因子活化的同时，引起抗凝血抑制物的干预。体内抗凝系统大致可分为细胞抗凝和体液抗凝两个方面。细胞抗凝主要是单核-吞噬细胞系统对激活的凝血因子、凝血活酶和纤维蛋白单体的吞噬作用。体液抗凝的抗凝物质主要有：①抗凝血酶（antithrombin，AT），由肝脏及血管内皮细胞生成，为人体内最重要的抗凝物质，主要功能是灭活 FX a 和凝血酶，对内源性途径所产生的 FIX a、FXI a、FXII a 等亦有一定的灭活作用。若与肝素结合，其灭活作用将显著加强，故肝素缺乏时，AT 的抗凝作用明显减弱。②蛋白 C 系统，主要包括蛋白 C、蛋白 S 及血栓调节蛋白。蛋白 C 在肝内合成，合成时需要维生素 K 参与，以酶原形式存在于血浆中。蛋白 C 被激活后，可水解灭活 FV a 和 FVIII a；蛋白 S 及血栓调节蛋白是活化蛋白 C 的辅因子，可显著增强蛋白 C 活化速度和对 FV a 和 FVIII a 灭活作用。③组织因子途径抑制物（tissue factor pathway inhibitor，TFPI），是由血管内皮细胞产生的外源性凝血途径的特异性抑制剂，可先后与 FX a 和 FVII a 结合而抑制其活性。注射肝素可使血浆中 TFPI 的浓度升高。④肝素，主要由肥大细胞与嗜碱性粒细胞产生，可使 FX a 和凝血酶灭活，抗凝作用主要是通过增强 AT 的活性而发挥，故其在体内抗凝作用强于在体外的作用。近年研究发现，低分子量肝素的抗 FX a 作用明显强于肝素钠。

（2）纤维蛋白溶解系统：简称纤溶系统。主要由纤溶酶原（plasminogen，PLG）、组织型纤溶酶原激活剂（tissuetype Plasminogen Activator，t-PA）、尿激酶型纤溶酶原激活剂和纤溶酶相关抑制物组成。纤溶可分为纤溶酶原激活和纤维蛋白（或纤维蛋白原）降解两个过程。随着生理性凝血过程中各种凝血因子的激活及止血栓形成后，纤溶酶原在各种活化素的作用下，转化为纤溶酶。纤溶酶是血浆中活性最强的蛋白酶，可将纤维蛋白或纤维蛋白原分解为纤维蛋白降解产物（fibrin degradation product，FDP），还可降解 V、VIII、X 等多种凝血因子。降解后的 FDP 不再发生凝固，其中部分小肽还具有抗凝血作用。当纤溶亢进时，可因大量的凝血因子分解和 FDP 的抗凝作用而产生出血倾向。

【出血性疾病分类】

出血性疾病主要有遗传性和获得性两种情况，按病因和发病机制，可分为以下几种主要类型：

1. **血管壁异常**　由血管壁结构及周围支撑组织受损或功能异常所致。遗传性因素临床少见，如遗传性出血性毛细血管扩张症、家族性单纯性紫癜、先天性结缔组织病等。获得性因素包括感染性紫癜（败血症细菌栓塞性紫癜）、免疫性紫癜（过敏性紫癜）、营养性紫癜（维生素 C 及 PP 缺乏症）、内分泌代谢性紫癜（糖尿病、库欣病）、化学及药物性紫癜（药物性紫癜）及机械性紫癜等。

2. **血小板异常**

（1）血小板数量减少：①生成减少，如再生障碍性贫血、白血病、化疗及放疗后和骨髓抑制等；②破坏过多，如原发免疫性血小板减少症；③消耗过多，如血栓性血小板减少性紫癜、弥散性血管内凝血、抗磷脂抗体综合征。

（2）血小板数量增多：常伴有血小板功能下降，如原发性血小板增多症、骨髓增生异常综合征等。

（3）血小板功能异常：①先天性或遗传性，如血小板无力症、巨大血小板综合征、血小板颗粒性疾病；②获得性，如抗血小板药物作用、尿毒症、重症感染、异常球蛋白血症等，临床较多见。

3. **凝血异常**

（1）先天性或遗传性：血友病 A、血友病 B、遗传性凝血酶原缺乏症、遗传性纤维蛋白原缺乏症等。

（2）获得性：重症肝病（肝病性凝血障碍）、尿毒症（尿毒症性凝血异常）、维生素 K 缺乏症及抗因子 VIII、IX 抗体的形成等。

4. **抗凝及纤维蛋白溶解异常**　主要为获得性疾病，如纤溶酶原激活剂释放入血致纤溶亢进（甲状腺、前列腺、胰腺手术过度挤压）、肝素及香豆素类药物过量、敌鼠钠中毒、蛇或水蛭咬伤、溶栓药物过量等。

5. **复合性止血机制异常**

（1）遗传性：如血管性血友病。

（2）获得性：如弥散性血管内凝血、重症肝病性出血等。

【临床表现】

出血性疾病的临床表现可因病因和发病机制的不同而有所不同。常见出血性疾病的临床特征见表 6-6。

表 6-6　不同类型出血性疾病的临床特征

项目	血管性疾病	血小板性疾病	凝血障碍性疾病
性别	多见于女性	多见于女性	80%以上为男性
阳性家族史	较少见	罕见	多见
出生后脐带出血	罕见	罕见	常见
出血的部位	皮肤、黏膜为主	皮肤、黏膜为主	深部组织及内脏出血为主
出血的表现			
皮肤、黏膜	皮肤瘀点、紫癜	牙龈出血、皮肤瘀点、紫癜,大片瘀斑多见	罕有瘀点、紫癜,可见大片瘀斑
血肿	罕见	可见	常见
关节腔出血	罕见	罕见	多见
内脏出血	偶见	重症常见	常见
眼底出血	罕见	常见	少见
月经过多	少见	多见	少见
手术或外伤后出血不止	少见	可见	多见
病程与预后	短暂,预后较好	迁延,预后一般	常为终身性,预后不定

【实验室及其他检查】

实验室检查是出血性疾病诊断与鉴别诊断的重要手段与依据,检查应按筛选、确诊及特殊试验的顺序进行。

1. 筛选试验　简单易行,可初步判断出血性疾病的病因与发病机制。

（1）血管、血小板异常:束臂试验、出血时间（bleeding time,BT）、血小板计数等。

（2）凝血异常:凝血时间（clotting time,CT）、活化部分凝血活酶时间（activated partial thromboplastin time,APTT）、血浆凝血酶原时间（prothrombin time,PT）、凝血酶时间（thrombin time,TT）等。

2. 确诊试验　在筛选试验异常且临床上怀疑有出血性疾病时,应进行骨髓病理检查,并进一步选择特殊的实验检查以确定诊断。

（1）血管异常:包括血栓调节蛋白、内皮素、血管性血友病因子的测定等。

（2）血小板异常:包括血小板形态、血小板黏附试验、血小板聚集试验,血小板第 3 因子有效性测定,血小板相关抗体测定等。

（3）凝血障碍:包括凝血活酶时间纠正试验及凝血酶原时间纠正试验,有条件时直接测定凝血因子的含量及活性,以检出缺乏的凝血因子。

（4）抗凝异常:包括 AT-Ⅲ抗原及活性、凝血酶-抗凝血酶复合物测定和蛋白 C 测定等。

（5）纤溶异常:包括鱼精蛋白副凝试验,FDP、D-二聚体测定,纤溶酶原、t-PA 和纤溶酶原激活物抑制剂的测定等。

（6）其他:对一些特殊的、少见的出血性疾病和遗传性疾病,应进一步行特殊检查,如蛋白质结

Note:

构分析、基因分析、氨基酸测序等才能确诊。近年来,基因检测已成为遗传性出血性疾病的重要诊断手段,其中血友病基因携带者的检查已用于产前诊断和遗传咨询。

【诊断要点】

根据病人的病史、出血的临床特征和筛选试验检查,可初步诊断出血性疾病,再根据归类诊断的检查结果,明确具体的诊断。

【治疗要点】

1. **病因防治**　主要针对获得性出血性疾病病人。

（1）防治基础疾病:如积极治疗严重肝病、尿毒症,抑制异常免疫反应,控制重症感染等。对于单基因遗传性出血性疾病,关键在于预防,主要包括进行必要的婚前咨询、禁止近亲结婚以及针对可能的女性疾病基因携带者做好产前诊断及处理等。

（2）避免接触和使用加重出血的物质及药物:如阿司匹林类、吲哚美辛、噻氯匹定等抗血小板药物应避免用于血管性血友病、血小板功能缺陷症等病人;华法林、肝素等抗凝血药慎用于血友病病人。过敏性紫癜病人应避免再次接触致敏物质。

2. **止血治疗**

（1）补充凝血因子或血小板:因凝血因子缺乏而引起的遗传性出血性疾病病人可补充相应的凝血因子,如纤维蛋白原、凝血酶原复合物、冷沉淀物、因子Ⅷ等。输注新鲜血浆或新鲜冷冻血浆是紧急情况下一种可靠的补充治疗,因为其含有除Ⅲ、Ⅳ以外的其他12种凝血因子。此外,也可根据病情需要输注血小板悬液等。

（2）止血药物:目前临床上常用的止血药有以下几类:

1）促进血管收缩、改善血管通透性的药物:如维生素C、卡巴克络、曲克芦丁、酚磺乙胺、垂体后叶素及糖皮质激素等,常用于血管性疾病。

2）维生素K:促进需要维生素K的凝血因子的合成,常用于重症肝病所致出血。

3）重组活化因子Ⅶ(rFⅦa):为一种新的凝血制剂。可直接或与组织因子组成复合物,促使FX的活化和凝血酶的形成。

4）其他:包括促进止血因子释放的药物,如去氨加压素;促进血小板生成的药物,如促血小板生成素、白介素-11;局部止血药,如主要有凝血酶、巴曲酶及明胶海绵;抑制纤溶亢进的药物,如氨甲苯酸、氨基己酸等。

（3）局部处理:包括局部的加压包扎、肢体制动及手术结扎出血血管等。

3. **其他治疗**　如免疫因素相关的出血性疾病可用免疫治疗,如ITP可用抗CD20单抗治疗;血浆置换可去除抗体或相关的致病因素;手术治疗包括脾切除、关节成形术与置换术等;中医中药治疗,如柿子叶粉、蒲黄等用于止血;基因治疗,为遗传性出血性疾病病人带来希望。

二、原发免疫性血小板减少症

原发免疫性血小板减少症(primary immune thrombocytopenia)又称为特发性血小板减少性紫癜(idiopathic thrombocytopenic purpura,ITP),是一种复杂的、多种机制共同参与的获得性自身免疫性疾病,为临床最常见的血小板减少性疾病。主要是由于病人对自身血小板抗原的免疫失耐受,导致血小板受到免疫性的破坏和生成抑制,以致出现程度不等的血小板减少。临床以自发性的皮肤、黏膜及内脏出血,血小板计数减少,骨髓巨核细胞发育、成熟障碍等为特征。发病率为(2~10)/10万,育龄期女性发病率高于同年龄男性,60岁以上男女发病率趋于一致,为60岁以下人群的2倍,且随年龄增加出血风险增加。

Note:

【病因与发病机制】

病因未明,发病机制则与自身免疫功能紊乱有关。半数以上的 ITP 病人体内出现了特异性自身抗体,自身抗体致敏的血小板被单核-巨噬细胞系统过度破坏,导致血小板减少;自身抗体损伤巨核细胞或抑制巨核细胞释放血小板,导致血小板生成不足,而出现一系列临床表现。

【临床表现】

1. **起病方式**　成人 ITP 多起病隐匿。
2. **出血的表现**　多数病人出血较轻且局限,但易反复发生。主要表现为皮肤、黏膜的出血,如瘀点、紫癜、瘀斑、外伤后不易止血、牙龈出血、鼻出血等。女性病人常出现月经量过多,且可为部分病人唯一的临床症状。尽管严重的内脏出血较少见,但部分病人可因感染等致病情突然加重而出现广泛且严重的皮肤、黏膜出血,甚至内脏出血,也可因高热、情绪激动、高血压等诱发致命性的颅内出血。少数病人可无出血症状。
3. **乏力**　部分 ITP 病人可出现明显的乏力表现。
4. **其他**　ITP 病人一般无肝、脾、淋巴结肿大。长期月经量过多,可出现不同程度的贫血;出血量过多可引起血压降低或失血性休克;部分病人有血栓形成倾向。

【实验室及其他检查】

1. **血象检查**　血小板计数减少、血小板平均体积偏大。反复出血或短期内失血过多者,红细胞和血红蛋白可出现不同程度的下降。白细胞多正常。
2. **骨髓象检查**　巨核细胞数量增加或正常,但巨核细胞体积变小,胞质内颗粒减少,幼稚巨核细胞增多,有血小板形成的巨核细胞显著减少(<30%)。
3. **其他**　束臂试验阳性、出血时间延长,血块收缩不良,抗血小板自身抗体阳性等。

【诊断要点】

至少 2 次检查血小板计数减少,但血细胞形态正常;脾无增大;骨髓巨核细胞数增多或正常,有成熟障碍;排除其他继发性血小板减少症。

根据病人病程的长短和血小板减少的严重程度等可将 ITP 分为 5 种类型。①新诊断 ITP:确诊后 3 个月内的 ITP 病人;②持续性 ITP:为确诊后 3~12 个月血小板持续减少的 ITP 病人;③慢性 ITP:为血小板减少持续超过 12 个月的 ITP 病人;④重症 ITP:为血小板计数<10×10⁹/L,且就诊时存在需要治疗的出血或常规治疗中有新发且较为严重的出血表现者;⑤难治性 ITP:病人已确诊为 ITP 且同时具备以下条件,脾切除后无效或复发;仍需治疗以降低出血危险;排除其他引起血小板减少症的原因。

【治疗要点】

对血小板计数≥30×10⁹/L 无明显出血倾向 ITP 病人,无症状或皮肤、黏膜仅有少量出血的成人病人,以临床观察和随访为主,一般无需治疗。血小板计数<30×10⁹/L 者可采取以下治疗。

1. **一般治疗**　血小板计数明显减少(<20×10⁹/L)、出血严重者应卧床休息,防止外伤。避免应用易致血小板数量降低、血小板功能抑制及引起出血或出血加重的药物。
2. **糖皮质激素**　一般为首选药物,近期有效率约 80%。其作用机制为:①减少血小板自身抗体生成及减轻抗原抗体反应;②抑制单核-吞噬细胞破坏血小板;③降低毛细血管通透性;④刺激骨髓造血及促进血小板向外周的释放。一般为泼尼松 1.0mg/(kg·d),分次或顿服,血小板升至正常或接近正常后,1 个月内尽快减至最小维持量(≤15mg/d)。治疗 4 周无血小板升高者,应迅速减量至停用。
3. **二线治疗**　对病程 3~12 个月的糖皮质激素依赖或无效的成人 ITP 病人,可选择二线治疗,方

Note:

法有药物治疗和脾切除。目前临床多采用非肽类口服血小板生成素受体激动药(TPO-RA)或利妥昔单抗治疗。当药物治疗失败时,根据病人年龄和全身情况,考虑脾切除治疗。

4. **急症处理**　适用于消化系统、泌尿生殖系统、神经系统或其他部位有活动性出血,需要急诊手术的重症 ITP 病人。主要的治疗措施有输注血小板、静脉输注丙种球蛋白和大剂量甲泼尼龙。

【护理评估】

1. **病史**　评估病人起病情况、首发表现、目前主要的症状。既往相关的检查和治疗情况,注意疾病确诊时间、治疗药物及治疗效果等。目前一般状况,包括患病后病人的日常作息、活动量及耐受性、饮食睡眠等情况。心理与社会状况,了解病人及家属对本病的了解程度及心理反应、以往治疗的经验、病人及家庭成员在治疗与护理上的配合等。

2. **身体评估**　重点评估与出血部位及严重程度相关的体征,包括皮肤出血情况,瘀点、紫癜、瘀斑的部位和数量;黏膜出血情况,牙龈、鼻出血的发生时间、次数、出血量和止血情况;女性病人月经情况,月经量和持续时间等;内脏出血情况,大、小便的颜色和性状的变化,有无生命体征变化,有无头痛、恶心、呕吐,有无脾大等。

3. **实验室及其他检查**　外周血中血小板计数、血红蛋白、红细胞计数是否下降及下降程度;骨髓象巨核细胞有无变化,产板型巨核细胞减少程度;血清中有无血小板自身抗体阳性等。

【常用护理诊断/问题】

1. **有出血的危险**　与血小板减少有关。
2. **有感染的危险**　与糖皮质激素及免疫抑制剂治疗有关。

【目标】

1. 病人能积极配合,采取正确、有效的预防措施,减轻或避免出血。
2. 能说出预防感染的重要性,积极配合,避免感染的发生。

【护理措施及依据】

1. **有出血的危险**

(1) 出血情况的监测:应注意观察病人出血的部位、范围和出血量,监测病人的自觉症状、情绪反应、生命体征、意识及血小板计数的变化等,及时发现新发的皮肤、黏膜出血或内脏出血。一旦发现病人的血小板计数$<20\times10^9$/L 时,应严格卧床休息,避免外伤。对疑有严重而广泛的内脏出血或已发生颅内出血者,要迅速通知医生,配合救治。

(2) 预防或避免加重出血:护理措施详见本章第二节"出血或出血倾向"的护理。

(3) 成分输血的护理:对血小板计数$<10\times10^9$/L 的重症 ITP 病人,遵医嘱输注浓缩血小板悬液,有关护理措施详见本章第二节"出血或出血倾向"的护理。

2. **有感染的危险**

(1) 预防感染:长期使用糖皮质激素的病人,服药期间注意避免与感染病人接触,加强口腔、皮肤、肛门及外阴的清洁卫生;衣着宽松舒适,避免皮肤破损;注意观察有无感染征象。

(2) 预防感染其他护理措施详见本章第二节"发热"的护理。

【评价】

1. 病人能描述引起或加重出血的危险因素,采取有效措施,避免或减少出血。
2. 能说出预防感染的有效措施,未发生感染。

Note:

【其他护理诊断/问题】

1. **恐惧** 与血小板过低,随时有出血的危险有关。

2. **潜在并发症**：颅内出血。

【健康指导】

1. **疾病知识指导** 做好解释工作,让病人及家属了解疾病的发病机制、主要表现及治疗方法,以主动配合治疗与护理。指导病人避免人为损伤而诱发或加重出血;避免服用可能引起血小板减少或抑制其功能的药物,特别是非甾体抗炎药,如阿司匹林等。指导病人及家属学会压迫止血的方法。保持充足的睡眠、情绪稳定和大便通畅,有效控制高血压等均是避免颅内出血的有效措施,必要时可予以药物治疗,如镇静药、安眠药或缓泻药等。

2. **用药指导** 服用糖皮质激素者,应告知必须遵医嘱、按时、按剂量、按疗程用药,不可自行减量或停药,以免加重病情。为减轻药物的不良反应,应饭后服药,必要时可加用胃黏膜保护药或制酸药;注意预防各种感染。定期复查血象,以了解血小板数目的变化,指导疗效的判断和治疗方案的调整。

3. **病情监测指导** 指导病人及家属能识别出血征象,及时发现有无皮肤、黏膜出血的情况,如瘀点、瘀斑、牙龈出血、鼻出血等;有无内脏出血的表现,如月经量明显增多、呕血或便血、咯血、血尿、头痛、视力改变等。一旦发现皮肤、黏膜出血加重或内脏出血的表现,应及时就医。

【预后】

大多数病人预后良好,但易复发,缓解期长短不一。各种感染可加重血小板减少。严重血小板减少者,可因脑或其他重要脏器出血而死亡。难治性 ITP 及老年 ITP 病人预后差。

三、过敏性紫癜

过敏性紫癜(allergic purpura)是一种常见的血管变态反应性疾病,因机体对某些物质过敏而产生变态反应,导致毛细血管脆性和通透性增加,引起血液外渗,病人出现皮肤瘀点、紫癜和某些脏器出血,同时有血管神经性水肿和荨麻疹等过敏表现。本病多见于儿童及青少年,男性略多于女性,以春秋季发病居多,多为自限性,少数病人可迁延不愈。

【病因与发病机制】

1. **病因** 本病可由下列多种因素引起:

(1) 感染:为最常见的病因和引起疾病复发的原因,包括细菌感染,主要是乙型溶血性链球菌,可有上呼吸道感染和急性扁桃体炎;病毒感染,多见于发疹性病毒,如麻疹、水痘、风疹病毒等;寄生虫感染,以蛔虫感染为多。

(2) 食物:主要是机体对某些动物性食物蛋白过敏所致,如鱼、虾、蟹、蛋、鸡及乳类等。

(3) 药物:包括抗生素类(如青霉素、链霉素、红霉素、氯霉素以及头孢菌素类)、解热镇痛类(如水杨酸类、保泰松、吲哚美辛及奎宁类等)和其他类(如磺胺类、异烟肼、阿托品、噻嗪类利尿药等)药物。

(4) 其他:寒冷刺激、尘埃、花粉、昆虫咬伤、疫苗接种等。

2. **发病机制** 目前认为是免疫介导的一种全身性小血管炎。因各种致敏原作为抗原或半抗原(与体内蛋白质结合构成抗原),刺激机体产生大量抗体(主要为 IgA、IgE)和 TNF-α 等炎症因子,结合后形成免疫复合物,沉积于血管内膜,引起一系列变态反应而发生血管炎症反应,除累及皮肤、黏膜小动脉和血管外,还可累及肠道、肾及关节腔的小血管。

【临床表现】

多为急性起病,病前 1~3 周常有低热、全身不适、乏力或上呼吸道感染的表现,继之出现典型的临床表现。根据受累部位及临床表现的不同,可分为下列 5 种类型:

1. **单纯型（紫癜型）**　为临床最常见的类型。主要表现为皮肤瘀点、紫癜,多局限于四肢及臀部,且以下肢伸侧面最多见,呈对称性,常成批、反复发生。其形状大小不等,可融合成片形成瘀斑。颜色为深红色,压之不褪色,数日内渐变成紫色,而后转淡,1~2 周逐渐消退。紫癜同时可伴有皮肤水肿、荨麻疹等过敏表现。躯干及其他部位极少累及。

2. **腹型（Henoch 型）**　为最具潜在危险和最易误诊的临床类型。主要与消化道黏膜及腹膜脏层毛细血管受累有关。除皮肤瘀点和/或紫癜外,还可出现一系列消化道的症状与体征。最常见的表现是腹痛,多位于脐周、下腹或全腹,呈阵发性绞痛,可伴恶心、呕吐、腹泻、便血。发作时可因腹肌紧张、明显压痛及肠鸣音亢进而易误诊为外科急腹症,尤其是部分病人的消化道症状发作在出现皮肤紫癜前。幼儿可因肠壁水肿、蠕动增强等而致肠套叠。

3. **关节型**　因关节部位局部血管受累,除皮肤紫癜外,出现膝、踝、肘及腕关节等大关节肿胀、疼痛、压痛和功能障碍,呈游走性、反复发生,数日而愈且不留关节畸形。

4. **肾型**　为本病最严重的临床类型,因肾小球毛细血管袢炎症反应所致。多在皮肤紫癜发生 1 周后出现血尿、蛋白尿、管型尿,可伴有水肿、高血压和肾功能不全的表现。多数病人在 3~4 周内恢复,少数病人反复发作而发展为慢性肾炎或肾病综合征。

5. **混合型**　具有两种以上类型的临床表现。

6. **其他**　因病变累及眼部、脑及脑膜血管,少数病人可出现视神经萎缩、虹膜炎、视网膜出血及水肿、中枢神经系统受累的表现。

【实验室及其他检查】

本病缺乏特异性实验室检查。出凝血功能的相关检查除出血时间（BT）可能延长外,其余均为正常。血清 IgA、IgE 多增高。肾型或混合型过敏性紫癜可有血尿、蛋白尿、管型尿;肾功能受损时可出现血尿素氮升高、内生肌酐清除率下降等。消化道出血者粪便隐血试验阳性。

【诊断要点】

根据病人发病前 1~3 周有低热、咽痛、全身乏力或上呼吸道感染史;典型的四肢皮肤紫癜,可伴腹痛、关节肿痛及血尿;血小板计数、血小板功能正常,凝血相关检查正常;排除其他原因引起的紫癜或血管炎即可作出诊断。

【治疗要点】

1. **病因防治**　寻找并去除各种致病因素,如消除感染病灶,驱除肠道寄生虫,避免接触可能的致敏药物、食物等。

2. **药物治疗**

（1）一般药物治疗:应用异丙嗪、阿司咪唑、氯苯那敏等抗组胺类药物;应用维生素 C、曲克芦丁、卡巴克络等改善血管通透性的药物。

（2）糖皮质激素:常用泼尼松 30mg/d,顿服或分次口服,重者可用甲泼尼龙或地塞米松静滴,症状减轻后改为口服。疗程一般不超过 30 天,肾型病人可酌情延长。糖皮质激素可抑制抗原抗体反应、降低毛细血管通透性和减轻炎症渗出。

（3）免疫抑制剂:上述治疗效果不佳或反复发作者可酌情使用免疫抑制剂,如环磷酰胺、硫唑嘌呤和环孢素等。

（4）对症治疗：腹痛较重的腹型病人可口服或皮下注射解痉药，如阿托品或山莨菪碱等；关节痛的病人可酌情使用止痛药；肾型病人可使用肝素抗凝；消化道出血的病人可用质子泵抑制剂等治疗。

【常用护理诊断/问题、措施及依据】

1. **有出血的危险**　与血管壁的通透性和脆性增加有关。

（1）避免诱因：避免服用或摄入与本病发病有关的药物或食物，详见本病病因部分。

（2）休息：无论何种类型的病人，卧床均有助于症状的缓解，加快症状的消失，而行走等活动则可使症状加重或复发。因此发作期病人均应增加卧床休息，避免过早或过多起床活动。

（3）饮食护理：发作期可根据病情选择清淡、少刺激、易消化的普食、软食或半流饮食。若有消化道出血，按消化道出血的饮食要求给予指导。避免摄取可能引起机体产生过敏性反应的食物。

（4）治疗配合与护理：给药前，做好相应的解释工作，以取得病人的充分理解，配合遵医嘱规律用药。使用糖皮质激素时，应向病人及家属说明可能出现的不良反应，应加强护理，预防感染；用环磷酰胺时，嘱病人多饮水，注意观察尿量及尿色改变；出血严重或禁食者，建立静脉通道，遵医嘱静脉补液，做好配血与输血的各项护理。

（5）病情观察：密切观察病人紫癜的形状、数量、分布及消退的情况；有无新发出血、肾损害、关节活动障碍等表现；有无水肿以及尿量、尿色的变化；有无粪便性质与颜色的变化等。

2. **疼痛：腹痛、关节痛**　与局部过敏性血管炎性病变有关。

（1）病情监测：对于腹痛的病人，注意评估疼痛的部位、性质、严重程度及其持续时间；有无伴随恶心、呕吐、腹泻、便血等症状。注意检查腹壁紧张度、有无压痛和反跳痛、局部包块和肠鸣音的变化等，如肠鸣音活跃或亢进，常提示肠道内渗出增加或有出血；出现局部包块者，特别是幼儿，要注意肠套叠。对于关节痛的病人，应评估受累关节的数目、部位、局部有无红肿、压痛与功能障碍等。

（2）对症护理：协助病人采取舒适体位，如腹痛者宜取屈膝平卧位等；关节肿痛者，局部关节要制动，可给予湿冷敷止痛，禁止热敷肿胀的关节。必要时可遵医嘱使用消炎止痛药；紫癜部位的皮肤避免抓挠、刺激。

【其他护理诊断/问题】

1. **潜在并发症**：慢性肾炎、肾病综合征、慢性肾衰竭。
2. **知识缺乏**：缺乏有关病因预防的知识。

【健康指导】

1. **疾病知识指导**　向病人介绍本病的病因、临床表现及主要治疗方法。说明本病为过敏性疾病，避免接触与发病有关的药物或食物，是预防过敏性紫癜的重要措施。养成良好的个人卫生习惯，饭前便后要洗手，避免食用不洁食物，以预防寄生虫感染。注意休息、营养与运动，增强体质，预防上呼吸道感染。

2. **病情监测指导**　教会病人对出血情况及伴随症状或体征的自我监测。一旦新发大量瘀点或紫癜、明显腹痛或便血、关节肿痛、血尿、水肿、泡沫尿，甚至少尿者，多提示病情复发或加重，应及时就诊。

【预后】

本病多数预后良好。一般病程 2 周左右。少数肾型病人可转为慢性肾炎或肾病综合征，预后相对较差。

四、血友病

血友病（hemophilia）是一组遗传性凝血因子缺乏而引起的出血性疾病。主要包括血友病 A 和血

Note:

友病 B,其中血友病 A 是临床最常见的遗传性出血性疾病,占血友病的 85%。血友病以阳性家族史、幼年发病、自发或轻微外伤后出血不止、血肿形成、关节腔出血为临床特征。血友病发病率为(5～10)/10 万。

【病因与遗传规律】

血友病 A 和 B 均为典型的性染色体(X 染色体)连锁隐性遗传性疾病。其遗传规律见图 6-6。血友病 A 又称遗传性 FⅧ缺乏症,血友病 B 又称遗传性 FⅨ缺乏症。FⅧ的基因位点在 X 染色体长臂末端(Xq28),FⅨ的基因位点在 X 染色体长臂末端(Xq27)。当遗传或突变而出现缺陷时,机体不能合成足量的 FⅧ或 FⅨ,造成内源性途径凝血障碍及出血倾向。

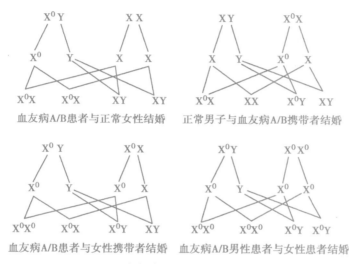

图 6-6　血友病 A、B 遗传规律示意图

【临床表现】

血友病的临床表现取决于其类型及相应的凝血因子缺乏的严重程度,主要表现为出血和局部血肿形成所致的压迫症状与体征。

1. **出血**　是血友病病人最主要的临床表现。出血多为自发性或轻度外伤、小手术(如拔牙、扁桃体摘除)后出血不止,其中血友病 A 出血较重,血友病 B 较轻。病人的出血具有以下特征:①与生俱来并伴随终身;②常表现为软组织或深部肌肉内血肿;③负重关节(如膝关节)反复出血,最终形成血友病性关节炎,表现为关节肿胀、僵硬、畸形,可伴有骨质疏松、关节骨化及相应的肌肉萎缩。

2. **血肿压迫的表现**　血肿形成压迫周围神经,可出现局部疼痛、麻木及肌肉萎缩;压迫血管可造成相应部位组织的瘀血、水肿或缺血、坏死;口腔底部、咽后壁、喉及颈部软组织出血及血肿形成,可压迫或阻塞气道,可引起呼吸困难甚至窒息;腹膜后出血可引起麻痹性肠梗阻;输尿管受压可引起排尿障碍。

【实验室及其他检查】

1. **筛查试验**　血小板计数、血小板功能正常;出血时间、凝血酶原时间正常,活化部分凝血活酶时间(APTT)延长,但无法鉴别血友病的类型。

2. **确诊试验**　FⅧ活性测定(FⅧ:C)辅以 FⅧ抗原(FⅧ:Ag)测定和 FⅨ活性测定(FⅨ:C)辅以 FⅨ抗原(FⅨ:Ag)测定可分别确诊血友病 A 和血友病 B,同时可根据结果对血友病进行临床分型。根据 FⅧ:C 活性的高低可将血友病 A 分为3型:重型为 FⅧ:C 活性低于1%;中型为 FⅧ:C 活性在

1%~5%;轻型为FⅧ：C活性为6%~30%。测定血管性血友病因子抗原(vWF：Ag)可与血管性血友病鉴别,血友病病人为正常。

3. **基因诊断试验** 主要用于携带者和产前诊断。目前常用的方法有DNA印迹法、限制性内切酶片段长度多态性检测等。产前诊断的时间及项目分别为妊娠第10周左右做绒毛膜活检检查,妊娠第16周左右做羊水穿刺检查。

【诊断要点】

根据病人起病年龄(幼年)、性别特征(男性)、符合X性染色体隐性遗传家族史及出血的特点,结合相关实验室检查,如出血时间、凝血时间、血小板计数正常,APTT延长,FⅧ活性或FⅨ活性减低或缺乏,可明确疾病和类型的诊断。

【治疗要点】

治疗原则是以替代治疗为主的综合治疗。

1. **一般治疗** 包括加强自我防护,预防损伤性出血,及早有效地处理出血,避免并发症的发生,出血严重的病人提倡预防治疗。

2. **替代疗法** 即补充缺失的凝血因子,为防治血友病病人出血最重要的措施。

(1) 常用制剂:FⅧ制剂主要有FⅧ的浓缩剂或基因重组的纯化FⅧ(rFⅧ)、冷沉淀物(FⅧ的含量高于血浆5~10倍);FⅨ制剂主要有凝血酶原复合物(含FⅨ、X、Ⅶ和Ⅱ)、FⅨ浓缩剂或基因重组的纯化FⅨ(rFⅨ)。

(2) 常用剂量:每千克体重输注1IU的FⅧ能使体内FⅧ：C提高2%;每千克体重输注1IU的FⅨ能使体内FⅨ：C提高1%。凝血因子补充量的计算公式为:

$$FⅧ剂量(IU) = 体重(kg)×所需提高的活性(\%)÷2$$
$$FⅨ剂量(IU) = 体重(kg)×所需提高的活性(\%)$$

血友病病人能达到最低止血要求的凝血因子水平为FⅧ：C或FⅨ：C的活性在20%以上。如病人有中度以上出血如关节腔出血、颅内出血或需行中型以上手术者,应提高到40%以上。

(3) 用法:由于FⅧ、FⅨ的半衰期分别为8~12小时、18~24小时,故补充FⅧ需连续静滴或每天2次,补充FⅨ每天1次即可。

3. **其他药物治疗**

(1) 去氨加压素:为半合成的抗利尿激素,可促进内皮细胞释放储存的FⅧ和vWF。可用于轻症血友病A病人,血友病B病人无效。用法为0.3μg/kg,生理盐水30~50ml稀释,配制后立即使用,缓慢静脉滴注至少30分钟,每12小时1次。

(2) 抗纤溶药物:能保护已形成的血凝块不溶解而发挥止血作用。常用的药物有氨基己酸、氨甲环酸等。

4. **其他治疗** 如家庭治疗、外科治疗、基因治疗等。血友病病人的家庭治疗在国外应用广泛,除传授注射技术外,还向病人和家属传授血液病学、矫形外科、物理治疗、精神心理治疗和血液传播疾病的知识等;对于关节强直、畸形的病人,可在补充足量相应凝血因子的基础上行关节成形术或置换术;基因治疗在实验研究中已取得成功,临床应用有待进一步研究。

【常用护理诊断/问题、措施及依据】

1. **有出血的危险** 与某些凝血因子缺乏有关。

(1) 预防出血:限制病人的活动范围和程度,禁止从事危险作业及重体力活动;避免外伤,告知病人不要过度负重或进行剧烈的接触性运动(拳击、足球、篮球),不要穿硬底鞋或赤脚走路。使用刀、剪、锯等工具时应小心操作,必要时戴防护性手套;避免或减少各种不必要的穿刺或注射,必须时,拔针后局部按压 5 分钟以上,直至出血停止;禁止使用静脉留置套管针,以免针刺点渗血难止;尽量避免手术治疗,必须手术时,术前应根据手术规模大小常规补充足够量的凝血因子;加强口腔卫生,防龋齿;遵医嘱用药,避免使用阿司匹林等抑制凝血作用的药物。其他详见本章第二节"出血或出血倾向"的护理。

（2）局部出血处理的配合:遵医嘱实施或配合止血处理,紧急情况下配合医生救治病人。①皮肤表面的出血,局部可采用压迫止血法。②鼻黏膜出血,可遵医嘱使用巴曲酶、凝血酶、止血海绵等药物加压或填塞止血。③拔牙后出血不止或出血较多的伤口,可用含相关凝血因子的粘贴物覆盖伤口或创面。④对局部深层组织血肿形成和关节腔出血病人,休息(制动)、局部压迫、冷敷及抬高患肢是最重要的非药物性治疗措施。可根据情况使用夹板、模具、拐杖或轮椅等,使病人出血的肌肉和关节处于休息位。局部予以冰敷或冷湿敷,每次 20 分钟,每 4~6 小时 1 次,直至局部肿胀或疼痛减轻。肌肉出血常为自限性,不主张进行血肿穿刺,以防感染。⑤咽喉部出血或血肿形成时,要避免血肿压迫呼吸道引起窒息,应协助病人取侧卧位或头偏向一侧,必要时用吸引器将血吸出,并做好气管插管或切开的准备。⑥一旦出现颅内出血,遵医嘱紧急输注凝血因子,配合做好其他抢救工作。详见本章第二节"出血或出血倾向"的护理。

（3）正确输注各种凝血因子制品:凝血因子取回后,应立即输注。输注冷冻血浆或冷沉淀物前,应将冷冻血浆或冷沉淀物置于 37℃ 温水(水浴箱)中解冻、融化,并快速输入(以病人可耐受的速度为度)。输注过程中密切观察有无输血反应。

（4）用药护理:快速静注去氨加压素可出现头痛、心率加快、颜面潮红、血压升高及少尿等不良反应,要注意观察,必要时遵医嘱对症处理。治疗前、后配合医生做好血浆 FⅧ 水平检测的标本采集及送检工作,以预测该药的治疗效果。

（5）病情观察:监测病人出血情况的变化,及时发现急重症病人,为有效救治、挽救病人生命赢得时间。观察内容包括病人的自觉症状、各部位出血的量和临床表现等。

2. 有失用综合征的危险　与反复多次关节腔出血有关。

（1）评估关节腔出血与病变:定期评估关节外形、局部有无压痛、关节活动能力有无异常等,以判断关节病变是否处于急性出血期(局部可有红、肿、热、痛及功能障碍)、慢性炎症期(关节持续性肿胀及功能障碍),或病情进一步发展可导致关节纤维强直、畸形以致功能丧失。

（2）关节康复训练:针对病变关节进行科学合理的康复训练,是预防血友病病人发生关节失用的重要措施。康复训练应从出血停止、肿胀消退后开始。包括:①应向病人及家属解释康复训练的目的意义、主要方法、注意事项与配合要求等;②急性期应局部制动并保持肢体、关节处于功能位,以避免出血加重和促进关节腔内出血的吸收;③在肿胀未完全消退、肌肉力量未恢复之前,切勿使患肢负重,适当增加卧床时间,避免过早行走,预防反复的关节腔出血;④指导病人进行股四头肌收缩功能训练,以利局部肌力的恢复;⑤关节腔出血控制后,帮助病人循序渐进地进行受累关节的被动或主动活动,也可给予理疗以促进受累关节功能的康复。

【其他护理诊断/问题】

1. **焦虑**　与终身性出血倾向、担心丧失劳动能力有关。
2. **恐惧**　与害怕出血不止,危及生命有关。
3. **疼痛**　与深部组织血肿或关节腔出血有关。

【健康指导】

1. **疾病预防指导**　本病目前尚无根治方法,因此预防更为重要。建立遗传咨询、严格婚前检查和加强产前诊断,是减少血友病发病率的重要措施。对于有家族史的病人,婚前应常规进行血友病的遗传咨询;做好婚前检查,不仅可发现血友病病人,也可发现血友病基因的女性携带者;血友病病人及女性携带者不宜婚配,已婚者应避免生育,以减少本病的遗传;为了减少血友病患儿的出生,女性携带者均应进行产前诊断。一般于妊娠第 16 周左右进行羊水穿刺,确定胎儿性别及基因表型,从而明确胎儿是否为血友病患儿,决定是否终止妊娠。

2. 疾病知识指导 目的在于充分调动病人及家属的主观能动性,使其积极配合治疗和康复。向病人及家属介绍疾病的原因、遗传特点、主要表现、诊断与治疗的主要方法与预防等,说明本病为遗传性疾病,需终身治疗,并应预防出血的发生;指导病人及家属掌握预防出血的相应措施;提供有关血友病社会团体的信息,鼓励病人及家属参与相关的社团及咨询活动,通过与医护人员或病人间的信息交流,相互支持,共同应对这一慢性病给病人及家庭带来的困难与烦恼。

3. 病情监测指导 病人应学会自我监测出血症状与体征,如碰撞后出现关节腔出血表现,外伤后伤口的渗血情况等。一旦发生出血,常规处理效果不好或出现严重出血,如关节腔出血等,应及时就医。

4. 出血的应急处理指导 指导病人及家属掌握常见出血部位的止血方法。有条件者,可教会病人及家属注射凝血因子的方法,以便紧急情况下及时处理严重出血。告知病人外出或远行时,应携带血友病的病历卡,以备发生意外时可得到及时救助。

【预后】

随着血友病治疗方法的进展,血友病病人的生存期已与正常人群相近。进行性关节畸形而致残、治疗过程中产生针对凝血因子活性的抑制物,合并肝炎和肝硬化、艾滋病、颅内出血等,是影响病人生活质量与预后的重要因素。

五、弥散性血管内凝血

弥散性血管内凝血(disseminated intravascular coagulation,DIC)是在多种致病因素的作用下,以微血管体系损伤为病理基础,凝血和纤溶系统被激活,导致全身微血管血栓形成、凝血因子大量消耗并继发纤溶亢进,从而引起全身性出血、微循环衰竭的临床综合征。本病多起病急骤、病情复杂、进展迅速、死亡率高,是临床急重症之一。早期诊断及有效治疗是挽救病人生命的重要前提和保障。

【病因与发病机制】

1. 病因

(1) **严重感染**:是诱发 DIC 的主要病因之一。包括细菌感染,如脑膜炎双球菌、铜绿假单胞菌、大肠埃希菌等革兰氏阴性菌感染或金黄色葡萄球菌等革兰氏阳性菌感染;病毒感染,如重症病毒性肝炎、肾综合征出血热等;立克次体感染如斑疹伤寒、恙虫病等;其他病原体的感染,如钩端螺旋体病、组织胞浆菌病和脑型疟疾等。

(2) **恶性肿瘤**:也是 DIC 的主要病因之一,近年来呈上升趋势。常见于造血系统肿瘤如急性白血病(尤其是急性早幼粒性白血病)、慢性白血病、淋巴瘤和其他实体瘤如胰腺癌、前列腺癌、肝癌、肺癌等,广泛转移者更易发生 DIC。

(3) **手术及创伤**:富含组织因子的器官如脑、胰腺、前列腺、子宫及胎盘等,可因手术及创伤等使大量组织因子释放而诱发 DIC。大面积烧伤、骨折、严重挤压伤也易致 DIC。

(4) **病理产科**:常见于羊水栓塞、感染性流产、前置胎盘、胎盘早剥、重症妊娠高血压综合征、死胎滞留和子宫破裂等。

(5) **严重中毒或免疫反应**:常见于输血反应、毒蛇咬伤和移植排斥等。

(6) **其他**:如恶性高血压、急性胰腺炎、溶血性贫血、巨大血管瘤、糖尿病酮症酸中毒、系统性红斑狼疮、急进性肾炎、中暑等。

2. 发病机制

（1）组织损伤：上述各种因素导致组织因子或组织因子类似物质释放入血，激活外源性凝血系统。蛇毒、细菌毒素等还可直接激活 FX 及凝血酶原。

（2）血管内皮损伤：缺氧、感染、炎症及变态反应损伤血管内皮，导致组织因子释放入血而启动凝血系统。

（3）血小板活化：各种缺氧、炎症反应、药物等诱发血小板聚集和释放反应，通过多种途径激活凝血。

（4）纤溶系统激活：上述多种病因通过直接或间接方式同时激活纤溶系统，导致凝血-纤溶平衡进一步失调。

在 DIC 的发生过程中，各种细胞中组织因子的异常表达和释放，是 DIC 最重要的启动机制。凝血酶与纤溶酶的形成，是导致血管内微血栓形成、凝血因子减少及纤溶亢进等病理生理改变的两个关键机制。炎症因子加剧凝血异常，而凝血异常又加剧炎症反应，两者形成恶性循环。感染时的活化蛋白 C 水平降低，导致抗凝系统活性降低，加剧了 DIC 的发病过程。缺氧、休克、酸中毒、脱水、妊娠和大剂量糖皮质激素等可促进 DIC 的发生。

3. 病理生理　主要表现为微血栓形成、凝血功能异常和微循环障碍。微血栓形成是 DIC 的基本和特异性病理变化；凝血功能异常包括高凝血（DIC 早期）、消耗性低凝血、继发性纤溶亢进（DIC 后期）三个状态；微循环障碍表现为毛细血管微血栓形成、血容量减少、血管舒缩功能失调等。具体表现见图 6-7。

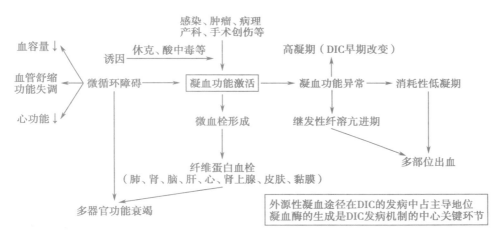

图 6-7　DIC 的发病机制和病理生理

【临床表现】

DIC 临床表现可因原发病、DIC 类型和病期不同而有较大差异。除原发病的表现外，DIC 常表现为：

1. 出血倾向　具有自发性和多发性的特点。部位可遍及全身，多见于皮肤、黏膜和伤口等。其次为内脏出血，严重者可发生颅内出血。

2. 低血压、休克或微循环障碍　表现为一过性或持续性血压下降。早期即可出现肾、肺及大脑单个或多个重要器官功能不全，出现四肢皮肤湿冷、发绀、少尿或无尿、呼吸困难及不同程度的意识障碍等。休克的严重程度与出血量常不成比例，且常规处理效果不佳。顽固性休克是 DIC 病情严重及预后不良的先兆。

3. 微血管栓塞　临床上较常出现因深部器官微血管栓塞而导致器官衰竭的表现，如顽固的休克、肾衰竭、呼吸衰竭、颅内高压等。也可发生在浅层的微血管栓塞，如皮肤、消化道黏膜等，但一般不

Note：

出现局部坏死和溃疡。

4. 微血管病性溶血   DIC 时微血管管腔变窄,当红细胞通过腔内的纤维蛋白条索时,可引起机械性损伤和碎裂,而产生溶血。表现为进行性贫血,贫血程度与出血量不成比例,皮肤、巩膜黄染少见。

【实验室及其他检查】

见诊断要点的"实验室检查指标"。

【诊断要点】

中华医学会血液分会血栓与止血学组于 2014 年通过多中心、大样本的回顾性和前瞻性研究,建立了中国 DIC 诊断积分系统(China DIC Scoring System,CDSS),进一步突出了基础疾病和临床表现的重要性,强化了动态监测原则,且简单易行,见表 6-7。

表 6-7　中国 DIC 诊断积分系统(CDSS)

积分项	分数
存在导致 DIC 的原发病	2
临床表现	
不能用原发病解释的严重或多发性出血倾向	1
不能用原发病解释的微循环障碍或休克	1
广泛性皮肤、黏膜栓塞,灶性缺血性坏死、脱落及溃疡形成,或不明原因的肺、肾、脑等脏器功能衰竭	1
实验室检查指标	
血小板计数	
非恶性血液病	
$\geqslant 100 \times 10^9/L$	0
$\geqslant 80 \times 10^9/L, < 100 \times 10^9/L$	1
$< 80 \times 10^9/L$	2
24h 内下降$\geqslant 50\%$	1
恶性血液病	
$< 50 \times 10^9/L$	1
24h 内下降$\geqslant 50\%$	1
D-二聚体	
$< 5mg/L$	0
$\geqslant 5mg/L, < 9mg/L$	2
$\geqslant 9mg/L$	3
PT 及 APTT 延长	
PT 延长$< 3s$ 且 APTT 延长$< 10s$	0
PT 延长$\geqslant 3s$ 且 APTT 延长$\geqslant 10s$	1
PT 延长$\geqslant 6s$	2
纤维蛋白原	
$\geqslant 1.0g/L$	0
$< 1.0g/L$	1

注:非恶性血液病,每天计分 1 次,$\geqslant 7$ 分时可诊断为 DIC。恶性血液病,临床表现第 1 项不参与评分,每天计分 1 次,$\geqslant 6$ 分时可诊断为 DIC。

【治疗要点】

1. **去除诱因、治疗原发病**　是终止 DIC 病理过程的最关键和根本的治疗措施。包括积极控制感染性疾病、产科及外伤处理、治疗肿瘤、防治休克,纠正缺血、缺氧和酸碱平衡的紊乱等。

2. **抗凝疗法**　是终止 DIC、减轻器官损伤、重建凝血-抗凝血功能平衡的重要措施。抗凝治疗应在有效治疗基础疾病的前提下,与补充凝血因子的治疗同时进行。

（1）方法:急性 DIC 常选用肝素钠 10 000~30 000U/d,一般为 12 500U/d,静滴,每 6 小时用量不超过 5 000U,可连用 3~5 天。低分子肝素常用剂量为 75~150IUA X a(抗活化因子 X 国际单位)/(kg·d),1 次或分 2 次皮下注射,连续用药 3~5 天。低分子肝素与肝素钠相比,抑制 FXa 作用更强,较少依赖 AT,较少引起血小板减少及出血,且半衰期较长,生物利用度较高,用药方便。

（2）适应证:①DIC 早期(高凝期);②血小板及凝血因子急剧或进行性下降;③微血管栓塞表现明显;④消耗性低凝状态但基础病变短期内不能被去除者,在补充凝血因子的情况下使用。

（3）禁忌证:①DIC 晚期,病人存在多种凝血因子缺乏及明显纤溶亢进;②蛇毒所致 DIC(因蛇毒的促凝作用一般不能被普通肝素拮抗);③手术后或损伤创面未经良好止血者;④近期有肺结核大咯血或消化性溃疡活动性大出血。

3. **替代疗法**　适用于凝血因子及血小板明显减少,且已进行病因及抗凝治疗,但 DIC 仍未能有效控制,有明显出血表现的病人。

（1）血小板悬液:存在活动性出血且血小板计数<50×10^9/L,或未出血而血小板计数<20×10^9/L,应紧急输注血小板悬液。

（2）新鲜冷冻血浆等血液制品:每次 10~15ml/kg。

（3）纤维蛋白原:首次 2~4g 静滴,24 小时内 8~12g,使血浆纤维蛋白原上升到 1.0g/L。一般每 3 天用药 1 次。

4. **纤溶抑制药物**　仅用于原发病及诱发因素已得到有效治疗,但有明显纤溶亢进的临床或实验室检查证据,继发性纤溶亢进成了迟发性出血的主要或唯一原因的病人。常用药有氨基己酸、氨甲苯酸等。

5. **其他**　溶栓疗法原则上不使用。糖皮质激素不做常规应用,在基础疾病需糖皮质激素治疗、并发肾上腺皮质功能不全等病人可考虑使用。

【常用护理诊断/问题、措施及依据】

1. **有出血的危险**　与 DIC 所致的凝血因子被消耗、继发性纤溶亢进、肝素应用等有关。

（1）病情观察:注意观察出血的部位、范围及严重度,以帮助病情轻重及治疗效果的判断。常见的出血有皮肤瘀点、紫癜、血肿,黏膜出血,消化道出血,泌尿道出血等。持续、多部位的出血或渗血,特别是手术伤口、穿刺点和注射部位的持续性渗血,是发生 DIC 的特征;出血加重,多提示病情进展或恶化;反之可视为病情有效控制的重要表现。

（2）实验室检查指标的监测:应及时、正确地采集和送检各类标本,动态监测血小板计数、D-二聚体、PT 及 APTT、纤维蛋白原等指标的变化,以了解疾病进展及变化。

（3）抢救配合与护理

1）迅速建立两条静脉通道:以保证液体补充和抢救药物的应用。注意维持静脉通路的通畅。

2）用药护理:熟悉救治 DIC 过程中各种常用药物的名称、给药方法、主要不良反应及其预防和处理的方法,遵医嘱正确配制和应用有关药物,尤其是肝素等抗凝血药的应用。普通肝素的主要不良反应是出血。在用药过程中,应注意观察病人的出血状况,监测相应实验室指标,其中 APTT 为肝素应用最常用的临床监测指标。普通肝素治疗时,APTT 较正常参考值延长 1.5~2.0 倍为合适剂量,若过量而致出血,可用鱼精蛋白中和。鱼精蛋白 1mg 可中和肝素 100U。低分子肝素常规剂量使用时,一般不发生出血,无须严格的血液学检测。

Note:

2. **潜在并发症**：休克、多发性微血管栓塞。

（1）一般护理：严格卧床休息，按病情采取合适的体位。休克病人应采取中凹位，呼吸困难严重的病人可取半坐卧位。注意保暖，但应避免局部用热；加强皮肤护理，预防压力性损伤的发生；协助排便，必要时采取留置导尿。遵医嘱进食清淡、易消化的流质或半流质食物，必要时禁食。给予吸氧，以改善重要脏器的缺氧状态。

（2）病情观察：严密观察病情变化，及时发现休克或重要器官功能衰竭的发生。应记录24小时出入量，定时监测病人的生命体征、意识和尿量变化；观察皮肤的颜色与温、湿度的变化；观察有无皮肤、黏膜及重要器官栓塞的症状和体征，如肾栓塞时病人可出现腰痛、血尿、少尿或无尿，甚至急性肾损伤；肺栓塞时表现为突然呼吸困难、胸痛和咯血；胃肠黏膜栓塞后坏死可出现消化道出血；皮肤栓塞可出现手指、足趾、鼻、颈、耳部苍白疼痛，甚至引起局部皮肤的干性坏死；脑栓塞时可出现头痛、抽搐、昏迷或神经系统的定位表现。此外，应同时加强对原发病的观察和监测，以及时终止DIC的病理过程。

【其他护理诊断/问题】

1. **气体交换受损**　与肺栓塞致通气/血流比例失调有关。
2. **潜在并发症**：急性肾损伤、呼吸衰竭、多器官功能衰竭。

【健康指导】

向病人及家属解释疾病发生的原因、主要表现、临床诊断和治疗配合、预后等。特别要解释反复实验室检查的重要性、必要性，以及特殊治疗的目的、意义和不良反应。指导家属支持和关怀病人，以缓解病人的不良情绪，提高战胜疾病的信心，主动配合治疗。保证病人充足的休息和睡眠；根据病人的饮食习惯，提供可口、易消化、易吸收、富含营养的食物，少量多餐；应循序渐进地增加运动量，促进身体的康复。

【预后】

DIC的病死率高达20%～40%，多器官功能衰竭为其最主要的死亡原因。病因、诱因无法消除，诊断不及时或治疗不恰当是影响DIC预后的主要因素。

（陈三妹）

第五节　白　血　病

 ────────────────　导入案例与思考　────────────────

孔某，女，20岁，1个月前无明显诱因出现面色苍白、头晕乏力，7天前出现畏冷、发热，体温最高达40℃，伴咳嗽、咳黄色痰、咽痛，面色苍白、头晕乏力症状加重，并出现鼻出血，量中等，经压迫能止。身体评估：体温39℃，神志清楚，贫血面容，体形消瘦。全身皮肤、黏膜可见散在的出血点和瘀斑，胸骨下段有明显压痛。双肺可闻及少量湿啰音。心尖部可闻及Ⅱ级收缩期杂音。肝肋下3cm触及，质中，无触痛，边钝。脾未触及。血象：白细胞$3×10^9$/L，分类幼稚细胞30%，分叶核细胞30%，淋巴细胞35%，单核细胞5%，血红蛋白60g/L，血小板计数$10×10^9$/L。

请思考：

1. 请总结该病人的临床特点，并判断其病情最符合哪种疾病的特点？
2. 该病人还需哪些辅助检查以明确诊断？
3. 该病人目前最主要的护理诊断/问题是什么？有哪些相应的护理措施？

白血病(leukemia)是一类造血干细胞的恶性克隆性疾病。其克隆中白血病细胞增殖失控、分化障碍、凋亡受阻,而停滞在细胞发育的不同阶段。在骨髓和其他造血组织中,白血病细胞大量增生累积,并浸润其他器官和组织,而正常造血功能受抑制,以外周血中出现形态各异、为数不等的幼稚细胞为特征。

我国白血病发病率约为 5.68/10 万,接近于其他亚洲国家,但低于欧美,以急性白血病多见,男性发病率略高于女性,各年龄组均可发病。2019 年我国癌症中心的统计数据显示,白血病死亡率为 3.62/10 万,在恶性肿瘤所致的死亡率居第 9 位;但在儿童及 35 岁以下成人中则居第一位。

【分类】

1. 按病程和白血病细胞的成熟度分类

(1)急性白血病(acute leukemia,AL):起病急,进展快,病程短,仅为数月。细胞分化停滞在较早阶段,骨髓和外周血中以原始和早期幼稚细胞为主。

(2)慢性白血病(chronic leukemia,CL):起病缓,进展慢,病程长,可达数年。细胞分化停滞在较晚阶段,骨髓和外周血中多为较成熟的幼稚细胞和成熟细胞。临床常见类型有慢性粒细胞白血病及慢性淋巴细胞白血病。

2. 按白细胞计数分类 多数病人白细胞计数增高,超过 $10×10^9$/L,称为白细胞增多性白血病;若超过 $100×10^9$/L,称为高白细胞性白血病;部分病人白细胞计数在正常水平或减少,称为白细胞不增多性白血病。

【病因与发病机制】

白血病的病因迄今尚未明确,据国内外研究报道,白血病的发病与下列因素有关:

1. **生物因素** 主要包括病毒感染及自身免疫功能异常。目前已经证实,成人 T 细胞白血病是由 C 型逆转录病毒人类 T 淋巴细胞病毒 I 型(human T lymphotropic virus-I,HTLV-I)引起的。相关研究中除可在这些病人的细胞培养株中分离出 HTLV-I 外,在病人的血清中均可发现 HTLV-I 抗体。该病毒具有传染性,可通过哺乳、性生活及输血而传播。该病毒在某些理化因素的诱发下可直接致病。此外,EB 病毒、HIV 与淋巴系统恶性肿瘤相关。某些自身免疫性疾病,因其免疫功能异常而致白血病的危险度增加。

2. **化学因素** 包括苯及其衍生物和某些药物。长期接触苯及含有苯的有机溶剂的人群白血病发生率高于一般人群。某些抗肿瘤的细胞毒药物如氮芥、环磷酰胺、丙卡巴肼、依托泊苷等,都公认有致白血病的作用。亚硝胺类物质、保泰松及其衍生物、氯霉素、亚乙胺类的衍生物乙双吗啉等可能诱发白血病。

3. **放射因素** 包括 X 射线、γ 射线及电离辐射等。其致白血病与否主要取决于人体吸收辐射的剂量。其中全身或部分躯体受到中等或大剂量辐射后都可诱发白血病,小剂量的辐射能否引起白血病,仍不确定。日本广岛、长崎发生原子弹爆炸后,受严重辐射地区白血病的发病率是未受辐射地区的 17~30 倍。

4. **遗传因素** 家族性白血病约占白血病的 7/1 000。当家庭中有一个成员发生白血病时,其近亲发生白血病的概率比一般人高 4 倍。单卵孪生者中如一个患白血病,另一个发生率为 1/5~1/4,比双卵孪生者高 12 倍。此外,唐氏综合征、布卢姆(Bloom)综合征(面部红斑侏儒综合征)、范科尼(Fanconi)贫血(先天性再生障碍性贫血)等病人白血病的患病率均较高,表明与遗传因素有关。

5. **其他** 某些血液病如骨髓增生异常综合征、淋巴瘤、多发性骨髓瘤等,最终均可能发展为白血病。

白血病的发病机制较复杂。上述各种因素均可促发遗传基因的突变或染色体的畸变,而使白血病细胞株形成,联合人体免疫功能的缺陷,使已形成的肿瘤细胞不断增殖,最终导致白血病的发生。

Note:

一、急性白血病

急性白血病是造血干细胞的恶性克隆性疾病,发病时骨髓中异常的原始细胞及幼稚细胞(白血病细胞)大量增殖并广泛浸润肝、脾、淋巴结等脏器,抑制正常造血。临床上以进行性贫血、持续发热或反复感染、出血和组织器官的浸润等为主要表现,以骨髓和外周血中出现大量原始和/或早期幼稚细胞为特征。

【分类】

目前临床并行使用 FAB 分型(法、美、英白血病协作组,简称 FAB)和 WHO 分型。FAB 分型是基于对病人骨髓涂片细胞形态学和组织化学染色的观察和计数,已被国际普遍采用,但存在一定的局限性。因此,在此基础上医学界又提出了 MICM 分型,即 WHO 分型,整合了白血病细胞形态学(morphology)、免疫学(immunology)、细胞遗传学(cytogenetics)及分子生物学(molecular biology)检查,可为病人治疗方案的选择及预后判断提供帮助。

FAB 分型将急性白血病分为急性淋巴细胞白血病(acute lymphoblastic leukemia,ALL,简称急淋)和急性非淋巴细胞白血病(acute nonlymphoblastic leukemia,ANLL,简称急非淋)或急性髓系白血病(acute myelogenous leukemia,AML)。成人以 AML 多见,儿童以 ALL 多见。

1. ALL 又分为 3 个亚型　L$_1$ 型,原始和幼淋巴细胞以小细胞为主(直径≤12μm);L$_2$ 型,原始和幼淋巴细胞以大细胞为主(直径>12μm);L$_3$ 型,原始和幼淋巴细胞以大细胞为主,大小较一致,细胞内有明显空泡,胞质嗜碱性,染色深。

2. AML 又分为 8 个亚型　急性髓细胞白血病微分化型(M$_0$);急性粒细胞白血病未分化型(M$_1$);急性粒细胞白血病部分分化型(M$_2$);急性早幼粒细胞白血病(acute promyelocytic leukemia,APL,M$_3$);急性粒-单核细胞白血病(M$_4$);急性单核细胞白血病(M$_5$);急性红白血病(M$_6$);急性巨核细胞白血病(M$_7$)。

【临床表现】

急性白血病起病急缓不一,表现各异。急性起病者常表现为持续高热或严重出血,缓慢起病者则多表现为日趋明显的面色苍白、疲乏或轻度出血。部分病人因月经过多或拔牙后出血不止而就医被发现。

1. 贫血　常为首发症状,呈进行性加重,半数病人就诊时已为重度贫血。贫血的原因主要是由于骨髓中白血病细胞极度增生与干扰,造成正常红细胞生成减少。此外无效红细胞生成、溶血及出血也可导致贫血。

2. 发热　持续发热是急性白血病最常见的症状和就诊的主要原因之一,50% 以上的病人以发热起病。大多数发热由继发感染所致,但白血病本身也能引起发热,即肿瘤性发热。

(1) 继发感染:是导致急性白血病病人死亡最常见的原因之一。主要表现为持续低热或高热,甚至超高热,可伴畏寒或寒战及出汗等。感染主要与下列因素有关:①正常粒细胞缺乏或功能缺陷;②化疗药物及激素的应用,促使机体的免疫功能进一步下降;③白血病细胞的浸润及化疗药物的应用,易造成消化道与呼吸道黏膜屏障受损;④各种穿刺或插管留置时间长。感染可以发生于机体的任何部位,但以口腔黏膜、牙龈、咽峡最常见,其次是呼吸道及肛周皮肤等。局部表现为炎症、溃疡、坏死或脓肿形成,严重者可致败血症或脓毒血症。最常见的致病菌是革兰氏阴性杆菌,如肺炎克雷伯菌、铜绿假单胞菌、大肠杆菌和产气杆菌等;近年来革兰氏阳性球菌感染的发生率有所上升,包括金黄色葡萄球菌、表皮葡萄球菌和粪链球菌等;随着长期化疗、激素和广谱抗生素的应用,可出现真菌感染。部分病人还会发生病毒(如带状疱疹)及原虫(如肺孢子)等的感染。

(2) 肿瘤性发热:与白血病细胞的高代谢状态及其内源性致热原类物质的产生等有关。主要表

Note：

现为持续低至中度发热,可有高热。常规抗生素治疗无效,但化疗药物可使病人体温下降。

3. **出血**　几乎所有的病人在整个病程中都有不同程度的出血。明显的出血倾向也是导致病人就医的主要原因之一。最主要原因为血小板减少,此外,与血小板功能异常、凝血因子减少,以及白血病细胞的浸润和感染细菌毒素对血管的损伤等也有关系。出血可发生于全身任何部位,以皮肤瘀点、紫癜、瘀斑、鼻出血、牙龈出血、女性病人月经过多或持续阴道出血较常见。眼底出血可致视力障碍,严重时发生颅内出血而导致死亡。急性早幼粒细胞白血病易并发 DIC 而出现全身广泛性出血,是急性白血病亚型中出血倾向最明显的一种。

4. **器官和组织浸润的表现**

(1) 肝、脾和淋巴结:急性白血病可有轻中度肝大、脾大,但并非普遍存在。主要与白血病细胞的浸润及新陈代谢增高有关。约 50% 病人在就诊时伴有淋巴结肿大(包括浅表淋巴结和纵隔、腹膜后等深部淋巴结),多见于急淋。

(2) 骨骼和关节:骨骼、关节疼痛是白血病常见的症状,胸骨中下段局部压痛对白血病诊断有一定价值。急性粒细胞白血病病人由于骨膜受累,还可在眼眶、肋骨及其他扁平骨的骨面形成粒细胞肉瘤(又名绿色瘤),其中以眼眶部位最常见,可引起眼球突出、复视或失明。

(3) 口腔和皮肤:可有牙龈增生、肿胀;皮肤出现蓝灰色斑丘疹(局部皮肤隆起、变硬、呈紫蓝色结节状)、皮下结节、多形红斑、结节性红斑等,多见于急非淋 M_4 和 M_5。

(4) 中枢神经系统白血病(central nervous system leukemia, CNSL):多数化疗药物难以通过血脑屏障,隐藏在中枢神经系统的白血病细胞不能被有效杀灭,因而引起 CNSL,成为白血病髓外复发的主要根源。CNSL 可发生在疾病的各个时期,但常发生在缓解期,以急淋最常见,儿童病人尤甚,其次为急非淋 M_4、M_5 和 M_2。轻者表现为头痛、头晕,重者可有呕吐、视盘水肿、视力模糊、颈强直、抽搐、昏迷等。

(5) 睾丸:睾丸出现无痛性肿大,多为一侧性,另一侧虽无肿大,但在活检时往往也发现有白血病细胞浸润;睾丸白血病多见于急淋化疗缓解后的幼儿和青年,是仅次于 CNSL 髓外复发的根源。

(6) 其他:白血病还可浸润其他组织器官,如肺、心、消化道、泌尿生殖系统等。

【**实验室及其他检查**】

1. **血象检查**　白细胞多在 $(10\sim50)\times10^9/L$,少部分低于 $4\times10^9/L$ 或高于 $100\times10^9/L$,白细胞过高或过低者预后较差。血涂片分类检查可见数量不等的原始和幼稚细胞,但白细胞不增多型病人的外周血很难找到原始细胞。病人常有不同程度的正细胞性贫血,可见红细胞大小不等,可找到幼红细胞。约 50% 的病人血小板计数低于 $60\times10^9/L$,晚期血小板极度减少。

2. **骨髓象检查**　骨髓穿刺检查是急性白血病的必查项目和确诊的主要依据,对临床分型、指导治疗和疗效判断、预后估计等意义重大。多数病人的骨髓象呈增生明显活跃或极度活跃,以有关系列的原始细胞、幼稚细胞为主。此外,正常的巨核细胞和幼红细胞减少;少数病人的骨髓呈增生低下。

3. **细胞化学检查**　主要用于急性白血病分型诊断与鉴别诊断。常用方法有过氧化物酶染色、糖原染色、非特异性酯酶及中性粒细胞碱性磷酸酶测定等。

4. **免疫学检查**　通过针对白血病细胞表达的特异性抗原的检测,分析细胞所属系列、分化程度和功能状态,以区分急淋与急非淋,以及其各自的亚型。

5. **染色体和基因检查**　急性白血病常伴有特异的染色体和基因异常改变,并与疾病的发生、发展、诊断、治疗及预后关系密切。如 99% 的 APL 有 t(15;17)(q22;q12),即 15 号染色体上的 *PML*(早幼粒白血病基因)与 17 号染色体上的 *RARA*(视黄酸受体基因)形成 *PML-RARA* 融合基因,这正是 APL 发病及使用全反式维甲酸治疗有效的分子学基础。某些急性白血病有 *N-ras* 癌基因点突变、活化,以及抑癌基因 *p53*、*Rb* 失活。AML 常见染色体和分子学异常见表 6-8。

Note:

表 6-8　AML 常见的染色体和分子学异常的预后意义

预后	染色体	分子学异常
良好	t(15;17)(q22;q12) t(8;21)(q22;q22) inv(16)(p13q22)/t(16;16)(p13;q22)	正常核型: 伴有孤立的 *NPM1* 突变 伴孤立的 *CEBPA* 双等位基因突变
中等	正常核型 孤立的+8 t(9;11)(p22;q23) 其他异常	t(8;21)或 inv(16)伴有 *C-KIT* 突变
不良	复杂核型(≥3 种异常), 单体核型 del(5q)、-5、del(7q)、-7 11q23 异常,除外 t(9;11) inv(3)(q21.3;q26.2),t(3;3)(q21;q26.2) t(6;9)(p23;q34) t(9;22)(q34;q11)	正常核型: 伴 *FLT3*-ITD 伴 *TP53* 突变

6. 其他　血清尿酸浓度增高,主要与大量细胞被破坏有关,尤其在化疗期间,甚至可形成尿酸结晶而影响肾功能。并发 DIC 时可出现凝血异常。血清和尿溶菌酶活性增高是 M_4 和 M_5 的特殊表现之一。CNSL 病人脑脊液压力升高,脑脊液检查可见白细胞计数增加,蛋白质增多,而糖定量减少,涂片可找到白血病细胞。

【诊断要点】

主要根据病人有持续性发热或反复感染、进行性贫血、出血、骨骼关节疼痛,肝、脾和淋巴结肿大等临床特征;外周血中白细胞总数增加并出现原始或幼稚细胞;骨髓增生活跃。FAB 分型将原始细胞占全部骨髓有核细胞的 30% 以上作为急性白血病的诊断标准,WHO 分型则将这一标准下降至 20%,并提出原始细胞比例低于 20% 但伴有 t(15;17)/*PML-RARA*,(8;21)/*RUNX1-RUNX1T1*,inv(16)或 t(16;16)/*CBFB-MYH11* 者亦应诊断为 AML。但需进一步做形态学、细胞化学、免疫学、染色体及基因检查等,以确定急性白血病的类型。奥尔(Auer)小体仅见于急非淋,有独立诊断的意义。

【治疗要点】

根据病人的 MICM 分型结果及临床特点进行预后危险分层,综合病人的经济能力与意愿,选择并设计最佳治疗方案。

1. 对症支持治疗

(1)高白细胞血症的紧急处理:高白细胞血症($>100×10^9$/L)不仅会增加病人的早期死亡率,而且也会增加髓外白血病的发病率和复发率。当循环血液中白细胞极度增高($>200×10^9$/L)时还可发生白细胞淤滞症(leukostasis),表现为呼吸困难、低氧血症、头晕、言语不清、反应迟钝、颅内出血及阴茎异常勃起等。一旦出现可使用血细胞分离机,单采清除过高的白细胞,同时给予水化和化疗前短期预处理、碱化尿液等,并应有效预防大量白血病细胞溶解所诱发的高尿酸血症、酸中毒、电解质平衡紊乱和凝血异常等并发症。

(2)防治感染:是保证急性白血病病人争取有效化疗或骨髓移植,降低死亡率的关键措施之一。病人如出现发热,应及时查明感染部位,做细菌培养和药敏试验,使用有效抗生素。酌情使用细胞因子如粒细胞集落刺激因子(G-CSF)和粒细胞-巨噬细胞集落刺激因子(GM-CSF)可促进造血细胞增殖,可以减轻化疗所致粒细胞缺乏,缩短粒细胞恢复时间,提高病人对化疗的耐受性。

Note:

（3）改善贫血：严重贫血可吸氧,输注浓缩红细胞,维持 Hb>80g/L。但出现白细胞淤滞症时则不宜立即输注红细胞,以免进一步加重血液黏稠度。

（4）防治出血：血小板低者可输单采血小板悬液,保持血小板计数>20×10^9/L。并发 DIC 时,则应作出相应处理。

（5）防治高尿酸性肾病（hyperuricemic nephropathy）：由于白血病细胞的大量破坏,尤其是化疗期间,可使血清及尿液中尿酸水平明显升高,尿酸结晶的析出可积聚于肾小管,导致少尿甚至急性肾损伤。因此,应嘱病人多饮水或给予 24 小时持续静脉补液,以保证足够每小时尿量在 150ml/m^2 以上；充分碱化尿液；口服别嘌醇。

（6）营养支持：白血病是严重消耗性疾病,尤其是化疗、放疗加重了消化道黏膜炎症及功能紊乱,病人易出现营养不良,严重者导致恶病质。应注意补充营养,监测及维持水、电解质平衡,给病人高蛋白、高热量、易消化食物,必要时经静脉补充营养。

2. 抗白血病治疗

（1）诱导缓解治疗：是急性白血病治疗的第一阶段。主要是通过联合化疗,迅速、大量地杀灭白血病细胞,恢复机体正常造血,使病人尽可能在较短的时间内获得完全缓解（complete remission,CR）,即白血病的症状和体征消失,外周血中性粒细胞绝对值≥1.5×10^9/L,血小板计数≥100×10^9/L,白细胞分类中无白血病细胞；骨髓三系造血恢复,原始细胞<5%；无髓外白血病。理想的 CR 为初诊时免疫学、细胞遗传学和分子生物学异常标志均消失。常用抗白血病药物见表 6-9,急性白血病常用诱导联合化疗方案见表 6-10。

表 6-9 **常用抗白血病药物**

种类	药名	缩写	主要不良反应
抗代谢药	甲氨蝶呤	MTX	骨髓抑制,口腔及胃肠道黏膜炎症,肝损害
	6-巯基嘌呤	6-MP	骨髓抑制,消化道反应,肝损害
	阿糖胞苷	Ara-C	骨髓抑制,消化道反应,肝损害,巨幼变,高尿酸血症
	安西他滨	Cy	与阿糖胞苷相似但较轻
	氟达拉滨	FLU	骨髓抑制、神经毒性、自身免疫现象
	羟基脲	HU	骨髓抑制,消化道反应
烷化剂	环磷酰胺	CTX	骨髓抑制,消化道反应,出血性膀胱炎
	苯丁酸氮芥	CLB	骨髓抑制,免疫抑制
	白消安	BUS	骨髓抑制,皮肤色素沉着,精液缺乏,停经
植物碱类	长春新碱	VCR	末梢神经炎,共济失调
	高三尖杉酯碱	HHT	骨髓抑制,心脏损害,消化道反应,低血压
	依托泊苷	VP-16	骨髓抑制,消化道反应,脱发,过敏反应
	替尼泊苷	VM-26	骨髓抑制,消化道反应,肝损害
蒽环类抗生素	柔红霉素	DNR	骨髓抑制,心脏损害,消化道反应
	去甲氧柔红霉素	IDA	同上
	阿霉素	ADM	同上
	阿克拉霉素	ACLA	骨髓抑制,心脏损害,消化道反应
酶类	门冬酰胺酶	ASP	肝损害,过敏反应,高尿酸血症,高血糖,胰腺炎,凝血因子及白蛋白合成减少
	培门冬酶	PEG-Asp	同上

Note:

续表

种类	药名	缩写	主要不良反应
激素类	泼尼松	P	类库欣综合征,高血压,糖尿病
细胞分化诱导剂	维甲酸	ATRA	皮肤、黏膜干燥,口角破裂,消化道反应,头晕,关节痛,肝损害
	三氧化二砷	ATO	疲劳,肝脏转氨酶异常,可逆性高血糖
酪氨酸激酶抑制剂	伊马替尼	IM	骨髓抑制,消化道反应,肌痉挛,肌肉骨骼痛,水肿,头痛,头晕
	尼洛替尼		骨髓抑制,一过性间接胆红素升高症和皮疹
	达沙替尼		体液潴留(包括胸腔积液),消化道反应,头痛,皮疹,呼吸困难,出血,疲劳,肌肉骨骼疼痛,感染,咳嗽,腹痛和发热

表 6-10 急性白血病常用诱导联合化疗方案

类型	诱导联合化疗方案
ALL	DVLP 方案:柔红霉素、长春新碱、门冬酰胺酶、地塞米松
AML(非 APL)	DA/IA("标准"方案):柔红霉素、阿糖胞苷或去甲氧柔红霉素、阿糖胞苷 HA 方案:高三尖杉酯碱、阿糖胞苷 HAD 方案:高三尖杉酯碱、阿糖胞苷、柔红霉素 HAA 方案:高三尖杉酯碱、阿糖胞苷、阿克拉霉素 DAE 方案:柔红霉素、阿糖胞苷、依托泊苷
APL	双诱导方案:维甲酸、三氧化二砷 维甲酸、三氧化二砷、蒽环类

(2)缓解后治疗:是 CR 后病人治疗的第二阶段,主要方法为化疗和造血干细胞移植(详见本章第八节中的"造血干细胞移植")。由于急性白血病病人达到完全缓解后,体内尚有 $10^8 \sim 10^9$ 左右的白血病细胞,这些残留的白血病细胞称为微小残留病灶(minimal residual disease,MRD),是白血病复发的根源。必须进一步降低 MRD,以防止复发、争取长期无病生存(disease free survival,DFS),甚至治愈(DFS 持续 10 年以上)。

1)ALL:目前化疗多数采用间歇重复原诱导方案,定期给予其他强化方案的治疗。强化治疗时化疗药物剂量宜大,不同种类的药物要交替轮换使用,以避免药物毒性的蓄积,如高剂量甲氨蝶呤(HD MTX)、Ara-C、6-巯基嘌呤(6-MP)、门冬酰胺酶(ASP)。对于 ALL(除成熟 B-ALL 外),即使经过强烈诱导和巩固治疗,仍必须给予维持治疗。口服 6-MP 和 MTX 的同时间断给予 VP 方案的联合化疗,是目前普遍采用且有效的维持治疗方案。如未行异基因造血干细胞移植,ALL 在缓解后的巩固维持治疗一般需持续 2~3 年,需定期检测 MRD 并根据 ALL 亚型决定巩固和维持治疗的强度和时间。另外,Ph$^+$ ALL 在化疗时可以联用酪氨酸激酶抑制剂(TKIs,如伊马替尼或达沙替尼)进行靶向治疗。

2)AML:年龄小于 60 岁的 AML 病人,临床依据相关染色体及分子学的检测结果对预后进行危险度分组及选择相应的缓解后治疗方案。APL 病人在获得分子学缓解后可采用化疗、维甲酸以及砷剂等药物交替维持治疗 2 年。非 APL 缓解后治疗方案主要包括大剂量 Ara-C 为基础的化疗,异体或自体造血干细胞移植。因年龄、并发症等原因无法采用上述治疗者,也可用常规剂量的不同化疗方案轮换巩固维持,但长期生存率低。

(3)CNSL 的防治:ALL 病人需要预防 CNSL 的发生。目前防治措施多采用早期强化全身治疗和鞘内注射化疗药(如 MTX、Ara-C、糖皮质激素)和/或高剂量的全身化疗药(如 HD MTX、Ara-C),CNSL 发生时可进行颅脊椎照射。

（4）老年急性白血病的治疗:60 岁以上的急性白血病病人常由骨髓增生异常综合征转化而来或继发于某些理化因素,合并症多,耐药、并发重要脏器功能不全、不良核型者较多见,更应强调个体化治疗。多数病人化疗需减量用药,以降低治疗相关死亡率,少数体质好又有较好支持条件的老年病人,可采用中年病人的化疗方案进行治疗。

【护理评估】

1. **病史**　评估病人的起病急缓、首发表现、特点及目前的主要症状和体征。既往相关的辅助检查、用药和其他治疗情况,特别是血象及骨髓象的检查结果、治疗用药和化疗方案等。职业、生活、工作环境、家族史等。一般状况:病人的日常休息、活动量及活动耐受能力、饮食和睡眠等情况。心理-社会状况:病人对自己所患疾病的了解程度及其心理承受能力,以往的住院经验,所获得的心理支持;家庭成员及亲友对疾病的认识,对病人的态度;家庭应对能力,以及家庭经济情况,有无医疗保障等。

2. **身体评估**

（1）全身状态:观察病人的生命体征,有无发热;评估病人的意识状态,若有头痛、呕吐伴意识改变多为颅内出血或 CNSL 表现;评估病人的营养状态。

（2）皮肤、黏膜:评估有无贫血、出血、感染及皮肤、黏膜浸润的体征。如口唇、甲床是否苍白;皮肤有无出血点、瘀点、紫癜或瘀斑,有无粒细胞肉瘤、蓝灰色斑丘疹、皮下结节、多形红斑、结节性红斑等;有无口腔溃疡、牙龈增生肿胀、咽部充血、扁桃体肿大、肛周脓肿等。

（3）肝、脾、淋巴结:肝、脾触诊应注意肝脾大小、质地、表面是否光滑、有无触压痛。浅表淋巴结大小、部位、数量、有无触压痛等。如急淋病人可有轻、中度肝大、脾大,表面光滑,可有轻度触痛;淋巴结轻、中度肿大,无压痛。

（4）其他:胸骨、肋骨、躯干骨及四肢关节有无压痛。心肺有无异常。睾丸有无疼痛性肿大。

3. **实验室及其他检查**　外周血中白细胞计数、血红蛋白、红细胞计数、血小板计数是否正常,白细胞分类有无大量幼稚细胞。骨髓象是否增生活跃,原始和幼稚细胞所占的比例等。了解生化检查及肝肾功能的变化。

【常用护理诊断/问题】

1. **有出血的危险**　与血小板减少、白血病细胞浸润等有关。
2. **有感染的危险**　与正常粒细胞减少、化疗有关。
3. **潜在并发症:化疗药物的不良反应。**
4. **悲伤**　与急性白血病治疗效果差、死亡率高有关。
5. **活动耐力下降**　与大量、长期化疗,白血病引起代谢增高及贫血有关。

【目标】

1. 病人能积极配合,采取正确、有效的预防措施,减少或避免出血。
2. 能说出预防感染的重要性,积极配合,减少或避免感染的发生。
3. 能说出化疗可出现的不良反应,并能积极应对。
4. 能正确对待疾病,悲观情绪减轻或消除。
5. 能认识到化疗期间合理的休息与活动的重要性,体力逐渐恢复,生活自理。

【护理措施及依据】

1. **有出血的危险**　护理措施见本章第二节"出血或出血倾向"的护理。

Note :

2. 有感染的危险

（1）保护性隔离：对于粒细胞缺乏（成熟粒细胞绝对值$\leq 0.5\times10^9/L$）的病人，应采取保护性隔离，条件允许宜住无菌层流病房（laminar flow sterile ward）或消毒隔离病房。尽量减少探视以避免交叉感染。加强口腔、皮肤、肛门及外阴的清洁卫生。若病人出现感染征象，应协助医生做好血液、咽部、尿液、粪便或伤口分泌物的细菌培养及药物敏感试验，并遵医嘱应用抗生素。

（2）其他护理措施：见本章第三节中"再生障碍性贫血"。

3. 潜在并发症：化疗药物的不良反应

（1）化学性静脉炎及组织坏死的防护：化学性静脉炎（chemical phlebitis）是由于长期大剂量输入化疗性药物或反复静脉穿刺等机械、物理、化学等因素造成的静脉血管壁纤维组织增生、内皮细胞破坏、血管壁不同程度的炎性改变，可分为0~4级。药物的pH、渗透压及药液本身理化特性等因素影响静脉炎的发生。腐蚀性药物尤其是发疱性化疗药物外渗后可引起局部组织坏死。化学性静脉炎及组织坏死的防护措施如下：

1）化疗时应注意：①合理使用静脉，首选中心静脉置管，如外周穿刺中心静脉导管、植入式静脉输液港。如果应用外周浅表静脉，尽量选择粗直的静脉。②输入刺激性药物前后，要用生理盐水冲管，以减轻药物对局部血管的刺激。③输入刺激性药物前，一定要证实针头在血管内（液体低置看回血）。④联合化疗时，先输注对血管刺激性小的药物，再输注刺激性大、发疱性药物。

2）发疱性化疗药物外渗的紧急处理：①停止。立即停止药物注入。②回抽。使用注射器回抽静脉通路中的残余药液后，拔除无损伤针。③X线。深部组织发生中心静脉化疗药物外渗时，应遵医嘱行X线检查确定导管尖端位置。④评估。评估肿胀范围及外渗液体量，确认外渗的边界并标记；观察外渗区域的皮肤颜色、温度、感觉、关节活动和外渗远端组织的血运情况。⑤解毒。遵医嘱可使用相应的解毒药和治疗药物，常用解毒药有右丙亚胺、50%~100%二甲亚砜、1/6mmol/L硫代硫酸钠、150U/ml透明质酸。⑥封闭。遵医嘱应用利多卡因等进行局部封闭。⑦冷敷或热敷。化疗药物外渗发生24~48小时内，宜给予干冷敷或冰敷，每次15~20分钟，每天≥4次；但植物碱类化疗药物外渗可给予干热敷，成人温度不宜超过50~60℃，患儿温度不宜超过42℃。⑧抬高。抬高患肢，避免局部受压，局部肿胀明显，可给予50%硫酸镁、如意金黄散等湿敷。⑨记录。记录症状和体征，外渗发生时间、部位、范围、局部皮肤情况、输液工具、外渗药物名称、浓度和剂量、处理措施。

3）化学性静脉炎的处理：发生静脉炎的局部血管禁止静脉注射，患处勿受压，尽量避免患侧卧位。使用多磺酸黏多糖乳膏等药物外敷，鼓励病人多做肢体活动，或红外线仪理疗以促进血液循环。

知 识 拓 展

发疱性化疗药物与解毒拮抗药

发疱性化疗药物指浸润到皮下可导致组织严重糜烂和坏死的化疗药物。一旦渗到血管外，短时间内可发生红、肿、热、痛，甚至皮肤及组织坏死，也可导致永久性溃烂，如烷化剂（氮芥、苯达莫司汀等），抗生素类（柔红霉素、多柔比星、表柔比星、丝裂霉素、放线菌素D等），植物碱类（长春碱、长春新碱、长春地辛、长春瑞滨等），紫杉烷类（多西他赛、紫杉醇、白蛋白结合型紫杉醇等）。化疗药物外渗解毒药/拮抗药的使用方法见表6-11。

表6-11　化疗药物外渗解毒药/拮抗药使用方法

解毒药/拮抗药	用于外渗化疗药	给药方式	用量	配制
右丙亚胺	蒽环类药物	应避开外渗部位静脉内输注,宜选择对侧肢体大静脉,维持超过1~2h,输注前15min应移除冷敷	按病人体表面积计算:第1d:1 000mg/m²,在外渗发生6h内使用,单次最高剂量2 000mg/m²;第2d:1 000mg/m²,单次最高剂量1 000mg/m²;第3d:500mg/m²	每支500mg右丙亚胺用50ml特定稀释液混匀,再抽吸病人使用的剂量,加入1 000ml生理盐水中
50%~100%二甲亚砜	蒽环类药物和丝裂霉素,不可与右丙亚胺同时使用	二甲亚砜1~2ml用棉签或纱布涂抹于大于外渗面积2倍的皮肤表面,自然晾干,4~8h一次持续7~14d	——	——
1/6mol/L硫代硫酸钠	氮芥、丝裂霉素、放线菌素D和高浓度顺铂(>0.5mg/ml)发生大范围外渗(>20ml)	在外渗部位皮下注射	每外渗氮芥1ml使用2ml硫代硫酸钠	①若用10%硫代硫酸钠配制:4ml加6ml注射用水;②若用25%硫代硫酸钠配制:1.6ml加8.4ml注射用水
150U/ml透明质酸酶	非DNA结合的长春碱类和紫杉醇类化疗药物外渗,建议外渗1h内开始使用	平均分5次在外渗部位顺时针方向皮下注射	每外渗1ml药液使用1ml透明质酸酶	——

摘自《中华护理学会团体标准》(2019年)

（2）骨髓抑制的防护:骨髓抑制是多种化疗药物共有的不良反应,主要表现为全血细胞的减少。对于急性白血病的治疗具有双重效应:首先是有助于彻底杀灭白血病细胞,但严重的骨髓抑制又可增加病人重症贫血、感染和出血的风险而危及生命。多数化疗药物骨髓抑制作用最强的时间为化疗后第7~14天,恢复时间多为之后的5~10天,但存在个体差异。因此,化疗期间要遵医嘱定期复查血象,初期为每周2次,若出现骨髓抑制者还需根据病情随时进行或增加检查的次数;每次疗程结束后还要复查骨髓象,以了解化疗效果和有无骨髓抑制及其严重程度。此外,化疗期间病人应避免应用其他抑制骨髓的药物。一旦出现骨髓抑制,需加强贫血、感染和出血的预防、观察和护理,协助医生正确用药。

（3）胃肠道反应的防护:化疗相关的胃肠道反应主要表现为恶心、呕吐、食欲减退等,其出现的时间及反应程度除与化疗药物的种类有关外,常有较大的个体差异。病人一般在第1次用药时反应较强烈,以后逐渐减轻;症状多出现在用药后的1~3小时,持续数小时到24小时不等,体弱者症状出现较早且较重。故化疗期间应注意:

1）良好的休息与进餐环境:为病人提供一个安静、舒适、通风良好的休息与进餐环境,避免不良刺激。

2）选择合适的进餐时间,减轻胃肠道反应:建议病人选择胃肠道症状最轻的时间进食,避免在治

Note:

疗前后2小时内进食;当病人出现恶心、呕吐时,应暂缓或停止进食,及时清除呕吐物,保持口腔清洁。必要时,遵医嘱在治疗前1~2小时给予止吐药物,如5-羟色胺抑制剂格雷司琼、托烷司琼、盐酸甲氧氯普胺、阿瑞匹坦等,并根据药物作用的半衰期,每6~8小时重复给药1次,维持24小时的有效血药浓度,以达减轻胃肠道反应的最好效果,同时做好止吐药物不良反应的观察。

3) 饮食指导:给予高热量、富含蛋白质与维生素、适量纤维素、清淡、易消化饮食,以半流质为主,少量多餐。避免进食高糖、高脂、产气过多和辛辣的食物,并尽可能满足病人的饮食习惯或对食物的要求,以增加食欲。进食后可依据病情适当活动,休息时取坐位和半卧位,避免饭后立即平卧。

4) 其他:如中医穴位按摩;减慢化疗药物的滴速;若胃肠道症状较严重,无法正常进食,应尽早遵医嘱给予静脉补充营养。此外心理行为技术如催眠疗法、转移注意力、放松训练、音乐疗法等可起到一定的缓解效果。

(4) 口腔溃疡的护理:白血病细胞易浸润口腔黏膜,若应用甲氨蝶呤化疗病人更易出现口腔溃疡,应加强口腔护理,主要目的是减少溃疡面感染的概率,促进溃疡愈合。指导病人正确含漱漱口液及掌握局部溃疡用药的方法。

1) 漱口液的选择与含漱方法:一般情况下可选用生理盐水、西吡氯铵含漱液漱口;若疑为厌氧菌感染可选用1%~3%过氧化氢溶液;口腔真菌感染预防与治疗可选用1%~4%的碳酸氢钠溶液、制霉菌素溶液(制霉菌素片剂250万单位研磨至细粉加入无菌蒸馏水250ml)。每次含漱时间为15~20分钟,至少每天3次,建议三餐前后以及睡前含漱;溃疡疼痛严重者可在漱口液内加入2%利多卡因止痛。

2) 促进溃疡面愈合的用药:三餐后及睡前用漱口液含漱后,可选用外用重组人表皮生长因子喷在患处,或赛霉安散涂在患处。为保证药物疗效的正常发挥,涂药后2~3小时方可进食或饮水。此外,生理盐水500ml加注射用亚叶酸钙0.3g溶解后含漱,对大剂量甲氨蝶呤化疗引起的口腔溃疡效果显著。

(5) 心脏毒性的预防与护理:柔红霉素、阿霉素、高三尖杉酯碱类药物可引起心肌及心脏传导损害,用药前、中、后应监测病人心率、心律及血压;用药时缓慢静滴,<40滴/min;注意观察病人面色和心率。一旦出现胸闷、心悸、心动过速或心动过缓等表现,应立即报告医生并配合处理。

(6) 肝功能损害的预防与护理:巯嘌呤、甲氨蝶呤、门冬酰胺酶对肝功能有损害作用,用药期间应注意观察病人有无黄疸,并定期监测肝功能。

(7) 尿酸性肾病的预防与护理:见本节中"慢性粒细胞白血病"的护理。

(8) 鞘内注射化疗药物的护理:协助病人采取头低抱膝侧卧位,协助医生做好穿刺点的定位和局部消毒与麻醉;推注药物速度宜慢;拔针后局部予消毒纱布覆盖、固定,嘱病人去枕平卧4~6小时,注意观察有无头痛、呕吐、发热等化学性脑膜炎(chemical meningitis)及其他神经系统的损害症状。

(9) 脱发的护理

1) 化疗前心理护理:向病人说明化疗的必要性及化疗可能导致脱发现象,但绝大多数病人在化疗结束后,头发会再生,使病人有充分的心理准备,坦然面对。

2) 出现脱发后的心理护理:①评估病人对化疗所致落发、秃发的感受和认识,并鼓励其表达内心的感受如失落、挫折、愤怒;②指导病人使用假发或戴帽子,以降低病人因形象改变产生的心理困扰;③协助病人重视自身的能力和优点,并给予正向回馈;④鼓励亲友共同支持病人;⑤介绍有类似经验的病人共同分享经验;⑥鼓励病人参与正常的社交活动。

(10) 其他不良反应的预防与护理:长春新碱可引起末梢神经炎、手足麻木感,停药后可逐渐消失。门冬酰胺酶可引起过敏反应,用药前应皮试。急性早幼粒细胞白血病应用维甲酸治疗可引起维甲酸综合征等,治疗期间要密切观察病情,以便及时发现、有效处理。

Note:

知 识 拓 展

维甲酸综合征

维甲酸综合征(retinoic acid syndrome,RAS),又称分化综合征,是采用维甲酸治疗急性早幼粒细胞白血病过程中最严重的不良反应,好发于治疗前后白细胞总数较高或明显增高的病人。机制未明,可能与维甲酸诱导大量白血病细胞分化或细胞因子的大量释放和黏附分子表达增加有关。多于首次治疗后2~21天发病,中位发病时间为7天。主要临床表现有发热、体重增加、身体下垂部位皮肤水肿、间质性肺炎、胸腔积液、呼吸窘迫、肾功能损害,偶见低血压、心包积液或心衰,严重时需辅助机械通气。主要死因是弥漫性肺间质性炎症引起的呼吸衰竭。处理措施:①及时应用大剂量糖皮质激素,地塞米松10mg静注,每天2次,连用3天;②暂时停服维甲酸,症状消失后可继续使用,一般不会再出现RAS;③对症或辅助治疗,吸氧、利尿、白细胞单采清除和联合化疗等。

4. 悲伤

（1）评估病人的心理反应:白血病病人的心理反应过程与其他类型的恶性肿瘤病人大致相同,常经历震惊否认期、震怒期、磋商期、抑郁期和接受期。病人的心理反应程度随年龄、文化背景等不同而有较大差异。未确诊的病人主要表现为由怀疑而引起的焦虑;一旦确诊白血病,多数病人会产生强烈的恐惧、忧伤、悲观、失望等负性情绪,甚至企图轻生。随着治疗的进展,病情好转,尤其是急性白血病缓解时,病人恐惧感会逐渐消失,此时可较坦然地正视自己的疾病。当白血病复发时,病人的恐惧感会再度出现,表现为神情紧张、抑郁、易激惹,常感孤独、绝望等。护士应了解白血病病人不同时期的心理反应,并进行针对性的护理。

（2）心理支持:①护士应耐心倾听病人诉说,了解其苦恼,鼓励病人表达内心的悲伤情感。②向病人说明长期情绪低落、焦虑、抑郁等可造成内环境的失衡,并引起食欲下降、失眠、免疫功能低下而加重病情,从而帮助病人认识到不良的心理状态对身体的康复不利。③向病人介绍已缓解的典型病例,或请一些长期生存的病人进行现身说法。④组织病友之间进行养病经验的交流。⑤专项心理疗法如尊严疗法、人生回顾疗法等,均取得较好的临床效果。

（3）建立良好生活方式:帮助病人建立良好生活方式,化疗间歇期坚持每天适当活动、散步、打太极拳,饮食起居规律,保证充足的休息、睡眠和营养,根据体力做些有益的事情,使病人感受到生命的价值,提高生存的信心。

（4）社会支持:当病人确诊后,家属首先要能承受住这一打击,努力控制自己的情绪,同时关心、帮助病人,使病人感受到家人的爱与支持;护士尽力帮助病人寻求社会资源,建立社会支持网,增强战胜病魔的信心。

5. 活动耐力下降　护理措施见本章第三节"贫血"的护理。

【评价】

1. 病人能描述引起或加重出血的危险因素,积极采取预防措施,减少或避免了出血。
2. 能说出预防感染的重要性,积极配合治疗与护理,未发生感染。
3. 能列举化疗的不良反应,积极采取应对措施,主动配合治疗。
4. 能正确对待疾病,悲观情绪减轻并渐消除。
5. 能说出活动耐力下降的原因,合理安排休息和饮食。

【其他护理诊断/问题】

1. 体温过高　与感染、肿瘤细胞代谢亢进有关。

Note:

2. **口腔黏膜受损**　与白血病细胞浸润、化疗反应及继发真菌感染等有关。

3. **营养失调：低于机体需要量**　与白血病代谢增加、高热、化疗致消化道反应及口腔炎无法进食等有关。

4. **疼痛：骨骼关节疼痛**　与白血病细胞浸润骨骼和四肢肌肉、关节有关。

【健康指导】

1. **疾病预防指导**　避免接触对造血系统有损害的各种理化因素,如电离辐射,亚硝胺类物质,染发剂、油漆等含苯物质,保泰松及其衍生物、氯霉素等药物。如应用某些细胞毒药物如氮芥、环磷酰胺、丙卡巴肼、依托泊苷等,应定期检查血象及骨髓象。

2. **疾病知识指导**　指导病人饮食宜富含高蛋白、高热量、高维生素,清淡、易消化少渣软食,避免辛辣刺激,防止口腔黏膜损伤。多饮水,多食蔬菜、水果,以保持大便通畅。保证充足的休息和睡眠,适当加强健身活动,如散步、打太极拳等,以提高机体的抵抗力。避免损伤皮肤,沐浴时水温以 37～40℃ 为宜,以防水温过高引起血管扩张,加重皮肤出血。

3. **用药指导**　向病人说明急性白血病缓解后仍应坚持定期巩固强化治疗,以延长疾病的缓解期和生存期。

4. **预防感染和出血指导**　注意保暖,避免受凉;讲究个人卫生,少去人群拥挤的地方;经常检查口腔、咽部有无感染,学会自测体温。勿用牙签剔牙,刷牙用软毛刷;勿用手挖鼻孔,天气干燥可涂金霉素眼膏或用薄荷油滴鼻;避免创伤。定期门诊复查血象,一旦出现新发出血、发热及骨、关节疼痛应及时就医。

5. **心理指导**　向病人及家属说明白血病是造血系统肿瘤性疾病,虽然难治,但近年来白血病治疗已取得较大进展,疗效明显提高,应树立信心。家属应为病人创造一个安全、安静、舒适和愉悦宽松的环境,使病人保持良好的情绪状态,有利于疾病的康复。化疗间歇期,病人可做力所能及的家务,以增强自信心。

【预后】

ALL 年龄在 1～9 岁且白细胞 $<50 \times 10^9/L$ 的病人预后最好,完全缓解后经过巩固与维持治疗,50%～70% 的病人能够长期存活甚至治愈。女性急淋的预后好于男性。年龄较大与白细胞计数较高的急性白血病病人,预后不良。APL 若能避免早期死亡则预后良好,多可治愈。

二、慢性白血病

慢性白血病按细胞类型分为慢性髓系白血病(chronic myelogenous leukemia,CML)、慢性淋巴细胞白血病(chronic lymphocytic leukemia,CLL)及少见类型的白血病,如慢性单核细胞白血病及毛细胞白血病等。

慢性髓系白血病

慢性髓系白血病又称慢性粒细胞白血病,简称慢粒,其特点为病程发展缓慢,外周血粒细胞显著增多且不成熟,脾脏明显肿大。95% 以上的病例出现 Ph 染色体和/或 BCR-ABL 融合基因。自然病程可经历慢性期、加速期和急变期,多因急性变而死亡。本病各年龄组均可发病,以中年最多见。

【临床表现】

1. **慢性期**　起病缓,早期常无自觉症状,随病情的发展可出现乏力、低热、多汗或盗汗、体重减轻等代谢亢进的表现。巨脾为最突出的体征,可达脐平面,甚至可伸入盆腔,质地坚实、平滑,无压痛。但如发生脾梗死,则压痛明显。部分病人可有胸骨中下段压痛。半数病人肝脏中度肿大,浅表淋巴结多无肿大。慢性期可持续 1~4 年。

2. 加速期 起病后 1~4 年间,70%慢粒病人进入加速期。主要表现为原因不明的高热、虚弱、体重下降,脾脏迅速增大,骨、关节痛以及逐渐出现贫血、出血。白血病细胞对原来有效的药物发生耐药。

3. 急变期 加速期从几个月到 1~2 年即进入急变期。临床表现与急性白血病类似,多数为急粒变,20%~30%为急淋变。

【实验室及其他检查】

1. 慢性期

(1)血象检查:初诊时以外周血白细胞计数增高为主,常高于 $20×10^9/L$,约一半病人超过 $100×10^9/L$,可见各阶段幼稚粒细胞。嗜酸和嗜碱性粒细胞常增高。约 50%的病人有血小板计数增高,在病程中血小板计数>$1\,000×10^9/L$ 者并非少见。

(2)骨髓象检查:骨髓增生明显或极度活跃。以粒细胞为主,粒红比例明显增高,其中中性中幼、晚幼和杆状核细胞明显增多;原粒细胞<10%;嗜酸性粒细胞、嗜碱性粒细胞增多;红系细胞相对减少;巨核细胞正常或增多,晚期减少。

(3)染色体检查:95%以上慢粒白血病病人血细胞中出现 Ph 染色体,t(9;22)(q34;q11),即 9 号染色体长臂上 *C-ABL* 原癌基因易位至 22 号染色体长臂的断裂点集中区(BCR)形成 *BCR-ABL* 融合基因。

(4)中性粒细胞碱性磷酸酶(neutrophil alkaline phosphatase,NAP)测定:活性减低或呈阴性反应。治疗有效时 NAP 活性可以恢复,疾病复发时又下降,合并细菌性感染时可略增高。

(5)血液生化检查:血清及尿中尿酸浓度增高,与化疗后大量白细胞被破坏有关。此外,血清维生素 B_{12} 浓度及维生素 B_{12} 结合力显著增加,增高的幅度与白细胞增多程度成正比;原因为大量正常及异常粒细胞产生了过多运输维生素 B_{12} 的转钴蛋白。

2. 加速期 常有发热、虚弱、进行性体重下降、骨骼疼痛,贫血、出血及脾大进行性加重,对原来治疗有效的酪氨酸抑制剂等药物无效;外周血或骨髓原粒细胞≥10%,外周血嗜碱性粒细胞>20%,不明原因的血小板进行性减少或增加,除 Ph 染色体以外又出现其他染色体异常。

3. 急性变 外周血或骨髓中原始细胞>20%或出现髓外浸润。多数为急粒变、少数为急淋变或急单变。

【诊断要点】

凡有不明原因的、持续性白细胞总数增高、脾大,根据典型的血象和骨髓象改变、Ph 染色体阳性即可作出诊断。

【治疗要点】

CML 治疗应着重于慢性期早期,避免疾病转化,力争细胞遗传学和分子生物学水平的缓解,一旦进入加速期或急变期(统称进展期)则预后不良。

1. 靶向治疗 酪氨酸激酶抑制剂(tyrosine kinase inhibitor,TKI)已成为 CML 的首选治疗。2011 年第一代 TKI(代表药物伊马替尼)因能特异性阻断 ATP 在 ABL 激酶上的结合位置,使酪氨酸残基不能磷酸化,从而抑制 BCR-ABL 阳性细胞的增殖而获得批准用于 CML,但随意停药容易产生 *BCR-ABL* 激酶区的突变,发生继发性耐药。第二代 TKI 如尼洛替尼或达沙替尼治疗 CML 能获得更快、更深的分子学反应,逐渐成为 CML 一线治疗方案可选药物。CML 治疗反应定义见表 6-12。治疗期间应定期检测血液学、细胞遗传学、分子生物学反应,据此调整治疗方案。服药的依从性及治疗期间的严密监测是获得此药最佳疗效的重要前提与保障。

表 6-12 CML 慢性期的治疗反应

疗效评价		评价标准
血液学缓解（HR）	完全血液学反应（CHR）	外周血计数和分类恢复正常,血小板计数<450×10^9/L,CML 所有症状和体征（包括脾大在内）消失
	部分血液学反应（PHR）	类似于完全缓解,但仍然存在少数幼稚细胞（原始细胞、早幼粒细胞、中幼粒细胞）,或仍然存在脾大,但较基线比,缩小 50% 以上,存在轻度血小板增多
细胞遗传学缓解（CyR）	完全细胞遗传学反应（CCyR）	至少检查 20 个有丝分裂中期相,见不到 Ph 染色体
	部分细胞遗传学反应（PCyR）	分裂相中 Ph 阳性细胞占 1%~35%
	微小细胞遗传学反应（minor CyR）	分裂相中 Ph 阳性细胞占 35% 以上
分子学缓解（MR）	完全分子学反应（CMR）	无法检测到 BCR-ABL 转录本
	主要分子学反应（MMR）	BCR-ABL 的 mRNA 转录本较基线下降 3 个数量级或以上

2. **α-干扰素（IFN-α）** 不适合 TKI 和异基因造血干细胞移植（allo-HSCT）治疗的病人可选用 IFN-α。推荐联合应用小剂量阿糖胞苷,可提高生存率。

3. **化疗药物** 羟基脲起效快,但持续时间短,用药后 2~3 天白细胞数下降,停药后很快回升。目前,独立服用羟基脲者仅限于高龄、具有并发症、TKI 和 IFN-α 均不耐受的病人以及用于高白细胞淤滞症病人的降白细胞处理。其他药物如白消安（马利兰）、高三尖杉酯碱、阿糖胞苷、巯嘌呤、环磷酰胺、砷剂及其他联合化疗亦有一定疗效。

4. **异基因造血干细胞移植（allo-HSCT）** 是目前 CML 的根治性标准治疗,但仅用于移植风险低且对 TKI 耐药、不耐受以及进展期的 CML 病人。

5. **其他** 出现白细胞淤滞症者可于化疗前使用血细胞分离机,单采清除过高的白细胞,同时给予羟基脲化疗和水化、碱化尿液,保证足够尿量,并口服别嘌醇,以预防高尿酸性肾病。脾放射适用于脾大明显,有胀痛而化疗效果不佳时。

【常用护理诊断/问题、措施及依据】

1. **疼痛：腹痛** 与脾大、脾梗死及脾破裂有关。

（1）缓解脾胀痛:置病人于安静、舒适的环境中,减少活动,多卧床休息,并取左侧卧位,以减轻局部不适感;指导病人进食宜少量多餐以减轻腹胀;尽量避免弯腰和碰撞腹部,以免造成脾破裂。

（2）病情观察:每天测量病人脾脏的大小、质地并做好记录。注意脾区有无压痛,观察有无脾栓塞或脾破裂的表现。脾栓塞时,病人突感脾区疼痛,脾区拒按,有明显触痛,脾可进行性肿大,脾区可闻及摩擦音;脾破裂时可致血性腹膜炎,腹壁紧张,压痛、反跳痛,严重者出现出血性休克。

2. **潜在并发症：高尿酸性肾病。**

（1）病情观察:化疗期间定期检查白细胞计数、血尿酸及尿液分析等。记录 24 小时出入量,注意观察有无少尿、血尿或腰痛发生。一旦出现上述症状,应及时通知医生,同时检查肾功能。

（2）预防与用药护理:①鼓励病人多饮水,化疗期间每天饮水量宜达 3 000ml 以上,保证足够多的尿量以利于尿酸和化疗药降解产物的稀释和排泄,减少对泌尿系统的化学刺激。必要时予以静脉补充。②遵医嘱口服别嘌醇,以抑制尿酸的形成。③在化疗给药前后遵医嘱给予利尿药,及时稀释并排泄降解的药物。一般情况下于注射化疗药后,嘱病人尽可能每半小时排尿 1 次,持续 5 小时,就寝

Note:

前排尿 1 次。

【其他护理诊断/问题】

1. **活动耐力下降** 与虚弱或贫血有关。
2. **营养失调：低于机体需要量** 与机体代谢亢进有关。

【健康指导】

1. **疾病知识指导** 慢性期病人病情稳定后可工作和学习,适当锻炼,但不可过劳。生活要有规律,保证充足的休息和睡眠。由于病人体内白血病细胞数量多,基础代谢增加,应给病人提供高热量、高蛋白、高维生素、易消化吸收的饮食。

2. **用药指导** 伊马替尼应终身服用,随意减、停药物容易产生 BCR-ABL 激酶区的突变,发生继发性耐药。因此,嘱病人应坚持治疗,不要随意减、停药。同时要向病人说明伊马替尼的不良反应,包括白细胞、血小板减少和贫血的血液学毒性以及水肿、肌肉痉挛、腹泻、恶心、肌肉骨骼痛、皮疹、腹痛、肝酶升高、疲劳、关节痛和头痛等非血液学毒性;餐中服药可减少胃肠道的反应;补钙可减少肌肉痉挛的发生;应定期到医院复查血象及随访,及时调整治疗方案。长期应用 α-干扰素治疗可出现畏寒、发热、疲劳、恶心、头痛、肌肉及骨骼疼痛,肝、肾功能异常、骨髓抑制等,故应定期查肝肾功能及血象。

3. **病情监测指导** 出现贫血加重、发热、腹部剧烈疼痛,尤其是腹部受撞击而疑为脾破裂时,应立即到医院检查。感染与出血的预防与监测见急性白血病。

【预后】

影响 CML 预后的因素包括:病人初诊时的 Sokal 预后积分风险评估,疾病治疗的方式及病情的演变。TKI 应用以来,生存期显著延长。allo-HSCT 治疗 CML 慢性期的病人生存率明显提高;治疗进展期病人疗效不如慢性期病人,但联合 TKI 后疗效提高。

慢性淋巴细胞白血病

慢性淋巴细胞白血病(chronic lymphocytic leukemia,CLL)简称慢淋,是一种进展缓慢的 B 淋巴细胞增殖性肿瘤,以外周血、骨髓、脾脏和淋巴结等淋巴组织中出现大量克隆性 B 淋巴细胞为特征。这类细胞形态上类似成熟淋巴细胞,但是一种免疫学不成熟的、功能异常的细胞。中位发病年龄在65 岁左右,起病缓慢隐袭。本病在我国较少见,在欧美国家较常见。

【临床表现】

起病缓慢,多无自觉症状。早期可出现疲乏、无力,随后出现食欲减退、消瘦、低热和盗汗等,晚期免疫功能减退,易发生贫血、出血、感染,尤其是呼吸道感染。淋巴结肿大常为就诊的首发症状,以颈部、腋下、腹股沟淋巴结为主。肿大的淋巴结无压痛、质中、可移动,随着病情的进展可逐渐增大或融合。偶有纵隔淋巴结及腹膜后、肠系膜淋巴结肿大而引起相应部位如气管、上腔静脉、胆道、输尿管受压的症状。50%~70%病人有肝、脾轻至中度肿大。由于免疫功能失调,常并发自身免疫性疾病,如自身免疫性溶血性贫血、原发免疫性血小板减少症等。部分病人可转化为幼淋巴细胞白血病、Richter 综合征等,或继发第二肿瘤。

【实验室及其他检查】

1. **血象检查** 淋巴细胞持续性增多,白细胞计数中淋巴细胞占 50%以上,晚期可达 90%,以小淋巴细胞为主。晚期血红蛋白、血小板减少,发生溶血时贫血明显加重。

2. **骨髓象检查** 骨髓有核细胞增生明显活跃。红系、粒系及巨核细胞均减少,淋巴细胞比例≥

40%,以成熟淋巴细胞为主,可见幼稚淋巴细胞或不典型淋巴细胞,发生溶血时幼红细胞增多。

3. 免疫学检查　有助于临床诊断与分型。绝大多数病例的淋巴细胞源于 B 淋巴细胞,具有单克隆性及相应的免疫表型;20%病人抗人球蛋白试验阳性,晚期 T 细胞功能障碍。

4. 细胞遗传学检查　检查有助于疗效及预后的临床判断。主要包括染色体及基因检查。50%～80%病人出现染色体异常。部分病人出现基因突变或缺失。

【临床分期】

分期的目的在于帮助选择治疗方案及估计预后。常用分期标准包括 Rai 和 Binet 分期(表 6-13)。

表 6-13　CLL 的 Rai 和 Binet 分期及预后评估

危险分组	Rai 分期	Binet 分期	生存期/年
低危	0 期:仅有外周血和骨髓中淋巴细胞增多	A 期:外周血和骨髓中淋巴细胞增多,<3 个区域淋巴结肿大	14～17
中危	Ⅰ期:0+淋巴结肿大 Ⅱ期:Ⅰ+肝和/或脾大	B 期:外周血和骨髓中淋巴细胞增多,≥3 个区域淋巴结肿大	5～7
高危	Ⅲ期:Ⅱ+贫血(Hb<110g/L) Ⅳ期:Ⅲ+血小板减少	C 期:除与 B 期相同外,尚有贫血(Hb<100g/L),或血小板减少(PLT < 100 × 10^9/L)	2～3

【诊断要点】

主要依据病人有全身淋巴结肿大而无压痛等临床表现,结合外周血中单克隆性淋巴细胞>5×10^9/L 至少持续 3 周以上,骨髓中淋巴细胞≥40%,即可作出诊断。

【治疗要点】

CLL 早期(Rai 0～Ⅱ期或 Binet A 期)病人无须治疗,定期复查即可。但出现下列情况之一提示疾病处于活动,应开始治疗:①6 个月内无其他原因出现体重减少≥10%、极度疲劳、发热(38℃)>2 周、盗汗;②巨脾或进行性脾大及脾区疼痛;③淋巴结进行性肿大或直径>10cm;④进行性外周血淋巴细胞增多,2 个月内增加>50%,或倍增时间<6 个月;⑤出现自身免疫性血细胞减少,糖皮质激素治疗无效;⑥骨髓进行性衰竭,贫血和/或血小板减少进行性加重。

1. 化学治疗　主要包括烷化剂(苯达莫司汀、苯丁酸氮芥和环磷酰胺)、嘌呤类似物(氟达拉滨、喷司他丁和克拉屈滨)、糖皮质激素。氟达拉滨 CR 率 20%～30%,总反应率 60%～80%。氟达拉滨联合环磷酰胺(FC 方案)的疗效优于单用氟达拉滨。苯达莫司汀作为一种新型烷化剂,兼具有抗代谢及烷化剂的作用,无论是初治还是复发难治性病人,单药治疗均显示较高的 CR 率和治疗反应率。

2. 免疫治疗　利妥昔单抗是人鼠嵌合型抗 CD20 单克隆抗体,对于表达 CD20 的 CLL 可联合氟达拉滨及环磷酰胺,形成了 3 种药物的联合疗法——FCR 疗法,这是目前初治 CLL 治疗反应最佳的方法。

3. 并发症治疗　积极抗感染治疗,反复感染者可注射免疫球蛋白;并发自身免疫性溶血性贫血或血小板减少可用较大剂量糖皮质激素;疗效不佳且脾大明显时,可行脾切除或放疗。

4. 造血干细胞移植　预后较差的年轻病人可在缓解期行自体干细胞移植,效果优于传统化疗,但易复发;异基因造血干细胞移植可使部分病人长期存活甚至治愈。

【常用护理诊断/问题、措施及依据】

1. 有感染的危险　与低免疫球蛋白血症、正常粒细胞缺乏有关。

Note:

护理措施见本章第二节中"发热"的护理。

2. **活动耐力下降**　与贫血有关。

护理措施见本章第三节中"缺铁性贫血"的护理。

【其他护理诊断/问题】

1. **有出血的危险**　与本病晚期血小板减少有关。
2. **营养失调：低于机体需要量**　与食欲欠佳、发热及代谢亢进有关。
3. **知识缺乏：缺乏预防感染的知识。**

【健康指导】

1. **疾病知识指导**　见本节"慢性髓系白血病"。
2. **用药指导与病情监测**　向病人说明遵医嘱坚持治疗的重要性,定期复查血象,出现出血、发热或其他感染迹象应及时就诊。预防感染和出血措施见本节"急性白血病"。

【预后】

本病病程长短不一,长者存活 10 余年,平均 3~4 年。主要死亡原因为骨髓功能衰竭引起的严重感染、贫血和出血。

（胡　荣）

第六节　淋　巴　瘤

淋巴瘤(lymphoma)为起源于淋巴结和淋巴组织的恶性肿瘤。其发生大多与免疫应答过程中淋巴细胞增殖分化产生的某种免疫细胞恶变有关。可发生于身体任何部位的淋巴结或结外的淋巴组织,且通常以实体瘤形式生长于淋巴组织丰富的组织器官中,其中以淋巴结、扁桃体、脾及骨髓等部位最易受累。临床上以进行性、无痛性淋巴结肿大和/或局部肿块为特征,同时可有相应器官受压迫或浸润受损症状。组织病理学上将淋巴瘤分为霍奇金淋巴瘤(Hodgkin lymphoma,HL)和非霍奇金淋巴瘤(non-Hodgkin lymphoma,NHL)两大类,两者虽均发生于淋巴组织,但它们在流行病学、病理特点和临床表现方面有明显的不同。

我国淋巴瘤的类型构成与欧美不同,欧美以治疗效果较好、生存期较长的 HL 和低度恶性 NHL 为主;而我国则以治疗效果欠佳的中、高度恶性 NHL 为主,HL 仅占淋巴瘤的 8%~11%。2019 年我国癌症中心的统计数据显示,淋巴瘤男性发病率为 7.43/10 万,女性相对较低;男女合计死亡率 3.62/10 万,居全国恶性肿瘤死亡原因第 10 位。

【病因与发病机制】

淋巴瘤的病因与发病机制尚不清楚。病毒学说颇受重视。

1. **病毒感染**　常见病毒:①EB 病毒(系 DNA 疱疹病毒)可能是 Burkitt 淋巴瘤的病因,80%以上 Burkitt 淋巴瘤病人血中 EB 病毒抗体滴定度明显增高,而非 Burkitt 淋巴瘤者滴定度增高者仅 14%,滴定度高者发生 Burkitt 淋巴瘤的概率也明显增多。②逆转录病毒人类 T 淋巴细胞病毒 I 型(HTLV-I)已被证明是成人 T 细胞白血病或淋巴瘤的病因,HTLV-II 近来也被认为与 T 细胞皮肤淋巴瘤(蕈样肉芽肿)的发病有关。③Kaposi 肉瘤病毒也被认为是原发于体腔的淋巴瘤的病因。边缘区淋巴瘤合并 HCV 感染,经干扰素和利巴韦林治疗 HCV RNA 转阴时,淋巴瘤可获得部分或完全缓解。

2. **免疫缺陷**　免疫功能低下也与淋巴瘤的发病有关。动物实验证明,动物胸腺切除或接受抗淋巴血清、细胞毒药物、放射可使其免疫功能长期处于低下状态,肿瘤发生率高。近年来发现遗传性或获得性免疫缺陷伴发淋巴瘤者较多,如干燥综合征病人发生淋巴瘤的概率比一般人群高。器官移植后长期应用免疫抑制剂而发生恶性肿瘤者,其中 1/3 为淋巴瘤。

3. **其他因素**　幽门螺杆菌抗原的存在与胃黏膜相关性淋巴样组织结外边缘区淋巴瘤(胃 MALT 淋巴瘤)发病有密切关系,抗幽门螺杆菌治疗可改善其病情,幽门螺杆菌可能是该类淋巴瘤的病因。

【病理和分型】

淋巴瘤典型的淋巴结病理学特征为正常滤泡性结构、被膜周围组织、被膜及被膜下窦被大量异常淋巴细胞或组织细胞所破坏。

1. **霍奇金淋巴瘤**　显微镜下的特点是在炎症细胞背景下散在肿瘤细胞,即 R-S 细胞及其变异型细胞。目前采用 2016 年 WHO 的淋巴造血系统肿瘤分类,分为结节性淋巴细胞为主型 HL 和经典 HL 两大类。结节性淋巴细胞为主型占 HL 的 5%,经典 HL 占 HL 的 95%。我国经典 HL 中混合细胞型最为常见,其次为结节硬化型、富于淋巴细胞型和淋巴细胞削减型。除结节硬化型较固定外,其他各型可以相互转化。绝大多数 HL 细胞来源于 B 细胞,仅极少数来源于 T 细胞。

2. **非霍奇金淋巴瘤**　NHL 大部分为 B 细胞性,是一组具有不同组织学特点和起病部位的淋巴瘤,易发生早期远处扩散,有的病例在临床确诊时已播散至全身。2008 年,WHO 新分类将每一种淋巴瘤类型确定为独立疾病,提出了淋巴组织肿瘤分型新方案,该方案既考虑了形态学特点,也反映了应用单克隆抗体、细胞遗传学和分子生物学等新技术对淋巴瘤的新认识和确定的新病种,该方案包含了各种淋巴瘤和急性淋巴细胞白血病。2016 年版分类中增加了一些新类型及部分命名更新。

NHL 依据免疫学还分为惰性和侵袭性。惰性 NHL:如源于 B 细胞的小淋巴细胞淋巴瘤、淋巴浆细胞淋巴瘤、边缘区淋巴瘤及滤泡淋巴瘤和源于 T 细胞的蕈样肉芽肿/Sézary 综合征。侵袭性 NHL:如源于弥漫大 B 细胞淋巴瘤(NHL 中最常见的一种类型)、B 细胞的套细胞淋巴瘤、Burkitt 淋巴瘤等和源于 T 细胞的 T-原淋巴细胞淋巴瘤、血管免疫母细胞性 T 细胞淋巴瘤、间变性大细胞淋巴瘤等。

【临床表现】

HL 多见于青年,儿童少见。NHL 可见于各年龄组,随年龄的增长而发病增多,男性多于女性。进行性、无痛性的淋巴结肿大或局部肿块是淋巴瘤共同的临床表现。临床表现因病理类型、分期及侵犯部位不同而错综复杂。

1. **淋巴结肿大**　HL 多以进行性、无痛性的颈部或锁骨上淋巴结肿大为首发症状,其次是腋下、腹股沟等处的淋巴结肿大;肿大的淋巴结可以活动,也可相互粘连,融合团块,触诊有软骨样的感觉。NHL 淋巴结肿大常呈全身性、多样性,对器官的压迫与浸润较 HL 多见。

2. **发热**　热型多不规则,可呈持续高热,也可间歇低热,30%~40% 的 HL 病人以原因不明的持续发热为首发症状,少数 HL 病人出现周期热。但 NHL 一般在病变较广泛时才发热,且多为高热。热退时大汗淋漓可为本病特征之一。

3. **皮肤瘙痒**　为 HL 较特异的表现,也可为 HL 唯一的全身症状。局灶性瘙痒发生于病变部淋巴引流的区域,全身瘙痒大多发生于纵隔或腹部有病变的病人。多见于年轻病人,特别是女性。

4. **酒精疼痛**　17%~20% HL 病人,在饮酒后 20 分钟,发生淋巴结疼痛即称为"酒精疼痛"。其症状可早于其他症状及 X 线表现,具有一定的诊断意义。当病变缓解后,酒精疼痛即行消失,复发时又重现。酒精疼痛的机制不明。

5. **组织器官受累**　为肿瘤远处扩散及结外侵犯的结果,常见于 NHL。咽淋巴环病变可有吞咽困难、鼻塞、鼻出血及颌下淋巴结肿大;胸部以肺及纵隔受累最多,肺浸润或纵隔淋巴结肿大可致咳嗽、胸闷、气促、肺不张及上腔静脉压迫综合征等;胃肠道损害以回肠居多,其次是胃,可出现食欲减退、腹痛、腹泻、腹部包块、肠梗阻和出血。肝脏受累可引起肝大和肝区疼痛,少数可发生黄疸。肾损害表现为肾肿大、高血压、肾功能不全及肾病综合征。骨骼损害以胸椎及腰椎最常见,主要表现为局部骨痛、

Note:

压痛及脊髓压迫症等。口、鼻咽部等处受累可出现不同程度的吞咽困难及鼻塞;部位病人还会因肺实质浸润、胸腔积液等而出现相应的症状与体征。中枢神经系统病变多出现于疾病进展期,以累及脑膜及脊髓为主。部分 NHL 病人晚期会发展为急性淋巴细胞白血病。

【实验室及其他检查】

1. **病理学检查**　淋巴结活检做病理形态学、组织学检查、免疫组化是淋巴瘤确诊和分型的主要依据。

2. **血象及骨髓象检查**　HL 血象变化较早,常有轻或中度贫血,少数有白细胞计数轻度或明显增加,中性粒细胞增多,约 20% 病人嗜酸性粒细胞升高。骨髓浸润广泛或有脾功能亢进时,全血细胞减少。骨髓象多为非特异性,若能找到 R-S 细胞则是 HL 骨髓浸润的依据,活检可提高阳性率;NHL 白细胞多正常,伴淋巴细胞绝对或相对增多。

3. **影像学检查**　胸部 X 线和 CT、腹部 B 超和 CT、全身 CT、MRI 或 PET-CT 等有助于确定病变的部位及其范围,其中 MRI 和 PET-CT 现已作为评价淋巴瘤疗效的重要指标。

4. **其他**　疾病活动期有血沉增快、血清乳酸脱氢酶活性增加,其中乳酸脱氢酶增加提示预后不良;骨骼受累时血清碱性磷酸酶活力或血钙增加。NHL 可并发溶血性贫血,抗人球蛋白试验阳性。中枢神经系统受累时脑脊液中蛋白含量增加。

【诊断要点】

对慢性、进行性、无痛性淋巴结肿大,经淋巴结活检证实即可确诊。一般情况下,组织病理学检查应尽量采用免疫组化、细胞遗传学和分子生物学技术,按 WHO(2016)的淋巴组织肿瘤分型标准进行分型。根据病变范围的不同,目前采用 1971 年霍奇金淋巴瘤工作组在美国 Ann Arbor 制订的临床分期方案。

Ⅰ期:侵及 1 个淋巴结区(Ⅰ),或侵及 1 个单一的结外器官或部位(Ⅰ$_E$)。

Ⅱ期:在横膈的一侧,侵及 2 个或更多的淋巴结区(Ⅱ)或外加局限侵犯 1 个结外器官或部位(Ⅱ$_E$)。

Ⅲ期:受侵犯的淋巴结区在横膈的两侧(Ⅲ)或外加局限侵犯 1 个结外器官或部位(Ⅲ$_E$)或脾(Ⅲ$_S$)或两者(Ⅲ$_{ES}$)。

Ⅳ期:弥漫性或播散性侵犯一个或更多的结外器官,同时伴有或不伴有淋巴结侵犯。

各期又按有无全身症状分为两组:A 组无全身症状;B 组有以下症状之一:有发热(体温>38℃),或盗汗,或 6 个月内不明原因的体重下降>10%。

此外,累及的部位可采用下列记录符号:E,结外;X,直径 10cm 以上的巨块;M,骨髓;S,脾;H,肝;O,骨骼;D,皮肤;P,胸膜;L,肺。

【治疗要点】

以化疗为主、化疗与放疗相结合,联合应用相关生物制剂的综合治疗,是目前淋巴瘤治疗的基本策略。

1. **以化疗为主,联合放疗的综合治疗**

(1) HL:常用联合化疗方案有 MOPP/COPP 和 ABVD,其中以 ABVD 方案为首选。早期(Ⅰ、Ⅱ期)HL 的治疗给予适量全身化疗,预后良好组 2~4 疗程 ABVD+受累野放疗 30~40Gy;预后差组 4~6 疗程 ABVD+受累野放疗 30~40Gy。晚期(Ⅲ、Ⅳ期)HL 的治疗 6~8 个疗程化疗,化疗前有大肿块或化疗后肿瘤残存做放疗。此外,结节性淋巴细胞为主型多为ⅠA 期,预后良好,可单纯行淋巴结切除后观察或受累野放疗 20~30Gy。

(2) NHL:惰性 NHL 发展缓慢,化疗及放疗均有效,但不易缓解;侵袭性 NHL 均应以化疗为主。

Note：

CHOP 方案是治疗侵袭性 NHL 的标准方案,ESHAP 方案用于复发性淋巴瘤。

常用联合化疗方案见表 6-14。

表6-14　淋巴瘤常用联合化疗方案

分类	方案	药物
HL	ABVD(首选)	阿霉素、博来霉素、长春新碱、达卡巴嗪
	MOPP	氮芥、长春新碱、丙卡巴肼、泼尼松
	COPP	环磷酰胺、长春新碱、丙卡巴肼、泼尼松
NHL	CHOP(标准)	环磷酰胺、阿霉素、长春新碱、泼尼松
	R-CHOP	利妥昔单抗、环磷酰胺、阿霉素、长春新碱、泼尼松
	EPOCH	依托泊苷、阿霉素、长春新碱、泼尼松、环磷酰胺
	ESHAP	依托泊苷、甲泼尼松、阿糖胞苷、顺铂

2. **生物治疗**　凡 CD20 阳性的 B 细胞淋巴瘤均可用 CD20 单抗(利妥昔单抗)治疗,CD20 单抗联合 CHOP 组成 R-CHOP 方案治疗惰性和侵袭性 B 细胞淋巴瘤,可提高 CR 率和延长无病生存期;但合并严重活动性感染或免疫应答严重损害(如低免疫球蛋白血症,CD4 或 CD8 细胞计数严重下降)、严重心衰、类风湿关节炎的病人不应使用利妥昔单抗治疗。干扰素对蕈样肉芽肿和滤泡性小裂细胞型有抑制作用,可延长缓解期。胃 MALT 淋巴瘤经抗幽门螺杆菌治疗后部分病人症状改善,淋巴瘤消失。CAR-T(chimeric antigen receptor T-Cell)细胞免疫治疗即嵌合抗原受体 T 细胞免疫疗法治疗,对复发及难治性 B 细胞淋巴瘤有一定疗效。

3. **骨髓或造血干细胞移植**　NHL 病人 55 岁以下、重要脏器功能正常的病人,如缓解期短、难治易复发的侵袭性淋巴瘤,经过 4 个疗程 CHOP 方案使淋巴结缩小超过 3/4 者,可考虑全淋巴结放疗及大剂量联合化疗后进行异基因或自体造血干细胞移植,以期获得长期缓解和无病生存。

4. **手术治疗**　包括剖腹探查及脾切除。有脾功能亢进者可行脾切除以提高血象,为化疗创造有利条件。

【常用护理诊断/问题、措施及依据】

1. **体温过高**　与淋巴瘤的症状或并发感染有关。
护理措施见本章第二节中"发热"的护理。

2. **有皮肤完整性受损的危险**　与放疗引起局部皮肤损伤有关。

(1) 病情观察:严密观察病人放疗后局部皮肤的反应,有无发红、瘙痒、灼热感以及渗液、水疱形成等放射性皮炎的表现。

(2) 照射区的皮肤护理:照射区的皮肤在辐射作用下一般都有轻度损伤,对刺激的耐受性非常低,易发生二次皮肤损伤。故应避免局部皮肤受到强热或冷的刺激,尽量不用热水袋、冰袋,沐浴水温以 37~40℃ 为宜;外出时避免阳光直接照射;不要用有刺激性的化学物品,如肥皂、乙醇、胶布等。放疗期间应穿着宽大、质软的纯棉或丝绸内衣,洗浴毛巾要柔软,擦洗照射区皮肤时动作轻柔,减少摩擦,并保持局部皮肤的清洁干燥,防止皮肤破损。

(3) 放射性皮肤损伤的护理:Ⅰ级干性反应有痒感时,不能挠抓或撕脱局部皮肤,可用温水软毛巾轻擦洗局部皮肤,清除脱落的毛发,可轻拍局部,分散其注意力;遵医嘱使用重组人表皮生长因子喷剂或比亚芬乳膏涂抹轻按摩。Ⅱ级皮肤损伤,创面清创后予中流量氧气(4~6L/min)治疗,每次 5~10 分钟,再用重组人表皮生长因子均匀喷涂在创面上。Ⅲ级皮肤损伤,清洗创面后用水胶体敷料密闭覆盖创面或涂抹透明质酸类凝胶后用纱布覆盖。Ⅳ级皮肤损伤,可改用亲水性纤维含银敷料或泡沫敷料密闭覆盖创面,有感染者需要抗感染治疗。

知 识 拓 展

放射性皮肤损伤分级

按急性放射反应评分标准(RTOG),皮肤反应分为以下5级:

0级:无变化。

Ⅰ级(干性脱皮):滤泡样暗色红斑、脱发、干性脱皮、出汗减少。

Ⅱ级(湿性脱皮):触痛性或鲜色红斑,片状湿性脱皮、中度水肿。

Ⅲ级:融合性湿性皮炎、凹陷性水肿。

Ⅳ级:坏死、溃疡、出血。

3. 潜在并发症:化疗药物不良反应。

护理措施见本章第五节"急性白血病""的护理。

【其他护理诊断/问题】

1. **营养失调：低于机体需要量**　与肿瘤对机体的消耗或放、化疗有关。

2. **悲伤**　与治疗效果差或淋巴瘤复发有关。

【健康指导】

1. **疾病知识指导**　缓解期或全部疗程结束后,病人仍应保证充分休息、睡眠,适当参与室外锻炼,如散步、打太极拳、体操、慢跑等,以提高机体免疫力。食谱应多样化,加强营养,避免进食油腻、生冷和容易产气的食物。有口腔及咽喉部溃疡者可进牛奶、麦片粥及清淡食物。若唾液分泌减少造成口舌干燥,可饮用柠檬汁、乌梅汁等。注意个人卫生,皮肤瘙痒者避免抓搔,以免皮肤破溃。沐浴时避免水温过高,宜选用温和的沐浴液。

2. **心理指导**　耐心与病人交谈,了解病人对本病的知识和对患病、未来生活的看法,给予适当的解释,鼓励病人积极接受和配合治疗。在长期治疗过程中,病人可能会出现抑郁、悲观等负性情绪,甚至放弃治疗。家属要充分理解病人的痛苦和心情,注意言行,不要推诿、埋怨,要营造轻松的环境,以解除病人的紧张和不安,保持心情舒畅。

3. **用药指导与病情监测**　向病人说明近年来由于治疗方法的改进,淋巴瘤缓解率已大大提高,应坚持定期巩固强化治疗,可延长淋巴瘤的缓解期和生存期。若有身体不适,如疲乏无力、发热、盗汗、消瘦、咳嗽、气促、腹痛、腹泻、皮肤瘙痒、口腔溃疡等,或发现肿块,应及早就诊。

【预后】

HL Ⅰ期与Ⅱ期5年生存率为90%以上,儿童及老年人的预后一般较中青年差,女性预后较男性好,有全身症状者预后较差。

1993年Shipp等提出了NHL的国际预后指数(international prognostic index,IPI)评分,将NHL预后分为低危、低中危、高中危和高危4类。提示预后不良的5个IPI(计分时每个1分)为:①年龄大于60岁;②需要卧床或生活需要别人照顾;③血清LDH升高;④临床分期为Ⅲ期或Ⅳ期;⑤结外病变≥2个。其中低危病人IPI为0~1分,完全缓解率达87%,5年生存率73%;低中危病人IPI为2分;高中危病人IPI为3分;高危病人IPI为4~5分,完全缓解率仅为44%,5年生存率26%。

(胡　荣)

第七节 多发性骨髓瘤

多发性骨髓瘤（multiple myeloma，MM）是浆细胞恶性增殖性疾病，骨髓中有大量的异常浆细胞（或称骨髓瘤细胞）克隆性增生，引起广泛溶骨性骨骼破坏、骨质疏松，血清中出现单克隆免疫球蛋白或其片段（M蛋白），正常的多克隆免疫球蛋白合成受抑制，尿中出现本周蛋白（Bence Jones protein），从而引起不同程度的相关脏器与组织的损伤。常见的临床表现为骨痛、贫血、肾功能不全、感染和高钙血症等。本病多见于中老年病人，以老年人较为多见，发病率随着年龄增加而增加，60~70岁达到发病高峰，40岁以下则少见，中位年龄约为65岁，男女比例约为3:2，生存期从几个月到10年以上。其发病人数占恶性肿瘤的1%，占血液恶性肿瘤的10%~15%，已成为第二大常见的血液系统恶性肿瘤。近年来，随着人口的老龄化，MM的发病率呈逐年上升趋势。

【病因与发病机制】

迄今尚未明确。可能与病毒感染（人类8型疱疹病毒）、电离辐射、接触工业或农业毒物、慢性抗原刺激及遗传等众多因素有关。进展性骨髓瘤病人骨髓中细胞因子白介素-6（IL-6）异常升高，提示以IL-6为中心的细胞因子网络失调可引起骨髓瘤细胞增生。现认为IL-6作为MM细胞极为重要的生长因子，与骨髓瘤疾病的形成与恶化密切相关。

【临床表现】

多发性骨髓瘤起病缓慢，早期可数月至数年无症状，常见的症状可归纳为"CRAB"症状，即血钙增高（calcium elevation）、肾功能损害（renal insufficiency）、贫血（anemia）、骨病（bone disease），以及继发性淀粉样变性等相关表现。

1. **骨骼损害** 主要表现为骨痛、病理性骨折及高钙血症。这与骨髓瘤细胞在骨髓腔内大量增生的同时，由基质细胞衍变而来的成骨细胞过度表达IL-6，激活破骨细胞，使骨质溶解、破坏有关。骨痛是最常见的早期症状，发生率为70%以上，随病情的发展而加重。疼痛部位多在腰骶部，其次是胸部和下肢。若活动或扭伤后出现剧烈疼痛，可能为病理性骨折，多发生在肋骨、锁骨、下胸椎和上腰椎，可多处骨折同时存在。骨髓瘤细胞浸润骨骼时可引起局部肿块，发生率高达90%，好发于肋骨、锁骨、胸骨及颅骨，胸、肋、锁连接处出现串珠样结节者为本病的特征。少数病例仅有单个骨骼损害，称为孤立性骨髓瘤。高钙血症可表现为疲乏、恶心、呕吐、多尿、脱水、头痛、嗜睡、意识模糊，严重者可致心律失常、昏迷等。

2. **肾损害** 为本病的重要表现之一。主要表现为程度不等的蛋白尿、管型尿和急性肾损伤、慢性肾衰竭。与骨髓瘤细胞直接浸润、M蛋白轻链沉积于肾小管及继发性高钙血症、高尿酸血症等有关。其中肾衰竭是本病仅次于感染的致死原因。脱水、感染和静脉肾盂造影等则是并发急性肾损伤的常见诱因。

3. **感染** 是MM病人首位致死原因。主要与正常多克隆免疫球蛋白及中性粒细胞的减少，免疫力下降，病人易继发各种感染。其中以细菌性肺炎及尿路感染较常见，严重者可发生败血症而导致病人死亡。亦可见真菌、病毒感染。病毒感染以带状疱疹多见。

4. **贫血** 90%以上病人会出现不同程度的贫血，并随着病情的进展而日趋严重。部分病人可以贫血为首发症状。贫血的发生主要与骨髓瘤细胞浸润，正常的造血功能受抑制及并发肾衰竭等有关。

5. **出血倾向** 以不同程度的鼻出血、牙龈出血和皮肤紫癜多见。出血的机制：①血小板减少，且M蛋白包在血小板表面，影响血小板的功能；②凝血障碍，M蛋白与纤维蛋白单体结合，影响纤维蛋白多聚化，M蛋白尚可直接影响因子Ⅷ的活性；③血管壁因素，高免疫球蛋白血症和淀粉样变性损伤血管壁。

6. **高黏滞综合征**　发生率为 2%~5%。主要表现为头昏、眩晕、眼花、耳鸣、手指麻木、冠状动脉供血不足、慢性心衰、不同程度的意识障碍甚至昏迷。这与血清中 M 蛋白增多,尤以 IgA 易聚合成多聚体,可使血液黏滞性过高、血流缓慢,从而致使机体组织出现不同程度的淤血和缺氧有关。其中以对视网膜、中枢神经和心血管系统的影响尤为显著。

7. **淀粉样变性和雷诺现象**　少数病人,尤其是 IgD 型,可发生淀粉样变性。主要表现为舌、腮腺肿大,心脏扩大,腹泻或便秘,皮肤苔藓样变,外周神经病变以及肝、肾功能损害等。若 M 蛋白为冷球蛋白,则可引起雷诺现象。

8. **神经损害**　因胸、腰椎破坏压迫脊髓所致截瘫较常见,其次为神经根受累,脑神经瘫痪较少。周围神经病变可能是过量 M 蛋白沉积所致,表现为双侧对称性远端皮肤感觉异常(如麻木、烧灼样疼痛、触觉过敏、针刺样疼痛、足冷)、运动障碍(肌肉无力)及自主神经失调(如口干、便秘)等。若同时有多发性神经病变、器官肿大、内分泌病、单株免疫球蛋白血症和皮肤改变者,称为 POEMS 综合征(骨硬化骨髓瘤)。

9. **其他**　①髓外浆细胞瘤:部分病人仅在软组织中出现孤立病变,如口腔及呼吸道等;②浆细胞白血病:系骨髓瘤细胞浸润外周血所致,浆细胞超过 $2.0×10^9/L$ 时即可诊断,大多属 IgA 型,其症状和治疗同其他急性白血病;③肝、脾、淋巴结肿大:骨髓瘤细胞浸润所致,可见肝、脾轻度肿大,颈部淋巴结肿大。

【实验室及其他检查】

1. **血象检查**　多为正常细胞正色素性贫血,可伴有少数幼粒细胞、幼红细胞。晚期有全血细胞减少,血中出现大量骨髓瘤细胞。

2. **骨髓象检查**　主要为浆细胞系异常增生,并伴有质的改变。骨髓瘤细胞大小形态不一,成堆出现。骨髓瘤细胞免疫表型 CD38⁺、CD56⁺。

3. **血 M 蛋白鉴定**　血清蛋白电泳出现 M 蛋白是本病的特点,正常免疫球蛋白减少。可进一步进行 M 蛋白免疫分型。

4. **血液生化检查**

(1) 血液总蛋白、白蛋白测定:绝大多数病人血液总蛋白超过正常,球蛋白增多,白蛋白减少。

(2) 血钙、磷测定:骨质广泛破坏,出现高钙血症。晚期肾功能减退,血磷也增高。

(3) 其他:活动性骨髓瘤血沉显著增快,C 反应蛋白(CRP)可反映疾病的严重程度。血清 $β_2$-微球蛋白($β_2$-MG)与全身瘤细胞总数有显著相关性。血清乳酸脱氢酶(LDH)与肿瘤细胞活动有关,可反映肿瘤负荷。肾功能减退时血清尿素氮和肌酐可增高,$β_2$-MG 增高更明显。

5. **白介素-6(IL-6)检查**　血清 IL-6 和血清可溶性 IL-6 抗体可反映疾病的严重程度。

6. **影像学检查**　主要涉及骨骼的病理改变,可有 3 种 X 线表现:①早期为骨质疏松,以脊柱、肋骨和盆骨较为突出;②典型病变为圆形、边缘清楚如凿孔样的多个大小不等的溶骨性损害,常见于颅骨、盆骨、脊柱、股骨和肱骨;③病理性骨折。⁹⁹ᵐ锝-亚甲基二膦酸盐(⁹⁹ᵐTc-MDP)γ 骨显像可较 X 线提前 3~6 个月发现骨病变。CT 和 MRI 对本病的诊断也有一定的价值。

7. **尿液检查**　尿常规可出现蛋白尿、管型尿、血尿。约半数病人尿中出现本周蛋白,即从病人肾脏排出的蛋白轻链。

8. **细胞遗传学检查**　染色体的异常通常为免疫球蛋白重链区基因的重排。染色体异常包括 del(13)、del(17p)、t(4;14)、t(14;16)及 t(14;20),常提示预后差。

【诊断标准】

1. **有症状(活动性)多发性骨髓瘤诊断标准**　需满足以下第(1)条及第(2)条,加上第(3)条中任何 1 项。

（1）骨髓单克隆浆细胞比例≥10%和/或组织活检证明有浆细胞瘤。

（2）血清和/或尿出现单克隆 M 蛋白。

（3）骨髓瘤引起的相关表现

1）靶器官损害表现（CRAB）：①[C]校正血清钙>2.75mmol/L；②[R]肾功能损害（肌酐清除率<40ml/min 或血清肌酐>177μmol/L）；③[A]贫血（血红蛋白低于正常下限 20g/L 或低于 100g/L）；④[B]溶骨性破坏，通过影像学检查（X 线、CT 或 PET-CT）显示 1 处或多处溶骨性病变。

2）无靶器官损害表现，但出现以下 1 项或多项指标异常（SLiM）：①[S]骨髓单克隆浆细胞比例≥60%；②[Li]受累/非受累血清游离轻链比≥100；③[M]MRI 检查出现>1 处 5mm 以上局灶性骨质破坏。

2. 无症状（冒烟型）骨髓瘤诊断标准　需满足第（3）条+第（1）条/第（2）条。

（1）血清单克隆 M 蛋白≥30g/L，或 24 小时尿轻链≥0.5g。

（2）骨髓单克隆浆细胞比例 10%~60%。

（3）无相关器官及组织的损害（无 SLiM-CRAB 等终末器官损害表现）。

【分型】

1. 一般分型　分为孤立型、多发型、弥漫型、髓外型、白血病型共 5 型。

2. 根据免疫球蛋白分型　可分为 IgG 型（最常见）、IgA 型、IgD 型、IgM 型、IgE 型、轻链型、双克隆型及不分泌型，每一种依据轻链类型可分为 κ 型和 λ 型。

【分期】

采用国际分期系统（international staging system，ISS）及修订的国际分期系统（R-ISS）为指导治疗和判断预后提供依据，见表 6-15。

表 6-15　国际分期系统（ISS）及修订的国际分期系统（R-ISS）

分期	ISS 分期标准	R-ISS 分期标准
I	血清 β_2-MG<3.5mg/L，白蛋白≥35g/L	ISS I 期和非细胞遗传学高危病人*同时 LDH 水平正常
II	介于 I 期和 III 期之间	介于 R-ISS I 期和 III 期之间
III	血清 β_2-MG≥5.5mg/L	ISS III 期和细胞遗传学高危病人*或者 LDH 水平高于正常上限

注：*细胞遗传学高危病人指间期荧光原位杂交检出 del(17p)，t(4;14)，t(14;16)。

【治疗要点】

无症状或无进展的 MM 病人可以观察，每 3 个月复查 1 次。有症状的 MM 病人应积极治疗。

1. 对症支持治疗

（1）镇痛：二膦酸盐有抑制破骨细胞的作用，如唑来膦酸钠每月 4mg 静滴，可减少疼痛，部分病人出现骨质修复。应警惕唑来膦酸钠和帕米膦酸二钠可能引起下颌骨坏死，使用中避免口腔侵袭性操作，如需进行口腔侵袭性操作，需在操作前后停用双膦酸盐 3 个月，并加强抗感染治疗。放射性核素内照射有控制骨损害、减轻疼痛的疗效。

（2）高钙血症的治疗：应增加补液量，每天补液 2 000~3 000ml，使每天尿量>1 500ml，促进钙排泄；应用二膦酸盐、糖皮质激素和/或降钙素。

（3）肾功能不全的治疗：①水化、碱化、利尿，减少尿酸形成和促进尿酸排泄，高尿酸血症者还需口服别嘌醇；②有肾衰竭者，尤其是急性肾损伤，应积极透析；③慎用非甾体抗炎药；④避免使用静脉造影剂。

（4）控制感染：应用抗生素，对粒细胞减少的病人可给予 G-CSF,反复感染或出现威胁生命的感染可考虑注射免疫球蛋白。若使用大剂量地塞米松方案，应考虑预防卡氏肺孢子菌肺炎和真菌感染；使用蛋白酶体抑制剂、达雷妥尤单抗（CD38 单抗）治疗的病人可使用阿昔洛韦或伐昔洛韦进行带状疱疹病毒的预防。

（5）纠正贫血：尤其伴肾衰竭者可应用促红细胞生成素。

（6）凝血/血栓：接受沙利度胺或来那度胺为基础方案的病人，建议预防使用抗凝治疗。

（7）高黏滞血症可采用血浆置换术。

2. **化学治疗**　有症状 MM 的初治为诱导化疗，常用的化疗方案见表 6-16。沙利度胺为第一代免疫调节剂，具有抗血管新生作用；硼替佐米为第一代蛋白酶体抑制剂，还有卡非佐米、伊沙佐米（目前唯一口服制剂），通过降解受调控的促生长细胞周期蛋白来诱导肿瘤细胞的凋亡；来那度胺是沙利度胺类似物，为第二代免疫调节剂，具有免疫调节和肿瘤杀伤双重作用，口服用药，不良反应少，与地塞米松联用于治疗复发或难治性 MM。对硼替佐米、来那度胺均耐药的病人，可考虑使用含达雷妥尤单抗（CD38 单抗）的联合化疗。抗骨髓瘤化疗的疗效标准为：M 蛋白减少 75% 以上，或尿中本周蛋白排出量减少 90% 以上（24 小时尿本周蛋白排出量小于 0.2g），即可认为治疗显著有效。

表 6-16　骨髓瘤常用联合治疗方案

适合干细胞移植病人的诱导治疗方案
硼替佐米、地塞米松（VD）
来那度胺、地塞米松（RD）
来那度胺、硼替佐米、地塞米松（RVD）
硼替佐米、阿霉素、地塞米松（PAD）
硼替佐米、环磷酰胺、地塞米松（VCD）
硼替佐米、沙利度胺、地塞米松（VTD）
沙利度胺、地塞米松（TD）
沙利度胺、环磷酰胺、地塞米松（TCD）
沙利度胺、阿霉素、地塞米松（TAD）
来那度胺、环磷酰胺、地塞米松（RCD）
不适合干细胞移植病人的诱导治疗，除以上方案外尚可选用以下方案
硼替佐米、美法仑、醋酸泼尼松（VMP）
美法仑、醋酸泼尼松、沙利度胺（MPT）
美法仑、醋酸泼尼松、来那度胺（MPR）
来那度胺、低剂量地塞米松（Rd）

3. **自体造血干细胞移植**　可提高缓解率，改善病人总生存期和无事件生存率。疗效与年龄、性别无关，与常规化疗敏感性、肿瘤负荷大小和血清 β_2-MG 水平有关。

【**常用护理诊断/问题、措施及依据**】

1. **疼痛：骨骼疼痛**　与肿瘤细胞浸润骨骼和骨髓及发生病理性骨折有关。

（1）疼痛评估：从病人的主观描述及客观表现中评估疼痛的程度、性质及病人对疼痛的体验与反应。

（2）心理与社会支持：关心、体贴、安慰病人，对病人提出的疑虑给予耐心解答。鼓励病人与家

Note：

属、同事和病友沟通交流,使病人获得情感支持和配合治疗的经验。护士和家属还可与病人就疼痛时的感受和需求交换意见,使病人得到理解和支持。

(3)缓解疼痛:协助病人采取舒适的体位,可适当按摩病变部位,以降低肌肉张力,增加舒适,但避免用力过度,以防病理性骨折。指导病人采用放松、臆想疗法、音乐疗法等,转移对疼痛的注意力;指导病人遵医嘱用止痛药,并密切观察止痛效果。

2. **躯体移动障碍** 与骨痛、病理性骨折或胸、腰椎破坏压缩,压迫脊髓导致瘫痪等有关。

(1)活动与生活护理:睡硬垫床,保持床铺干燥平整;协助病人定时变换体位;保持适度的床上活动,避免长久卧床而致加重骨骼脱钙。截瘫病人应保持肢体于功能位,定时按摩肢体,防止下肢萎缩。鼓励病人咳嗽和深呼吸。协助病人洗漱、进食、大小便及个人卫生等,每天用温水擦洗全身皮肤,保持皮肤清洁干燥。严密观察皮肤情况,受压处皮肤应给予温热毛巾按摩或理疗,预防压力性损伤发生。

(2)饮食护理:进食高热量、高蛋白、富含维生素、易消化食品,增强机体的抵抗力。每天应饮水2 000~3 000ml,多摄取粗纤维食物,保持排便通畅,预防便秘。

3. **潜在并发症:化疗药物不良反应。**

护理措施详见本章第五节中"急性白血病"的护理。

【其他护理诊断/问题】

1. **有感染的危险** 与正常多克隆免疫球蛋白及中性粒细胞减少等有关。
2. **营养失调:低于机体需要量** 与肿瘤对机体的消耗或化疗等有关。

【健康指导】

1. **疾病知识指导** 由于病人极易发生病理性骨折,故应注意卧床休息,使用硬板床或硬床垫;适度活动可促进肢体血液循环和血钙在骨骼的沉积,减轻骨骼的脱钙。注意劳逸结合,尤其是中老年病人,应避免过度劳累、做剧烈运动和快速转体等动作。

2. **用药指导** 遵医嘱用药,有肾损害者避免应用可损伤肾功能的药物;沙利度胺有抑制新生血管生长的作用,但可致畸胎,妊娠妇女禁用。硼替佐米的主要毒性反应有周围神经病变、骨髓抑制(血小板减少、贫血、中性粒细胞减少)、胃肠道反应及带状疱疹,应注意观察。

3. **病情监测** 病情缓解后仍需定期复查与治疗。若活动后出现剧烈疼痛,可能为病理性骨折,应立即就医。注意预防各种感染,一旦出现发热等症状,应及时就医。

【预后】

未经治疗的多发性骨髓瘤病人中位生存期为6个月,化疗后的中位生存期为3~4年,经综合治疗后中位生存期可达到5~10年,甚至更长。影响预后的因素有:年龄、C反应蛋白(CRP)水平、骨髓浆细胞浸润程度及ISS、R-ISS分期等。

(胡 荣)

第八节 血液系统常用诊疗技术及护理

一、骨髓穿刺术

骨髓穿刺术(bone marrow puncture)是一种常用诊疗技术,检查内容包括细胞学、原虫和细菌学等几个方面,以协助诊断血液病、传染病和寄生虫病;可了解骨髓造血情况,作为化疗和应用免疫抑制剂的参考。骨髓移植时经骨髓穿刺采集骨髓液。

【适应证】

协助诊断各种贫血、造血系统肿瘤、血小板或粒细胞减少症、疟疾或黑热病等。

【禁忌证】

血友病及有严重凝血功能障碍者。

【方法】

1. **选择穿刺部位** 髂前上棘穿刺点、髂后上棘穿刺点、胸骨穿刺点、腰椎棘突穿刺点。以髂后上棘穿刺点最为常用。

2. **消毒麻醉** 常规消毒皮肤,戴无菌手套,铺无菌孔巾,用2%利多卡因行局部皮肤、皮下及骨膜麻醉。

3. **穿刺抽吸** 将骨髓穿刺针固定器固定在一定长度,右手持针向骨面垂直刺入,当针尖接触骨质后则将穿刺针左右旋转,缓缓钻刺骨质,穿刺针进入骨髓腔后,拔出针芯,接上干燥的5ml或10ml注射器,用适当力量抽吸骨髓液0.1～0.2ml滴于载玻片上,迅速送检做有核细胞计数、形态学及细胞化学染色检查;如需作骨髓液细菌检查,再抽取2～3ml注入培养液中,迅速送检。

4. **拔针** 抽吸完毕,重新插入针芯,用无菌纱布置于针孔处,拔出穿刺针,按压1～2分钟后,胶布固定纱布。

【护理】

1. **术前护理**

(1) 解释:向病人解释本检查的目的、意义及操作过程,取得病人的配合。

(2) 查阅报告单:注意血小板计数及出凝血时间。

(3) 用物准备:治疗盘、骨髓穿刺包、棉签、2%利多卡因、无菌手套、玻片、胶布,需做骨髓培养时另备培养基、酒精灯等。

(4) 病人体位准备:根据穿刺部位协助病人采取适宜的体位,若于髂前上棘做穿刺者取仰卧位;若于髂后上棘穿刺者取侧卧位或俯卧位;棘突穿刺点则取坐位,尽量弯腰,头俯屈于胸前使棘突暴露。

2. **术后护理**

(1) 解释:向病人说明术后穿刺处疼痛是暂时的,不会对身体有影响。

(2) 观察:注意观察穿刺处有无渗血,如果有渗血,应立即更换无菌纱块,压迫伤口直至无渗血为止。

(3) 保护穿刺处:指导病人48～72小时内保持穿刺处皮肤干燥,避免淋浴或盆浴。多卧床休息,避免剧烈活动,防止伤口感染。

二、外周穿刺中心静脉导管技术

外周穿刺中心静脉导管(peripherally inserted central catheter,PICC)是经上肢的贵要静脉、肘正中静脉、头静脉、肱静脉,颈外静脉(新生儿还可通过下肢的大隐静脉、头部颞静脉、耳后静脉等)穿刺置管,尖端位于上腔静脉或下腔静脉的导管。可用于输注各种药物、营养支持治疗以及输血等,也可用于血液样本采集。PICC留置时间可长达1年,能为病人提供中长期的静脉输液治疗,减少频繁静脉穿刺给病人带来的痛苦,且避免了刺激性药物对外周血管的损伤及化疗药物外渗引起的局部组织坏死,解决了外周血管条件差的病人输液的难题。

【适应证】

1. 需长期静脉输液治疗超过7天或需要长期间歇静脉输液治疗。

2. 需反复静脉输注刺激性强的药物,如肿瘤化疗药物、高渗溶液、pH 过低或过高的药物等。

3. 缺乏外周静脉通路。

4. 危重病人或低出生体重早产儿。

【禁忌证】

1. 绝对禁忌证

(1) 上腔静脉压迫综合征(上腔静脉完全阻塞)者。

(2) 确诊或疑似导管相关性血流感染、菌血症或脓毒血症者。

(3) 感染性心内膜炎者。

(4) 确诊或疑似导管材质过敏者。

2. 相对禁忌证

(1) 上腔静脉压迫综合征(上腔静脉部分压迫)者。

(2) 严重的凝血功能异常者。

(3) 乳腺癌根治术后患侧手臂。

(4) 预置管部位拟行放疗或有放疗史、血管外科手术史。

(5) 血栓性静脉炎、上腔静脉置管血液透析、安装起搏器、置入式心律转复除颤器者。

【留置 PICC 的维护及护理】

1. **定期更换导管接头** 一般应每 7 天更换 1 次导管接头,减少血源性感染的机会。若肝素帽或无针接头内有血液残留、完整性受损或取下后,均应立即更换。

2. **正确进行 PICC 的冲管与封管**

(1) 冲管方法及注意事项

1) 冲管注射器的选择:冲管和封管应使用 10ml 及以上注射器或一次性专用冲洗装置。

2) 冲管液及量:常规采用生理盐水冲管,成人 20ml、儿童 6ml。

3) 冲管时机及要求:治疗期间输入化疗药物、氨基酸、脂肪乳等高渗、强刺激性药物或输血前后,应及时冲管。治疗间歇期每 7 天需到医院冲管 1 次。

4) 冲管方法:采用脉冲式方法,即冲—停—冲—停,有节律地推动注射器活塞,使盐水产生湍流以冲净管壁。如果遇到阻力或者抽吸无回血,应进一步确定导管的通畅性,不应强行冲洗导管。

(2) 封管方法及注意事项:封管液为生理盐水或 1~10U/ml 肝素盐水,封管液量应两倍于导管+辅助延长管的容积,并以正压式方法封管。

(3) 注药、冲管与封管应严格遵循 S—A—S—H 的顺序,即生理盐水(S)、药物注射(A)、生理盐水(S)、肝素盐水(H)。

3. **敷料的更换** 应每天观察穿刺点周围皮肤的完整性。无菌透明敷料应至少每 7 天更换 1 次,无菌纱布敷料应至少每 2 天更换一次。若穿刺部位发生渗液、渗血时应及时更换敷料;穿刺部位的敷料发生松动、污染时则应立即更换。

4. **常见并发症的观察及护理**

(1) 穿刺部位渗血:多发生在穿刺后 24 小时内。常因肘关节伸屈活动,上肢支撑用力而导致穿刺点渗血。因此,置管后应嘱病人可行前臂内旋和外旋活动,但应避免上肢用力过猛、进行肘关节的伸屈活动。

(2) 导管堵塞:为非正常拔管的主要原因之一,主要表现为输液速度变慢、冲管时阻力大、回抽无回血或者回血不畅。一旦出现上述征象,首先应分析堵塞的可能原因,不宜强行推注生理盐水,并应遵医嘱及时处理和做好相关的记录。导管堵塞的常见原因有:

1) 血栓性堵塞:最常见。常因封管方法不正确、冲管不及时或不彻底、病人血液黏滞性高(如老年人、糖尿病等）、穿刺侧肢体活动过度或冲管压力过大，造成局部血管内膜损伤等，导致管腔内形成血凝块或血栓。因此在两疗程之间的停药期间，应定期、规范冲洗导管，以防导管内血栓形成。对于血栓性堵塞，若能及时使用尿激酶（5 000U/ml）等溶栓药，可取得较好的复通效果。

2）非血栓性堵塞：主要原因为导管打折、扭曲，药物结晶沉积或异物颗粒堵塞等。如为药物性堵管，可与药剂师、临床医生根据药物性质共同制订适当的干预措施。

（3）静脉炎：也是非正常拔管的主要原因之一，表现为局部疼痛/触痛、红斑、发热、肿胀、硬化、化脓或可触及静脉条索。常见有化学性静脉炎、机械性静脉炎及细菌性静脉炎。化学性静脉炎可能与输注 pH 过高或过低的溶液、高渗溶液有关；机械性静脉炎与静脉壁刺激有关，如导管过大、导管移位、导管置入时造成的损伤等；细菌性静脉炎与穿刺部位感染有关。发生静脉炎时，应确定静脉炎的原因；将患肢抬高、制动，避免受压；局部可采用湿热敷，酌情外用银离子藻酸盐敷料、水胶体透明贴、液体敷料等；必要时应停止使用该静脉导管。若按静脉炎常规处理 2~3 天后症状不缓解或加重，尤其疑为细菌性静脉炎者，应立即拔管。

（4）静脉血栓形成：在静脉炎病理基础上易形成静脉血栓，病人若出现插管侧手臂、肩、颈肿胀及疼痛，应提高警惕，指导病人抬高患肢并制动，禁止热敷、按摩、压迫，并立即通知医生。此外应做好对症处理，记录置管侧肢体、肩部、颈部及胸部肿胀、疼痛、皮肤温度及颜色、出血倾向及功能活动情况。一旦彩超确诊应在溶栓治疗后拔除导管，以防血栓脱落形成栓塞。

（5）导管异位：以导管位于颈内静脉最常见。主要与插管时病人体位不当、经头静脉穿刺、血管变异等有关。为减少导管异位的发生，头静脉穿刺置管时，应注意当导管到达肩部时，嘱病人头转向穿刺侧手臂，下颌靠近肩部，以便导管顺利进入上腔静脉。

（6）导管相关血流感染：病人出现全身感染症状，而无其他明显感染来源，外周血培养及导管半定量、定量培养分离出相同的病原体时，可诊断为导管相关血流感染，应及时拔除导管，并遵医嘱酌情应用抗生素。

（7）导管脱出：与下列因素有关：①病人缺乏导管的自我护理知识；②穿脱衣物时将导管拉出；③输液管道太短，以致病人体位改变时牵拉脱出；④导管固定不良；⑤更换贴膜敷料时操作失误带出导管。若导管不慎脱出，严禁将脱出体外部分再行插入。要明确导管所在位置，以决定导管留置时间及是否拔管。若脱出部分超过 5cm，使用时间应<2 周，并考虑拔管。

5. 指导病人自我保护导管　适度抬高置管侧肢体；穿刺部位保持干燥，尤其是沐浴时应保护好穿刺部位。可淋浴，避免盆浴；避免置管侧肢体提重物，过度外展、屈伸、旋转运动而增加对血管内壁的机械性刺激；避免压迫置管侧肢体，否则易导致血流缓慢；当置管侧肢体出现酸胀、疼痛等不适时，应及时到医院就诊。若发生导管折断，应立即按住血管内导管残端，尽快到就近医院急诊处理。

6. 其他　行 CT 或 MRI 检查时，禁止使用高压注射泵推注造影剂，因其可产生较大压力，如遇导管阻塞可致导管破裂。

三、静脉输液港技术

植入式静脉输液港（implantable venous access port）又称植入式中心静脉导管系统（central venous port access system，CVPAS），是一种可以完全植入体内的闭合静脉输液系统，包括尖端位于上腔静脉的导管部分及埋植于皮下的注射座。输液港的注射座经手术安置于皮下，只需使用无损伤针穿刺输液港的注射座，即可建立起输液通道，减少反复静脉穿刺的痛苦和难度，同时，输液港可将各种药物通过导管直接输送到中心静脉，依靠局部大流量、高流速的血液迅速稀释和输送药物，防止刺激性药物对静脉的损伤。因此，输液港可长期留置，术后不影响病人的日常生活，且并发症较 PICC 少。

【适应证】

同"外周穿刺中心静脉导管技术"。

【禁忌证】

1. 预定的植入部位近期有感染。
2. 已知或怀疑有菌血症或败血症。
3. 对输液港材料过敏。
4. 病人体形不适宜任意规格植入式输液港的尺寸。
5. 预定的植入部位曾经放射治疗或行外科手术。
6. 患有严重肺部阻塞性疾病。
7. 有严重出血倾向。

【输液港的应用与维护】

1. 输液港植入术后的护理

（1）了解术中病人情况，遵医嘱常规应用抗生素3天。

（2）加强病情观察：病人自觉症状、生命体征、伤口局部情况等。

（3）伤口护理：术后第3天更换伤口敷料，如有伤口渗血、渗液多或有感染，应及时更换敷料。7~10天拆线。一般在术后3天，待伤口基本愈合后，可开始使用。

2. 输液港的穿刺操作 ①暴露穿刺部位，评估及清洁皮肤，操作者洗手。②打开护理包，戴无菌手套，两个注射器分别抽吸生理盐水10~20ml（必要时抽肝素盐水备用），连接、冲洗蝶翼针和肝素帽。③消毒皮肤，以输液港港体为中心先用75%酒精再用碘伏由内向外消毒皮肤3次，消毒范围10cm×12cm以上（大于敷料范围）。④更换无菌手套，铺洞巾。⑤定位，左手（非主力手）触诊，找到输液港注射座，确认注射座边缘；拇指、示指、中指固定注射座，将注射座拱起。⑥穿刺，右手持蝶翼针，垂直刺入穿刺隔，经皮肤和硅胶隔膜，直达储液槽基座底部。⑦抽回血，用10~20ml生理盐水脉冲式冲管。⑧固定，可在无损伤针下方垫适宜厚度的小方纱，用10cm×12cm的无菌透明敷料固定好穿刺针，用胶布固定好延长管。

3. 输液港冲洗及封管 ①冲管时机：抽血或输注高黏滞性液体（输血、成分血、TPN、脂肪乳剂等）后，应立即冲管，再接其他输液；输注两种有配伍禁忌的液体之间需冲管；输液期间每6~8小时用20ml生理盐水常规冲管1次。治疗间歇期每4周需冲管1次。②封管：脉冲式冲管后，用生理盐水或肝素盐水正压封管。

4. 输液港敷料的更换 输液期间，敷料每7天更换一次，如果纱布覆盖蝶翼针，需要每3天更换一次，蝶翼针每7天更换一次。①去除敷料，75%酒精、0.5%碘伏各消毒皮肤3次；75%酒精擦拭露出皮肤的针头、延长管；②洗手、戴无菌手套；③无菌透明敷料覆盖，胶布妥善固定延长管及静脉输液管道；④注明敷料更换日期、时间，操作者姓名。

5. 输液港无损伤针头的更换 输液期间每7天更换1次输液港无损伤针头（蝶翼针）。①去除敷料，消毒皮肤，移去静脉输液管道；②用酒精擦拭接口后，用20ml生理盐水冲管，正压封管；③用无菌纱布按压穿刺部位同时拔出针头，检查针头完整性；④止血后消毒皮肤，覆盖无菌敷料，用胶布固定24小时。

6. 病人及家属的指导

（1）日常活动：待伤口痊愈，病人可洗澡，日常生活可如常；避免撞击穿刺部位；避免术侧肢体过度外展、上举或负重，如引体向上、托举哑铃、打球、游泳等活动度较大的体育锻炼。

（2）定期冲管及复查：出院后每月到医院接受肝素稀释液冲洗导管1次，避免导管堵塞。每3~6个月复查胸片1次。

（3）自我监测：放置输液港部位可能会出现瘀斑，1~2周后会自行消失。若输液港处皮肤出现红、肿、热、痛，则表明皮下有感染或渗漏；肩部、颈部及同侧上肢出现水肿、疼痛时，可能为栓塞表现，应立即回医院就诊。

四、造血干细胞移植的护理

造血干细胞移植(hematopoietic stem cell transplantation,HSCT)指对病人进行全身照射、化疗和免疫抑制预处理后,将正常供体或自体的造血细胞经血管输注给病人,使其重建正常的造血和免疫功能。造血细胞包括造血干细胞和祖细胞。造血干细胞具有增殖、多向分化及自我更新能力,维持终身持续造血。

【造血干细胞移植的分类】

1. 按造血干细胞取自健康供体还是病人本身,HSCT 可分为异体 HSCT 和自体 HSCT(auto-HSCT)。异体 HSCT 又分为异基因移植(allo-HSCT)和同基因移植。后者指遗传基因完全相同的同卵孪生间的移植,供受者间不存在移植物被排斥和移植物抗宿主病(graft-versus-host disease,GVHD)等免疫学问题。

2. 按造血干细胞采集部位的不同可分为骨髓移植(bone marrow transplantation,BMT)、外周血干细胞移植(peripheral blood stem cell transplantation,PBSCT)和脐血移植(cord blood transplantation,CBT)。其中 PBSCT 以采集造血干细胞较简便、供体无须住院且痛苦少,受者造血干细胞植入率高、造血重建快、住院时间短等特点,为目前临床上最常用的方法之一,逐步取代了骨髓移植。

3. **其他** 按供受者有无血缘关系而分为有血缘移植和无血缘移植;按人白细胞抗原(human leu-kocyte antigen,HLA)配型相合的程度,分为 HLA 相合、部分相合和单倍型相合移植。

【适应证】

病人具体移植时机和类型的选择需参照治疗指南和实际病情权衡。

1. **恶性疾病** 血液系统恶性肿瘤如急性髓系白血病(AML)、急性淋巴细胞白血病(ALL)、骨髓增生异常综合征、慢性粒细胞白血病、淋巴瘤及多发性骨髓瘤等。

2. **非恶性疾病** 重型再生障碍性贫血宜首选自体 HSCT,阵发性睡眠性血红蛋白尿、范科尼(Fanconi)贫血、镰形细胞贫血、重型海洋性贫血、重型联合免疫缺陷病等,对自身免疫性疾病及乳腺癌等实体瘤也有一定疗效。

【方法】

1. **供体的选择**

(1) auto-HSCT:供体是病人自己,应能承受大剂量放化疗,能动员采集到不被肿瘤细胞污染的足量的造血干细胞。

(2) allo-HSCT:供体选择是 allo-HSCT 的首要步骤。其原则是以健康供者与受者(病人)的人白细胞抗原(HLA)配型相合为前提,首选具有血缘关系的同胞或兄弟姐妹,无血缘关系的供者(可从骨髓库中获取)为候选。如有多个 HLA 相合者,宜选择年轻、男性、ABO 血型相合和巨细胞病毒阴性者。脐血移植除了配型,还应确定新生儿无遗传性疾病。

2. **供者的准备**

(1) 身体评估:供者需在捐献造血干细胞移植前 1 个月内完成身体全面评估,是否有血液系统、心脏、肝脏、肺脏和肾脏等方面的疾病,是否可以耐受麻醉、干细胞采集、粒细胞集落刺激因子(G-CSF)动员。孕妇及哺乳期女性不宜捐献干细胞。女性育龄期供者在捐献干细胞前,需做妊娠检查,确认没有妊娠。

(2) 身体准备:根据造血干细胞采集方法及其需要量的不同,可安排供者短期留观或住院,无血缘关系供者采集过程需住院 7 天。若需采集外周血造血干细胞者,为扩增外周血中造血干细胞的数

Note:

量,常需给予造血生长因子,如粒细胞集落刺激因子(G-CSF)或其他动员剂。

（3）心理准备:①心理反应。多数供者担心大量采集骨髓或提取外周血造血干细胞时可能带来的痛苦和出现危险,以及其后对身体健康的影响,主要心理反应有紧张、恐惧和矛盾等。②心理疏导。首先要崇尚捐献造血干细胞以拯救他人生命的人道主义行为;结合既往异体供者的健康实例和成功救治的病例,向供者说明造血干细胞捐献过程安全,无严重不良事件报告,不会降低供者的抵抗力,不影响供者健康;不仅要介绍造血干细胞的采集过程,还需针对每个步骤的操作方法、目的意义、注意事项与配合要求、可能出现的并发症及其预防和处理的方法等给予必要的解释和指导;可介绍医院现有的医疗设备和安全措施、医务人员的素质水平等,以提高异体供者的安全感和信任感,减轻顾虑,让供者完全自愿地签署知情同意书。

3. 造血细胞的采集

（1）骨髓的采集:在无菌条件下,先予供者行硬膜外麻醉或全身麻醉,以双侧髂后上棘区域为抽吸点。采集量以受者的体重为依据,骨髓采集一次性完成。

（2）外周血造血干细胞的采集:外周血造血干细胞是通过血细胞分离机多次采集而获得。采集过程中要注意低血压、枸橼酸盐反应、低钙综合征等并发症的预防、观察与处理。对于自体移植者,采集的外周血造血干细胞需低温或冷冻保存,最常用冷冻保护剂为二甲基亚砜;而异基因造血干细胞移植则在采集完后立即回输。

（3）脐带血造血干细胞的采集:脐带血干细胞由特定的脐血库负责采集和保存。采集前需确定新生儿无遗传性疾病,应进行血型、HLA 配型、有核细胞和 CD34$^+$ 细胞计数,及各类病原体监测等检查,以确保脐血质量。

4. 病人预处理　预处理的目的是最大限度地清除基础疾病及抑制受体的免疫功能,以避免排斥移植物。方法主要包括全身照射、应用细胞毒药物和免疫抑制剂。根据预处理的强度,造血干细胞移植可分为传统的清髓性方案、非清髓性方案及减低强度的方案(即介于前两者之间)。

5. 造血干细胞输注　经静脉将造血干细胞输注入病人体内。具体操作及注意事项见护理部分内容。

【护理】

需对 HSCT 病人进行全环境保护,即居住在 100 级无菌层流病房、进无菌饮食、肠道消毒及皮肤消毒。

1. 病人入无菌层流病房前的护理

（1）心理准备:接受造血干细胞移植的病人需单独居住于无菌层流病房内半个月至 1 个月时间。不但与外界隔离,而且多有较严重的治疗反应,病人极易产生各种负性情绪,如焦虑、恐惧、孤独、失望甚至绝望等。因此,需要帮助病人充分做好治疗前的心理准备。①评估:了解病人、家属对造血干细胞移植的目的、过程、可能的不良反应的了解程度;是否有充分的思想准备;病人的经济状况如何等。②帮助病人提前熟悉环境:让病人提前熟悉医护小组成员,了解无菌层流病房的基本环境、规章制度,有条件可在消毒灭菌前带病人进室观看,或对入室后的生活情景进行模拟训练,以解除其恐惧、陌生和神秘感。③对自体造血干细胞移植的病人,应详细介绍骨髓或外周血干细胞采集的方法、过程、对身体的影响等方面的知识,以消除病人的疑虑。

（2）身体准备:①相关检查。如心、肝、肾功能及人类巨细胞病毒检查,异体移植病人还需做组织配型、ABO 血型配型等。②清除潜在感染灶。请口腔科、眼科、耳鼻喉科和外科(肛肠专科)会诊,彻底治疗或清除已有的感染灶,如龋齿、疖肿、痔疮等;行胸片检查排除肺部感染、结核。③肠道及皮肤准备。入室前 3 天开始服用肠道不易吸收的抗生素;入室前 1 天剪指(趾)甲、剃毛发、洁脐;入室当天沐浴后用 0.05% 醋酸氯己定药浴 30~40 分钟,再给予眼、外耳道、口腔和脐部的清洁,换穿无菌衣裤后进入层流室,对病人皮肤进行多个部位(尤其是皱褶处)的细菌培养样本采集,以做移植前对照。

2. 病人入无菌层流病房后的护理　病人经预处理后,全血细胞明显减少,免疫功能也受到抑制,极易发生严重感染、出血,而层流室是通过高效过滤器,使空气净化,但无灭菌功能,必须加强全环境的保护及消毒隔离措施,最大限度减少外源性感染。除了加强无菌环境的保持及物品的常规消毒外,要做好病人细致全面的护理,如食物消毒、病人全身消毒等生活护理,成分输血的护理,中心静脉导管的维护,用药护理及其疗效与不良反应的观察,以及心理护理。

3. 造血干细胞输注的护理

(1) 骨髓输注的护理:在病人进行预处理后再采集供者或自体骨髓。采集后如果供受者 ABO 血型相合时,即可输入;如果 ABO 血型不合,要待处理后(如清除骨髓中的红细胞)方可输注。输注前悬挂 30 分钟;应用抗过敏药物。建立两条静脉通路,一路输骨髓血,最后的少量(约 5ml)骨髓弃去,以防发生脂肪栓塞;经另一静脉通道同步输入生理盐水及适量鱼精蛋白,以中和骨髓液内的肝素。在输注骨髓过程中,应做好持续心电监护,密切观察病人的生命体征和各种反应,并记录。

(2) 外周血造血干细胞输注的护理:异体外周血造血干细胞采集当天立即回输。自体外周血造血干细胞的回输要准备超净台,电热恒温水箱,并做好消毒,输注前备好氧气装置。输注过程中密切观察是否出现干细胞冷冻保护剂的毒副作用,如恶心、呕吐、头痛、血压急剧升高、心率缓慢、呼吸困难等。

4. 移植后并发症的观察与护理

(1) 感染:感染是 HSCT 最常见的并发症之一,也是移植成败的关键。感染可发生于任何部位,病原体可包括各种细菌、真菌与病毒。一般情况下,移植早期(移植后第 1 个月),多以单纯疱疹病毒、细菌(包括革兰氏阴性菌与阳性菌)和真菌感染较常见;移植中期(移植后 2~3 个月),巨细胞病毒和卡氏肺囊虫为多;移植后期(移植 3 个月后),则要注意带状疱疹、水痘等病毒感染及移植后肝炎等。感染的主要原因有:①移植前预处理中使用大剂量化疗,造成了皮肤、黏膜和器官等正常组织损害,使机体的天然保护屏障破坏;②大剂量化疗和放疗破坏了机体的免疫细胞,此时中性粒细胞可降至零,机体免疫力极度低下;③移植中使用免疫抑制剂降低了移植物抗宿主反应的强度,但也进一步抑制了免疫系统对入侵微生物的识别和杀伤的功能;④留置中心静脉导管;⑤GVHD。移植期间应对病人进行全环境保护。

(2) 出血:预处理后血小板极度减少是导致病人出血的主要原因,且移植后血小板的恢复较慢。因此要每天监测血小板计数,观察有无出血倾向,必要时遵医嘱输注经 25Gy 照射后或白细胞过滤器过滤后的单采血小板。详见本章第二节"出血或出血倾向"的护理。此外移植后出血性膀胱炎(hemorrhagic cystitis,HC)发生率较高,可能由预处理药物及其代谢物对移行上皮直接损害所致,也可能由病毒感染累及泌尿道所致,后者为迟发性膀胱炎,出现较晚,一般发生在移植 30 天后,常见的病毒为多瘤病毒、腺病毒或巨细胞病毒(CMV)等。根据血尿程度,出血性膀胱炎临床分级如下:Ⅰ度为镜下血尿;Ⅱ度为肉眼血尿;Ⅲ度为肉眼血尿伴血块;Ⅳ度为血块梗阻尿道,需采取措施清除血块或需外科干预。应加强病情观察:评估排尿的量、次数、颜色和性状;了解排尿的时间间隔;评估出入量是否平衡;评估每天饮水量和输液量;嘱病人多饮水 2 000~3 000ml/d,以加强代谢物或毒素的排出,并遵医嘱给予碱化尿液,保护膀胱黏膜。

(3) 移植物抗宿主病(GVHD):GVHD 是异基因 HSCT 后最严重的并发症,由供者 T 淋巴细胞攻击受者同种异型抗原所致。急性 GVHD 发生在移植后 100 天内,尤其是移植后的第 1~2 周,又称超急性 GVHD。主要表现为突发广泛性斑丘疹(最早出现在手掌、足掌、耳后、面部与颈部)、持续性厌食、腹泻(每天数次甚至数十次的水样便,严重者可出现血水样便)、发热、皮肤脱屑、水肿、黄疸与肝功能异常等。100 天后出现的则为慢性 GVHD,临床表现类似自身免疫性表现,如局限性或全身性硬皮病、皮肌炎、面部皮疹、干燥综合征、关节炎、闭塞性支气管炎、胆管变性和胆汁淤积等。发生 GVHD 后治疗常较困难,死亡率甚高。单独或联合应用免疫抑制剂(MTX、CSA、免疫球蛋白、ALG 等)和清除 T 淋巴细胞是目前预防 GVHD 最常用的两种方法。依 GVHD 发生的严重程度不同可采取局部用药或大剂量甲泼尼龙冲击治疗。护理配合中要注意：①遵医嘱正确应用各种治疗药物,如环孢素、甲氨蝶呤、糖皮质激素等,并要注意对各种药物不良反应的观察;②输注各种血液制品时,必须在常规照射等处理后执行;③密切观察病情变化,如自觉症状、生命体征、皮肤、黏膜、大小便性状及其排泄情况,及早发现 GVHD 并配合做好各种救治工作;④严格执行无菌操作。

（4）肝静脉闭塞病:亦称肝窦阻塞综合征。主要因预处理中大剂量的化疗及放疗,肝血管和窦状隙内皮的细胞毒损伤并在局部呈现高凝状态所致。高强度预处理、移植时肝功能异常、接受了 HBV 或 HCV 阳性供体的干细胞是本并发症的危险因素。一般在移植后 1 个月内发病,高峰发病时间为移植后 2 周,多以高胆红素血症为首发表现,伴有肝脏增大、右上腹压痛、腹水、体重增加等。因此,移植后应注意观察病人有无黄疸等上述表现,并协助医生进行有关检查,如肝功能和凝血功能的检查。临床治疗以支持为主,包括限制钠盐摄入,改善微循环和利尿治疗,轻、中型可自行缓解且无后遗症,重型病人预后差,多因进行性急性肝衰竭、肝肾综合征和多器官功能衰竭而死亡。

（5）神经系统并发症:HSCT 后中枢神经系统并发症及周围神经系统并发症均较常见。前者包括中枢神经系统感染、脑血管病、癫痫发作、代谢性脑病及药物介导的中枢神经系统不良反应等。周围神经系统并发症最常见吉兰-巴雷综合征。应密切观察病人的意识状态,有无意识障碍、头痛、抽搐等表现。

（6）化疗药不良反应的预防与护理:详见本章第五节"白血病"。

【预后】

HSCT 的成功开展使很多病人长期存活,部分病人移植后复发,自体 HSCT 的复发率相对较高,多发生在移植后 3 年内,复发者治疗较困难,预后也较差。大多数存活者身心健康状况良好,能恢复正常的工作、学习和生活。有 10%～15% 的存活者存在不同程度的心理社会问题,慢性 GVHD 是影响生存质量的主要因素。

（胡 荣）

思 考 题

---

1. 江某,男,40 岁,从事室内装修工作 20 年。因"牙龈出血 3 月余,头晕、乏力 2 月余"入院。病人 3 个月前无明显诱因出现牙龈出血,伴头疼,2 个多月前出现头晕、乏力,伴眩晕、恶心。

身体评估:体温 36.6℃,脉搏 95 次/min,呼吸 20 次/min,血压 90/70mmHg;中度贫血貌,全身皮肤苍白,双下肢散在出血点。全身浅表淋巴结无肿大;巩膜无黄染;胸骨无压痛;双肺呼吸音清;心尖搏动位置正常,心率 95 次/min,律整;肝脾未触及;双下肢无凹陷性水肿。

实验室及其他检查:血象示,红细胞 $1.5×10^{12}/L$,血红蛋白 54g/L,网织红细胞 0.1%;白细胞 $1.0×10^9/L$,分类显示中性粒细胞 $0.2×10^9/L$,淋巴细胞比例增高;血小板计数 $10.0×10^9/L$。骨髓象示,骨髓增生低下,红细胞、粒细胞增生低下,淋巴细胞比值增高,未见巨核细胞;骨髓活检显示,造血组织 6%,脂肪组织 94%。

问题:

（1）该病人最可能的诊断是什么?

（2）请列出该病人目前存在的主要护理诊断/问题?

（3）针对该病人,护士可采取哪些护理措施?

2. 余某,女,32 岁。因"阵发性腹痛、黑便 2 天"拟诊为"过敏性紫癜"收入院。病人 10 天前无明显诱因感觉低热、乏力和全身酸痛,自认为是感冒,服用感冒药后,症状明显减轻,未予进一步检查。2 天前出现恶心、阵发性脐周部疼痛,无呕吐、腹泻,连续 2 天大便发黑,来院就诊。

身体评估:体温 37.2℃,脉搏 96 次/min,呼吸 20 次/min,血压 106/72mmHg;神志清楚,全身浅表淋巴结未及,胸骨无压痛;双下肢可见散在、大小不一的紫癜,以伸侧面为多,双膝关节肿胀,活动轻度受限;腹部平软,肝脾肋下未及,脐周部有轻压痛。

实验室检查:血象示,红细胞 $3.92 \times 10^{12}/L$,血红蛋白 $112g/L$,白细胞 $9.4 \times 10^9/L$,血小板计数 $120 \times 10^9/L$。

问题:

(1) 请简述 ITP 与过敏性紫癜的区别。

(2) 该病人为过敏性紫癜的哪一种类型?病人需进行哪项实验室检查以明确诊断?

(3) 请写出该病人目前主要的护理措施。

3. 李某,女,48 岁,以"反复高热 7 天"为主诉收入院。血象及骨髓检查报告示急性单核细胞白血病。化疗开始后第 10 天病人突然出现大量鼻出血,牙龈出血,随后诉头痛,喷射状呕吐,视物模糊,烦躁。

身体评估:体温 $37.0℃$,脉搏 102 次/min,呼吸 24 次/min,血压 155/85mmHg;全身皮肤见大片瘀斑,球结膜出血。

实验室检查:血象示,白细胞 $0.8 \times 10^9/L$,血红蛋白 $61g/L$,血小板计数 $15 \times 10^9/L$。

问题:

(1) 目前该病人最可能发生了什么并发症?

(2) 为进一步明确病情,该病人还需要做哪些辅助检查?

(3) 写出该病人的主要护理措施。

URSING

第七章

内分泌与代谢性疾病病人的护理

07章　数字内容

内分泌与代谢性疾病主要包括内分泌系统疾病、代谢性疾病以及营养性疾病。内分泌系统疾病包括下丘脑、垂体、甲状腺、肾上腺等疾病，其他系统疾病或激素药物的不规范使用等也可能引起内分泌系统疾病。代谢性疾病指机体新陈代谢过程中某一环节障碍引起的疾病，如糖尿病等。营养性疾病则是营养物质不足、过剩或比例失调引起的，如肥胖症。长期营养和代谢障碍影响个体的生长、发育、衰老过程，甚至影响下一代。内分泌与代谢性疾病种类繁多，很多为常见病和多发病，包括甲状腺功能亢进症、糖尿病、痛风及肥胖症等。近年来，随着社会和医学科学的发展，不仅提出了代谢综合征等新的疾病概念及预防措施，同时甲状腺功能亢进症、肾上腺疾病、糖尿病、骨质疏松症等疾病出现了多学科联合治疗的趋势，内分泌与代谢性疾病治疗有了更多的研究和进展。

第一节　概　　述

【内分泌系统疾病】

人体为适应不断改变的内外界环境,保持机体内环境的相对稳定,必须依赖神经、内分泌和免疫系统的相互配合和调控,共同完成机体的代谢、生长、发育、生殖、运动和衰老等生命活动。

（一）内分泌系统的结构与功能

内分泌系统是由内分泌腺和分布于人体各组织的激素分泌细胞(或细胞团)以及它们所分泌的激素组成。

1. **激素（hormone）**　是由细胞分泌的有机化学物质,通过各种方式到达靶器官或组织,实现相应的信息传递或功能调控。根据其化学特性可分为4类:肽类激素(如胰岛素)、氨基酸类激素(如甲状腺素)、胺类激素(如肾上腺素)、类固醇类激素(如糖皮质激素)。

（1）激素分泌方式

1）内分泌(endocrine):激素分泌后进入血液循环,运输至人体的各种靶组织而发挥作用。

2）旁分泌(paracrine):激素分泌后不进入血液,仅(或主要)通过细胞外液扩散而作用于邻近细胞。

3）自分泌(autocrine):激素直接反馈作用于自身细胞,是细胞自我调节的重要方式之一。

4）胞内分泌(intracrine):在细胞质合成的激素直接运送至细胞核而影响靶基因的表达。

5）神经分泌(neurocrine):激素由神经细胞分泌,沿神经轴突运送至所支配的组织,调节靶细胞激素的合成和分泌。

（2）**激素的降解与转化**:激素通过血液、淋巴液和细胞外液转运到靶细胞发挥作用,并经肝、肾和靶细胞代谢降解而灭活。激素水平是否能够保持动态平衡,决定于激素的分泌、在血液中与蛋白的

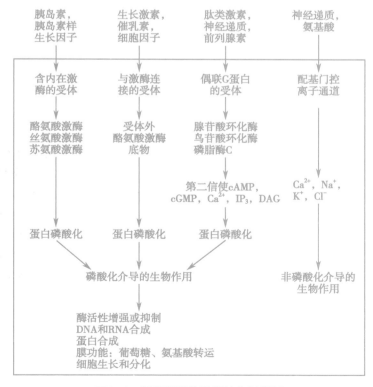

图 7-1　**细胞膜受体激素的作用机制**

Note：

结合及最终降解,而其中最主要决定因素是激素的生成和分泌。

(3) 激素的作用机制:激素要发挥作用,首先必须转变为具有活性的激素,如甲状腺素(T_4)转变为三碘甲状腺原氨酸(T_3),以便与其特异性受体结合。根据激素受体所在部位不同,有两种不同的作用机制:

1) 作用于细胞膜受体:主要为肽类激素、胺类激素、细胞因子、前列腺素等。其作用机制比较复杂,大致可分为4种(图7-1),分别通过磷酸化和非磷酸化途径介导各种生物反应。

2) 作用于细胞核内受体:主要为类固醇激素、甲状腺激素、活性维生素 D、维生素 A 等。其通过各种方式与特异性受体结合后,致受体变构,并与靶基因 DNA 结合部位结合,致基因活化(或抑制),合成特定蛋白质和酶,改变细胞的生物作用。

2. 内分泌腺和激素分泌细胞　人体的内分泌腺主要包括:①下丘脑和神经垂体;②松果体;③腺垂体;④甲状腺;⑤甲状旁腺;⑥胰岛和胰岛外的激素分泌细胞;⑦肾上腺;⑧性腺。激素分泌细胞主要分布在心血管、胃肠、肾上腺髓质、脂肪组织、脑等部位,它们分泌的激素辅助神经系统将信息物质传递到全身各靶器官,发挥其对细胞的生物作用。人体主要内分泌腺(组织)、激素及靶器官见表7-1。

表7-1　人体主要内分泌腺(组织)、激素、靶器官(组织)及生理作用

内分泌腺(组织)	激素	靶器官(组织)	生理作用
下丘脑	促甲状腺激素释放激素(TRH)	垂体	促进促甲状腺激素的释放
	促性腺激素释放激素(GnRH)	垂体	刺激促性腺激素(黄体生成素、卵泡刺激素)的分泌
	促肾上腺皮质激素释放激素(CRH)	垂体	刺激促肾上腺皮质激素合成与释放
	生长激素释放激素	垂体	刺激生长激素分泌
	生长抑素	多种内分泌腺及人体组织	抑制生长激素、促甲状腺激素、促肾上腺皮质激素和催乳素等的释放;抑制胰岛素、胰高血糖素、肾素、甲状旁腺激素以及降钙素等的分泌;抑制胃肠道运动和激素的分泌
	催乳素释放因子	垂体	促进垂体释放催乳素
	催乳素抑制因子	垂体	抑制垂体释放催乳素
	血管升压素(ADH)	肾脏	提高远曲小管和集合管对水的通透性,促进水的吸收,是尿液浓缩和稀释的关键性调节激素
	催产素	子宫	间接刺激子宫平滑肌收缩,模拟正常分娩的子宫收缩作用,导致子宫颈扩张;刺激乳腺的平滑肌收缩,有助于乳汁自乳房排出,但并不增加乳腺的乳汁分泌量
	促黑激素释放因子	垂体	促进促黑激素释放
	促黑激素释放抑制因子	垂体	抑制促黑激素释放
垂体	促甲状腺激素(TSH)	甲状腺	促进甲状腺的生长和甲状腺激素的合成与释放

续表

内分泌腺（组织）	激素	靶器官（组织）	生理作用
垂体	促肾上腺皮质激素（ACTH）	肾上腺皮质束状带	促进肾上腺皮质组织增生和糖皮质激素的合成与释放
	黄体生成激素（LH）	成熟卵泡	引起排卵并生成黄体
	卵泡刺激素（FSH）	卵泡	促进卵泡发育成熟，促进雌激素分泌
	生长激素（GH）	人体各组织	促进除神经组织以外的所有其他组织生长，促进机体蛋白质合成代谢，刺激骨关节软骨和骨骺软骨生长等
	催乳素（PRL）	乳腺、卵泡等	促进乳腺发育生长，刺激并维持泌乳，刺激黄体生成素合成
	促黑激素（MSH）	黑色素细胞	促进黑色素合成
甲状腺	甲状腺素（T_4）、三碘甲状腺原氨酸（T_3）	人体各组织	促进机体能量、物质代谢和生长发育
	降钙素	人体各组织	降低血钙、血磷的水平
甲状旁腺	甲状旁腺素（PTH）	人体各组织	调节体内钙磷代谢，维持血钙平衡
肾上腺	皮质醇	人体各组织	抑制蛋白质合成，促进其分解及脂肪重新分布，抑制免疫功能，抗炎、抗过敏、抗病毒、抗休克等
	醛固酮（ALD）	肾脏	促进远曲小管和集合管重吸收水钠，排出钾
	肾上腺素（AD，E）	人体各组织 α 和 β 受体	使皮肤、黏膜、肾脏的血管收缩，骨骼肌动脉、冠状动脉扩张，改善心肌供血，提高心肌兴奋性，扩张支气管平滑肌
	去甲肾上腺素（NA，E）	人体各组织 α 受体	收缩血管，正性肌力，升高血压
性腺	雄激素	生殖器官	刺激男性性器官的发育和第二性征出现，促进蛋白质合成、骨骼生长、红细胞生成，促进精子生成
	雌激素	生殖器官	刺激女性性器官的发育和第二性征出现
	孕激素	生殖器官	抑制排卵，促使子宫内膜增生，抗醛固酮作用等
胰岛	胰岛素	人体各组织	促进葡萄糖利用和蛋白质合成，抑制脂肪、糖原及蛋白质分解
	胰高血糖素	人体各组织	促进肝糖原分解和糖异生，拮抗胰岛素

Note：

（二）内分泌系统的调节

1. 神经系统与内分泌系统的相互调节　　下丘脑是联系神经系统和内分泌系统的枢纽,与垂体之间构成一个下丘脑-垂体-靶腺轴。内分泌系统直接由下丘脑调控周围内分泌腺和靶组织;而下丘脑、垂体与靶腺之间又存在反馈调节,如垂体激素可反馈抑制相应的下丘脑激素分泌以保持激素分泌在正常范围内。反馈控制是内分泌系统的主要调节机制,使相距较远的腺体之间相互联系、彼此配合,保持机体内环境的稳定,维持正常的生理状态。

2. 免疫系统和神经-内分泌系统的相互影响　　免疫和神经、内分泌 3 个系统之间可通过相同的肽类激素和共有的受体相互作用,形成一个完整的调节环路。一方面,淋巴细胞膜表面有多种神经递质及激素的受体,神经-内分泌系统通过其递质或激素与淋巴细胞膜表面受体结合,介导免疫系统的调节;另一方面,神经-内分泌系统细胞膜上有免疫反应产物的受体,免疫系统可通过细胞因子对其功能产生影响。许多内分泌疾病的病因都与自身免疫有关,如桥本甲状腺炎、甲状腺功能亢进症、1 型糖尿病、肾上腺皮质功能减退症等,其中大部分疾病使用肾上腺糖皮质激素治疗有效,也说明内分泌激素与自身免疫疾病有关。

（三）内分泌系统疾病

内分泌系统疾病是指各种原因引起的内分泌系统病理或病理生理改变,出现功能亢进、功能减退或功能异常。根据病变发生部位,可分为原发性(靶腺病变)和继发性(下丘脑或垂体病变)。此外,内分泌腺或靶组织对激素的敏感性或应答反应降低,非内分泌组织恶性肿瘤异常产生过多激素,以及激素和某些药物治疗均可导致内分泌系统疾病。

1. 功能亢进　　常见原因包括:①内分泌腺肿瘤,如垂体肿瘤、甲状腺腺瘤、甲状旁腺腺瘤、胰岛 β 细胞瘤、醛固酮瘤、嗜铬细胞瘤等;②多内分泌腺肿瘤病,多个内分泌腺肿瘤或者增生,可分为良性或者恶性;③异位激素内分泌综合征,指起源于非内分泌腺或组织的肿瘤过多产生某种激素,或起源于内分泌腺的肿瘤除产生正常分泌的激素外还释放其他激素,从而导致相应激素过多临床表现的一组综合征;④激素代谢异常,如严重肝病病人血中雌激素水平增加,雄烯二酮在周围组织转变为雌二醇增多;⑤外源性激素过量摄入,如过量糖皮质激素摄入所致的医源性库欣综合征,过量甲状腺素摄入所致的甲状腺毒症等;⑥基因异常,导致激素合成和释放调节的异常;⑦自身抗体产生,如甲状腺刺激性抗体(TSAb)刺激甲状腺细胞表面的 TSH 受体,引起甲状腺功能亢进。

2. 功能减退　　常见原因包括:①内分泌腺破坏,因自身免疫疾病、肿瘤压迫、出血、梗死、炎症、坏死、放射损伤、手术切除等引起;②内分泌腺激素合成缺陷,如内分泌腺基因突变、细胞受体突变等;③激素缺乏,发生在激素、激素受体、转录因子、酶及离子通路的基因突变;④内分泌腺以外的疾病,如肾实质破坏性疾病。

3. 激素在靶组织抵抗　　激素受体突变或者受体后信号转导系统障碍,使激素在靶组织不能发挥正常作用。临床上大多表现为功能减退或正常,但血中激素水平异常升高,如 2 型糖尿病的胰岛素抵抗。

【营养、代谢性疾病】

营养物质不足、过多或比例不当都能引起营养性疾病,而营养物质进入人体后在体内合成和分解代谢过程中的某一环节出现障碍,则可引起代谢性疾病。营养性疾病和代谢性疾病关系密切,往往并存,彼此影响。

（一）营养和代谢的生理

1. 营养物质的供应和摄取　　人类通过摄取食物来维持生存和健康,保证生长发育和各种活动。这些来自外界并主要以食物形式摄入的物质就是营养素,主要包括:①能量与宏量营养素,如蛋白质、碳水化合物、脂肪;②维生素;③矿物质;④其他膳食成分,如水、膳食纤维等。人体所需要的营养物质主要来自食物,部分可在体内合成。每天所需能量为基础能量消耗、特殊功能活动和体力活动等所消

Note:

耗能量的总和。基础能量消耗主要由性别、年龄、身高和体重决定。特殊功能活动指消化、吸收所消耗的能量,可因生长、发育、妊娠、哺乳等特殊生理需要而增加。体力活动所需能量因活动强度而异,轻、中、重体力活动所需能量分别为基础能量的 30%、50%、100% 或以上。每天所需总能量主要由碳水化合物、蛋白质和脂肪来供应。

2. 营养物质的消化、吸收、代谢和排泄 营养物质进入机体后,通过一系列化学反应合成较大分子并转化为自身物质,并以糖原、蛋白质、脂肪及其化合物的形式在体内储存的过程被称为合成代谢。体内的糖原、蛋白质、脂肪等大分子物质也随时被分解为小分子物质,伴随能量的生成与释放,这被称为分解代谢。营养物质在体内合成和分解代谢过程中的一系列化学反应被称为中间代谢,它受基因控制,以及酶、激素、神经内分泌系统的调节,同时也受代谢底物的质和量、辅助因子、体液组成、离子浓度等反应环境以及中间和最终产物的质和量等因素的调节。中间代谢所产生的物质,除被机体储存或重新利用外,最后以水、二氧化碳、含氮物质或其他代谢产物的形式,经肺、肾、肠、皮肤、黏膜等排出体外。

（二）营养性疾病和代谢性疾病

1. 营养性疾病 机体对各种营养物质均有一定的需要量、允许量和耐受量。因一种或多种营养物质不足、过多或比例不当而引起的疾病称为营养性疾病。根据发病的原因可分为原发性和继发性两大类:

（1）原发性营养失调:是由于摄取营养物质不足、过多或比例不当引起。如摄取蛋白质不足可引起蛋白质缺乏症;摄取能量超过机体消耗可引起单纯性肥胖症。

（2）继发性营养失调:是由于器质性或功能性疾病所致的营养失调。常见原因有进食障碍、消化吸收障碍、物质合成障碍、机体对营养需求的改变、排泄异常等。

2. 代谢性疾病 指中间代谢某个环节障碍所致的疾病。按发病机制可分为遗传性代谢病（先天性代谢缺陷）和获得性代谢病两大类。

（1）遗传性代谢病:基因突变引起蛋白质结构和功能紊乱,特异酶催化反应消失、降低或升高,导致细胞和器官功能异常。

（2）获得性代谢病:因环境因素或遗传因素与环境因素相互作用所致。不合适的食物、药物、理化因素、创伤、感染、器官疾病、精神疾病等是常见原因。肥胖症和糖尿病即是遗传因素与环境因素共同作用的结果。此外,有些遗传性代谢病以环境因素为其发病诱因,如苯丙酮尿症。

【护理评估】

在全面收集病人主、客观资料的基础上,内分泌与代谢性疾病病人的护理评估重点如下:

（一）病史

1. 患病及治疗经过

（1）患病经过:详细了解病人患病的起始时间、有无诱因、发病的缓急、主要症状及其特点。评估病人有无进食或营养异常,有无排泄功能异常和体力减退等。如糖尿病病人多有烦渴多饮、多尿、易饥多食、便秘或腹泻、体力减退等;甲状腺功能亢进症病人可出现食欲亢进、体重减轻、怕热多汗、排便次数增多等;腰背部疼痛多见于骨质疏松症病人;关节红肿热痛见于痛风急性期病人。此外,还要评估病人有无失眠、嗜睡、记忆力下降、注意力不集中、畏寒、手足抽搐、四肢感觉异常或麻痹等。

（2）既往检查、治疗经过及效果:评估病人是否遵从医嘱治疗,用药及治疗效果,目前使用药物的种类、剂量、用法、疗程,有无冠心病、高血压等相关疾病。

2. 生活史及家族史

（1）生活史:了解病人的出生地及生活环境,如单纯性甲状腺肿常与居住地缺碘有关。评估婚姻状况及生育情况,了解病人是否有性功能异常等问题。日常生活是否规律,有无烟酒嗜好、特殊的饮食喜好或禁忌,每天进食情况。

（2）家族史:许多内分泌与代谢性疾病有家族倾向性,如甲状腺疾病、糖尿病、肥胖症等,应询问病人家族中有无类似疾病的发生。

3. **心理-社会状况**　糖尿病和甲状腺功能亢进症本身常伴有精神兴奋、情绪不稳定、易激怒或情绪淡漠、抑郁、失眠等，而慢性病程和长期治疗又常引起焦虑、性格改变、应对能力下降、社交障碍、体象紊乱等心理社会功能失调。护士应注意评估病人患病后的精神、心理变化，患病对日常生活、学习或工作、家庭的影响，是否适应病人角色转变。病人对疾病的性质、发展过程、预后及防治知识的认知程度。社会支持系统，如家庭成员、经济状况、文化和教育情况，对疾病的认识和对病人的照顾情况，病人的医疗费用来源和支付方式，社区卫生保健系统是否健全，能否满足病人出院后的医疗护理需求等，以便有针对性地给予心理疏导和支持。

（二）身体评估

病人的典型临床表现和病理性特征对于诊断内分泌与代谢性疾病有重要参考价值。

1. **全身状态**　甲状腺功能亢进症病人常有烦躁、易激动、脉搏增快；而甲状腺功能减退症病人常有精神淡漠、脉搏减慢。血压增高见于库欣综合征、糖尿病、原发性醛固酮增多症、嗜铬细胞瘤；血压降低见于肾上腺皮质功能减退、垂体危象等。糖尿病酮症酸中毒、高渗高血糖综合征和低血糖常有意识改变。巨人症患儿身高明显高于同龄儿童，伴有面部粗糙、手脚增厚增大；肢端肥大症有明显外貌变化，可表现为鼻唇肥厚、眉弓及颧骨高突等。库欣综合征病人可出现向心性肥胖。生长激素缺乏性矮小症病人不能随年龄增加而正常长高。

2. **皮肤、黏膜**　肾上腺疾病病人可表现为皮肤、黏膜色素沉着。腺垂体功能减退症病人可出现皮肤干燥粗糙、毛发脱落，重者出现黏液性水肿。肢端肥大症病人可出现皮肤及软组织增生肥大，皮肤变厚变粗。库欣综合征病人可出现痤疮、多毛、腹部皮肤紫纹。

3. **头颈部**　肢端肥大症表现为头颅、耳鼻增大，眉弓隆起。甲状腺功能亢进症可有突眼、眼球运动障碍、甲状腺肿大。垂体瘤可出现头痛伴视力减退或视野缺损等。

4. **四肢、脊柱、骨关节**　骨质疏松症可导致脊柱、骨关节变形，甚至驼背。

5. **生殖器**　腺垂体疾病可导致外生殖器发育异常。垂体瘤病人常有闭经、溢乳。

（三）实验室及其他检查

1. **实验室检查**　主要用于内分泌腺的功能诊断和定位诊断。

（1）血液和尿生化测定：某些激素与血清中某些电解质之间有相互调节作用（如血清钠、钾与醛固酮和糖皮质激素，钙、镁、磷与甲状旁腺激素，血糖与胰岛素和胰高血糖素等），测定基础状态下血糖、血脂、血电解质等，可间接了解相关激素的分泌功能。

（2）激素测定：血液中的激素浓度是诊断内分泌腺功能的直接证据。一般采用空腹静脉血液标本来测定。部分激素呈脉冲性分泌，需要限定特殊的采血时间，如测定血浆皮质醇生理波动需采集当天清晨 8 时、下午 4 时及午夜 12 时的血液标本。尿液中的激素代谢产物也可以反映激素的水平，如测定 24 小时尿 17-羟皮质类固醇可间接反映全天肾上腺分泌皮质醇的情况。

激素水平的测定对某些内分泌疾病的定位诊断也有帮助。如血浆 ACTH 和皮质醇均升高则提示病变在垂体或异位 ACTH 综合征；如 ACTH 降低，皮质醇升高则病变在肾上腺皮质。同样，如血 TSH 和 T_3、T_4 均升高，则可能为垂体 TSH 瘤或 TSH 不敏感综合征；如 TSH 明显降低，而 T_3、T_4 升高则为甲状腺病变所致的甲状腺功能亢进症。如血清 FSH 和 LH 均升高，提示病变在性腺；减低则提示病变在垂体或下丘脑。

（3）激素分泌动态试验：此类试验可进一步探讨内分泌腺功能状态及病变的性质。①兴奋试验：多适用于分泌功能减退的情况，可估计激素的贮备功能。如 TRH 刺激试验、胰岛素低血糖兴奋试验、精氨酸兴奋试验等。②抑制试验：多适用于分泌功能亢进的情况，观察其正常反馈调节是否消失，有无自主性激素分泌过多，是否有肿瘤存在等，如地塞米松抑制试验。

判断激素水平时，应考虑年龄、性别、营养状态、有无用药或是否处于应激状态以及取血时间等，并应结合临床状况。常用内分泌与代谢性疾病实验室检查及注意事项见表 7-2。

Note:

表 7-2　常用内分泌与代谢性疾病实验室检查及注意事项

名称	检查目的	方法及注意事项
TRH 兴奋试验	原发性与中枢性甲状腺功能减退的鉴别	试验前先抽取静脉血 2ml 置于血清管中,测得 TSH 为基础值。然后将 TRH 200~500μg 溶于生理盐水 2~4ml 中快速静注,于注射后 15min、30min、60min、120min 各抽血 2ml 置于血清管中送检。本试验不需空腹,试验前停用甲状腺激素、抗甲状腺激素、雌激素、糖皮质激素、左旋多巴等药物。注射 TRH 可引起暂时性心悸、头昏、恶心、面部潮红及尿意感,一般不需处理,10~15min 后可缓解
血清甲状腺激素测定	判断甲状腺功能	清晨空腹抽取静脉血 2ml 置于血清管中,测定血清甲状腺激素水平。试验前 3d 停用避孕药、雌激素、糖皮质激素、苯妥英钠等药物
甲状腺摄¹³¹I 率	评价甲状腺功能的传统方法,目前用于甲状腺毒症病因的鉴别	试验前 10h 开始禁食。试验当天空腹口服 74MBq 的 Na¹³¹I,在服药后第 2h、4h 和 24h 分别作甲状腺部位放射性计数。做本试验前 3 个月不做碘油 X 线造影,2 个月内不用含碘药物及食物,1 个月内停用抗结核药、激素类及抗甲状腺药物,心脏病病人、妊娠、哺乳妇女不宜做本试验
血浆 ACTH 测定	垂体-肾上腺疾病鉴别诊断	抽取静脉血 2ml 置于 4℃ 冰槽或冰水中即刻送检。观察 ACTH 分泌节律,可于当天清晨 8 时、下午 4 时及午夜 12 时准时抽血
尿 17-羟皮质类固醇测定	测定肾上腺皮质功能	留 24h 尿液,容器中加浓盐酸 5ml 防腐,混匀后计尿总量,取 30ml 送检。试验前 3d 停用肾上腺糖皮质激素,嘱病人禁食咖啡、浓茶、青菜及中药等有色食物,禁用 B 族维生素、氯丙嗪、利血平、奎宁、磺胺类、解热镇痛类等药物
口服地塞米松抑制试验	诊断库欣综合征和病因鉴别	小剂量法:试验当天晨 8 时抽血测血浆皮质醇,午夜 12 时准时予病人口服地塞米松 1mg,次晨 8 时再抽血测血浆皮质醇 大剂量法:小剂量不能抑制,进一步行大剂量法。方法是每 6h 口服地塞米松 2mg,连服 2d,于服药第 2d 留 24h 尿查尿游离皮质醇,服药第 3d 晨 8 时抽血测定促肾上腺皮质激素和皮质醇
尿儿茶酚胺及其代谢产物 VMA 测定	诊断嗜铬细胞瘤	棕色瓶留 24h 尿,容器中加浓盐酸 5ml 防腐,混匀后计尿总量,取 30ml 送检。嘱病人试验前 3d 禁食咖啡、浓茶、柠檬汁、巧克力及茄子、番茄、香蕉,停用水杨酸、核黄素、胰岛素等药物,降压药应停 1 周以上
口服葡萄糖耐量试验(OGTT)	糖尿病可疑者明确诊断	试验当天晨,抽取静脉血送检空腹血糖,然后将 75g 无水葡萄糖(儿童为 1.75g/kg,总量不超过 75g)溶于 300ml 水中,协助病人于 5min 内服下,从服糖第一口开始计时,于服糖后 2h 抽取静脉血测血糖。嘱病人试验前禁食 8~10h。试验过程中禁止吸烟、饮水和进食,不做剧烈运动。试验前 3~7d 停服利尿药、避孕药等药物,且试验前 3d 每天饮食需含碳水化合物至少 150g,试验当天晨禁止注射胰岛素

2. 定位诊断　包括病变性质和病变部位的确定。

（1）影像学检查:X 线、CT、MRI、B 超、骨密度检查等可鉴定下丘脑-垂体、甲状腺、性腺疾病,肾上腺、胰岛肿瘤,骨质疏松等。PET 可以发现原位肿瘤及全身转移情况。

（2）放射性核素检查:内分泌肿瘤细胞摄取放射性核素标记的特定物质,定位肿瘤的存在。例

Note:

如甲状腺核素扫描可以发现甲状腺肿瘤和甲状腺转移癌(肺转移、骨转移等)。

(3) 细胞学检查:细针穿刺获得肿瘤或结节的组织标本,评价其良恶性性质。例如甲状腺细针穿刺细胞病理活检可判断甲状腺包块性质。

(4) 内分泌腺静脉导管采血:静脉导管插入内分泌腺静脉采血,测定激素浓度,明确该腺体是否有过量激素产生。如岩下窦静脉采血(IPSS)测定垂体激素以诊断库欣病;双侧肾上腺采血(AVS)明确是否是醛固酮瘤等。

(5) 选择性动脉造影:对于病灶直径较小,不能用 CT 和 MRI 等方法做出定位时,可采用此方法。

3. **病因诊断**

(1) 自身抗体检测:抗体测定有助于明确内分泌系统疾病的性质以及自身免疫疾病的发病机制,甚至可作为早期诊断和长期随访的依据。例如检测促甲状腺激素受体抗体明确甲状腺毒症的病因;胰岛细胞抗体、胰岛素抗体、谷氨酸脱羧酶抗体有利于糖尿病分型。

(2) 染色体检查:主要诊断性分化异常疾病。例如 Turner 综合征的染色体核型是 45,XO。

(3) 基因检查:人类白细胞相关抗原(HLA)基因鉴定、基因突变位点筛查等。

(胡细玲)

第二节　内分泌与代谢性疾病病人常见症状体征的护理

一、身体外形的改变

身体外形的改变多与垂体、甲状腺、肾上腺疾病或部分代谢性疾病有关。常见身体外形改变如下:

1. **身材过高或矮小**　身材过高见于肢端肥大症、巨人症病人;身材矮小见于生长激素缺乏性矮小症。

2. **肥胖与体重过低**

(1) 肥胖:指体重指数(body mass index,BMI)$\geq 28kg/m^2$。分为单纯性肥胖和继发性肥胖。前者常与遗传、环境、不良生活方式、脂肪代谢等有关,后者多见于下丘脑疾病、库欣综合征、2 型糖尿病、甲状腺功能减退症、代谢综合征等。

(2) 体重过低:指体重指数$<18.5kg/m^2$。常见于甲状腺功能亢进症、肾上腺皮质功能减退症、内分泌腺的恶性肿瘤、1 型糖尿病与 2 型糖尿病等。

3. **毛发改变**　全身性多毛见于先天性肾上腺皮质增生、库欣综合征等,而睾丸功能减退、肾上腺皮质和卵巢功能减退、甲状腺功能减退症等均可引起毛发脱落。

4. **面容变化**　甲状腺功能亢进症病人可表现为眼球突出、颈部增粗。库欣综合征病人常有满月脸和多血质貌。肢端肥大症病人鼻唇肥厚、眉弓及颧骨高突、齿间隙增宽伴咬合困难等。

5. **皮肤、黏膜变化**

(1) 皮肤、黏膜色素沉着:多见于肾上腺皮质疾病病人,尤以摩擦处、掌纹、乳晕、瘢痕处明显。伴全身性色素沉着的内分泌疾病有原发性肾上腺皮质功能减退症、先天性肾上腺皮质增生症。

(2) 皮肤紫纹和痤疮:紫纹是库欣综合征的特征之一。病理性痤疮见于库欣综合征等。

【护理评估】

1. **病史**　评估引起病人身体外形改变的原因,发生改变的时间,有无焦虑、自卑、抑郁等心理变化,是否影响人际交往和社交活动,是否用药治疗等。

2. **身体评估**　包括体型,毛发,有无满月脸、皮肤紫纹、痤疮和色素沉着,有无突眼,甲状腺是否肿大等。

3. **实验室及其他检查**　包括垂体功能、甲状腺功能、甲状旁腺功能和肾上腺皮质功能有无异常，胰岛素水平是否变化等。

【常用护理诊断/问题】

体象紊乱　与疾病引起身体外形改变等有关。

【目标】

1. 病人能建立有效的调适机制和良好的人际关系。
2. 身体外形改变逐渐减轻或恢复正常。

【护理措施及依据】

体象紊乱

（1）心理支持：多与病人接触和交流，鼓励病人表达其感受，耐心倾听。讲解疾病有关知识，给病人提供有关疾病的资料，向病人说明身体外形的改变是疾病发生、发展过程的表现，只要积极配合检查和治疗，部分改变可恢复正常，消除紧张情绪，树立自信心。也可安排患有相同疾病并已治疗成功的病友进行交流。注意病人的心理状态和行为，预防自杀。必要时还可安排心理医生给予心理疏导。

（2）恰当修饰：指导病人改善自身形象。如甲状腺功能亢进症突眼的病人外出可戴深色眼镜；肥胖、身材矮小和巨人症病人可指导其选择合身的衣服；毛发稀疏的病人外出可戴帽子等。恰当的修饰可以增加心理舒适和美感。

（3）建立良好的家庭互动关系：鼓励家属主动与病人沟通并参与对病人的护理，促进病人与家人之间的互动关系，以减轻病人内心的抑郁感。

（4）促进病人社会交往：鼓励病人加入社区中的各种社交活动；教育周围人群勿歧视病人，避免伤害其自尊。

【评价】

1. 病人能接受身体外形改变的事实，积极配合治疗。
2. 身体外形变化得到改善。

二、生殖发育及性功能异常

生殖发育及性功能异常包括生殖器官发育迟缓或过早，性欲亢进、减退或丧失，女性月经紊乱、溢乳、闭经或不孕，男性勃起功能障碍或乳房发育。如下丘脑综合征病人可出现性欲减退或亢进、女性月经失调、男性阳痿不育。自儿童期起的腺垂体 GH 缺乏或性激素分泌不足可导致病人青春期性器官仍不发育，第二性征缺如；青春期前开始的性激素或促性腺激素分泌过早、过多则为性早熟。

【护理评估】

提供一个隐蔽舒适的环境和恰当的时间，鼓励病人描述目前的生殖发育、性功能与性生活型态，使病人以开放的态度讨论问题。

1. **病史**　评估病人生殖发育及性功能异常的发生原因，主要症状，性欲改变情况，女性病人的月经、生育史，男性病人有无勃起功能障碍，有无焦虑、抑郁、自卑等。

2. **身体评估**　有无皮肤、毛发改变，有无女性闭经、溢乳，男性乳房发育，外生殖器的发育是否正常。

3. **实验室及其他检查**　测定性激素水平有无异常。

Note：

【常用护理诊断/问题】

性功能障碍 与生长激素、性激素分泌异常有关。

【目标】

1. 病人对生殖发育及性功能异常问题有正确的认识。
2. 达到病人希望的生殖发育和性功能状态。

【护理措施及依据】

性功能障碍

（1）询问病人有关生殖发育及性功能方面的问题,接受病人讨论生殖发育及性功能问题时所呈现的焦虑,对病人表示尊重、支持。

（2）给病人讲解所患疾病相关知识及用药治疗,使病人积极配合,坚持用药。

（3）提供可能的信息咨询服务,如专业医生、心理咨询师、性咨询门诊等。

【评价】

1. 病人知晓其生殖发育及性功能异常与疾病的关系,能正确对待生殖发育及性功能异常问题。
2. 病人的生殖发育和性功能状态得到改善。

三、进食或营养异常

多种内分泌与代谢性疾病病人可有进食或营养异常,表现为食欲亢进或减退、营养不良、消瘦或肥胖。如糖尿病病人烦渴多饮,易饥多食,多数新发病人体重减轻;甲状腺功能亢进症病人食欲亢进,体重减轻;神经性厌食的病人对进食有恐惧感,之后出现食欲减退、饱胀感,最后导致极低体重。

四、高血压

高血压为内分泌与代谢性疾病常见伴随症状,多见于原发性醛固酮增多症、嗜铬细胞瘤、库欣综合征及部分糖尿病病人等。可通过询问病人有无出现高血压相关症状,并结合病人心血管系统检查来评估病人的病情。

五、疲乏

疲乏是内分泌与代谢性疾病常见伴随症状,多见于甲状腺功能亢进症和减退症、库欣综合征、肥胖症等。可通过询问病人从事日常活动的能力有无改变、是否感觉疲乏无力或睡眠时间延长等来评估病人的体力水平。

六、排泄功能异常

内分泌系统功能改变常可影响排泄型态。如多尿是糖尿病的典型症状之一;多汗、排便次数增多、排稀软便可见于甲状腺功能亢进症;便秘则多见于甲状腺功能减退症病人。

七、骨痛与自发性骨折

骨痛为骨质疏松症的常见症状,严重者常发生自发性骨折,或轻微外伤即引起骨折。糖尿病、甲状腺功能亢进症、性腺功能减退症、库欣综合征、甲状旁腺功能亢进症和催乳素瘤常伴有骨质疏松症。

（胡细玲）

第三节　腺垂体功能减退症

腺垂体功能减退症（anterior pituitary hypofunction）是指多种病因引起的下丘脑、下丘脑-垂体通路、垂体受损，导致一种或多种垂体激素分泌不足或绝对缺乏所致的临床综合征。因垂体分泌细胞受下丘脑各种激素的直接影响，其功能减退可原发于垂体病变，也可继发于下丘脑病变或下丘脑-垂体通路受损。因病因不同，累及激素的种类和数量不同，故临床表现复杂多变，但经补充所缺乏的激素后，症状可迅速缓解。

成人腺垂体功能减退症又称为西蒙病（Simmond disease）。生育期妇女因产后腺垂体缺血性坏死所致腺垂体功能减退者称为希恩综合征（Sheehan syndrome）。儿童期发生腺垂体功能减退可因生长发育障碍而导致垂体性矮小症。

【病因与发病机制】

由垂体本身病变引起的称为原发性腺垂体功能减退症，由下丘脑或其他中枢神经系统病变或垂体门脉系统障碍引起的称为继发性腺垂体功能减退症。常见病因如下：

1. **遗传因素**　由于基因缺陷或基因突变导致腺垂体激素合成障碍或无生物活性激素产生，如垂体先天发育缺陷、漏斗部缺失，*HESX1* 基因、*Prop-1* 基因突变等。常伴有垂体生长激素（GH）、催乳素（PRL）、促甲状腺激素（TSH）和促性腺激素（Gn）缺乏。

2. **肿瘤**　垂体瘤是成人获得性腺垂体功能减退症最常见的原因，常压迫正常腺垂体组织。若垂体瘤突然出血、增大，压迫正常垂体组织和邻近神经组织，呈现急症危象，称为垂体卒中。此外，颅咽管瘤、脑膜瘤、错构瘤、松果体瘤等也可压迫垂体。

3. **垂体缺血性坏死**　常发生于围生期大出血（前置胎盘、胎盘滞留等所致）、产褥感染、羊水栓塞或感染性休克等。因妊娠期间腺垂体生理性增生肥大，代谢旺盛，对缺血、缺氧极为敏感，在急性缺血时极易受损。糖尿病血管病变使垂体供血障碍也可导致垂体缺血性坏死。

4. **手术、创伤或放射性损伤**　垂体瘤摘除、放疗或鼻咽癌等颅底及颈部放疗后均可引起本症。颅底骨折、垂体柄挫伤也可导致腺垂体功能减退。

5. **垂体感染和炎症**　各种病毒性、结核性、化脓性脑膜炎、脑膜脑炎、流行性出血热、梅毒等均可引起下丘脑-垂体损伤而导致功能减退。

6. **下丘脑病变**　肿瘤、炎症、浸润性病变（如淋巴瘤、白血病）、肉芽肿（如结节病）等，可直接破坏下丘脑神经内分泌细胞，使释放激素分泌减少，从而减少腺垂体分泌各种促靶腺激素、生长激素和催乳素等。

7. **其他**　动脉硬化、空泡蝶鞍可引起垂体梗死，颞动脉炎、海绵窦血栓常导致垂体缺血。长期使用大剂量糖皮质激素也可抑制相应垂体激素的分泌，突然停药可出现单一性垂体激素分泌不足的表现。自身免疫性垂体炎也可导致单一腺垂体激素缺乏或部分、全部腺垂体激素缺乏。

【临床表现】

腺垂体功能减退症的主要表现为各靶腺（性腺、甲状腺、肾上腺）功能减退，取决于原发疾病、腺垂体破坏程度、各种垂体激素减退的速度及相应靶腺萎缩的程度。腺垂体组织破坏50%以上才出现症状，破坏75%以上症状明显，破坏95%以上症状常较严重。最早表现为 GH、FSH、LH 缺乏，TSH 缺乏次之，随后可伴有 ACTH 缺乏，单纯 PRL 缺乏极为罕见。垂体及鞍旁肿瘤所致本病者还伴有占位性病变的症状和体征，如头痛、视力减退、视野缺损甚至失明等。希恩综合征多表现为全垂体功能减退，但无占位性病变表现。

1. **FSH、LH 分泌不足**　导致性腺（卵巢、睾丸）功能减退，为腺垂体功能减退症最常见的表现。

Note:

女性多有产后大出血、休克、昏迷病史,乳腺萎缩、长期闭经与不孕为本症的特征。男性胡须稀少,性欲减退、阳痿等。男女均易发生骨质疏松,毛发脱落,尤以腋毛、阴毛明显,眉毛稀少或脱落。

2. **GH 不足综合征** GH 分泌减少在腺垂体功能减退症中易出现,儿童期表现为生长停滞,成人期表现为肌肉质量减少和力量减弱、耐力下降、向心性肥胖、注意力和记忆力受损、血脂异常、早发动脉粥样硬化和骨质疏松。因症状无特异性常常被忽视。

3. **TSH 分泌不足** 导致中枢性甲状腺功能减退,其表现与原发性甲状腺功能减退症相似,但程度较轻,病人常诉畏寒、皮肤干燥且粗糙等,通常无甲状腺肿大。

4. **ACTH 缺乏** 可致继发性肾上腺皮质功能减退,与原发性慢性肾上腺皮质功能减退症表现相似。病人常有乏力、厌食、恶心、呕吐、体重减轻、血压低,重症者出现低血糖等。但由于本症黑色素细胞刺激素(MSH)减少,故出现皮肤色素减退,面色苍白,乳晕色素浅淡,而原发性慢性肾上腺皮质功能减退症则有皮肤色素加深的表现。

5. **垂体功能减退性危象** 简称垂体危象(pituitary crisis)。在全垂体功能减退症基础上,各种应激(如感染、腹泻、呕吐、脱水、饥饿、受寒、中暑、手术、外伤、酗酒等)、麻醉及各种镇静安眠药、降糖药等均可诱发垂体危象。临床表现不一,可为高热(体温>40℃)或低温(体温<30℃)、低血糖、循环衰竭、水中毒等,可伴有精神异常、谵妄、恶心、呕吐、昏迷等症状。

【实验室及其他检查】

1. **性腺功能测定** 女性有血雌二醇水平降低,没有排卵及基础体温改变,阴道涂片未见雌激素作用的周期性改变;男性有血睾酮水平降低或正常低值,精液检查示精子数量少,形态改变,活动度差,精液量少。

2. **甲状腺功能测定** TT_4、FT_4 降低,而 TT_3、FT_3 可正常或降低。

3. **肾上腺皮质功能测定** 24 小时尿 17-羟皮质类固醇、游离皮质醇及血皮质醇均低于正常,血 ACTH 可降低。促皮质激素释放激素(CRH)兴奋试验有助于确定病变部位。葡萄糖耐量试验示血糖呈低平曲线改变。

4. **腺垂体激素测定** 如 FSH、LH、TSH、ACTH、PRL、GH 等水平均有不同程度降低。

5. **垂体储备功能测定** 可作促性腺激素释放激素(GnRH)、促甲状腺激素释放激素(TRH)、CRH 等兴奋试验,药物刺激后相应垂体激素不升高提示垂体病变,延迟升高则提示病变在下丘脑。

6. **其他** 对于下丘脑、垂体病变,MRI 是首选方法。颅咽管瘤可有特征性 CT 表现。蝶鞍的头颅 X 线可提示是否存在肿瘤。

【诊断要点】

根据病史、症状、体征,结合实验室检查,如靶腺激素水平降低而垂体促激素水平正常或降低可确诊为腺垂体功能减退症,对轻症病人可行腺垂体功能试验协助诊断。CT 和 MRI 可协助确定病因。

【治疗要点】

1. **病因治疗** 本病可由多种病因引起,应针对病因治疗。肿瘤病人可通过手术、化疗或放疗等措施治疗。对于出血、休克而引起的缺血性垂体坏死,关键在于预防,加强产妇围生期的监护,及时纠正产科病理状态。病人宜选择高蛋白、高热量和富含维生素的膳食,维持水、电解质平衡,不宜过度饮水,以免加重低钠血症。预防感染,避免劳累和应激刺激。

2. **激素替代治疗** 采用相应靶腺激素替代治疗,需要长期甚至终身维持治疗。所有替代治疗宜口服给药,对同时有 ACTH 和 TSH 缺乏的病人,治疗过程中应先补充糖皮质激素,再补充甲状腺激素,以防发生肾上腺危象。

(1)糖皮质激素:最为重要,首选氢化可的松,剂量应个体化,最大不超过 30mg/d。也可使用泼

Note:

尼松,不超过7.5mg/d。糖皮质激素服用方法模仿生理分泌,每天清晨8时服全天剂量的2/3,下午4时前服1/3。随病情调节剂量,如有感染等应激时应适当增加用量。疗效的判定主要根据临床表现评估。

(2) 甲状腺激素:生理剂量为左甲状腺素50~200μg/d或甲状腺干片40~120mg/d。从小剂量开始,缓慢递增。对于老年、心脏功能欠佳者,应避免甲状腺激素过量诱发心绞痛。定期通过监测血清 FT_3、FT_4 水平来调整用药剂量,因其长期的超生理水平会导致骨质疏松,增加骨折和心房颤动的发生概率。

(3) 性激素:育龄期妇女、病情较轻者采用人工周期性月经治疗,可维持第二性征及性功能,必要时可用人绝经期促性腺激素(HMG)和人绒毛膜促性腺激素(HCG)以促进生育。男性病人用丙酸睾酮治疗,可促进第二性征发育,改善性功能;亦可联合应用 HMG 和 HCG 以促进生育。

(4) 生长激素:补充生长激素可改善病人肌无力、血脂异常、抵抗力减弱、低血糖等。但生长激素价格昂贵,长期替代治疗增加肿瘤发生和复发的疑虑尚未解除,应用价值有待进一步评价。

3. 垂体危象的处理

(1) 补液:立即静脉注射50%葡萄糖溶液40~80ml纠正低血糖,继而给予5%葡萄糖氯化钠溶液持续静脉滴注。

(2) 激素补充:补液中加入氢化可的松静滴,200~300mg/d,以解除急性肾上腺功能减退危象。水中毒者可口服泼尼松或可的松或氢化可的松。

(3) 纠正周围循环衰竭及抗感染:有循环衰竭者按休克原则治疗;感染致败血症者应积极抗感染治疗。

(4) 低温或高热:低温与甲状腺功能减退有关,可使用电热毯等使病人体温逐渐回升至35℃以上,并在使用肾上腺皮质激素后开始用小剂量甲状腺激素治疗。高热者应予物理和化学降温。

(5) 禁用或慎用吗啡等麻醉药、巴比妥等安眠药、镇静药、氯丙嗪等中枢性抑制药及各种降血糖药物,以防诱发昏迷。

【常用护理诊断/问题、措施及依据】

1. 性功能障碍　与促性腺激素分泌不足致性腺功能减退有关。
护理措施详见本章第二节"内分泌与代谢性疾病病人常见症状体征的护理"。

2. 潜在并发症:垂体危象。

(1) 避免诱因:避免感染、呕吐、腹泻、手术、饥饿、寒冷、外伤及使用各种镇静药、安眠药等应激状况。

(2) 病情监测:密切观察病人意识状态和生命体征的变化,注意有无低血糖、低血压和低体温等情况。评估病人神经系统体征以及瞳孔大小、对光反射等变化。

(3) 紧急处理配合:一旦发生垂体危象,立即报告医生并协助抢救。主要措施有:①迅速建立两条静脉通路,补充适当的水分,保证激素类药物及时准确的使用。准确记录出入量,根据病人的各项指标,正确调节补液量。给水肿病人行静脉穿刺时,注意保护静脉。②保持呼吸道通畅,给予氧气吸入。③低温者应保暖,高热病人给予降温处理。④做好口腔和皮肤护理,保持排尿通畅,防止尿路感染。

【其他护理诊断/问题】

1. 体象紊乱　与腺垂体功能减退所致身体外观改变有关。
2. 活动耐力下降　与肾上腺皮质功能减退、甲状腺功能低下有关。
3. 便秘　与继发性甲状腺功能减退有关。
4. 体温过低　与继发性甲状腺功能减退有关。

【健康指导】

　　1. **疾病知识指导**　避免诱因。指导病人保持情绪稳定、生活规律,避免过度劳累。冬天注意保暖和皮肤清洁,预防外伤和感染的发生。变换体位时动作应缓慢。病人外出时应随身携带识别卡,表明其特殊身份(激素缺乏病人),还应备有糖皮质激素口服制剂,以便意外发生时使用。

　　2. **饮食指导**　指导病人进食高热量、高蛋白、高维生素、易消化的食物,少量多餐;进食粗纤维食物,预防便秘。由于肾上腺皮质功能减退使体内潴钠排钾能力下降,应指导病人保证充分的钠盐摄入。

　　3. **用药指导与病情监测**　指导激素替代治疗者定期随访,以了解替代剂量是否合适,调整至合适剂量后每 6~12 个月复诊。教会病人认识所服药物的名称、剂量、用法及不良反应,如糖皮质激素过量易致欣快感、失眠;学会监测体重指数、腰围、血压、血糖、血电解质及血脂水平;服甲状腺激素应注意心率、心律、体温、体重变化以及是否有心绞痛发作等。让病人知道不能随意停药,严格遵医嘱按时按量服用药物,不随意增减药物剂量。指导病人识别垂体危象的征兆,若出现感染、发热、外伤、腹泻、呕吐、头痛等情况,应立即就医。

【预后】

　　本病预后因病因不同而异。垂体及附近肿瘤所致者,预后较差;产后大出血所致者,如能及时给予适当的激素替代治疗,其工作和生活能力可望接近正常,未能及时诊断和治疗者常丧失劳动能力,且可因多种原因诱发危象。轻症病人经适当治疗后生活质量可如常人。

（侯云英）

第四节　甲状腺疾病

一、非毒性甲状腺肿

　　非毒性甲状腺肿是指由非炎症和非肿瘤原因导致的甲状腺弥漫性或结节性肿大,且无临床甲状腺功能异常表现。又分为弥漫性非毒性甲状腺肿和非毒性多结节性甲状腺肿。

弥漫性非毒性甲状腺肿

　　弥漫性非毒性甲状腺肿(diffuse nontoxic goiter)也称为单纯性甲状腺肿(simple goiter),是指甲状腺弥漫性肿大,不伴有结节及甲状腺功能异常。单纯性甲状腺肿以散发为主,约占人群的 5%,随年龄增加患病率增加,女性是男性的 3~5 倍。如果一地区儿童单纯性甲状腺肿的患病率超过 5%,称之为地方性甲状腺肿(endemic goiter)。

【病因与发病机制】

　　1. **地方性甲状腺肿**　环境因素是导致地方性甲状腺肿的主要原因,碘缺乏是其最常见的原因,多见于山区和远离海洋的地区。碘是甲状腺合成甲状腺激素(TH)的重要原料之一,碘缺乏时 TH 合成减少,促甲状腺激素(TSH)分泌反馈性增加,刺激甲状腺增生肥大。甲状腺肿的患病率和甲状腺体积随着碘缺乏程度的加重而增加,补充碘剂后,甲状腺肿的患病率显著下降。地方性甲状腺肿也可见于非缺碘地区甚至高碘地区,严重碘缺乏地区也可不发生甲状腺肿,提示甲状腺对 TSH 敏感性增加或其他因素也参与了甲状腺肿的发生。在机体碘需要量增加的情况下也可出现代偿性甲状腺肿,如妊娠期、哺乳期和青春期等。

　　2. **散发性甲状腺肿**　散发性甲状腺肿原因复杂。①外源性因素:食物中的碘化物、致甲状腺肿的物质和药物等。②内源性因素:遗传缺陷或基因突变引起甲状腺内的碘转运障碍、过氧化物酶

(TPO)活性缺乏等甲状腺激素合成缺陷,造成甲状腺激素合成减少,TSH 分泌反馈性增加,导致甲状腺肿,严重者可以出现甲状腺功能减退症。嗜烟酒、胰岛素抵抗等也可能与甲状腺肿发生有关。

【临床表现】

单纯性甲状腺肿可无症状,或仅因甲状腺肿大影响外观,严重时可出现压迫症状。甲状腺常呈轻、中度弥漫性肿大,表面光滑、质地较软、无压痛。甲状腺肿严重压迫周围组织时可表现出相应的症状和体征:气管受压可出现咳嗽、气促、吸气性喘鸣,气管偏移;食管受压出现吞咽困难;喉返神经受压表现为声音嘶哑;胸骨后甲状腺肿可使得头部、颈部和上肢静脉回流受阻,出现晕厥等表现。在地方性甲状腺肿流行地区,如严重缺碘,可出现地方性呆小病。

【实验室及其他检查】

1. **甲状腺功能检查**　血清促甲状腺激素(TSH)、总甲状腺素(TT$_4$)、总三碘甲状腺原氨酸(TT$_3$)基本正常。缺碘病人 TT$_4$ 可轻度下降,TT$_3$/TT$_4$ 比值增高。

2. **血清甲状腺球蛋白(Tg)测定**　Tg 水平正常或增高,增高的程度与甲状腺肿的体积成正相关。

3. **甲状腺摄^{131}I 率及 T$_3$ 抑制试验**　摄^{131}I 率增高但无高峰前移,可被 T$_3$ 所抑制。

4. **甲状腺过氧化物酶抗体(TPOAb)滴度测定**　有助于排除自身免疫性甲状腺炎。

5. **尿碘检测**　尿碘中位数(MUI)100～200μg/L 表明碘营养状态适当,MUI<100μg/L 为碘缺乏,MUI 200～299μg/L 为碘超足量,MUI>300μg/L 为碘过量。

6. **影像学检查**　B 超是确定甲状腺肿的最主要检查方法。可显示甲状腺的大小、形态、内部结构及血流状况。核素扫描主要通过甲状腺摄取核素的能力评估甲状腺形态和功能。CT 或 MRI 主要用于明确甲状腺肿与邻近组织的关系及向胸骨后延伸的情况。

【诊断要点】

诊断主要依据病人有弥漫性甲状腺肿而甲状腺功能基本正常。地方性甲状腺肿地区的流行病学史有助于本病的诊断。甲状腺肿分三度:①看不到但能触及者为Ⅰ度;②既能看到又能触及,但是肿大没有超过胸锁乳突肌外缘者为Ⅱ度;③超过胸锁乳突肌外缘者为Ⅲ度。

【治疗要点】

弥漫性非毒性甲状腺肿一般无须治疗,主要是改善碘营养状态。有明确病因者应针对病因治疗。具体措施如下:

1. **碘剂治疗**　由碘缺乏所致者,应补充碘剂。在地方性甲状腺肿流行地区可采用碘化食盐防治。我国现行国家食用盐加碘标准规定食用盐碘含量为 20～30mg/kg,各地区再根据当地人群实际碘营养水平,选择适合本地的食用盐碘含量。防治碘缺乏病的重点人群是妊娠期和哺乳期妇女,除保证正常饮食的碘摄入量之外,每天需要额外补碘 150μg。因摄入致甲状腺肿物质所致者,停用后甲状腺肿一般可自行消失。

2. **甲状腺制剂治疗**　无明显原因的弥漫性非毒性甲状腺肿病人,可采用甲状腺制剂治疗,以补充内源性 TH 的不足,抑制 TSH 的分泌。一般采用左甲状腺素(L-T$_4$)或干甲状腺片口服,疗程 3～6 个月。

3. **手术治疗**　对甲状腺肿明显、有压迫症状或增长过快者应采取手术治疗,术后需长期用 TH 替代治疗。

【预后】

本病经治疗后甲状腺肿可缩小或消失,症状和体征达到改善或缓解,预后较好。

非毒性多结节性甲状腺肿

非毒性多结节性甲状腺肿(nontoxic multinodular goiter,nontoxic MNG)是指甲状腺结节性肿大,不

Note:

伴甲状腺功能异常。成人患病率为 12%，女性、老年人、缺碘地区更为常见。

【病因与发病机制】

可能与遗传、自身免疫和环境等多因素相关。非毒性 MNG 内的结节多为克隆起源,提示甲状腺结节的形成是对局部产生的生长因子和细胞因子的过度增生反应所致。TSH 在非毒性 MNG 的发生发展中也起一定作用。另外,基因突变可使甲状腺祖细胞出现异常生长而形成单克隆起源的结节性甲状腺肿。

【临床表现】

大部分病人无自觉症状。甲状腺显著肿大或纤维化明显时可致食管、气管受压或胸廓入口阻塞,出现吞咽、呼吸困难或面部充血、颈静脉怒张等。颈前区突发疼痛常因结节内出血所致,声嘶提示喉返神经受累,需警惕恶变可能。

【实验室及其他检查】

1. **甲状腺功能检查**　TSH、FT_4、FT_3、TT_4、TT_3 正常。

2. **肺功能检查**　带流速-容量环的肺功能测定有助于明确气管是否受压,通常气管狭窄超过 70% 时才会产生压迫症状。

3. **影像学检查**　B 超是评估结节恶性风险的首选方法。CT 和 MRI 可评估甲状腺解剖、向胸骨后延伸情况及气管狭窄程度。吞钡检查可明确食管受压程度。

4. **活组织检查**　必要时行细针穿刺细胞学检查明确结节恶性风险。

【诊断要点】

根据甲状腺形态,体检和 B 超发现多个大小不一的结节,结合甲状腺功能正常可作出诊断。

【治疗要点】

大多数非毒性 MNG 病人仅需定期随访。不建议使用甲状腺激素治疗,因抑制 TSH 水平仅对少数病人有效。如需使用,应从小剂量（50μg/d）开始,注意监测 TSH 水平以免过度抑制。当非毒性 MNG 引起局部压迫或影响外观时,可行手术治疗,不能耐受手术者可行放射性碘治疗。

【预后】

经治疗甲状腺肿可缩小或消失,预后较好。病史较长者,尤其是 50 岁以上的病人,若摄入大量碘,可演变为毒性甲状腺肿。

非毒性甲状腺肿病人的护理

【常用护理诊断/问题、措施及依据】

体象紊乱　与甲状腺肿大致颈部增粗有关。

（1）病情观察:观察病人甲状腺肿大的程度、质地以及进展情况,有无结节、压痛及压迫症状,有无颈部淋巴结肿大、疼痛情况,如结节在短期内迅速增大,应警惕恶变。

（2）用药护理:观察甲状腺药物的疗效及不良反应。观察补充碘剂、甲状腺激素后甲状腺肿是否缩小,甲状腺内是否出现结节;是否出现心悸、手震颤、怕热多汗等甲状腺功能亢进症状,一旦出现上述症状,应及时向医生汇报并给予相应处理。

（3）其他护理措施:详见本章第二节"内分泌与代谢性疾病病人常见症状体征的护理"。

Note:

【其他护理诊断/问题】

1. 潜在并发症：呼吸困难、声音嘶哑、吞咽困难。
2. 知识缺乏：缺乏药物及饮食等方面的知识。

【健康指导】

1. **疾病预防指导**　我国是碘缺乏病较严重的国家之一。1994 年起,我国实施全民食盐碘化(universal salt iodization,USI)防治碘缺乏病,使该病得到了有效控制。食盐加碘应当根据地区的自然碘环境有区别地推行,并要定期监测居民的尿碘水平,碘充足和碘过量地区应使用无碘食盐,具有甲状腺疾病遗传背景或潜在甲状腺疾病的个体不宜食用碘盐。此外,妊娠期和哺乳期妇女,应增加碘的摄入,以预防非毒性甲状腺肿的发生。

知 识 拓 展

人体碘摄入量与碘营养状态的评价指标

甲状腺合成人体生理所需的甲状腺激素,每天对碘的基础需要量是 60μg。要消除碘缺乏病的症状,每天需要补充碘 100μg。WHO 提出的碘推荐摄入量为:6 岁以下儿童 90μg/d,6~12 岁 120μg/d,12 岁以上及成人 150μg/d,妊娠及哺乳期妇女增加到 250μg/d。由中国营养学会等起草、国家卫生和计划生育委员会 2017 年发布的《中国居民膳食营养素参考摄入量》推荐碘摄入量为:1~10 岁 90μg/d,11~13 岁 110μg/d,14 岁以上 120μg/d,孕妇及乳母分别为 230μg/d 和 240μg/d。

判断碘营养状态有 4 个指标,即尿碘中位数(MUI)、甲状腺肿患病率、血清甲状腺球蛋白(Tg)水平和新生儿全血 TSH>5mU/L 的比例。鉴于尿碘的排泄与碘摄入量密切相关,故 MUI 是反映碘摄入量和评价碘营养状态的最佳指标。

---

2. **饮食指导**　指导碘缺乏地区病人多进食含碘丰富的食物,如海带、紫菜等海产品,食用碘盐,以预防缺碘所致的地方性甲状腺肿。一些食物如卷心菜、木薯、白菜、花椰菜、甘蓝等,因含硫氰酸盐等致甲状腺肿物质,影响甲状腺对碘的利用,使甲状腺激素合成减少,引起甲状腺代偿性肿大,应避免食用。含氟或钙过多的饮水因含硫脲类物质,使甲状腺激素合成减少,应避免饮用。

3. **用药指导与病情监测**　嘱病人按医嘱服药,不可擅自停药,以免复发。学会观察药物疗效及不良反应,如出现心动过速、呼吸急促、食欲亢进、怕热多汗、腹泻等甲状腺功能亢进症表现,应及时就诊。避免服用硫脲类、硫氰酸盐、锂盐及高氯酸盐等阻碍 TH 合成或释放的药物。

二、甲状腺功能亢进症

导入案例与思考

刘某,女,28 岁,因心悸、怕热多汗、食欲亢进、烦躁易怒 6 月余,体重下降 5kg 来院就诊。身体评估:体温 37.1℃,脉搏 99 次/min,眼球突出,睑裂增宽,双侧甲状腺弥漫性对称性肿大。实验室检查:TT_3、TT_4 水平升高,甲状腺 ^{131}I 摄取率增加,摄取高峰前移。

请思考:

1. 病人可能的疾病诊断是什么? 为明确诊断,还需做何检查?
2. 病人目前主要的护理诊断/问题是什么? 相应的护理措施有哪些?
3. 病人特别关心此病与备孕、妊娠和产后哺乳的关系,如何对其进行相关生育指导?

甲状腺毒症(thyrotoxicosis)指血液循环中甲状腺激素(TH)过多,引起以神经、循环、消化等系统兴奋性增高和代谢亢进为主要表现的一组临床综合征。引起甲状腺毒症的病因包括甲状腺功能亢进致合成分泌甲状腺激素增多和甲状腺破坏致甲状腺激素释放入血两种情况。根据甲状腺的功能状态,甲状腺毒症可分为甲状腺功能亢进症和非甲状腺功能亢进类型,常见原因见表7-3。甲状腺功能亢进症(hyperthyroidism)简称甲亢,是甲状腺本身产生过多 TH 所致的甲状腺毒症,病因包括弥漫性毒性甲状腺肿(diffuse toxic goiter)、结节性毒性甲状腺肿和甲状腺自主高功能腺瘤(Plummer disease)等。弥漫性毒性甲状腺肿又称 Graves 病(Graves disease,GD)。非甲状腺功能亢进类型是指服用外源性 TH 或炎症破坏甲状腺滤泡致滤泡内储存的 TH 过量进入血液循环而引起的甲状腺毒症,甲状腺的功能并不亢进。根据甲状腺功能亢进的程度,还可以分为临床甲亢和亚临床甲亢。我国临床甲亢的患病率为 0.8%,其中 80%以上是由 Graves 病引起的。本节重点阐述 Graves 病。

表 7-3 甲状腺毒症的常见原因

甲状腺功能亢进症	非甲状腺功能亢进类型
1. 弥漫性毒性甲状腺肿	1. 亚急性甲状腺炎
2. 多结节性毒性甲状腺肿	2. 无痛性甲状腺炎(silent thyroiditis)
3. 甲状腺自主高功能腺瘤	3. 桥本甲状腺炎
4. 碘致甲状腺功能亢进症(碘甲亢,IIH)	4. 产后甲状腺炎(postpartum thyroiditis,PPT)
5. 桥本甲状腺毒症(Hashitoxicosis)	5. 外源甲状腺激素替代
6. 新生儿甲状腺功能亢进症	6. 异位甲状腺激素产生(卵巢甲状腺肿等)
7. 垂体 TSH 腺瘤	

Graves 病又称弥漫性毒性甲状腺肿或 Parry 病或 Basedow 病。本病于 1825 年由 Parry 首次报告,1835 年和 1840 年分别由 Robert Graves 和 vonBasedow 详细报告而命名。女性高发,男女比例为 1:(4~6),高发年龄为 20~50 岁。

【病因与发病机制】

Graves 病的发病机制未明,目前公认是遗传因素和环境因素共同作用的自身免疫性甲状腺疾病。

1. **遗传因素** Graves 病有显著的遗传倾向,部分病人有家族史。发病一致率单卵孪生子是30%~35%,双卵孪生子是 2%~5%。Graves 病还是一个复杂的多基因疾病,目前发现与 *HLA*、*CTLA4*、*PTPN22*、*CD40*、*IL-2R*、*FCRL3*、*Tg* 和 *TSHR* 等基因多态性有关。

2. **免疫因素** 本病以遗传易感性为背景,在感染、精神创伤等因素作用下诱发体内免疫功能紊乱。主要特征是病人血清中存在甲状腺细胞 TSH 受体的特异性自身抗体,称为 TSH 受体抗体(thyrotropin receptor antibody,TRAb)。TRAb 又分为甲状腺刺激性抗体(thyroid stimulating antibody,TSAb)和甲状腺刺激阻断性抗体(thyroid stimulation-blocking antibody,TSBAb),它们都可与 TSH 受体结合,但却产生相反的效应:①TSAb 与 TSH 竞争性地结合于 TSH 受体,激活腺苷酸环化酶信号系统,导致甲状腺滤泡上皮细胞增生,产生过量的甲状腺激素;母体的 TSAb 也可以通过胎盘,导致胎儿或新生儿发生甲亢。②TSBAb 阻断 TSH 与 TSH 受体的结合,引起甲状腺功能减退症。Graves 病两个抗体的滴度可以相互变化,占优势的抗体决定其甲状腺功能。Graves 病可以自发性发展为甲减,TSBAb 的产生占优势是原因之一。此外,50%~90%的 Graves 病病人还存在过氧化物酶抗体、甲状腺球蛋白抗体等甲状腺的其他自身抗体。

3. **环境因素** 感染、碘摄入量、环境毒素、应激和精神因素等,都对本病的发生和发展有影响。Graves 眼(眶)病(Graves ophthalmopathy,GO)的发病危险因素还包括吸烟、药物(如干扰素、锂剂)、[131]I 和局部创伤等。

因此,Graves 病是在遗传易感性的基础上,在感染、应激、药物等因素作用下,引起体内的免疫功

Note:

能紊乱,最后导致甲状腺功能异常。

【临床表现】

多数起病缓慢,少数在感染或精神创伤等应激后急性起病。典型表现有 TH 分泌过多所致的高代谢综合征等甲状腺毒症表现、甲状腺肿及眼征。老年和小儿病人表现多不典型。

1. 甲状腺毒症表现

(1) 高代谢综合征:由于 TH 分泌增多导致交感神经兴奋性增高和新陈代谢加速,病人常有疲乏无力、多汗、怕热、低热(危象时可有高热),糖耐量异常或糖尿病加重,负氮平衡,体重下降,尿钙、磷等排出量增高等。

(2) 神经精神症状:多言好动、紧张失眠、焦虑烦躁、易激动、易怒、注意力不集中、记忆力减退、腱反射活跃等,伸舌或双手向前平举时有细微震颤。

(3) 心血管系统:心悸、持续性心动过速,睡眠和休息时有所降低但仍高于正常。甲状腺毒症可增强心脏对儿茶酚胺的敏感性,直接作用于心肌收缩蛋白增强心肌的正性肌力作用,导致外周血管扩张,使心排血量代偿性增加等,引起甲状腺毒症心脏病(thyrotoxic heart disease),亦称为甲亢性心脏病,主要表现为心房颤动等室上性心律失常、心脏增大、心力衰竭、心绞痛、心肌梗死。其心力衰竭分为两种类型:一类是由心动过速和心排血量增加导致的心力衰竭,又称为“高排血量型心力衰竭”,多见于年轻病人,常随着甲亢的控制,心力衰竭得以恢复;另一类是诱发和加重已有或潜在的缺血性心脏病而发生的心力衰竭,属于心脏泵衰竭,多见于老年病人。收缩压增高、舒张压下降和脉压增大也为甲亢的特征性表现。

(4) 消化系统:多出现食欲亢进,肠蠕动加快,腹泻,排便次数增多。可出现肝大,肝功能异常,转氨酶升高,偶伴黄疸。

(5) 肌肉与骨骼系统:主要表现为甲状腺毒症性周期性瘫痪(thyrotoxic periodic paralysis,TPP),多见于亚洲青年男性,发病诱因包括运动、高糖饮食、饱餐、注射胰岛素等,病变主要累及下肢,常伴有低钾血症。慢性肌病者主要累及近端肌群的肩、髋部肌群,肌无力为进行性,伴肌萎缩,尿肌酸排泄量增高,称甲亢性肌病。少部分病人可伴发重症肌无力。甲亢也可影响骨骼脱钙而发生骨质疏松。

(6) 生殖系统:女性常有月经稀少,周期延长,甚至闭经。男性可出现阳痿,偶见乳腺发育。

(7) 造血系统:外周血淋巴细胞比例增加,单核细胞增加,白细胞总数减少。血小板寿命缩短,可伴发血小板减少症。

(8) 皮肤、毛发及肢端表现:皮肤温暖湿润,颜面潮红。部分病人色素减退,出现毛发脱落、白癜风或斑秃。少数伴杵状指、软组织肿胀,指(趾)甲和甲床分离。胫前黏液性水肿(pretibial myxedema)为 Graves 病的特异性皮肤损害,与浸润性突眼同属自身免疫性病变,约见于 5% 的病人,白种人多见。水肿常见于胫骨前下 1/3 处,也可见于足背、踝关节、肩部、手背或手术瘢痕处,偶见于面部。皮损多为对称性,初起时呈暗紫红色,继而出现皮肤粗厚,呈片状或结节状叠起,最后呈树皮状,下肢粗大似象皮腿。

(9) 甲状腺危象(thyroid crisis):也称甲亢危象,是甲状腺毒症急性加重的一个综合征,发生原因可能与短时间内大量甲状腺激素释放入血有关。本病多发生于甲亢较重而未予治疗或治疗不充分的病人。

1) 常见诱因:①应激状态,如感染、手术、放射性碘治疗、精神刺激、过度劳累、急性创伤等;②严重躯体疾病,如心力衰竭、低血糖症、败血症、脑卒中、急腹症等;③口服过量 TH 制剂;④甲状腺手术准备不充分或术中过度挤压甲状腺等。

2) 典型临床表现:原有甲亢症状加重、高热(常在 39℃ 以上)、大汗、心动过速(140 次/min 以上)、恶心、呕吐、腹痛腹泻、烦躁不安、谵妄,严重病人可有心衰、休克及昏迷等。死亡率在 20% 以上,死亡原因多为高热虚脱,心力衰竭,肺水肿,严重水、电解质代谢紊乱等。诊断主要靠临床表现综合判断。临床上高度怀疑本症及有危象前兆者应按甲亢危象处理。

2. 甲状腺肿 多数病人有不同程度的甲状腺肿大,常为弥漫性、对称性肿大,质地中等、无压痛,随吞咽上下移动。肿大程度与甲亢病情轻重无明显关系。甲状腺血流增多,可触及震颤、闻及血管杂音,为 Graves 病的特异性体征。

3. 眼部表现 Graves 病的眼部表现分为两类。

一类为单纯性突眼,病因与甲状腺毒症所致的交感神经兴奋性增高以及 TH 的 β 肾上腺能样作用致眼外肌、提上睑肌张力增高有关。单纯性突眼表现为:①轻度突眼,突眼度在 18mm 以内;②瞬目减少或凝视(Stellwag 征),眼神炯炯发亮;③上眼睑挛缩,眼裂增宽(Dalrymple 征);④上眼睑移动滞缓(von Graefe 征),双眼向下看时,上眼睑不能随眼球下落,显现白色巩膜;⑤Joffroy 征,向上看时,前额皮肤不能皱起;⑥两眼内聚减退或不能(Mobius 征),两眼看近物时,眼球辐辏不良。

另一类为浸润性突眼,即 Graves 眼(眶)病(GO),亦称甲状腺相关性眼(眶)病(thyroid-associated ophthalmopathy,TAO),与发生于眶组织的自身免疫炎症反应有关。男性多见,单眼受累的病人占 10%~20%。由于累及的部位和程度不同,表现为眼内异物感、畏光、流泪、复视、视力下降、眼部静息或运动后疼痛等。检查可见眼球突出常不对称,突眼度超过参考值 3mm 以上(中国人群突眼度参考值女性 16mm,男性 18.6mm),眼睑肿胀、不能闭合,结膜充血水肿,眼球活动受限;严重者眼球固定,视野缩小,角膜外露而形成角膜溃疡、全眼炎,甚至失明。

美国甲状腺学会(ATA)/美国内分泌医师学会(AACE)提出了 GO 严重度的 NOSPECS 分级标准(表 7-4)。取每一种临床表现的第一个英文字母组成:N 指无症状或体征(no signs or symptoms);O 指有体征无症状(only signs,no symptoms),眼睑挛缩;S 指有软组织受累(soft tissue involvement),眼部肿胀、充血等;P 指突眼(proptosis);E 指眼外肌受累(extraocular muscle involvement),以致眼球转动受限、复视;C 指角膜受累(corneal involvement),出现角膜损伤或溃疡;S 指视力丧失(sight loss),主要与视神经受到肿大的眼球外肌压迫有关。临床活动性评分(clinical activity score,CAS)是判断 GO 活动性的简便方法,本次就诊时出现球后疼痛>4 周、眼运动时疼痛>4 周、眼睑充血、结膜充血、眼睑肿胀、复视(球结膜水肿)、泪阜肿胀各评 1 分,与上次就诊时相比突眼度增加>2mm、任一方向眼球运动减少 5°、视力表视力下降≥1 行各评 1 分。CAS 积分≥3 分提示 GO 处于活动期,积分越多,活动度越高。

表 7-4 **Graves 眼病病情分级标准(ATA/AACE,2011)**

分级	眼睑挛缩	软组织受累	突眼*	复视	角膜暴露	视神经
轻度	<2mm	轻度	<3mm	无或一过性	无	正常
中度	≥2mm	中度	≥3mm	非持续性	轻度	正常
重度	≥2mm	重度	≥3mm	持续性	轻度	正常
威胁视力	≥2mm	重度	≥3mm	持续性	严重	压迫

注:*指超过相同种群和性别参考值的突度。中国人群眼球突出度参考值:女性 16.0mm;男性 18.6mm。

4. 特殊类型 Graves 病

(1)T_3 型甲状腺毒症(T_3 thyrotoxicosis):多见于碘缺乏地区和老年人,是由于甲状腺功能亢进时,T_3 和 T_4 比例失调,T_3 显著多于 T_4 所致。Graves 病、毒性结节性甲状腺肿和自主高功能性腺瘤都可以发生 T_3 型甲亢。实验室检查血清总甲状腺素(TT_4)、游离甲状腺素(FT_4)正常,血清总三碘甲状腺原氨酸(TT_3)与游离三碘甲状腺原氨酸(FT_3)增高,TSH 水平降低,甲状腺 ^{131}I 摄取率增加。

(2)淡漠型甲亢(apathetic hyperthyroidism):多见于老年人,发病隐匿,高代谢综合征不典型,眼征和甲状腺肿均不明显。全身症状较重,明显消瘦、心悸、乏力、腹泻、厌食、抑郁淡漠,有时神志模糊,甚至昏迷,可伴有心房颤动、肌肉震颤和肌病等体征。70%的病人无甲状腺肿大。

Note:

（3）亚临床型甲亢（subclinical hyperthyroidism）：其特点是血清 T_3、T_4 正常，TSH 降低，不伴或伴有轻微的甲亢症状，主要依赖实验室检查结果诊断。本病可能发生于 Graves 病早期、Graves 病经手术或放射性碘治疗后、各种甲状腺炎恢复期，少数可进展为临床甲亢。

（4）妊娠期甲状腺功能亢进症：简称妊娠甲亢。主要有以下几种特殊情况：①妊娠合并甲亢，如孕妇体重不随妊娠月份而相应增加，或四肢近端肌肉消瘦，或休息时心率在 100 次/min 以上应怀疑甲亢。由于妊娠引起甲状腺激素结合球蛋白增高，使血清 TT_4 和 TT_3 增高，所以妊娠甲亢的诊断应依赖血清 FT_4、FT_3 和 TSH。②妊娠一过性甲状腺毒症，人绒毛膜促性腺激素（HCG）与 TSH 具有相同的亚基单位，大量 HCG 刺激 TSH 受体而出现甲亢表现，主要发生在妊娠早期，病情较轻，病程自限。③新生儿甲状腺功能亢进症，母体的 TRAb 通过胎盘刺激胎儿的甲状腺引起新生儿甲亢。④产后 Graves病，为避免对胎儿造成损伤，妊娠期母体免疫系统常呈抑制状态，产后由于免疫抑制解除，容易发生Graves 病。

【实验室及其他检查】

1. **促甲状腺激素（TSH）测定**　血清 TSH 浓度的变化是反映甲状腺功能最敏感的指标。目前敏感 TSH 即 sTSH 测定成为筛查甲亢的第一线指标，甲亢时 sTSH 通常<0.1mU/L。sTSH 使得诊断亚临床甲亢成为可能。

2. **血清甲状腺激素测定**

（1）血清总甲状腺素（TT_4）：该指标稳定、重复性好，是诊断甲亢的主要指标之一。TT_4 测定的是结合于蛋白的激素，受甲状腺结合球蛋白（TBG）等结合蛋白量和结合力变化的影响。

（2）血清总三碘甲状腺原氨酸（TT_3）：血清中 20%T_3 由甲状腺产生，80%在外周组织由 T_4 转换而来，大多数甲亢时血清 TT_3 和 TT_4 同时升高。TT_3 增高可以先于 TT_4 出现。T_3 型甲状腺毒症时仅有 TT_3 增高，常见于老年病人。

（3）血清游离甲状腺激素：包括游离甲状腺素（FT_4）与游离三碘甲状腺原氨酸（FT_3）。FT_3、FT_4 不受血中 TBG 影响，是实现甲状腺激素生物效应的主要部分，是诊断临床甲亢的主要指标。但血中 FT_3、FT_4 含量甚微，测定的稳定性不如 TT_4、TT_3。

3. **甲状腺^{131}I 摄取率**　为诊断甲亢的传统方法，但不能反映病情严重程度与治疗中的病情变化，目前已被激素测定技术所替代。甲亢时^{131}I 摄取率表现为总摄取量增加，摄取高峰前移。本方法现主要用于甲状腺毒症病因的鉴别：甲状腺功能亢进症所致甲状腺毒症血清甲状腺激素水平增高，同时^{131}I 摄取率也增高；甲状腺炎症所致甲状腺毒症血清甲状腺激素水平虽增高（炎症破坏甲状腺滤泡所致），但因甲状腺细胞被炎症损伤，摄碘能力下降，^{131}I 摄取率减低。

4. **TSH 受体抗体（TRAb）检测**　是鉴别甲亢病因、诊断 Graves 病的重要指标之一。新诊断的 Graves 病病人血中 TRAb 阳性检出率可达 98%，有早期诊断意义，可判断病情活动、复发，还可作为治疗停药的重要指标。但其仅能反映有 TSH 受体自身抗体的存在，不能反映这种抗体的功能是刺激性的或阻断性的。

5. **甲状腺刺激抗体（thyroid stimulating antibody，TSAb）检测**　是鉴别甲亢病因、诊断 Graves 病的重要指标之一，未经治疗的 Graves 病病人血中 TSAb 阳性检出率可达 85%～100%。与 TRAb 相比，TSAb 不仅反映了这种抗体与 TSH 受体结合，而且还反映了这种抗体对甲状腺细胞的刺激功能。

6. **彩色多普勒甲状腺血流的半定量测定**　甲亢引起的甲状腺毒症血流信号增强呈片状分布，可区别于甲状腺炎症破坏引起的甲状腺毒症的影像。

7. **眼部 CT 和 MRI 检查**　可排除其他原因所致的突眼，评估眼外肌受累情况。

8. **甲状腺放射性核素扫描**　主要用于甲亢的鉴别诊断，如甲状腺自主高功能腺瘤肿瘤区汇聚大量核素，肿瘤区外的甲状腺组织和对侧甲状腺无核素吸收。

【诊断要点】

根据高代谢综合征、甲状腺肿大的表现,结合血清甲状腺激素水平增高,TSH 减低,即可诊断为甲亢。而甲亢诊断的成立以及弥漫性甲状腺肿大则是诊断 Graves 病的必备条件。早期轻症、小儿及老年人的不典型甲亢,则有赖于甲状腺功能检查和其他必要的特殊检查方可确诊,还要排除其他原因所致的甲亢。

【治疗要点】

目前尚无法针对 Graves 病进行病因治疗。主要采用的治疗方法有抗甲状腺药物(antithyroid drugs,ATD)、放射碘及手术治疗 3 种方法,各有优缺点。

1. 甲亢的治疗

(1) 抗甲状腺药物

1) 适应证:①轻、中度病情病人;②甲状腺轻、中度肿大;③孕妇、高龄或由于其他严重疾病不宜手术者;④手术前或^{131}I 治疗前的准备;⑤手术后复发且不宜行^{131}I 治疗者;⑥中至重度活动的 GO 病人。

2) 常用药物:常用的 ATD 分为硫脲类和咪唑类两类。硫脲类有甲硫氧嘧啶(methylthiouracil,MTU)及丙硫氧嘧啶(propylthiouracil,PTU)等;咪唑类有甲巯咪唑(methimazole,MMI)和卡比马唑(carbimazole,CMZ)等。我国普遍使用 PTU 和 MMI。其抗甲状腺的作用机制相同,通过抑制甲状腺内过氧化物酶及碘离子转化为新生态碘或活性碘,从而抑制 TH 的合成。两药相比,倾向优先选择 MMI,因 PTU 的肝毒性明显。但 PTU 具有在外周组织抑制 T_4 转变为 T_3 的功能,疗效快,故严重病例或甲状腺危象时作为首选用药。ATD 均可穿过胎盘抑制胎儿甲状腺素的产生,但 PTU 致畸危险小于 MMI,所以妊娠早期(1~3 个月)甲亢优先选择 PTU。

3) 治疗方案与疗程:治疗方案分初治期、减量期及维持期。以 MMI 为例:①初治期,MMI 10~30mg/d,每天 1 次口服,每 4 周复查甲状腺激素水平,至症状缓解或血 TH 恢复正常时减量;②减量期,每 2~4 周减量 1 次,每次减量 5~10mg,每 4 周复查甲状腺功能,待 TSH 正常后再减至最小维持量;③维持期,5~10mg/d 或更少,维持 12~18 个月,每 2 个月复查血 TH。必要时还可在停药前将维持量减半。疗程中除非有较严重反应,一般不宜中断,疗程不能少于 1 年。

ATD 治疗是甲亢的基础治疗,单纯 ATD 治疗的治愈率仅有 40%左右,复发率在 50%~60%,75%在停药后 3 个月内复发,3 年后复发率明显减少。复发可以选择^{131}I 或手术治疗。

(2) 其他药物治疗

1) 复方碘口服溶液:仅用于术前准备和甲状腺危象。

2) β 受体拮抗药:可作为 ATD 初治期的辅助治疗,能较快控制甲亢的临床症状。可用于^{131}I 治疗前后及甲状腺危象时,也可与碘剂合用于术前准备。

(3) ^{131}I 治疗:甲状腺摄取^{131}I 后释放 β 射线,破坏甲状腺滤泡上皮而减少 TH 的分泌。因 β 射线在组织内的射程仅有 2mm,所以电离辐射仅局限于甲状腺局部,不会累及邻近组织。此法简单、经济,治疗有效率达 95%,临床治愈率达 85%以上,复发率小于 1%,现已是欧美国家治疗成人甲亢的首选疗法。

1) 适应证:①甲状腺肿大 Ⅱ 度以上;②对 ATD 过敏;③ATD 治疗或手术治疗后复发;④甲亢合并心脏病;⑤甲亢伴白细胞减少、血小板减少或全血细胞减少;⑥甲亢合并肝、肾等脏器功能损害;⑦拒绝手术或有手术禁忌证;⑧浸润性突眼。

2) 禁忌证:妊娠和哺乳期禁止放射碘治疗。

3) 并发症:①甲状腺功能减退,是^{131}I 治疗甲亢后的主要并发症,同时也是难以避免的结果,甲减发生原因与电离辐射损伤和继发自身免疫损伤有关,需用 TH 替代治疗;②放射性甲状腺炎,发生

Note:

在^{131}I治疗后7~10天；③甲状腺危象，主要发生于未控制的甲亢重症病人；④浸润性突眼恶化，^{131}I治疗前1个月开始应用糖皮质激素有一定预防作用。

（4）手术治疗：甲状腺次全切除术的治愈率可达70%以上，复发率为8%。术后可引起多种并发症，主要为甲状旁腺功能减退和喉返神经损伤，发生率为2%~10%。

2. **甲状腺危象的防治**　避免和去除诱因，积极治疗甲亢是预防甲状腺危象的关键，尤其是防治感染和做好充分的术前准备工作。一旦发生需积极抢救。

（1）抑制TH合成：首选PTU，首次剂量500~1 000mg，口服或胃管注入；以后每4小时给予PTU 250mg，待症状缓解后改用一般治疗剂量。

（2）抑制TH释放：服PTU 1小时后再加用复方碘口服溶液5滴（0.25ml或者250mg），每6小时1次，或碘化钠0.5~1.0g加入5%葡萄糖盐水中静脉滴注12~24小时，以后视病情逐渐减量，一般使用3~7天停药。

（3）β受体拮抗药：普萘洛尔60~80mg/d，每4小时口服1次，或1mg经稀释后缓慢静脉注射。普萘洛尔有阻断甲状腺素对心脏的刺激和抑制外周组织T_4转换为T_3的作用。

（4）糖皮质激素：氢化可的松300mg首次静滴，以后每次100mg，每8小时1次，防止和纠正肾上腺皮质功能减退。

（5）降低和清除血浆TH：上述治疗效果不满意时，可选用血液透析、腹膜透析或血浆置换等措施，迅速降低血浆TH浓度。

（6）支持治疗：监测心、脑、肾功能；纠正水、电解质和酸碱平衡紊乱；降温、给氧、防治感染；积极治疗各种并发症。

3. **Graves眼病（GO）的治疗**　治疗方法视病情程度而异，有效控制甲亢是治疗GO的关键。

（1）轻度活动性GO：病程一般呈自限性，以控制甲亢和一般治疗为主。控制甲亢是基础性治疗，可选择ATD、^{131}I和手术任何一种方法；一般治疗措施包括：戒烟，低盐饮食，眼部保护如戴有色眼镜、人工泪液、睡眠时使用盐水纱布或眼罩，高枕卧位等。

（2）中度和重度活动性GO：治疗甲亢时可选择MMI或手术治疗。其他特殊治疗主要包括：①糖皮质激素。泼尼松40~80mg/d，分次口服，持续2~4周，随后每2~4周减量至2.5~10mg/d，持续治疗3~12个月。②眶放射治疗。对近期的软组织炎症和眼肌功能障碍效果较好，与糖皮质激素联合使用可以增加疗效，有效率达60%，一般不单独使用。③眶减压手术。糖皮质激素和球后外照射无效，角膜感染或溃疡、压迫导致的视网膜和视神经改变可能导致失明时，需行眶减压手术，目的是切除球后纤维脂肪组织，增加眶容积，可引起术后复视或加重术前复视。GO稳定期可以做眼科矫正手术。

4. **妊娠期甲状腺功能亢进症的治疗**　①ATD治疗：如果可能，怀孕和妊娠早期（1~3个月）不要服用ATD，如妊娠早期确需服用ATD治疗，优先选择PTU。初治剂量200~300mg/d，维持剂量50~100mg/d。妊娠中期（4~6个月）和晚期（7~10个月）选择MMI。②手术治疗：ATD治疗无效或过敏的病人，可选择在妊娠4~6个月做甲状腺次全切除术。③哺乳期的ATD治疗：MMI和PTU均可经乳汁分泌，推荐MMI 20mg/d，不会影响后代的甲状腺功能。④禁用^{131}I治疗。

5. **甲状腺毒症心脏病的治疗**　①ATD治疗：立即给予足量ATD，控制甲状腺功能至正常。②^{131}I治疗：经ATD治疗控制甲状腺毒症症状后，尽早行^{131}I治疗。③β受体拮抗药：普萘洛尔有减慢心率、缩小脉压、减少心排血量的作用，可用于心房颤动和心动过速导致的心力衰竭。为克服普萘洛尔引起心肌收缩力降低等不良反应，可同时使用洋地黄制剂，强心苷的用量宜低。

【护理评估】

1. **病史**

（1）患病及治疗经过：详细询问病人患病的起始时间、主要症状及其特点，如有无疲乏无力、怕热、多汗、低热、多食、消瘦、急躁易怒、排便次数增多，有无心悸、胸闷、气短等。询问有无甲亢危象征兆,如高热、大汗、心动过速、烦躁不安、谵妄、呼吸急促、恶心、呕吐、腹泻等。询问有无感染、口服过量 TH 制剂、严重精神创伤等诱发因素。询问患病后检查和治疗经过,目前用药情况和病情控制情况等。对育龄妇女要询问病人的月经、生育情况。

(2) 心理-社会状况:评估病人患病后对日常生活的影响,是否有睡眠、活动量及活动耐力的改变。甲亢病人因神经过敏、急躁易怒、身体外形改变等,易与家人或同事发生争执,导致人际关系紧张。因此,应注意评估病人有无焦虑、多疑等心理变化。注意病人及家属对疾病知识的了解程度,病人所在社区的医疗保健服务情况等。

2. 身体评估

(1) 全身状态:①生命体征,如观察有无体温升高、脉搏加快、脉压增大等表现;②意识、精神状态,如观察病人有无兴奋易怒、失眠不安等表现或神志淡漠、嗜睡、反应迟钝等;③营养状态,如评估病人有无消瘦、体重下降、贫血等营养状态改变。

(2) 皮肤、黏膜:评估皮肤是否湿润、多汗,有无皮肤紫癜,胫骨前皮肤有无增厚、变粗及大小不等的红色斑块和结节。

(3) 眼部:观察和测量突眼度。评估有无眼球突出、眼裂增宽,有无视力疲劳、畏光、复视、视力减退、角膜溃疡等。

(4) 甲状腺:了解甲状腺肿大程度,是否呈弥漫性、对称性,有无震颤和血管杂音。

(5) 心脏、血管:有无心悸、心尖部收缩期杂音、心律失常等。有无周围血管征。

(6) 消化系统:有无食欲亢进、稀便、排便次数增加等。

(7) 骨骼肌肉:有无肌无力、肌萎缩等。

3. 实验室及其他检查

(1) 血清 TH 水平有无升高,TSH 有无降低。

(2) 甲状腺摄^{131}I 率是否增高。

(3) 血中 TRAb、TSAb 是否阳性。

(4) 彩色多普勒、眼部 CT 和 MRI、甲状腺放射性核素扫描结果有无异常。

【常用护理诊断/问题】

1. 营养失调:低于机体需要量 与基础代谢率增高导致代谢需求大于摄入有关。

2. 活动耐力下降 与蛋白质分解增加、甲状腺毒症性心脏病、肌无力等有关。

3. 应对无效 与性格及情绪改变有关。

4. 组织完整性受损 与浸润性突眼有关。

5. 潜在并发症:甲状腺危象。

【目标】

1. 病人能恢复并保持正常体重。

2. 能逐步增加活动量,活动时无明显不适。

3. 能恢复并保持足够的应对能力。

4. 能切实执行保护眼睛的措施,无感染发生,角膜无损伤。

5. 能积极避免可诱发甲状腺危象的因素,发生甲状腺危象能得到及时救治。

【护理措施及依据】

1. 营养失调:低于机体需要量

(1) 监测体重:经常测量体重,根据病人体重变化调整饮食计划。

(2) 饮食护理:因病人处于高代谢状况,能量消耗大,应给予高热量、高蛋白、高维生素及矿物质

Note:

丰富的饮食。主食应足量,可以增加奶类、蛋类、瘦肉类等优质蛋白以纠正体内的负氮平衡,多摄取新鲜蔬菜和水果。鼓励病人多饮水,每天饮水 2 000~3 000ml 以补充出汗、腹泻、呼吸加快等所丢失的水分,但对并发心脏疾病者应避免大量饮水,以防止因血容量增加而加重心力衰竭和水肿。禁止摄入刺激性的食物及饮料,如浓茶、咖啡等,以免引起病人精神兴奋。减少食物中粗纤维的摄入,以减少排便次数。避免进食含碘丰富的食物,应食用无碘盐,忌食海带、海鱼、紫菜等,慎食卷心菜、甘蓝等易致甲状腺肿的食物。

（3）用药护理:护士应指导病人正确用药,不可自行减量或停药,并密切观察药物的不良反应,及时处理。抗甲状腺药物的常见不良反应及处理措施有:①粒细胞减少,多发生在用药后 2~3 个月内,严重者可致粒细胞缺乏症,因此病人必须定期复查血象。如病人出现发热、咽痛等症状,外周血白细胞低于 $3×10^9$/L 或中性粒细胞低于 $1.5×10^9$/L,应停药,并遵医嘱给予促进白细胞生成的药物。②药疹,较常见,可用抗组胺药控制或换用另一种 ATD。如出现皮肤瘙痒、团块状严重皮疹等则应立即停药,以免发生剥脱性皮炎。③其他,若发生中毒性肝炎、肝坏死、精神病、胆汁淤滞综合征、狼疮样综合征、味觉丧失等,应立即停药。哮喘或喘息型支气管炎病人禁用 β 受体拮抗药。

2. 活动耐力下降

（1）休息与活动:根据病人目前的活动量及日常生活习惯,与病人及家属共同制订个体化活动计划,活动不宜疲劳。适当增加休息时间,维持充足睡眠,防止病情加重。有严重心力衰竭或感染者应卧床休息。

（2）环境:保持环境安静,避免噪声和强光刺激,相对集中时间进行治疗、护理。甲亢病人因怕热多汗,应安排通风良好的环境,室温维持在 20℃左右。

（3）生活护理:指导和协助病人完成日常的生活自理,如洗漱、进餐、如厕等。对大量出汗的病人应加强皮肤护理,及时更换衣服及床单。

3. 应对无效

（1）心理护理:护士应向病人及家属解释病情,提高他们对疾病的认知水平,让病人及其亲属了解其情绪、性格的改变是暂时的,可因治疗而得到改善。鼓励病人表达内心感受,理解和同情病人,建立互信关系。与病人共同探讨控制情绪和减轻压力的方法,指导和帮助病人正确处理生活中的突发事件。

（2）社会支持:为病人提供有利于改善情绪的环境。如保持居室安静和轻松的气氛;避免提供兴奋、刺激的消息,以减轻病人激动、易怒的精神症状。鼓励病人参加团体活动,以免因社交障碍产生焦虑。病人病情稳定转入社区后,社区护士继续给予心理指导,以保证甲亢病人情绪护理的延续性,促进病人康复。

（3）病情观察:观察病人精神状态和手指震颤情况,注意有无焦虑、烦躁、心悸等甲亢加重的表现,必要时使用镇静药。

4. 组织完整性受损

（1）眼部护理:预防眼睛受到刺激和伤害。外出戴深色眼镜,减少光线、灰尘和异物的侵害。以眼药水湿润眼睛,避免干燥;睡前涂抗生素眼膏,眼睑不能闭合者用无菌纱布或眼罩覆盖双眼。指导病人当眼睛有异物感、刺痛或流泪时,勿用手直接揉眼睛,可用 1%甲基纤维素或 0.5%氢化可的松溶液滴眼,以减轻症状。睡眠或休息时抬高头部,以减轻球后水肿和眼睛胀痛。

（2）用药护理:限制钠盐摄入,遵医嘱适量使用利尿药,以减轻组织充血、水肿。

（3）病情观察:定期至眼科行角膜检查以防角膜溃疡造成失明,如有畏光、流泪、疼痛、视力改变等角膜炎、角膜溃疡先兆,应立即复诊。

5. 潜在并发症:甲状腺危象

（1）避免诱因:避免感染、严重精神刺激、创伤等诱发因素。

（2）病情监测:观察生命体征和意识变化。若原有甲亢症状加重,并出现发热（体温>39℃）、严重乏力、烦躁、多汗、心悸、心率>140 次/min、食欲减退、恶心、呕吐、腹泻、脱水等,应警惕甲状腺危象发生,立即报告医生并协助处理。

（3）紧急处理配合

1）立即吸氧:绝对卧床休息,呼吸困难时取半卧位,立即给予吸氧。

2）及时准确给药:迅速建立静脉通路。遵医嘱使用 PTU、复方碘溶液、β 受体拮抗药、氢化可的松等药物。严格掌握碘剂的剂量,并观察中毒或过敏反应。准备好抢救药物,如镇静药、血管活性药物、强心药等。

3）密切观察病情变化:定时测量生命体征,准确记录 24 小时出入量,观察意识状态的变化。

（4）对症护理:体温过高者给予冰敷或酒精擦浴降温。躁动不安者使用床挡保护病人安全。昏迷者加强皮肤、口腔护理,定时翻身,防止压力性损伤、肺炎的发生。腹泻严重者应注意肛周护理,预防肛周感染。

【评价】

1. 病人体重恢复至正常范围并保持稳定。

2. 能耐受日常活动,生活自理,活动耐力增加。

3. 能解释情绪和行为改变的原因,能正确处理生活突发事件。

4. 能采取各项保护眼睛的措施,无结膜炎、角膜炎等并发症出现。

5. 未发生甲状腺危象或发生甲状腺危象时能及时发现和处理。

【其他护理诊断/问题】

1. **知识缺乏**:缺乏药物治疗及自我护理相关知识。

2. **体液不足** 与多汗、呕吐、腹泻有关。

3. **体象紊乱** 与突眼、甲状腺肿大有关。

4. **潜在并发症**:甲状腺毒症心脏病。

【健康指导】

1. **疾病知识指导** 告知病人有关甲亢的知识和保护眼睛的方法,教会其自我护理。指导病人注意加强自我保护,上衣领宜宽松,避免压迫甲状腺,严禁用手挤压甲状腺以免 TH 分泌过多加重病情。鼓励病人保持身心愉快,避免精神刺激或过度劳累,建立和谐的人际关系和良好的社会支持系统。

2. **用药指导与病情监测** 护士应指导病人坚持遵医嘱、按剂量、按疗程服药,不可随意减量和停药。应指导病人注意观察药物的不良反应。服用抗甲状腺药物的最初 3 个月,每周查血象 1 次,每隔 1~2 个月做甲状腺功能测定,每天清晨起床前自测脉搏,定期测量体重。脉搏减慢、体重增加是治疗有效的标志。若出现高热、恶心、呕吐、不明原因腹泻、突眼加重等,警惕甲状腺危象的可能,应及时就诊。

3. **生育指导** 对有生育需要的女性病人,应告知其妊娠可加重甲亢,宜治愈后再妊娠。对妊娠期甲亢病人,应指导其避免各种可能对母亲及胎儿造成影响的因素,宜选用抗甲状腺药物治疗,禁用 ^{131}I 治疗,慎用普萘洛尔,加强胎儿监测。产后如需继续服药,应在哺乳后服用,服药后 3 小时再行哺乳。

4. **社区-家庭支持** 指导病人出院后到所属社区卫生服务中心建档,充分利用社区卫生资源,接受社区延续性护理服务。社区护士应对甲亢病人定期进行家访,给予相应的健康指导。评估内容包括病人的日常生活方式、病情、服药依从性、情绪状态、人际关系等,鼓励家属主动关心病人并理解病人的情绪变化,促进病人与家属之间的良性互动,以促进病人的康复。

Note:

【预后】

本病病程较长,经积极治疗后预后较好,少数病人可自行缓解。ATD 治疗的病人缓解率差异很大,为 20%~60%。^{131}I 和手术治疗的缓解率高于 ATD,且复发率低于 ATD,但是永久性甲减的发生率高于 ATD,部分甲减者需 TH 终身替代治疗。66%的 GO 病人可自行减轻,20%无变化,14%继续恶化。

三、甲状腺功能减退症

甲状腺功能减退症(hypothyroidism)简称甲减,指各种原因导致的低甲状腺激素血症或甲状腺激素抵抗而引起的全身性低代谢综合征,其病理特征是黏多糖在组织和皮肤堆积,表现为黏液性水肿(myxedema)。在引起甲减的病因中,原发性甲减占 95%以上。起病于胎儿或新生儿的甲减称为呆小病(cretinism),又称克汀病,常伴有智力障碍和发育迟缓。起病于成人者称成年型甲减。国外报告临床甲减患病率为 0.8%~1.0%,发病率为 3.5/1 000;我国学者报告的临床甲减患病率为 1.0%,发病率为 2.9/1 000。成年型甲减女性较男性多见。本节主要介绍成年型甲减。

【分类】

1. **根据病变发生的部位分类**　①原发性甲减最常见,由甲状腺腺体本身病变引起,如自身免疫、甲状腺手术和甲亢^{131}I 治疗;②中枢性甲减少见,常因下丘脑和垂体肿瘤、手术、放疗、产后垂体出血坏死引起;③甲状腺激素抵抗综合征,由于甲状腺激素在外周组织实现生物效应障碍引起的综合征,属于常染色体显性或隐性遗传病。

2. **根据病变的原因分类**　自身免疫性甲减、药物性甲减、甲状腺手术后甲减、^{131}I 治疗后甲减、特发性甲减、垂体或下丘脑肿瘤手术后甲减等。

3. **根据甲状腺功能减退的程度分类**　临床甲减和亚临床甲减。

【病因与发病机制】

甲减的病因复杂,以原发性多见,自身免疫损伤是最常见的原因,其次为甲状腺破坏,包括手术、^{131}I 治疗;继发性甲减少见。甲减发病机制因病因不同而异。

1. **自身免疫损伤**　最常见的是自身免疫性甲状腺炎引起的 TH 合成和分泌减少,包括桥本甲状腺炎、萎缩性甲状腺炎、亚急性淋巴细胞性甲状腺炎和产后甲状腺炎等。

2. **甲状腺破坏**　包括甲状腺次全切除、^{131}I 治疗等导致甲状腺功能减退。

3. **下丘脑和垂体病变**　垂体外照射、垂体大腺瘤、颅咽管瘤及产后大出血引起的促甲状腺激素释放激素(TRH)和 TSH 产生和分泌减少所致。

4. **碘过量**　碘过量可引起具有潜在性甲状腺疾病者发生甲减,也可诱发和加重自身免疫性甲状腺炎。含碘药物胺碘酮诱发甲减的发生率是 5%~22%。

5. **抗甲状腺药物的使用**　如锂盐、硫脲类、咪唑类等可抑制 TH 合成。

【临床表现】

成年型甲减常隐匿发病,早期症状多变且缺乏特异性,进展缓慢,典型症状常在几个月甚至几年后才显现出来。

1. **低代谢综合征**　主要表现为易疲劳、畏寒、体重增加、行动迟缓。因血液循环差和热能生成减少,体温可低于正常。

2. **神经精神症状**　轻者有记忆力、注意力、理解力、计算力减退。嗜睡症状突出,反应迟钝。重者可表现为痴呆、智力低下、抑郁、幻想、昏睡或惊厥。

3. **皮肤改变**　皮肤黏液性水肿为非凹陷性,常见于眼周、手和脚的背部以及锁骨上窝。典型者可见黏液性水肿面容:表情淡漠、呆板,颜面水肿。鼻、唇增厚,舌厚大、发音不清,言语缓慢,音调低哑。皮肤干燥发凉、粗糙脱屑。毛发干燥稀疏,眉毛外1/3脱落。由于高胡萝卜素血症,手(脚)掌皮肤可呈姜黄色。

4. **肌肉与关节**　肌肉乏力,可有肌萎缩。部分病人可伴有关节病变,偶有关节腔积液。

5. **心血管系统**　心肌黏液性水肿导致心肌收缩力减弱、心动过缓、心排血量下降,组织供血减少,严重者由于心肌间质水肿、心肌纤维肿胀、左心室扩张和心包积液导致心脏增大,称之为甲减性心脏病。久病者由于血胆固醇增高易并发冠心病。10%的病人伴有血压增高。

6. **血液系统**　主要表现为贫血。导致贫血的原因主要包括:①需氧量减少以及促红细胞生成素不足,红细胞数量减少,发生正色素性贫血;②吸收不良或摄入不足所致叶酸、维生素 B_{12} 缺乏引起大细胞性贫血,12%的甲减病人伴有恶性贫血;③月经量过多及胃酸缺乏导致铁吸收不足可引起小细胞性贫血;④凝血因子浓度下降、毛细血管脆性增加以及血小板黏附功能下降,均易导致出血倾向。

7. **消化系统**　常有食欲缺乏、腹胀、便秘等,严重者可出现麻痹性肠梗阻或黏液水肿性巨结肠。

8. **内分泌生殖系统**　长期甲减可引起高催乳素血症和溢乳。儿童甲减可致生长发育迟缓。成年女性重度甲减可伴性欲减退、排卵障碍、月经周期紊乱和经血增多。男性病人可有性欲减退、阳痿和精子减少。

9. **黏液性水肿昏迷**　多见于老年人或长期未获治疗者,于寒冷时发病。常见诱因有寒冷、感染、手术、严重躯体疾病、中断甲状腺激素治疗和使用麻醉、镇静药物等。临床表现为嗜睡,低体温(体温<35℃),呼吸减慢,心动过缓,血压下降,四肢肌肉松弛,反射减弱或消失,甚至昏迷、休克,可因心、肾衰竭而危及病人生命。

【实验室及其他检查】

1. **血常规及生化检查**　血红蛋白及红细胞减少,多为轻、中度正细胞正色素性贫血。血清胆固醇、甘油三酯、低密度脂蛋白胆固醇常增高,高密度脂蛋白胆固醇降低。血胡萝卜素增高。

2. **甲状腺功能检查**　原发性甲减血 TSH 升高,TT_4、FT_4 降低,血 TSH 升高先于 T_4 的降低,故血清 TSH 是评估原发性甲状腺功能异常最敏感和最早期的一线指标。中枢性甲减时不能以 TSH 作为诊断依据。血清 TT_3、FT_3 早期正常,晚期降低。亚临床甲减仅有血清 TSH 升高,血清 TT_4、FT_4 正常,甲状腺摄^{131}I 率降低。临床甲减血清 TSH 升高,血清 TT_4、FT_4 降低,严重时 TT_3 和 FT_3 降低。

3. **病变定位检查**　TRH 兴奋试验主要用于原发性甲减与中枢性甲减的鉴别。静脉注射 TRH 后,血清 TSH 不增高者提示垂体性甲减;延迟升高者为下丘脑性甲减;血清 TSH 在增高的基值上进一步增高,提示原发性甲减。影像学检查有助于异位甲状腺、下丘脑-垂体病变的确定。

4. **甲状腺过氧化物酶抗体(TPOAb)、甲状腺球蛋白抗体(TgAb)检测**　甲状腺抗体是确定原发性甲减病因的主要指标。存在自身免疫性甲状腺炎(包括桥本甲状腺炎、萎缩性甲状腺炎)时 TPOAb 和 TgAb 升高,一般认为 TPOAb 的意义较肯定。如 TPOAb 阳性伴血清 TSH 水平增高,说明甲状腺细胞已发生损伤。

5. **心功能检查**　心电图示低电压、窦性心动过缓等。心肌收缩力下降,射血分数减少等。

【诊断要点】

根据临床表现、实验室检查如血清 TSH 增高,FT_4 降低,原发性甲减即可成立。如果血清 TSH 降低或者正常,TT_4、FT_4 降低,考虑中枢性甲减,可通过 TRH 兴奋试验证实。早期轻型甲减多不典型,需与贫血、垂体瘤、特发性水肿、肾病综合征、肾炎及冠心病等鉴别。

【治疗要点】

1. **替代治疗**　治疗的目标是用最小剂量药物纠正甲减而不产生明显不良反应,使血 TSH 和 TH

水平恒定在正常范围内。甲减一般不能治愈,要用 TH 终身替代治疗。首选左甲状腺素(L-T₄)单药口服。$L-T_4$ 治疗剂量取决于甲减的程度、病因、年龄、性别、体重和个体差异。起始剂量和达到完全替代剂量所需时间要根据病人年龄、心脏状态、特定状况确定。

2. **对症治疗** 有贫血者补充铁剂、维生素 B_{12}、叶酸等。胃酸低者补充稀盐酸,与 $L-T_4$ 合用才能取得疗效。

3. **亚临床甲减的处理** 亚临床甲减引起的血脂异常可促使动脉粥样硬化发生,部分亚临床甲减可发展为临床甲减。目前认为只要病人有高胆固醇血症、血清 TSH>10mU/L,就需要给予 $L-T_4$ 治疗。

4. **黏液性水肿昏迷的治疗** ①补充甲状腺激素,$L-T_4$ 首次静脉注射 $300\sim500\mu g$,以后每天 $50\sim100\mu g$,至病人清醒后改为口服;②24 小时无改善可给予 T_3(liothyronine)$10\mu g$,每 4 小时一次,或 $25\mu g$,每 8 小时一次;③保暖,吸氧,保持呼吸道通畅,必要时行气管切开、机械通气等;④氢化可的松 $200\sim300mg/d$ 持续静脉滴注,待病人清醒及血压稳定后减量;⑤根据需要补液,补液量不宜过多,监测心肺功能,水、电解质、酸碱平衡及尿量等;⑥控制感染,治疗原发病。

【常用护理诊断/问题、措施及依据】

1. **便秘** 与代谢率降低及体力活动减少引起的肠蠕动减慢有关。

(1)饮食护理:给予高蛋白、高维生素、低钠、低脂肪饮食,细嚼慢咽,少量多餐。进食富含纤维素的食物,如蔬菜、水果或全麦制品,促进胃肠蠕动。桥本甲状腺炎所致甲状腺功能减退症者应避免摄取含碘食物和药物,以免诱发严重黏液性水肿。

(2)建立正常的排便型态:指导病人每天定时排便,养成规律排便的习惯,并为卧床病人创造良好的排便环境。教会病人促进便意的技巧,如适当按摩腹部、肛周按摩。鼓励病人每天进行适度的运动,如散步、快走等。

(3)用药护理:$L-T_4$ 每天服药 1 次,早餐前 $30\sim60$ 分钟服用,不应与干扰 $L-T_4$ 吸收的食物或药物同时服用。必要时根据医嘱给予轻泻药,并观察大便的次数、性质和量,观察有无腹胀、腹痛等麻痹性肠梗阻的表现。

2. **体温过低** 与机体基础代谢率降低有关。

(1)加强保暖:调节室温在 $22\sim23℃$,注意告知病人保暖防寒。

(2)病情观察:监测生命体征,观察病人有无寒战、皮肤苍白等体温过低表现及心动过缓等现象,并及时处理。

3. **潜在并发症:黏液性水肿昏迷。**

(1)避免诱因:避免寒冷、感染、手术、使用麻醉镇静药等诱发因素。

(2)病情监测:观察生命体征、意识的变化及全身黏液性水肿情况,每天记录病人体重。病人若出现体温低于35℃、呼吸浅慢、心动过缓、血压降低、嗜睡等表现,或出现口唇发绀、呼吸深长等症状,立即通知医生并配合抢救处理。

(3)黏液性水肿昏迷的护理:①建立静脉通道,遵医嘱给予急救药物;②保持呼吸道通畅,吸氧,必要时配合医生行气管插管或气管切开;③监测生命体征和动脉血气分析的变化,记录 24 小时出入量;④注意保暖。

【其他护理诊断/问题】

1. **超重/肥胖** 与代谢率降低致摄入大于需求有关。

2. **活动耐力下降** 与甲状腺激素不足所致肌肉乏力、心功能减退、贫血有关。

3. **性功能障碍** 与甲状腺激素不足所致内分泌和生殖系统功能低下有关。

【健康指导】

1. **疾病知识指导** 告知病人发病原因及注意事项,如碘过量或者药物引起甲减者应调整剂量或

Note:___

停药。注意个人卫生,预防感染和创伤。冬季注意保暖。慎用催眠、镇静、止痛、麻醉等药物。

2. 用药指导　对需终身替代治疗者,向其解释终身坚持服药的必要性。不可随意停药或变更剂量,否则可能导致心血管等系统疾病。指导病人自我监测甲状腺激素服用过量的症状,如出现多食消瘦、脉搏>100 次/min、体重减轻、发热、大汗、情绪激动等情况时,及时报告医生。替代治疗效果最佳的指标为血 TSH 和甲状腺激素恒定在正常范围内,替代治疗初期每 4~6 周测定激素指标;治疗达标后,长期替代者宜每 6~12 个月复查 1 次。服用利尿药时,指导病人记录 24 小时出入量。

3. 病情监测指导　给病人讲解黏液性水肿昏迷发生的原因及表现,指导病人学会自我观察。若出现嗜睡、体温<35℃、呼吸减慢、低血压、心动过缓等,应及时就医。指导病人定期复查心、肝、肾功能,甲状腺功能和血常规等。

【预后】

甲减治疗效果较好,如能及时治疗,病情可得到显著改善,一般预后良好,但大多数病人需终身服药治疗。如不及时治疗,病人病情将逐渐加重,可因并发心脏病或黏液性水肿昏迷而死亡。黏液性水肿昏迷的预后差,死亡率高达 70%。

(侯云英)

第五节　肾上腺皮质疾病

一、库欣综合征

皮质醇增多症是一组因下丘脑-垂体-肾上腺(HPA)轴调控失常,分泌过多糖皮质激素而导致的以向心性肥胖、满月脸、多血质外貌、紫纹、高血压和骨质疏松等症状为表现的临床综合征。为纪念 Harvey Cushing 教授于 1921 年首次诊断垂体嗜碱性微小腺瘤所引起的皮质醇增多症,该病也称库欣综合征(Cushing syndrome),其中以垂体促肾上腺皮质激素(ACTH)分泌亢进所引起的临床类型最为多见,称为库欣病(Cushing disease)。库欣综合征多发于 20~45 岁,成人多于儿童,女性多于男性,男女之比为 1∶(3~8)。

【病因与发病机制】

1. ACTH 依赖性库欣综合征　①库欣病:最常见,占库欣综合征的 65%~75%,由垂体 ACTH 分泌过多引起,伴肾上腺皮质增生。绝大多数为垂体微腺瘤,少数为大腺瘤,也有未发现肿瘤者。②异位 ACTH 综合征:系垂体以外肿瘤分泌大量 ACTH,刺激肾上腺皮质增生,分泌过量的皮质醇而引起一系列症状,约占库欣综合征的 15%。国外文献报道最多见的病因是肺癌(约占 50%),其次是胸腺及胰腺肿瘤(各约占 10%)和甲状腺髓样癌等。③异位促肾上腺皮质激素释放激素(CRH)综合征:肿瘤异位分泌 CRH 刺激垂体 ACTH 细胞增生,ACTH 分泌增加。

2. ACTH 非依赖性库欣综合征　①肾上腺皮质腺瘤:约占库欣综合征的 10%,多见于成人,男性相对更多。②肾上腺皮质癌:占库欣综合征的 6%,病情重,进展快。③不依赖 ACTH 的双侧肾上腺小结节性增生:又称原发性色素性结节性肾上腺病。病人血中 ACTH 低或测不到,大剂量地塞米松不能抑制。目前认为发病机制与蛋白激酶 A 的调节亚基 I α 发生突变有关。④不依赖 ACTH 的双侧肾上腺大结节性增生:目前认为与 ACTH 以外的激素和神经受体在肾上腺皮质细胞上的异位表达有关,包括抑胃肽(GIP)、黄体生成素/绒毛膜促性腺激素(LH/HCG)等的受体。这些受体被激活后使肾上腺皮质产生过量的皮质醇。

3. 其他类型库欣综合征　医源性库欣综合征为长期服用较大剂量外源性糖皮质激素所致。其他如儿童库欣综合征、应激性库欣综合征和糖皮质激素受体病、糖皮质激素过度敏感综合征等。

【临床表现】

库欣综合征有多种表现:①典型病例,主要表现为向心性肥胖、满月脸、多血质、紫纹等,多见于垂体性库欣病、肾上腺腺瘤、异位 ACTH 综合征中的缓进型。②早期病例,以高血压为主,肥胖,但是向心性不显著,尿游离皮质醇明显增高。③重型,主要特征为体重减轻、高血压、水肿、低血钾性碱中毒。因癌肿所致重症者,病情重,进展迅速。④以并发症为主的病例,如心衰、脑卒中、病理性骨折、精神症状或肺部感染等,库欣综合征容易被忽略。⑤周期性或间歇性,症状可反复发作,能自行缓解。机制不清,病因不明,一部分病例可能为垂体性或异位 ACTH 综合征。

典型病例具体表现如下:

1. **向心性肥胖、满月脸、多血质外貌**　多为轻度到中度肥胖,渐呈向心性分布。典型的向心性肥胖是指头面部、颈背部、锁骨上窝及腹部脂肪沉积增多,但四肢(包括臀部)正常或消瘦。病人脸圆而呈暗红色,呈现特征性满月脸、水牛背、锁骨上窝脂肪垫和悬垂腹,而四肢相对瘦小。多血质外貌与皮肤菲薄、微血管易透见及皮质醇刺激骨髓造血使红细胞计数、血红蛋白增多有关。

2. **皮肤表现**　皮肤菲薄,皮下毛细血管清晰可见,血管脆性增加,轻微损伤可引起瘀斑。常见病人下腹部两侧、大腿外侧、臀部等处,可出现紫红色条纹(肥胖、皮肤薄、蛋白分解亢进等使得皮肤弹力纤维断裂,形成宽大、梭形的紫色裂纹)。手、脚、指(趾)甲、肛周常出现真菌感染。异位 ACTH 综合征及较重库欣病病人多有明显的皮肤色素沉着,具有一定的临床提示意义。

3. **代谢障碍**　糖代谢异常,高皮质醇血症使糖异生作用增强,拮抗胰岛素降血糖作用,引起葡萄糖耐量降低,约 20% 的病人可出现继发性糖尿病,称类固醇性糖尿病。电解质及酸碱平衡紊乱一般少见,大量皮质醇有潴钠、排钾作用,明显的低血钾碱中毒主要见于肾上腺皮质癌和异位 ACTH 综合征。低血钾使病人乏力加重,并引起肾浓缩功能障碍,部分病人因潴钠而出现轻度水肿。由于糖皮质激素抑制骨基质蛋白形成、增加胶原蛋白分解、抑制维生素 D 的作用、减少肠道钙吸收、增加尿钙排泄等,病程长者可出现骨质疏松,病人可有明显的骨痛、脊椎压缩畸形、身材变矮,有时呈佝偻、骨折。儿童生长发育受抑制。

4. **心血管表现**　约 80% 的库欣综合征病人有高血压症状,因糖皮质激素潴钠排钾、激活肾素-血管紧张素系统、抑制血管舒张系统,使血压上升并有轻度水肿。同时,病人常伴有动脉硬化。长期高血压可并发左心室肥大、心力衰竭和脑血管意外。病人由于凝血功能异常、脂肪代谢紊乱,易发生动静脉血栓,导致心血管并发症发生率增加。

5. **对感染抵抗力减弱**　大量的皮质醇分泌可抑制机体的免疫功能,中性粒细胞移行能力减弱,自然杀伤细胞数目减少,病人容易发生各种感染,其中以肺部感染多见。如有化脓性细菌感染则不容易局限化,可发展成蜂窝织炎、菌血症、败血症。同时皮质醇增多可使机体防御反应被抑制,导致病人在感染后炎症反应往往不显著,发热不明显,易漏诊造成严重后果。

6. **性功能障碍**　肾上腺雄激素产生过多以及皮质醇对垂体促性腺激素的抑制,可引起女性痤疮,多毛,月经稀少、不规则或闭经等。如出现明显男性化表现(乳房萎缩、生须、喉结增大、阴蒂肥大等),要警惕肾上腺皮质癌。男性可有阳痿、性欲减退、阴茎缩小、睾丸变软等。

7. **全身及神经系统**　四肢肌肉可有萎缩,常表现为肌无力,下蹲后起立困难。约半数库欣综合征可有精神状态的改变,轻者表现为失眠、情绪不稳定、注意力不集中,少数病人表现为抑郁与狂躁交替发生。

【实验室及其他检查】

1. **皮质醇测定**　血浆皮质醇水平增高且昼夜节律消失,即病人清晨 8 时血浆皮质醇水平高于正常,而下午 4 时或午夜 12 时不明显低于清晨值。午夜血皮质醇若大于 207nmol/L(7.5μg/dl),诊断库欣综合征的敏感性和特异性大于 96%。24 小时尿 17-羟皮质类固醇大多明显高于正常。

Note:

2. **地塞米松抑制试验**　①小剂量地塞米松抑制试验：是库欣综合征的定性诊断试验。每 6 小时口服地塞米松 0.5mg 或每 8 小时服 0.75mg 连续 2 天，第 2 天测尿 17-羟皮质类固醇不能降至对照值的 50% 以下，或尿游离皮质醇不能降至 55nmol/24h 以下者，表示不能被抑制；或先测定第 1 天尿皮质醇作为对照值，当天午夜 12 时口服地塞米松 1mg，次日晨测定尿皮质醇，若不能降至对照值的 50% 以下，表示不能被抑制。各型库欣综合征都不能被小剂量地塞米松抑制。②大剂量地塞米松抑制试验：每 6 小时口服地塞米松 2mg 连续 2 天，第 2 天测尿 17-羟皮质类固醇或尿游离皮质类固醇能降到对照值的 50% 以下者，表示被抑制，则可诊断为垂体性库欣病，而肾上腺肿瘤、皮质癌或异位 ACTH 综合征多不能达到满意的抑制。

3. **ACTH 兴奋试验**　垂体性库欣病和异位 ACTH 综合征者常有反应，原发性肾上腺皮质肿瘤者多数无反应。

4. **影像学检查**　肾上腺 B 超检查可发现肾上腺增生或肿瘤。肾上腺部位病变 CT 检查较为敏感，垂体部位病变 MRI 检查为佳。

【诊断要点】

典型病例根据临床表现即可作出诊断。早期及不典型病例有赖于实验室及影像学检查。注意与单纯性肥胖、2 型糖尿病进行鉴别。

【治疗要点】

库欣综合征治疗取决于其病因，在病因治疗前，对病情严重的病人，宜先对症治疗。

1. **库欣病**　目前有手术、放疗和药物 3 种方法。首选经蝶窦行腺瘤切除术，其治愈率为 50%~90%。病人术后可能出现垂体功能减退症。如经蝶窦手术未发现或未摘除垂体微腺瘤，或某种原因不宜做垂体手术，且病情严重者，宜做一侧肾上腺全切，另一侧肾上腺大部分或全切除术，术后行激素替代治疗和垂体放疗。病情较轻或儿童病例，可行垂体放疗，在放疗奏效前使用药物治疗，以控制肾上腺皮质激素分泌过度。对于垂体大腺瘤病人需做开颅手术，尽可能切除肿瘤。为避免复发，可在术后辅以垂体放疗。此外，还可辅以赛庚啶、溴隐亭、γ-氨基丁酸促效剂丙戊酸钠等药物治疗。

2. **肾上腺腺瘤**　行患侧腺瘤手术摘除，可获根治，经腹腔镜切除更有利于术后的恢复。术后需较长时间使用氢化可的松或可的松作替代治疗，大多数病人于 6 个月至 1 年可逐渐停用替代治疗。肾上腺皮质癌应尽可能早期手术治疗，未能根治或已有转移者用肾上腺皮质激素合成阻滞药物治疗，以减少肾上腺皮质激素的分泌量。

3. **不依赖 ACTH 小结节性或大结节性双侧肾上腺增生**　行双侧肾上腺切除术，术后行激素替代治疗。

4. **异位 ACTH 综合征**　切除原发肿瘤，必要时行双侧肾上腺切除以缓解症状。或使用肾上腺皮质激素合成阻滞药，如米托坦、美替拉酮、氨鲁米特、酮康唑等。

【常用护理诊断/问题、措施及依据】

1. **体象紊乱**　与库欣综合征引起身体外观改变有关。
护理措施详见本章第二节"内分泌与代谢性疾病病人常见症状体征的护理"。

2. **体液过多**　与皮质醇增多引起水钠潴留有关。
（1）休息与体位：合理的休息可避免水肿加重。平卧时可适当抬高双下肢，有利于静脉回流。
（2）饮食护理：进食低钠、高钾、高蛋白、低碳水化合物的食物，预防和控制水肿。
（3）使用利尿药的护理：水肿严重时，遵医嘱给予利尿药，观察水肿消退情况及不良反应，如出现心律失常、恶心、呕吐、腹胀等低钾症状和体征时，及时处理。
（4）病情监测：监测病人水肿情况，每天测量体重的变化，记录 24 小时液体出入量，监测血电解质浓度和心电图变化。

3. 有感染的危险　与皮质醇增多导致机体免疫力下降有关。

（1）病情监测：密切观察体温变化,定期检查血常规是否出现淋巴细胞和自然杀伤细胞减少。注意有无感染征象,尤其是呼吸系统。

（2）预防感染：①保持病室环境清洁,室内温度、湿度适宜。②严格执行无菌操作,尽量减少侵入性治疗以降低感染及交叉感染的危险。③教导病人和家属预防感染的知识,如保暖、减少或避免到公共场所、预防上呼吸道感染。

（3）皮肤与口腔护理：协助病人做好个人卫生,避免皮肤擦伤和感染。长期卧床者应定期翻身,注意保护骨突处,预防压力性损伤发生。病重者做好口腔护理。

4. 潜在并发症：骨折。

（1）减少安全隐患：提供安全、舒适的环境,移除环境中不必要的家具或摆设,浴室应铺上防滑脚垫。避免剧烈运动,防止因跌倒或碰撞引起骨折。

（2）饮食护理：鼓励病人摄取富含钙及维生素 D 的食物,如牛奶、紫菜、虾皮、坚果等以预防骨质疏松。

（3）病情观察：观察病人有无关节痛或腰背痛等骨痛,及时报告医生,必要时使用助行器辅助行动。

【其他护理诊断/问题】

1. **活动耐力下降**　与蛋白质代谢障碍引起肌肉萎缩有关。
2. **有皮肤完整性受损的危险**　与皮肤干燥、菲薄、水肿有关。
3. **潜在并发症：心力衰竭、脑卒中、类固醇性糖尿病。**

【健康指导】

1. **疾病知识指导**　指导病人在日常生活中注意预防感染,保持皮肤清洁,防止外伤、骨折等各种可能导致病情加重或诱发并发症的因素,定期门诊复查。

2. **用药指导与病情监测**　告知病人有关疾病的基本知识和治疗方法,指导病人正确用药并掌握对药物疗效和不良反应的观察,如胃肠道反应、皮肤潮红、嗜睡、头痛、乏力等。了解术后激素替代治疗的有关注意事项,尤其是识别激素过量或不足的症状和体征,并告诫病人随意停用激素会引起致命的肾上腺危象。如发生虚弱、头晕、发热、恶心、呕吐等应立即就诊。

3. **心理指导**　鼓励病人说出身体外形改变的感受,对病人进行心理指导以减轻疾病带来的焦虑等不良情绪。教会病人自我护理措施,适当从事力所能及的活动,以增强病人的自信心和自尊感。指导病人家属为其提供有效的心理、情感支持。

【预后】

病人治疗后疗效不一。如治疗有效,病情在数月后可逐渐好转,向心性肥胖等症状减轻,尿糖消失,女性病人月经恢复,甚至可受孕。如病程已久,肾血管发生不可逆损害,则血压不易降至正常。肾上腺皮质腺瘤早期手术切除预后良好。皮质癌的疗效取决于是否能早期发现及能否完全切除,有转移者预后差。

二、原发性慢性肾上腺皮质功能减退症

慢性肾上腺皮质功能减退症分为原发性和继发性两类,原发性肾上腺皮质功能减退症（primary adrenocortical insufficiency）又称艾迪生病（Addison disease）,主要是由于肾上腺本身病变致肾上腺皮质激素分泌不足和反馈性血浆 ACTH 水平增高,而继发性肾上腺皮质功能减退症主要由于下丘脑和

垂体功能减退致肾上腺激素分泌不足伴血浆 ACTH 水平正常或降低。慢性肾上腺皮质功能减退症多见于中年人,而急性肾上腺皮质功能减退症多继发于垂体和下丘脑病变或慢性病人在应激、感染、创伤和手术等情况下诱发。本节仅叙述 Addison 病。

【病因与发病机制】

1. **感染**　肾上腺结核为常见病因,约占 20%,男性高于女性,因血行播散所致,故常同时伴胸腹腔、盆腔淋巴结或泌尿系统结核。常累及双侧,导致肾上腺发生上皮样肉芽肿或干酪样坏死,继而出现纤维化病变、钙化。此外,肾上腺真菌感染、巨细胞病毒感染及严重败血症、艾滋病后期也可引起肾上腺皮质功能减退。

2. **自身免疫性肾上腺炎**　因自身免疫导致肾上腺皮质破坏所致,表现为双侧肾上腺皮质纤维化,髓质一般不被毁坏。近 50% 的病人伴其他器官特异性自身免疫病,称为自身免疫性多内分泌腺体综合征(autoimmune polyendocrine syndrome,APS),多见于女性。单一性自身免疫性肾上腺炎多见于男性。

3. **其他病因**　肾上腺转移癌。常合并肾上腺皮质功能减退症的肿瘤有乳腺癌、肺癌、胃癌、结肠癌和淋巴肉瘤等。其他还有肾上腺淀粉样变性、放疗、肾上腺酶系抑制药(如美替拉酮、氨鲁米特、酮康唑)或细胞毒药物(如米托坦)的长期应用、血管栓塞、肾上腺脑白质营养不良症等也可导致本病。

【临床表现】

发病隐匿,病情缓慢加重。常见临床表现包括全身皮肤色素加深,虚弱和疲乏,厌食、恶心、腹泻,直立性眩晕等。

1. **色素沉着**　皮肤、黏膜色素沉着为最具特征性的临床表现,系垂体 ACTH、促黑素细胞激素(MSH)分泌增多所致。皮肤色素沉着表现为全身皮肤色素加深,呈棕褐色且有光泽,不高出皮面,以暴露处及易摩擦部位更为显著,如脸、手、掌纹、乳晕、足背、瘢痕和束腰带等部位。黏膜色素沉着见于牙龈、舌表面、颊黏膜等处。

2. **低钠血症**　由于肾脏排泄水负荷的能力减弱,大量饮水后可出现稀释性低钠血症。糖皮质激素缺乏及血容量不足时,抗利尿激素释放增多,也是造成低血钠的原因。

3. **消化系统**　食欲减退、胃酸减少、消化不良。少数病人嗜咸食,可能与失钠有关。有恶心、呕吐、腹泻者,提示病情加重。

4. **神经精神症状**　乏力、淡漠、疲劳,重者嗜睡、意识模糊,可出现精神失常。

5. **心血管系统**　血压偏低及直立性低血压,心音低钝,可出现头晕、直立性晕厥。

6. **生殖系统**　女性阴毛、腋毛脱落、稀疏,月经失调或闭经;男性性欲减退、阳痿等。

7. **代谢障碍**　糖异生作用减弱,肝糖原耗损,可发生低血糖。

8. **其他**　由结核引起者常有低热、盗汗等症状,体质虚弱、消瘦更为严重。如与其他自身免疫疾病并存,则伴有相应疾病的临床表现,如甲减表现等。

9. **肾上腺危象**　若本病急骤加重可出现肾上腺危象的表现。主要由于机体对各种应激的耐受性降低所致。当病人在感染、创伤、手术、过劳、分娩、大量出汗、呕吐、腹泻等应激状态下或突然中断肾上腺皮质激素替代治疗时,均可诱发危象。表现为高热、恶心、呕吐、腹痛或腹泻、脱水、血压降低、心动过速、虚脱、极度虚弱无力、反应淡漠或嗜睡,但也可表现为烦躁不安、谵妄、惊厥、精神失常,出现低血糖症、低钠血症、血钾可高可低。如不及时抢救,可发展至休克、昏迷,甚至死亡。

【实验室及其他检查】

1. **血常规检查**　常有正细胞正色素性贫血,少数合并恶性贫血。白细胞分类计数示中性粒细胞减少,淋巴细胞相对增多,嗜酸性粒细胞明显增多。

2. **血液生化检查**　血钠降低,血钾升高,空腹血糖降低,少数病人有轻度或中度血钙升高。

3. **肾上腺皮质功能检查**

（1）血浆皮质醇:常为低下,晨间血皮质醇≤30μg/L可确诊为本病,≥200μg/L可排除本病。

（2）ACTH兴奋试验:目前已成为筛查本病的标准方法,不受饮食或药物的影响,可应用于任何年龄病人,结果可靠,无明显副作用。ACTH刺激肾上腺皮质分泌激素,可反映肾上腺皮质储备功能,用于鉴别原发性与继发性肾上腺皮质功能不全。

（3）血浆ACTH测定:对本病的诊断及鉴别诊断有重要意义。原发性肾上腺皮质功能减退者血浆基础ACTH值明显增高,超过55pmol/L,常介于88~440pmol/L(正常人低于18pmol/L);但继发性肾上腺皮质功能减退者,ACTH水平明显降低或在正常低限。

4. **影像学检查**　结核病病人肾上腺区X线摄片、CT或MRI检查可示肾上腺增大及钙化阴影。感染、出血、转移性病变在CT扫描时也示肾上腺增大,而自身免疫性疾病所致者肾上腺不增大。

【诊断要点】

病人有皮肤、黏膜色素沉着,乏力、虚弱、食欲减退、消瘦、体重减轻、血糖和血压偏低,结合皮质醇测定或ACTH兴奋试验可确诊。其中最具诊断价值者为ACTH兴奋试验,肾上腺皮质功能减退症病人显示储备功能低下,而非本病病人经ACTH兴奋后,血、尿皮质类固醇明显上升。同时需与一些慢性消耗性疾病鉴别。

【治疗要点】

1. **基础治疗**

（1）糖皮质激素替代治疗:应尽早给予,一般需终身补充。根据病人身高、体重、性别、年龄、体力劳动强度等,确定合适的基础量。宜模拟激素昼夜节律给予,在清晨起床后服全天量的2/3,下午4时服余下1/3。依据症状改善程度、尿24小时皮质醇值、血压、工作量和活动量等情况做适当调整。如一般成人,开始时每天给予氢化可的松20~30mg(或可的松25~37.5mg),以后可逐渐减量,至氢化可的松每天15~20mg或相应量的可的松,但在增加工作量和活动量、感染、手术、创伤等应激时应适当加量。氢化可的松最符合生理性,但血药浓度波动大,醋酸可的松需经肝脏转化为氢化可的松,因而肝功能异常者需注意。

（2）食盐及盐皮质激素:食盐摄入量应充分,每天至少8~10g,如有腹泻、大量出汗等情况时应酌情增加。如病人仍有头晕、乏力、血压偏低等,必要时需加服盐皮质激素,如9α-氟氢可的松0.05~0.1mg/d,每天口服1次。如有水肿、高血压、低血钾则减量。

2. **病因治疗**　有活动性结核者在替代治疗的同时积极给予抗结核治疗。如病因为自身免疫者应检查是否伴有其他腺体功能减退,应同时治疗。

3. **肾上腺危象治疗**　此危象为内科急症,应积极抢救。主要措施如下:

（1）补充液体:典型的危象病人液体损失量约达细胞外液的1/5,故首日应迅速补充生理盐水2 000~3 000ml,可按体重的6%估计,纠正低血容量和电解质紊乱,次日再根据症状改善程度、年龄、心肾功能等情况酌情给予补充。对于以糖皮质激素缺乏为主,脱水不甚严重者,补盐水量应适当减少,补充葡萄糖液以免发生低血糖。

（2）糖皮质激素:在补液的同时,立即给氢化可的松或琥珀酸氢化可的松100mg静脉注射,使血皮质醇浓度达到正常人在发生严重应激时的水平。以后每6小时100mg加入补液中静脉滴注,第2~3天可减至每天300mg,分次静脉滴注。如病情好转,渐减至每天100~200mg。

（3）其他:防治诱因、积极治疗感染等。

4. **外科手术或其他应激时的治疗**　正常人在发生较严重的应激状态时,每天皮质醇分泌量可达100~300mg,故病人在发生严重应激时,每天给予氢化可的松总量不应少于300mg。多数外科手术为短暂应激,可根据手术种类,在数日内每天递减用量,直到维持量。较轻的短暂应激,每天给予氢化可的松 100mg,以后酌情递减。

【常用护理诊断/问题、措施及依据】

1. **体液不足** 与醛固酮分泌减少引起水钠排泄增加,胃肠功能紊乱引起恶心、呕吐、腹泻有关。

(1) 休息与活动:保证病人充分休息,活动后易疲劳的病人应减少活动量。指导病人在下床活动、改变体位时动作宜缓慢,防止发生直立性低血压。

(2) 饮食护理:合理安排饮食以维持钠钾平衡,进食高碳水化合物、高蛋白、高钠饮食,注意避免进食含钾高的食物,以免加重高钾血症,诱发心律失常。病情许可时,鼓励病人每天摄取水分 3 000ml 以上,并保证摄取足够的食盐。

(3) 病情观察:①记录 24 小时液体出入量,观察病人皮肤的颜色、湿度及弹性,注意有无脱水表现。②监测有无低血钠、高血钾、高血钙、低血糖及血氯降低;监测心电图,注意有无心律失常。③观察病人有无恶心、呕吐、腹泻情况并记录。

(4) 用药护理:使用盐皮质激素的病人要密切观察血压、水肿、血清电解质等的变化,为调整药量和电解质的摄入量提供依据。

2. **潜在并发症:肾上腺危象。**

(1) 避免诱因:积极控制感染,避免创伤、过度劳累和突然中断治疗。手术和分娩时应做好充分的准备。当病人出现恶心、呕吐、腹泻、大量出汗时应及时处理。

(2) 病情监测:注意病人意识、生命体征的变化,定时监测血电解质及酸碱平衡情况,尤其是血钾、血钠及血糖情况,必要时记录 24 小时出入量。

(3) 抢救配合与护理:迅速建立两条静脉通道并保持静脉输液通畅,遵医嘱补充生理盐水、葡萄糖液和糖皮质激素,注意观察用药疗效。保持呼吸道通畅并吸氧。危象缓解后,遵医嘱予糖皮质激素和盐皮质激素口服。

【其他护理诊断/问题】

1. **营养失调:低于机体需要量** 与糖皮质激素缺乏导致畏食、消化功能不良有关。
2. **活动耐力下降** 与皮质醇缺乏导致肌肉无力、疲乏有关。
3. **体象紊乱** 与垂体 ACTH、MSH 分泌增多导致皮肤色素沉着有关。

【健康指导】

1. **疾病知识指导** 指导病人避免感染、创伤、过度劳累等加重病情的因素。告知病人外出时避免阳光直晒,以免加重皮肤、黏膜色素沉着。随身携带识别卡,写明病情、姓名、地址、家属联系方式,以便发生紧急情况时能获得及时救治。

2. **用药指导与病情监测** 教育病人及家属了解此病需终身治疗,应积极配合。指导病人服药,强调要按时定量服用,切勿自行增减药量或停药,以免发生危险。指导病人观察药物疗效明显的表现,如食欲改善、体重增加、乏力缓解、色素沉着变浅等。了解药物的不良反应,指导病人将药物与食物或制酸药一起服用,避免单独或空腹服用,以免损伤胃黏膜。定期到医院复查,调整药物剂量。如有情绪变化、消化不良、感染、失眠、高血压等症状出现时,应及时复诊。

3. **社区-家庭支持** 社区护士应建立完善的随访制度,以了解病人的用药情况、心理状态等,给予针对性的健康指导。因需终身激素替代治疗,病人的心理压力较大,应鼓励其家属给予心理上的安慰与支持,使病人保持情绪稳定并增加信心,配合治疗。

【预后】

本病如坚持终身肾上腺皮质激素替代治疗,病人可维持正常生活。病因为恶性肿瘤转移、淋巴

Note:

瘤、白血病浸润、艾滋病者,预后较差。

(侯云英)

第六节 嗜铬细胞瘤

嗜铬细胞瘤(pheochromocytoma)起源于肾上腺髓质、交感神经节或其他部位的嗜铬组织,肿瘤持续或间断地释放大量儿茶酚胺,引起持续性或阵发性高血压和多个器官功能及代谢紊乱。约 10% 为恶性。本病以 20~50 岁最多见,男女发病率无明显差异。

【病因与发病机制】

嗜铬细胞瘤病因不明。位于肾上腺者占 80%~90%,多为一侧性,少数为双侧性或一侧肾上腺瘤与另一侧肾上腺外瘤并存,多发性嗜铬细胞瘤较多见于儿童和家族性病人。肾上腺外嗜铬细胞瘤主要位于腹部,多在腹主动脉旁,其他少见部位为肾门、肾上极、肝门区、肝及下腔静脉之间等。腹外者甚少见,可位于胸内、颈部、颅内等。

肾上腺髓质的嗜铬细胞瘤可产生去甲肾上腺素和肾上腺素,以前者为主,极少数只分泌肾上腺素,家族性嗜铬细胞瘤以肾上腺素为主。肾上腺外的嗜铬细胞瘤除主动脉旁嗜铬体所致者外,只产生去甲肾上腺素,不能合成肾上腺素,因为将去甲肾上腺素转变为肾上腺素的苯乙醇胺 N-甲基转移酶需要高浓度的皮质醇才能激活,只有肾上腺髓质及主动脉旁嗜铬体才具备此条件。

嗜铬细胞瘤可产生多种肽类激素如舒血管肠肽、P 物质、阿片肽、生长抑素、血管活性肠肽、神经肽 Y 和肾上腺髓质素等,可引起面色潮红、便秘、腹泻、面色苍白、血管收缩及低血压或休克等不典型症状。

【临床表现】

以心血管症状为主,兼有其他系统的表现。

1. 心血管系统表现

(1) 高血压:为最主要症状,有阵发性和持续性两型,持续性亦可有阵发性加剧。

1) 阵发性高血压型:阵发性高血压发作是嗜铬细胞瘤病人的特征性表现。平时血压正常,而情绪激动、体位改变、吸烟、创伤、排便、灌肠、扪压肿瘤、腹膜后空气造影、麻醉诱导和药物等情况可诱发血压升高。发作时血压骤升,收缩压达 200~300mmHg,舒张压达 130~180mmHg,伴剧烈头痛,面色苍白,大汗淋漓,心动过速(以释放肾上腺素为主者更明显),心前区及上腹部紧迫感,可有心前区疼痛、心律失常、焦虑、恐惧感、恶心、呕吐、视力模糊、复视。特别严重者可并发急性左心衰竭或脑血管意外。发作终止后,病人可出现皮肤潮红、全身发热、流涎、瞳孔缩小等迷走神经兴奋症状,并可有尿量增多。发作时间一般为数分钟,长者可达 1~2 小时或更久。发作频繁者 1 天数次,少者数月 1 次。随着病情进展,发作渐频、时间渐长,一部分病人可发展为持续性高血压伴阵发性加剧。

2) 持续性高血压型:对高血压病人有以下情况者应考虑嗜铬细胞瘤的可能性:①常用降压药效果不佳,但对 α 受体拮抗药、钙通道阻滞药有效。②伴交感神经过度兴奋(多汗、心动过速)、高代谢(低热、体重降低)、头痛、焦虑、烦躁,伴直立性低血压或血压波动大。如上述情况见于儿童或青年人,则更应考虑本病的可能性。发生直立性低血压的原因,可能为循环血容量不足,以及维持站立位血压的反射性血管张力下降所致。

部分儿童或少年病情发展迅速,呈急进型(恶性)高血压过程,表现为:舒张压高于 130mmHg,眼底损害严重,短期内出现视神经萎缩,以至失明,可发生氮质血症、心力衰竭、高血压脑病。

(2) 低血压、休克:本病可发生低血压,甚至休克,或高血压与低血压交替发生。低血压和休克的发生有以下原因:①肿瘤骤然发生出血、坏死,以致停止释放儿茶酚胺;②大量儿茶酚胺引起严重心律失常或心力衰竭,致心排血量锐减;③肿瘤分泌肾上腺素,兴奋肾上腺素能 β 受体,使周围血管扩张;④大量儿茶酚胺使血管强烈收缩、组织缺氧、微血管通透性增加,血浆外溢,血容量减少;⑤肿瘤分泌多种扩血管物质,如舒血管肠肽、肾上腺髓质素等。高血压与低血压交替发生的原因可能与肿瘤释放的缩血管物质(去甲肾上腺素、肾上腺素)和舒血管物质(肾上腺髓质素)比例变化有关。

(3) 心脏表现:大量儿茶酚胺可引起儿茶酚胺性心肌病,伴有心律失常。部分病人可发生心肌退行性变、坏死、炎性改变。病人可因心肌的损害发生心力衰竭或因持续性血压增高而发生心肌肥厚、心脏扩大、心力衰竭、非心源性肺水肿。心电图可出现穿壁性心肌梗死图形。

2. 代谢紊乱

(1) 基础代谢增高:肾上腺素作用于中枢神经及交感神经系统控制下的代谢过程,使病人耗氧量增加。代谢亢进引起发热、消瘦。

(2) 糖代谢紊乱:肝糖原分解加速及胰岛素分泌受抑制而肝糖异生加强,可引起血糖升高,糖耐量减低。

(3) 脂代谢紊乱:脂肪分解加速、血游离脂肪酸增高。

(4) 电解质紊乱:少数病人可出现低钾血症,可能与儿茶酚胺促使 K^+ 进入细胞内及增加肾素、醛固酮分泌有关。也可出现高钙血症,可能与肿瘤分泌甲状旁腺激素相关蛋白有关。

3. 其他临床表现

(1) 消化系统:肠蠕动及张力减弱,可引起便秘,甚至肠扩张。儿茶酚胺可使胃肠壁内血管发生增殖性和闭塞性动脉内膜炎,造成肠坏死、出血和穿孔。胆石症发生率较高,与儿茶酚胺使胆囊收缩减弱、Oddi 括约肌张力增强所致的胆汁潴留有关。

(2) 腹部肿块:少数病人可出现左或右侧中上腹肿块,扪及时要注意可能诱发高血压。恶性嗜铬细胞瘤可转移至肝,引起肝脏肿大。

(3) 泌尿系统:病程长及病情重者可发生肾功能减退。膀胱内嗜铬细胞瘤病人排尿时常引起高血压发作,可出现膀胱扩张、无痛性肉眼血尿,膀胱镜检查有助于诊断。

(4) 血液系统:在大量肾上腺素作用下,血容量减少,血细胞重新分布,外周血中白细胞增多,有时红细胞也可增多。

(5) 其他:可伴发一些基因突变所致的遗传性疾病,如 2 型多发性内分泌腺瘤病、1 型多发性神经纤维瘤等。

【实验室及其他检查】

1. 血、尿儿茶酚胺及其代谢产物测定 持续性高血压型病人尿儿茶酚胺及其代谢物香草基杏仁酸(vanillyl mandelic acid, VMA)及甲氧基肾上腺素(metanephrine, MN)和甲氧基去甲肾上腺素(normetanephrine, NMN)的总和(TMN)皆升高,常是正常高限的两倍以上。阵发性者平时儿茶酚胺可不升高,发作后才升高。摄入咖啡、可乐类饮料及左旋多巴、拉贝洛尔、普萘洛尔、四环素等药物可导致假阳性结果。休克、低血糖、高颅内压可使内源性儿茶酚胺增高。本病需与中枢性交感神经兴奋性增高引起的高血压相鉴别,后者血、尿儿茶酚胺升高,需做可乐定抑制试验以鉴别儿茶酚胺是来自交感神经还是嗜铬细胞瘤。

2. 胰高血糖素激发试验 对于阵发性发作者,如果一直等不到发作,可考虑作胰高血糖素激发试验。给病人静脉注射胰高血糖素 1mg,注射后 1~3 分钟,观察血浆儿茶酚胺水平及血压。如为嗜铬细胞瘤病人,血浆儿茶酚胺增加 3 倍以上或去甲肾上腺素升至 2 000pg/ml,血压上升。

3. 影像学检查 在应用 α 受体拮抗药控制高血压后进行。①B 超作肾上腺及肾上腺外肿瘤定位检查,直径 1cm 以上者阳性率较高;②CT 扫描,90% 以上的肿瘤可准确定位;③MRI 有助于鉴别嗜铬细胞瘤和肾上腺皮质肿瘤,可用于孕妇;④放射性核素标记定位和静脉导管术等,有助于定位诊断。

【诊断要点】

本病的早期诊断甚为重要。对于儿童和青年人,呈阵发性或持续性发作高血压,应考虑本病的可能性。根据家族史、临床表现、实验室检查等作出诊断,并判断其类型、病情严重程度及有无并发症存在。同时要与其他继发性高血压及原发性高血压鉴别。

【治疗要点】

手术是首选的治疗方法。

1. **药物治疗**　手术治疗前应使用 α 受体拮抗药使血压下降,减轻心脏负担,并使原来缩减的血管容量扩大。α 受体拮抗药的应用一般不得少于 2 周。常用口服 α 受体拮抗药酚苄明和哌唑嗪,不良反应为直立性低血压。术前不常规使用 β 受体拮抗药,仅在病人出现心律失常和心动过速时使用,但是使用之前必须使用 α 受体拮抗药使血压下降。

2. **手术治疗**　大多数嗜铬细胞瘤通过手术切除可得到根治,但手术有一定危险性。在麻醉诱导期及手术过程中,尤其在接触肿瘤时,可出现血压骤升和/或心律失常。在血压骤升时可先静脉注射酚妥拉明,继以静脉滴注或用硝普钠静脉滴注控制血压。若出现心律失常、心力衰竭者应作相应处理。嗜铬细胞瘤切除后,血压一般降至 90/60mmHg。若血压骤降,周围循环不良,表示血容量不足,应补充全血或血浆,必要时可静脉滴注适量去甲肾上腺素,但不可用缩血管药物来代替补充血容量。

3. **并发症的治疗**　当病人发生高血压危象时,应立即予以抢救。主要措施有:①给氧。②立即静脉缓慢推注酚妥拉明 1~5mg,同时密切观察血压变化,当血压下降至 160/100mmHg 左右停止推注,继以酚妥拉明 10~15mg 溶于 5% 葡萄糖生理盐水 500ml 中缓慢静滴;也可舌下含服钙通道阻滞药硝苯地平 10mg,以降低血压。③有心律失常、心力衰竭者应做相应处理。

4. **恶性嗜铬细胞瘤的治疗**　恶性嗜铬细胞瘤对化疗和放疗多不敏感,治疗较困难。如无广泛转移者应手术切除,若无法切除或完全切除,可用抗肾上腺素药物对症治疗。

【常用护理诊断/问题、措施及依据】

1. **组织灌注无效**　与血管过度收缩有关。

（1）休息:急性发作时应绝对卧床休息,环境安静、光线偏暗,护理操作宜集中进行,避免刺激,不宜探视。

（2）饮食护理:给予高热量、高蛋白质、高维生素、易消化饮食,鼓励病人多饮水,避免饮含咖啡因的饮料或浓茶。

（3）病情监测:①密切观察血压变化,定时测量血压并做好记录。注意有无发生阵发性或持续性高血压,高血压和低血压交替出现,阵发性低血压,休克等病情变化。测量时应定血压计、定体位,并尽可能做到定人测量。②观察有无头痛及头痛的程度、持续时间,是否有其他伴随症状。③观察是否有诱发因素。④监测病人水、电解质变化,准确记录 24 小时出入量。

（4）用药护理:①使用 α 受体拮抗药者要密切观察血压变化及药物不良反应。如酚苄明不良反应为直立性低血压、鼻黏膜充血、心动过速等;哌唑嗪有直立性低血压、低钠倾向等。用药后应观察病人心率变化,指导病人预防跌倒,及时发现异常情况并处理。②剧烈头痛者遵医嘱给予镇静药。

（5）心理护理:因本病起病急,症状重,病人常常感到恐惧。护士要关心病人,主动介绍疾病有关知识、治疗方法及注意事项。病人症状发作时,护士及时到达床边处理并安抚,消除其恐惧和紧张心理。

2. **潜在并发症:高血压危象。**

（1）避免诱因:应避免外伤、情绪激动、体位突然改变、便秘、屏气动作等。禁止灌肠、扪压肿瘤、腹膜后充气造影等操作。指导病人正确应用药物及戒烟等。

（2）病情监测：观察病人有无剧烈头痛、面色苍白、大汗淋漓、恶心、呕吐、视力模糊、复视等高血压危象表现,有无出现心力衰竭、肾衰竭和高血压脑病的症状和体征。

（3）急救配合与护理：①吸氧,抬高床头以减轻脑水肿,卧床休息,加用床挡以防病人坠床;②按医嘱给予快速降压药物如酚妥拉明等;③持续心电监护,每15分钟监测血压1次并记录;④专人护理,及时安抚病人,告知头痛及其他不适症状在治疗后会逐渐缓解,避免情绪激动、焦虑加剧血压升高;⑤若出现心律失常、心力衰竭、高血压脑病、脑卒中和肺部感染者,积极协助医生处理并给予相应的护理。

【其他护理诊断/问题】

1. **疼痛：头痛** 与血压升高有关。
2. **便秘** 与儿茶酚胺增高使肠蠕动及张力减弱有关。

【健康指导】

1. **疾病知识指导** 告知病人和家属疾病相关知识及高血压危象发生征兆,利于其及时就诊。指导病人避免诱因,生活规律,注意休息,避免劳累,保持情绪稳定。指导病人外出时随身携带识别卡,写明病情、姓名、地址及家属联系方式等,以便发生紧急情况时能得到及时救助。

2. **用药指导** 双侧肾上腺切除术后病人需终身应用激素替代治疗,应主动告知激素替代治疗药物的作用、服药时间、剂量、常见的不良反应。指导病人定期复诊,遵医嘱调整药物剂量,不得自行减量或停药。

【预后】

大多数嗜铬细胞瘤为良性,早期诊治,通过手术切除可得到根治。恶性嗜铬细胞瘤预后较差,已发生肿瘤转移者预后不一,重者在数月内死亡,少数可存活10年以上,5年生存率约为45%。

（朱小平）

第七节 糖 尿 病

 ———— 导入案例与思考 ————

刘某,男,48岁,职员。3个月前无明显诱因出现口渴、多饮、多尿,伴食欲减退、泡沫尿,未予重视。2天前因急性上呼吸道感染后出现恶心、呕吐,口渴、食欲减退加重,伴头痛、四肢乏力,呼吸加快,呼气有烂苹果味,皮肤干燥。随机血糖18.7mmol/L,BMI 26.7kg/m²。既往体健。

请思考：

1. 该病人可能的疾病诊断是什么? 需做哪些检查进一步确诊?

2. 病人动脉血气分析结果显示 pH 7.3,HCO_3^- 14.8mmol/L,血钾 3.1mmol/L。血 β-羟丁酸 1.8mmol/L。如何纠正电解质和酸碱平衡失调? 治疗过程中应注意监测哪些指标?

3. 病人目前的主要护理诊断/问题及依据是什么? 相应的护理措施有哪些?

糖尿病(diabetes mellitus,DM)是由遗传和环境因素共同作用而引起的一组以慢性高血糖为特征的代谢性疾病。因胰岛素分泌和/或作用缺陷导致碳水化合物、蛋白质、脂肪、水和电解质等代谢紊乱。随着病程延长,可出现眼、肾、神经、心脏、血管等多系统损害。重症或应激时还可发生酮症酸中毒、高渗高血糖综合征等急性代谢紊乱。

 Note:

糖尿病是常见病、多发病，是严重威胁人类健康的世界性公共卫生问题。根据国际糖尿病联盟（IDF）统计，2019 年全球糖尿病患病人数已达 4.63 亿，估计到 2045 年患病人数将上升到 7.00 亿。近 30 多年来，随着我国人口老龄化与生活方式的变化，肥胖率上升，我国糖尿病患病率显著增加。2017 年调查中国 18 岁以上人群糖尿病的患病情况显示，根据 WHO 标准诊断的糖尿病患病率为 11.2%，根据美国糖尿病协会（ADA）标准诊断的患病率为 12.8%，糖尿病前期的比例高达 35.2%。2019 年我国成人糖尿病病人数量为 1.16 亿，居世界首位，因糖尿病而导致死亡的人数为 82.4 万，用于糖尿病相关医疗支出达 1 090 亿美元。此外，儿童和青少年 2 型糖尿病的患病率也显著增加，目前已成为超重和肥胖儿童的关键健康问题。

【糖尿病分型】

采用 WHO（1999 年）的糖尿病病因学分型体系，根据病因学证据将糖尿病分为 4 种类型：

1. **1 型糖尿病（T1DM）**　胰岛 β 细胞破坏，导致胰岛素绝对缺乏。又分为免疫介导性（1A）和特发性（1B，无自身免疫证据）。在亚洲较少见，我国占比小于 5%。

2. **2 型糖尿病（T2DM）**　从以胰岛素抵抗为主伴胰岛素进行性分泌不足，到以胰岛素进行性分泌不足为主伴胰岛素抵抗。临床最多见，占 90%~95%。

3. **其他特殊类型糖尿病**　病因学相对明确，包括胰岛 β 细胞功能的基因缺陷、胰岛素作用的基因缺陷、胰腺外分泌疾病、内分泌疾病、药物或化学品所致的糖尿病、感染、其他与糖尿病相关的遗传综合征等。

4. **妊娠糖尿病（gestational diabetes mellitus，GDM）**　妊娠期间发生的不同程度的糖代谢异常。不包括孕前已诊断糖尿病的病人（称为糖尿病合并妊娠）。

【病因与发病机制】

糖尿病的病因和发病机制极为复杂，至今尚未完全阐明。不同类型的糖尿病其病因不同，即使在同一类型中也存在差异性。概括而言，引起糖尿病的病因可归纳为遗传因素和环境因素两大类。胰岛 β 细胞合成和分泌胰岛素，经血液循环到达体内靶细胞，与特异性受体结合并引发细胞内物质代谢效应，该过程中任何一个环节发生异常均可导致糖尿病。

1. **1 型糖尿病**　绝大多数 1 型糖尿病是自身免疫性疾病，遗传和环境因素共同参与其发病过程。发病机制是某些外界因素（如病毒感染、化学毒物和饮食等）作用于有遗传易感性的个体，激活 T 淋巴细胞介导的一系列自身免疫反应，引起胰岛 β 细胞破坏和功能衰竭，体内胰岛素分泌不足进行性加重，最终导致糖尿病。一般来说，T1DM 的发生发展常经历以下几个阶段：

（1）遗传易感期：个体具有遗传易感性，临床无任何异常。T1DM 的遗传因素涉及 50 多个基因，包括人类白细胞抗原（human leukocyte antigen，*HLA*）基因和非 *HLA* 基因，现尚未被完全识别，而 *HLA* 基因为最主要的影响因素。其发病常依赖于多个易感基因的共同参与及环境因素的影响。

（2）启动自身免疫反应：在遗传易感性的基础上，某些触发事件引起少量 β 细胞破坏并启动自身免疫过程，此过程呈持续性或间歇性，期间伴随 β 细胞的再生。常见的触发因素包括：

1）病毒感染：是启动胰岛 β 细胞自身免疫反应的最重要环境因素之一，它可以直接损伤 β 细胞而暴露其抗原成分，诱发自身免疫反应。已知与 T1DM 发病有关的病毒包括柯萨奇病毒、腮腺炎病毒、风疹病毒、巨细胞病毒和脑心肌炎病毒等。

2）化学毒物和饮食因素：如四氧嘧啶、链脲佐菌素和灭鼠药吡甲硝苯脲等。但目前尚未识别出明确的致病因素。

（3）出现免疫异常

1）体液免疫：约 90% 新发病的 T1DM 病人血清中会出现一组针对 β 细胞的抗体，如胰岛细胞抗体（ICA）、胰岛素抗体（IAA）、谷氨酸脱羧酶抗体（GADA）等。胰岛细胞自身抗体检测可预测 T1DM

的发病及确定高危人群,并可协助糖尿病分型及指导治疗。

2) 细胞免疫:一般认为发病经历三个阶段。①免疫系统被激活;②免疫细胞释放各种细胞因子;③胰岛 β 细胞受到激活的 T 淋巴细胞影响,也可在各种细胞因子或其他介质单独或协同作用下,导致胰岛炎,β 细胞可坏死或凋亡。

(4) β 细胞数目减少:β 细胞数量减少,胰岛分泌功能下降,血糖逐渐升高,但仍能维持糖耐量正常。

(5) 临床糖尿病:β 细胞减少达到一定程度时(儿童青少年起病者只残存 10%~20% 的 β 细胞,成年起病者可残存 40%),胰岛素分泌不足,出现糖耐量降低或临床糖尿病,需用外源性胰岛素治疗。随着病情的发展,β 细胞几乎完全消失,需依赖外源性胰岛素维持生命。

2. 2 型糖尿病 2 型糖尿病也是由遗传因素及环境因素共同作用而形成,目前病因和发病机制认识不足,是一组异质性疾病。常见的环境因素包括年龄增长、不良生活方式、营养过剩、体力活动不足、化学毒物、子宫内环境等。由遗传因素和环境因素共同作用下所引起的肥胖,尤其是向心性肥胖,与胰岛素抵抗和 T2DM 的发生密切相关。2 型糖尿病的自然病程包括以下几个阶段:

(1) 胰岛素抵抗和 β 细胞功能缺陷:外周组织的胰岛素抵抗和 β 细胞功能缺陷导致的不同程度胰岛素缺乏是 2 型糖尿病发病的两个主要环节,并与动脉粥样硬化性心血管疾病、高血压、血脂异常、向心性肥胖等有关,是代谢综合征(metabolic syndrome,MS)的重要表现之一。胰岛素抵抗(insulin resistance,IR)是指胰岛素作用的靶器官(主要是肝脏、肌肉和脂肪组织)对胰岛素作用的敏感性降低,是 T2DM 的特性,也是多数 T2DM 发病的始发因素,发病机制至今尚未阐明。β 细胞功能缺陷包括胰岛素分泌量和质的缺陷,以及胰岛素分泌模式异常等,发病机制不明确,可能主要由基因决定。T2DM 病人早期存在胰岛素抵抗,但 β 细胞可代偿性增加胰岛素分泌,因此血糖可维持正常。

知 识 拓 展

胰岛素分泌时相

静脉快速注射葡萄糖使血糖迅速升高,可激发胰岛素快速释放,使胰岛素水平急剧升高,持续 5~7 分钟(第一相),此后因高血糖的持续存在,胰岛素持续分泌(第二相)。进餐也能诱发胰岛素的双相分泌,即早期相(0~30 分钟)和第二相(正常 1~2 小时),此双相分泌对维持餐时正常糖耐量非常重要。2 型糖尿病病人早期因胰岛素分泌反应缺陷,表现为第一分泌相延迟或缺失。

---

(2) 糖调节受损:当病情进一步发展,β 细胞功能缺陷加重,对 IR 无法代偿时,则血糖不能恢复至正常水平,病人进展为空腹血糖受损(impaired fasting glucose,IFG)和糖耐量降低(impaired glucose tolerance,IGT)。IFG 是指空腹血糖浓度高于正常,但低于糖尿病的诊断值;IGT 是葡萄糖不耐受导致血糖升高的一种类型,此阶段葡萄糖稳态受损。IFG 和 IGT 统称为糖调节受损(impaired glucose regulation,IGR),也称糖尿病前期。IGR 代表正常葡萄糖稳态和糖尿病高血糖之间的中间代谢状态,是糖尿病的危险因素,也是发生心血管疾病的危险标志,但病人可通过生活方式干预使血糖得到控制。

(3) 临床糖尿病:β 细胞分泌胰岛素功能进行性下降,血糖增高达到糖尿病诊断标准。可无任何症状或逐渐出现代谢紊乱或糖尿病症状。胰岛 α 细胞功能异常和胰高血糖素样肽-1(glucagon-like peptide 1,GLP-1)分泌缺陷可能在 2 型糖尿病发病中也起重要作用。GLP-1 由肠道 L 细胞分泌,主要作用包括刺激 β 细胞葡萄糖介导的胰岛素合成和分泌,抑制胰高血糖素分泌,促进 β 细胞增殖和减少凋亡,延缓胃内容物排空,通过中枢抑制食欲来减少进食量,显著降低体重和改善甘油三酯、血压,改善血管内皮功能和保护心脏功能等。正常情况下,进餐后血糖升高刺激胰岛素第一时相分泌和 GLP-1 分泌,抑制 α 细胞分泌胰高血糖素,从而使肝糖输出减少,防止出现餐后高血糖。2 型糖尿病病人由于胰岛 β 细胞数量明显减少,α/β 细胞比例显著增加,而 α 细胞对葡萄糖敏感性下降,从而导致胰高血糖素水平升高,肝糖输出增加。同时,2 型糖尿病病人糖负荷后 GLP-1 分泌和作用明显减弱。

【病理生理】

糖尿病时,葡萄糖在肝脏、肌肉和脂肪组织的利用减少以及肝糖输出增多是发生高血糖的主要原因。而在糖尿病发生发展过程中出现的高血糖和脂代谢紊乱可进一步降低胰岛素敏感性和损伤胰岛 β 细胞功能,分别称为葡萄糖毒性(glucose toxicity)和脂毒性(lipotoxicity)。因脂代谢紊乱,脂蛋白脂酶活性降低,血液循环中游离脂肪酸(FFA)浓度过高及非脂肪细胞(主要是肌细胞、肝细胞、胰岛 β 细胞)内脂质含量过多,导致胰岛素抵抗的发生,以及引起胰岛 β 细胞的脂性凋亡和分泌胰岛素功能缺陷。

【临床表现】

1 型糖尿病分为免疫介导性(1A 型)和特发性(1B 型)。1A 型病人临床表现变化很大,可以是轻度非特异性症状、明显临床症状或昏迷,一般胰岛 β 细胞自身抗体检查阳性。多数青少年病人起病较急可出现糖尿病酮症酸中毒。多数病人起病初期都需要胰岛素治疗,但此后可能胰岛 β 细胞得到部分恢复或好转,一段时期需要的胰岛素剂量很小或无需胰岛素治疗,即所谓“蜜月期”。某些成年病人起病较缓,早期临床症状不明显,经历一段或长或短的不需要胰岛素治疗的阶段,称为成人隐匿性自身免疫性糖尿病(latent autoimmune diabetes in adults,LADA)。1B 型病人通常急性起病,β 细胞功能明显减退甚至衰竭,临床表现为糖尿病酮症甚至酸中毒,但病程中 β 细胞功能可以好转,一段时期无需继续胰岛素治疗,其临床表现的差异反映出病因和发病机制的异质性。1B 型病人胰岛 β 细胞自身抗体检查阴性。

2 型糖尿病可发生在任何年龄,多见于 40 岁以上成人和老年人,但近年来发病趋向低龄化,尤其在发展中国家儿童发病率上升。多数起病隐匿,症状相对较轻,半数以上病人可长期无任何症状,常在体检时发现高血糖,随着病程进展,出现各种急、慢性并发症。通常还有肥胖、血脂异常、高血压等代谢综合征表现及家族史。

（一）代谢紊乱症状群

1. 多尿、多饮、多食和体重减轻　由于血糖升高引起渗透性利尿导致尿量增多;多尿导致失水,病人口渴而多饮;由于机体不能利用葡萄糖,且蛋白质和脂肪消耗增加,引起消瘦、疲乏、体重减轻;为补充糖分,维持机体活动,病人常易饥多食。故糖尿病的临床表现常被描述为“三多一少”(多尿、多饮、多食和体重减轻),常见于 1 型糖尿病病人。

2. 皮肤瘙痒　由于高血糖及末梢神经病变导致皮肤干燥和感觉异常,病人常有皮肤瘙痒。女性病人可因尿糖刺激局部皮肤,出现外阴瘙痒。

3. 其他症状　四肢酸痛、麻木,腰痛、性欲减退、阳痿不育、月经失调、便秘、视力模糊等。

（二）并发症

1. 糖尿病急性并发症

（1）糖尿病酮症酸中毒(diabetic ketoacidosis,DKA):是由于胰岛素不足和拮抗激素不适当升高引起的糖、脂肪和蛋白质严重代谢紊乱综合征,临床以高血糖、高血酮和代谢性酸中毒为主要表现。糖尿病代谢紊乱加重时,脂肪动员和分解加速,脂肪酸在肝脏经 β 氧化产生大量 β-羟丁酸、乙酰乙酸和丙酮,三者统称为酮体。当血清酮体积聚超过肝外组织的氧化能力时,出现血酮体升高,称酮血症,尿酮体排出增多称为酮尿症,临床上统称为酮症。而 β-羟丁酸和乙酰乙酸均为较强的有机酸,大量消耗体内储备碱,若代谢紊乱进一步加剧,血酮体继续升高,超过机体的处理能力时,便发生代谢性酸中毒,称为糖尿病酮症酸中毒。出现意识障碍时则称为糖尿病酮症酸中毒昏迷,为内科急症之一。

1）诱因:1 型糖尿病病人有自发 DKA 倾向,2 型糖尿病病人在一定诱因作用下也可发生 DKA。常见的诱因有:感染(最常见)、胰岛素不适当减量或突然中断治疗、饮食不当、胃肠疾病、脑卒中、心肌梗死、创伤、手术、妊娠、分娩、精神刺激以及某些药物(如糖皮质激素)等。另有 2%~10%原因不明。

2)临床表现:早期主要表现为"三多一少"症状加重。随后失代偿阶段出现乏力、食欲减退、恶心、呕吐,常伴头痛、嗜睡、烦躁、呼吸深快有烂苹果味(丙酮味)。随着病情进一步发展,出现严重失水,尿量减少、皮肤弹性差、眼球下陷、脉细速、血压下降、四肢厥冷。晚期各种反射迟钝甚至消失,病人出现昏迷。少数病人表现为腹痛,酷似急腹症,易被误诊。虽然病人常有感染,但感染的临床表现可被 DKA 的表现所掩盖。血糖多为 16.7~33.3mmol/L。

(2)高渗高血糖综合征(hyperosmolar hyperglycemic syndrome,HHS):临床以严重高血糖、高血浆渗透压、脱水为特点,无明显酮症,常有不同程度的意识障碍和昏迷。发生率低于 DKA,但病死率高于 DKA。多见于老年 2 型糖尿病病人,起病比较隐匿,超过 2/3 的病人发病前无糖尿病病史或仅为轻症。

1)诱因:常见诱因包括急性感染、外伤、手术、脑血管意外等应激状态,使用糖皮质激素、利尿药、甘露醇等药物,水摄入不足或失水,透析治疗,静脉高营养等。少数病人因病程早期误诊而输入大量葡萄糖液或因口渴大量饮用含糖饮料而诱发或使病情恶化。

2)临床表现:起病缓慢,最初表现为多尿、多饮,但多食不明显或反而食欲减退。随病程进展逐渐出现严重脱水和神经精神症状,病人表现为反应迟钝、烦躁或淡漠、嗜睡、定向力障碍、偏瘫等,易被误诊为中风。晚期逐渐陷入昏迷、抽搐、尿少甚至尿闭,无酸中毒样深大呼吸。与 DKA 相比,失水更为严重,神经精神症状更为突出。血糖一般为 33.3~66.8mmol/L。

2. 感染　糖尿病病人代谢紊乱,导致机体各种防御功能缺陷,对入侵微生物的反应能力减弱,因而极易感染,且常较严重。同时,血糖过高和血糖控制不佳,有利于致病菌的繁殖,尤其是呼吸道、泌尿道、皮肤和女性病人外阴部。糖尿病并发的感染常导致难以控制的高血糖,而高血糖进一步加重感染,形成一个恶性循环。泌尿系统感染最常见,如肾盂肾炎和膀胱炎,尤其见于女性病人,常反复发作,可转变为慢性肾盂肾炎,严重者可发生肾及肾周脓肿、肾乳头坏死。真菌性阴道炎也常见于女性病人。糖尿病病人还是肺炎球菌感染的高风险人群,合并肺结核的发生率也显著增高。疖、痈等皮肤化脓性感染多见,可导致败血症或脓毒血症。足癣、体癣等皮肤真菌感染也较常见。牙周炎的发生率也增加,易导致牙齿松动。

3. 糖尿病慢性并发症　糖尿病慢性并发症的发生与很多因素相关,包括遗传、年龄、性别、血糖控制水平、糖尿病病程以及其他心血管危险因素等。常累及全身各重要器官,可单独或以不同组合同时或先后出现,也可在诊断糖尿病前就已存在,有些病人因并发症作为线索而发现糖尿病。与非糖尿病病人相比,糖尿病病人死亡率,心血管病、失明和下肢截肢风险均明显增高。

(1)糖尿病大血管病变:是糖尿病最严重和突出的并发症,患病率比非糖尿病人群高,发病年龄较轻,病情进展快。主要表现为动脉粥样硬化,侵犯主动脉、冠状动脉、脑动脉、下肢动脉等,引起冠心病、缺血性或出血性脑血管病、高血压、下肢血管病变等。糖尿病下肢血管病变主要是指下肢动脉病变,表现为下肢动脉的狭窄或闭塞。病因主要是动脉粥样硬化,故糖尿病病人下肢动脉病变通常是指下肢动脉粥样硬化病变(lower extremity atherosclerotic disease,LEAD),动脉炎和栓塞也是重要原因。LEAD 的患病率随年龄的增大而增加,糖尿病病人与非糖尿病病人相比,发生 LEAD 的危险性增加 2 倍。LEAD 对机体的危害除了导致下肢缺血性溃疡和截肢外,还导致心血管事件的风险性明显增加,死亡率也更高。临床上通常采用 Fontaine's 分期:Ⅰ期为临床无症状;Ⅱa 期为轻度间歇性跛行;Ⅱb 期为中到重度间歇性跛行;Ⅲ期为缺血性静息痛;Ⅳ期为缺血性溃疡或坏疽。

(2)糖尿病微血管病变:微血管是指微小动脉和微小静脉之间,直径在 100μm 以下的毛细血管及微血管网,是糖尿病的特异性并发症。发病机制复杂,微循环障碍和微血管基膜增厚是其典型改变。主要危险因素包括糖尿病病程长、血糖控制不良、高血压、血脂异常、吸烟、胰岛素抵抗、遗传等。病变可累及全身各组织器官,主要表现在视网膜、肾脏。

Note:

1）糖尿病肾病（diabetic nephropathy，DN）：糖尿病肾病是慢性肾脏病（CKD）的一种重要类型，常导致终末期肾衰竭，是1型糖尿病的主要死因，在2型糖尿病中的严重性仅次于心、脑血管疾病。常见于糖尿病病史超过10年者。其病理改变有3种类型：结节性肾小球硬化型，弥漫性肾小球硬化型（最常见，对肾功能影响最大），渗出性病变。

T1DM导致的肾损害的发生、发展可分为5期，T2DM所致的肾损害也参考该分期。①Ⅰ期：为糖尿病初期，此期最突出的特征是肾小球高滤过，肾脏体积增大，肾小球入球小动脉扩张，肾小球内压增加，肾小球滤过率（GFR）明显升高；②Ⅱ期：肾小球毛细血管基底膜（GBM）增厚及系膜基质轻度增宽，尿白蛋白排泄率（UAER）多数正常，可间歇性增高（如运动后、应激状态），GFR轻度增高；③Ⅲ期：早期糖尿病肾病期，GBM增厚及系膜基质增宽明显，小动脉壁出现玻璃样变，以持续性微量蛋白尿为标志，UAER持续在20~200μg/min（正常<10μg/min），GFR仍高于正常或正常；④Ⅳ期：临床糖尿病肾病期，显性白蛋白尿，部分肾小球硬化，灶状肾小管萎缩及间质纤维化，UAER>200μg/min，GFR下降，可伴有水肿和高血压，肾功能逐渐减退，部分可表现为肾病综合征；⑤Ⅴ期：肾衰竭期，出现明显的尿毒症症状，多数肾单位闭锁，UAER降低，血肌酐升高，血压升高。

2）糖尿病视网膜病变（diabetic retinopathy，DR）：糖尿病视网膜病变是糖尿病高度特异性的微血管并发症。多见于糖尿病病程超过10年者，是糖尿病病人失明的主要原因之一。按国际临床分级标准分为6期、2大类：①Ⅰ期：微血管瘤和小出血点；②Ⅱ期：黄白色硬性渗出和出血斑；③Ⅲ期：白色棉絮状软性渗出和出血斑；④Ⅳ期：眼底出现新生血管或有玻璃体积血；⑤Ⅴ期：眼底出现纤维血管增殖、玻璃体机化；⑥Ⅵ期：出现牵拉性视网膜脱离和失明。以上Ⅰ~Ⅲ期为非增殖期视网膜病变（NPDR），Ⅳ~Ⅵ期为增殖期视网膜病变（PDR）。除视网膜病变外，糖尿病还可引起黄斑病、白内障、青光眼、屈光改变、缺血性视神经病变等。糖尿病视网膜病变常与糖尿病肾病以及神经病变同时伴发。

3）糖尿病心肌病：糖尿病心脏微血管病变和心肌代谢紊乱可引起心肌广泛坏死等，称糖尿病心肌病，可诱发心力衰竭、心律失常、心源性休克和猝死。

（3）糖尿病神经病变（diabetic neuropathy）：病变可累及神经系统任何一部分，以周围神经病变最常见。病因复杂，可能涉及大血管和微血管病变、免疫机制以及生长因子不足等。糖尿病周围神经病变（diabetic peripheral neuropathy，DPN）最常见的类型是远端对称性多发性神经病变，典型表现呈手套或袜套式对称分布，下肢较上肢严重。病人常先出现肢端感觉异常（麻木、烧灼、针刺感或踩棉花感），有时伴痛觉过敏；随后有肢体疼痛，呈隐痛、刺痛，夜间及寒冷季节加重；后期感觉丧失，累及运动神经，可有手足小肌群萎缩，出现感觉性共济失调及神经性关节病（Charcot关节）（文末彩图7-2）。腱反射早期亢进，后期减弱或消失，音叉震动感减弱或消失。糖尿病自主神经病变也较常见，可累及心血管、消化、呼吸、泌尿生殖等系统。临床表现为直立性低血压、晕厥、无痛性心肌梗死、心脏骤停或猝死，吞咽困难、呃逆、上腹饱胀、胃排空延迟（胃轻瘫）、腹泻或便秘等胃肠功能紊乱，以及尿潴留、尿失禁、阳痿、月经紊乱、瞳孔改变等，还可出现体温调节和出汗异常，对低血糖不能正常感知等。

（4）糖尿病足（diabetic foot，DF）：是指与下肢远端神经异常和不同程度的周围血管病变相关的足部感染、溃疡和/或深层组织破坏，是糖尿病最严重和治疗费用最高的慢性并发症之一，重者可导致截肢和死亡。我国50岁以上的糖尿病病人1年内新发足溃疡的发生率为8.1%。糖尿病足溃疡病人死亡率高达11%，而截肢病人死亡率更高达22%。DF的基本发病因素是神经病变、血管病变和感染。常见诱因有：因糖尿病周围神经病变所导致皮肤瘙痒而搔抓趾间或足部皮肤而致皮肤溃破、水疱破裂、烫伤、冻伤、碰撞伤、修脚损伤及新鞋磨破伤等。轻者主要临床表现为足部畸形、胼胝、皮肤干燥和发凉、酸麻、疼痛等，重者可出现足部溃疡与坏疽（文末彩图7-3）。

临床通常采用Wagner分级法对DF的严重程度进行分级：0级为有发生足溃疡的危险因素，但目前无溃疡；1级为足部表浅溃疡，无感染征象，突出表现为神经性溃疡；2级为较深溃疡，常合并软组织感染，无骨髓炎或深部脓肿；3级为深部溃疡，有脓肿或骨髓炎；4级为局限性坏疽（趾、足跟或前足背），其特征为缺血性坏疽，通常合并神经病变；5级为全足坏疽。

（三）低血糖症

对于非糖尿病病人来说,低血糖的诊断标准为血糖低于 2.8mmol/L,而接受药物治疗的糖尿病病人只要血糖≤3.9mmol/L 就属于低血糖范畴。出现低血糖的原因主要包括不适当的高胰岛素血症(空腹)或胰岛素反应性释放过多(餐后)。糖尿病病人常伴有自主神经功能障碍,影响机体对低血糖的反馈调节能力,增加发生严重低血糖的风险,尤其是老年糖尿病病人;同时,低血糖也可能诱发或加重病人自主神经功能障碍,形成恶性循环。

1. 诱因 ①使用外源性胰岛素或胰岛素促泌剂;②未按时进食或进食过少;③运动量增加;④酒精摄入,尤其是空腹饮酒;⑤胰岛素瘤、胰岛增生等疾病;⑥胃肠外营养治疗;⑦胰岛素自身免疫性低血糖;⑧肝衰竭、肾衰竭、心力衰竭、脓毒血症、营养不足、分娩、镇静药物的使用等。

2. 临床表现 低血糖临床表现呈发作性,发作时间、频率随病因不同而异,与血糖水平以及血糖下降速度有关。具体可分为两类:①交感神经兴奋,如饥饿感、流汗、焦虑不安、感觉异常、心悸、震颤、面色苍白、心率加快、脉压增宽、腿软、周身乏力等。老年糖尿病病人由于常有自主神经功能紊乱而掩盖交感神经兴奋表现,导致症状不明显,特别应注意观察夜间低血糖症状的发生。②中枢神经症状,初期为精神不集中、思维和语言迟钝、头晕、嗜睡、视物不清、步态不稳,后可有幻觉、躁动、易怒、性格改变、认知障碍,严重时发生抽搐、昏迷。有些病人屡发低血糖后,可表现为无先兆症状的低血糖昏迷。持续 6 小时以上的严重低血糖常导致永久性脑损伤。

【实验室及其他检查】

1. 尿糖测定 尿糖阳性只提示血糖值超过肾糖阈(大约 10mmol/L),尿糖阴性不能排除糖尿病可能。如并发肾脏疾病时,肾糖阈升高,虽然血糖升高,但尿糖阴性;而妊娠期肾糖阈降低,虽然血糖正常,尿糖可阳性。

2. 血糖测定 血糖测定的方法有静脉血浆葡萄糖测定、毛细血管血葡萄糖测定和 24 小时动态血糖测定 3 种。前者用于诊断糖尿病,后两种仅用于糖尿病的监测。24 小时动态血糖测定是指通过葡萄糖感应器监测皮下组织间液的葡萄糖浓度而反映血糖水平的监测技术,可以提供全面、连续、可靠的全天血糖信息,了解血糖波动的趋势,发现不易被传统监测方法所测得的高血糖和低血糖。

3. 葡萄糖耐量试验 当血糖值高于正常范围而又未达到糖尿病诊断标准或疑有糖尿病倾向者,需进行口服葡萄糖耐量试验(oral glucose tolerance test,OGTT)。具体见本章第一节中"常用内分泌与代谢性疾病实验室检查及注意事项(表 7-2)"。

4. 糖化血红蛋白 A1（glycosylated hemoglobin A1，GHbA1，HbA1）和糖化血浆白蛋白（glycated albumin，GA）测定 HbA1 是葡萄糖与血红蛋白的氨基发生非酶催化反应的产物,是不可逆反应,其浓度与平均血糖成正相关。HbA1 有 a、b、c 三种,以 HbA1c 最为主要,可反映取血前 8~12 周血糖的平均水平,以补充一般血糖测定只反映瞬时血糖值的不足,成为糖尿病病情控制的监测指标之一。正常人 HbA1 占血红蛋白总量的 4%~6%,不同实验室之间其参考值有一定的差异,但其不能反映血糖波动情况,也不能确定是否发生过低血糖。血浆蛋白也可以与葡萄糖发生非酶催化的糖化反应而形成果糖胺,其形成的量与血糖浓度和持续时间相关。糖化血浆白蛋白(GA)能反映糖尿病病人检测前 2~3 周的平均血糖水平,是评价短期糖代谢控制情况的良好指标,其正常参考值为 11%~17%。

5. 胰岛 β 细胞功能检查 主要包括胰岛素释放试验和 C 肽释放试验。主要用于评价基础和葡萄糖介导的胰岛素释放功能。正常人空腹基础血浆胰岛素为 35~145pmol/L,口服 75g 无水葡萄糖(或 100g 标准面粉制作的馒头)后,血浆胰岛素在 30~60 分钟上升至高峰,峰值为基础值的 5~10 倍。正常人空腹 C 肽基础值不小于 400pmol/L,峰值为基础值的 5~6 倍。其中 C 肽不受血清中胰岛素抗体和外源性胰岛素影响。其他方法包括静脉注射葡萄糖-胰岛素释放试验和葡萄糖钳夹试验,可了解胰岛素释放第一时相;胰高血糖素-C 肽刺激试验和精氨酸刺激试验可了解非葡萄糖介导的胰岛素分

Note：

泌功能等。

6. 其他　①病情未控制的糖尿病病人,可有甘油三酯、低密度脂蛋白胆固醇和极低密度脂蛋白胆固醇水平升高,高密度脂蛋白胆固醇水平下降。②糖尿病酮症酸中毒(DKA)时,血酮体升高,>1.0mmol/L 为高血酮,>3.0mmol/L 提示可有酸中毒;血实际碳酸氢盐和标准碳酸氢盐降低,CO_2 结合力降低,血 pH<7.35;血钾正常或偏低,血钠、血氯降低;血尿素氮和肌酐常偏高;血清淀粉酶和白细胞数也可升高。③高渗高血糖综合征(HHS)时,有效血浆渗透压达到或超过 320mOsm/(kg·H_2O),血钠正常或增高,尿糖呈强阳性,而血酮体和尿酮体阴性或弱阳性,一般无明显酸中毒。④糖尿病足的 X 线检查可见足的畸形,下肢多普勒超声检查可见足背动脉搏动减弱或缺失。⑤谷氨酸脱羧酸抗体(GADA)、胰岛细胞抗体(ICA)、胰岛素抗体(IAA)等联合检测,胰岛素敏感性检测,基因分析等有关病因和发病机制的检查。

【诊断要点】

典型病例根据"三多一少"症状,各种急、慢性并发症,结合实验室检查结果可诊断。轻症及无症状者主要依据静脉血浆葡萄糖检测结果追溯本病。应注意单纯空腹血糖正常并不能排除患糖尿病的可能性,应加测餐后血糖或进行 OGTT。诊断时应注意是否符合糖尿病诊断标准及分型,有无并发症及严重程度,有无加重糖尿病的因素存在。目前我国采用的是 WHO(1999)提出的糖尿病诊断和分类标准(表 7-5、表 7-6)。

表 7-5　糖尿病诊断标准

诊断标准	静脉血浆葡萄糖水平/(mmol·L^{-1})
(1) 典型糖尿病症状(多饮、多尿、多食、体重下降)+随机血糖检测	≥11.1
或加上	
(2) 空腹血糖检测	≥7.0
或加上	
(3) 葡萄糖负荷后 2h 血糖检测	≥11.1
无糖尿病症状者,需改天重复检查	

注:"空腹"的定义是至少 8h 没有热量的摄入;"随机血糖"是指一天当中任意时间的血糖而不考虑上次进餐的时间,不能用于诊断 IFG 或 IGT。

表 7-6　糖代谢状态分类

糖代谢分类	静脉血浆葡萄糖水平/(mmol·L^{-1})	
	空腹血糖(FPG)	糖负荷后 2h 血糖(2h PPG)
正常血糖(NGR)	<6.1	<7.8
空腹血糖受损(IFG)	≥6.1,<7.0	<7.8
糖耐量减低(IGT)	<7.0	≥7.8,<11.1
糖尿病(DM)	≥7.0	≥11.1

急性感染、创伤或其他应激情况下可出现血糖暂时升高,若没有明确的糖尿病病史,不能以此诊断糖尿病,应在应激消除后复查,对于复查结果未达到糖尿病诊断标准的,应注意随访。注意鉴别肾性尿糖,甲亢、胃空肠吻合术后及严重肝病出现的餐后 1/2~1 小时血糖升高,以及使用激素后出现的一过性高血糖等。

儿童糖尿病诊断标准与成人相同。对具有高危因素的孕妇(妊娠糖尿病个人史、肥胖、尿糖阳性或有糖尿病家族史者等),孕期首次产前检查时,使用普通糖尿病诊断标准筛查孕前未诊断的 T2DM,

Note:

如达到糖尿病诊断标准即可判断孕前就患有糖尿病。初次检查结果正常或其他非高危孕妇,均应在孕 24~28 周行 75g OGTT,筛查有无妊娠糖尿病。妊娠糖尿病(GDM)的诊断标准为空腹≥5.1mmol/L,和/或 OGTT 试验后 1 小时血糖≥10.0mmol/L,和/或 OGTT 试验后 2 小时血糖≥8.5mmol/L。

由于 HbA1c 较 OGTT 试验简便,结果稳定,且不受进食时间及短期生活方式改变的影响,2010 年美国糖尿病学会(ADA)已经将 HbA1c≥6.5%作为糖尿病诊断标准之一。2011 年 WHO 也建议在条件具备的国家和地区采用这一指标诊断糖尿病。但由于我国 HbA1c 诊断糖尿病切点的相关资料尚不足,且缺乏 HbA1c 检测方法的标准化,故我国目前尚不推荐使用 HbA1c 诊断糖尿病。

【治疗要点】

强调早期、长期、综合、全面达标及治疗方法个体化的原则。综合治疗包括两个含义:糖尿病健康教育、医学营养治疗、运动治疗、病情监测、药物治疗和心理治疗等方面,以及降糖、降压、调脂和改变不良生活习惯等措施。治疗目标是通过纠正病人不良的生活方式和代谢紊乱,防止急性并发症的发生和减低慢性并发症的风险,提高病人生活质量,降低病死率。近年来,糖尿病的控制已经从传统意义上的治疗转变为以病人为中心的团队式管理,团队主要成员包括临床医生、护士、糖尿病教育者、营养师、运动康复师、口腔医生、心理治疗师、足病师、病人及家属等,并建立定期随访和评估系统。

(一)健康教育

健康教育是重要的糖尿病基础管理措施。包括病人及其家属和民众的卫生保健教育,糖尿病防治专业人员的培训,医务人员的继续医学教育等。应在各级政府和卫生部门领导下,共同参与糖尿病的预防、治疗、教育、保健计划,以自身保健和社区支持为主要内容。每位糖尿病病人均应接受全面糖尿病教育,充分认识糖尿病并掌握自我管理技能。良好的健康教育能充分调动病人的主观能动性,使其积极配合治疗,有利于疾病控制达标,防止各种并发症的发生和发展,提高病人的生活质量。

(二)医学营养治疗

医学营养治疗(medical nutrition therapy,MNT)又称饮食治疗,是所有糖尿病治疗的基础,预防和控制糖尿病必不可少的措施,也是年长者、肥胖型、少症状轻型病人的主要治疗措施,对重症和 1 型糖尿病病人更应严格执行饮食计划并长期坚持。MNT 的目的是帮助病人制订营养计划和形成良好的饮食习惯,维持理想体重,保证未成年人的正常生长发育,纠正已发生的代谢紊乱,使血糖、血脂达到或接近正常水平,减少动脉粥样硬化性心血管疾病(ASCVD)的危险因素,减缓 β 细胞功能障碍的进展。详见本节"饮食护理"。

(三)运动治疗

运动治疗在糖尿病的管理中占重要地位,适当的运动有利于减轻体重、提高胰岛素敏感性、改善血糖和脂代谢紊乱,还可减轻病人的压力和紧张情绪。运动治疗的原则是适量、持续性和个体化。应根据病人年龄、性别、体力、病情及有无并发症等安排适宜的活动,循序渐进,并长期坚持。详见本节"运动护理"。

(四)病情监测

病情监测包括血糖监测、其他 CVD 危险因素和并发症的监测。血糖监测包括空腹血糖、餐后血糖和 HbA1c。指导病人应用便携式血糖仪进行自我血糖监测,指导治疗方案,也是日常管理重要和基础的手段。持续血糖监测(continuous glucose monitoring,CGM)可提供连续、全面、可靠的全天血糖信息,了解血糖波动的趋势,发现不易被传统监测方法所探测的隐匿性高血糖或低血糖,成为传统血糖监测方法的一种有效补充。HbA1c 用于评价长期血糖控制情况,也是临床指导调整治疗方案的重要依据之一,病人初诊时都应常规检查,开始治疗时每 3 个月检查 1 次,血糖达标后每年也应至少监测 2 次。病人应定期测量血压,每年至少 1 次检查血脂以及心、肾、神经、眼底和足部等。

(五)药物治疗

1. 口服降糖药物 主要包括促胰岛素分泌剂[磺酰脲类、非磺酰脲类和二肽基肽酶-4 抑制剂

（DPP-4抑制剂）〕、增加胰岛素敏感性药物（双胍类和噻唑烷二酮类）、α-葡萄糖苷酶抑制剂和钠-葡萄糖共转运蛋白2（SGLT-2）抑制剂。

（1）促胰岛素分泌剂

1）磺酰脲类（sulfonylurea，SU）：刺激胰岛β细胞分泌胰岛素，适用于机体尚保存一定数量有功能的β细胞。SU可以使HbA1c下降1.0%～2.0%。治疗应从小剂量开始，根据血糖水平逐渐增加剂量。常用药物包括：格列本脲（2.5～15mg/d，分1～2次），格列吡嗪（2.5～30mg/d，分1～2次），格列齐特（80～320mg/d，分1～2次），格列喹酮（30～180mg/d，分1～2次），格列吡嗪控释片（5～20mg/d，每天1次），格列齐特缓释片（30～120mg/d，每天1次），格列美脲（1～8mg/d，每天1次）等。磺酰脲类作为单药治疗主要应用于新诊断的2型糖尿病非肥胖病人、用饮食和运动控制血糖不理想时。1型糖尿病，处于某些应激状态或有严重并发症、β细胞功能很差的2型糖尿病，儿童糖尿病、孕妇及哺乳期妇女等不宜选择。不宜同时使用2种SU，也不宜与其他胰岛素促泌剂合用。最主要的不良反应是低血糖，常发生于老年病人、肝肾功能不全或营养不良者，作用时间长的药物（如格列本脲和格列美脲）较易发生，且持续时间长、停药后可反复发生，还可导致体重增加、皮疹、胃肠道反应，偶见肝功能损害、胆汁淤滞性黄疸等。

2）非磺酰脲类：主要是格列奈类药物。作用机制也是直接刺激胰岛β细胞分泌胰岛素，可改善胰岛素第一时相分泌，降糖作用快而短，主要用于控制餐后高血糖。可使HbA1c下降0.3%～1.5%。常用药物包括：瑞格列奈（0.5～4mg，每天3次），那格列奈（60～120mg，每天3次），米格列奈（10～20mg，每天3次）。较适合于2型糖尿病早期餐后高血糖阶段或以餐后高血糖为主的老年病人。禁忌证同磺酰脲类。可单独使用或与其他降糖药联合应用（胰岛素促泌剂除外）。常见的不良反应是低血糖和体重增加，但低血糖的风险和程度较SU轻，肾功能不全的病人可以使用。

3）DPP-4抑制剂：内源性GLP-1迅速被DPP-4降解而失活，因此可通过抑制DPP-4活性而减少GLP-1的失活，提高内源性GLP-1水平。可使HbA1c下降0.5%～1.0%。常用药物包括：西格列汀（100mg，每天1次），沙格列汀（5mg，每天1次），利格列汀（5mg，每天1次），阿格列汀（25mg，每天1次），维格列汀（50mg，每天1～2次）。禁用于1型糖尿病或DKA病人以及对药物任一成分过敏者，慎用于孕妇、儿童和有胰腺炎病史的病人。肾功能不全的病人使用时，除了利格列汀，应注意按照药物说明书减量。常见不良反应为可能出现头痛、肝酶升高、上呼吸道感染等，多可耐受，整体心血管安全性良好。

（2）增加胰岛素敏感性药物

1）双胍类：通过减少肝脏葡萄糖的输出和改善外周胰岛素抵抗而降低血糖，是2型糖尿病病人控制高血糖的一线药物和药物联合中的基本用药，并可能有助于延缓或改善糖尿病血管并发症。可使HbA1c下降1.0%～2.0%，不增加体重。单独使用时不导致低血糖，但与胰岛素或胰岛素促泌剂合用时可增加低血糖发生的风险。目前临床上最常使用的双胍类药物是二甲双胍。通常剂量为500～2000mg/d，分2～3次口服。常见不良反应有腹部不适、口中金属味、恶心、畏食、腹泻、皮肤过敏等。禁用于肝、肾功能不全，严重感染，缺氧，高热，外伤或接受大手术的病人；1型糖尿病也不宜单独使用；80岁以上病人慎用；酗酒者、慢性胃肠疾病和营养不良病人不宜使用。长期使用可能导致维生素B_{12}缺乏，应定期监测，必要时补充。准备做静脉注射碘造影剂检查的病人，使用造影剂前后应暂停服用。

2）噻唑烷二酮（thiazolidinedione，TZD）：主要作用是增强靶组织对胰岛素的敏感性，减轻胰岛素抵抗。可使HbA1c下降1.0%～1.5%。常用药物包括：罗格列酮（每天4～8mg，分1～2次口服），吡格列酮（15～30mg，每天1次）。可单独或与其他降糖药物合用治疗2型糖尿病病人，尤其是肥胖、胰岛素抵抗明显者。目前临床不作为2型糖尿病的一线用药。禁用于有心力衰竭、肝病、严重骨质疏松和骨折病史病人，1型糖尿病病人、孕妇、哺乳期妇女和儿童慎用。主要不良反应为水肿、体重增加等，在与胰岛素合用时更加明显。

（3）α-葡萄糖苷酶抑制剂（α-glucosidase inhibitor，AGI）：食物中淀粉、糊精和蔗糖等的吸收需要

Note：

小肠黏膜上皮细胞表面的α-葡萄糖苷酶。α-葡萄糖苷酶抑制剂通过抑制这类酶从而延缓碳水化合物的吸收,降低餐后高血糖。可使HbA1c下降0.5%~0.8%,不增加体重。适用于以碳水化合物为主要食物成分和餐后血糖升高的病人。可作为2型糖尿病的一线药物,尤其适用于空腹血糖正常(或偏高)而餐后血糖明显升高者。可单独或与SU、双胍类合用。1型糖尿病病人若使用的胰岛素剂量较大而餐后血糖控制不佳,也可联合使用。肝肾功能不全者慎用,不宜用于胃肠功能紊乱者、孕妇、哺乳期妇女和儿童。从小剂量开始,逐渐加量可减少胃肠道不良反应。单独服用不发生低血糖。常用药物包括:阿卡波糖(50~100mg,每天3次),伏格列波糖(0.2mg,每天3次),米格列醇(50~100mg,每天3次)。AGI应在进食第一口食物后立即服用。服用后常有腹胀、排气增多等症状。

(4)SGLT-2抑制剂:通过抑制近端肾小管管腔侧细胞膜上的钠-葡萄糖共转运蛋白2(SGLT-2)的作用,抑制葡萄糖重吸收,降低肾糖阈,促进尿葡萄糖排泄,从而达到降低血糖水平的作用。可使HbA1c下降0.5%~1.0%,还能减轻体重和降低血压。单独使用,或与其他口服降糖药物及胰岛素联合使用治疗2型糖尿病。禁用于1型糖尿病病人。中度肾功能不全的病人应减量使用,重度肾功能不全慎用。常用药物包括:达格列净(5~10mg,每天1次),坎格列净(100~300mg,每天1次),恩格列净(10~25mg,每天1次)。常见不良反应为低血压、酮症酸中毒、急性肾损伤和肾功能损害、生殖泌尿道感染,与胰岛素和胰岛素促泌剂合用可引起低血糖。

2. 胰岛素

(1)适应证:①1型糖尿病;②各种严重的糖尿病伴急、慢性并发症或处于应激状态,如急性感染、创伤、手术前后、妊娠和分娩;③2型糖尿病经饮食、运动、口服降糖药物治疗后血糖控制不满意者,β细胞功能明显减退者,新诊断并伴有明显高血糖者,无明显诱因出现体重显著下降者;④新发病且与1型糖尿病鉴别困难的消瘦糖尿病病人。

(2)制剂类型:胰岛素制剂一般为皮下或静脉注射。根据来源不同可分为动物胰岛素(猪、牛)、人胰岛素和胰岛素类似物3种。人胰岛素(如低精蛋白锌胰岛素)比动物来源的胰岛素(如普通猪胰岛素)能更少地引起免疫反应。胰岛素类似物(如门冬胰岛素、赖脯胰岛素、甘精胰岛素)比人胰岛素更符合生理胰岛素分泌及作用模式。

按作用快慢和维持时间长短,可分为超短效(速效)胰岛素类似物、常规(短效)胰岛素、中效胰岛素、长效胰岛素和预混胰岛素5类。几类制剂的特点见表7-7。速效和短效胰岛素主要控制餐后高血糖;中效胰岛素主要控制两餐后高血糖,以第二餐为主;长效胰岛素主要提供基础水平胰岛素;预混胰岛素为速效或短效与中效胰岛素的混合制剂。

表7-7 临床常用胰岛素和胰岛素类似物制剂的特点(皮下注射)

胰岛素制剂	起效时间	峰值时间	作用持续时间
胰岛素			
短效(RI)	15~60min	2~4h	5~8h
中效胰岛素(NPH)	2.5~3h	5~7h	13~16h
长效胰岛素(PZI)	3~4h	8~10h	长达20h
预混胰岛素(H 30R,HI 70/30)	0.5h	2~12h	14~24h
预混胰岛素(50R)	0.5h	2~3h	10~24h
胰岛素类似物			
速效胰岛素类似物(门冬胰岛素)	10~15min	1~2h	4~6h
速效胰岛素类似物(赖脯胰岛素)	10~15min	1~1.5h	4~5h
速效胰岛素类似物(谷赖胰岛素)	10~15min	1~1.5h	3~5h

续表

胰岛素制剂	起效时间	峰值时间	作用持续时间
长效胰岛素类似物（甘精胰岛素）	2~3h	无峰	长达30h
长效胰岛素类似物（地特胰岛素）	3~4h	3~14h	长达24h
长效胰岛素类似物（德谷胰岛素）	1h	无峰	长达42h
预混胰岛素类似物（预混门冬胰岛素30）	10~20min	1~4h	14~24h
预混胰岛素类似物（预混门冬胰岛素50）	10~20min	1~4h	14~24h
预混胰岛素类似物（预混赖脯胰岛素25）	15min	30~70min	16~24h
预混胰岛素类似物（预混赖脯胰岛素50）	15min	30~70min	16~24h

注:因受胰岛素剂量、吸收、降解等多种因素影响,且个体差异大,作用时间仅供参考。

（3）使用原则和方法

1）使用原则:胰岛素治疗应在综合治疗基础上进行。胰岛素剂量取决于血糖水平、β 细胞功能缺陷程度、胰岛素抵抗程度、饮食和运动状况等。一般从小剂量开始,根据血糖水平逐渐调整。应力求模拟生理性胰岛素分泌模式。

2）使用方法:①基础胰岛素治疗。继续原有口服降糖药治疗,不必停用胰岛素促泌剂,联合中效或长效胰岛素睡前注射。②强化治疗。对于 HbA1c≥9.0%或空腹血糖≥11.1mmol/L 的新诊断 2 型糖尿病病人提倡早期使用胰岛素强化治疗,在短时间内把血糖控制在正常范围,这样可以改善高糖毒性,保护胰岛 β 细胞功能,但应注意低血糖反应。2 岁以下幼儿、老年病人、已有严重并发症者不宜采用。常用的强化治疗方案有 3 种:①每天多次注射胰岛素,即基础+餐时胰岛素,1~3 次/d 注射。②预混胰岛素,包括预混人胰岛素和预混胰岛素类似物,可选择 1~3 次/d 的注射方案。应停用胰岛素促泌剂。③持续皮下胰岛素输注（continuous subcutaneous insulin infusion,CSII）,也称胰岛素泵,是一种更为完善的强化胰岛素治疗方式,以基础量和餐前追加量的形式,模拟生理胰岛素的分泌,保持体内胰岛素维持在一个基本水平,保证病人正常的生理需要。主要适用于 1 型糖尿病、计划受孕和已孕的糖尿病妇女或需要胰岛素治疗的妊娠糖尿病病人、需要胰岛素强化治疗的 2 型糖尿病病人等。CSII 治疗较其他强化治疗方案发生低血糖的风险减少,泵中只能使用短效胰岛素或速效胰岛素类似物。

（4）注意事项:①部分 1 型糖尿病病人在胰岛素治疗后一段时间内胰岛 β 细胞功能得到部分恢复,胰岛素剂量可减少或完全停用,称为"蜜月期",通常持续数周或数月,此期应密切关注血糖。②当从动物胰岛素改为人胰岛素或胰岛素类似物时,发生低血糖的危险性会增加,应密切观察。③胰岛素制剂类型、种类,注射技术和部位、病人反应差异性、胰岛素抗体形成等均可影响胰岛素起效时间、作用强度和维持时间。④采用强化治疗方案后,可能出现清晨空腹血糖高,其原因可能是"黎明现象"或"Somogyi 反应"。"黎明现象"是指夜间血糖控制良好,仅黎明短时间内出现高血糖,可能由于清晨皮质醇、生长激素等胰岛素拮抗激素增多所致,出现黎明现象的病人应该增加睡前胰岛素的用量。"Somogyi 反应"是指夜间低血糖未发现,导致体内胰岛素拮抗激素分泌增加,进而出现反跳性高血糖;出现 Somogyi 反应的病人应该减少睡前胰岛素的用量或改变剂型,睡前适量加餐。夜间多次（0、2、4、6、8 时）血糖测定有助于鉴别清晨高血糖的原因。⑤采用强化治疗时,低血糖发生率增加,应注意避免诱因,及早识别和处理。

3. GLP-1 受体激动药　通过激动 GLP-1 受体,以葡萄糖浓度依赖的方式增加胰岛素分泌、抑制胰高血糖素分泌,并能延缓胃排空,通过中枢性的食欲抑制来减少进食量。可使 HbA1c 降低 1.0%~1.5%,且有显著的降低体重作用。临床常用艾塞那肽、利拉鲁肽、利司那肽和贝那鲁肽,给药方式为皮下注射。可单独使用或与其他口服降糖药合用,尤其是肥胖、胰岛素抵抗明显者。常见不良反应为胃肠道症状（如恶心、呕吐等）,主要见于初始治疗时,随治疗时间延长逐渐减轻。慎用于 1 型糖尿病

Note:

或 DKA 的治疗,有胰腺炎病史者禁用。

（六）减重手术治疗

2009 年美国糖尿病学会正式将减重手术列为治疗肥胖伴 2 型糖尿病的措施之一。2016 年,国际糖尿病组织将减重手术纳入 2 型糖尿病的临床治疗路径。我国规定的手术适应证包括:①年龄在 18~60 岁,一般状况较好,手术风险较低,经生活方式干预和各种药物治疗难以控制的 2 型糖尿病;②HbA1c>7.0%,BMI≥32.5kg/m²,有或无合并症的 2 型糖尿病。手术禁忌证包括:①1 型糖尿病;②胰岛 β 细胞功能明显衰竭的 2 型糖尿病;③BMI<25kg/m² 等。目前,手术治疗肥胖伴 2 型糖尿病在我国人群中的有效性和安全性尚有待评估。

（七）胰腺和胰岛细胞移植

该治疗方法可解除机体对外源性胰岛素的依赖,改善生活质量。治疗对象主要为 1 型糖尿病病人。目前尚局限于伴终末期肾病的病人,或经胰岛素强化治疗仍难达到控制目标且反复发生严重代谢紊乱者。但供体的来源、免疫抑制剂的长期应用、移植后的效果等使该治疗方法受到限制,且移植后胰岛细胞的存活无法长期维持。近年来还发现采用造血干细胞移植等对治疗糖尿病具有潜在的应用价值,但处于临床前研究阶段。

（八）糖尿病急性并发症的治疗

1. 糖尿病酮症酸中毒的治疗 对于早期酮症病人,仅需给予足量短效胰岛素及口服液体,严密观察病情,定期复查血糖、血酮,调节胰岛素剂量。对于严重 DKA 应立即抢救,具体措施如下:

（1）补液:输液是抢救 DKA 的首要和关键措施。只有在组织灌注得到改善后,胰岛素的生物效应才能充分发挥。补液基本原则为"先快后慢,先盐后糖"。通常先使用生理盐水,补液量和速度视失水程度而定。如病人无心力衰竭,开始时补液速度应快,在 1~2 小时内输入生理盐水 1 000~2 000ml,前 4 小时输入所计算失水量 1/3 的液体,以后根据血压、心率、每小时尿量、末梢循环、中心静脉压、有无发热呕吐等决定输液量和速度。24 小时输液总量应包括已失水量和部分继续失水量。如治疗前已有低血压或休克,应输入胶体溶液并进行抗休克处理。鼓励病人喝水,昏迷病人可分次少量管喂温开水或生理盐水。

（2）小剂量胰岛素治疗:即按 0.1U/(kg·h) 的短效胰岛素加入生理盐水中持续静脉滴入或泵入,以达到血糖快速、稳定下降而又不易发生低血糖的效果,同时还能抑制脂肪分解和酮体产生。每 1~2 小时复查血糖,根据血糖情况调节胰岛素剂量。当血糖降至 13.9mmol/L 时,改输 5% 葡萄糖液（或葡萄糖生理盐水）并加入短效胰岛素（按每 2~4g 葡萄糖加 1U 胰岛素计算）,此时仍需 4~6 小时复查血糖 1 次,调节液体中胰岛素比例。尿酮体消失后,根据病人尿糖、血糖及进食情况调节胰岛素剂量或改为每 4~6 小时皮下注射短效胰岛素 1 次,待病情稳定后再恢复常规治疗。

（3）纠正电解质及酸碱平衡失调:①治疗前已有严重低钾血症应立即补钾,当血钾升至 3.5mmol/L 时再开始胰岛素治疗;在开始治疗后,病人每小时尿量在 40ml 以上,血钾低于 5.2mmol/L 即可静脉补钾。在整个治疗过程中需定时监测血钾水平,并结合心电图、尿量调整补钾量和速度。病情恢复后,仍需继续口服补钾数天。②轻、中度酸中毒经充分静脉补液及胰岛素治疗后可纠正,无须补碱。pH≤6.9 的严重酸中毒者应采用 1.4% 碳酸氢钠等渗溶液静脉输入,一般仅给 1~2 次,且不宜过快,以避免诱发或加重脑水肿。同时,补碱后需监测动脉血气情况。

（4）防治诱因和处理并发症:包括休克、严重感染、心力衰竭、心律失常、肾衰竭、脑水肿、急性胃扩张等。

2. 高渗高血糖综合征的治疗 治疗基本同 DKA。严重失水时,24 小时补液量可达到 6 000~10 000ml。治疗开始时用生理盐水,当血糖降至 16.7mmol/L 时,即可改用 5% 葡萄糖溶液加入短效胰岛素控制血糖。补钾要及时,一般不补碱。根据病情可考虑同时给予胃肠道补液。休克病人应另予血浆或全血。密切观察病人意识状态,及早发现和处理脑水肿,积极消除诱因和治疗各种并发症。病情稳定后根据病人血糖、尿糖及进食情况给予皮下注射胰岛素,然后转为常规治疗。

（九）低血糖的治疗

反复发生低血糖或较长时间的低血糖昏迷可引起脑部损伤,一旦确定病人发生低血糖,应尽快补充糖分,解除脑细胞缺糖症状。具体处理方法见图 7-4。

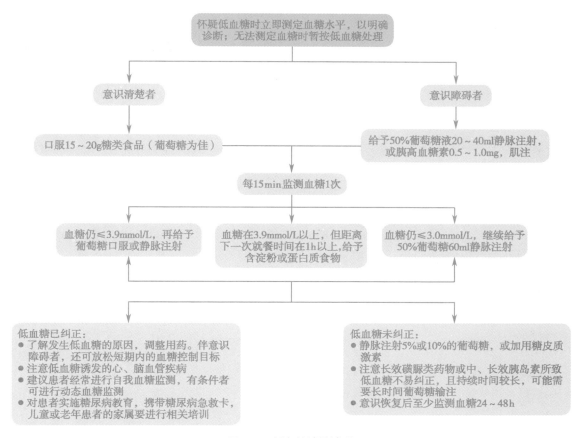

图 7-4　**低血糖诊治流程**

（十）糖尿病慢性并发症的治疗

1. 糖尿病足的治疗　需要在全身治疗的基础上,进行彻底清创、引流等创面处理。

（1）全身治疗:严格控制血糖、血压、血脂,改善全身营养状态和纠正水肿等。

（2）神经性溃疡的治疗:神经性溃疡常见于反复受压的部位,常伴有感觉缺失或异常。治疗的关键是制动减压,特别要注意病人的鞋袜是否合适。

（3）缺血性溃疡的治疗:缺血性溃疡局部感觉正常,但皮温低,足背动脉和/或胫后动脉搏动明显减弱或消失。治疗的关键是解决下肢动脉病变。对轻度、中度缺血或没有手术指征者,可以采取内科保守治疗。有下肢动脉病变症状的病人,使用小剂量阿司匹林治疗,同时指导病人运动康复锻炼;出现间歇性跛行的病人,需使用血管扩张药物和改善血液循环的药物。如病人有严重的下肢血管病变,内科保守治疗无效时,应尽可能行血管重建手术。当病人出现不能耐受的疼痛、肢体坏死或感染播散才考虑截肢。

（4）感染的治疗:有骨髓炎和深部脓肿者,必须早期切开排脓减压,彻底引流,切除坏死组织、不良肉芽、死骨等。彻底的糖尿病足溃疡清创,有利于溃疡的愈合。当清创到一定程度后,可选溃疡局部负压吸引治疗,促进肉芽生长和足溃疡的愈合。根据创面的性质和渗出物的多少,选用合适的敷料。同时,选择有效的抗生素治疗。

2. 其他糖尿病慢性并发症的治疗　定期进行各种慢性并发症的筛查,以便早期诊断处理。防治策略是全面控制危险因素,包括积极控制血糖、血压、血脂,抗血小板治疗,调整生活方式,控制体重和戒烟等。

（1）糖尿病合并高血压、血脂紊乱和大血管病变：血压应控制在 130/80mmHg 以下。有明确心血管疾病的，低密度脂蛋白胆固醇应<1.8mmol/L；无心血管疾病，低密度脂蛋白胆固醇应<2.6mmol/L。首选他汀类药物并长期坚持使用。同时，常规使用小剂量阿司匹林作为心血管病的预防措施，对不适用者，可用氯吡格雷。

（2）糖尿病肾病：早期筛查微量蛋白尿及评估 GFR。尽早应用血管紧张素转化酶抑制剂（ACEI）或血管紧张素 II 受体拮抗药（ARB）。临床肾病期病人以优质蛋白为主，必要时可补充复方 α-酮酸制剂。同时应尽早给予促红细胞生成素（EPO）纠正贫血。需要透析治疗者，应尽早治疗，以保存残余肾功能。

（3）糖尿病视网膜病变：定期检查，必要时使用激光光凝治疗和玻璃体切割手术等。还可使用抗血管内皮生长因子和非洛贝特等治疗。

（4）糖尿病神经病变：积极严格地控制高血糖并保持血糖稳定是预防和治疗糖尿病神经病变最重要的措施。可采用神经修复、抗氧化、改善微循环等对症治疗。常用药如甲钴胺、硫辛酸、前列腺素 E1 等。对于痛性神经病变还可使用抗惊厥药（普瑞巴林、卡马西平）、抗抑郁药物（度洛西汀、阿米替林）、阿片类药物（曲马多）等止痛治疗。

（十一）妊娠糖尿病的治疗

妊娠对糖尿病、糖尿病对孕妇和胎儿均有复杂的相互影响。如妊娠早期呕吐易导致低血糖；妊娠中晚期，胰岛素拮抗激素如催乳素分泌增多易导致 DKA；分娩后，多种胰岛素拮抗因素消失易导致低血糖。胎儿则容易出现畸形、流产、巨大儿或生长迟缓、新生儿低血糖等。因此，妊娠糖尿病病情控制至关重要。

多数妊娠糖尿病病人经严格的饮食及运动治疗，可使血糖得到满意控制。孕期血糖控制空腹血糖≤5.3mmol/L，餐后 1 小时血糖≤7.8mmol/L，餐后 2 小时血糖≤6.7mmol/L。单纯饮食、运动控制不佳者，可采用胰岛素治疗，忌用口服降糖药物。饮食治疗原则同非妊娠者，尽可能选择低血糖指数碳水化合物，少量多餐。整个妊娠期间均应监测血糖、血压、肾功能和眼底情况、胎儿的生长发育及成熟情况。根据胎儿和母亲的具体情况，选择分娩时间和方式。产后要注意新生儿低血糖症的预防和处理，以及产妇胰岛素用量的调整。病人应在产后 4~12 周重新评估糖代谢情况，并终身随访。

（十二）糖尿病病人围术期管理

择期手术围术期空腹血糖水平应控制在 7.8mmol/L 以下，餐后血糖控制在 10.0mmol/L 以下。口服降糖药治疗的病人在小手术术前当晚及手术当天应停用口服降糖药；大中型手术在术前 3 天停用口服降糖药，改为胰岛素治疗。急诊手术应及时纠正酸碱、水、电解质平衡紊乱。术中、术后密切监测血糖。

【护理评估】

1. 病史

（1）患病及治疗经过：详细询问病人患病的相关因素，如有无糖尿病家族史、病毒感染史等，询问病人起病时间、主要症状及其特点。对糖尿病原有症状加重，伴食欲减退、恶心、呕吐、头痛、嗜睡、烦躁者，应警惕酮症酸中毒的发生，注意询问有无相关诱发因素。对病程长者要注意询问病人有无心悸、胸闷及心前区不适感，有无肢体发凉、麻木或疼痛和间歇性跛行，有无视物模糊，有无经常发生尿频、尿急、尿痛、尿失禁、尿潴留及外阴瘙痒等情况。了解病人的生活方式、饮食习惯、摄食量，妊娠次数，新生儿出生体重、身高等。了解病人患病后的检查和治疗经过，目前用药情况和病情控制情况等。

（2）心理-社会状况：糖尿病为终身性疾病，漫长的病程、严格的饮食控制及多器官、多组织结构功能障碍易使病人产生焦虑、抑郁等心理反应，对治疗缺乏信心，不能有效地应对，治疗依从性较差。护士应详细评估病人对疾病知识的了解程度，患病后有无焦虑、恐惧等心理变化，家庭成员对本病的认识程度和态度,以及病人所在社区的医疗保健服务情况等。

2. 身体评估

（1）全身状态:评估病人生命体征、精神和意识状态。酮症酸中毒昏迷及高渗性昏迷者,应注意观察病人瞳孔、体温、血压、心率及心律,以及呼吸节律、频率、气味等。评估病人的营养状态,有无消瘦或肥胖。

（2）皮肤、黏膜:有无皮肤湿度和温度的改变;有无足背动脉搏动减弱、足底胼胝形成;有无下肢痛觉、触觉、温觉的异常;有无局部皮肤发绀、缺血性溃疡、坏疽,或其他感染灶的表现;有无不易愈合的伤口,以及颜面、下肢的水肿等。

（3）眼部:有无白内障、视力减退、失明等。

（4）神经和肌肉系统:有无肌张力及肌力减弱、腱反射异常以及间歇性跛行等。

3. 实验室及其他检查　血糖是否正常或维持在较好的水平;有无 HbA1c 异常,甘油三酯、胆固醇升高,高密度脂蛋白胆固醇(HDL-C)降低,血肌酐、尿素氮升高,以及出现蛋白尿等;血钾、钠、氯、钙是否正常。

【常用护理诊断/问题】

1. **营养失调:低于或高于机体需要量**　与胰岛素分泌或作用缺陷有关。
2. **有感染的危险**　与血糖增高、脂代谢紊乱、营养不良、微循环障碍等因素有关。
3. **潜在并发症:糖尿病足。**
4. **潜在并发症:酮症酸中毒、高渗高血糖综合征。**
5. **潜在并发症:低血糖。**

【目标】

1. 病人体重恢复正常并保持稳定,血糖、血脂正常或维持理想水平。
2. 未发生感染或发生时能被及时发现和处理。
3. 能采取有效措施预防糖尿病足的发生,未发生糖尿病足或发生糖尿病足时能得到有效处理。
4. 未发生糖尿病急性并发症和/或低血糖,或发生时能被及时发现和处理。

【护理措施及依据】

（一）营养失调:低于或高于机体需要量

1. 饮食护理总原则　控制总热量、平衡膳食、定时定量、合理餐次分配、限盐限酒,维持理想的体重。

（1）制订总热量:首先根据病人性别、年龄、理想体重[理想体重(kg)= 身高(cm)-105]、工作性质、生活习惯计算每天所需总热量。成年人休息状态下每天每公斤理想体重给予热量 105～126kJ(25～30kcal),轻体力劳动 126～147kJ(30～35kcal),中度体力劳动 147～167kJ(35～40kcal),重体力劳动 167kJ(40kcal)以上。儿童、孕妇、乳母、营养不良和消瘦、伴有消耗性疾病者每天每公斤体重酌情增加 21kJ(5kcal),肥胖者酌情减少 21kJ(5kcal),使体重逐渐恢复至理想体重的±5%。

（2）食物的组成和分配

1）食物组成:①碳水化合物约占饮食总热量的 50%～65%,成年病人每天主食摄入量为 250～400g,肥胖者酌情可控制在 200～250g。②脂肪占饮食总热量的 20%～30%,饱和脂肪酸摄入量不应超过饮食总能量的 7%,单不饱和脂肪酸供能比宜达到 10%～20%,且多不饱和脂肪酸不超过 10%,适当增加富含 ω-3 脂肪酸的摄入比例。③肾功能正常的糖尿病病人蛋白质占 15%～20%,其中优质蛋白比例超过 1/3。有显性蛋白尿的病人蛋白质摄入量应限制在每天每公斤理想体重 0.8g,已开始透析病人蛋白摄入量可适当增加。④胆固醇摄入量应在每天 300mg 以下。⑤多食富含膳食纤维的食物,每

Note:

天饮食中膳食纤维含量 2.4~3.3g/kJ（10~14g/kcal）为宜。

2）主食的分配：应定时定量，根据病人生活习惯、病情和配合药物治疗安排。按每克碳水化合物、蛋白质产热 16.7kJ（4kcal），每克脂肪产热 37.7kJ（9kcal），将热量换算为食品后制订食谱。对病情稳定的糖尿病病人可按每天 3 餐 1/5、2/5、2/5，或各 1/3 分配；对注射胰岛素或口服降糖药且病情有波动的病人，可每天进食 5~6 餐，从 3 次正餐中分出 25~50g 主食作为加餐。

（3）血糖指数和血糖负荷：血糖指数（glycemic index，GI）用于比较不同碳水化合物对人体餐后血糖的影响，定义为进食恒量的某种碳水化合物类食物后（通常为 1 份 50g 碳水化合物的食物），2~3 小时内的血糖曲线下面积相比空腹时的增幅除以进食某种标准食物（通常为葡萄糖）后的相应增幅。GI≤55% 为低 GI 食物，56%~69% 为中 GI 食物，GI≥70% 为高 GI 食物。糖尿病病人提倡低 GI 食物，包括燕麦、大麦、大豆、小扁豆、裸大麦面包、苹果、柑橘、牛奶、酸奶等。血糖负荷（glycemic load，GL）是 GI 值乘以碳水化合物的量。低血糖指数食物有利于血糖控制，但应同时考虑碳水化合物的量，才能控制血糖负荷。

（4）其他注意事项：①超重者忌吃油炸、油煎食物，炒菜宜用植物油，少食动物内脏、蟹黄、虾子、鱼子等高胆固醇食物。②戒烟限酒。女性每天的酒精量不超过 15g，男性不超过 25g。每周不超过 2 次。③每天食盐<6g。④严格限制各种甜食，包括各种食用糖、糖果、甜点心、饼干及各种含糖饮料等。可适当摄入非营养性甜味剂，如蛋白糖、木糖醇、甜菊片等。对于血糖控制接近正常范围者，可在两餐间或睡前加食水果，如苹果、橙子、梨等。⑤可根据营养评估结果适量补充维生素和微量营养素（铬、锌、硒、镁、铁、锰等）。⑥每周定期测量体重 1 次，如果体重增加>2kg，进一步减少饮食总热量；如消瘦病人体重有所恢复，也应适当调整饮食方案，避免体重继续增加。

2. 运动护理

（1）运动的方式：有氧运动为主，如快走、骑自行车、做广播操、练太极拳、打乒乓球等。最佳运动时间是餐后 1 小时（以进食开始计时）。如无禁忌证，每周最好进行 2~3 次抗阻运动。若有心、脑血管疾病或严重微血管病变者，应按具体情况选择运动方式。

（2）运动量的选择：合适的运动强度为活动时病人的心率达到个体 60% 的最大耗氧量（心率=170-年龄）。活动时间为每周至少 150 分钟，每次 30~40 分钟，包括运动前准备活动和运动结束整理运动时间，可根据病人具体情况逐渐延长。肥胖病人可适当增加活动次数。用胰岛素或口服降糖药者最好每天定时活动。

（3）注意事项：①运动前评估糖尿病的控制情况，根据病人年龄、病情及身体承受能力等决定运动方式、时间以及运动量。②运动中需注意补充水分。③在运动中若出现胸闷、胸痛、视力模糊等应立即停止运动，并及时处理。④运动后应做好运动日记，以便观察疗效和不良反应。⑤运动前后要加强血糖监测。运动不宜在空腹时进行，防止低血糖发生。⑥运动禁忌证：空腹血糖>16.7mmol/L、反复低血糖或血糖波动大、发生 DKA 等急性并发症、合并急性感染、增生型视网膜病变、严重肾病、严重心脑血管疾病等。待病情控制稳定后方可逐步恢复运动。

3. 心理护理　糖尿病管理团队成员应重视病人的心理健康状态，良好的心理状态有助于糖尿病的控制，提高病人的生活质量。在病情变化（如出现并发症）或存在不良心理社会因素影响时，应特别注意情绪评估。必要时由心理治疗师对病人进行心理评估，对存在抑郁、焦虑情绪的病人，提供必要的心理咨询和治疗服务。当病人诊断为抑郁症、焦虑症、人格障碍、药物成瘾、认知功能障碍时，应转介至精神科医生给予治疗。

4. 口服用药的护理　护士应了解各类降糖、降压、降脂药物的作用、剂量、用法、不良反应和注意事项，指导病人正确服用。

（1）磺酰脲类药物的护理：普通片剂早餐前半小时服用，缓释片、控释片和格列美脲早餐前立即服用。严密观察药物有无引起低血糖反应。此外，还应注意水杨酸类、磺胺类、保泰松、利血平、β 受体拮抗药等可增强磺酰脲类降糖药作用；而噻嗪类利尿药、糖皮质激素等可降低磺酰脲类降血糖的作用。

（2）非磺酰脲类药物的护理：瑞格列奈餐前 15 分钟服用，那格列奈餐前 10 分钟服用，米格列奈临餐前 5 分钟内服用，每天 3 次。

（3）双胍类药物的护理：餐中或餐后服药，从小剂量开始，可减轻胃肠道不良反应。

（4）噻唑烷二酮类药物的护理：空腹或进餐时服用，密切观察有无水肿、体重增加、缺血性心血管疾病及骨折的风险等，一旦出现应立即停药。

（5）α-葡萄糖苷酶抑制剂类药物的护理：应与第一口淀粉类食物同时嚼服。如与胰岛素促泌剂或胰岛素合用可能出现低血糖，处理时应直接给予葡萄糖口服或静脉注射，进食淀粉类食物或蔗糖无效。

（6）DPP-4 抑制剂和 SGLT-2 抑制剂：服药时间不受进餐时间的影响。

（7）降脂和降压药的护理：详见本章第八节"血脂异常和脂蛋白异常血症"和第三章第八节"原发性高血压"。

5. 使用胰岛素的护理

（1）胰岛素的注射途径：包括静脉注射和皮下注射两种。注射工具主要有胰岛素专用注射器（文末彩图 7-5）、胰岛素笔（文末彩图 7-6）和胰岛素泵（文末彩图 7-7）3 种。胰岛素注射装置的合理选择和正确的胰岛素注射技术是保证胰岛素治疗效果的重要环节。

（2）使用胰岛素的注意事项

1）准确用药：熟悉各种胰岛素的名称、剂型及作用特点。准确执行医嘱，按时注射。对于每毫升 40U 和 100U 两种规格的胰岛素，使用时应注意注射器与胰岛素浓度的匹配。使用胰岛素笔时要注意笔与笔芯相互匹配，每次注射前确认笔内是否有足够剂量，药液是否变质等。

2）胰岛素的保存：未开封的胰岛素放于冰箱 2~8℃冷藏保存，正在使用的胰岛素在常温下（不超过 25~30℃）可使用 28~30 天，无须放入冰箱，但应避免过冷、过热、太阳直晒、剧烈晃动等，否则可因蛋白质凝固变性而失效。

3）注射部位的选择与轮换：胰岛素采用皮下注射时，宜选择皮下脂肪丰富部位，如上臂外侧、臀部外上侧、大腿外侧、腹部等。腹部吸收胰岛素最快，其次分别为上臂、大腿和臀部。如病人参加运动锻炼，不要选择在大腿、上臂等活动的部位注射胰岛素。注射部位要经常轮换，长期注射同一部位可能导致局部皮下脂肪萎缩或增生、局部硬结。尽量每天同一时间在同一部位注射，并进行腹部、上臂、大腿和臀部的"大轮换"，如餐时注射在腹部，晚上注射在上臂等；在同一部位注射时，也需要进行"小轮换"，即与每次注射点相距 1cm 以上，且选择无硬结、脂肪增生或萎缩的部位。

4）监测血糖：注射胰岛素的病人一般常规监测血糖每天 2~4 次，如发现血糖波动过大或持续高血糖，应及时通知医生。

5）防止感染：注射胰岛素时应严格无菌操作，针头一次性使用。

（3）使用胰岛素泵的注意事项

1）准确用药：适用的胰岛素为速效胰岛素类似物或短效人胰岛素，常规使用每毫升 100U 规格。

2）植入部位的选择与轮换：胰岛素泵系统包括泵主体、一次性储药器、一次性输注管路以及相关配件。植入前，应评估植入部位，选择部位依次为腹部、上臂、大腿外侧、后腰、臀部，避开腹中线、瘢痕、皮下硬结、腰带位置、妊娠纹和脐周 5cm 以内。新的植入部位至少离最近的一次植入部位 2~3cm 以上。对于同时使用实时动态血糖监测的病人，管路植入部位距离 7.5cm 以上。使用胰岛素泵时应 2~3 天更换输注管路和注射部位以避免感染及针头堵塞。

3）常见问题处理：当胰岛素泵出现蜂鸣或震动的报警，应立即查找原因并处理。仪器报警主要包括电池相关问题、低剩余液量、无输注报警、静电等。胰岛素泵切勿暴露在强辐射和强磁场（X 线、CT、MRI、伽马刀等）、高压环境和极端温度（气温>42℃或<1℃）。

（4）胰岛素不良反应的观察及处理：①低血糖反应，详见本节低血糖的治疗和护理。②过敏反

Note:

应,表现为注射部位瘙痒或荨麻疹样皮疹,严重过敏反应罕见。自人胰岛素广泛在临床应用后,过敏反应发生减少。处理措施包括更换胰岛素制剂、使用抗组胺药和糖皮质激素以及脱敏疗法等。严重者需停止或暂时中断胰岛素治疗。③注射部位皮下脂肪萎缩或增生,采用多点、多部位皮下注射和针头一次性使用可预防其发生。若发生则停止该部位注射后可缓慢自然恢复。④水肿,胰岛素治疗初期可因水钠潴留而发生轻度水肿,可自行缓解。⑤视力模糊,部分病人出现,多为晶状体屈光改变,常于数周内自然恢复。

6. **监控血糖、血脂、血压、体重** 将血糖、血脂、血压、体重控制在理想范围,能显著减少糖尿病大血管病变和微血管病变发生的风险。2 型糖尿病的具体控制标准见表 7-8。

表 7-8 中国 2 型糖尿病的控制目标

指标	目标值
毛细血管血糖	
空腹	4.4~7.0mmol/L
非空腹	<10.0mmol/L
糖化血红蛋白	<7.0%
血压	<130/80mmHg
总胆固醇	<4.5mmol/L
高密度脂蛋白胆固醇	
男性	>1.0mmol/L
女性	>1.3mmol/L
甘油三酯	<1.7mmol/L
低密度脂蛋白胆固醇	
未合并动脉粥样硬化性心血管疾病	<2.6mmol/L
合并动脉粥样硬化性心血管疾病	<1.8mmol/L
体重指数	<24.0kg/m²

摘自:中华医学会糖尿病学分会. 中国 2 型糖尿病防治指南(2020 年版)

（二）有感染的危险

1. **病情监测** 观察病人体温、脉搏等变化。

2. **预防上呼吸道感染** 注意保暖,避免与肺炎、上呼吸道感染、肺结核等呼吸道感染者接触。

3. **预防尿路感染** 勤用温水清洗外阴部并擦干,防止和减少瘙痒和湿疹的发生。因自主神经功能紊乱造成的尿潴留,可采用膀胱区热敷、按摩和人工诱导等方法排尿。导尿时应严格执行无菌技术。如无禁忌,每天饮水量≥2 000ml。

4. **皮肤护理** 保持皮肤的清洁,勤洗澡、勤换衣,洗澡时水温不可过热,香皂选用中性为宜,内衣以棉质、宽松、透气为好。洗衣服时内衣、袜子和其他衣物分开洗。皮肤瘙痒的病人嘱其不要搔抓皮肤。

（三）潜在并发症:糖尿病足

1. **评估病人有无足溃疡的危险因素** ①既往有足溃疡史或截肢史;②有神经病变的症状或体征(如下肢麻木,刺痛尤其是夜间的疼痛,触觉、痛觉减退或消失)和/或缺血性血管病变的体征(如间歇性跛行、静息痛、足背动脉搏动减弱或消失);③足部皮肤暗红、发紫,温度明显降低,水肿,趾甲异常,胼胝,皮肤干燥,足趾间皮肤糜烂,严重的足、关节畸形;④其他危险因素,如视力下降,膝、髋或脊柱关节炎,合并肾脏病变,鞋袜不合适,赤足行走等;⑤个人因素,如社会经济条件差、老年人或独居生活、

Note:

拒绝治疗和护理等。

2. **足部观察与检查**　每天检查双足 1 次,了解足部有无感觉减退、麻木、刺痛感;观察足部皮肤有无颜色、温度改变及足部动脉搏动情况;注意检查趾甲、趾间、足底部皮肤有无胼胝、鸡眼、甲沟炎、甲癣,是否发生红肿、青紫、水疱、溃疡、坏死等。定期做足部保护性感觉的测试,及时了解足部感觉功能。常用尼龙单丝测验(Semmes-Weinstein monofilament test)。必要时可行多普勒超声踝肱动脉比值检查(ABI 值)、感觉阈值测定、经皮氧分压检查、血管造影等。

知 识 拓 展

尼龙单丝测验方法

尼龙单丝测验又叫塞姆斯塞温斯坦单丝测验是最常用的压力觉测验方法。规格 5.07 的单丝垂直于受试点皮肤用力压 1~2 秒,力量刚好使尼龙丝弯曲,可产生一个 10g 的力量。尼龙单丝一头接触于病人的大足趾、足跟和前足底内外侧,用手按尼龙丝另一头轻轻施压,正好使尼龙丝弯曲,病人能感到足底尼龙丝则为正常。这是评价神经病变非常简单的一种方法,发现率达 40% 以上,并能发现早期病变。

3. **保持足部清洁**　指导病人勤换鞋袜。每天清洗足部 1 次,不超过 10 分钟,水温低于 37℃,可用手肘或请家人代试水温,洗完后用柔软的浅色毛巾擦干,尤其是擦干脚趾间。皮肤干燥者必要时可涂油膏类护肤品,但不应涂抹在趾缝间。

4. **预防外伤**　指导病人不要赤脚走路,外出时不可穿拖鞋。应选择轻巧柔软、透气性好、前端宽大、圆头、有带或鞋祥的鞋子,鞋底要平、厚,最好是下午买鞋,需穿袜子试穿,新鞋第一次穿 20~30 分钟,之后再逐渐增加穿鞋时间。穿鞋前应检查鞋子,清除异物和保持里衬的平整。必要时可采用适合足部形状的治疗鞋或矫形器,适当减少足底压力。袜子选择以浅色、弹性好、吸汗、透气及散热性好的棉毛质地为佳,大小适中,不粗糙、无破洞,不穿过紧、有毛边的袜子或高过膝盖的袜子。应帮助视力不好的病人修剪趾甲,趾甲修剪与脚趾平齐,并锉圆边缘尖锐部分。避免自行修剪胼胝或用化学制剂进行处理,应及时寻求专业人员帮助。冬天不要使用热水袋、电热毯或烤灯保暖,谨防烫伤,同时应注意预防冻伤。夏天注意避免蚊虫叮咬。

5. **促进肢体血液循环**　指导和协助病人采用多种方法促进肢体血液循环,如步行和腿部运动。应避免盘腿坐或跷"二郎腿"。

6. **积极控制血糖,说服病人戒烟**　发生足溃疡的危险性及足溃疡的发展均与血糖密切相关,足溃疡的预防教育应从早期指导病人控制和监测血糖开始。同时要说服病人戒烟,防止因吸烟导致局部血管收缩而进一步促进足溃疡的发生。

（四）潜在并发症:酮症酸中毒、高渗高血糖综合征

1. **预防措施**　定期监测血糖,应激状况时每天监测。合理用药,不要随意减量或停用药物。保证充足的水分摄入,特别是发生呕吐、腹泻、严重感染时。

2. **病情监测**　严密观察和记录病人的生命体征、意识、瞳孔、24 小时出入量等。遵医嘱定时监测电解质、酮体和渗透压等的变化。

3. **急救配合与护理**　①立即开放两条静脉通路,准确执行医嘱,确保液体和胰岛素的输入;②绝对卧床休息,注意保暖,给予持续低流量吸氧;③加强生活护理,特别注意皮肤、口腔护理,预防压力性损伤和继发性感染;④昏迷者按昏迷常规护理。

（五）潜在并发症:低血糖

1. **加强预防**　护士应充分了解病人使用的降糖药物,并告知病人和家属不能随意更改降糖药物及其剂量。活动量增加时,要减少胰岛素的用量并及时加餐。容易在后半夜及清晨发生低血糖的病人,晚餐适当增加主食或含蛋白质较高的食物。速效或短效胰岛素注射后应及时进餐;病情较重者,

Note:

可先进餐再注射胰岛素。初用各种降糖药时要从小剂量开始,然后根据血糖水平逐步调整药物剂量。

2. **症状观察和血糖监测** 观察病人有无低血糖的临床表现,尤其是服用胰岛素促泌剂和注射胰岛素的病人。老年病人常有自主神经功能紊乱而导致低血糖症状不明显,除应加强血糖监测外,对病人血糖不宜控制过严。强化治疗应做好血糖监测及记录,以便及时调整胰岛素或降糖药用量。

3. **急救护理** 一旦确定病人发生低血糖,应尽快按低血糖处理流程急救。同时了解低血糖发生的诱因,给予健康指导,以避免再次发生。

【评价】

1. 病人代谢紊乱症状得到控制,血糖控制理想或较好,体重恢复或接近正常。
2. 无感染发生或发生时得到及时发现和控制。
3. 足部无破损、感染等发生,局部血液循环良好。
4. 无糖尿病急性并发症或低血糖发生或发生时得到及时纠正和控制。

【其他护理诊断/问题】

1. **活动耐力下降** 与严重代谢紊乱、蛋白质分解增加有关。
2. **生活自理缺陷** 与视力障碍有关。
3. **知识缺乏:** 缺乏糖尿病的预防和自我管理知识。

【健康指导】

1. **疾病预防指导** 开展糖尿病社区预防,关键在于筛查出糖尿病前期人群,并进行干预性健康指导,倡导合理膳食、控制体重、适量运动、限盐、控烟、限酒、心理平衡的健康生活方式。18 岁以上成人中糖尿病的危险因素包括:有糖调节受损史(IGT、IFG 或两者同时存在),年龄≥40 岁,超重或肥胖和/或向心性肥胖,静坐生活方式,一级亲属中有 T2DM 家族史,有 GDM 史,高血压或正在接受降压治疗,血脂异常或正在接受调脂治疗,动脉粥样硬化性心血管疾病病人,有一过性类固醇糖尿病病史者,多囊卵巢综合征病人或伴有与胰岛素抵抗相关的临床状态(如黑棘皮征等),长期接受抗精神病药物和/或抗抑郁症药物治疗和他汀类药物治疗的病人等。30~40 岁以上人群健康体检或因各种疾病、手术住院时应常规排除糖尿病。

2. **疾病知识指导** 采取多种健康教育方法,包括大课堂教育、小组教育、个体教育和远程教育等,让病人和家属了解糖尿病的病因、临床表现、诊断与治疗方法,提高病人对治疗的依从性。教导病人外出时随身携带识别卡,以便发生紧急情况时及时处理。

3. **病情监测指导** 指导病人每 3~6 个月复查 HbA1c。血脂异常者每 1~2 个月监测 1 次,如无异常每 6~12 个月监测 1 次。每年全面体检 1~2 次,以尽早防治慢性并发症。指导病人学习和掌握监测血糖、血压、体重指数的方法,了解糖尿病的控制目标。

4. **用药与自我护理指导** ①告知病人口服降糖药及胰岛素的名称、剂量、给药时间和方法,教会其观察药物疗效和不良反应。使用胰岛素者,应教会病人或家属掌握正确的注射方法,开始治疗后还需进行随访。②指导病人掌握饮食、运动治疗具体实施及调整的原则和方法,生活应规律,戒烟酒,注意个人卫生。③指导病人及家属掌握糖尿病常见急性并发症的主要临床表现、观察方法及处理措施。④掌握糖尿病足的预防和护理知识。⑤指导病人正确处理疾病所致的生活压力,保持良好的心理状态,树立战胜疾病的信心。

【预后】

糖尿病为终身疾病,目前尚不能根治,并发大血管病变和微血管病变可致残、致死。如代谢控制良好,可减少或延迟并发症的发生和发展,提高生活质量。

(胡细玲)

第八节　血脂异常和脂蛋白异常血症

血脂异常(dyslipidemia)通常指血浆中胆固醇(CH)和/或甘油三酯(TG)、低密度脂蛋白胆固醇(LDL-C)升高,高密度脂蛋白胆固醇(HDL-C)降低。由于在血浆中脂质以脂蛋白的形式存在,血脂异常实为脂蛋白异常血症。近年来由于生活水平提高、生活方式改变等因素,我国成人血脂异常总体患病率高达40.4%。

【血脂、载脂蛋白和脂蛋白】

1. **血脂**　是血浆中的中性脂肪(胆固醇、甘油三酯)和类脂(磷脂、糖脂、固醇、类固醇等)的总称。

(1) 胆固醇(cholesterol,CH):外源性胆固醇来自食物,主要为游离胆固醇,在小肠腔内与磷脂、胆酸结合成微粒,在肠黏膜吸收后与长链脂肪酸结合形成胆固醇脂。内源性胆固醇在肝和小肠黏膜由乙酸合成而来。循环中胆固醇的去路包括构成细胞膜,生成类胆固醇激素、维生素D、胆酸盐,储存于组织等。未被吸收的胆固醇在小肠下段转化成类固醇随粪便排出。排入肠腔的胆固醇和胆酸盐可再吸收,经肠肝循环到达肝脏再利用。

(2) 甘油三酯(triglyceride,TG):外源性甘油三酯也来自食物,经消化、吸收后成为乳糜微粒的主要成分。内源性甘油三酯主要由小肠和肝合成,构成脂蛋白(主要是极低密度脂蛋白)后进入血浆。血浆中的甘油三酯是机体的恒定能量来源,它在脂蛋白脂肪酶(LPL)作用下分解为游离脂肪酸(FFA)供肌细胞氧化或储存于脂肪组织。脂肪组织中的脂肪又可被脂肪酶水解为FFA和甘油,进入循环后供其他组织利用。

2. **载脂蛋白(apolipoprotein,Apo)**　是脂蛋白中的蛋白质,与脂质结合后在血浆中转运脂类。已发现有20多种Apo,按组成分为ApoA、ApoB、ApoC、ApoD、ApoE型。

3. **脂蛋白**　是由蛋白质(载脂蛋白)、胆固醇、甘油三酯和磷脂等组成的球形大分子复合物,超速离心技术可将血浆脂蛋白分为:乳糜微粒(chylomicron,CM)、极低密度脂蛋白(very-low-density lipoprotein,VLDL)、低密度脂蛋白(low-density lipoprotein,LDL)和高密度脂蛋白(high-density lipoprotein,HDL)。

(1) 乳糜微粒(CM):主要功能是把外源性甘油三酯运送到体内肝外组织。由于CM颗粒大,不能进入动脉壁内,一般不引起动脉粥样硬化,但易诱发急性胰腺炎。CM残粒可被巨噬细胞表面受体所识别而摄取,可能与动脉粥样硬化有关。

(2) 极低密度脂蛋白(VLDL):主要功能是把内源性甘油三酯运送到肝外组织,也向外周组织间接或直接提供胆固醇。目前多认为VLDL水平升高是冠心病的危险因素。

(3) 低密度脂蛋白(LDL):主要功能是将胆固醇转运到肝外组织,是导致动脉粥样硬化的主要危险因素。由于小颗粒LDL容易进入动脉壁内,也容易被氧化修饰,所以具有更强的致动脉粥样硬化作用。

(4) 高密度脂蛋白(HDL):主要功能是将外周组织包括动脉壁在内的胆固醇转运到肝脏进行代谢,这一过程称为胆固醇的逆转运,可能是抗动脉粥样硬化的主要机制。

(5) 脂蛋白(a)[Lp(a)]:是动脉粥样硬化性心血管疾病(ASCVD)的独立危险因素,Lp(a)>300mg/L时,冠心病的风险显著升高。

【血脂异常的分类】

血脂异常的常用分类方法有表型分类、病因分类和临床分类,其中临床分类较为实用。

1. **表型分类**　WHO根据脂蛋白的种类和严重程度将血脂异常分为5型(Ⅰ、Ⅱ、Ⅲ、Ⅳ、Ⅴ型),其中第Ⅱ型又分为Ⅱa和Ⅱb 2个亚型。Ⅱa、Ⅱb和Ⅳ型较常见。

2. **病因分类** 分为原发性和继发性血脂异常。

3. **临床分类** 临床上将血脂异常分为高甘油三酯血症、高胆固醇血症、混合型高脂血症和低高密度脂蛋白胆固醇血症。

【病因与发病机制】

脂蛋白代谢过程极为复杂,各种原因引起的脂质来源、脂蛋白合成、代谢过程关键酶异常或降解过程受体通路障碍等,均可导致血脂异常。

1. **原发性血脂异常** 原发性血脂异常原因不明,是遗传与环境因素相互作用的结果。大部分原发性血脂异常存在单一或多个基因突变,环境因素包括不良饮食习惯、运动不足、肥胖、年龄、吸烟及酗酒等。家族性脂蛋白异常由基因缺陷所致。80%以上家族性高胆固醇血症是单一基因突变所致。LDL受体基因的功能缺失型突变是家族性高CH血症的最常见病因。家族性高甘油三酯血症由单一基因突变所致。

2. **继发性血脂异常**

(1) 全身系统性疾病:如糖尿病、甲状腺功能减退症、库欣综合征、肝肾疾病、系统性红斑狼疮、骨髓瘤等可引起血脂异常。

(2) 药物:如噻嗪类利尿药、某些β受体拮抗药等。长期大量使用糖皮质激素可促进脂肪分解、血浆总胆固醇(total cholesterol,TC)和TG水平升高。

【临床表现】

血脂异常可见于不同年龄、性别的人群,明显血脂异常病人常有家族史。血脂水平随年龄增长而升高,50~60岁达高峰。血脂异常的临床表现如下:

1. **黄色瘤、早发性角膜环和眼底改变** 由于脂质在局部沉积所致,其中以黄色瘤较为常见。黄色瘤是一种异常的局限性皮肤隆起,颜色可为黄色、橘黄色或棕红色,多呈结节、斑块或丘疹状,质地一般柔软,最常见的是眼睑周围扁平黄色瘤。角膜环见于40岁以下病人,位于角膜外缘呈灰白色或白色。严重的高甘油三酯血症可产生脂血症眼底改变。

2. **动脉粥样硬化** 脂质在血管内皮下沉积引起动脉粥样硬化,导致心脑血管和周围血管病变。某些家族性血脂异常可于青春期前发生冠心病,甚至心肌梗死。血脂异常作为代谢综合征的一部分,常与肥胖症、高血压、冠心病、糖耐量异常或糖尿病等疾病同时存在或先后发生。严重的高胆固醇血症有时可出现游走性多关节炎,严重的高甘油三酯血症可引起急性胰腺炎。

【实验室及其他检查】

血脂异常通过实验室检查进行诊断及分型。测定空腹(禁食12~14小时)血浆或血清TC、TG、HDL-C、LDL-C。抽血前一天的晚餐忌食高脂食物,不饮酒。《中国成人血脂异常防治指南(2016年修订版)》中血脂水平分层标准列于表7-9。

表7-9 血脂异常诊断及分层标准

单位:mmol/L

分层	TC	LDL-C	HDL-C	非-HDL-C	TG
理想水平		<2.60		<3.40	
合适水平	<5.20	<3.40		<4.10	<1.70
边缘升高	5.20~6.19	3.40~4.09		4.10~4.89	1.70~2.29
升高	≥6.20	≥4.10		≥4.90	≥2.30
降低			<1.00		

【诊断要点】

病人饮食和生活习惯、有无引起继发性血脂异常的相关疾病、药物应用史和家族史,结合实验室检查,可作出诊断。

【治疗要点】

依据 ASCVD 发病风险采取不同强度的干预措施是防治血脂异常的核心策略。治疗措施应是综合性的,包括生活方式干预、药物治疗,必要时考虑脂蛋白血浆置换或手术治疗。继发性血脂异常应以治疗原发病为主,如原发病经过治疗恢复正常一段时间后,血脂异常仍然存在,考虑同时有原发性血脂异常,需给予相应治疗。

1. 生活方式干预 是首要的基本治疗措施,具体包括:

(1)饮食控制:是治疗血脂异常的基础,需长期坚持。改善饮食结构,根据病人血脂异常的程度、分型及性别、年龄和劳动强度等制订食谱。减少总能量摄入。在满足每天必需营养和总能量的基础上,限制 CH 摄入量。高胆固醇血症要求采用低饱和脂肪酸、低胆固醇饮食,增加不饱和脂肪酸;外源性高甘油三酯血症要求严格的低脂肪饮食,脂肪摄入量<总热量的 30%;内源性高甘油三酯血症要注意限制总热量及糖类,减轻体重,并增加多不饱和脂肪酸的摄入。

(2)增加运动:每天 30 分钟中等强度有氧运动,每周 5~7 天,保持合适的体重指数。

(3)其他:戒烟、限盐、限酒,禁烈性酒。

2. **药物治疗** 根据病人血脂异常的分型、药物的作用机制及其他特点选择药物。常用调脂药物如下:

(1)羟甲基戊二酸单酰辅酶 A 还原酶抑制剂(他汀类):竞争性抑制胆固醇合成过程的限速酶活性,从而阻断胆固醇的生成,上调细胞表面的 LDL 受体,加速血浆 LDL 的分解代谢。适应证为高胆固醇血症和以胆固醇升高为主的混合型高脂血症。常用药物:洛伐他汀(10~80mg,每天 1 次),辛伐他汀(5~40mg,每天 1 次),普伐他汀(10~40mg,每天 1 次),氟伐他汀(10~40mg,每天 1 次),托伐他汀(10~80mg,每天 1 次),瑞舒伐他汀(10~20mg,每天 1 次)。

(2)依折麦布:肠道胆固醇吸收抑制剂,口服后迅速吸收,结合成依折麦布-葡萄糖醛酸苷,作用于小肠细胞刷状缘,抑制胆固醇和植物固醇吸收。适应证为高胆固醇血症和以胆固醇升高为主的混合型高脂血症。推荐剂量为 10mg,每天 1 次。

(3)普罗布考:通过渗入到脂蛋白颗粒中影响脂蛋白代谢,而产生调脂作用。适应证为高胆固醇血症。常用剂量为每次 0.5g,每天 2 次口服。

(4)胆酸螯合剂:属碱性阴离子交换树脂,在肠道内与胆汁酸不可逆结合,阻断胆酸的肠肝循环,促使胆汁酸随粪便排出,减少 CH 的重吸收。适应证为高胆固醇血症和以 TC 升高为主的混合型高脂血症。常用药物及剂量:考来烯胺(4~16g/d,分 3 次),考来替泊(5~20g/d,分 3 次),考来维仑(1.875~4.375g,每天 1 次)。

(5)贝特类:增强脂蛋白脂肪酶(LPL)的脂解活性,促进 VLDL 和 TG 分解以及胆固醇的逆向转运,主要降低血清 TG、VLDL-C。适应证为高甘油三酯血症和以甘油三酯升高为主的混合型高脂血症。常用药物及剂量:非诺贝特(普通剂型每次 0.1g,每天 3 次;微粒型 0.2g,每天 1 次);苯扎贝特(普通剂型每次 0.2g,每天 3 次;缓释型 0.4g,每晚 1 次)等。

(6)烟酸类:烟酸属 B 族维生素,作用机制未明,可能与抑制脂肪组织脂解和减少肝脏中 VLDL 合成和分泌有关。常用药物及推荐剂量:烟酸 1~2g,每晚 1 次,建议从小剂量(0.375~0.5g/d)开始,4 周后增至推荐剂量;阿昔莫司每次 0.25g,每天 1~3 次,餐后口服。

(7)高纯度鱼油制剂:ω-3 长链多不饱和脂肪酸是深海鱼油的主要成分,作用机制尚不清楚。适应证为高甘油三酯血症和以甘油三酯升高为主的混合型高脂血症。常用剂量为每次 0.5~1g,每天 3

次口服。

（8）中药：基本治疗原则是化痰、活血、理气。可选用的中成药有血脂康、脂必妥、蒲参胶囊等，可与其他调脂药物联用。

（9）调脂药物的联合应用：联合用药的优势在于提高血脂达标率和降低不良反应发生率。多由他汀类与另一种作用机制不同的调脂药物组成。

3. 脂蛋白血浆置换　是纯合子型家族性高胆固醇血症（FH，尤其是 HoFH）的重要辅助治疗措施，是有创治疗，也用于极个别对他汀类药物过敏或不耐受的严重难治性高胆固醇血症。

4. 手术治疗　对于非常严重的高胆固醇血症，如 FH 或对药物无法耐受的严重高胆固醇血症病人，可考虑手术治疗，包括部分回肠末段切除术、门腔静脉分流术、肝移植术等。

【常用护理诊断/问题、措施及依据】

潜在并发症：冠心病、脑卒中。

（1）饮食与运动指导：对病人不良生活方式进行护理干预，达到均衡饮食及适量运动。

1）饮食护理：根据病人病情、性别、年龄、体重、劳动强度、文化背景、饮食习惯等制订个体化饮食计划。避免进食高脂、高胆固醇食物，如肥肉、禽肉皮、动物油脂、棕榈油、蛋黄、动物内脏、鱼子、鱿鱼、墨鱼等。摄入低热量饮食，如淀粉、玉米、鱼类、豆类、奶类、蔬菜、瓜果等，可减少总热量摄入，减少胆固醇合成。摄入高纤维饮食，如粗粮、杂粮、干豆类、蔬菜、水果等，以增加食物纤维含量，满足病人饱腹感，有利于减少热能的摄入，并提高食物纤维与胆汁酸结合，增加胆盐在粪便中的排泄，降低血胆固醇浓度。戒烟限酒，禁用烈性酒，以减少引起动脉粥样硬化的危险因素。

2）运动指导：根据病人病情、生活习惯、体重等制订科学的运动计划。提倡中、低强度的有氧运动方式，如快走、慢跑、游泳、太极拳等，运动频率为每周 5 次以上，运动时间为每次 30 分钟，运动强度以微汗、不疲劳为宜，做到循序渐进、持之以恒，有利于减轻体重、降低 TC 和 TG，升高 HDL-C。

（2）用药护理：指导病人正确服用调节血脂药物，观察和处理药物不良反应。

1）他汀类药物：除阿托伐他汀和瑞舒伐他汀可在任何时间服药外，其余制剂均为晚上服用。他汀类药物 LDL-C 降幅较好。少数病人可出现腹痛、便秘、肌肉疼痛、失眠、转氨酶升高，极少数严重者可引起横纹肌溶解而致急性肾损伤。他汀类与其他调节血脂药（如贝特类、烟酸等）合用时可增加药物不良反应，联合用药应慎重。他汀类不宜用于儿童、孕妇、哺乳期妇女及准备生育的妇女。

2）胆酸螯合剂：主要不良反应为恶心、呕吐、腹胀、腹痛、便秘，也可干扰其他药物的吸收，如叶酸、地高辛、贝特类、他汀类、抗生素、甲状腺素、脂溶性维生素等，应在服用本类药物前 1~4 小时或 4 小时后服其他药物。

3）贝特类药物：主要不良反应为胃肠道反应，少数出现一过性血清转氨酶升高，如明显异常应及时停药；还可见皮疹、血白细胞减少。肝肾功能不全者、儿童、孕妇、哺乳期妇女忌用。此类药可加强抗凝血药作用，合用时抗凝血药剂量宜减少。

4）烟酸类药物：不良反应有面部潮红、瘙痒、高血糖、高尿酸及胃肠道症状，严重不良反应使消化性溃疡恶化，偶见肝功能损害，应在饭后服用。

5）其他药物：①依折麦布的常见不良反应为头痛和恶心，有可能引起转氨酶升高；②普罗布考的常见不良反应为恶心，偶见 QT 间期延长，是最严重的不良反应；③ω-3 脂肪酸制剂的常见不良反应是恶心、腹部不适，有出血倾向者禁用。应在饭后服用上述药物。

【其他护理诊断/问题】

1. 知识缺乏：缺乏血脂异常饮食调节及药物治疗的有关知识。

2. 超重/肥胖　与能量摄入和消耗失衡等因素有关。

Note:

【健康指导】

1. **疾病预防指导** 在健康人群中普及血脂异常的健康教育,提倡均衡饮食,增加体力活动及体育运动,预防肥胖,建立良好生活习惯。对于 45 岁以上及有高血压、高血脂家族史的高危人群应定期监测血脂,早发现、早治疗。

2. **疾病知识指导** 告知病人血脂异常对健康的危害,血脂异常与糖尿病、肥胖症及心脑血管疾病的关系。指导病人改变不良生活方式,坚持饮食控制和适当运动,控制体重。进食低脂、低胆固醇的饮食,增加纤维素的摄入。戒烟限酒。

3. **用药指导与病情监测** 告知病人服用药物的重要性及长期调脂治疗的意义,使血脂保持在适当水平,以减少高血脂对心脑血管的损害。药物治疗过程中,应监测血脂水平以指导治疗,监测不良反应,定期检查肌酶、肝功能、肾功能和血常规等。密切观察心脑血管疾病的临床征象,以利于早期治疗。

【预后】

血脂异常无并发症者,经积极的综合治疗,可减少心脑血管疾病的发生,预后良好。严重血脂异常、并发心脑血管疾病者,要积极治疗相应疾病,其预后与疾病的治疗效果有关。

(朱小平)

第九节 肥 胖 症

肥胖症(obesity)是一种以体内脂肪堆积过多和/或分布异常、体重超常为特征的慢性代谢性疾病,由遗传和环境等因素相互作用而引起。本病作为代谢综合征的主要组分之一,常与多种疾病如 2 型糖尿病、血脂异常、高血压、冠心病、卒中、肿瘤等密切相关。肥胖症分单纯性肥胖症和继发性肥胖症两大类。临床上无明显内分泌及代谢性病因所致的肥胖症,称单纯性肥胖症。肥胖作为某些疾病的临床表现之一,称为继发性肥胖症,约占肥胖症的 1%。

全球疾病负担研究显示,截至 2015 年,全球共有约 6.037 亿成人(≥20 岁)为肥胖,总体患病率为 12.0%。《中国居民营养与慢性病状况报告(2020 年)》显示,中国成年居民超重及肥胖率超过 50%,6 岁至 17 岁的儿童青少年超重及肥胖率接近 20%,6 岁以下的儿童达到 10%。中国 18 岁及以上居民男性和女性的平均体重分别为 69.6kg 和 59kg,与 2015 年发布结果相比分别增加 3.4kg 和 1.7kg。城乡各年龄组居民超重肥胖率继续上升。

【病因与发病机制】

肥胖症是一组异质性疾病,病因未明,是遗传因素、环境因素、内分泌调节异常等多种因素相互作用的结果。脂肪的积聚是由于摄入的能量超过消耗的能量,长期持续下去则可能使脂肪逐渐积聚而形成肥胖症。

1. **能量平衡和体重调节** 能量平衡和体重调节受神经系统和内分泌系统双重调节。下丘脑弓状核分泌的神经肽 Y 和刺鼠相关蛋白可增加食欲,阿黑皮素原和可卡因-苯丙胺调节转录肽抑制食欲。影响下丘脑食欲中枢的信号包括传入神经信号、激素信号以及代谢产物等。上述信号经过整合后通过神经-体液途径传出信号到靶器官,调控胃酸分泌量、胃肠排空速率、产热等。

体内调节能量摄入的因子包括:①减少摄食的因子,如 β 肾上腺素能受体、多巴胺、血清素、胰高血糖素样多肽-1 和瘦素等;②增加摄食的因子,如 α-去甲肾上腺素能受体、神经肽 Y、胃生长激素释放素、增食因子、甘丙肽、内源性大麻素等;③代谢产物,如血糖、脂肪酸等。

人体脂肪组织分为两种,白色脂肪组织的主要功能是贮存热量,而棕色脂肪组织的主要功能是能

Note:

量消耗。交感神经兴奋作用于棕色脂肪组织,通过β肾上腺素能受体引起脂肪分解产生热量。

2. 遗传因素　肥胖症有家族聚集倾向,但遗传基础不明,不能排除共同饮食、生活习惯的影响。

3. 环境因素　主要是热量摄入增多和体力活动减少。除热量摄入增加外,饮食结构也有一定影响。喜甜食、快餐食品,进食多,烹调用油多等引起摄入热量增多;体育运动少、体力活动不足使热量消耗减少。此外,胎儿期母体营养不良、蛋白质缺乏,或出生时低体重婴儿,在成年期饮食结构发生变化时,也容易发生肥胖症。

4. 内分泌调节异常　下丘脑是机体能量平衡调节的关键部位,有各种食欲调节神经元。外周循环中参与能量代谢调节的重要激素包括:瘦素、脂联素、胰岛素、胃生长素、胰高血糖素、生长激素、甲状腺素、肾上腺素等。神经-内分泌调节中任何环节的异常,均可导致肥胖。

5. 其他因素　①炎症:肥胖是一种低度炎症反应。肥胖症血清炎症因子升高,脂肪组织中炎症因子也升高。②肠道菌群:人体肠道细菌大致分为有益菌、有害菌和中性菌三类。肠道菌群对肠-脑轴有调节作用,肥胖病人常发生肠道菌群改变。其发病机制有待深入研究。

【临床表现】

可见于任何年龄,多有进食过多和/或运动不足史。常有肥胖家族史。

1. 肥胖本身症状　轻度肥胖症多无症状。中重度肥胖症可引起气急、关节痛、肌肉酸痛、体力活动减少、焦虑、忧郁等。临床上肥胖症、血脂异常、脂肪肝、高血压、冠心病、糖耐量异常或糖尿病等疾病常同时发生,即代谢综合征。此外,肥胖症可引起脂肪分布异常。按脂肪组织块的异常分布,分为中心型肥胖和外周型肥胖两种体型。中心型肥胖多见于男性,脂肪主要分布在腹腔和腰部,又称为苹果型、男性型。外周型肥胖多见于女性,脂肪主要分布在下腹部、臀部、大腿,又称为梨型、女性型。中心型肥胖者发生代谢综合征的危险性较大,而外周型肥胖者减肥更为困难。

2. 肥胖症并发症症状　肥胖症可并发阻塞性睡眠呼吸暂停、静脉血栓、胆囊疾病、高尿酸血症和痛风、骨关节病、生育功能受损(女性出现多囊卵巢综合征)及某些肿瘤(男性前列腺癌、结直肠癌,女性子宫内膜癌、乳腺癌等)发病率增高等,且增加麻醉和手术的并发症。与肥胖症密切相关的一些疾病如心血管病、高血压、糖尿病等患病率与病死率均随之增加。

【实验室及其他检查】

1. 体重指数(BMI)　测量身体肥胖程度,是诊断肥胖症最重要的指标。BMI(kg/m²)=体重(kg)/身高的平方(m²)。BMI 18.5~23.9kg/m²为正常,24.0~27.9kg/m²为超重,≥28.0kg/m²为肥胖。

2. 理想体重(ideal body weight,IBW)　可测量身体肥胖程度,但主要用于计算饮食中热量和各种营养素供应量。IBW(kg)=身高(cm)-105或IBW(kg)=[身高(cm)-100]×0.9(男性)或0.85(女性)。IBW±10%为正常,超过IBW 10.0%~19.9%为超重,超过IBW 20%以上为肥胖。

3. 腰围(waist circumference,WC)　是WHO推荐的用于评价向心性肥胖的首选指标。与CT测量的内脏脂肪含量有显著相关性。我国成年男性WC≥85cm、女性WC≥80cm为向心性肥胖。

4. 腰/臀比(waist/hip ratio,WHR)　第12肋下缘至髂前上棘之间的中点的径线(腰围)与骨盆最突出点的径线(臀围)的比值。正常成人WHR男性<0.90,女性<0.85,超过此值为中心型肥胖。

5. CT或MRI扫描　以腹内脂肪面积≥100cm²作为判断腹内脂肪增多的切点。

6. 其他　身体骨密度测量法、生物电阻抗测定法、双能X线吸收法测定体脂总量等。

【诊断要点】

根据病史,包括个人饮食、生活习惯、体力活动量、肥胖病程、肥胖家族史、引起肥胖的药物应用史等,结合临床表现和相关检查即可诊断。

【治疗要点】

治疗的主要环节是减少能量摄入及增加能量消耗。制订个性化减肥目标极为重要。减轻体重强调以行为、饮食、运动为主的综合治疗，必要时辅以药物或手术治疗。继发性肥胖应针对病因治疗。各种并发症及伴随疾病应给予相应处理。

1. **医学营养治疗**　营养治疗是肥胖的最基本治疗方法。核心原则是使病人能量代谢处于负平衡状态。控制总进食量，采用低热卡、低脂肪饮食。应注意平衡膳食原则，保证蛋白质、碳水化合物、脂肪、维生素和膳食纤维等营养素的合理摄入。在平衡膳食中，蛋白质、碳水化合物和脂肪提供的能量比应分别占总能量的 15%~20%、50%~55% 和 <30%。

2. **体力活动和体育运动**　体力活动和体育运动与医学营养治疗相结合，并长期坚持，可以预防肥胖或使肥胖病人体重减轻。运动方式和运动量应结合病人具体情况，注意循序渐进，有心血管并发症和肺功能不好的病人必须更为慎重。根据实际情况制订个性化运动处方。

3. **药物治疗**　药物治疗的适应证为：①食欲旺盛，餐前饥饿难忍，每餐进食量较多；②合并高血糖、高血压、血脂异常和脂肪肝；③合并负重关节疼痛；④肥胖引起呼吸困难或有阻塞性睡眠呼吸暂停低通气综合征；⑤BMI≥24kg/m² 且有上述合症情况，或 BMI≥28kg/m² 不论是否有合并症，经过 3~6 个月单纯饮食控制和运动，仍不能减重 5%，甚至体重仍有上升趋势。下列情况不宜应用减重药物：①儿童；②孕妇、哺乳期妇女；③对该类药物有不良反应者；④正在服用其他选择性血清素再摄取抑制剂。

常用药物奥利司他是胃肠道胰脂肪酶、胃脂肪酶抑制剂，通过减慢胃肠道中的食物脂肪水解过程，减少对脂肪的吸收，促进能量负平衡从而达到减重效果。该药推荐剂量为每次 120mg，每天 3 次，餐时或餐后 1 小时内口服。

4. **手术治疗**　有吸脂术、切脂术和减少食物吸收的手术（如空肠回肠分流术、胃囊术、小胃手术或垂直结扎等）。但手术可能并发吸收不良、贫血、消化道狭窄等，需严格把握适应证。仅用于重度肥胖、减重失败而又有严重并发症，这些并发症有可能通过减重而改善者。

【常用护理诊断/问题、措施及依据】

1. **肥胖**　与能量摄入及消耗失衡有关。

（1）饮食护理

1）制订饮食计划：根据病人体重、劳动强度、病情等制订个性化饮食计划，达到减少热量摄入、控制体重的目标。饮食均衡，摄入食物多样，谷类为主，避免高脂肪和高热量饮食，多吃蔬菜水果，食物烹饪方式应多采用清蒸、煮，避免油炸，同时注意进餐环境等，使病人在"少吃一些"的同时感觉良好。护士应检查计划执行情况，并指导病人自我监测方法和饮食日记的记录。

2）改变不良饮食习惯：指导病人改变不良饮食行为，建立良好饮食习惯。不进食油煎食品、快餐、零食、巧克力、甜食等高热量食物。在家中定时定量进食，使用小容量的餐具，养成细嚼慢咽的习惯。适量增加膳食纤维，每次进食前先喝汤或喝水以增加饱腹感，减少主食的摄入量。

3）定期观察：观察病人营养状态和体重的控制情况，观察实验室检查结果的动态变化。病人体重应持续、缓慢下降，以每周体重下降 0.5~1.0kg 为宜。热量摄入过低可引起衰弱、脱发、抑郁，甚至心律失常，应严密观察并及时按医嘱处理。

（2）加强运动：肥胖症病人的体育锻炼应长期坚持，并根据病人的年龄、性别、肥胖程度及爱好选择适合的运动方式。提倡有氧运动，如快步走、太极拳、慢跑、游泳、跳舞、做广播体操、登山、球类活动等。以中等强度的体力活动为宜，运动心率一般应达到 150-年龄（次/min），不宜超过 170-年龄（次/min）。运动应循序渐进，先由小运动量开始，再逐步增加。运动量宜每天累计达到 8 000~10 000 步，每周 2~3 次抗阻力肌肉锻炼，隔天进行，每次 20 分钟。指导病人充分利用一切增加活动的机会，

Note：

鼓励多步行,减少静坐时间等。运动过程中如出现头晕、胸闷或胸痛、呼吸困难、恶心等,应停止运动。

（3）用药护理：应指导病人正确服用减肥药,观察和处理药物不良反应。奥利司他主要不良反应为胃肠胀气、脂肪便、大便次数增多、大便失禁等,已有引起严重肝损害的报道,应引起警惕。应指导病人注意肛周皮肤护理,改善膳食结构,尤其是控制食物中脂肪含量,适当补充脂溶性维生素,并观察有无肝功能损害。

（4）精神心理调适：对因焦虑、抑郁等不良情绪导致摄食量增加的病人,应针对其精神心理因素给予相应的辅导,严重者应建议精神心理专科治疗。

（5）社会支持：良好的家庭社会支持可为病人提供心理支持。家人及朋友应鼓励和督促病人的体育锻炼及饮食控制行为,如运动量的逐步增加、减少高热量食物的摄入等。强化有利于病人减肥的行为。

2. 体象紊乱 与肥胖对身体外形的影响有关。

护理措施详见本章第二节"内分泌与代谢性疾病病人常见症状体征的护理"。

【其他护理诊断/问题】

1. **活动耐力下降** 与肥胖导致体力下降有关。
2. **长期低自尊** 与自卑及他人对肥胖的看法有关。

【健康指导】

1. **疾病预防指导** 预防肥胖应从儿童期开始,针对学生及家长进行健康教育,使之对肥胖症及其危害性有正确认识,自觉采取健康的生活方式,控制饮食,合理运动,使体重维持在正常范围内。特别是有肥胖家族史的儿童,产后及绝经期妇女,中年男性或病后恢复期等高危人群,尤应注意早指导、早干预。

2. **疾病知识指导** 向病人说明肥胖对健康的危害,使之了解肥胖症与心脑血管疾病、糖尿病等的密切关系。指导病人改变不良饮食习惯,均衡饮食,减少热量摄入和限制饮酒。告知坚持运动的意义,避免间断的运动。在制订运动量、运动强度和运动方式时,应满足个体化的特点和需要。

3. **病情监测指导** 指导病人每天自我监督并记录饮食和运动情况,每周监测体重及腰围。

【预后】

肥胖症若坚持长期治疗,可减少心脑血管疾病、糖尿病等并发症的发生,预后较好。继发性肥胖症者预后与原发病的性质有关。

（朱小平）

第十节　高尿酸血症和痛风

导入案例与思考

张某,男,45岁,职员。近1个月来工作压力大,3天前饮酒后出现左侧第一跖趾关节红肿、疼痛并逐渐加重前来就诊。身体评估:体温37.5℃,双足第一跖趾关节红肿、压痛,左侧较明显,局部皮肤有脱屑和瘙痒现象,双侧耳郭触及大小不一的结节数个,BMI 31.91kg/m²。血白细胞$9.5×10^9$/L。既往有高血压病史。

请思考:

1. 病人可能的疾病诊断是什么? 需做哪些检查以确诊?

2. 高尿酸血症是如何形成的?

3. 痛风的防治目的是什么？

4. 病人目前的主要护理诊断/问题及依据是什么？相应的护理措施有哪些？

高尿酸血症(hyperuricemia, HUA)是一种常见的生化异常,由尿酸盐生成过量和/或肾脏尿酸排泄减少,或两者共同存在而引起。临床上分为原发性和继发性两大类。少数病人可以发展为痛风(gout)。痛风是嘌呤代谢紊乱和/或尿酸排泄障碍所致的一组异质性疾病,其临床特征为高尿酸血症、反复发作的痛风性关节炎、痛风石、间质性肾炎、关节畸形、尿酸性尿路结石。痛风可分为原发性和继发性两大类,临床以原发性痛风占绝大多数。

【病因与发病机制】

高尿酸血症病因和发病机制不清。原发性痛风属遗传性疾病,由先天性腺嘌呤代谢异常所致,大多数有阳性家族史,属多基因遗传缺陷,但其确切原因未明。继发性痛风可由肾病、血液病、药物及高嘌呤食物等多种原因引起。

1. **高尿酸血症的形成** 尿酸是嘌呤代谢的最终产物,主要由细胞代谢分解的核酸和其他嘌呤类化合物以及食物中的嘌呤经酶的作用分解而来。人体尿酸的80%来源于内源性嘌呤代谢,20%来源于富含嘌呤或核酸蛋白食物。因此,高尿酸血症的形成更多受内源性嘌呤代谢紊乱的影响。导致高尿酸血症的原因主要为:①尿酸生成过多,在嘌呤代谢过程中,各环节都有酶的参与调控,当嘌呤核苷酸代谢酶缺陷、功能异常时,则引起嘌呤合成增加而导致尿酸水平升高。②肾对尿酸排泄减少,包括肾小球尿酸滤过减少,肾小管对尿酸的分泌下降、重吸收增加,以及尿酸盐结晶在泌尿系统沉积。80%~90%的原发性痛风病人有尿酸排泄障碍,其上述因素不同程度存在,但以肾小管尿酸的分泌减少最为重要,而尿酸生成大多正常。

2. **痛风的发生** 仅有5%~15%高尿酸血症者发展为痛风。当血尿酸浓度过高或在酸性环境下,尿酸可析出结晶,沉积在骨关节、肾脏和皮下组织等,造成组织病理学改变,导致痛风性关节炎、痛风石和痛风性肾病等。急性关节炎是由于尿酸盐结晶沉积引起的急性炎症反应。长期尿酸盐结晶沉积形成的异物结节即痛风石。痛风性肾病也是痛风特征性病理变化之一。

【临床表现】

临床多见于40岁以上的男性,女性多在更年期后发病。近年发病有年轻化趋势。常有家族遗传史。

1. **无症状期** 仅有波动性或持续性高尿酸血症。从血尿酸增高至症状出现的时间可长达数年至数十年,有些可终身不出现症状。但随着年龄增长,痛风的患病率增加,并与高尿酸血症的水平和持续时间有关。

2. **急性关节炎期及间歇期** 中青年男性多见。表现为突然发作的单个、偶尔双侧或多个关节红肿热痛、功能障碍,可有关节腔积液,伴发热、白细胞增多等全身反应。常在午夜或清晨突然发作,关节剧痛,呈撕裂样、刀割样或咬噬样疼痛,数小时出现受累关节的红肿热痛和功能障碍。最易受累部位是第一跖趾关节,其后依次为趾、踝、膝、腕、指、肘等关节。初次发作常呈自限性,一般数天至2周内自行缓解,受累关节局部皮肤偶可出现脱屑和瘙痒。痛风急性发作时可伴高尿酸血症,但部分病人发作时血尿酸水平正常。饮酒、劳累、关节受伤、手术、感染、寒冷、摄入高蛋白高嘌呤食物等为常见的发病诱因。间歇期是指两次痛风发作之间的无症状期。

3. **痛风石及慢性关节炎** 痛风石(tophi)是痛风的一种特征性损害,由尿酸盐沉积所致。典型部位在耳郭,也常见于反复发作的关节周围,以及鹰嘴、跟腱、髌骨滑囊等处,呈黄白色大小不一的隆起,小如芝麻,大如鸡蛋;初起质软,随着纤维增多逐渐变硬如石;严重时痛风石处皮肤发亮、菲薄,容

Note:

易经皮破溃排出白色豆渣样尿酸盐结晶(文末彩图 7-8),瘘管不易愈合,但很少感染。关节内大量沉积的痛风石可造成关节骨质破坏、关节周围组织纤维化、继发退行性改变等。临床表现为持续关节肿痛、压痛、畸形,关节功能障碍。

4. 肾脏病变期 主要表现在两方面:①痛风性肾病,起病隐匿,临床表现为尿浓缩功能下降,出现夜尿增多、低比重尿、白细胞尿等。晚期可发生高血压、水肿、氮质血症和肌酐升高等肾功能不全表现;少数病人表现为急性肾损伤,出现少尿或无尿,尿中可见大量尿酸晶体。②尿酸性肾石病,10%~25%的痛风病人有尿酸性尿路结石,呈泥沙样,常无症状,较大者引起肾绞痛、血尿等。

5. 眼部病变 肥胖痛风病人常反复发生睑缘炎,在眼睑皮下组织中发生痛风石。部分病人可出现反复发作性结膜炎、角膜炎与巩膜炎。

【实验室及其他检查】

1. 血尿酸测定 正常男性血尿酸为 208~416μmol/L(3.5~7.0mg/dl);正常女性为 149~358μmol/L(2.5~6.0mg/dl),绝经期后接近男性。血尿酸存在反复波动,应反复监测。血尿酸浓度超过约 420μmol/L(7.0mg/dl)定义为高尿酸血症。

2. 尿尿酸测定 限制嘌呤饮食 5 天后,每天小便中尿酸排出量>3.57mmol(600mg),则提示尿酸生成增多。

3. 滑囊液或痛风石检查 在偏振光显微镜下可见针形尿酸盐结晶。

4. 其他 X 线检查、超声检查、CT 检查、关节镜等有助于发现骨、关节的相关病变或尿酸性尿路结石影。

【诊断要点】

男性或绝经后妇女血尿酸>420μmol/L(7.0mg/dl),绝经前女性>350μmol/L(5.8mg/dl)则可确定为高尿酸血症。中老年男性如出现特征性关节炎表现、尿路结石或肾绞痛发作,伴有高尿酸血症应考虑痛风,关节液穿刺或痛风石活检证实为尿酸盐结晶可作出诊断。急性关节炎期诊断有困难者,秋水仙碱试验性治疗有诊断意义。

【治疗要点】

原发性高尿酸血症和痛风的防治目的:①控制高尿酸血症,预防尿酸盐沉积;②迅速控制急性关节炎发作,防止复发;③防止尿酸结石形成和肾功能损害。

1. 一般治疗 控制饮食总热量;限制高嘌呤食物摄入,严禁饮酒;适当运动,保持理想体重,防止超重和肥胖;每天饮水 2 000ml 以上以增加尿酸的排泄;避免使用抑制尿酸排泄的药物,如噻嗪类利尿药;避免各种诱发因素并积极治疗相关疾病等。

2. 高尿酸血症的治疗 治疗目的是使血尿酸维持在正常水平。①排尿酸药:抑制近端肾小管对尿酸盐的重吸收,从而增加尿酸的排泄,降低尿酸水平,适合肾功能良好者。常用药物有苯溴马隆。②抑制尿酸生成药物:通过抑制黄嘌呤氧化酶,使尿酸的生成减少,适用于尿酸生成过多或不适合使用排尿酸药物者。常用药物是别嘌醇。非布司他为新型选择性黄嘌呤氧化酶抑制剂,因其主要通过肝脏清除,在肾功能不全和肾移植病人中具有较高的安全性。③碱性药物:可碱化尿液,使尿酸不易在酸性的尿液中积聚形成结晶。常用药物是碳酸氢钠。④新型降尿酸药物:尿酸氧化酶将尿酸分解为可溶性产物排出,包括拉布立酶和普瑞凯希。

3. 急性痛风性关节炎期的治疗 秋水仙碱、NSAID 和糖皮质激素是急性痛风性关节炎治疗的一线药物,应尽早使用。急性发作期不进行降尿酸治疗,但已服用降尿酸药物者不需停用,以免引起血尿酸波动,导致发作时间延长或再次发作。①秋水仙碱:小剂量秋水仙碱(1.5mg/d)有效,且不良反应少,在 48 小时内使用效果更好。②NSAID:可有效缓解急性痛风性关节炎症状。常用药物:吲哚美辛、双氯芬酸、依托考昔等。③糖皮质激素：用于秋水仙碱、NSAID 治疗无效或禁忌、肾功能不全者。

4. 发作间歇期和慢性期的处理　治疗目标是使血尿酸<360μmol/L(6mg/dl)，以减少或清除体内沉积的单钠尿酸盐晶体。使用降尿酸药物的指征是：急性痛风复发、多关节受累、出现痛风石、慢性痛风石性关节炎、受累关节出现影像学改变以及并发尿酸性肾石病等。常用降尿酸药物有排尿酸药和抑制尿酸生成药物，均应在急性发作缓解 2 周后从小剂量开始，逐渐加量，根据血尿酸的目标水平调整至最小有效剂量并长期维持。在开始使用降尿酸药物时，可服用 NSAID 2~4 周，以预防急性关节炎复发。

5. 继发性痛风的治疗　除治疗原发病外，对痛风的治疗原则同前。

【 **常用护理诊断/问题、措施及依据** 】

疼痛：关节痛　与尿酸盐结晶沉积在关节引起炎症反应有关。

（1）**休息与活动**：急性关节炎期，病人关节出现红肿热痛和功能障碍，还伴有发热，应卧床休息，在病床上安放支架支托盖被，抬高患肢，避免受累关节负重，也可减少患部受压。待关节肿痛缓解 72 小时后，方可下床活动。

（2）**局部护理**：手、腕或肘关节受累时，可用夹板固定制动，也可给予冰敷或 25% 硫酸镁湿敷受累关节，减轻关节肿痛。痛风石严重时，可能导致局部皮肤溃疡发生，应做好皮肤护理，避免发生感染。

（3）**饮食护理**：每天进食总热量应限制在 5 040~6 300kJ(1 200~1 500kcal)。蛋白质控制在 1g/(kg·d)。避免进食高嘌呤食物，如动物内脏、鱼虾类、蛤、蟹、肉类、菠菜、蘑菇、豌豆、浓茶等。饮食宜清淡、易消化，忌辛辣和刺激性食物，严禁饮酒，尤其是啤酒和白酒。多进食碱性食物，如牛奶、鸡蛋、马铃薯、各类蔬菜、柑橘类水果，使尿液的 pH 在 7.0 或以上，减少尿酸盐结晶的沉积。

（4）**病情观察**：①观察疼痛的部位、性质、间隔时间，有无午夜因剧痛而醒等；②受累关节有无红肿和功能障碍；③有无过度疲劳、寒冷、潮湿、紧张、饮酒、饱餐、脚扭伤等诱发因素；④有无痛风石的体征，了解结石的部位及有无症状；⑤观察病人的体温变化，有无发热等；⑥监测尿酸的变化。

（5）**心理护理**：病人由于疼痛影响进食和睡眠，疾病反复发作导致关节畸形和肾功能损害，思想负担重，常表现出情绪低落、忧虑，护士应向其讲解痛风的有关知识、饮食与疾病的关系，并给予精神上的安慰和鼓励。

（6）**用药护理**：指导病人正确用药，观察药物疗效，及时处理不良反应。①苯溴马隆等可有皮疹、发热、胃肠道反应等不良反应。使用期间，嘱病人多饮水、口服碳酸氢钠等碱性药。②使用别嘌醇者除有皮疹、发热、胃肠道反应外，还有肝损害、骨髓抑制等不良反应；肾功能不全者，宜减半量应用。③秋水仙碱一般口服，但常有胃肠道反应。若病人一开始口服即出现恶心、呕吐、水样腹泻等严重胃肠道反应，应立即停药。④应用 NSAID 时，注意观察有无活动性消化性溃疡或消化道出血发生。⑤使用糖皮质激素时，应观察其疗效，密切注意有无症状的"反跳"现象。

【 **其他护理诊断/问题** 】

1. 躯体移动障碍　与关节受累、关节畸形有关。
2. 知识缺乏：缺乏与高尿酸血症和痛风有关的饮食知识。

【 **健康指导** 】

1. 疾病知识指导　给病人和家属讲解高尿酸血症和痛风是终身性疾病，但经积极有效治疗，病人可正常生活和工作。应保持心情愉快，避免情绪紧张；生活要有规律；肥胖者应减轻体重；防止受凉、劳累、感染、外伤等诱发因素。指导病人严格控制饮食，避免进食高蛋白和高嘌呤的食物，禁饮酒，每天饮水 2 000ml 以上，在服用排尿酸药时更应注意多饮水，有助于尿酸随尿液排出。

2. 保护关节指导　指导痛风病人日常生活中应注意：①尽量使用大肌群，如能用肩部负重者不用手提，能用手臂者不用手指；②避免长时间持续进行重体力劳动；③经常改变姿势，保持受累关节舒适;④若有关节局部温热和肿胀,尽可能避免其活动;⑤如运动后疼痛超过1~2小时,应暂时停止此项运动。

3. **病情监测指导**　平时用手触摸耳轮及手足关节处,检查是否产生痛风石。定期复查血尿酸,门诊随访。

【预后】

高尿酸血症和痛风是终身性疾病。痛风无肾功能损害及关节畸形者,经有效治疗可正常生活和工作。急性关节炎和关节畸形会严重影响病人生活质量,伴发高血压、糖尿病或其他肾病者,肾功能不全的风险增加,可危及生命。

(朱小平)

第十一节　骨质疏松症

骨质疏松症(osteoporosis,OP)是一种以骨量降低和骨组织微结构破坏为特征,导致骨骼脆性增加和易于发生骨折的代谢性疾病。本病各年龄段均可发病,但常见于老年人,尤其是绝经后的女性,其发病率居所有代谢性骨病的首位。按病因可分为原发性和继发性两类。①原发性OP:又分为两种亚型,即Ⅰ型(绝经后骨质疏松症)和Ⅱ型(老年性骨质疏松症);②继发性OP:病因明确,常由内分泌代谢性疾病(性腺功能减退症、甲亢、甲旁亢、库欣综合征、1型糖尿病)或全身性疾病引起。

【病因与发病机制】

正常成熟骨的代谢主要以骨重建(bone remodeling)形式进行。原发性OP的病因和发病机制仍未阐明。凡可引起骨的净吸收增加和/或骨形成减少的因素都会导致骨丢失和骨质量下降,脆性增加,直至发生骨折。更年期后,男性的骨密度下降速度一般慢于女性,因为后者除增龄外,还有雌激素缺乏因素的参与。

1. **骨吸收因素**

(1) 性激素缺乏:雌激素减少使破骨细胞功能增强,加速骨的丢失,这是绝经后骨质疏松症的主要病因。而雄激素缺乏在老年性OP发病中起了重要作用。

(2) 活性维生素D缺乏和甲状旁腺素(PTH)增高:由于高龄和肾功能减退等原因致肠钙吸收和$1,25(OH)_2D_3$生成减少,PTH代偿性分泌增多,导致骨转换率加速和骨丢失。

(3) 细胞因子表达紊乱:骨组织的IL-1、IL-6、肿瘤坏死因子(TNF)等分泌增加而护骨素减少,导致破骨细胞活性增加和骨吸收增加。

2. **骨形成因素**

(1) 峰值骨量降低:青春发育期是人体骨量增加最快的时期,约在30岁左右达到峰值骨量(peak bone mass,PBM)。PBM主要由遗传因素决定,并与种族、骨折家族史、瘦高身材等临床表象以及发育、营养和生活方式等相关联。

(2) 骨重建功能衰退:成骨细胞的功能与活性缺陷导致骨形成不足和骨丢失。可能是老年性OP的重要发病原因。

3. **骨质量下降**　骨质量主要与遗传因素有关,包括骨的几何形态、矿化程度、微损伤累积、骨矿物质与骨基质的理化与生物学特性等。骨质量下降导致骨脆性和骨折风险增高。

4. **不良的生活方式和生活环境**　高龄、吸烟、长期卧床、体力活动过少、酗酒、蛋白质摄入不足、维生素D摄入量不足、光照少、长期服用糖皮质激素等为骨质疏松症的危险因素。

【临床表现】

1. **骨痛和肌无力**　轻者无症状,仅在X线摄片或骨密度测量时被发现。较重者常诉腰背疼痛、乏力或全身骨痛。骨痛通常为弥漫性,无固定部位,检查不能发现压痛区(点)。仰卧或坐位时疼痛减轻,直立后伸或久立、久坐时疼痛加剧;日间疼痛轻,夜间和清晨醒来时疼痛加重。乏力常于劳累或活动后加重。负重能力下降或不能负重。

2. **骨折**　常因轻微活动、创伤、弯腰、负重、挤压或摔倒发生骨折。脊柱压缩性骨折多见于绝经后 OP,可引起驼背和身高变矮,多在突发性腰背疼痛后出现。髋部骨折多在股骨颈部,以老年性 OP 多见。

3. **并发症**　驼背和胸廓畸形者可出现胸闷、气短、呼吸困难,甚至发绀等表现;肺活量、肺最大换气量和心排血量下降,极易并发上呼吸道和肺部感染。髋部骨折者常因感染、心血管病或慢性衰竭而死亡;幸存者生活自理能力下降或丧失,长期卧床加重骨丢失,使骨折极难愈合。

【实验室及其他检查】

1. **骨量的测定**　骨矿含量(bone mineral content,BMC)和骨矿密度(bone mineral density,BMD)测量是判断低骨量、确定骨质疏松的重要手段,是评价骨丢失率和疗效的重要客观指标。包括单光子吸收测定法、双能 X 线吸收测定法、定量 CT 和超声检查。

2. **骨转换的生化测定**　多数情况下,绝经后 OP 早期(5 年)为高转换型,而老年性 OP 多为低转换型。

(1) 与骨吸收有关的生化指标:空腹尿钙或 24 小时尿钙排量是反映骨吸收状态最简易的方法,但受钙摄入量、肾功能等多种因素的影响。尿羟脯氨酸和羟赖氨酸、血浆抗酒石酸酸性磷酸酶在一定程度上也可反映骨的转换吸收状况。

(2) 与骨形成有关的生化指标:包括血清碱性磷酸酶(ALP)、血清 I 型胶原羧基前肽和血骨钙素。

3. **骨形态计量和微损伤分析**　结合骨组织学及生理学,用定性定量方法计算出骨组织参数,以评价、分析骨结构及骨转换。目前主要用于探讨 OP 的早期形态与功能变化。

4. **X 线检查**　一种简单而较易普及的检查 OP 的方法。

【诊断要点】

详细的病史和体检是临床诊断的基本依据,但确诊有赖于 X 线检查或 BMD 测定并确定是低骨量[低于同性别 PBM 的 1 个标准差(SD)以上但小于 2.5 个 SD]、OP(低于 PBM 的 2.5 个 SD 以上)或严重 OP(OP 伴一处或多处骨折)。OP 性骨折的诊断主要根据年龄、外伤骨折史、临床表现以及影像学检查确立。正、侧位 X 线摄片(必要时可加特殊位置片)确定骨折的部位、类型、移位方向和程度;CT 和 MRI 对椎体骨折和微细骨折有较大诊断价值;CT 三维成像能清晰显示关节内或关节周围骨折;MRI 对鉴别新鲜和陈旧性椎体骨折有较大意义。

知 识 拓 展

特发性青少年型骨质疏松症

特发性青少年型骨质疏松症指发生在青春期性发育前健康儿童的全身骨量降低,无佝偻病与骨过度吸收(即纤维囊性骨炎)的存在。组织形态学显示骨塑建和骨重建功能均有障碍,成骨细胞功能障碍,骨基质形成降低,骨形成和吸收偶联异常。起病时多见下腰部、髋部和足部疼痛,行路困难,以后膝、踝部渐加重甚至伴有骨折。生化检查无异常,X 线和骨量检查呈骨质疏松改变。大多数儿童在青春发育期后自发痊愈,而少数病人则遗留肢残畸形。

【治疗要点】

1. 一般治疗

（1）合理膳食：补充足够的蛋白质有助于 OP 的治疗。多进食富含异黄酮类食物，如大豆等对保持骨量也有一定作用。老年人还应适当增加含钙丰富食物的摄入，如乳制品、海产品等。增加富含维生素 D、维生素 A、维生素 C 及含铁的食物，以利于钙的吸收。少饮酒、咖啡和浓茶。宜选择低钠、高钾、高钙和高不饱和脂肪酸饮食。

（2）补充钙剂和维生素 D：不论何种类型的 OP 均应补充适量钙剂，使每天元素钙摄入量达 800~1 200mg。除增加饮食钙含量外，可补充碳酸钙、葡萄糖酸钙、枸橼酸钙等制剂。同时服用维生素 D 400~600IU/d，促进钙吸收。

（3）加强运动：多从事户外运动，加强负重锻炼，增强应变能力，减少骨折的发生。运动类型、方式和量根据病人具体情况而定。避免肢体制动，加强个人防护。

（4）纠正不良生活习惯和行为偏差：戒烟忌酒等。

（5）避免使用致 OP 药物：如抗癫痫药、苯妥英钠、苯巴比妥、加巴喷丁、扑米酮等。

2. 对症治疗　有疼痛者给予适量非甾体抗炎药，如阿司匹林或吲哚美辛；发生骨折或遇顽固性疼痛时，可应用降钙素制剂，有镇痛作用，还能抑制骨吸收，促进钙在骨基质中的沉着。骨畸形者应局部固定或采用其他矫形措施防止畸形加剧。有骨折时应给予牵引、固定、复位或手术治疗，同时应尽早辅以物理和康复治疗，尽早恢复运动功能。

3. 特殊治疗

（1）性激素补充治疗：按病人的个体情况选择性激素的种类、剂量和给药方式。雌激素补充治疗主要用于女性绝经后 OP，如无禁忌证可应用雌激素替代治疗 5 年。雄激素则可用于男性老年病人。

（2）二膦酸盐：抑制破骨细胞生成和骨吸收，主要用于骨吸收明显增强的代谢性骨病（如变形性骨炎、多发性骨髓瘤）、绝经后 OP 病人等。老年性 OP 不宜长期使用，必要时应与 PTH 等促进骨形成类药物合用。常用制剂有依替膦酸二钠、帕米膦酸钠和阿仑膦酸钠。用药期间需补充钙剂。有血栓疾病和肾功能不全者禁用。

（3）降钙素：降钙素为骨吸收的抑制剂。主要适用于：①高转换型 OP；②OP 伴或不伴骨折；③变形性骨炎；④急性高钙血症或高钙血症危象。主要制剂有：鲑鱼降钙素、鳗鱼降钙素、降钙素鼻喷剂等。孕妇和过敏反应者禁用。应用降钙素制剂前需补充数日钙剂和维生素 D。

（4）PTH：小剂量 PTH 可促进骨形成，增加骨量。对老年性 OP、绝经后 OP、雌激素缺乏的年轻妇女和糖皮质激素所致的 OP 均有治疗作用。PTH 可单用或与雌激素、降钙素、二膦酸盐或活性维生素 D 联合应用。

（5）其他药物：包括小剂量氟化钠、GH 和 IGF-1 等。

4. 继发性 OP 的治疗　应针对病因进行治疗。

【常用护理诊断/问题、措施及依据】

1. 有受伤的危险　与骨质疏松导致骨骼脆性增加有关。

（1）预防跌倒：保持病房灯光明暗适宜和地面干燥，相关设施齐全，如楼梯有扶手，梯级有防滑边缘，病床有床挡。尽量将常用的私人物品放置在固定位置，保持走道通畅。离床活动时应有人陪同，选择合适的裤子并穿防滑鞋。行动不便者，在他人的陪同下使用助行器或轮椅。睡觉时将床挡拉起，加强巡视。在洗漱及用餐时段，应加强对意外的预防。当病人使用利尿药或镇静药时，严密防范其因频繁如厕以及精神恍惚所产生的意外。

（2）心理护理：骨质疏松症病人由于疼痛、害怕骨折、发生骨折后限制活动等，容易出现焦虑等

Note：

不良心理反应。护士要协助病人及家属适应其角色与责任,尽量减少对病人康复治疗不利的心理因素。

（3）用药护理:①钙剂宜空腹服用,多饮水,以增加尿量,减少泌尿系结石形成的机会。同时服用维生素 D 时,不可与绿叶蔬菜一起服用,以免形成钙螯合物而减少钙的吸收。②性激素必须在医生的指导下使用,剂量要准确,与钙剂、维生素 D 同时使用。服用雌激素应定期进行妇科和乳腺检查,阴道出血应减少用量,甚至停药。使用雄激素应定期监测肝功能。③服用二膦酸盐应晨起空腹服用,同时饮清水 200~300ml,服药后半小时内不能进食或喝饮料,也不能平卧,应采取立位或坐位,以减轻对食管的刺激。不能咀嚼或吮吸药片,以防发生口咽部溃疡。如出现咽下困难、吞咽痛或胸骨后疼痛,应警惕可能发生食管炎、食管溃疡和食管糜烂等情况,应立即停止用药。④服用降钙素应注意观察不良反应,如食欲减退、恶心、颜面潮红等。

2. 疼痛:骨痛　与骨质疏松有关。

（1）休息:硬板床卧床休息 1 周,可缓解疼痛。

（2）对症护理:①使用骨科辅助物。必要时使用背架、紧身衣等,以限制脊椎的活动度和给予脊椎支持,从而减轻疼痛。②物理疗法。对疼痛部位给予湿热敷、按摩,超短波、低频及中频电疗法等,可缓解疼痛。

（3）用药护理:正确评估疼痛的程度,按医嘱使用镇痛药。吲哚美辛、阿司匹林等应餐后服用,以减轻胃肠道反应。

3. 潜在并发症:骨质疏松性骨折。

（1）救治原则:骨折先固定,后搬动;如休克,应先抢救休克后处理骨折。

（2）搬运:动作要稳、准、轻,防止扭转躯干和肢体,以免加重损伤。

（3）体位:脊柱损伤、骨盆骨折等病人需绝对卧床;四肢骨折病人应保持患肢功能位,抬高患肢,局部制动。

（4）病情观察:观察病人生命体征、患肢末梢血运及感觉、运动等情况。

（5）预防并发症:包括深静脉血栓、压力性损伤等。

（6）手术治疗者,按骨科手术前后护理常规执行。

【其他护理诊断/问题】

1. **活动耐力下降**　与日常体力活动不足有关。
2. **躯体移动障碍**　与骨骼变化引起活动范围受限有关。
3. **营养失调:低于机体需要量**　与饮食中钙、蛋白质、维生素 D 的摄入不足有关。

【健康指导】

1. **疾病预防指导**　随着年龄的增长,均有不同程度的骨量丢失,在达到峰值骨量前就应开始预防骨质疏松症。青少年时期应建立良好生活方式和饮食习惯,如加强户外运动及保证充足的钙摄入。成年后尽量延缓骨量丢失的速度和程度,除生活方式和运动指导外,对绝经后 OP 病人还应在医生的指导下正确补充雌激素等。

2. **疾病知识指导**　指导病人摄入高钙、高蛋白、高维生素饮食,动物蛋白不宜过多。少饮碳酸饮料,少吃糖及食盐,戒烟酒,避免咖啡因的摄入。多进行户外运动,如步行、游泳、慢跑、骑自行车等,避免剧烈、有危险的运动。运动要循序渐进,持之以恒。

3. **预防跌倒指导**　加强预防跌倒的宣传教育和保护措施,如家庭、公共场所防滑、防绊、防碰撞措施。指导病人维持良好姿势,改变姿势时动作应缓慢。必要时可建议病人使用手杖或助行器,以增加其活动时的稳定性。选择合身的衣裤和鞋,大小适中,且有利于活动。

4. **用药指导**　指导病人按时正确服用各种药物,学会自我监测药物不良反应。应用激素治疗的病人应定期检查,以早期发现可能出现的不良反应。

【预后】

绝经后 OP 雌激素替代治疗有良好效果,预后较佳。老年性 OP 的治疗较困难。继发性 OP 的预后取决于原发病的性质和治疗效果。

（朱小平）

思 考 题

---

1. 王某,女,35 岁,中学文化。因畏寒、嗜睡、倦怠、食欲缺乏、便秘 5 个月入院,曾在外院诊断为"甲状腺功能减退症"。育有一子,配偶为工人,家庭关系融洽,经济状况一般,病人及家属对甲状腺功能减退症了解不多,病人经常忘记服药。身体评估:体温 35.6℃,脉搏 60 次/min,呼吸 16 次/min,血压 90/65mmHg。病人表情淡漠,颜面水肿,眉毛稀疏,皮肤干燥发凉,手足皮肤呈姜黄色,腹胀。实验室检查:TT_4 18nmol/L,FT_4 5.6pmol/L,TSH 100mIU/L。

问题:

(1) 该病人目前的主要护理诊断/问题有哪些? 应采取哪些护理措施?

(2) 该病人可能发生的潜在并发症是什么?

(3) 如何对该病人进行用药指导和病情监测指导?

2. 李某,女,55 岁,因"口渴多饮 8 年余,加重伴乏力 9 天,昏迷 1 天"入院。病人 8 年前无明显诱因出现口渴、多饮、多尿,体重无明显下降,于当地医院就诊后发现血糖 16.4mmol/L,诊断为糖尿病,后一直使用口服药物控制血糖,未监测血糖变化,未使用胰岛素。9 天前因受凉后自觉口渴多饮伴头晕乏力症状加重,出现中上腹疼痛,伴恶心、呕吐,肛门停止排气排便,于当地医院治疗后无明显好转,1 天前突发昏迷,呼之不应,无抽搐、呕吐、大小便失禁等,急诊入院。身体评估:体温 36.8℃,脉搏 88 次/min,呼吸 20 次/min,血压 126/72mmHg,昏迷,急性病容。实验室检查:静脉血糖 48.8mmol/L;血 β-羟丁酸 6.8mmol/L;尿糖(++++),尿酮(++++),尿蛋白(+),RBC 4/HP;血常规中性粒细胞 93.6%;动脉血气分析 pH 7.1,[HCO_3^-]11.8mmol/L,PCO_2 29.9mmol/L,PO_2 65mmHg,SpO_2 91%;血电解质,血钾 3.2mmol/L,血钠 146.9mmol/L,血氯 124.9mmol/L。

问题:

(1) 该病人目前最可能的医疗诊断是什么?

(2) 如何对该病人进行紧急处理?

(3) 该病人目前存在哪些护理诊断/问题?

3. 张某,男,45 岁,因"双膝关节红肿疼痛 3 小时",以"痛风急性发作"收入院。自述发病前晚因聚餐,有饮酒、进食大量肉类。身体评估:急性痛苦病容,疼痛评分 8 分。体温 38.7℃,脉搏 102 次/min,呼吸 24 次/min,血压 140/80mmHg。双膝关节红肿、皮温升高、活动障碍,病人诉疼痛难忍。实验室检查:血白细胞 $12×10^9$/L,血尿酸 520μmol/L。

问题:

(1) 该病人主要的护理诊断/问题是什么?

(2) 对该病人的饮食指导内容是什么?

风湿性疾病病人的护理

08章　数字内容

　　风湿性疾病泛指病变累及骨、关节及其周围软组织(如肌肉、肌腱、滑膜、滑囊、韧带和软骨等)及其他相关组织和器官的一组慢性疾病。其主要临床表现是关节疼痛、肿胀、活动功能障碍,部分病人可发生脏器功能损害,甚至功能衰竭。病因多种多样,可能与感染、免疫、代谢、内分泌、地理环境、遗传、退行性变、肿瘤等因素有关,发病机制尚未十分明确,但多数与自身免疫反应密切相关。随着医药卫生技术的发展、人们健康意识的增强和生活方式的改变,风湿性疾病的疾病谱发生了很大变化,感染相关风湿病已明显减少,而骨关节炎、痛风性关节炎的发病率呈上升趋势。随着分子生物学、免疫学、遗传学和临床医学的发展,许多新的风湿性疾病不断被认识,风湿性疾病的分类和诊断标准逐步更新和完善。血清自身抗体检查及各种影像学检查的深入研究,使某些风湿性疾病的早期诊断和鉴别诊断有了新的突破。风湿性疾病种类繁多,涉及多学科、多系统、多器官,只有早期诊断、合理治疗才能改善病人的预后。

第一节　概　　述

风湿性疾病(rheumatic diseases)简称风湿病,根据其发病机制、病理及临床特点,可分为弥漫性结缔组织病(diffuse connective tissue disease,CTD)、脊柱关节炎、退行性变等十大类(表8-1)。其中,弥漫性结缔组织病简称结缔组织病,是风湿病的重要组成部分,属于非器官特异性自身免疫病,以血管和结缔组织的慢性炎症为病理基础,可引起多器官、多系统损害。

表 8-1　风湿性疾病的分类

疾病分类	疾病名称
1. 弥漫性结缔组织病	类风湿关节炎、(系统性)红斑狼疮、(系统性)硬皮病、多肌炎/皮肌炎、抗磷脂综合征、(系统性)血管炎综合征等
2. 脊柱关节炎	强直性脊柱炎、反应性关节炎、肠病性关节炎、银屑病关节炎、未分化脊柱关节病等
3. 退行性变	(原发性、继发性)骨关节炎
4. 遗传、代谢和内分泌疾病相关的风湿病	马方综合征、先天或获得性免疫缺陷病;痛风、假性痛风;肢端肥大症、甲减、甲旁亢相关关节病等
5. 感染相关风湿病	反应性关节炎、风湿热等
6. 肿瘤相关风湿病	原发性(滑膜瘤、滑膜肉瘤等);继发性(多发性骨髓瘤、转移瘤等)
7. 神经血管疾病	神经性关节病;压迫性神经病变(周围神经受压、神经根受压等);反射性交感神经营养不良等
8. 骨及软骨病变	骨质疏松、骨软化、肥大性骨关节病、弥漫性原发性骨肥厚、骨炎等
9. 非关节性风湿病	关节周围病变、椎间盘病变、特发性腰痛、其他疼痛综合征(如纤维肌痛综合征)等
10. 其他有关节症状的疾病	周期性风湿病、间歇性关节积液、药物相关风湿综合征、慢性肝炎等

【护理评估】

在全面收集病人主、客观资料的基础上,对风湿病病人进行护理评估应着重注意如下内容:

(一) 病史

1. 发病及治疗过程

(1) 发病过程:应详细询问病人发病的时间,起病急缓,有无明显诱因,主要症状及其特点。如关节损害的起病方式、受累部位、数目,疼痛的性质、程度、持续时间、诱因、与活动的关系及伴随症状,功能状况及其演变,同时了解关节以外的脏器和组织受累情况。

(2) 既往就医情况:是否经过正规治疗,效果如何;进行过何种检查,结果如何;目前服用药物情况,包括药物种类、剂量、用法,有无不良反应等。既往有无特殊的药物摄入史,如避孕药可能诱发狼疮。

(3) 目前病情与一般状况:关节疼痛、肿胀、活动障碍等,是否呈进行性加重;一般状况如体重、营养状态、食欲、睡眠及大小便有无异常等。

2. 心理-社会状况

(1) 疾病影响:病人日常生活、工作是否因患病受到影响。如系统性红斑狼疮常因疾病反复发作,长期不愈,并有关节疼痛、活动受限或脏器功能受损,使病人的生活、工作或学习受到影响。

(2) 疾病认知:病人对疾病的性质、过程、预后及防治知识的了解程度。

Note:

（3）心理状况:有无敏感、多疑、易激惹、性格幼稚化、焦虑、抑郁、偏执和悲观等心理反应及其程度。

（4）社会支持系统:评估病人的家庭结构、经济状况,文化、教育背景;亲属对病人所患疾病的认识和态度,对病人的关心和支持程度;病人工作单位所能提供的支持;出院后的继续就医条件,以及社区所能提供的医疗服务等。

3. **生活史与家族史**　询问出生地、年龄、职业、工作环境等与发病密切相关的因素。询问病人亲属中是否有类似疾病的发生。

（二）身体评估

1. **全身状态**　生命体征、精神状态、营养状态,有无消瘦、发热等。

2. **皮肤、黏膜**　皮肤有无红斑、皮疹或破损,注意皮损颜色、大小、形状及分布等特征,如蝶形红斑提示系统性红斑狼疮,眶周紫红色水肿斑、双手关节伸面脱屑性斑丘疹提示皮肌炎等。有无口腔黏膜溃疡、皮下结节和雷诺现象等。

3. **肌肉、关节及脊柱**　有无肌肉萎缩、肌肉压痛和肌力下降;受累关节有无红、肿、压痛、活动受限及畸形等;关节、脊柱活动度有无改变。

4. **其他**　有无发音困难、吞咽障碍、眼部异常及视力变化,心率、心律是否正常,有无肝脾肿大等。

（三）实验室及其他检查

1. **常规检查**　血、尿、粪常规检查及肝、肾功能检查,如白细胞计数变化、血小板计数减低、蛋白尿,溶血性贫血等均可能与风湿病有关。血沉、C 反应蛋白、球蛋白定量、补体检查有助于疾病诊断和病情活动性的判断,也有助于药物的选择与应用、疗效及不良反应的观察与监测。

2. **自身抗体检测**　血清中出现自身抗体是风湿病的一大特点,即体内产生了针对自身组织、器官、细胞及细胞成分的抗体。自身抗体检测对风湿病的诊断和鉴别诊断尤其是弥漫性结缔组织病（CTD）的早期诊断极有价值,但抗体检测存在敏感性和特异性的差异,且可能出现假阳性或假阴性结果,因此,诊断要以临床表现为基础,结合抗体检测结果。现在应用于临床的主要自身抗体有 5 大类。①抗核抗体（anti-nuclear antibodies，ANAs）:根据抗原分子的理化特性和分布不同,将 ANAs 分成抗 DNA、抗组蛋白、抗非组蛋白、抗核仁抗体及抗其他细胞成分抗体 5 类。其中抗非组蛋白抗体中包含一组可被盐水提取的核抗原（extractable nuclear antigens，ENA）抗体,即抗 ENA 抗体,对于风湿病的鉴别诊断尤为重要,但与疾病的严重程度及活动度无关。ANA 阳性应警惕 CTD 的可能,但正常老年人或其他疾病（如肿瘤）病人血清中也可能存在低滴度的 ANA。不同成分的 ANA 临床意义不同,具有不同的诊断特异性。②类风湿因子（rheumatoid factor，RF）:在类风湿关节炎阳性率 80% 左右,还可见于干燥综合征、系统性红斑狼疮、系统性硬化症等多种 CTD。③抗中性粒细胞胞质抗体（antineutrophil cytoplasmic antibody，ANCA）:对血管炎的诊断及活动性判定有帮助。④抗磷脂抗体（antiphospholipid antibodies，APLs）:其靶抗原为各种带负电荷的磷脂。目前临床常检测抗心磷脂抗体、狼疮抗凝物、抗 β_2 GPI 抗体。这些抗体常见于抗磷脂综合征、系统性红斑狼疮等风湿病,主要引起凝血系统改变,临床上表现为血栓形成、血小板减少和习惯性流产等。⑤抗角蛋白抗体谱:对 RA 有较高特异性,有助于早期诊断 RA。

3. **人类白细胞抗原（HLA）检测**　HLA-B27 与有中轴关节受累的脊柱关节病密切关联。

4. **关节液检查**　穿刺关节腔抽取关节液,关节液的白细胞计数有助于鉴别炎症性、非炎症性和化脓性关节炎。非炎症性关节炎白细胞计数一般在 2×10^9/L 以下;若超过 3×10^9/L,中性粒细胞达到 50% 以上,提示炎症性关节炎;化脓性关节液外观呈脓性,且白细胞数更高。若发现尿酸盐结晶或细菌涂片/培养阳性,分别有助于痛风性关节炎和感染性关节炎的诊断。

5. **影像学检查**　有助于骨、关节、脊柱受累疾病的诊断、鉴别诊断、疾病分期、药物疗效判断等,还可用于评估肌肉、骨骼系统以外脏器的受累,是风湿病重要的辅助检测手段。X 线检查是骨和关节

Note:

检查最常用的影像学技术,有助于诊断、鉴别诊断和随访。当 X 线平片阴性而临床高度怀疑病变时,选择性应用 CT、双能 CT、MRI、超声及 CT 血管造影、磁共振血管造影、数字剪影血管造影、PET 等,有利于疾病的早期诊断、病变进展的评价及其他受累脏器评估等。

6. 其他 肌电图、活组织检查,对不同病因所致的风湿病各具不同的诊断价值。各种病理活组织检查及狼疮带试验,不仅对疾病诊断有决定性意义,同时可指导治疗。

(李英丽)

第二节 风湿性疾病病人常见症状体征的护理

一、关节疼痛与肿胀

关节疼痛是关节受累最常见的首发症状,也是风湿病病人就诊的主要原因。评估关节疼痛的起病形式、部位、性质等特点有助于诊断和鉴别诊断。疼痛的关节均可有肿胀和压痛,多为关节腔积液或滑膜增生所致,是滑膜炎或周围组织炎的重要体征。常见关节炎的特点见表 8-2。

表 8-2 常见关节炎的特点

项目	类风湿关节炎	强直性脊柱炎	骨关节炎	痛风	系统性红斑狼疮
周围关节炎	有	有	有	有	有
起病	缓	缓	缓	急骤	不定
首发部位	PIP、MCP、腕	膝、髋、踝	膝、腰、DIP	第一跖趾关节	手关节或其他部位
疼痛特点	持续、休息后加重	休息后加重	活动后加重	疼痛剧烈,夜间重	不定
肿胀特点	软组织为主	软组织为主	骨性肥大	红、肿、热	软组织为主
畸形	常见	部分	小部分	少见	偶见
受累关节分布	对称性多关节炎	不对称下肢大关节炎	少关节炎△	负重关节明显	反复发作
脊柱炎和/或骶髂关节病变	偶有	必有,功能受限	腰椎增生,唇样变	无	无

注:PIP,近端指间关节;MCP,掌指关节;DIP,远端指间关节。△少关节炎指累及 3 个及以下的关节,多关节炎指累及 4 个及以上的关节。

【护理评估】

1. 病史 询问关节疼痛与肿胀时应注意:①疼痛的起始时间、起病特点,发病年龄,是缓慢发生还是急骤发作,是游走性还是固定部位;②疼痛呈发作性还是持续性,有无明确诱发因素或缓解因素及方法;③疼痛的严重程度、与活动的关系;④具体受累的关节,是多关节还是单关节;⑤疼痛是否影响肌腱、韧带、滑囊等;⑥有无关节畸形和功能障碍;⑦有无晨僵,晨僵持续时间、缓解方法等;⑧是否伴随其他症状,如长期低热、乏力、食欲减退、皮肤日光过敏、皮疹、蛋白尿、少尿、血尿、心血管或呼吸系统症状、口眼干燥等。评估疼痛对病人的影响,病人对控制疼痛的期望和信心。评估病人的精神状态,有无焦虑、抑郁、失望及其程度。

2. 身体评估 病人的营养状态、生命体征、关节肿胀程度,受累关节有无压痛、触痛、局部皮肤温度升高、活动受限及畸形等。

3. 实验室及其他检查　了解自身抗体测定结果、滑液检查及关节 X 线检查结果,以明确导致关节疼痛的原因、病变严重程度,是否处于活动期及预后如何等。

【常用护理诊断/问题】

1. **疼痛:慢性关节疼痛**　与局部炎性反应有关。
2. **躯体移动障碍**　与关节持续疼痛有关。
3. **焦虑**　与疼痛反复发作、病情迁延不愈有关。

【目标】

1. 病人学会应用减轻疼痛的技术和方法。
2. 关节疼痛减轻或消失。
3. 最大程度保持躯体活动水平。
4. 焦虑程度减轻,生理和心理上舒适感有所增加。

【护理措施及依据】

1. 疼痛:慢性关节疼痛

(1) 休息与体位:根据病人的全身情况和受累关节的病变性质、部位、数量及范围,选择不同的休息方式与体位。急性期伴发热、倦怠等症状时,应卧床休息;帮助病人采取舒适体位,尽可能保持关节的功能位置,必要时给予石膏托、小夹板固定。休息时间过久易发生肌力下降、关节挛缩、压力性损伤、骨质疏松、心肺耐力降低等,故应根据病情变化调整休息时间,必要时应用适当的运动疗法以减少或避免上述问题的发生。

(2) 指导并协助病人减轻疼痛:①创造适宜的环境,避免嘈杂、吵闹或过于寂静,以免因感觉超负荷或感觉剥夺而加重疼痛感。②合理应用非药物性止痛措施:如松弛术、皮肤刺激疗法(冷敷、热敷、加压、震动等)、分散注意力。③根据病情使用蜡疗、水疗、磁疗、超短波、红外线等物理治疗方法缓解疼痛,也可按摩肌肉、活动关节,防治肌肉挛缩和关节活动障碍。④遵医嘱用药:常用的非甾体抗炎药有洛索洛芬、美洛昔康、塞来西布等,告知按医嘱服药的重要性和有关药物的不良反应。

2. 躯体移动障碍

(1) 功能锻炼:向病人及家属讲解活动对恢复和维持关节功能的作用,鼓励缓解期病人参与各种力所能及的活动;根据受累关节的部位及病变特点,指导病人有规律地进行针对性功能锻炼,注意配合日常居家生活活动需要进行锻炼。运动需循序渐进,先使用适当方法减轻关节疼痛,逐渐增进关节活动度,然后做肌力训练,最后加强耐力训练。活动中病人感到短时间疼痛属正常反应;若活动后疼痛持续 2 小时以上,说明活动过量,应调整活动量,以能够忍受为度。

(2) 日常生活活动能力锻炼:鼓励病人生活自理。根据日常生活活动需要选择适宜的锻炼方式;由易到难,由弱到强,突出重点;锻炼时间以不影响正常作息为宜。

3. 焦虑

(1) 心理支持:鼓励病人说出自身感受,分析原因,并评估其焦虑程度。协助病人认识自身焦虑表现的同时,向病人委婉说明焦虑对身体状况可能产生的不良影响,帮助病人提高解决问题的能力,重点强调出现焦虑时应采取积极的应对措施。劝导病人家属多给予关心、理解及心理支持。介绍成功病例及治疗进展,鼓励病人树立战胜疾病的信心。

(2) 采用缓解焦虑的技术:教会病人及家属使用减轻焦虑的措施,如音乐疗法、香味疗法、放松训练、指导式想象、按摩等。

(3) 病情观察及安全保护:观察病人的精神状态是否正常;情绪不稳定、精神障碍或意识不清者,应做好安全防护和急救准备,防止发生自伤和意外受伤等。

Note:

【评价】

1. 病人能正确运用减轻疼痛的技术和方法,主动配合休息、药物等治疗。
2. 疼痛减轻或消失。
3. 能正确进行功能锻炼,保持躯体活动水平。
4. 能认识到焦虑所引起的不良影响,并能够运用适当的应对技术,焦虑程度减轻,舒适感有所增加。

二、关节僵硬与活动受限

早晨起床后自觉关节及其周围僵硬感,称为晨僵(morning stiffness),日间长时间静止不动也可出现此征象。晨僵常被作为观察滑膜关节炎症活动性的指标之一,只是主观性很强,其持续时间与炎症的严重程度相一致,晨僵持续时间 1 小时以上者意义较大。早期关节活动受限主要由肿胀、疼痛引起,晚期则主要由于关节骨质破坏、纤维骨质粘连和关节半脱位引起,此时关节活动严重障碍,最终导致功能丧失。

【护理评估】

1. **病史**　评估关节僵硬与活动受限发生的时间、部位、持续时间、缓解方式,关节僵硬与活动的关系,活动受限是突发的还是渐进的,关节僵硬对病人生活的影响,病人曾用以减轻僵硬的措施及其效果。评估病人生活自理能力、活动能力及活动的安全性,病人及家属对疾病相关知识的了解程度。同时应注意评估病人有无因不能活动或活动受限而产生不良的心理反应,如紧张、恐惧等。

2. **身体评估**　评估病人的全身状态;僵硬关节的分布,活动受限的程度,有无关节畸形和功能障碍;病人的肌力情况,是否伴有肌萎缩;皮肤的完整性,耳郭、肩胛、肘、骶骨等骨突处有无发红、有无局部缺血;有无血栓性静脉炎、腓肠肌痛、肢体发红、局部肿胀、温度升高等。

3. **实验室及其他检查**　自身抗体检测、影像学检查等检查结果。

【常用护理诊断/问题】

躯体移动障碍　与关节疼痛、僵硬以及关节、肌肉功能障碍有关。

【目标】

1. 病人关节僵硬和活动受限程度减轻。
2. 能进行基本的日常生活活动和工作。

【护理措施及依据】

躯体移动障碍

(1) 生活护理:根据病人活动受限的程度,协助病人洗漱、进食、如厕及个人卫生等,将常用物品放在病人健侧伸手即可取用的地方,鼓励病人从事自我照顾的活动,尽可能帮助病人恢复生活自理能力。

(2) 休息与活动:夜间睡眠时注意对病变关节保暖,预防晨僵。关节肿痛时,限制活动。急性期后,鼓励病人坚持每天定时进行被动和主动的全关节活动及功能锻炼,以逐步恢复受累关节功能;同时注意加强相邻肌肉力量与耐力锻炼。活动量以病人能够忍受为度,如活动后出现疼痛或不适持续2 小时以上,应减少活动量。必要时给予帮助或提供适当的辅助性器材,如拐杖、助行器、轮椅等,并告知个人安全的注意事项,指导病人及家属正确使用辅助性器材,使病人能在活动时掌握安全措施,避免损伤。

（3）心理护理：帮助病人接受活动受限的事实，重视发挥自身残存的活动能力。允许病人以自己的速度完成工作，并在活动中予以鼓励，以增进病人自我照顾的能力和信心。鼓励病人表达自己的感受，注意理解、支持、关心和疏导病人。

（4）病情观察及预防并发症：①评估病人的营养状态，注意有无热量摄入不足或负氮平衡；②严密观察患病肢体的情况，并进行肢体按摩，防止肌肉萎缩；③卧床病人应鼓励有效咳嗽和深呼吸，防止肺部感染；④加强保护措施，尤其病人活动初期应有人陪伴，防止受伤；⑤保持肢体功能位，如用枕头、沙袋或夹板保持足背屈曲，以防止足下垂；⑥协助病人定时翻身、适当使用气垫等抗压力器材，以预防压力性损伤；⑦采取预防便秘的措施，如保证足够的液体入量，多食富含纤维素的食物，适当活动，必要时给予缓泻药。

【评价】

1. 病人掌握缓解关节僵硬的方法，关节僵硬程度减轻，能进行适度的关节活动。卧床病人未发生压力性损伤等并发症。

2. 能独自进行穿衣、进食、如厕等日常生活活动或参加工作。

三、皮肤损害

风湿病常见的皮肤损害有皮疹、红斑、水肿、溃疡及皮下结节等，多由血管炎性反应引起。SLE 病人最具特征性的皮肤损害为面部蝶形红斑。RA 病人可有皮下结节，多位于肘鹰嘴附近、枕、跟腱等关节隆突及受压部位；结节呈对称分布，质硬无压痛，大小不一，直径数毫米至数厘米不等。皮肌炎皮损为对称性的眼睑、眼眶周围紫红色斑疹及实质性水肿。部分病人可因受寒冷或紧张的刺激后，肢端细动脉痉挛，使手指（足趾）皮肤突然出现苍白，相继出现皮肤变紫、变红，伴局部发冷、感觉异常和疼痛，这种现象称为雷诺现象（Raynaud phenomenon）。

【护理评估】

1. **病史**　了解皮肤损害的起始时间、演变特点；有无日光过敏、口眼干燥、胸痛等伴随症状。若疑为雷诺现象，还应注意评估其诱因、发作频率、持续时间和范围等。

2. **身体评估**　评估生命体征；皮损的部位、形态、面积大小和表面情况；有无指尖和肢体的溃疡；肢体末梢的颜色和温度，皮肤有无苍白、发绀等；有无甲床瘀点或瘀斑。

3. **实验室及其他检查**　原发疾病的相关检查，尤其是免疫学检查、皮肤狼疮带试验、肌活检等检查的结果。

【常用护理诊断/问题】

1. **皮肤完整性受损**　与血管炎性反应及应用免疫抑制剂等因素有关。

2. **组织灌注无效**　与肢端血管痉挛、血管舒缩功能调节障碍有关。

【目标】

1. 病人受损皮肤面积缩小或完全修复。

2. 学会自我护理皮肤的方法。

3. 外周血管灌注量得到改善，手指和足趾颜色正常。

【护理措施及依据】

1. **皮肤完整性受损**

（1）饮食护理：鼓励病人摄入足够的蛋白质、维生素和水分，以维持正氮平衡，满足组织修复的需要。

（2）皮肤护理：除常规的皮肤护理、预防压力性损伤外，还应注意以下方面：①保持皮肤清洁干燥，每天用温水冲洗或擦洗，忌用碱性肥皂。②有皮疹、红斑或光敏感者，指导病人外出时采取遮阳措施，避免阳光直接照射皮肤，忌日光浴；皮疹或红斑处避免涂用各种化妆品或护肤品，可遵医嘱局部涂用药物性软（眼）膏；若局部溃疡合并感染者，遵医嘱使用抗生素治疗的同时，做好局部清创换药处理。③避免接触刺激性物品，如各种烫发或染发剂、定型发胶、农药等。

（3）用药护理

1）NSAID：具有抗炎、解热、镇痛作用，能迅速减轻炎症引起的症状，但不能控制原发病的病情进展。其种类繁多如洛索洛芬、塞来昔布、艾瑞昔布、美洛昔康等，不良反应中较多见的是胃肠不适，少数可引起消化性溃疡；其他较少见的有心血管疾病如高血压等，可伴头痛、头晕，肝、肾损伤，血细胞减少，水肿及过敏反应等。指导病人饭后服药，可遵医嘱服用胃黏膜保护药、H_2 受体拮抗药或抗酸药等，以减轻药物不良反应。长期使用此类药物可出现肝肾毒性、抗凝作用以及皮疹等，故用药期间应严密观察有无不良反应，监测肝肾功能。选择性 COX-2 抑制剂塞来昔布等药物可减少胃肠道不良反应，疗效相似，目前临床已广泛应用。

2）糖皮质激素：有较强的抗炎和免疫抑制作用，能迅速缓解症状，是治疗多种 CTD 的一线药物。长期服用糖皮质激素可引起医源性库欣综合征，加重或引起消化性溃疡、骨质疏松，可诱发精神失常。在服药期间，应给予低盐、高蛋白、高钾、高钙饮食，补充钙和维生素 D；定期测量血压，监测血糖、尿糖的变化。做好皮肤和口腔黏膜的护理。强调按医嘱服药的必要性，不能自行停药或减量过快，以免引起"反跳"现象。

3）缓解病情抗风湿药（DMARD）：此类药物通过不同途径改善病情和延缓进展，可以防止和延缓特别是 RA 的关节骨结构破坏，起效慢，常在用药 2~4 个月后才显效。主要的不良反应有白细胞减少，可引起胃肠道反应、皮疹、肝肾功能损害、脱发等。应鼓励病人多饮水，观察尿液颜色，及早发现出血性膀胱炎。育龄女性服药期间应避孕。有脱发者，建议病人戴假发，以增强自尊，并做好心理护理。

4）生物制剂：利用抗体靶向性特异性阻断疾病发病中的某个重要环节而发挥作用，是近 20 多年来风湿免疫领域最大进展之一，目前应用于 RA、脊柱关节炎、SLE 等的治疗。主要的不良反应是感染、过敏等，使用时注意筛查感染，尤其是乙型病毒性肝炎和结核，以免出现严重不良反应。

2. 组织灌注无效

（1）避免诱因：①寒冷天气注意保暖，尽量减少户外活动或工作，避免皮肤在寒冷空气中暴露时间过长；外出时需穿保暖衣服，注意保持肢体末梢的温度，指导病人戴帽子、口罩、手套和穿保暖袜子等。②需要洗涤时宜用温水，勿用冷水洗手、洗脚。③避免吸烟、饮咖啡，以免引起交感神经兴奋，病变小血管痉挛，加重组织缺血、缺氧。④保持良好的心态，避免情绪激动和劳累而诱发血管痉挛。

（2）用药护理：针对微循环异常可遵医嘱给予血管扩张药和抑制血小板聚集的药物，如硝苯地平、阿司匹林、前列环素类似物等。肢端血管痉挛引起皮肤苍白、疼痛时，可局部涂硝酸甘油膏，以扩张血管，改善血液循环，缓解症状。

【评价】

1. 病人能说出皮肤防护及避免血管收缩的方法，皮肤受损面积缩小并逐渐愈合。没有出现新的皮肤损害。

2. 末梢血液循环良好，手指和足趾皮肤颜色正常，雷诺现象发作频率降低。

（李英丽）

第三节　系统性红斑狼疮

──────── 导入案例与思考 ────────

江某,女,32 岁,某高校教师。面部水肿,疲倦、乏力半月,发热 1 天,体温 38~39℃,其他生命体征均正常。双侧颧颊部和鼻背部可见蝶形红斑,表面光滑,指掌部可见充血红斑。实验室检查:血沉 65mm/h,尿蛋白(+++),抗核抗体(+),抗 Sm 抗体(+)。血常规检查血红蛋白和白细胞计数均正常。拟诊"系统性红斑狼疮"收入风湿病科。

既往体健,否认疫区旅居史及传染性疾病接触史。

请思考:

1. 为明确诊断,并判断疾病活动情况,还需做哪些实验室及其他检查?哪些指标提示病人处于活动期?

2. 如果选用免疫抑制剂联合治疗,首选哪种免疫抑制剂?疗程是多长时间?

3. 病人目前的主要护理诊断/问题及依据是什么?相应的护理措施有哪些?

─────────────────────────────

系统性红斑狼疮(systemic lupus erythematosus,SLE)是一种多系统受累、高度异质性的自身免疫性疾病,血清中存在抗核抗体为代表的多种自身抗体。SLE 的患病率因人种而异,全球平均患病率为(12~39)/10 万,我国汉族 SLE 患病率为(30~70)/10 万,位居全世界各种族第二。SLE 以女性多见,尤其是 20~40 岁的育龄女性。

【病因与发病机制】

1. **病因**　病因未明,可能与遗传、环境、雌激素等有关。

(1) 遗传因素:家系调查资料显示 SLE 病人第 1 代亲属中患 SLE 者 8 倍于无 SLE 病人家庭,单卵双胞胎患 SLE 者 5~10 倍于异卵双胞胎,但是,大部分病例不显示有遗传性。多年研究已证明 SLE 是多基因相关疾病,如 HLA-Ⅲ类的 C2 或 C4 的缺失,HLA-Ⅱ类的 DR2、DR3 频率异常,推测多个基因在某种条件(环境)下相互作用改变了正常免疫耐受而致病。SLE 的发病是很多易感基因异常的叠加效应,而现在发现的 SLE 相关基因也只能解释约 15% 的遗传可能性。

(2) 环境:阳光中的紫外线使皮肤上皮细胞出现凋亡,新抗原暴露而成为自身抗原。长期使用肼屈嗪等药物可出现狼疮样症状,停药后多消失。某些化学制剂、微生物病原体等也可诱发 SLE。

(3) 雌激素:女性患病率显著高于男性,更年期前成年女性与男性患病率之比为 9∶1,儿童及老年女性与男性患病率之比均为 3∶1;妊娠可诱发本病或加重病情,特别在妊娠早期和产后 6 周。

2. **发病机制**　外来抗原(如病原体、药物等)引起人体 B 细胞活化。易感者因免疫耐受减弱,B 细胞通过交叉反应与模拟外来抗原的自身抗原相结合,并将抗原呈递给 T 细胞,使之活化,在 T 细胞活化刺激下,B 细胞得以产生大量不同类型的自身抗体,造成组织损伤。免疫异常主要体现在以下 3 个方面:

(1) 致病性自身抗体的形成:①以 IgG 型为主,与自身抗原有很高的亲和力,如抗 DNA 抗体可与肾组织直接结合导致损伤;②抗血小板抗体及抗红细胞抗体导致血小板和红细胞破坏,临床出现血小板减少和溶血性贫血;③抗 SSA 抗体经胎盘进入胎儿心脏引起新生儿心脏传导阻滞;④抗磷脂抗体引起抗磷脂综合征(血栓形成、血小板减少、习惯性自发性流产);⑤抗核抗体与神经精神性狼疮相关。

(2) 致病性免疫复合物的形成:免疫复合物的形成及沉积是 SLE 发病的主要机制。免疫复合物(IC)由自身抗体和相应自身抗原相结合而成,IC 能够沉积于组织造成组织的损伤。

(3) T 细胞和 NK 细胞功能失调:T 细胞功能异常导致新抗原不断产生,并刺激 B 细胞持续活化而产生自身抗体,使自身免疫反应持续存在。

【病理】

SLE 的病理形态因累及部位不同而异。本病的基本病理变化为炎症反应和血管异常。中小血管因 IC 沉积或抗体直接侵袭而出现血管壁的炎症和坏死,继发的血栓使管腔变窄,导致局部组织缺血和功能障碍。受损器官的特征性改变有:

1. **苏木紫小体** 即细胞核受抗体作用变性为嗜酸性团块,为诊断 SLE 的特征性依据。

2. **"洋葱皮样"病变** 即小动脉周围有显著向心性纤维组织增生,尤以脾中央动脉为明显。心瓣膜的结缔组织反复发生纤维蛋白样变性而形成赘生物。心包、心肌、肺、神经系统等亦可出现上述基本病理变化。

3. **狼疮性肾炎(lupus nephritis,LN)** 病理表现多样。典型的肾小球免疫病理表现为 IgG、IgA、IgM、C3、C4、C1q 均阳性,称为"满堂亮"(full house)。

【临床表现】

SLE 起病可为暴发性、急性或隐匿性。早期可仅侵犯 1~2 个器官,表现不典型,容易误诊,以后可侵犯多个器官,而使临床表现复杂多样。多数病人呈缓解与发作交替病程。

1. **全身症状** 活动期病人大多数有全身症状,主要包括发热、疲倦、乏力、体重下降等。其中约90%病人出现发热,热型不一,以低、中度热多见,偶有高热。发热应除外感染因素,尤其是在免疫抑制剂治疗中出现的发热。

2. **皮肤、黏膜** 80%病人出现皮疹,多见于日晒部位,鼻背和双颧颊部呈蝶形分布的蝶形红斑最具特征性(文末彩图 8-1)。亦可为其他皮疹,如盘状红斑、指掌部和甲周红斑、指端缺血、面部及躯干皮疹等。狼疮特异性皮疹可分为 3 种类型:①急性颊部红斑;②亚急性皮肤型红斑狼疮(subacute cutaneous lupus erythematosus,SCLE);③慢性皮疹,如盘状红斑、狼疮性脂膜炎、黏膜狼疮、肿胀性狼疮、冻疮样狼疮等。非特异性皮疹可出现光过敏、脱发、甲周红斑、网状青斑、雷诺现象等。SLE 的各种皮疹多无明显瘙痒,若出现明显瘙痒要注意局部过敏或并发皮肤真菌感染。口腔和鼻黏膜无痛性溃疡和脱发常提示疾病活动。

3. **肌肉关节** 关节痛是常见的症状之一,常见于指、腕、膝关节,伴红肿者少见。常出现对称性多关节疼痛、肿胀。10%病人因关节周围肌腱受损而出现 Jaccoud 关节病,其特点为可复位的非侵蚀性关节半脱位,可维持正常关节功能,关节 X 线片多无关节骨破坏。可以出现肌痛和肌无力,5%~10%出现肌炎。有个别病人出现股骨头坏死,目前尚不能肯定是由于本病所致,或为糖皮质激素的不良反应之一。

4. **浆膜炎** 半数以上病人在急性发作期出现多发性浆膜炎,包括双侧中小量胸腔积液、中小量心包积液。但狼疮性肾炎合并肾病综合征引起的低蛋白血症,或 SLE 合并心肌病变或肺动脉高压时,都可出现胸腔和心包积液,这并非狼疮浆膜炎,在临床评估狼疮活动性时需仔细甄别。

5. **肾脏** 免疫复合物形成和沉积是狼疮性肾炎(LN)的主要机制。27.9%~70%的 SLE 病人在病程进展过程中会出现肾脏受累。我国 SLE 病人中以肾脏受累为首发表现的仅为 25.8%,肾活检显示肾脏受累几乎为 100%。LN 可表现为无症状性蛋白尿和/或血尿,或为高血压、肾病综合征、急性肾炎综合征等,个别病人首诊即为慢性肾衰竭。慢性肾衰竭是 SLE 病人死亡的常见原因。

6. **心血管** 心包炎最为常见,可为纤维蛋白性心包炎或渗出性心包炎;心脏压塞少见。疣状心内膜炎是 SLE 的特殊表现之一,多无相应的临床症状或体征,但疣状赘生物可脱落引起栓塞,或并发感染性心内膜炎。约 10%病人有心肌损害,可有气促、心前区不适、心律失常,严重者可发生心力衰竭而致死亡。部分 SLE 病人可有冠状动脉受累,表现为心绞痛和心电图 ST-T 改变,甚至出现急性心肌梗死。除冠状动脉炎可能参与发病外,还可能与长期使用糖皮质激素加速动脉粥样硬化及抗磷脂抗体导致动脉血栓形成有关。

7. 肺部表现　本病引起的肺间质性病变主要为急性、亚急性期的磨玻璃样改变和慢性期的纤维化,主要表现为活动后气促、干咳、低氧血症,肺功能检查常显示弥散功能下降。约 2% 病人可并发弥漫性肺泡出血(DAH),病情凶险,病死率高达 50% 以上。肺泡灌洗液或肺活检标本的肺泡腔中发现大量充满含铁血黄素的巨噬细胞,或肺泡灌洗液呈血性,有助于 DAH 诊断。还可出现肺动脉高压,是SLE 预后不良的因素之一。

8. 神经系统　神经精神狼疮(neuropsychiatric lupus,NP-SLE)又称为狼疮脑病。病理基础为脑局部血管炎的微血栓,来自疣状心内膜炎心瓣膜赘生物脱落的小栓子,或有针对神经细胞的自身抗体,或并存抗磷脂综合征(antiphospholipid syndrome,APS)。主要表现为:①中枢神经系统,如癫痫、狼疮性头痛、脑血管病变、无菌性脑膜炎、脱髓鞘综合征、运动障碍、脊髓病、急性意识错乱、焦虑状态、认知功能减退、情绪障碍及精神病等。②外周神经系统,如吉兰-巴雷综合征、自主神经病、单神经病、重症肌无力、脑神经病变、神经丛病及多发性神经病等。腰穿脑脊液检查以及 MRI 检查有助于诊断。

9. 消化系统　病人可有食欲减退、腹痛、呕吐、腹泻等消化道症状,部分病人以上述症状为首发,不易鉴别,易误诊。早期出现肝损伤者,预后不良。少数病人可发生急腹症,如胰腺炎、肠坏死、肠梗阻等,往往提示 SLE 活动。SLE 的消化系统症状与肠壁和肠系膜的血管炎有关。有消化系统症状者需首先排除继发感染、药物不良反应等原因。

10. 血液系统　活动性 SLE 病人常有血红蛋白下降、白细胞和/或血小板减少,其中约 10% 属于抗人球蛋白试验(Coombs 试验)阳性的溶血性贫血。部分病人可以有无痛性轻中度淋巴结肿大,以颈部和腋窝多见,常为淋巴组织反应性增生所致。少数病人有脾大。

11. 眼　约 15% 病人出现眼底病变,如视网膜出血、视网膜渗出、视盘水肿等,可影响视力,主要与视网膜血管炎有关。若累及视神经,重者可数天内致盲。如及时治疗,多数可逆转。

12. 其他　SLE 活动期病人可伴有继发性抗磷脂综合征(APS),主要表现为动脉和/或静脉血栓形成、习惯性自发性流产、血小板减少、血清抗磷脂抗体检查多次呈阳性等。约 30% SLE 病人伴有继发性干燥综合征,因外分泌腺如唾液腺和泪腺等受累,可表现为口干、眼干等,可有血清抗 SSA、抗 SSB抗体阳性。

【实验室及其他检查】

1. 一般检查　血象可表现为全血细胞减少、单纯性白细胞减少或血小板减少;蛋白尿、血尿及各种管型尿;血沉增快;肝肾功能异常等。

2. 免疫学检查

(1) 抗核抗体谱:出现在 SLE 的有抗核抗体(ANA)、抗双链 DNA(dsDNA)抗体、抗可提取核抗原(ENA)抗体等。

1) ANA:几乎见于所有的 SLE 病人,是目前 SLE 首选的筛查项目。由于特异性低,阳性结果并不能作为 SLE 与其他结缔组织病的鉴别。

2) 抗 dsDNA 抗体:是诊断 SLE 的特异性抗体,为 SLE 的标记抗体之一,多出现在 SLE 的活动期,抗体的滴度与疾病活动性密切相关,也与疾病的预后有关。若稳定期病人抗 dsDNA 抗体滴度增高,提示复发风险较高,需密切监测。

3) 抗 ENA 抗体谱:是一组临床意义不同的抗体。包括:①抗 Sm 抗体,是诊断 SLE 的标记抗体之一,特异性 99%,但敏感性仅为 25%,且与病情活动性无关,主要用于早期或不典型病人的诊断或回顾性诊断;②抗 RNP 抗体,阳性率为 40%,对 SLE 诊断特异性不高,往往与 SLE 的雷诺现象和肺动脉高压相关;③抗 SSA(Ro)抗体,与 SLE 病人出现光过敏、血管炎、皮损、白细胞减低、平滑肌受累、新生儿狼疮等相关;④抗 SSB(La)抗体,与抗 SSA 抗体相关联,与继发干燥综合征有关,但阳性率低于抗 SSA

（Ro）抗体；⑤抗 rRNP 抗体，多提示有 NP-SLE 或其他重要脏器损害。

（2）其他自身抗体：①抗磷脂抗体，与继发性抗磷脂综合征（APS）有关。②抗组织细胞抗体，如抗红细胞膜抗体，以抗人球蛋白试验测得；抗血小板抗体导致血小板减少；抗神经元抗体多见于 NP-SLE。③部分病人出现 RF 阳性，少数病人可有抗中性粒细胞胞浆抗体。

（3）补体：目前常用的有总补体（CH50）、C3 和 C4 的检测。补体低下，尤其是 C3 低下常提示 SLE 活动。C4 低下除表示 SLE 活动外，尚可能是 SLE 易感性（C4 缺乏）的表现。

（4）病情活动度指标：除上述抗 dsDNA 抗体和补体外，以下指标变化亦提示 SLE 活动，包括新发皮疹、蛋白尿增多和炎症指标升高（血沉、血清 C 反应蛋白、血小板计数等）。

（5）肾活检病理：对狼疮性肾炎的诊断、治疗和预后估计均有价值，尤其对指导狼疮性肾炎的治疗意义重大。

3. 其他　CT、X 线及超声心动图检查分别有利于早期发现出血性脑病、肺部浸润及心血管病变等。

【诊断要点】

目前普遍采用美国风湿病学会（ACR）1997 年推荐的 SLE 分类标准（表 8-3）。该分类标准的 11 项中，符合 4 项或 4 项以上者，在除外感染、肿瘤和其他结缔组织病后，可诊断 SLE。其敏感性为 95%，特异性为 85%。

表 8-3　美国风湿病学会（ACR）1997 年推荐的 SLE 分类标准

分类	标准
1. 颊部红斑	固定红斑，扁平或高起，在两颧突出部位
2. 盘状红斑	片状高起于皮肤的红斑，黏附有角质脱屑和毛囊栓；陈旧病变可发生萎缩性瘢痕
3. 光过敏	对日光有明显的反应，引起皮疹，从病史中得知或医生观察到
4. 口腔溃疡	经医生观察到的口腔或鼻咽部溃疡，一般为无痛性
5. 关节炎	非侵蚀性关节炎，累及 2 个或更多的外周关节，有压痛、肿胀或积液
6. 浆膜炎	胸膜炎或心包炎
7. 肾脏病变	尿蛋白>0.5g/24h 或（+++），或管型（红细胞、血红蛋白、颗粒或混合管型）
8. 神经病变	癫痫发作或精神病，除外药物或已知的代谢紊乱
9. 血液学疾病	溶血性贫血，或白细胞减少，或淋巴细胞减少，或血小板减少
10. 免疫学异常	抗 dsDNA 抗体阳性，或抗 Sm 抗体阳性，或抗磷脂抗体阳性（包括抗心磷脂抗体、或狼疮抗凝物、或至少持续 6 个月的梅毒血清试验假阳性，三者中具备 1 项阳性）
11. 抗核抗体	在任何时候和未用药物诱发"药物性狼疮"的情况下，抗核抗体滴度异常

现用的 SLE 活动性或急性发作的评估标准有很多，SLE 疾病活动度指数（systemic lupus erythematosus disease activity index，SLEDAI）简明实用，较常用的版本为 SLEDAI-2000（表 8-4），轻度活动为 SLEDAI ≤6 分，中度活动为 SLEDAI 7~12 分，重度活动为 SLEDAI>12 分。

表 8-4　SLEDAI-2000 评分表

项目	评分	项目	评分
癫痫发作	8	蛋白尿	4
精神症状	8	脓尿	4
器质性脑病	8	脱发	2
视觉障碍	8	皮疹	2

续表

项目	评分	项目	评分
狼疮性头痛	8	黏膜溃疡	2
脑血管意外	8	胸膜炎	2
血管炎	8	低补体血症	2
关节炎	4	抗 dsDNA 抗体水平升高	2
肌炎	4	心包炎	1
管型尿	4	血小板降低	1
血尿	4	白细胞减少	1

2019 年欧洲风湿病防治联合会（EULAR）与美国风湿病学会（ACR）共同推出 SLE 分类标准（表 8-5），其对目前的标准进行了进一步优化和验证，使得诊断的敏感度和特异度均有所提升。

表 8-5 EULAR/ACR SLE 分类标准（2019）

项目	标准	权重
临床领域		
1. 全身状态	发热 38.3℃	2
2. 皮肤病变	口腔溃疡	2
	非瘢痕性脱发	2
	亚急性皮肤狼疮	4
	急性皮肤狼疮	6
3. 关节炎	≥2 个关节滑膜炎或 ≥2 个关节压痛+≥30min 的晨僵	6
4. 神经系统病变	谵妄	2
	精神症状	3
	癫痫	5
5. 浆膜炎	胸腔积液或心包积液	5
	急性心包炎	6
6. 血液系统损害	白细胞减少<4×10^9/L	3
	血小板减少<100×10^9/L	4
	免疫性溶血	4
7. 肾脏病变	蛋白尿>0.5g/24h	4
	肾穿病理 Ⅱ 或 Ⅴ 型狼疮性肾炎	8
	肾穿病理 Ⅲ 或 Ⅳ 型狼疮性肾炎	10
免疫学领域		
1. 抗磷脂抗体	抗心磷脂抗体 IgG>40 GPL 单位或抗 β$_2$GP Ⅰ IgG>40 单位或狼疮抗凝物阳性	2
2. 补体	低 C3 或低 C4	3
	低 C3 和低 C4	4
3. 高度特异性抗体	抗 dsDNA 抗体阳性	6
	抗 Sm 抗体阳性	6

注：必须满足 ANA 阳性（Hep2 免疫荧光法≥1∶80）；对于每项标准，均需排除感染、恶性肿瘤、药物等原因；既往和现患均可以计分；至少符合一项临床标准；在每个领域只取最高权重标准得分计入总分；总分≥10 分可以分类诊断 SLE。

Note:

【治疗要点】

SLE 目前尚不能根治,但经合理治疗后可以达到长期缓解。药物治疗应该根据病情的轻重程度、器官受累和合并症情况,结合循证医学证据制订个体化方案。

SLE 的治疗药物包括糖皮质激素(简称激素)、抗疟药(羟氯喹)、免疫抑制剂(环磷酰胺、霉酚酸酯、硫唑嘌呤、来氟米特、甲氨蝶呤、他克莫司、环孢素等)和生物制剂等多种药物,各类药物的疗效及不良反应差异很大,应尽可能根据病人的具体情况,制订个体化的治疗方案。激素的使用剂量和给药途径取决于器官受累的类型和病情严重程度,在维持治疗中应尽可能使用小剂量(泼尼松<7.5mg/d 或等效剂量的其他激素)治疗。

免疫抑制剂有利于更好地控制 SLE 活动,保护脏器功能,提高临床缓解率,降低激素的累积使用量和不良反应,预防疾病复发。有重要脏器受累的 SLE 病人,诱导缓解期首选环磷酰胺(CTX)或吗替麦考酚酯(MMF)治疗,如无明显不良反应,建议至少应用 6 个月以上。在维持治疗中,根据病情选择1~2 种免疫抑制剂长期维持。

对于威胁生命的狼疮危象(急进性肾小球肾炎、神经精神狼疮、重症血小板减少性紫癜、弥漫性出血性肺泡炎、严重的肠系膜血管炎),推荐使用激素冲击联合免疫抑制剂进行治疗。重症血小板减少、溶血性贫血、难治性(经常规治疗效果不佳)SLE 或合并感染时可考虑使用静脉注射免疫球蛋白(IVIG)、血浆置换或免疫吸附治疗。

目前认为羟氯喹应作为 SLE 的背景治疗,所有无禁忌证的 SLE 病人均可全程长期应用。合并抗磷脂综合征时,需根据抗磷脂抗体滴度和临床情况,应用阿司匹林或华法林抗血小板、抗凝治疗。对于反复血栓病人,需长期或终身抗凝。

对难治性或复发性 SLE,使用生物制剂能较为显著地增加病人的完全和部分缓解率,有多种生物制剂已经尝试用于 SLE 的治疗且取得一定的临床疗效,如贝利尤单抗(抗-BLyS 单抗)和利妥昔单抗(抗 CD20 单抗)。

【护理评估】

1. 病史

(1) 病因及诱因:询问与本病有关的病因及诱因,如有无病毒感染、日光过敏、妊娠、药物、精神刺激等,亲属有无此病。

(2) 发病过程及病情变化:了解起病时间、病程及病情变化情况。询问病人有无发热、乏力、体重下降等全身症状;有无食欲减退、呕吐、腹痛、腹泻、呕血、便血;有无腹水;有无颜面水肿、泡沫尿、肉眼血尿及尿量减少;有无头痛、意识障碍及神经系统症状;有无咳嗽、胸痛及呼吸困难;有无气促、心前区疼痛或不适。重点了解病人皮疹出现时间及变化情况,有无关节和肌肉疼痛及其部位、性质、特点等。

(3) 心理-社会状况:本病反复发作,迁延不愈,并因关节疼痛、活动受限和脏器功能受损而影响病人正常的生活、工作和社会活动,加之长期治疗所造成的经济负担,可使病人出现各种心理问题。应注意评估病人的心理状态,有无紧张、焦虑、抑郁,甚至恐惧等。同时应了解病人及其家属对疾病的认识程度、态度以及家庭经济状况、医疗保险情况等。

2. 身体评估 病人的意识、生命体征有无改变;有无面部蝶形红斑及其他皮疹、口腔黏膜溃疡;有无肢体末梢皮肤颜色改变和感觉异常;有无关节畸形及功能障碍,有无肌肉压痛;有无肾损害体征,如水肿、高血压,尿量有无减少。进行全身各系统器官的详细评估,及早发现脏器损害。

3. 实验室及其他检查

(1) 一般检查:血象、尿液成分有无改变,大便隐血有无阳性;血沉是否增快;肝肾功能有无异常。

(2) 免疫学检查:ANA、抗 Sm 抗体和抗 dsDNA 抗体以及其他自身抗体是否阳性。血补体含量

（总补体、C3、C4）有无降低。

（3）肾活检:对估计预后有一定意义。

【常用护理诊断/问题】

1. **皮肤完整性受损**　与疾病所致的血管炎性反应等因素有关。
2. **疼痛:慢性关节疼痛**　与自身免疫反应有关。
3. **口腔黏膜完整性受损**　与自身免疫反应、长期使用激素等因素有关。
4. **潜在并发症:慢性肾衰竭。**
5. **焦虑**　与病情反复发作、迁延不愈、面容毁损及多脏器功能损害等有关。

【目标】

1. 病人皮肤受损减轻或修复。
2. 主诉疼痛程度减轻或消失。
3. 口腔黏膜溃疡逐步愈合。
4. 学会避免加重肾损害的自我护理方法。
5. 能接受患病的事实,生理上、心理上舒适感有所增加。

【护理措施及依据】

1. **皮肤完整性受损**　具体护理措施详见本章第二节"皮肤损害"的护理。
2. **疼痛:慢性关节疼痛**　具体护理措施详见本章第二节"关节疼痛与肿胀"的护理。
3. **口腔黏膜完整性受损**

（1）饮食护理:在营养师的指导下,维持病人良好的饮食平衡。鼓励进食高蛋白和高维生素饮食,少食多餐,宜软食,忌食烟熏及辛辣等刺激性食物,以促进组织愈合。

（2）口腔护理:注意保持口腔清洁。有口腔黏膜破损时,每天晨起、睡前和进餐前后用漱口液漱口;有口腔溃疡者在漱口后用中药冰硼散或锡类散涂敷溃疡面,可促进愈合;对有口腔感染病灶者,遵医嘱局部使用抗生素。

4. **潜在并发症:慢性肾衰竭**

（1）休息:急性活动期应卧床休息,以减少消耗,保护脏器功能,预防并发症发生。

（2）营养支持:肾功能不全者,应给予低盐、优质低蛋白饮食,限制水钠摄入。意识障碍者,鼻饲流质饮食。必要时遵医嘱给予静脉补充足够的营养。

（3）病情监测:定时测量生命体征、体重,观察水肿的程度、尿量、尿色、尿液检查结果的变化,监测血清电解质、血肌酐、血尿素氮的改变。定期评估心血管疾病及疾病相关危险因素(包括吸烟、体重、血压、血脂、血糖,病情持续活动,病程延长,中/高滴度抗磷脂抗体,肾脏受累和长期使用激素等),定期对骨质疏松和骨折风险评估。

（4）用药护理:应用激素的护理详见本章第二节"皮肤损害"的护理。CTX 不良反应如胃肠道反应、脱发、肝损害、骨髓抑制等,尤其应注意性腺抑制、致畸、出血性膀胱炎。MMF 主要不良反应有胃肠道反应、骨髓抑制、感染、致畸等。羟氯喹可引起视网膜病变,应定期检查眼底。

5. **焦虑**　具体护理措施详见本章第二节"关节疼痛与肿胀"的护理。

【评价】

1. 病人能自觉避免各种加重皮肤损害的因素。
2. 疼痛程度减轻或消失,皮损面积逐渐缩小或愈合。
3. 能自觉配合口腔护理,保持口腔清洁,口腔溃疡逐渐愈合。

Note:

4. 能遵守饮食限制的要求,避免各种加重肾损害的因素。

5. 能接受患病的事实,情绪稳定,主动配合治疗。

【其他护理诊断/问题】

1. **有感染的危险** 与免疫功能缺陷引起机体抵抗力低下有关。

2. **潜在并发症**：狼疮脑病、多系统器官功能衰竭。

【健康指导】

1. **疾病知识指导** 向病人及家属解释本病若能及时正确有效治疗,病情可以长期缓解,正常生活。嘱家属给予病人以精神支持和生活照顾,以维持其良好的心理状态,树立乐观情绪。在疾病的缓解期,病人可逐步增加活动,参加社会活动和日常工作,但要注意劳逸结合,避免过度劳累。避免一切可能诱发或加重病情的因素,如日晒、妊娠、分娩、口服避孕药及手术等。为避免日晒刺激,外出时可戴宽边帽子,穿长袖衣及长裤。

2. **用药指导** 坚持严格按医嘱治疗,不可擅自改变药物剂量或突然停药,保证治疗计划得到落实。应向病人详细介绍所用药物的名称、剂量、给药时间和方法等,并教会其观察药物疗效和不良反应。

3. **生育指导** 病情处于缓解期达半年以上者,无中枢神经系统、肾脏或其他脏器严重损害,口服泼尼松剂量低于 15mg/d,一般能安全妊娠,并分娩出正常婴儿。非缓解期的 SLE 病人容易出现流产、早产和死胎,发生率约 30%,故应避孕。妊娠前 3 个月至妊娠期应用大多数免疫抑制剂均可能影响胎儿的生长发育,故必须停用半年以上方能妊娠。但目前认为羟氯喹和硫唑嘌呤、钙调磷酸酶抑制剂（如环孢素、他克莫司）对妊娠影响相对较小,尤其是羟氯喹可全程使用。应用免疫抑制剂及大剂量激素者产后避免哺乳。妊娠可诱发 SLE 活动,多数药物对胎儿发育存在风险,因此,备孕阶段及妊娠期,应及时就医,遵医嘱调整用药或停药。

4. **接种疫苗指导** SLE 病人尽可能在疾病稳定时接种疫苗;在计划进行免疫抑制治疗,特别是 B 细胞清除治疗前进行疫苗接种;应接种灭活疫苗,避免使用减毒活疫苗。推荐 SLE 病人接种流感疫苗、肺炎球菌疫苗;高风险 SLE 病人接种甲肝、乙肝和带状疱疹疫苗;推荐 SLE 病人根据普通人群指南进行人乳头瘤病毒（HPV）疫苗接种。

【预后】

近年来,SLE 的预后已明显改善。15 年生存率已经上升至 80%,10 年生存率已达 90% 以上。少数病人可无症状,长期处于缓解状态。肾脏和中枢神经系统受累、严重贫血、持续低补体血症、弥漫性血管炎者预后较差。SLE 急性期死亡原因主要是多脏器严重损害和感染,尤其是伴有严重神经精神性狼疮、肺动脉高压、急进性狼疮性肾炎者;慢性肾功能不全、药物（尤其是长期使用大剂量激素）的不良反应及冠心病等是 SLE 远期死亡的主要原因。

（李英丽　许珂）

第四节　强直性脊柱炎

强直性脊柱炎（ankylosing spondylitis,AS）是慢性炎症性疾病,主要侵犯骶髂关节、脊柱、脊柱旁软组织及外周关节,可伴发关节外表现,严重者可发生脊柱变形和强直。AS 的特征性标志和早期表现之一为骶髂关节炎,附着点炎为本病的特征性病理改变,脊柱受累晚期的典型表现为"竹节样"改变。我国 AS 患病率为 0.3% 左右,本病男女之比为（2~4）：1,女性发病较缓慢且病情较轻,发病年龄通常在 15~40 岁。

AS 是脊柱关节炎（spondyloarthritis，SpA）的原型。2009 年国际脊柱关节炎评估协会（ASAS）将主要累及中轴的 SpA 称为 axSpA，包括 AS 和 X 线检查没有明确骶髂关节炎改变的 axSpA，后者称为放射学阴性 axSpA（nr-axSpA）。

【病因与发病机制】

AS 的病因未明。流行病学调查提示，遗传和环境因素在本病的发病中有重要作用。已证实，AS 的发病和人类白细胞抗原（HLA-B27）密切相关，并有明显家族聚集倾向。健康人群的 HLA-B27 阳性率因种族和地区不同而差别很大，如欧洲的白种人为 4%～13%，我国为 6%～8%，而我国 AS 病人的 HLA-B27 阳性率高达 90% 左右。AS 可能还与泌尿生殖道沙眼衣原体、志贺菌、沙门氏菌和结肠耶尔森菌等某些肠道病原菌感染有关，这些病原菌与易感者自身组织具有共同抗原，可引发异常免疫应答，造成组织损伤而参与疾病的发生和发展。

【病理】

基本病变为附着点炎，即肌腱、韧带和关节囊等附着于骨关节部位的非特异性炎症、纤维化乃至骨化。骶髂关节是本病最早累及部位。病理表现为滑膜炎，软骨变性、破坏，软骨下骨板破坏以及炎症细胞浸润等。反复炎症导致附着点侵蚀、附近骨髓炎症、水肿、炎症修复和脂肪化生，乃至受累部位新骨形成、关节间隙消失。晚期典型表现为出现椎体方形变、韧带钙化、脊柱"竹节样"变（图 8-2）等。

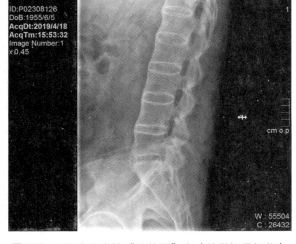

图 8-2　AS 病人脊柱"竹节样"变（前纵韧带钙化）

【临床表现】

16 岁以前发病者称幼年型 AS，临床表现较典型；40 岁以后发病者为晚发型 AS，临床表现常不典型。50 岁以后及 8 岁以下儿童发病者少见。

1. 症状

（1）炎性腰背痛：是 AS 最典型和最常见的临床表现。下腰背痛伴晨僵，也可表现为单侧、双侧或交替性臀部、腹股沟向下肢放射的酸痛等。疼痛偶尔向周边放射。咳嗽、打喷嚏、突然扭动腰部时疼痛可加重。疼痛以晨起为甚，夜间休息或久坐时较重，活动后可减轻。严重者可有夜间痛醒，翻身困难。对非甾体抗炎药反应良好。多数病人的病情由腰椎向胸、颈椎发展，出现相应部位疼痛、活动受限，腰椎生理弯曲逐渐消失，进而胸椎后凸畸形，直至晚期出现脊柱各方向活动受限，脊肋和横突关节受累可引起胸廓活动度降低，随病情进展，整个脊柱常自下而上发生强直。

（2）附着点炎：常表现为足跟痛、腊肠指/趾，好发部位包括足跟、跟腱、足掌部，也可见于膝关节、胸肋连接、脊椎骨突、髂嵴、大转子和坐骨结节等部位。

（3）外周关节受累：部分病人首发症状可为下肢大关节如髋、膝和踝关节痛，常为非对称性、反复发作与缓解，可伴发骨关节破坏。幼年起病者尤为常见，25%～45% 的 AS 病人先出现外周关节受累症状，数年后才出现脊柱受累症状。髋关节受累见于 25%～35% 的 AS 病人，主要表现为髋关节局部或腹股沟处疼痛、活动受限，后期也可发展为关节强直，其致残率更高，预后更差。

（4）关节外症状：部分病人可反复出现葡萄膜炎或虹膜炎，男性、合并外周关节病变、HLA-B27 阳性者多见，病程越长，发病率越高。50% AS 病人可检出回肠和结肠黏膜炎症。部分病人可出现升主动脉根部扩张和主动脉瓣病变以及心传导系统异常。少见的有肾功能异常、上肺间质性肺炎、下肢麻木、感觉异常及肌肉萎缩和淀粉样变等。晚期常伴骨密度下降甚至严重骨质疏松,易发生脆性骨折。

2. **体征**　常见体征有骶髂关节压痛,脊柱前屈、后伸、侧弯和转动受限,下肢"4"字试验阳性(病人仰卧,一侧下肢伸直,将其对侧足置于伸直侧膝上向下压,若同侧骶髂关节疼痛,即为"4"字试验阳性),胸廓活动度<2.5cm,枕墙距>0 等。

【实验室及其他检查】

1. **血液检查**　无特异性指标。RF 阴性,活动期可有血沉和 C 反应蛋白升高。90%左右病人HLA-B27 阳性。

2. **影像学检查**　放射学骶髂关节炎是诊断的关键依据,并有助于病变严重程度的分级与判断。临床常规拍摄骨盆正位像,可以观察骶髂关节变化,还便于了解髋关节、坐骨、耻骨联合等部位的病变。全脊柱尤其腰椎是最早受累的部位,主要观察有无韧带钙化、脊柱有无"竹节样"变、椎体方形变及椎小关节和脊柱生理曲度改变等。可根据骶髂关节普通 X 线的特征性影像学表现情况分为 5 个等级。0 级:正常;Ⅰ级:疑似改变;Ⅱ级:轻微异常,局部小区域出现侵蚀或硬化,关节间隙宽度无改变;Ⅲ级:明显异常,中度或晚期骶髂关节炎,伴有侵蚀、硬化征象,关节间隙增宽、狭窄或部分关节强直;Ⅳ级:严重异常,完全性关节强直。根据这些分级标准,如果影像学检查发现双侧分级至少为Ⅱ级,或单侧分级至少为Ⅲ级,则认为病人的影像学骶髂关节炎证据为阳性。

CT 分辨率高,能发现骶髂关节轻微的变化,有利于早期诊断,对于常规 X 线难以确诊的病例,有利于明确诊断。骶髂关节和脊柱 MRI 检查能显示关节和骨髓的水肿、脂肪变性等急慢性炎症改变,以及周围韧带硬化、骨赘形成、骨质破坏、关节强直等结构改变。因此能比 CT 更早发现骶髂关节炎。

【诊断要点】

目前仍采用 1984 年修订的纽约分类标准,内容包括:

1. **临床标准**　①腰背痛、晨僵 3 个月以上,活动改善,休息无改善;②腰椎额状面和矢状面活动受限;③胸廓活动度低于相应年龄、性别的正常人。

2. **放射学标准**　骶髂关节炎 X 线表现分级:双侧 ≥Ⅱ级或单侧Ⅲ、Ⅳ级。

3. **诊断**　①肯定 AS:符合放射学标准和 1 项(及以上)临床标准者;②可能 AS:符合 3 项临床标准,或符合放射学标准而不伴任何临床标准者。

对于暂时不符合上述标准者,可参考 2009 年国际脊柱关节炎评估协会(ASAS)推荐的中轴型SpA 的分类标准,即起病年龄<45 岁和腰背痛>3 个月的病人,加上符合下述中 1 种标准:①影像学提示骶髂关节炎加上 ≥1 个下述的 SpA 特征;②HLA-B27 阳性加上 ≥2 个下述的其他 SpA 特征。其中影像学提示骶髂关节炎指的是:MRI 提示骶髂关节活动性(急性)炎症,高度提示与 SpA 相关的骶髂关节炎;或明确的骶髂关节炎影像学改变(根据 1984 年修订的纽约标准)。SpA 特征包括:①炎性背痛;②关节炎;③附着点炎(跟腱);④眼葡萄膜炎;⑤指/趾炎;⑥银屑病;⑦克罗恩病/溃疡性结肠炎;⑧对 NSAID 反应良好;⑨SpA 家族史;⑩HLA-B27 阳性;⑪ CRP 升高。

【治疗要点】

主要治疗目标为通过控制症状和炎症来最大限度地提高生活质量,避免远期关节畸形,保持社交能力。主要包括非药物治疗、药物治疗及外科治疗。

1. **非药物治疗**　是延缓疾病发展及促进康复的有效措施,包括病人教育、规律锻炼及物理治疗,针对脊柱、胸廓、髋关节活动等的锻炼尤为有效。

2. **药物治疗**　NSAID 可迅速改善病人腰背部疼痛和晨僵,减轻关节肿胀和疼痛及增加活动范

Note:

围,对早期或晚期 AS 病人的症状治疗均为首选。不宜同时使用 2 种及以上 NSAID。评估某种 NSAID 是否有效,应持续规则使用稳定剂量至少 2 周,用药过程中监测药物不良反应并及时调整。对于经 NSAID 治疗后病情仍持续活动的病人应考虑使用生物型缓解病情抗风湿药(bDMARD),目前常用肿瘤坏死因子抑制剂(TNFi)和白细胞介素-17 抑制剂(IL-17i)。先后使用 2 种及以上 NSAID 治疗超过 4 周,症状仍未缓解和/或出现不良反应,推荐应用生物制剂。对外周关节炎病人可考虑应用柳氮磺吡啶。眼急性葡萄膜炎、肌肉关节的炎症可予局部注射糖皮质激素。

3. **外科治疗**　对于髋关节病变导致难治性疼痛或关节残疾及有放射学证据的结构破坏,无论年龄大小都应考虑全髋关节置换术。对脊柱严重畸形的晚期病人可选用脊柱矫形术。急性脊柱骨折的 AS 病人应进行脊柱手术治疗。

【常用护理诊断/问题、措施及依据】

1. **躯体移动障碍**　与骶髂关节及脊柱附着点炎症有关。

(1)体位与姿势:应睡稍硬的床垫,多取仰卧位,避免促使关节屈曲畸形的体位。枕头要低,一旦出现胸或颈椎受累应停用枕头。为缓解腰背疼痛或疲劳感而长期采取不正确姿势,易加速脊柱及关节畸形。站立时应尽量保持挺胸、收腹和双眼平视前方的姿势。坐位也应保持胸部直立。

(2)功能锻炼:除急性期剧烈疼痛之外,鼓励病人根据体能状况和关节疼痛程度,坚持进行姿态矫正和关节功能锻炼,保持脊柱及关节的活动度和灵活性,防止关节挛缩畸形。每天进行关节活动度训练和牵拉练习,每周进行 3 次中等强度有氧训练,每次进行 30 分钟;每周进行至少 2 次包含全身大肌肉群的肌肉力量训练,进行深呼吸、扩胸和下蹲运动锻炼;进行颈椎、胸椎、腰椎的前屈、后伸、侧弯和转动等锻炼及髋关节的屈曲与伸展锻炼。每次活动量以不引起次日关节症状加重为限,活动前应先按摩松解旁肌肉,可减轻疼痛,防止肌肉损伤。避免过度负重和剧烈运动。

(3)饮食护理:冬季寒冷地区病人可适当服用姜汤用以驱寒祛湿。多食用含有丰富植物蛋白和微量元素的食物,促进肌肉、骨骼、关节、肌腱的代谢,有助于病损修复。

(4)病情观察:注意观察并评估晨僵及腰背痛等症状的程度及持续时间;注意活动受限的部位、范围;是否伴有发热、咳喘、呼吸困难等症状,如果发现应警惕脏器受累。

2. **疼痛:慢性关节疼痛**　与骶髂关节炎上行累及腰椎及胸椎等有关。

具体护理措施详见本章第二节"关节疼痛与肿胀"的护理。

【其他护理诊断/问题】

1. **有失用综合征的危险**　与关节疼痛、畸形及脊柱强直有关。
2. **生活自理缺陷**　与关节功能障碍、疼痛、畸形有关。

【健康指导】

1. **疾病知识指导**　帮助病人增加对本病的认识,了解防治方法,保持乐观心态,有助于病人主动合作参与治疗。掌握自我护理的方法。避免各种诱因,如疲劳、受寒、感染、过度负重和剧烈运动等,指导戒烟。

2. **运动指导**　日常生活及工作中,均要注意保持行、立、坐、卧的正确姿势,保持最佳的功能位置,防止脊柱畸形。根据脊柱及关节受累情况,指导病人选择适宜的运动方式,如髋关节受累、足弓或足跟肌腱炎的病人,应避免跑步、冲撞及接触性运动(如柔道、篮球等)。

3. **用药指导与病情监测指导**　指导病人及家属了解常用药物的主要作用、服用方法、不良反应及处理,强调遵医嘱坚持用药、规范用药的重要性。定期门诊随诊。病情复发或加重应及早就医。

【预后】

本病预后个体差异大,一般不影响寿命,但可影响正常生活和工作,甚至致残。研究证明有多个

Note:_____ 🖊

指标对判断 AS 的预后有参考价值,包括髋关节炎、"腊肠指/趾"、NSAID 疗效差、C 反应蛋白升高、腰椎活动度受限、寡关节炎和发病年龄<16 岁。其他一些因素也可能与 AS 预后不良相关,如吸烟、进行性加重的放射学改变、活动性病变、功能障碍、受教育程度较低、存在其他与 SpA 相关的疾病(例如银屑病、炎症性肠病)、男性、葡萄膜炎病史、各种涉及动柔度(快速、反复弯曲,扭转和伸展)或身体震动的职业活动(如驾驶卡车或操作重型设备)。另外诊断延迟、治疗不及时和不合理,以及不坚持长期功能锻炼者预后差。

(李英丽 许珂)

第五节 类风湿关节炎

类风湿关节炎(rheumatoid arthritis,RA)是以侵蚀性、对称性多关节炎为主要临床表现的慢性、全身性自身免疫性疾病。确切发病机制不明。RA 呈全球性分布,是造成人类丧失劳动力和致残的主要原因之一。80% 发病于 30~50 岁,女性病人是男性的 2~3 倍,我国的患病率为 0.32%~0.36%。

【病因与发病机制】

1. 病因 尚无定论,可能与下列多种因素有关:

(1)环境因素:虽然目前尚未证实导致本病的直接感染因子,但临床及实验研究资料均表明,某些细菌、支原体和病毒等感染可能通过激活 T、B 等淋巴细胞,分泌致炎因子,产生自身抗体,影响 RA 的发病和病情进展,感染因子某些成分也可通过分子模拟导致自身免疫性反应。吸烟能显著增加 RA 发病,并且与抗瓜氨酸化蛋白抗体(ACPA)阳性的 RA 更相关。

(2)遗传易感性:RA 发病与遗传因素密切相关,家系调查显示 RA 病人一级亲属患 RA 的概率为 11%;对孪生子的调查结果显示,单卵双生子同患 RA 的概率为 12%~30%,而双卵双生子同患 RA 的概率仅为 4%。大量研究发现 HLA-DRB1 等位基因突变与 RA 发病相关。

2. 发病机制 免疫紊乱是 RA 主要的发病机制,活化的 $CD4^+T$ 细胞和 MHC-Ⅱ型阳性的抗原递呈细胞(antigen presenting cell,APC)浸润关节滑膜。滑膜关节组织的某些成分或体内产生的内源性物质也可能作为自身抗原被 APC 呈递给活化的 $CD4^+T$ 细胞,启动特异性免疫应答,导致相应的关节炎症状。在病程中 T 细胞库的不同 T 细胞克隆因受到体内外不同抗原的刺激而活化增殖,滑膜的巨噬细胞也因抗原而活化,使细胞因子如 TNF-α、IL-1、IL-6、IL-8 等增多,可促使滑膜处于慢性炎症状态。TNF-α 进一步破坏关节软骨,结果造成关节畸形。IL-1 是引起 RA 全身性症状如低热、乏力、急性期蛋白合成增多的主要细胞因子,也是造成 C 反应蛋白和血沉升高的主要因素。另外,B 细胞激活分化为浆细胞,分泌大量免疫球蛋白(IgG),其中有多种自身抗体如类风湿因子(RF)、抗环瓜氨酸肽(CCP)抗体等,IgG 和这些抗体形成免疫复合物,经补体激活后可以诱发炎症。过量的 Fas 分子或 Fas 分子和 Fas 配体比值的失调都会影响滑膜组织细胞的正常凋亡,使 RA 滑膜炎免疫反应得以持续。

【病理】

滑膜炎和血管炎是 RA 的基本病理改变,滑膜炎是关节表现的基础,血管炎是关节外表现的基础,其中血管炎是 RA 预后不良的因素之一。疾病早期,滑膜下层血管充血,内皮细胞肿胀,间质水肿和中性粒细胞浸润。晚期,滑膜增厚,并形成许多绒毛样突起,伸入关节腔内,亦可侵入到软骨和软骨下骨质。绒毛又名血管翳,是造成关节破坏、畸形、功能障碍的病理基础。这些绒毛大部分为具有巨噬细胞样功能的 A 型细胞及成纤维细胞样的 B 型细胞。滑膜下层有大量淋巴细胞浸润,其中大部分为 $CD4^+T$ 淋巴细胞,其次为 B 淋巴细胞和浆细胞。血管炎可发生于病人关节外的任何组织,它累及中、小动脉和/或静脉,管壁有淋巴细胞浸润、纤维素沉着,内膜有增生,导致血管腔的狭窄或堵塞。类风湿结节是血管炎的一种表现,结节中心部是纤维素样坏死组织,周围有上皮细胞浸润,排列成环状,外被以肉芽组织。肉芽组织间有大量的淋巴细胞和浆细胞。常见于关节伸侧受压的皮下组织,也可见于肺、胸膜、心包、心肌等部位。

【临床表现】

RA多缓慢隐匿起病,在出现明显的关节症状前可有数周的低热,少数病人可有高热、乏力、全身不适、体重下降等症状,以后逐渐出现关节症状。少数病人急性起病,数天内便出现多个关节症状。

1. **关节表现** 典型病人表现为对称性多关节炎。主要侵犯小关节,以腕关节、近端指间关节、掌指关节最常见,其次为足趾、膝、踝、肘、肩等关节。远端指间关节、脊柱、腰骶关节极少受累。可有滑膜炎症状和关节结构破坏的表现,前者经治疗后有一定可逆性,但后者却很难逆转。其表现有:

(1)晨僵:95%以上的RA病人可出现晨僵。受累关节因炎症所致的充血水肿和渗液,使关节肿胀、僵硬、疼痛,不能握紧拳头或持重物,活动后可减轻。持续时间超过1小时者意义较大。晨僵常被作为观察本病活动的指标之一,但主观性很强。其他原因的关节炎也可出现晨僵,但不如本病明显和持久。

(2)关节痛与压痛:关节痛往往是最早的症状,初期可以是单一关节或呈游走性多关节肿痛,呈对称性、持续性,时轻时重,伴有压痛。受累关节的皮肤可出现褐色色素沉着。

(3)关节肿胀:凡受累的关节均可肿胀,多因关节腔内积液或关节周围软组织炎症引起,病程较长者可因慢性炎症后肥厚而引起肿胀,常见部位为腕、掌指关节、近端指间关节、膝关节等,多呈对称性,其中指间呈梭形肿胀是RA的特征。

(4)关节畸形:多见于较晚期病人,因滑膜炎的绒毛破坏软骨和软骨下的骨质结构而造成关节纤维性或骨性强直,又因关节周围肌肉的萎缩、痉挛而使畸形更为严重。最为常见的关节畸形是:腕和肘关节强直;掌指关节半脱位;手指向尺侧偏斜而呈"天鹅颈(swan neck)样"(文末彩图8-3)及"纽扣花(boutonniere)样"(文末彩图8-4)表现。重症者关节呈纤维性或骨性强直失去关节功能,致使病人日常生活不能自理。

(5)特殊关节症状:①颈椎的可动小关节及周围腱鞘受累出现颈痛、活动受限,有时甚至因颈椎半脱位而出现脊髓压迫。②肩、髋关节周围有较多肌腱等软组织包围,很难发现肿。常出现局部疼痛和活动受限,髋关节受累往往表现为臀部和下腰部疼痛。③1/4的RA病人出现颞颌关节受累症状,早期表现为讲话或咀嚼时疼痛加重,严重者张口受限。

(6)功能障碍:关节肿痛、结构破坏和畸形都会引起关节的活动障碍。美国风湿病学会将因本病而影响生活的程度分为四级:Ⅰ级,能照常进行日常生活和各项工作;Ⅱ级,可进行一般的日常生活和某种职业工作,但参与其他项目活动受限;Ⅲ级,可进行一般的日常生活,但参与某种职业工作或其他项目活动受限;Ⅳ级,日常生活的自理和参与工作的能力均受限。

2. **关节外表现**

(1)类风湿结节:20%~30%的RA病人有类风湿结节,常提示本病活动。结节常位于关节隆突部以及经常受压部位的皮下,如前臂伸面、肘鹰嘴突附近、枕、跟腱等处。数量不等,大小不一,其直径可由数毫米至数厘米,质硬、无压痛,呈对称性分布。几乎所有的脏器如心、肺、眼等均可累及。

(2)类风湿血管炎:皮肤表现包括瘀点、紫癜、网状青斑、指甲下或指端出现梗死,严重者下肢出现深大溃疡;眼受累多为巩膜炎,严重者因巩膜软化而影响视力。需积极应用免疫抑制剂治疗。RF阳性的病人可出现亚临床型的血管炎,如无临床表现的皮肤和唇腺活检可有血管壁免疫物质的沉积,长期预后尚不明确。

(3)器官系统受累:①呼吸系统,肺受累常见,男性多于女性,有时可为首发症状。侵犯肺部可出现胸膜炎、肺间质性病变及肺动脉高压等。尘肺病人合并RA时易出现大量肺结节,称为类风湿尘肺,也称为卡普兰综合征(Caplan syndrome)。肺内可出现单个或多个结节,为肺内的类风湿结节表现,结节有时可液化,咳出后形成空洞。②循环系统:心包炎最常见,伴RF阳性,多数无相关临床表现,超声心动图可见约30%出现小量心包积液。③神经系统:神经受压是RA病人出现神经系统病变的常见原因。受压的周围神经病变与相应关节滑膜炎的严重程度相关。如正中神经在腕关节处受压而出现腕管综合征,胫后神经在踝关节处受压而出现跗管综合征。脊髓受压表现为渐起的双手感觉异常和力量的减弱,腱反射多亢进,病理反射阳性。手足麻木、多发性单神经炎多由于小血管炎的缺血性病变所致,均提示需要更积极治疗。④血液系统:RA病人的贫血程度通常和病情活动度(尤其是和关节的炎症程度)相关,多为正细胞正色素性贫血。如果病人出现小细胞低色素性贫血时,贫血可因病变本身或因服用NSAID而造成胃肠道长期少量出血所致。在病情活动的RA病人常见血小板增多,与疾病活动度相关,病情缓解后可下降。RA病人伴有脾大、中性粒细胞减少,甚至出现贫血和血小板减少,称为费尔蒂综合征,此时病人并非都处于关节炎活动期,其中很多病人合并有下肢溃疡、色素沉着、皮下结节、关节畸形,以及发热、乏力、食欲减退和体重下降等全身表现。

(4) 其他:30%～40%病人在病程的各个时期均可出现干燥综合征,表现为口干、眼干、淋巴结肿大。RA很少累及肾脏,长期RA偶见轻微膜性肾病、肾小球肾炎、肾内小血管炎以及肾淀粉样变等。

【实验室及其他检查】

1. **血液检查**　有轻至中度贫血。活动期病人血小板增高。白细胞计数及分类多正常。活动期可有血沉(ESR)增快、C反应蛋白(CRP)增高。

2. **免疫学检查**

(1) RF:是RA病人血清中针对IgG Fc片段抗原表位的自身抗体,分为IgM型、IgG型及IgA型三型。临床主要检测IgM型RF,其滴度一般与本病的活动性和严重性成比例。但RF并非RA特异性抗体,也可见于感染性疾病、肿瘤等其他疾病,约5%的正常人也可出现低滴度的RF。RF阴性也不能排除RA诊断。

(2) 抗瓜氨酸化蛋白抗体(ACPA):均有助于RA的早期诊断,尤其是血清RF阴性、临床症状不典型的病人。包括抗核周因子(APF)抗体、抗角蛋白抗体(AKA)、抗聚丝蛋白(AFA)抗体和抗环瓜氨酸肽(CCP)抗体和抗突变型瓜氨酸化波形蛋白(MCV)抗体,其靶抗原为细胞基质的聚角蛋白微丝蛋白,其中抗CCP抗体可以在75%的RA病人出现,特异性为93%～98%,并可在疾病早期出现,与预后相关。

3. **关节滑液检查**　正常人的关节腔内滑液不超过3.5ml。关节有炎症时滑液量增多,RA病人滑液的黏度差,含葡萄糖量低于血糖,白细胞明显增多,可达(2 000～75 000)×10^6/L,且中性粒细胞占优势。通过滑液检查可鉴别感染和晶体性关节炎,但是尚不能确诊RA。

4. **关节影像学检查**　对本病的诊断、关节病变的分期、监测病变的演变均很重要。初诊至少应摄手指及腕关节的X线片,早期可见关节周围软组织的肿胀阴影、关节端骨质疏松(Ⅰ期);进而关节间隙变窄(Ⅱ期);关节面出现虫蚀样改变(Ⅲ期);晚期可见关节半脱位和关节破坏后的纤维性和骨性强直(Ⅳ期)。MRI对诊断早期RA极有价值,可显示关节软组织病变、滑膜增生、骨破坏病变的前期表现骨髓水肿等。高频关节超声检查能显示滑囊积液、滑膜增生等,亦可引导关节腔穿刺和治疗。

5. **类风湿结节活检**　其典型的病理改变有助于本病的诊断。

【诊断要点】

目前RA诊断普遍采用的美国风湿病学会(ACR)1987年对RA的分类标准,内容如下:①关节内或周围晨僵持续至少1小时;②至少同时有3个关节区软组织肿或积液;③腕、掌指、近端指间关节中,至少1个关节区肿胀;④对称性关节炎;⑤有类风湿结节;⑥血清RF阳性(所用方法正常人群中不超过5%阳性);⑦X线片改变(至少有骨质疏松和关节间隙狭窄)。符合7项中4项者可诊断为RA(要求第①～④项病程至少持续6周)。该标准容易遗漏早期或不典型的病例,故应根据本病的特点,结合辅助检查进行全面综合诊断。2010年ACR和欧洲抗风湿病联盟(EULAR)提出了新的RA分类标准和评分系统(表 8-6),病人评分 6 分以上可确诊 RA,小于 6 分目前不能确诊 RA,但病人有可能在将来满足诊断标准,需密切观察。新标准纳入了炎症标志物 ESR、CRP 和抗 CCP 抗体,提高了诊断的敏感性,为早期诊断和早期治疗提供了重要依据,但并不是诊断标准,仍需结合病人具体情况,降低误诊率。目前该标准正在临床实践中验证推广。

表 8-6　2010 年 ACR/EULAR 的 RA 分类标准

项目		评分
关节受累情况(0~5 分)	1 个中大关节	0
	2~10 个中大关节	1
	1~3 个小关节	2
	4~10 个小关节	3
	>10 个关节(至少 1 个小关节)	5
血清学(0~3 分)	RF 和抗 CCP 抗体均阴性	0
	RF 或抗 CCP 抗体至少 1 项低滴度阳性(>正常上限)	2
	RF 或抗 CCP 抗体至少 1 项高滴度阳性(>正常上限 3 倍)	3
急性期反应物(0~1 分)	CRP 和 ESR 均正常	0
	CRP 或 ESR 升高	1
滑膜炎持续时间(0~1 分)	<6 周	0
	≥6 周	1

注:受累关节指关节肿胀、疼痛。小关节包括掌指关节、近端指间关节、第 2~5 跖趾关节、腕关节,不包括第 1 腕掌关节、第 1 跖趾关节和远端指间关节;大关节指肩、肘、髋、膝和踝关节。

【治疗要点】

目前尚不能根治。治疗目标包括:达到没有明显的炎症活动症状和体征的临床缓解或疾病低活动度。按照早期、达标、个体化方案的治疗原则,密切监测病情,减少致残。治疗措施包括:一般性治疗、药物治疗、外科手术治疗,其中以药物治疗最为重要。

1. **一般性治疗**　包括健康教育、休息、关节制动(急性期)、关节功能锻炼(恢复期)、物理疗法等。卧床休息只适宜于急性期、发热以及脏器受累的病人。

2. **药物治疗**　根据药物性能不同,治疗 RA 常用药物分为 5 类,包括 NSAID、传统 DMARD、糖皮质激素(GC)、生物 DMARD 和植物药等。

(1) NSAID:具有镇痛抗炎作用,是改善关节炎症状的常用药。但不能控制病情,应与 DMARD 同服。NSAID 可增加心血管意外事件的发生,应谨慎选择药物,并以个体化为原则。该类药物会引起胃肠道反应;只有在一种 NSAID 足量使用 1~2 周后无效才更改为另一种;避免两种或两种以上同时服用,因其疗效不叠加,而不良反应增多;老年人宜选用半衰期短的 NSAID,对有消化性溃疡病史的老年人,宜服用选择性环氧化酶-2(COX-2)抑制剂以减少胃肠道不良反应。

(2) 缓解病情抗风湿药(DMARD):起效比 NSAID 慢,症状明显改善需 1~6 个月,有改善和延缓病情进展的作用,同时又有抗炎作用,多与 NSAID 联合应用。诊断明确的 RA 病人都应使用 DMARD,药物的选择和应用方案要根据病情活动性、严重性和进展情况而定,视病情可单用,也可采用两种及以上联合使用。一般首选甲氨蝶呤(MTX),并可作为联合治疗的基本药物。如 MTX 无效或不能耐受,可选其他 DMARD。常用 DMARD 药物还有来氟米特、柳氮磺吡啶、羟氯喹、金制剂、硫唑嘌呤、环孢素、艾拉莫得等。

(3) 糖皮质激素(GC):GC 治疗 RA 的原则是小剂量、短疗程。必须同时应用 DMARD,低至中等

Note:

剂量的 GC 与 DMARD 药物联合应用,在初始治疗阶段对控制病情有益,当临床条件允许时应尽快递减 GC 用量至停用。伴有心、肺、眼和神经系统等器官受累的重症病人,根据具体情况予以中到大量 GC,症状控制后递减。部分病人可根据情况以每天 10mg 或低于 10mg 维持治疗。关节腔注射 GC 有利于减轻关节炎症状,但过频的关节腔穿刺可能增加感染风险,并可发生类固醇晶体性关节炎,一年内不宜超过 3 次。使用 GC 应注意补充钙和维生素 D,警惕感染、高血压、血糖增高等不良反应。

(4) 生物 DMARD 靶向治疗:是 RA 治疗的革命性进展,包括 TNF-α 抑制剂、IL-6 受体拮抗药、T 细胞共刺激信号调节剂、JAK 抑制剂等。如最初 DMARD 方案治疗未能达标,或存在有预后不良因素时应考虑加用生物制剂。为增加疗效和减少不良反应,宜与 MTX 联合应用。其主要不良反应包括注射部位局部的皮疹、感染,有些长期使用致发生肿瘤的潜在风险增加。用药前应筛查结核,除外活动性感染和肿瘤。

(5) 植物药制剂:雷公藤多苷、青藤碱、白芍总苷等对缓解关节症状有较好作用,但应注意如雷公藤导致性腺抑制、骨髓抑制、肝损伤等不良反应。

3. 外科手术治疗 关节置换适用于晚期有畸形并失去功能的关节。滑膜切除术可以使病情得到一定的缓解,但当滑膜再次增生时病情又趋复发,必须同时应用 DMARD。

【常用护理诊断/问题、措施及依据】

1. 有失用综合征的危险 与关节疼痛、畸形引起功能障碍有关。

(1) 休息与体位:急性活动期,除关节疼痛外,常伴有发热、乏力等全身症状,应卧床休息,以减少体力消耗,保护关节功能,避免脏器受损,但不宜绝对卧床。限制受累关节活动,保持关节功能位,如肩两侧可顶枕头等物品,防止肩关节外旋;体侧与肘间放置枕头等以维持肩关节外展位;双手掌可握小卷轴,维持指关节伸展;髋关节两侧放置靠垫,预防髋关节外旋;平卧者膝下放一平枕,使膝关节保持伸直;足下放置足板,定时给予按摩和被动运动,防止足下垂。每天至少俯卧位 2~3 次,每次半小时,以预防髋关节屈曲挛缩。由于膝、腕、指、趾关节不易做到维持功能位,尤其夜间休息时,肌肉处于松弛状态,容易加重畸形,可于每晚睡前使用可塑夹板固定受累关节,晨起拆除,日常梳洗、早餐后再次固定夹板,根据具体情况,每天应拆除夹板 2~3 次,并进行局部按摩,适度活动关节后再予固定。

(2) 病情观察:①了解关节疼痛的部位、病人对疼痛性质的描述,关节肿胀和活动受限的程度,有无畸形,晨僵的程度等,以判断病情及疗效;②注意关节外症状,如胸闷、心前区疼痛、腹痛、消化道出血、头痛、发热、咳嗽、呼吸困难等,提示病情严重,应尽早给予适当的处理。

(3) 晨僵护理:鼓励病人晨起后行温水浴,或用温水浸泡僵硬的关节,而后活动关节。夜间睡眠戴弹力手套保暖,可减轻晨僵程度。其他护理措施详见本章第二节"关节僵硬与活动受限"的护理。

(4) 预防关节失用:为保持关节功能,防止关节畸形和肌肉萎缩,应指导病人锻炼。在症状基本控制后,鼓励病人及早下床活动,必要时提供辅助工具(如滑轮、弹簧、沙袋等)。训练手的灵活性、协调性,可做日常生活活动训练,包括更衣、洗漱、进食、如厕等基本动作技巧,循序渐进,消除依赖心理,不断强化,提高熟练度和技巧性。肢体锻炼如摸高、伸腰、踢腿及其他全身性伸展运动等,由被动向主动渐进,配合理疗、按摩,以增加局部血液循环,松弛肌肉,活络关节,防止关节失用,活动强度应以病人能承受为限。

2. 悲伤 与疾病久治不愈、关节可能致残、影响生活质量有关。

(1) 心理护理:病人因病情反复发作、顽固的关节疼痛、疗效不佳等原因,常表现出情绪低落、忧虑、孤独,对生活失去信心。与病人接触时应态度和蔼,采取解释、安慰、鼓励、疏导等方法做好心理护理。

1) 认识和疏导负性情绪:重视病人的每一种反应,如否认、孤独、抑郁、愤怒、恐惧等。提供合适的环境使病人表达悲哀,尽量减少外界刺激,帮助病人认识负性情绪不利于疾病的康复,长期的情绪低落会造成体内环境失衡,引起食欲减退、失眠等症状,进而加重病情。

2）鼓励病人自我护理：与病人一起制订康复重点目标，激发病人对家庭、社会的责任感，鼓励自强，正确认识、对待疾病，积极与医护人员配合，提高治疗效果。有关节功能残障的病人，要鼓励发挥健肢的作用，力求生活自理或参加力所能及的工作，体现生存价值。

3）参与集体活动：组织病人集体学习疾病相关知识，或进行座谈，相互启发、相互学习。鼓励病人参加集体娱乐活动，充实生活。

（2）社会支持：嘱家属亲友给予病人支持和鼓励。亲人的关心会使病人情绪稳定，从而增强战胜疾病的信心。

【其他护理诊断/问题】

1. **疼痛：慢性关节疼痛**　与关节炎性反应有关。
2. **生活自理缺陷**　与关节功能障碍、疼痛、疲乏有关。

【健康指导】

1. **疾病知识指导**　帮助病人及家属了解疾病的性质、病程和治疗方案。避免感染、过劳等诱因。强调休息和治疗性锻炼的重要性，养成良好的生活方式和习惯，在疾病缓解期每天有计划地进行锻炼，增强机体的抗病能力，保护关节功能，延缓功能损害的进程。

2. **用药指导与病情监测**　指导病人用药方法和注意事项，遵医嘱用药，切勿自行停药、换药、增减药量，坚持规则治疗，减少复发。严密观察疗效及不良反应，定期检测血、尿常规及肝、肾功能等，一旦发现严重的不良反应，应立即停药并及时就医。病情复发时及早就医，以免重要脏器受损。

【预后】

随着人们对 RA 的认识加深及以 TNF-α 抑制剂为代表的生物制剂出现，RA 的预后明显改善，经积极正确治疗，80% 以上 RA 能达到病情缓解，少数病人在短期发作后自行缓解。只有少数最终致残，生活不能自理，影响生活质量。死亡率较低，主要原因为感染、血管炎、肺间质纤维化。

（许珂　李英丽）

第六节　特发性炎症性肌病

特发性炎症性肌病（idiopathic inflammatory myositis，IIM）是一组病因未明的以四肢近端肌无力为主的骨骼肌非化脓性炎症性疾病。包括多发性肌炎（polymyositis，PM）、皮肌炎（dermatomyositis，DM）、包涵体肌炎（inclusion body myositis，IBM）、非特异性肌炎和免疫介导的坏死性肌病等。国外报道发病率为（0.5~8.4）/10 万人，其发病年龄有 2 个高峰，即 10~15 岁和 45~60 岁。

【病因与发病机制】

病因与发病机制尚不清楚，目前多认为在某些遗传易感个体中，由感染与非感染环境因素诱发、免疫介导而致。研究发现，具有 HLA-DR3 的人患炎症性肌病的风险高；抗 Jo-1（组氨酸 tRNA 合成酶）抗体阳性的病人均有 HLA-DR52；包涵体肌炎可能与 HLA-DR、DR6 和 DQ1 关系更密切；IIM 还可能与其他非 HLA 免疫反应基因（如细胞因子及其受体，包括 TNF-α、IL-1，TNF 受体-1 等）、补体 C4 及 C2 等有关。研究提示 IIM 发病可能与病毒感染有关：从成人与儿童 PM 病人血清中查到感染柯萨奇病毒 B 的证据；在病人肌肉组织中复制出柯萨奇病毒 B 的 RNA；给新生小鼠注射柯萨奇病毒 B，可复制出小鼠肌炎。IIM 病人有细胞免疫和体液免疫异常，多数病人体内可检测到高水平的自身抗体，如肌炎特异性抗体（myositis specific antibody，MSA）、抗核抗体、抗 Jo-1 抗体、抗肌浆球蛋白抗体和抗肌红蛋白抗体等，其中 Jo-1 抗体最常见。PM/DM 常伴发其他自身免疫病，如桥本甲状腺炎、突眼性甲状腺肿、重症肌无力、1 型糖尿病、原发性胆汁性肝硬化、系统性红斑狼疮、系统性硬化病等。

【临床表现】

IIM 的主要临床表现是对称性四肢近端肌无力,可累及其他器官。全身症状可有发热、关节痛、乏力、厌食和体重减轻。

1. **多发性肌炎(PM)**　本病可发生于任何年龄,女性为多,男女之比约为 1:2。常隐袭起病,病情于数周、数月甚至数年发展至高峰。对称性近侧肌群软弱无力是本病突出的临床特征。其中骨盆带及肩胛带肌群最易受累,病人常感到髋周及臀部肌无力,表现为抬腿、下蹲、起立、举臂、梳头、穿衣等均感困难,部分病人远端肌群也可受累,出现前臂、手、腿、足无力。部分病人可伴有病变肌肉的疼痛、肿胀和压痛。约有半数病人发生颈部肌无力。累及咽肌时可出现吞咽和发音困难。呼吸肌受累可导致呼吸困难。部分病人还可伴有单个或多个关节炎、关节痛。病程中任何时期均可发生肺、心、消化道等多系统受累的相应表现,如间质性肺炎、肺纤维化、胸膜炎等;约 30% 可见心脏改变,如心电图改变、心律失常,甚至出现继发于心肌病变的心力衰竭。

2. **皮肌炎(DM)**　约占 IIM 的 35%。在多发性肌炎临床表现基础上,出现典型皮疹即可诊断皮肌炎。皮疹与肌肉受累程度常不平行,有时皮疹可非常广泛而仅有轻度肌炎。皮疹可为多样性,典型皮疹主要有:①以上眼睑为中心的眶周水肿性紫红色斑称为眶周皮疹(文末彩图 8-5);②四肢肘、膝关节伸侧面和内踝附近、掌指关节、指间关节伸面出现紫红色丘疹,逐渐融合成斑片,有毛细血管扩张、色素减退,上覆细小鳞屑,称 Gottron 疹(文末彩图 8-6);③颈前及上胸部呈"V"形红色皮疹,肩颈后的皮疹则呈披肩状(披肩征)(文末彩图 8-7);④"技工手"(文末彩图 8-8)即手掌和手指纹表现为污黑肮脏状,甲根皱襞可见不规则增厚,甲周呈毛细血管扩张,其上常见瘀点。本病皮疹常无瘙痒及疼痛,缓解期皮疹可完全消失或遗留皮肤萎缩、色素沉着或脱毛、毛细血管扩张或皮下钙化,可反复发作。

3. **包涵体肌炎(IBM)**　是一种特殊类型的 IIM。多见于中老年人,起病隐袭,进展缓慢,四肢远、近端肌肉均可累及,多为无痛性,常表现为屈指无力,股四头肌无力,通常腱反射减弱或消失,可有心血管受累,以高血压为最常见。20% 病人出现吞咽困难,随着肌无力的加重,常伴有肌萎缩,肌电图呈神经或神经肌肉混合改变。特征性病理变化是肌细胞质和/或核内嗜碱性包涵体和镶边空泡纤维,电镜下显示肌纤维内有管状细丝或淀粉样细丝包涵体。

4. **其他**　肺部受累是最常见的肌肉外表现,间质性肺炎(ILD)、肋间肌、膈肌受累均可导致呼吸困难。ILD 是最常见的肺部病变,部分病人可表现为快速进展 ILD 而危及生命。部分病人伴发恶性肿瘤成为肿瘤相关性肌炎。心脏受累者有心律失常、充血性心衰等。

【实验室及其他检查】

1. **一般检查**　可有贫血,白细胞计数增高,血沉增快,血肌酸增高,肌酐下降,血清肌红蛋白增高,尿肌酸排泄增多。

2. **血清肌酶谱测定**　肌酸激酶(CK)、醛缩酶、天冬氨酸氨基转移酶(AST)、丙氨酸氨基转移酶(ALT)、乳酸脱氢酶(LDH)增高,尤以 CK 升高最敏感,CK 可以用来判断病情的进展情况和治疗效果,但是与肌无力的严重性并不完全平行。由于上述血清肌酶广泛存在于心脏、肝、肾等脏器,因此对肌炎诊断虽然敏感性高,但特异性不强。

3. **自身抗体检测**

(1)肌炎特异性抗体(MSA)

1)抗氨酰 tRNA 合成酶抗体(抗 Jo-1、抗 EJ、抗 PL-12、抗 PL-7 和抗 OJ 抗体等):检出率较高的为抗 Jo-1 抗体,常表现为肺间质病变、关节炎、"技工手"和雷诺现象,称为抗合成酶综合征。

2)抗 MI-2 抗体:阳性者 95% 可见典型皮疹,但少见肺间质病变,预后较好。

3）抗 MDA-5 抗体：常见于无肌病性皮肌炎，常出现快速进展的间质性肺炎，预后最差。

4）抗 TIF1γ 抗体：部分伴发肿瘤，可见日照性红斑、醉酒貌、发际线皮疹等，间质性肺炎少见。

5）抗 NXP2 抗体：常伴严重肌无力，皮下水肿，吞咽困难。青少年多见，与皮下钙化和肿瘤相关。

6）抗 SAE 抗体：常伴吞咽困难、色素沉着性皮疹，少见肌无力、ILD，预后好。

7）抗 SRP 抗体、抗 HMGCR 抗体：免疫介导的坏死性肌病特异性抗体。

（2）肌炎相关性抗体：包括抗 RO52、抗 RO60、抗 La、抗 PM-Scl、抗 Ku、抗 U1-RNP、抗 cN-1A 抗体等。

4. 肌电图检查 对肌源性和神经源性损害的鉴别和早期发现肌源性病变有参考价值。本病约 90%病人出现肌电图异常，典型肌电图呈肌源性损害：低波幅，短程多相波；插入（电极）性激惹增强，肌肉自发性纤颤，表现为高尖的正锐波，自发性纤颤波；自发性、杂乱、高频放电。

5. 肌活检 约 2/3 病人呈典型肌炎病理改变；另 1/3 病人肌活检呈非典型变化，甚至正常。免疫病理学检查有利于进一步诊断。

【诊断要点】

诊断 PM/DM 的要点如下：①对称性四肢近端肌无力；②肌酶谱升高；③肌电图示肌源性改变；④肌活检异常；⑤皮肤特征性表现。前 4 条具备 3 条加第 5 条为确诊皮肌炎。仅具备前 4 条为确诊多发性肌炎。在诊断前应排除肌营养不良、肉芽肿性肌炎、感染、横纹肌溶解、代谢性疾病、内分泌疾病、重症肌无力、药物和毒物诱导的肌病症状等。

2017 年 EULAR/ACR 联合提出了采用评分和权重方法的新的炎症性肌病分类标准，见表 8-7。确诊 IIM（诊断可能性 90%）：无肌活检≥7.5 或有肌活检≥8.7；拟诊 IIM（诊断可能性≥55%，<90%）：无肌活检≥5.5 或有肌活检≥6.7；可疑 IIM（诊断可能性≥50%，<55%）：无肌活检≥5.3 或有肌活检≥6.5。

表 8-7 2017 年 EULAR/ACR 成人和儿童炎症性肌病分类标准

项目	细则	分值 无肌活检	分值 有肌活检
起病年龄	≥18 岁,<40 岁	1.3	1.5
	≥40 岁	2.1	2.2
肌无力	客观存在对称性上肢近端肌无力,通常进展性	0.7	0.7
	客观存在对称性下肢近端肌无力,通常进展性	0.8	0.5
	颈屈肌比颈伸肌相对力弱	1.9	1.6
	下肢,近端比远端相对力弱	0.9	1.2
皮疹	向阳性皮疹	3.1	3.2
	Gottron 疹（丘疹）	2.1	2.7
	Gottron 征（斑疹）	3.3	3.7
其他临床表现	吞咽困难或食管运动功能障碍	0.7	0.6
实验室检查	抗 Jo-1（抗氨酰 tRNA 合成酶）阳性	3.9	3.8
	CK 或 LDH 或 AST 或 ALT 升高	1.3	1.4
肌活检	单核细胞浸润肌内膜,包绕但未侵犯肌纤维	—	1.7
	肌束膜和/或血管周围单核细胞浸润	—	1.2
	束周萎缩	—	1.9
	镶边空泡	—	3.1

【治疗要点】

遵循个体化原则,治疗首选糖皮质激素,一般可口服泼尼松 $1\sim2mg/(kg\cdot d)$,经 $1\sim4$ 周可见病情改善,缓慢减量,常需 $1\sim3$ 年以上,约 90% 的病例病情明显改善,部分病人可完全缓解,但易复发。可联合免疫抑制剂治疗,包括甲氨蝶呤、硫唑嘌呤、环磷酰胺、环孢素、他克莫司或吗替麦考酚酯。皮肤损害者可加用羟氯喹,危重症者可应用静脉甲泼尼龙、大剂量免疫球蛋白冲击治疗。近年来,生物制剂如肿瘤坏死因子抑制剂、CD20 单抗等应用于少数病例并取得较好疗效,但还需要进一步临床验证。合并间质性肺炎(ILD)是影响预后的重要因素。重症病人应卧床休息,但应适时增加运动量,促进肌力恢复。

【常用护理诊断/问题、措施及依据】

1. **躯体移动障碍**　与肌无力、肌萎缩和关节疼痛有关。

(1) 休息与活动:急性期有肌痛、肌肉肿胀和关节疼痛者,应绝对卧床休息,以减轻肌肉负荷和损伤。对肌无力的肢体应协助早期进行被动运动和功能训练。随病情逐渐稳定,应有计划地进行锻炼,活动量由小到大,以促进肌力恢复。

(2) 病情观察:IIM 主要累及肌肉组织,应注意评估病人的肌力情况。注意观察疼痛肌肉的部位、关节症状,是否伴有发热、呼吸困难、心律失常等,若有明显异常应做好急救准备。

2. **吞咽障碍**　与消化道平滑肌受累、食管运动功能障碍有关。

饮食护理:对吞咽困难者给予半流质或流质饮食,少量缓慢进食,以免呛咳或引起吸入性肺炎,必要时给予鼻饲。

3. **皮肤完整性受损**　与血管炎性反应、免疫功能缺陷引起皮肤损害有关。

(1) 局部皮肤护理:本病急性期病人皮肤红肿,局部应保持清洁干燥,避免擦伤。有水疱时可涂用炉甘石洗剂;有渗出时可用 3% 硼酸溶液湿敷;伴感染者,根据情况对症消炎、清创换药处理。

(2) 其他护理措施:详见本章第二节"皮肤损害"的护理。

【其他护理诊断/问题】

1. **低效性呼吸型态**　与呼吸肌无力、间质性肺炎等有关。
2. **便秘**　与消化道平滑肌受累有关。

【健康指导】

1. **疾病知识指导**　向病人及家属说明本病的有关知识,使病人正确对待疾病,做好长期治疗的思想准备。合理安排生活,劳逸适度。避免一切诱因,如感染、寒冷、创伤、情绪受挫等;有皮损者避免日光照射。

2. **用药指导与病情监测**　病人出院后,应继续执行治疗方案,规则用药,症状减轻也勿擅自停止服药。定期门诊随诊。告知病人及家属病情危重的征象,如呼吸肌、咽肌无力等,一旦发生病情变化,应及时就医。

【预后】

本病多为慢性渐进性,病程在 $2\sim3$ 年趋向逐步恢复,仅少数死亡。少数病情严重者出现显著乏力且有呼吸肌受累、有重要脏器受损、伴发于恶性肿瘤者,预后不良,常并发感染而致死亡。另有小部分病例呈反复发作,加剧与缓解交替进行,最终获得缓解。

(许珂　李英丽)

思 考 题

王某,女,59岁,农民。自2年前开始无明显诱因反复出现双手指关节肿痛,屈伸不利,尤以晨起或午休后明显,活动后可缓解。身体评估:病人双手近端指间关节呈梭形,伴肿胀,活动受限;局部皮肤红肿明显,触之微热,有压痛。实验室检查:血沉65mm/h,类风湿因子(+)。

问题:

（1）病人可能患有何种疾病?

（2）需要进一步进行哪些护理评估?

（3）初步的护理诊断/问题有哪些? 如何进行护理?

（4）该病人经治疗后病情稳定,即将出院,如何进行健康指导?

Note:

URSING
第九章

神经系统疾病病人的护理

09章 数字内容

　　神经系统是人体最精细、结构和功能最复杂的系统,按解剖结构分为中枢神经系统(脑、脊髓)和周围神经系统(脑神经、脊神经),按其功能又分为躯体神经系统和自主神经系统。神经系统疾病的常见病因有血管病变、变性、感染、内分泌、遗传、中毒、外伤、营养障碍等。神经系统疾病的主要临床表现为运动、感觉和反射障碍,如病变累及大脑时,常常出现意识障碍与精神症状。神经系统疾病具有起病急、病情重、症状广泛而复杂的特点,是导致人类死亡和残疾的主要原因之一。据统计,在我国城市居民主要疾病死亡率前10位中脑血管疾病位居第二,仅次于恶性肿瘤。近年来随着社会老龄化趋势不断加剧,疾病谱也发生了巨大变化,脑血管疾病和老年变性病也逐年增多;随着人们生活方式和环境的改变,脑血管疾病的发病有年轻化倾向;同时随着神经系统疾病诊断、治疗技术与康复护理的长足发展,重症肌无力、吉兰-巴雷综合征及出血性脑卒中等疾病的抢救成功率明显提高,致残率下降。然而神经科学的发展仍然面临许多严峻的问题,比如怎样做好脑血管疾病的一级预防,降低其发病率;如何落实卒中病人的早期康复干预措施,减轻致残、提高其生活质量等,都给护理工作带来很多新的挑战,需要我们为之共同努力。

第一节　概　　述

【神经系统的结构功能与疾病的关系】

（一）周围神经系统

1. **脑神经**　脑神经共有 12 对,采用罗马数字命名。除第Ⅰ、Ⅱ对脑神经进入大脑外,其他 10 对脑神经均与脑干互相联系(图 9-1)。脑神经核在脑干内的分布为:运动核的位置比较靠近正中线,感觉核在其外侧,但第Ⅺ对脑神经核的一部分从颈段脊髓的第 1~5 节前角发出。脑神经有运动纤维和感觉纤维,主要支配头面部。其中第Ⅲ、Ⅳ、Ⅵ、Ⅺ、Ⅻ对脑神经为运动神经;第Ⅰ、Ⅱ、Ⅷ对脑神经为感觉神经;第Ⅴ、Ⅶ、Ⅸ、Ⅹ对脑神经为混合神经。所有脑神经运动核仅有第Ⅻ和第Ⅶ对脑神经核的下部为对侧大脑半球支配,其他均接受双侧大脑半球支配。脑神经的主要解剖及生理功能见表 9-1。

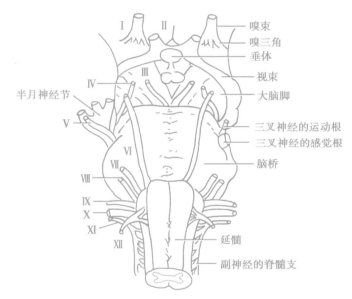

图 9-1　**脑底各脑神经的穿出部位**
Ⅰ.嗅神经;Ⅱ.视神经;Ⅲ.动眼神经;Ⅳ.滑车神经;Ⅴ.三叉神经;Ⅵ.展神经;Ⅶ.面神经;Ⅷ.前庭蜗神经;Ⅸ.舌咽神经;Ⅹ.迷走神经;Ⅺ.副神经;Ⅻ.舌下神经。

表 9-1　**脑神经的主要解剖及生理功能**

脑神经	性质	进出颅部位	连接脑部位	功能
嗅神经(Ⅰ)	感受性	筛孔	端脑(嗅球)	传导嗅觉
视神经(Ⅱ)	感受性	视神经孔	间脑(视交叉)	传导视觉
动眼神经(Ⅲ)	运动性	眶上裂	中脑(脚前窝)	支配提上睑肌、上直肌、下直肌、内直肌、下斜肌、瞳孔括约肌及睫状肌
滑车神经(Ⅳ)	运动性	眶上裂	中脑(前髓帆)	支配上斜肌
三叉神经(Ⅴ)	混合性	眶上裂(第一支)圆孔(第二支)卵圆孔(第三支)	脑桥(脑桥臂)	传导面部、鼻腔及口腔黏膜感觉,支配咀嚼肌
展神经(Ⅵ)	运动性	眶上裂	脑桥延髓沟(中部)	支配外直肌

续表

脑神经	性质	进出颅部位	连接脑部位	功能
面神经(Ⅶ)	混合性	内耳门-茎乳孔	脑桥延髓沟(外侧部)	支配面部表情肌、泪腺、唾液腺,传导舌前2/3的味觉及外耳道感觉
前庭蜗神经(Ⅷ)	感受性	内耳门	脑桥延髓沟(外侧端)	传导听觉及平衡觉
舌咽神经(Ⅸ)	混合性	颈静脉孔	延髓橄榄后沟(上部)	传导舌后1/3味觉及咽部感觉,支配咽肌、腮腺
迷走神经(Ⅹ)	混合性	颈静脉孔	延髓橄榄后沟(中部)	支配咽、喉肌和胸腹内脏运动
副神经(Ⅺ)	运动性	颈静脉孔	延髓橄榄后沟(下部)	支配胸锁乳突肌和斜方肌
舌下神经(Ⅻ)	运动性	舌下神经管	延髓前外侧沟	支配舌肌

(1) 嗅神经(Ⅰ):分布在鼻黏膜上,穿过筛板与硬脑膜,终止于嗅球。嗅神经的主要功能为传导嗅觉。一侧或双侧嗅觉丧失,多因局部病变引起,因双侧有较多的联络纤维,嗅中枢病变不出现嗅觉丧失,但可有嗅幻觉发作,病人常发作性地嗅到臭鸡蛋、烧胶皮等特殊气味,可见于颞叶癫痫的先兆期或颞叶海马附近的肿瘤。鼻腔局部病变往往产生双侧嗅觉减退或缺失,与嗅觉传导通路无关,见于鼻炎、鼻部肿物及外伤等。

(2) 视神经(Ⅱ):视觉感受器为视网膜的圆柱细胞和圆锥细胞,视神经发源于视网膜的神经节细胞层。视神经的主要功能为传导视觉。视觉通路的不同部位受损可出现不同程度的视觉障碍和视野缺损。如视神经病变、受压或颅内高压引起的视神经损害可导致同侧视力下降或全盲;垂体瘤、颅咽管瘤压迫视交叉可引起视野缺损、双眼颞侧偏盲或全盲;枕叶视中枢刺激性损害可使对侧视野出现闪光型幻视等。多发性硬化及变性疾病可导致视神经萎缩而出现视力减退、对光反射减弱或消失。

(3) 动眼神经(Ⅲ):发自中脑上丘平面的动眼神经核,经眶上裂进入眶内,分布于上睑提肌、上直肌、下直肌、内直肌、下斜肌、瞳孔括约肌和睫状肌。动眼神经的主要功能为上提眼睑,使眼球向上、下、内运动,收缩瞳孔括约肌。动眼神经完全损害时表现为眼外斜视、上睑下垂,瞳孔对光反射消失及瞳孔散大等,常见于颅内动脉瘤、结核性脑膜炎、颅底肿瘤等。

(4) 滑车神经(Ⅳ):由中脑下丘平面的滑车神经核发出,经眶上裂进入眶内,分布于上斜肌。滑车神经的主要功能是调节眼球运动。滑车神经麻痹大多合并动眼神经麻痹。单纯损害时表现为眼球向外下方活动受限,下视时出现复视。

(5) 三叉神经(Ⅴ):为混合性神经,含有一般躯体感觉和特殊内脏运动两种神经纤维。感觉神经司面部、口腔及头顶部的感觉,运动神经支配咀嚼肌的运动。

1) 感觉纤维:①眼神经,接受来自颅顶前部头皮、前额、鼻背、上睑的皮肤以及鼻腔上部、额窦、角膜与结膜等处的黏膜感觉,经眶上裂入颅。眼神经是角膜反射的传入纤维,刺激角膜通过角膜反射通路引起闭眼反应。角膜反射是由三叉神经的眼神经与面神经共同完成的,当三叉神经第1支(眼神经)或面神经损害时,均可出现角膜反射消失。②上颌神经,分布于眼与口裂之间的皮肤、上唇、上颌牙齿和齿龈、硬腭和软腭、扁桃体窝前部、鼻腔、上颌窦及鼻咽部黏膜等,经圆孔入颅。③下颌神经,混合神经,与三叉神经运动支并行,感觉纤维分布于耳颞区和口裂以下的皮肤、下颌部的牙齿及牙龈、舌前2/3、口腔底部黏膜、外耳道和鼓膜,经卵圆孔入颅。

2) 运动纤维:起自脑桥三叉神经运动核,经卵圆孔出颅,走行于下颌神经内,支配咀嚼肌和鼓膜张肌等,主要支配咀嚼运动和张口运动。三叉神经运动核受双侧皮质脑干束支配。

三叉神经的主要功能是支配颜面部感觉和咀嚼运动。三叉神经周围性损害(包括三叉神经半月节、三叉神经根或三个分支的病变)时刺激性症状主要表现为三叉神经痛;破坏性症状主要表现为三叉神经分布区域痛、温、触觉减弱或消失,咀嚼肌麻痹、张口时下颌向患侧偏斜,多见于颅中窝脑膜瘤、鼻咽癌颅底转移及三叉神经节带状疱疹病毒感染等。三叉神经核性损害可表现为同侧面部"洋葱皮样"分离性感觉障碍、咀嚼肌无力或瘫痪,常见于延髓空洞症、延髓背外侧综合征及脑干肿瘤等。

（6）展神经(Ⅵ):由脑桥中部背面中线两侧之展神经核发出,其纤维由脑桥腹侧与延髓交界处穿出,经眶上裂进入眶内,支配外直肌。展神经的主要功能是支配眼球运动。展神经损伤可引起外直肌瘫痪,产生眼内斜视、外展运动受限、伴有复视,常见于鼻咽癌颅内转移、脑桥小脑脚肿瘤或糖尿病等。

（7）面神经(Ⅶ):为混合性神经,其主要成分是运动纤维,支配面部的表情运动;次要成分是中间神经,含有内脏运动纤维、特殊内脏感觉纤维和躯体感觉纤维,支配味觉和腺体(泪腺和唾液腺)的分泌,以及内耳、外耳道等处的皮肤感觉。面神经损伤根据不同部位分为中枢性和周围性,下运动神经元损伤导致周围性面神经麻痹,临床表现为病灶同侧面肌瘫痪,上运动神经元损伤导致中枢性面神经麻痹,仅表现为病灶对侧下面部表情肌瘫痪,其鉴别见图 9-2 和表 9-2。

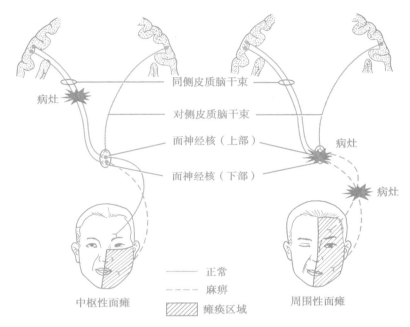

图 9-2　中枢性和周围性面神经麻痹

表 9-2　周围性与中枢性面神经麻痹的鉴别

特征	周围性面神经麻痹	中枢性面神经麻痹
面瘫程度	重	轻
受累肌肉	患侧面部表情肌	病灶对侧面部表情肌
	包括额肌和眼轮匝肌	额肌和眼轮匝肌不受累(受双侧中枢支配)
症状表现	患侧面部表情肌瘫痪	病灶对侧面部表情肌瘫痪
	鼓腮漏气、鼻唇沟变浅	鼓腮漏气、鼻唇沟变浅
	口角下垂并歪向健侧	口角轻度下垂
	不能皱额、皱眉	皱额、皱眉正常
	额纹消失	额纹正常
	眼睑闭合不全、眼裂变大	闭眼正常
	无偏瘫和舌瘫	常伴病灶对侧偏瘫和舌瘫
恢复速度	缓慢	较快
常见病因	面神经炎	脑血管疾病及脑部肿瘤

Note:

(8) 前庭蜗神经(Ⅷ):分为蜗神经与前庭神经。

1) 蜗神经:起自内耳螺旋神经节的双极神经元,周围突感受内耳螺旋器毛细胞的冲动,中枢突进入内听道组成蜗神经,终止于脑桥尾端的蜗神经前后核。蜗神经的主要功能是传导听觉,蜗神经损伤时主要表现为听力障碍和耳鸣。

2) 前庭神经:起自内耳前庭神经节的双极细胞。周围突至三个半规管的壶腹、椭圆囊和球囊,感受身体和头部的空间运动;中枢突组成前庭神经,与蜗神经共同经内耳孔进入颅腔,终止于脑桥及延髓的前庭神经核群。由前庭神经外侧核发出纤维组成前庭脊髓束,终止于同侧脊髓前角细胞,调节身体平衡运动。由其他前庭神经核发出的纤维参与内侧纵束,使内耳迷路和第Ⅲ、Ⅳ、Ⅵ对脑神经与上颈髓前角建立联系,反射性调节眼球位置与颈肌活动。前庭神经的功能为反射性调节机体的平衡与机体对各种加速度的反应,前庭神经损害可表现为眩晕、眼球震颤及平衡障碍。

(9) 舌咽神经(Ⅸ):为混合神经,其感觉纤维发源于上神经节及下神经节。周围突分布于舌后1/3的味蕾,传导味觉;分布至咽部等接受黏膜感觉;分布至颈动脉窦和颈动脉球部,可调节血压、呼吸及脉搏。中枢突均止于延髓的孤束核。运动纤维起自疑核,分布于基突咽肌,其功能是提高咽穹窿,与迷走神经共同完成吞咽动作。副交感纤维起自下泌涎核,经鼓室神经、岩浅小神经,终止于耳神经节,其节后纤维支配腮腺的分泌。舌咽神经的主要功能是支配味觉、唾液分泌、吞咽及呕吐反射。舌咽神经损伤可出现咽部感觉减退或丧失、咽反射消失、舌后1/3味觉丧失和咽肌轻度瘫痪。

(10) 迷走神经(Ⅹ):迷走神经是行程最长、分布范围最广的脑神经,其躯体感觉纤维起源于上神经节内,周围突分布于外耳道、耳郭凹面的皮肤及硬脑膜,中枢突止于三叉神经脊束核;内脏感觉纤维起源于下神经节,分布至颈、胸和腹部的脏器,中枢突止于孤束核。迷走神经的特殊内脏运动纤维起自疑核,分布于软腭、咽及喉部肌肉;副交感纤维起自迷走神经背运动核,分布至胸腹腔脏器,支配平滑肌、心肌和腺体的活动。迷走神经的主要功能是支配咽部的感觉和运动,调节内脏活动以及与呕吐的反射活动有关。迷走神经麻痹时可表现为发音困难、声音嘶哑、呛咳、吞咽障碍、咳嗽无力、心动过速及内脏活动障碍等。

舌咽、迷走神经彼此相邻,有共同的起始核,常同时受损,表现为声音嘶哑、吞咽困难、饮水呛咳及咽反射消失,称为延髓麻痹。一侧损伤时出现患侧咽部感觉缺失,咽反射消失,见于吉兰-巴雷综合征等。舌咽、迷走神经的运动核受双侧皮质脑干束支配,当一侧损害时不出现延髓麻痹症状,当双侧皮质延髓束损害时才出现构音障碍和吞咽困难,而咽反射存在,称为假性延髓麻痹,常见于两侧大脑半球的血管病变。延髓麻痹和假性延髓麻痹的鉴别见表9-3。

表9-3 延髓麻痹与假性延髓麻痹的鉴别

特征	延髓麻痹	假性延髓麻痹
病变部位	舌咽、迷走神经(一侧或双侧)	双侧皮质脑干束
下颌反射	正常	亢进
咽反射	消失	存在
强哭强笑	无	有
舌肌萎缩	可有	无
双锥体束征	无	常有

（11）副神经（Ⅺ）：副神经为运动神经,分为延髓支和脊髓支。脊髓支分布于胸锁乳突肌及斜方肌上部,并支配其肌肉运动;延髓支返回至迷走神经,构成喉返神经,支配声带运动。副神经的主要功能是支配头部转动和举肩运动。一侧副神经损伤可表现为同侧胸锁乳突肌瘫痪(头无力转向对侧)和斜方肌瘫痪(肩下垂、耸肩无力);双侧副神经损害表现为双侧胸锁乳突肌无力,头不能前屈,直立困难,多呈后仰位,仰卧位时不能抬头。

（12）舌下神经（Ⅻ）：舌下神经起自延髓的舌下神经核,经舌下神经管出颅,支配舌肌运动。舌下神经只接受对侧皮质脑干束的支配。舌下神经的主要功能是支配舌肌运动。一侧舌下神经核上性病变时,伸舌偏向病灶对侧,无舌肌萎缩及肌束颤动,称中枢性舌下神经麻痹,常见于脑血管病等。舌下神经及核性病变时表现为患侧舌肌瘫痪,伸舌偏向患侧;若双侧病变则伸舌受限或不能,同时可伴有舌肌萎缩和肌束颤动,见于肌萎缩侧索硬化或延髓空洞症等。

2. **脊神经**　脊神经是与脊髓相连的周围神经,共有 31 对,其中颈神经 8 对,胸神经 12 对,腰神经 5 对,骶神经 5 对,尾神经 1 对。每对脊神经由后根(感觉纤维)和前根(运动纤维)所组成。临床根据不同部位的感觉障碍水平,判断脊髓病变的平面,这对定位诊断具有重要意义,如乳头平面为胸 4,剑突平面为胸 6,肋弓下缘平面为胸 8,脐平面为胸 10,腹股沟平面为腰 1。人体体表部位的感觉分布见图 9-3 和图 9-4。

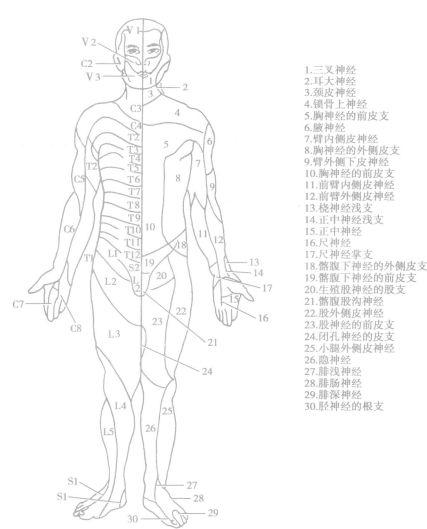

1.三叉神经
2.耳大神经
3.颈皮神经
4.锁骨上神经
5.胸神经的前皮支
6.腋神经
7.臂内侧皮神经
8.胸神经的外侧皮支
9.臂外侧下皮神经
10.胸神经的前皮支
11.前臂内侧皮神经
12.前臂外侧皮神经
13.桡神经浅支
14.正中神经浅支
15.正中神经
16.尺神经
17.尺神经掌支
18.髂腹下神经的外侧皮支
19.髂腹下神经的前皮支
20.生殖股神经的股支
21.髂腹股沟神经
22.股外侧皮神经
23.股神经的前皮支
24.闭孔神经的皮支
25.小腿外侧皮神经
26.隐神经
27.腓浅神经
28.腓肠神经
29.腓深神经
30.胫神经的根支

图 9-3　体表的节段性和周围性感觉支配（前面）

Note:

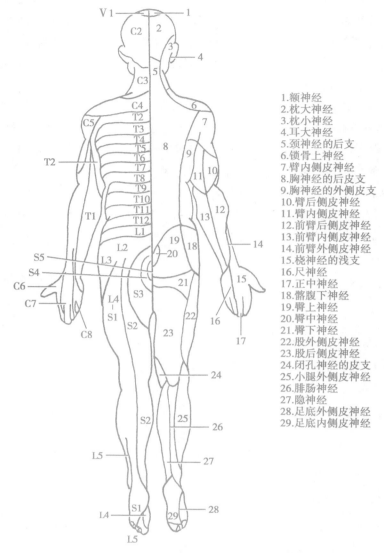

1.额神经
2.枕大神经
3.枕小神经
4.耳大神经
5.颈神经的后支
6.锁骨上神经
7.臂内侧皮神经
8.胸神经的后皮支
9.胸神经的外侧皮支
10.臂后侧皮神经
11.臂内侧皮神经
12.前臂后侧皮神经
13.前臂内侧皮神经
14.前臂外侧皮神经
15.桡神经的浅支
16.尺神经
17.正中神经
18.髂腹下神经
19.臀上神经
20.臀中神经
21.臀下神经
22.股外侧皮神经
23.股后侧皮神经
24.闭孔神经的皮支
25.小腿外侧皮神经
26.腓肠神经
27.隐神经
28.足底外侧皮神经
29.足底内侧皮神经

图 9-4　体表的节段性和周围性感觉支配（后面）

　　脊神经干出椎间孔后分为前支、后支、脊膜支和交通支,前支交织成颈丛、臂丛、腰丛和骶丛,由各丛再发出分支分布于躯干前外侧和四肢的肌肉和皮肤,司肌肉运动和皮肤感觉;后支分成肌支和皮支,肌支分布于项、背和腰骶部深层肌,司肌肉运动,皮支分布于枕、项、背、腰、骶及臀部皮肤,司皮肤感觉;脊膜支分布于脊髓被膜、血管壁、骨膜、韧带和椎间盘等处,司一般感觉和内脏运动;交通支为连于脊神经与交感干之间的细支。

　　脊神经病变的临床表现是受损神经支配范围内的感觉、运动、反射和自主神经功能障碍,其部位和范围随受损神经的分布而异,但又具有共同的特性。如前根损害表现为支配节段下运动神经元性瘫痪,不伴有感觉障碍;若后根损害则呈现节段分布的感觉障碍,常有剧烈根痛;神经丛和神经干损害表现为分布区的感觉障碍,常伴有疼痛、下运动神经元性瘫痪和自主神经功能障碍;神经末梢损害表现为四肢远端对称分布的手套-袜套样感觉障碍,常伴运动和自主神经功能障碍等。

（二）中枢神经系统

中枢神经系统由脑和脊髓所组成。脑又分为大脑、间脑、脑干和小脑(图 9-5)。

1. **大脑**　由大脑半球、基底核和侧脑室组成。大脑表面为大脑皮质所覆盖,皮质表面有脑沟和

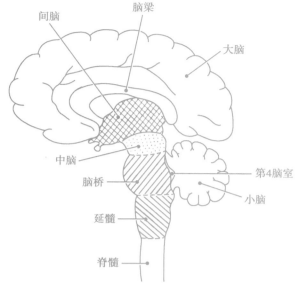

图 9-5　**中枢神经系统组成**

脑回,大脑半球分为额叶、颞叶、顶叶、枕叶、岛叶和边缘系统。两侧大脑半球的功能不完全对称,分为优势半球和非优势半球。优势半球(多为左侧大脑半球)在语言、逻辑思维、分析能力及计算能力方面占优势。非优势半球(右侧大脑半球)主要在音乐、美术、空间、几何图形和人物面部的识别、综合能力及视觉记忆功能等方面占优势。以下叙述大脑半球各脑叶以及内囊和基底核受损的局部症状(图 9-6)。

(1) 额叶:额叶位于中央沟前方,外侧沟之上。额叶受损时主要引起随意运动、语言和精神活动方面的障碍。额叶前部病变以精神症状为主,表现为记忆力和注意力减退、反应迟钝、情感淡漠、思维和综合能力下降,可有欣快感或易怒。额中回后部与两侧眼球协同运动有关,受损可引起双眼斜视。额上回后部病变可产生对侧上肢强握和摸索反射。额叶底面肿瘤可出现同侧嗅觉缺失和视神经萎缩,对侧视盘水肿,称福-肯(Foster-Kennedy)综合征。优势侧额下回后部病变产生运动性失语。

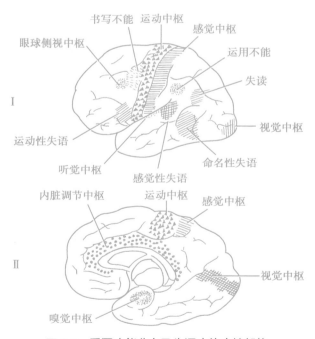

图 9-6　**重要功能分布及失语症的病灶部位**

(2) 顶叶:顶叶位于中央沟之后,顶枕沟前和外侧裂延长线的上方。中央后回系皮质感觉中枢,主管对侧躯体感觉。破坏性病变产生精细感觉障碍,如实体觉、两点辨别觉和皮肤定位觉丧失,而一般感觉不受影响,如触觉、痛觉、温度觉仍存在;刺激性病灶可出现对侧肢体局限性的感觉性癫痫发作,为针刺感、电击样感觉异常,亦可表现为局部抽搐发作。优势半球角回的损害可出现格斯特曼(Gerstmann)综合征,表现为计算不能、手指识别不能、左右辨别不能和书写不能 4 种症状;优势侧缘上回病变时可产生双侧失用症;任一侧顶叶受损时都可出现触觉忽略,表现为每侧分别检查触觉时,

Note:

病人可感知,若两侧同时给予触觉刺激时,病灶对侧无感觉。

（3）颞叶:颞叶位于大脑外侧沟下方,顶枕线前方。颞叶的内侧面与精神、行为、内脏功能有关,刺激或破坏性病灶可出现精神与行为异常。颞叶的前部病变影响内侧面的嗅觉中枢(钩回)时,病人可出现幻嗅或幻味,舐舌、咀嚼等特殊症状,称钩回发作,为一种颞叶癫痫。颞上回后部为听觉中枢,破坏性病灶产生感觉性失语,病人能听见对方和自己说话的声音,但不能理解说话的含义。颞中回后部损害时出现命名性失语,即病人对于一个物品,能说出它的用途,但说不出它的名称;双侧颞叶病变时引起人格异常、情绪改变和严重的记忆障碍。

（4）枕叶:枕叶位于顶枕沟和枕前切迹连结的后方。枕叶内侧面有一较深的沟,称为矩状沟。围绕矩状沟的皮质为视觉中枢,故枕叶损害主要出现视觉障碍。视野缺损的类型取决于视皮质损害范围的大小。双侧视觉中枢病变产生皮质盲,表现为全盲、视物不见,但对光反射存在;一侧视觉中枢损害产生偏盲,即对侧视野同向性偏盲,而中心视力不受影响,称黄斑回避。

（5）岛叶:岛叶又称脑岛,呈三角形岛状,位于外侧沟深面,被额、顶、颞叶所掩盖。岛叶的功能与内脏感觉和运动有关,岛叶损害多引起内脏运动和感觉的障碍。

（6）边缘系统:指位于大脑半球内侧面接近脑干和胼胝体的较古老皮质以及一些皮质下结构,包括边缘叶、杏仁核、丘脑前核、乳头体核以及丘脑下部等,它与网状结构、大脑皮质有着广泛联系,参与高级神经、精神和内脏活动。损害时出现情绪变化、记忆丧失、幻觉、行为异常等精神障碍和内脏活动障碍。

综上所述,大脑半球各脑叶的功能为:额叶与躯体运动、语言及高级思维活动有关;颞叶与听觉、语言和记忆有关;顶叶与躯体感觉、味觉、语言等有关;枕叶与视觉信息的整合有关;岛叶与内脏感觉有关;边缘系统与情绪、行为和内脏活动有关。

（7）内囊:为宽厚的白质层,位于尾状核、豆状核及丘脑之间,其外侧为豆状核,内侧为丘脑,前内侧为尾状核。内囊聚集了大量的上下行传导束,特别是锥体束在此高度集中,如完全损害,病灶对侧可出现偏瘫、偏身感觉障碍及偏盲,称为"三偏综合征",见于脑出血及脑梗死。

（8）基底神经节:又称基底节,位于大脑白质深部,主要包括尾状核、豆状核、屏状核和杏仁核(图 9-7),红核、黑质及丘脑底部也参与基底节系统的组成。基底节是锥体外系的中继站,它与大脑皮质及小脑协同调节随意运动、肌张力和姿势反射,也参与复杂行为的调节。

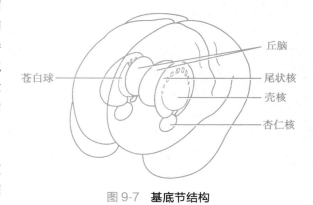

图 9-7　基底节结构

2. 间脑　间脑位于两侧大脑半球之间,是脑干与大脑半球的中继站。间脑前方以室间孔与视交叉上缘的连线为界,下方与中脑相连,两侧为内囊。左右间脑之间的矢状窄隙为第三脑室,其侧壁为左右间隙的内侧面。间脑包括丘脑、上丘脑、下丘脑和底丘脑四部分。

下丘脑损伤的表现:

（1）中枢性尿崩症:表现为多饮、烦渴、多尿、尿比重低、尿渗透压低。

（2）体温调节障碍:表现为中枢性高热和不能忍受温暖的环境、低温过低等。

（3）摄食异常:表现为食欲亢进、过度肥胖或厌食、拒食、消瘦等。

（4）睡眠-觉醒障碍:表现为失眠、过度睡眠,甚至嗜睡或昏迷。

（5）生殖与性功能障碍:出现性早熟、性功能障碍等,可伴性行为异常。

（6）自主神经功能障碍:出现血压不稳、心率改变、多汗、腺体分泌障碍与胃肠功能失调,严重者发生应激性溃疡,临床表现为上消化道出血。

3. 小脑　位于后颅窝,由小脑半球和小脑蚓部组成。其功能为调节肌张力、维持身体平衡,控制姿势步态和协调随意运动。小脑病变主要症状为共济失调,多见于小脑肿瘤、脑血管病、遗传变性疾病等。

4. 脑干　由中脑、脑桥和延髓组成。中脑向上与间脑相接,延髓下端与脊髓相连,脑桥介于中间,由脑桥臂与背侧的小脑半球相连接。第Ⅲ至第Ⅻ对脑神经核均位于脑干内(表9-4)。脑干是生命中枢,脑干网状结构能保持正常睡眠与觉醒。脑干病变大多涉及某些脑神经和传导束,多见于脑血管疾病、肿瘤和多发性硬化等。

表9-4　**各脑神经核在脑干内的位置**

部位	脑神经核
中脑	动眼神经核、滑车神经核、三叉神经脑核、动眼神经副核
脑桥	展神经核、三叉神经运动核、面神经核、三叉神经脑桥核、上泌涎核
延髓	舌下神经核、疑核、迷走神经背核、副神经核
脑桥下部及延髓	三叉神经脊束核、前庭神经核、蜗神经核、孤束核

脑干病变的特点

(1) 交叉性瘫痪:病变同侧脑神经的周围性麻痹、对侧肢体中枢性瘫痪和偏身感觉障碍,是由于一侧运动、感觉神经核或传出、传入神经纤维受到损害所致。

(2) 意识障碍:昏迷不醒,由于脑干网状结构上行激动系统受损或者网状结构至丘脑与皮层之间的环行通路受损所致。

(3) 去大脑僵直:因病变损害,使大脑与中脑及脑桥间的联系中断,从而导致脑干网状结构易化区占优势,而网状结构抑制区处于弱势,出现伸肌紧张亢进的角弓反张状态。

(4) 定位体征:如两侧瞳孔极度缩小呈针尖样,两眼球同侧偏斜提示脑桥损伤;循环、呼吸功能严重障碍提示延髓损伤。

5. 脊髓　脊髓是中枢神经的低级部分,为四肢和躯干的初级反射中枢,呈椭圆形条索状,位于椎管内。其上端于枕骨大孔水平与脑干相连接,下端以圆锥终止于腰1椎体下缘,并以终丝固定在骶管盲端。由脊髓共发出31对脊神经,主要分布到四肢和躯干。脊髓和脑的各级中枢之间存在广泛的联系,脊髓的正常活动总是在大脑的控制下进行的。脊髓受损的症状和体征与脊髓受损的部位及程度有关。脊髓的主要功能为:①传导功能。传导从周围到脑的神经冲动,一方面把大脑皮质的运动兴奋性经过脊髓、脊神经到达效应器官,另一方面把肌肉、关节和皮肤的痛觉、温度觉、触觉等感觉经脊神经、脊髓、脑干到达大脑半球。②反射功能。当脊髓失去大脑控制后,仍能自主完成较为简单的骨骼肌反射和躯体内脏反射活动,如牵张反射、屈曲反射、浅反射以及膀胱、直肠反射等。

【护理评估】

在全面收集病人的主、客观资料的基础上,对神经系统疾病病人的护理评估重点内容归纳如下:

(一) 病史

1. 患病及治疗经过

(1) 患病经过:①起病形式。评估初发症状的发生时间及发病形式(急性、亚急性、慢性、隐袭性、发作性、周期性或间歇性)。一般而言,急性发病且迅速达到病情高峰时,应考虑血管病变、炎症、外伤或中毒等;发病缓慢隐匿且进行性加重,病程中无明显缓解现象,则多为肿瘤或变性疾病;起病形式呈间歇发作性,则多为癫痫、偏头痛或周期性瘫痪;而感染性疾病多呈急性或亚急性起病。②主要症状和体征。评估神经系统常见症状(如头痛、眩晕、感觉障碍、运动障碍、言语障碍、意识障碍、认知障碍等)发生的部位、范围、性质、症状发生前后顺序、累及范围、起始时间、持续时间、严重程度及演变情况。大脑病变主要表现为意识、精神、认知障碍、偏瘫、偏身感觉障碍及癫痫发作;小脑病变主要引起共济失调;脑干病变多表现为交叉性瘫痪和多脑神经受损;而脊髓病变常有受损部位以下的运动、感觉及括约肌障碍。③病因或诱因。有无明显的致病或诱发因素,加重、减轻或缓解的因素等。④伴随症状。有无头痛、头晕、恶心、呕吐、发热、大汗等,注意其发生时间、特征及与主要症状的关联性。⑤并发症。有无外伤、压力性损伤、感染等。

（2）检查及治疗经过:既往检查、治疗经过及效果,是否遵医嘱治疗,目前用药情况怎样,包括药物的名称、剂量、用法、使用时间和有无不良反应等。

（3）既往史:了解有无头部外伤、脑肿瘤、内脏肿瘤以及手术史;有无感染病史如脑炎、结核病、寄生虫病、上呼吸道感染以及腮腺炎等;了解有无与神经系统疾病相关的疾病,如高血压、糖尿病、心脏病、高脂血症、甲亢、风湿病、血液病等;了解有无颈椎病及腰椎管狭窄病史;了解有无过敏及中毒病史等。应注意分析既往病史特点与现在疾病的关系,某些药物、恶性肿瘤及其治疗措施可导致神经系统损害,如长期服用异烟肼可能引起周围神经病,镇静药可造成多种形式的运动障碍等。

2. **目前病情与一般状况**　评估病人膳食基本情况,包括每天餐次、进食量、饮食种类,饮水情况,对自我营养状态的感知,有无食欲及体重等方面的变化。排便排尿的次数、量、性状和颜色,有无异常改变,是否需要辅助排便,有无留置导尿等。休息和睡眠型态有无发生异常,是否需要药物或其他方式辅助睡眠。日常生活活动是否受到影响,自理能力有无受到限制。

3. **心理-社会状况**

（1）疾病知识:病人对疾病的性质、过程、防治及预后知识的知晓程度。

（2）心理状况:了解疾病对其日常生活、学习和工作有何影响,病人能否面对现实、适应角色转变,有无焦虑、恐惧、抑郁、孤独、自卑等心理反应及其程度;性格特点如何,人际关系与环境适应能力怎样。如脑卒中病人常出现肢体瘫痪,容易产生抑郁、无用感、失落感;重症肌无力和吉兰-巴雷综合征病人常因呼吸肌麻痹容易导致死亡恐惧。

（3）社会支持系统:了解病人的家庭组成、经济状况、文化教育背景;家属对病人的关心、支持以及对病人所患疾病的认识程度;了解病人的工作单位或医疗保险机构所能提供的帮助或支持情况;病人出院后的继续就医条件,居住地的社区保健资源或继续康复治疗的可能性。

4. **生活史和家族史**

（1）个人史:了解病人的生长发育史和主要经历,包括出生地、居住地、文化程度、性格特点、职业及工作性质,是否到过疫区,有无疫水接触史,家庭或职场是否接触化学物质,女性病人应询问月经史和生育史。如脑棘球蚴病主要见于畜牧区,脑血吸虫病常有疫水接触史。取得病人信任后还需进一步了解是否存在吸毒和药物滥用史,有无冶游史,是否有过应激事件。

（2）生活方式:了解病人的工作、学习、生活与睡眠是否具有规律性,日常生活活动的能力及其依赖照顾程度,是否需要提供辅助和辅助的性质以及有无动物喂养与接触史等。如隐球菌脑膜炎常与喂养或接触鸽子有关,弓形体病常有猫狗等动物喂养史。

（3）饮食方式与不良嗜好:①饮食情况。询问平日饮食习惯及食欲,食物组成及数量;有无特殊食物的喜好或禁忌,有无特殊饮食医嘱及遵从情况,有无食物过敏或生食螃蟹史等。如脑卫氏并殖吸虫病病人往往有生食螃蟹史,周期性瘫痪病人常因饱餐诱发或使病情加重,肝豆状核变性的病情加重则与进食过多蕈类、坚果类、贝类等高铜食物有关,偏头痛可因进食巧克力及饮酒而诱发或加重,高脂、高钠、高糖摄入与脑卒中危险性增高有关,多吃新鲜果蔬可以降低脑卒中的发生率等。②不良嗜好。询问有无烟、酒及槟榔嗜好,吸烟的时间及数量。吸烟是脑卒中的独立危险因素,吸烟可使缺血卒中的危险度增加 90%,使蛛网膜下腔出血的危险度增加近 2 倍。长期大量饮酒可导致酒精中毒性脑病和酒精中毒性周围神经病;酗酒可诱发出血性脑血管病。槟榔可降低帕金森病人左旋多巴制剂的疗效。

（4）家族史：神经系统遗传病多于儿童或青年期发病，常常发生在有血缘关系的家庭成员中，而且某些疾病（如癫痫）可能被视为家庭隐私，应询问直系亲属中有无近亲婚配，家族成员中有无类似疾病发生及其分布情况，有无遗传病的可能性等。如高近亲婚配地区，肝豆状核变性、黑矇性痴呆、假肥大型肌营养不良症患病率较高；癫痫、周期性瘫痪、偏头痛等可能与家族遗传有关。

（二）身体评估

1. **全身状态** 包括病人的一般情况、生命体征、精神与意识状态等。①一般情况：包括年龄、性别、发育、营养、面容表情等，如帕金森病病人可见呆板面容。②生命体征：体温是否正常，有无明显的体温升高或不升；呼吸、脉搏、血压有无改变。体温升高常见于感染性或炎症性疾病、下丘脑或脑干受损引起的中枢性高热；体温下降或不升，常提示呼吸、循环衰竭或下丘脑严重病变。脉搏增快见于感染性疾病，脉搏细速或不规则见于中毒与休克，急性颅内压增高时脉搏缓慢而有力。吗啡、巴比妥类药物中毒时呼吸缓慢；中枢神经系统病变导致呼吸中枢抑制时，亦可出现呼吸节律的改变。血压显著升高见于颅内压增高、高血压脑病或脑出血、脑梗死。呼吸深而慢及血压升高常为颅内高压的表现；呼吸表浅无力、脉搏增快见于吉兰-巴雷综合征、重症肌无力危象引起的呼吸肌麻痹。③精神与意识状态：意识是否清楚，检查是否合作，应答是否切题；衣着是否整洁，主动和被动接触是否良好，对疾病的自知力是否存在；有无认知、情感和意志行为方面的异常，如错觉、幻觉、联想散漫、思维迟缓、情感淡漠、精神运动性兴奋或抑郁等。

2. **皮肤、黏膜** 全身皮肤、黏膜是否完好，有无发红、皮疹、破损、水肿。

3. **头颈部**

（1）瞳孔：观察瞳孔的直径大小，两侧是否等大、等圆及瞳孔对光反射是否灵敏。在普通光线下正常的瞳孔直径 3~4mm，一般认为瞳孔直径小于 2mm 为瞳孔缩小，大于 5mm 为瞳孔散大。瞳孔变化的临床意义为：

1）瞳孔的大小：瞳孔散大见于动眼神经麻痹、颞叶沟回疝、视神经病变或阿托品类药物中毒；瞳孔缩小见于脑桥出血、脑室出血压迫脑干或镇静安眠药中毒等。

2）瞳孔对光反射：是指光线刺激瞳孔后引起瞳孔收缩的反应，分为直接对光反射和间接对光反射。感光瞳孔缩小称为直接对光反射，对侧未感光瞳孔也缩小称为间接对光反射。光反射传导通路上的任何一处损害均可引起瞳孔对光反射消失和瞳孔散大。

3）阿-罗瞳孔：表现为双侧瞳孔较小，大小不等，边缘不整，对光反射消失。系顶盖前区光发射径路受损，常见于神经梅毒，偶见于多发性硬化及带状疱疹等。

（2）头颅：检查头颅大小、形状，注意有无头颅畸形，有无颅骨内陷，有无局部肿块或压痛。

（3）面部及五官：观察有无面部畸形、面肌抽动或萎缩、血管斑痣、角膜色素环、眼睑水肿、眼球突出、巩膜黄染、结膜充血、口唇疱疹、乳突压痛；额纹和鼻唇沟是否对称或变浅；伸舌是否居中、舌肌有无萎缩；有无吞咽困难、饮水呛咳；咽反射是否存在或消失；有无声嘶、发声低哑或其他言语障碍。头颅外伤常可见眶周瘀斑、鼓膜血肿、脑脊液鼻漏或耳漏。

（4）颈部：注意有无头部活动受限、不自主运动及抬头无力；颈部有无抵抗、姿势异常（如痉挛性斜颈、强迫头位），颈椎有无压痛，颈动脉搏动是否对称。强迫头位及颈部活动受限见于后颅窝肿瘤、颈椎病变，颈动脉狭窄者颈部可闻及血管杂音。

4. **四肢及躯干** 注意脊柱有无畸形、压痛及叩击痛，有无活动受限，如脊髓空洞症或脊髓型共济失调可见脊柱侧凸；四肢有无震颤、舞蹈样动作、手足搐搦等不随意运动或瘫痪；有无指（趾）发育畸形、弓形足；肌肉有无萎缩、肥大或压痛；关节运动是否灵活；病人站立和行走时步态姿势是否异常。肌束震颤见于运动神经元病或有机磷农药中毒，双手扑翼样震颤多见于中毒性或代谢性疾病。

Note：

5. **脑神经、运动系统、感觉系统**　脑神经检查对神经系统疾病的定位诊断有重要意义,须对12对脑神经逐一检查,确定是否有异常、异常的范围及关联情况。运动系统检查包括观察肌容积、肌张力、肌力、不自主运动、共济运动、姿势和步态等,可检测主动运动或对抗阻力的能力,并观察肌肉的运动幅度和运动持续的时间等。感觉系统检查主观性强,检查内容包括深浅感觉和复合感觉,检查时从感觉缺失部位查向正常部位,自肢体远端查向近端,注意左右、远近端对比。

6. **神经反射**　有无深、浅反射的异常,有无病理反射。巴宾斯基征(Babinski sign)是经典的病理反射,检查方法是用竹签轻划足底外侧缘,自足跟向前划至小趾根部,阳性反应时大趾背屈,可伴其他足趾扇形展开(图9-8),也称为伸性跖反射。巴宾斯基征阳性提示锥体束受损,见于脑出血、脑肿瘤;三叉神经损伤时角膜反射消失;舌咽神经损伤时咽反射消失;成人强握反射阳性见于对侧额叶运动前区病变等。

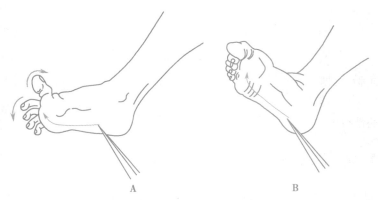

图 9-8　**巴宾斯基征阳性和阴性示意图**
A. 阳性体征;B. 阴性体征。

7. **脑膜刺激征**　脑膜刺激征包括颈强直、克尼格征(Kernig sign)和布鲁津斯基征(Brudzinski sign)等。颈上节段的神经根受刺激引起颈强直,腰骶节段脊神经受刺激出现克尼格征和布鲁津斯基征。脑膜刺激征见于脑膜炎、蛛网膜下腔出血、脑炎、脑水肿及颅内压增高等,深昏迷时脑膜刺激征可消失。检查方法包括:

(1) 屈颈试验:病人仰卧,检查者托病人枕部并使其头部前屈而表现不同程度的颈强,被动屈颈受限,称为颈强直,但需排除颈椎病。正常人屈颈时下颏可触及胸骨柄,部分老年人和肥胖者除外。

(2) 克尼格征:病人仰卧,一侧下肢与髋、膝关节处屈曲成直角,检查者一手扶住膝关节,另一手托住足跟,将小腿尽量上抬伸膝,如伸直受限并出现疼痛,大小腿间夹角<135°,克尼格征阳性(图9-9)。

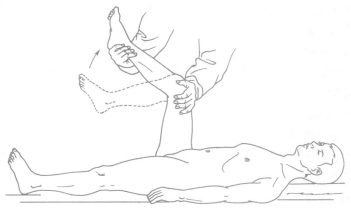

图 9-9　**克尼格征**

（3）布鲁津斯基征：病人仰卧屈颈时出现双侧髋、膝部屈曲，一侧下肢膝关节屈曲位，检查者使该侧下肢向腹部屈曲，对侧下肢亦发生屈曲（图9-10），均为布鲁津斯基征阳性。

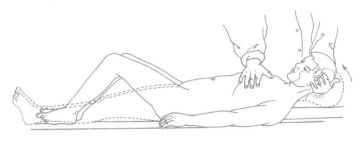

图9-10　布鲁津斯基征

（三）实验室及其他检查

1. 化验检查

（1）血液检查：血常规检查对神经系统多种疾病如颅内感染、脑血管疾病、脑寄生虫病等的病因诊断有一定价值；血脂、血糖检测有助于脑血管疾病的病因诊断；乙酰胆碱受体抗体测定对重症肌无力的确诊有重要价值；血清肌酶学检测如肌酸磷酸激酶、乳酸脱氢酶等对肌肉疾病的诊断有重要意义；血钾检查对周期性瘫痪等有诊断价值。

（2）脑脊液检查

1）脑脊液压力测定：可了解颅内压力情况，一般采用腰椎穿刺测量法，侧卧位的正常压力成人为80～180mmH$_2$O。

2）脑脊液常规、生化、细胞学及免疫学检查：对神经系统疾病，尤其是中枢神经系统感染性疾病的诊断和预后判断具有重要意义。

2. 活组织检查

（1）肌肉活组织检查：可用于肌肉疾病的诊断，鉴别神经源性或肌源性肌损害，确定伴有肌无力的系统性疾病病人有无肌肉组织受累、肌肉间质有无血管炎症或异常物质沉积等。肌肉活检时慢性疾病宜选择轻、中度受累的肌肉；急性病变则应选择受累较重伴疼痛的肌肉，切忌选择明显肌力低下、已有严重萎缩的肌肉，也应避免在肌电图检测部位的附近取材；原则上应选择肌肉丰富、操作简便、损伤较轻的肱二头肌作为取材部位，其次为股四头肌、三角肌和腓肠肌等。

（2）神经活组织检查：有助于判断周围神经疾病的性质和病变程度，是周围神经疾病病因诊断的重要依据。常用的活组织检查部位为腓肠神经。

（3）脑活组织检查：目前主要适用于脑部感染性疾病经抗感染治疗效果不佳需进一步查明原因者；临床疑诊为遗传代谢性疾病，如脑白质营养不良、神经节苷脂沉积病、肌阵挛性癫痫、线粒体脑病等；神经影像学提示脑内占位性病变，以鉴别炎症、肿瘤和胶质增生以及不明原因的痴呆。取材方式为手术活检和立体定向穿刺活检。

无论肌肉、神经还是脑活组织检查，均应严格掌握其适应证，注意无菌操作，观察局部有无肿胀、疼痛、渗血等，预防并发症。活组织标本按不同的检查目的进行固定和保存并及时送检。

3. 神经电生理检查

（1）脑电图检查（electroencephalography，EEG）：脑电图是脑组织生物电活动的检查技术，通过测定自发的有节律的生物电活动了解脑功能状态，主要用于癫痫的诊断、分类和病灶的定位，对区别脑部器质性或功能性病变、弥漫性或局限性损害以及脑炎、中毒性和代谢性等各种原因引起的脑病等有辅助诊断价值。EEG检查前24小时需停服镇静药、兴奋药及其他作用于神经系统的特殊药物；检查前1天洗头，忌用发胶、头油等定形、护发用品；检查不能空腹，宜在饭后3小时内进行。

（2）肌电图检查（electromyography，EMG）：肌电图是记录神经肌肉生物电活动的检查，常和神经

Note：

传导速度检查联合应用,借以判定神经肌肉所处的功能状态。主要用于周围神经、神经肌肉接头和肌肉疾病的诊断。该检查过程中需针刺局部皮肤,可能会引起疼痛,检查前应告知病人以配合检查。

（3）诱发电位检查（evoked potential,EP）:是神经系统在感受外来或内在刺激时产生的生物电活动,可选择性观察特异性传入神经通路的功能状态。常用的有脑干诱发电位、视觉诱发电位和体感诱发电位。可用于视觉、听觉的客观检查以及某些疾病如视神经炎、多发性硬化、脑干及脊髓病变的诊断,还可以客观鉴别意识障碍与癔症。

4. 影像学检查

（1）X 线检查

1）头颅平片:可观察头颅大小、形状,颅骨厚度、密度及结构,颅缝有无裂开,蝶鞍、颅底等重要部位有无扩大、变形及破坏,有无颅内钙化斑等。

2）脊椎平片:可观察脊柱的生理曲度,椎体有无发育异常,骨质破坏、骨折、脱位、变形或骨质增生,椎间孔有无扩大,椎间隙有无变窄等。

（2）CT:是以电子计算机数字成像技术与 X 线断层扫描技术相结合的新型医学影像技术,可在图像上显示不同平面脑室、脑池和脑实质的形态与位置。目前主要用于颅内肿瘤、脑血管病、颅脑损伤、脊柱和脊髓病变的诊断。尤其是 CT 血管造影（CT angiography,CTA）对闭塞性血管病变可提供重要的诊断依据。

（3）MRI:能从多方位、多层面提供解剖学和生物化学信息。与 CT 相比,MRI 对软组织分辨率高,无骨性伪影,能清楚地显示 CT 不易检出的脊髓、脑干和后颅窝病变;且没有电离辐射,对人体无放射性损害。近年来出现多种新的 MRI 技术,大大促进了神经科学的发展。①MRI 及增强扫描:MRI 对于脑梗死、脑白质病变、多发性硬化等疾病敏感性较高;增强扫描可增加对肿瘤及炎症性病变的敏感性。②磁共振血管成像（magnetic resonance angiography,MRA）:临床主要用于颅内血管狭窄或闭塞、颅内动脉瘤、脑血管畸形以及颅内静脉、静脉窦血栓的诊断。③磁共振弥散加权与灌注加权成像:MRI 弥散加权成像可在缺血数分钟至 2 小时内即出现异常信号,反映脑卒中的坏死区;MRI 灌注加权成像能判断脑组织缺血区域及程度,弥补常规 MRI 和 MRA 不能显示的血流动力学和脑血流功能状态的不足,常用于短暂性脑缺血发作、超急性和急性期脑梗死的诊断。磁共振弥散加权与灌注加权成像对缺血半暗带的临床界定具有重要意义,是治疗时间窗或半暗带存活时间的客观影像依据,为临床溶栓治疗及脑保护治疗提供重要参考。④磁共振波谱成像:常用于代谢性疾病、脑肿瘤、癫痫的诊断与鉴别诊断。⑤弥散张量成像:对于脑梗死、多发性硬化、蛋白质病变、脑肿瘤等的诊断及预后评估具有重要价值。

MRI 检查是在一个几乎密闭的环境中进行,且检查时间相对较长,振动声响很大,务必告知病人检查经过,使其全身放松,安静平卧,减少恐惧;指导病人摘除身上可移去的所有金属物和易受磁化的物品,如发卡、首饰、钥匙、手表、金属框眼镜、信用卡、手机等,以保证图像质量。体内有金属置入者,如植有心脏起搏器等不能接受 MRI 检查。

（4）数字减影血管造影（digital subtraction angiography,DSA）:详见本章第十节"神经系统常用诊疗技术及护理"。

5. 放射性核素检查

（1）SPECT:主要用于脑血管疾病、锥体外系疾病、痴呆、癫痫、脑瘤等神经系统疾病的诊断及预后判断,尤其对脑膜瘤和血管丰富或恶性程度高的脑瘤具有重要的诊断意义。

（2）PET:是一种非损伤性探索人脑生化过程的技术,可以客观地描绘人脑生理和病理代谢活动的图像。临床主要应用于脑部病灶的良、恶性鉴别,老年性痴呆的早期诊断和鉴别诊断,癫痫的定位诊断,以及帕金森病的病情评价。指导病人检查前禁食 6 小时以上,禁食期间可饮用不含糖的温水;检查前 2 小时禁止剧烈运动,显像前需完全休息 30 分钟;头部检查前需停用神经兴奋药或抑制药2 天。

Note:

6. 头颈部血管超声检查

（1）颈动脉超声检查：是广泛应用于临床的一项无创性检测手段，可客观检测和评价颈部动脉的结构、功能状态或血流动力学的改变。对头颈部血管病变（如颈动脉粥样硬化、颈动脉瘤、大动脉炎以及锁骨下动脉盗血综合征等），特别是缺血性脑血管病的诊断具有重要意义。颈部血管的超声检查通常包括：双侧颈总动脉（CCA）、颈内动脉（ICA）颅外段、颈外动脉（ECA）、椎动脉（VA）颅外段、锁骨下动脉和无名动脉。

（2）经颅多普勒超声（transcranial Doppler，TCD）检查：TCD 是利用颅骨薄弱部位为检查声窗，应用多普勒效应检查脑底动脉主干血流动力学变化的一种无创检测技术。主要用于探测颅内血管有无狭窄、闭塞、畸形、痉挛；评价大脑动脉环（Willis circle）侧支循环功能及脑血管舒缩反应储备能力。此检查应避免空腹进行，并需停用当天扩血管药物，以免低血糖或血管扩张而影响结果准确性。

7. 基因诊断技术

神经系统遗传病约占人类遗传病的 60%，具有家族性和终身性的特点。基因诊断可以弥补神经系统遗传性疾病临床诊断的不足，利于早期确诊，也能确定对疾病的易感性、发病类型和阶段等，还可以为遗传病的分类提供新的方法和依据，为其治疗提供新的指引。基因诊断的常用技术和方法分为：核酸分子杂交技术、聚合酶链反应扩增技术、DNA 测序、基因芯片技术等。基因诊断目前在神经系统遗传病中的应用主要包括单基因遗传病的诊断、鉴别诊断及病因确定，为表型多样性疾病的基因分型提供依据，对单基因和多基因遗传性疾病易感人群进行早期诊断和干预，也用于神经系统遗传性疾病的产前诊断和咨询。

（李红梅）

第二节　神经系统疾病病人常见症状体征的护理

一、头痛

头痛（headache）是临床常见的症状，通常指局限于头颅上半部，包括眉弓、耳轮上缘和枕外隆凸连线以上部位的疼痛。颅内的血管、神经和脑膜以及颅外的骨膜、血管、头皮、颈肌、韧带等均属头痛的敏感结构，机械、化学、生物刺激和体内生化改变等均可作用于颅内外疼痛敏感结构而引起头痛。2013 年国际头痛协会对头痛疾病的最新分类见表 9-5。临床常见的头痛类型如下：

表 9-5　**头痛疾病的国际分类**

1. 原发性头痛
1.1　偏头痛
1.2　紧张性头痛
1.3　三叉自主神经头面痛
1.4　其他原发性头痛
2. 继发性头痛
2.1　头颈部外伤引起的头痛
2.2　头颅和颈部血管疾病引起的头痛
2.3　非血管性颅内疾病引起的头痛
2.4　物质或物质戒断引起的头痛
2.5　感染引起的头痛
2.6　内环境紊乱引起的头痛
2.7　头颅、颈、眼、耳、鼻、鼻窦、牙齿、口腔或其他颜面部结构病变引起的头痛或面痛
2.8　精神疾病引起的头痛
3. 痛性脑神经病及其他面痛和其他头痛

Note:

1. **偏头痛**　偏头痛是临床常见的原发性头痛,主要是由颅内外血管收缩与舒张功能障碍引起,其特征为发作性、多为偏侧、中重度、搏动样头痛,一般持续 4~72 小时,可伴恶心、呕吐,声、光刺激或日常活动均可加重头痛,安静休息、睡眠后或服用止痛药物后头痛可缓解,但常反复发作。偏头痛多起病于儿童和青春期,中青年期达发病高峰,女性多见,常有遗传背景。

2. **丛集性头痛**　是一种原发性神经血管性头痛,表现为一侧眼眶周围发作性剧烈疼痛,有反复密集发作的特点,伴有同侧眼结膜充血、流泪、瞳孔缩小、眼睑下垂以及头面部出汗等自主神经症状,常在一天内固定时间发作,可持续数周至数月(常为 6~12 周),在此期间病人头痛呈成串发作,故名丛集性头痛。平均发病年龄较偏头痛晚,约为 25 岁,部分病人可有家族史,以男性多见。

3. **紧张性头痛**　多表现为双侧枕部或全头部紧缩性或压迫性头痛,头痛部位不定,通常呈持续性轻中度钝痛,有头周紧箍感、压迫感或沉重感,常伴有头昏、失眠、焦虑或抑郁等症状。典型病例多在 20 岁左右发病,发病高峰 40~49 岁,女性较男性稍多见。

4. **药物过度使用性头痛**　是仅次于紧张性头痛和偏头痛的第三大常见的头痛类型,患病率 1%~2%。多见于 30 岁以上的女性病人,常有慢性头痛史,频繁使用头痛急性对症药物,多伴有焦虑、抑郁等情绪障碍或药物滥用的家族史。

5. **高颅压性头痛**　颅内肿瘤、血肿、脓肿、囊肿等占位性病变可使颅内压力增高,刺激、挤压颅内血管、神经及脑膜等疼痛敏感结构而出现头痛。头痛常为持续性的整个头部胀痛,阵发性加剧,伴有喷射状呕吐及视力障碍。

6. **低颅压性头痛**　是脑脊液压力降低($<60mmH_2O$)导致的头痛,以双侧枕部或额部多见,也可为颞部或全头痛,但很少为单侧头痛,呈轻度至中度钝痛或搏动样疼痛;多为体位性,病人常在直立 15~30 分钟内出现头痛或头痛明显加剧,卧位后头痛缓解或消失。

7. **颅外局部因素所致头痛**　此种头痛可以是急性发作,也可为慢性持续性头痛。常见的局部因素有:

(1) 眼源性头痛:由青光眼、虹膜炎、视神经炎、眶内肿瘤、屈光不正等眼部疾患引起的头痛。常位于眼眶周围及前额,一旦眼部疾病治愈,头痛也将会得到缓解。

(2) 耳源性头痛:急性中耳炎、外耳道的疖肿、乳突炎等耳源性疾病都会引起头痛。多表现为单侧颞部持续性或搏动性头痛,常伴有乳突的压痛。

(3) 鼻源性头痛:由鼻窦炎症引起前额头痛,多伴有发热、鼻腔脓性分泌物等。

【护理评估】

1. **病史**

(1) 了解头痛的起病方式、发作频率、发作时间、持续时间及诱发因素:询问头痛起病的急缓,是持续性还是发作性,起始与持续时间,发作频率,激发、加重或缓解的因素。急性头痛可能提示蛛网膜下腔出血、脑出血、脑炎或高血压脑病等;亚急性头痛可能为颅内占位性病变、良性颅内压升高;慢性头痛多为偏头痛、紧张性头痛、鼻窦炎等。低颅压性头痛常与体位有明显关系,如立位时出现或加重,卧位时减轻或消失。颅内高压引起的头痛经常在凌晨发生,丛集性头痛多在夜间睡眠中发作。周期性发作的头痛应注意了解与季节、气候、饮食、睡眠、情绪、疲劳的关系,女性病人可能与月经周期有关。

(2) 了解头痛的部位、性质和程度:头痛部位与疾病的可能关系见表 9-6,头痛性质与疾病的可能关系见表 9-7。必要时用疼痛量表评估病人头痛的程度。

应询问病人是全头痛、局部头痛还是部位变换不定的头痛;是搏动性头痛还是胀痛、钻痛、钝痛、触痛、撕裂痛或紧箍痛;是轻微痛还是无法忍受的剧烈疼痛。如偏头痛常描述为双侧颞部的搏动性疼痛;紧张性头痛多表现为双侧枕部或全头部的紧缩性或压迫性疼痛;颅内压增高常表现为持续性的整个头部胀痛,阵发性加剧;蛛网膜下腔出血常表现为突然剧烈头痛;丛集性头痛为一侧眼眶周围发作性剧烈疼痛。

表 9-6　头痛部位与疾病的可能关系

头痛部位	病因
前头部	鼻窦炎性头痛、丛集性头痛、后颅窝肿瘤、小脑幕上肿瘤
偏侧头部	鼻窦炎性头痛、耳源性头痛、血管性偏头痛
全头部	脑肿瘤、颅内出血、颅内感染、紧张性头痛、低颅压性头痛
眼部（单侧或双侧）	丛集性头痛、青光眼、高颅压性头痛、一氧化碳中毒性头痛
双颞部	垂体瘤、蝶鞍附近头痛
枕颈部	高血压头痛、蛛网膜下腔出血、高颅压性头痛、颈性头痛、肌挛缩性头痛、脑膜炎、后颅窝肿瘤

表 9-7　头痛性质与疾病的可能关系

疾病	头痛性质与其他症状
颅内压增高	突然感觉有劈裂样疼痛,分布于前额、后枕或整个头部,用力、头部突然活动等可使头痛加剧,晨起较重。无前驱症状,起病急骤,以用力或激动为发病诱因,常伴有喷射性呕吐,出现不同程度的意识障碍
偏头痛	一侧颞部搏动性头痛。发作前出现同侧视觉障碍（亮点、暗点、盲区、闪光等）、偏身麻木感等先兆表现,发作时常伴有恶心、呕吐、畏光、畏声等
蛛网膜下腔出血	突发剧烈头痛
颅内占位性疾病	持续性进行性加重的头痛
低颅压性头痛	常与体位有明显关系,如立位时出现或加重,卧位时减轻或消失

（3）了解有无先兆及伴发症状：如头晕、恶心、呕吐、面色苍白或潮红、视物不清、畏光、复视、耳鸣、失语、瘫痪、倦怠、思睡、发热、晕厥或昏迷等。典型偏头痛发作常有视觉先兆和伴有恶心、呕吐、畏光,颅内感染所致头痛常伴高热,高血压脑病及颅内占位病变常伴视盘水肿。

（4）既往史：询问病人的服药史、头部外伤史、中毒史和家族史。如药物过度使用性头痛病人常有慢性头痛史,并长期服用治疗头痛的急性对症药物。

（5）心理-社会状况：了解头痛对病人日常生活、工作和社交的影响,病人是否因长期反复头痛而出现恐惧、抑郁或焦虑心理。如紧张性头痛病人多为慢性病程,常伴失眠、焦虑或抑郁症状;而偏头痛与抑郁障碍相互增加发病风险,对于慢性偏头痛以及偏头痛经规范治疗效果不佳者,应使用病人健康问卷（patient health questionnaire-9,PHQ-9）等工具筛查抑郁障碍。

2. **身体评估**　重点评估病人的神经系统和头颅、五官等,检查意识是否清楚,瞳孔是否等大等圆、对光反射是否灵敏;体温、脉搏、呼吸、血压是否正常;面部表情是否痛苦,精神状态如何;注意头部是否有外伤伤痕、眼睑是否下垂、有无脑膜刺激征等。如丛集性头痛时常伴有同侧颜面部结膜充血、流泪、流涕等副交感亢进症状,或瞳孔缩小和眼睑下垂等 Horner 征;低颅压头痛时脑组织下坠压迫脑神经也可引起视物模糊或视野缺损（视神经或视交叉受压）、面部麻木或疼痛（见于三叉神经受压）、面瘫或面肌痉挛（面神经受压）,甚至意识障碍等。

3. **实验室及其他检查**　适时恰当的神经影像学或腰穿脑脊液检查能为颅内器质性病变的诊断提供客观依据。如低颅压头痛腰穿脑脊液压力<60mmH$_2$O 或压力测不出、放不出脑脊液。偏头痛疑似卵圆孔未闭的病人可以行经颅多普勒超声生理盐水发泡试验寻找或计数微栓子,也可以进行经食管心脏超声检查,以确定病因。

【常用护理诊断/问题】

疼痛：头痛　与颅内外血管舒缩功能障碍或脑部器质性病变等因素有关。

【目标】

1. 病人能叙述诱发或加重头痛的因素,并能设法避免。
2. 能正确运用缓解头痛的方法,头痛发作的次数减少或程度减轻。

【护理措施及依据】

疼痛:头痛

(1) 病情观察:密切观察头痛部位、性质和程度,以及意识、瞳孔和生命体征的变化。是否伴有头晕、恶心、呕吐、复视、耳鸣、失语等先兆或伴随症状。

(2) 对症护理:根据不同病因采用不同的缓解疼痛方法。如偏头痛病人采用松弛疗法,如局部按摩、热水浴、局部热疗、针灸、生物反馈训练等;三叉神经痛病人洗脸、刷牙、剃须、咀嚼时动作要轻柔,吃软食小口咽,以免诱发疼痛;蛛网膜下腔出血头痛病人给予镇痛药,过度烦躁不安的病人可适量用镇静药;高颅压性头痛病人绝对卧床休息,床头抬高 15°~30°,有利于颅内静脉血液的回流,以减轻脑水肿,降低颅内压;避免咳嗽、打喷嚏,以免加重颅内压升高。低颅压性头痛者应卧床休息,避免因立位而加重头痛。

(3) 避免诱因:告知病人尽量避免可能诱发或加重头痛的因素,如情绪紧张、饮酒、用力性动作、频繁使用止痛药物、进食巧克力或奶酪等易诱发头痛的食物等;保持环境安静、舒适、光线柔和。

(4) 心理护理:长期反复发作的头痛,病人可能出现焦虑、紧张心理,要理解、同情病人的痛苦,耐心解释,适当诱导,解除其思想顾虑,鼓励病人树立信心,积极配合治疗。

(5) 用药护理:指导病人遵医嘱正确使用药物,密切观察药物的疗效及不良反应,勿滥用镇痛药物,以免引起药物过度使用性头痛。

【评价】

1. 病人能说出诱发或加重头痛的因素。
2. 能有效运用减轻头痛的方法,头痛减轻或缓解。

二、眩晕

眩晕(vertigo)是一种运动性或位置性错觉,造成人与周围环境空间关系在大脑皮质中反应失真,产生旋转、倾倒及起伏等感觉。临床上按眩晕的性质可分为真性眩晕与假性眩晕,真性眩晕存在对自身或对外界环境空间位置的错觉,而假性眩晕仅有一般的晕动感。按病变的解剖部位可将眩晕分为系统性眩晕和非系统性眩晕,前者由前庭神经系统病变引起,后者由前庭系统以外病变引起。

1. **系统性眩晕**　按照病变部位和临床表现的不同,系统性眩晕又可分为周围性眩晕与中枢性眩晕。前者指前庭感受器及前庭神经颅外段(未出内听道)病变而引起的眩晕,常伴恶心、呕吐、心慌等自主神经症状,眩晕感严重,持续时间短,常见于梅尼埃病、良性发作性位置性眩晕、前庭神经元炎等;后者指前庭神经颅内段、前庭神经核、小脑和大脑皮质病变等引起的眩晕,眩晕感较轻,但持续时间长,常见于椎基底动脉供血不足、脑干梗死、小脑梗死或出血等疾病。

2. **非系统性眩晕**　非系统性眩晕临床表现为头晕眼花、站立不稳,通常无外界环境或自身的旋转感、摇摆感,很少伴有恶心、呕吐,为假性眩晕。常由眼部疾病(眼外肌麻痹、屈光不正、先天性视力障碍)、心血管系统疾病(高血压、低血压、心律不齐、心力衰竭)、内分泌代谢疾病(低血糖、糖尿病、尿毒症)、中毒、感染和贫血等疾病引起。

【护理评估】

1. 病史

（1）了解眩晕的诱因、表现形式和持续时间：了解病人眩晕发生时是否有体位转变、睡眠不良等诱因，评估病人眩晕感的程度、持续时间、有无外界环境或自身的旋转感、摇摆感等。中枢性眩晕症状轻、持续时间长；周围性眩晕多呈发作性，眩晕感严重、持续时间短。

（2）了解有无伴随症状及特点：周围性眩晕常伴有自主神经症状，如恶心、呕吐、出汗、面色苍白等，伴耳鸣、听力减退。中枢性眩晕较少有自主神经症状，但可有脑神经损害、癫痫、抽搐等症状。非系统性眩晕为假性眩晕，较少伴有恶心、呕吐。

（3）既往史：询问病人是否患有高血压、低血压、心律不齐等心血管系统疾病，糖尿病等内分泌代谢疾病，尿毒症，眼部和耳部疾病，以及感染、贫血、中毒等疾病。

（4）心理-社会状况：了解眩晕发作对病人生活、工作的影响，病人是否因为眩晕而导致严重不适或生活自理缺陷；是否因为眩晕反复发作而出现烦躁、恐惧或情绪低落。

2. 身体评估 检查有无眼震和脑神经损害，可观察病人眼球运动，行闭目难立征试验、起坐试验、指鼻试验、甩头试验等共济失调和前庭功能方面的检查，也可进行姿势与步态的评估。中枢性眩晕眼球震颤幅度大、形式多变、眼震方向不一致，平衡试验可见倾倒方向不定，与头位无一定关系；周围性眩晕眼球震颤幅度小、多水平或水平加旋转、眼震快相向健侧或慢相向病灶侧，平衡试验可见倾倒方向与眼震慢相一致，与头位有关。

3. 实验室及其他检查 CT、MRI、脑干诱发电位、电测听等，检查脑血管、脑组织、前庭等器官结构和功能有无异常。

【常用护理诊断/问题】

1. 舒适度减弱 与突发眩晕、恶心、呕吐有关。
2. 有受伤的危险 与眩晕发作时平衡失调、步态不稳有关。

【目标】

1. 病人眩晕、恶心、呕吐次数减少或缓解，舒适感增强。
2. 能够正确应对眩晕发作，不发生跌倒、受伤等意外。

【护理措施及依据】

1. 舒适度减弱

（1）病情观察：密切观察病人眩晕发作的特点、持续时间与伴随症状；注意与头晕相鉴别，询问病人有无恶心、呕吐、出汗、耳鸣和听力减退、心慌、血压和脉搏的改变，观察病人眩晕发作的诱因、眩晕与体位的关系等。

（2）心理支持与生活协助：眩晕发作时应陪伴、安慰和鼓励病人，保持环境安静，避免各种不良刺激。呕吐病人取侧卧位，及时清除呕吐物，保持呼吸道通畅，协助做好生活护理，保持口腔卫生，注意水分和营养的补充，防止水、电解质平衡紊乱；指导位置性眩晕病人正确变换体位，做好卧床病人的大小便护理。

2. 有受伤的危险

（1）安全护理：病人出现头晕、身体不适或不稳感等先兆症状时应平卧休息，急性发作期应固定头部，不宜搬动；眩晕发作期间不要独自如厕、沐浴或接触热水瓶、茶杯等，以防跌倒、坠床和烫伤，下床活动时应有人搀扶。

（2）避免诱因：平卧位时枕头不宜太高（15°~20°为宜），避免突然变换体位（突然起坐、站立或突然从站立位到卧位);仰头、低头或头部转动时应动作缓慢且转动幅度不宜太大,以防诱发。慢性眩晕病人积极治疗原发病,预防直立性低血压、低血糖;某些镇静药物、前庭抑制药物、小脑毒性药物以及心血管药物可能导致药源性眩晕发作,尤其应提醒服用多种药物的老年病人注意遵医嘱正确服药。

【评价】

1. 病人眩晕程度减轻或症状痊愈,舒适感增强。

2. 能正确应对眩晕发作,未发生跌倒及其他伤害。

三、意识障碍

意识是指机体对周围环境及自身状态的感知能力。意识的内容为高级神经活动,包括定向力、感知力、注意力、记忆力、思维、情感和行为等。意识障碍(disorders of consciousness)是指人对外界环境刺激缺乏反应的一种精神状态。任何病因引起的大脑皮质、皮质下结构、脑干上行网状激活系统等部位的损害或功能抑制,均可导致意识障碍。意识障碍可表现为觉醒度下降和意识内容变化,临床常通过病人的言语反应、对针刺的痛觉反应、瞳孔对光反射、吞咽反射、角膜反射等来判断意识障碍的程度。

1. 以觉醒度改变为主的意识障碍

(1)嗜睡:是意识障碍的早期表现,病人表现为睡眠时间过长,但能被唤醒,醒后可勉强配合检查及回答简单问题,停止刺激后病人又继续入睡。

(2)昏睡:是较嗜睡重的意识障碍,病人处于沉睡状态,正常的外界刺激不能唤醒,需大声呼唤或较强烈的刺激才能使其觉醒,可做含糊、简单而不完全的答话,停止刺激后很快入睡。

(3)昏迷:为最严重的意识障碍,病人意识完全丧失,各种强刺激不能使其觉醒,无有目的的自主活动,不能自发睁眼。昏迷按严重程度可分为:

1)浅昏迷:意识完全丧失,仍有较少的无意识自发动作。对周围事物及声、光刺激全无反应,对强烈的疼痛刺激可有回避动作及痛苦表情,但不能觉醒。吞咽反射、咳嗽反射、角膜反射及瞳孔对光反射存在,生命体征无明显改变。

2)中昏迷:对外界正常刺激均无反应,自发动作少。对强刺激的防御反射、角膜反射及瞳孔对光反射减弱,大小便潴留或失禁,生命体征发生变化。

3)深昏迷:对外界任何刺激均无反应,全身肌肉松弛,无任何自主运动,眼球固定,瞳孔散大,各种反射消失,大小便失禁。生命体征明显变化,如呼吸不规则、血压下降等。

2. 以意识内容改变为主的意识障碍

(1)意识模糊:表现为情感反应淡漠,定向力障碍,活动减少,语言缺乏连贯性,对外界刺激可有反应,但低于正常水平。

(2)谵妄:是一种急性脑高级功能障碍,病人对周围环境的认识及反应能力均有下降,表现为认知、注意力、定向与记忆功能受损,思维推理迟钝,语言功能障碍,错觉、幻觉,觉醒-睡眠周期紊乱等,可表现为紧张、恐惧和兴奋不安,甚至可有冲动和攻击行为。引起谵妄的常见神经系统疾病有脑炎、脑血管病、脑外伤及代谢性脑病等。高热、中毒、酸碱平衡紊乱、营养缺乏等也可导致谵妄。

3. 特殊类型的意识障碍

(1)去皮质综合征:双侧大脑皮质广泛损害而导致的皮质功能减退或丧失,皮质下功能仍保存。病人对外界刺激无反应,无自发性言语及有目的的动作,能无意识地睁眼、闭眼或做吞咽动作,瞳孔对光反射、角膜反射以及觉醒-睡眠周期存在,大小便失禁。身体姿势为上肢屈曲内收、双下肢伸直,足屈曲,亦称为去皮质强直。去皮质综合征常见于缺氧性脑病、脑炎、中毒和严重颅脑外伤等。

(2)无动性缄默症:又称睁眼昏迷。为脑干上部和丘脑的网状激活系统损害所致,而大脑半球及其传出通路无病变。病人可以注视周围的环境和人,貌似觉醒,但不能活动或言语。四肢肌张力低,腱反射消失,肌肉松弛,大小便失禁,无病理征。对任何刺激无意识反应,觉醒-睡眠周期存在,常见于脑干梗死。

（3）植物状态:指大脑半球严重受损而脑干功能相对保留的一种状态。病人对自身和外界的认知功能全部丧失,呼之不应,有自发或反射性睁眼,存在吮吸、咀嚼和吞咽等原始反射,有觉醒-睡眠周期,大小便失禁。颅脑外伤后植物状态持续12个月以上,其他原因持续3个月以上称持续植物状态。

【护理评估】

1. 病史　意识障碍可由不同的病因引起,应详细了解病人的发病方式及过程;是否有高血压、心脏病、糖尿病、癫痫、抑郁症或自杀史等,高血压脑病、心源性晕厥、糖尿病酮症、癫痫持续状态、大面积脑梗死、脑出血等均可导致意识障碍。应评估病人的家庭背景,家属的精神状态、心理承受能力、对病人的关心程度及对预后的期望等。

2. 身体评估

（1）了解有无意识障碍及其类型:观察病人的自发活动和身体姿势,是否有牵扯衣服、自发咀嚼、眨眼或打呵欠,是否有对外界的注视或视觉追随,是否自发改变姿势。昏迷病人的瘫痪侧下肢常呈外旋位,足底疼痛刺激下肢回缩反应差或消失。

（2）判断意识障碍的程度:通过言语、针刺及压迫眶上神经等刺激,检查病人能否回答问题,有无睁眼动作和肢体反应情况。国际上常用格拉斯哥昏迷量表(Glasgow coma scale,GCS)(表9-8)评价意识障碍的程度,最高得分为15分,最低得分为3分,分数越低病情越重。通常在8分以上恢复机会较大,7分以下预后较差,3~5分并伴有脑干反射消失的病人有潜在死亡的危险。格拉斯哥昏迷量表也有一定的局限性,如眼肌麻痹、眼睑或眶部水肿的病人不能评价其睁眼反应;气管插管或气管切开的病人不能评价其言语活动;四肢瘫痪或使用肌肉松弛药的病人不能评价其运动反应;睁眼反应、言语反应、运动反应单项评分不同的病人总分可能相等,但不意味着意识障碍程度相同。量表评定结果不能替代神经系统症状和体征的细致观察。

表 9-8　格拉斯哥昏迷量表

检查项目	临床表现	评分	检查项目	临床表现	评分
A. 睁眼反应	自动睁眼	4	C. 运动反应	能按指令动作	6
	呼之睁眼	3		对针痛能定位	5
	疼痛引起睁眼	2		对针痛能躲避	4
	不睁眼	1		刺痛肢体屈曲反应	3
B. 言语反应	定向正常	5		刺痛肢体过伸反应	2
	应答错误	4		无动作	1
	言语错乱	3			
	言语难辨	2			
	不语	1			

（3）全身情况评估:检查瞳孔大小、形状,是否等大等圆,对光反射是否灵敏。一侧瞳孔散大、固定提示该侧动眼神经受损,常为钩回疝所致;双侧瞳孔散大和对光反射消失提示中脑受损、脑缺氧或阿托品类药物中毒,双侧瞳孔针尖样缩小提示脑桥被盖损害如脑桥出血、有机磷中毒和吗啡类中毒等;观察生命体征变化,尤其注意有无呼吸节律与频率的改变,如潮式呼吸常提示中脑水平损害,丛集式呼吸常提示脑桥下部病变;评估有无面瘫、肢体瘫痪和头颅外伤;耳、鼻、结膜有无出血或渗液;皮肤有无破损、发绀、出血、水肿、多汗。伴发不同症状或体征意识障碍的常见病因见表9-9。

Note:

表 9-9 伴发不同症状或体征意识障碍的常见病因

意识障碍伴不同症状或体征	可能病因
头痛	脑炎、脑膜炎、蛛网膜下腔出血、脑外伤
视盘水肿	颅内占位病变、高血压脑病
瞳孔散大	脑疝、脑外伤、乙醇中毒或抗胆碱能药物中毒
偏瘫	脑梗死、脑出血、脑外伤
脑膜刺激征	脑炎、脑膜炎、蛛网膜下腔出血
发热	脑炎、脑膜炎、败血症
体温过低	低血糖、肝性脑病、甲状腺功能减退
血压升高	脑梗死、脑出血、蛛网膜下腔出血、高血压脑病
肌强直	低钙血症、破伤风、弥漫性脑病
痫性发作	脑炎、脑外伤、脑出血、颅内占位病变、低血糖

3. 实验室及其他检查 EEG 检查有无异常,血液生化检查血糖、血脂、电解质及血常规是否正常,头部 CT、MRI 检查有无异常发现。

【常用护理诊断/问题】

意识障碍 与脑组织受损、功能障碍有关。

【目标】

1. 病人意识障碍无加重、意识障碍程度减轻或意识清楚。
2. 未发生与意识障碍、长期卧床有关的各种并发症。

【护理措施及依据】

意识障碍

(1) 生活护理:卧气垫床或按摩床,保持肢体功能位,加保护性床挡;保持床单位整洁、干燥,减少对皮肤的机械性刺激,定时给予翻身、拍背,按摩骨突受压处;做好大小便护理,保持会阴部皮肤清洁,预防尿路感染;注意口腔卫生,不能经口进食或禁食者每天行口腔护理 2~3 次;体温不升或肢端发凉者注意保暖,慎用热水袋,防止烫伤。

(2) 饮食护理:意识障碍病人应进行意识水平、营养风险、吞咽能力、并发症风险及预期持续时间的综合评估,合理选择饮食或营养方式。肠内营养病人应给予高维生素、高热量饮食,补充足够的水分;定时喂食,鼻饲时抬高床头≥30°,鼻饲后维持原体位>30 分钟,防止呕吐或食物反流;肠内营养者应注意加温输注,预防腹胀、恶心、呕吐等消化道反应的发生,同时要通过腹部按摩、热敷等改善病人胃肠功能。

(3) 保持呼吸道通畅:平卧头侧位或侧卧位,开放气道,取下活动性义齿,及时清除口鼻腔分泌物和气道痰液,防止舌根后坠、窒息、误吸和肺部感染。

(4) 病情监测:严密监测并记录生命体征及意识、瞳孔等变化;观察有无恶心、呕吐及呕吐物的性状与量;观察皮肤弹性及有无脱水现象;观察有无消化道出血和脑疝的早期表现。

(5) 预防并发症:预防压力性损伤、尿路感染、口腔感染和肺部感染;谵妄躁动者给予适当约束并告知家属或照顾者,防止病人坠床、自伤或伤人;长期卧床者每天定时进行肢体被动运动,预防下肢深静脉血栓形成。准确记录出入量,预防营养失调和水、电解质平衡紊乱。

【评价】

1. 病人意识障碍程度减轻或意识清楚。

2. 生活需要得到满足,未出现压力性损伤、感染、营养失调及深静脉血栓形成等。

四、认知障碍

认知是指人脑接受外界信息,经过加工处理,转换成内在的心理活动,从而获取知识或应用知识的过程。它包括记忆、语言、视觉空间、执行、计算和理解判断等方面。认知障碍是指上述几项认知功能中的 1 项或多项受损,当上述认知域有 2 项或 2 项以上受累,并影响个体的日常生活或社会能力时,可考虑为痴呆。

1. **记忆障碍**　记忆是信息在脑内储存和提取的过程,一般分为瞬时记忆、短时记忆和长时记忆三类。瞬时记忆为大脑对事物的瞬时映象,有效作用时间不超过 2 秒。短时记忆时间不超过 1 分钟,如记电话号码。短时记忆中的信息经过反复的学习、系统化,在脑内储存,进入长时记忆,可持续数分钟、数天,甚至终身。临床上多根据长时记忆将记忆障碍分为遗忘、记忆减退、记忆错误和记忆增强。

(1) 遗忘:是指对识记过的材料与情节不能再认与回忆,或者表现为错误的再认或回忆。根据遗忘的具体表现,最重要的遗忘类型有顺行性遗忘和逆行性遗忘。

1）顺行性遗忘:指回忆不起在疾病发生以后一段时间内所经历的事件,近期事件记忆差,不能保留新近获得的信息,而远期记忆尚保存。常见于阿尔茨海默病的早期、癫痫、双侧海马梗死、间脑综合征、严重的颅脑外伤等。

2）逆行性遗忘:指回忆不起疾病发生之前某一阶段的事件,过去的信息与时间梯度相关的丢失。常见于脑震荡后遗症、缺氧、中毒、阿尔茨海默病的中晚期、癫痫发作后等。

(2) 记忆减退:指识记、保持、再认和回忆普遍减退。早期往往是回忆减弱,特别是对日期、年代、专有名词、术语概念等的回忆发生困难,以后表现为近期和远期记忆均减退。临床上常见于阿尔茨海默病、血管性痴呆、代谢性脑病等。

(3) 记忆错误

1）记忆恍惚:包括似曾相识、旧事如新、重演性记忆错误等,与记忆减退过程有关。常见于颞叶癫痫、中毒、神经症、精神分裂症等。

2）错构:指病人记忆有时间顺序上的错误,如病人将过去生活中所经历的事件归之于另一无关时期,而病人并不自知,并且坚信自己所说的完全正确。常见于更年期综合征、精神发育迟滞、乙醇中毒性精神病和脑动脉硬化症等。

3）虚构:指病人将过去事实上从未发生的事或体验回忆为确有其事,病人不能自己纠正错误。常见于科尔萨科夫(Korsakoff)综合征,可以由脑外伤、乙醇中毒、感染性脑病等引起。

(4) 记忆增强:指对远事记忆的异常性增加。病人表现出对很久以前所发生的、似乎已经遗忘的时间和体验,此时又能重新回忆起来,甚至一些琐碎的毫无意义的事情或细微情节都能详细回忆。多见于躁狂症、妄想或服用兴奋剂过量。

2. **视觉空间障碍**　指病人因不能准确地判断自身及物品的位置而出现的功能障碍,例如回家时因判断错方向而迷路,不能准确地将锅放在炉灶上而将锅摔到地上等。病人不能准确地临摹立体图,严重时连简单的平面图也无法画出。生活中可出现穿衣困难,不能判断衣服的上下、左右和里外,将衣服及裤子穿反等。常由中央区后方病变引起。

3. **执行功能障碍**　执行功能是一种综合运用知识、信息的能力。执行功能障碍与额叶-皮质下环路受损有关,病人表现为不能作出计划,不能进行创新性的工作,不能根据规则进行自我调整,不能对多件事进行统筹安排,不能按照要求完成较为复杂的任务。常见于血管性痴呆、阿尔茨海默病、帕金森病痴呆、路易体痴呆和额颞叶痴呆等。

Note:

4. **计算力障碍** 指病人计算能力减退,以前能做的简单计算无法正确算出。最初表现为病人买菜购物不知道该付多少钱,该找回多少。随着病情的进展,病人甚至不能进行如 2+3、1+2 等非常简单的计算,甚至不认识数字和算术符号。计算力障碍是优势半球顶叶特别是角回损伤的表现。

5. **失语** 详见本节中"五、言语障碍"。

6. **失用** 是指在意识清楚、语言理解及运动功能正常情况下,病人丧失完成有目的的复杂活动的能力。失用可分为:

(1) 观念性失用:是指病人对复杂精细的动作失去了正确概念,导致其不能把一组复杂精细动作按逻辑次序分解组合,使得各个动作的前后次序混乱,目的错误,无法正确完成整套动作。常由大脑半球受累引起。

(2) 观念运动性失用:是指病人在自然状态下可以完成相关动作,但不能按指令去完成这类动作。如向病人发出指令命其张口,病人不能张口,但给他苹果则会自然张嘴去咬。病变多位于优势半球顶叶。

(3) 肢体运动性失用:通常表现为上肢远端失去执行精细熟练动作的能力,自发动作、执行口令及模仿均受到影响,如病人不能弹琴、书写和编织等。病变多位于双侧或对侧皮质运动区。

(4) 结构性失用:是指对空间分析和对动作概念化的障碍。表现为病人绘制或制作包含有空间位置关系的图像或模型有困难,不能将物体的各个成分连贯成一个整体。病变多位于非优势半球顶叶或顶枕联合区。

(5) 穿衣失用:是指丧失了穿衣能力。表现为病人穿衣时上下颠倒、正反及前后颠倒、扣错纽扣、将双下肢穿入同一条裤腿等。病变多位于非优势侧顶叶。

7. **失认** 是指病人无视觉、听觉和躯体感觉障碍,在意识正常情况下,不能辨认以往熟悉的事物。失认可表现为:

(1) 视觉失认:病人的视觉足以看清周围物体,但看到以前熟悉的事物时却不能正确识别、描述及命名,而通过其他感觉途径则可认出。视觉失认包括物体失认、面容失认、颜色失认,多与枕叶视中枢损害有关。

(2) 听觉失认:是指病人听力正常但却不能辨认以前熟悉的声音,如以前能辨认出来的手机铃声、动物叫声、汽车声、钢琴声等,病变多位于双侧颞上回中部。

(3) 触觉失认:即实体觉缺失,病人无初级触觉和位置觉障碍,闭眼后不能通过触摸辨别以前熟悉的物品,如牙刷、钥匙、手机等,但如睁眼看到或用耳朵听到物体发出的声音就能识别,病变多位于大脑顶叶。

(4) 体象障碍:是指病人基本感知功能正常,但对自身躯体的存在、空间位置及各部位之间的关系失去辨别能力,临床可表现为偏侧忽视、病觉缺失、手指失认、自体认识不能、幻肢现象等。体象障碍可见于脑器质性损害和精神疾病,前者包括偏头痛、癫痫、脑卒中、脑肿瘤、脑损伤和其他弥漫性脑病变,后者多见于精神分裂症、抑郁症、神经性厌食症等。

8. **轻度认知障碍和痴呆**

(1) 轻度认知障碍(mild cognitive impairment,MCI):是介于正常衰老和痴呆之间的一种中间状态,是一种认知障碍综合征。与年龄和教育程度匹配的正常老人相比,病人存在轻度认知功能减退,有记忆、执行功能、语言、运用、视空间结构技能等其中的 1 项或 1 项以上功能减退,导致相应的临床症状,但日常生活活动能力基本正常,复杂的工具性日常生活活动能力可以有轻微损害。

(2) 痴呆(dementia):是由于脑功能障碍而产生的获得性、持续性智能损害综合征,可由脑退行性变如阿尔茨海默病、额颞叶变性等引起,也可由其他原因如脑血管病、外伤、中毒等导致。与轻度认知障碍相比,痴呆病人必须有 2 项或 2 项以上认知域受损,并导致病人的日常生活或社会能力明显减退。痴呆病人除记忆、语言、视觉空间技能、执行功能、运用、计算等受损外,还可以伴发睡眠障碍及幻觉、妄想、抑郁、徘徊、藏匿物品、攻击等精神行为异常。

【护理评估】

1. **病史**　了解病人的记忆、视觉空间、执行、计算和理解、判断等能力发生障碍的主要症状及特点、发病时间、症状变化或演变情况；伴随症状的特点、发生时间；与认知障碍有关的其他疾病情况；病程中的一般情况，如睡眠、饮食、体重、精神状态及大小便情况等。了解病人的文化程度、职业、既往病史、家族史等。评估病人对疾病的认识及社会支持情况。

2. **身体评估**　可采用床边问诊、体格检查、相关量表评估病人认知障碍的程度、类型和残存能力等。

（1）总体认知功能评估：评估工具包括多个认知领域的检测项目，能较全面地了解病人的认知状态及认知特征，可选择 MMSE 和 MoCA 进行初步筛查，阳性者进行针对性标准化测验与系统评估。临床常用评估量表包括：

1）简易智能精神状态评价量表（MMSE）：用于痴呆的筛查，主要包括定向力、记忆力、注意力和计算力、会议能力及语言能力的评估。

2）蒙特利尔认知评估量表（MoCA）：用于轻度认知障碍的筛查，主要包括视空间与执行功能、命名能力、记忆力、注意力、定向力、语言能力等评估。

3）阿尔茨海默病评估量表（认知部分）：内容覆盖注意力、定向力、记忆力、语言和运用功能评估，可评价认知症状的严重程度和治疗变化，常用于轻、中度阿尔茨海默病的疗效评估。

4）临床痴呆评定量表：包括记忆、定向、判断和解决问题、工作及社交能力、家庭生活与爱好、独立生活能力 6 个项目评估。广泛用于痴呆分级与分期，并可用于评估阿尔茨海默病的进展。

（2）记忆功能评估：临床记忆评估主要集中于情景记忆，包括听觉词语学习测验、韦氏记忆量表逻辑记忆分测验等。检查内容包括瞬时回忆、短时延迟回忆、长时延迟回忆和长时延迟再认检查。

（3）注意/执行功能评估：注意的评估工具包括简易注意测验、韦氏记忆量表逻辑记忆分测验、日常注意测验、注意力变化测验和连线测验等。执行功能评估分别针对抽象概括能力、精神灵活性、信息处理速度、判断力、推理和转换能力、对干扰的抵制能力和解决问题能力等进行测验。注意/执行功能评估是鉴别皮质性痴呆和皮质下痴呆的重要依据。

（4）语言功能评估：认知障碍病人都应进行语言功能评估，尤其对于进行性非流利性失语、少词性进行性失语、句子复述困难的语言障碍病人，应进行详细的语言功能评定。

（5）视空间和结构功能评估：常用的视空间和结构功能测验包括气球划销测验、钟划销测验、本顿（Benton）面孔再认测验、复杂图形测验、画钟测验、积木测验等。

（6）运用功能评估：①按照测试者指令进行手势命名、物品命名、手势判断与辨认；②按照测试者指令做手势表演；③请病人模仿测试者动作，如刷牙、吹口哨等；④将所需物品及材料置于病人面前的桌上，请病人快递物品等。

（7）非认知功能评估：应根据病人和知情者提供的信息进行 ADL、情绪、行为及社会功能等综合评估。

3. **实验室及其他检查**　头部 CT、MRI、头颅多普勒等检查有无异常。

【常用护理诊断/问题】

1. **记忆功能障碍**　与轻度认知障碍或痴呆有关。
2. **生活自理缺陷**　与认知障碍所致记忆、运用、执行、语言及日常生活活动能力减退有关。
3. **有走失的危险**　与记忆力、定向力等认知功能减退/受损有关。
4. **有受伤/伤人的危险**　与视觉空间障碍、执行能力缺失、情绪异常及精神症状等有关。

【目标】

1. 病人的记忆功能减退速度延缓，最大限度保持认知功能。

2. 轻度认知障碍病人的日常生活活动能力提高,痴呆病人日常生活需求得到满足,生活质量提高。

3. 轻度认知障碍病人及照护者学会预防走失的措施,痴呆病人不发生走失等意外事件。

4. 不发生受伤或伤人事件。

【护理措施及依据】

1. 记忆功能障碍

(1) 病情监测:定期评估病人的记忆功能,及时发现记忆功能的变化,尽早进行康复训练,降低病人从轻度认知障碍转化为痴呆的风险。

(2) 记忆功能康复训练:提供个性化的记忆康复训练,如认知刺激训练、学习训练、体育锻炼、音乐疗法、数独训练等,鼓励病人回忆过去的生活经历、参加力所能及的社交活动、编制日常生活活动安排表、参加益智游戏等,帮助改善和维持记忆功能。

2. 生活自理缺陷

(1) 日常生活能力康复训练:定期评估病人的认知状况和日常生活能力,提供以病人为中心的康复训练计划,最大限度地利用和保存病人的残留功能。对于轻度认知障碍病人,尽可能给予自我生活照料的机会,并进行生活技能训练,帮助维持和改善工具性日常生活能力,如处理财务、乘车、做家务、使用家电等。

(2) 生活护理:当病人认知功能逐渐减退,日常生活能力降低时,应帮助其应对生活中的各种障碍,协助病人进行简单、有规律的生活自理,培养病人的自信心和安全感,陪同病人完成力所能及的任务,体会参与的乐趣。生活自理能力完全丧失的病人应专人护理,加强日常生活的照料和护理,如穿衣、进食、睡眠、沐浴、如厕等。

3. 有走失的危险

(1) 加强风险管理:帮助建立家庭护理系统,为照护者提供预防走失等相关风险管理知识和信息。给病人制作并佩戴胸卡,内容包括姓名、年龄、家庭住址、疾病名称、联系电话、联系人(多个),以便走失时方便他人及时联系照护者。痴呆病人应有专人看护,佩带 GPS 定位器,避免让其独自外出。

(2) 加强巡视:住院期间应加强巡视,随时掌握病人动态,做好床边交接班。

4. 有受伤/伤人的危险

(1) 安全护理:为病人提供较为固定和安全的生活环境,居室内家具简洁、摆放固定,放置熟悉的个人物品、醒目的时间和定向标识,防止发生跌倒、烫伤、误服、自伤等意外事件。定期评估病人有无激越行为及严重程度,根据激越行为的类型给予相应干预措施。

(2) 心理护理:鼓励家人多陪伴、安慰、支持、鼓励病人,维护病人的自尊,用足够的耐心和爱心照料病人,切忌使用刺激性的言语等。

【评价】

1. 轻度认知障碍病人记忆功能有一定程度的恢复,痴呆病人记忆功能减退速度延缓。

2. 轻度认知障碍病人最大限度保持日常生活活动能力,痴呆病人生活需求得到满足。

3. 轻度认知障碍病人及痴呆病人照护者掌握预防走失的措施,痴呆病人未发生走失事件。

4. 未发生伤人、受伤等意外事件。

五、言语障碍

言语障碍(language disorders)可分为失语和构音障碍。失语是由于脑损害所致的语言交流能力障碍,构音障碍则是因为神经肌肉的器质性病变,造成发音器官的肌无力及运动不协调所致。

1. 失语 是指在意识清楚,发音和构音没有障碍的情况下,大脑皮质语言功能区病变导致的语言交流能力障碍,是优势大脑半球损害的重要症状之一。表现为自发语言、听理解、复述、命名、阅读和书写6个基本方面能力残缺或丧失。失语的主要类型如下:

(1) 布罗卡(Broca)失语:又称运动性失语或表达性失语,口语表达障碍为其突出的临床特点。系优势半球额下回后部(Broca区)受损所致。病人谈话为非流利型、电报式语言,只能讲一两个简单的词,讲话费力,找词困难,且用词不当,或仅能发出个别的语音。对别人的语言理解能力相对保留;对简单的词语和句子理解正常,但对结构复杂的句式理解有困难。复述、命名、阅读和书写均有不同程度的损害。常见于脑出血、脑梗死等可引起Broca区损害的疾病。

(2) 韦尼克(Wernicke)失语:又称感觉性失语或听觉性失语。听理解严重障碍为其突出特点。系优势半球颞上回后部(Wernicke区)病变引起。病人听觉正常,却不能听懂别人和自己所说的话。口语表达为流利型,发音清晰,语言流畅,但言语混乱而割裂,缺乏实质词或有意义的词句,严重时说出的话,别人完全听不懂,答非所问。常见于脑出血、脑梗死等可引起Wernicke区损害的疾病。

(3) 传导性失语:一般认为本症是由于优势半球缘上回皮质或深部白质内的弓状纤维损害导致Wernicke区和Broca区之间的联系中断所致。病人表现为流利型口语,但语言中有大量错词,自身可以感知到错误,在纠正时因口吃表现为语言不流畅,但表达短语或句子完整。听理解障碍较轻,复述障碍较自发谈话和听理解障碍重,两者损害不成比例为其最大特点。常同时伴有命名、阅读和书写不同程度的损害。

(4) 命名性失语:又称遗忘性失语,系优势半球颞中回后部病变所致。主要特点是命名不能,病人不能说出物件的名称,但可说该物件的用途及如何使用,当别人提示物件的名称时,能辨别是否正确。自发谈话为流利型,空话和赘话多,缺实质词。

(5) 完全性失语:又称混合性失语,其特点为所有语言功能均严重障碍或几乎完全丧失。多见于优势侧大脑半球较大范围病变,如大脑中动脉分布区的大片病灶。口语表达障碍明显,多表现为刻板性语言(只能发出无意义的吗、吧、嗒等声音),听理解、复述、命名、阅读和书写均严重障碍。

(6) 失写:指书写不能,为优势半球额中回后部病变引起。病人无手部肌肉瘫痪,但不能书写或者写出的句子常有遗漏、错误,却仍保存抄写能力。单纯的失写较少见,多伴有运动性或感觉性失语。

(7) 失读:由优势半球顶叶角回病变引起。病人尽管无失明,但由于对视觉性符号丧失认识能力,故不识文字、词句、图画。失读和失写常同时存在,因此病人不能阅读,不能自发书写,也不能抄写。

2. **构音障碍** 是和发音相关的中枢神经、周围神经或肌肉疾病导致的一类言语障碍的总称。病人的语言形成及接受能力正常,仅表现为口语的声音形成困难,主要为发音不清,发声困难,声音、音调及语速异常,严重者不能发音。不同病变部位可产生不同特点的构音障碍。①下运动神经元病变时,主要表现为发音费力和声音强弱不等,如面神经病变时可产生唇音障碍;迷走神经喉返支单侧损害时表现为声音嘶哑;舌下神经病变表现为舌音不清、言语含糊。②上运动神经元病变时,双侧皮质延髓束损害导致的假性延髓麻痹,表现为说话带鼻音、声音嘶哑、言语缓慢不清晰;单侧皮质脊髓束病变时,主要表现为辅音不清晰,发音和语音共鸣正常。③基底核病变时,主要表现为说话缓慢而含糊,声调低沉,发音单调,音节颤抖样融合,言语断节及口吃样重复。④小脑病变时,主要表现为构音含糊,音节缓慢延长,声音强弱不等,言语不连贯。⑤肌肉病变时其表现类似下运动神经元损害,但多同时伴有进行性肌营养不良、重症肌无力、强直性肌病等其他肌肉病变。

【护理评估】

1. **病史** 评估病人的职业、文化水平与语言背景,如出生地、生长地及方言等;以往和目前的语言能力;病人的意识水平、精神状态及行为表现,是否意识清楚、检查配合,有无定向力、注意力、记忆力和计算力等认知功能障碍;病人的心理状态,观察有无孤独、抑郁、烦躁及自卑情绪;家庭及社会支持情况。

2. **身体评估**　主要通过与病人交谈,让其阅读、书写及采用标准化的量表评估病人言语障碍的程度、类型和残存能力。注意检查病人有无听觉和视觉缺损;是右利手还是左利手,能否自动书写或听写、抄写;能否按照检查者指令执行有目的的动作;能否对话、看图说话、跟读、命名物体、唱歌、解释单词或成语的意义等。评估口、咽、喉等发音器官有无肌肉瘫痪及共济运动障碍,有无面部表情改变、流涎或口腔滞留食物。

3. **实验室及其他检查**　头部 CT、MRI 检查及肌电图检查有无异常,新斯的明试验是否为阳性反应等。

【常用护理诊断/问题】

言语沟通障碍　与大脑语言中枢病变或发音器官的神经肌肉受损有关。

【目标】

1. 病人及家属对言语沟通障碍的相关知识有一定的了解。
2. 能最大限度地保持沟通和表达能力,采取有效方式表达自己的需要。
3. 能配合语言训练,语言功能逐渐恢复正常。

【护理措施及依据】

言语沟通障碍

(1) 心理护理:提供有关疾病治疗和预后的可靠信息,加强与病人交流,尤其对失语病人,应鼓励并指导病人用非语言方式来表达自己的需求及情感;指导家庭成员积极参与病人的康复训练;鼓励或组织病友之间康复训练的经验交流;指导病人正确面对疾病,避免过分依赖,帮助病人树立信心,积极配合治疗。

(2) 沟通方法指导:鼓励病人采取任何方式向医护人员或家属表达自己的需要,可借助符号、图片、表情、手势、交流板、交流手册或 PACE 技术(利用更接近实用交流环境的图片及其不同的表达方式,使病人尽量调动自己的残存能力,以获得实用化的交流技能,是目前国际公认的实用交流训练法)等提供简单而有效的双向沟通方式。与感觉性失语病人沟通时,应减少外来干扰,除去病人视野中不必要的物品(如关掉收音机或电视),避免病人注意力分散;对于运动性失语的病人应尽量提出一些简单的问题,让病人回答“是”“否”或用点头、摇头示意;与病人沟通时说话速度要慢,应给予足够的时间作出反应;听理解障碍的病人可利用实物图片法进行简单的交流,文字书写交流适用于有一定文化水平、无书写障碍的病人。

(3) 语言康复训练:由语言康复治疗师为病人制订个体化的语言康复计划,护士协助组织实施。康复训练遵循由易到难的原则,当病人进行尝试和获得成功时给予肯定和表扬,鼓励坚持训练。对于 Broca 失语者,侧重于训练口语表达;对于 Wernicke 失语者,侧重于训练理解、会话、复述等;对于构音障碍者,侧重于训练发音。具体方法有:

1) 肌群运动训练:指进行唇、舌、齿、软腭、咽、喉与颌部肌群运动。包括缩唇、叩齿、伸舌、卷舌、鼓腮、吹气、咳嗽等活动。

2) 发音训练:循序渐进训练张口诱发唇音(a、o、u)、唇齿音(b、p、m)、舌音,发单音节音(pa、da、ka),当能够完成单音节发音后,让病人复诵简单句。如早-早上-早上好。

3) 复述训练:复述单词和词汇,可出示与需要复诵内容一致的图片,让病人每次复述 3~5 遍,轮回训练,巩固效果。

4) 命名训练:让病人指出常用物品的名称及说出家人的姓名等。

5）刺激法训练:采用病人所熟悉的、常用的、有意义的内容进行刺激,要求语速、语调和词汇长短调整合适;刺激后应诱导而不是强迫病人应答;多次反复给予刺激,且不宜过早纠正错误;可利用相关刺激和环境刺激法等,如听语指图、指物和指字。

【评价】

1. 病人能有效表达自己的基本需要和情感,情绪稳定,自信心增强。
2. 能正确地使用文字、表情或手势等交流方式进行有效沟通。
3. 能主动参与和配合语言训练,口语表达、理解、阅读及书写能力逐步增强。

六、感觉障碍

躯体感觉是指作用于躯体感觉器的各种刺激在人脑中的反应。感觉障碍(sense disorders)指机体对各种形式的刺激(如痛、温度、触、压、位置、振动等)无感知、感知减退或异常的一组综合征。解剖学上将感觉分为内脏感觉(由自主神经支配)、特殊感觉(包括视、听、嗅和味觉,由脑神经支配)和一般感觉。一般感觉由浅感觉(痛、温度及触觉)、深感觉(运动觉、位置觉和振动觉)和复合感觉(实体觉、图形觉及两点辨别觉等)组成。

1. **感觉障碍的临床表现**　临床上将感觉障碍分为抑制性症状和刺激性症状两大类。

(1) 抑制性症状:感觉传导通路受到破坏或功能受到抑制时,出现感觉(痛觉、温度觉、触觉和深感觉)缺失或减退。在同一部位各种感觉都缺失,为完全性感觉缺失。若在同一部位仅有某种感觉障碍,而其他感觉保存者,称分离性感觉障碍。

(2) 刺激性症状:感觉传导通路受到刺激或兴奋性增高时出现刺激性症状。常见的刺激性症状有以下几种表现:

1）感觉过敏:是指在正常人中仅有轻微感觉或不引起不适感觉的刺激,但在病人中却引起强烈的甚至难以忍受的感觉。常见于浅感觉障碍。

2）感觉过度:多发生在感觉障碍的基础上,感觉的潜伏期长、兴奋阈增高、反应剧烈、时间延长。当刺激达到阈值,经过一段潜伏期,可产生一种强烈的、定位不明确的不适感,病人不能正确指出刺激的部位、性质与强度,且可有刺激点向四周扩散之感,当刺激停止后,刺激感仍持续一段时间后才消失。常见于带状疱疹疼痛、烧灼性神经痛等。

3）感觉异常:是指在没有外界任何刺激的情况下,病人感到身体某些部位有麻木感、痒感、沉重感、针刺感、蚁行感、电击感、紧束感、冷热感、肿胀感等,但客观检查无感觉障碍。常见于自主神经或周围神经病变。

4）感觉倒错:是指对刺激产生的错误感觉,如热刺激引起冷觉感,触觉刺激引起疼痛感觉。常见于癔症或顶叶病变。

5）疼痛:疼痛为临床上最常见的症状。可分为以下几种:①局部疼痛,指病变部位的局限性疼痛。②放射性疼痛,即神经干、神经根或中枢神经受病变刺激时,疼痛不仅发生于局部,且可扩展到受累感觉神经的支配区,如脊髓后根受肿瘤或椎间盘脱出压迫引起的痛性麻痹。③扩散性疼痛,指刺激由一个神经分支扩散到另一个神经分支而产生的疼痛。如三叉神经某一支受到刺激时,疼痛会扩散到其他分支。④灼性神经痛,为一种剧烈的烧灼样疼痛,迫使病人用冷水浸湿患肢,多见于正中神经和坐骨神经受损后。⑤牵涉性疼痛,指内脏病变时,在与患病内脏相当的脊髓段所支配的体表区出现疼痛。这是由于内脏和皮肤的传入纤维都是汇聚到脊髓后角神经元,当内脏有病变时,内脏的疼痛性冲动扩散到相应节段的体表,如心绞痛时引起左胸及左上肢内侧疼痛;肝胆病变可引起右肩痛。

2. **感觉障碍的定位诊断**　不同部位的损害产生不同类型的感觉障碍,典型感觉障碍的类型具有特殊的定位诊断价值(图 9-11)。

Note:

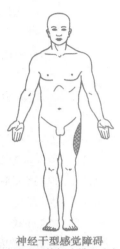
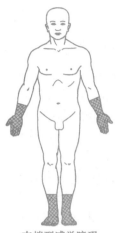
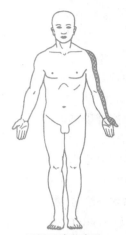

神经干型感觉障碍
（见于股外侧皮神经炎）

末梢型感觉障碍
（见于多发性神经炎）

后根型感觉障碍
（见于C₅和C₆后根损害）

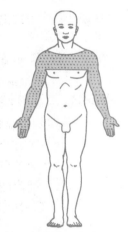
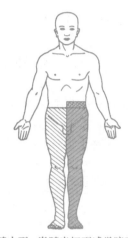
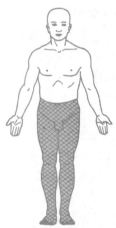

髓内型-双侧节段型感觉障碍
（多见于脊髓空洞症）

髓内型-脊髓半切型感觉障碍
（见于脊髓半切综合征）

髓内型-脊髓横贯型感觉障碍
（见于脊髓横贯性损伤）

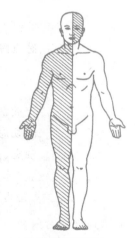
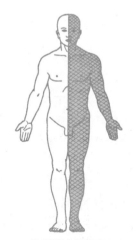
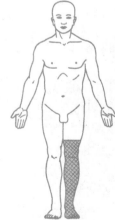
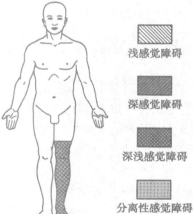

浅感觉障碍

深感觉障碍

深浅感觉障碍

分离性感觉障碍

交叉型感觉障碍
（多见于延髓背外侧综合征）

偏身型感觉障碍
（见于内囊病变）

癔症型感觉障碍
（见于癔症）

图 9-11　各种类型感觉障碍分布

（1）末梢型感觉障碍：表现为袜子-手套样分布的四肢对称性末端感觉障碍（痛觉、温度觉、触觉和深感觉），见于多发性周围神经病。

（2）神经干型感觉障碍：表现为受损害的某一神经干分布区内各种感觉消失或减退，如尺神经麻痹、腓总神经损伤等单神经病。

（3）后根型感觉障碍：表现为单侧节段性感觉障碍，常伴有剧烈的神经痛等，感觉障碍范围和神经根的分布一致，如髓外肿瘤、腰椎间盘脱出等。

（4）脑干型感觉障碍：表现为交叉性感觉障碍，如延髓外侧或脑桥病变时，常出现病变同侧的面部和对侧肢体的分离性感觉障碍（痛、温觉缺失而触觉存在）。

（5）皮质型感觉障碍：中央后回及旁中央小叶后部为大脑皮质的感觉中枢，受损时有2个特点。①出现病灶对侧的精细感觉障碍，如实体觉、图形觉、两点辨别觉、定位觉障碍，而痛、温觉障碍轻。②部分皮质感觉区域损害，可出现对侧一个上肢或一个下肢分布的感觉缺失或减退，称为单肢感觉减退或缺失。如为刺激性病灶，则出现局限性感觉性癫痫（发作性感觉异常）。

（6）丘脑型感觉障碍：丘脑损害时出现对侧偏身（包括面部）完全性感觉缺失或减退。其特点是深感觉和触觉障碍重于痛、温觉，远端重于近端，并常伴发患侧肢体的自发性疼痛（丘脑痛），多见于脑血管病。

（7）内囊型感觉障碍：为偏身型感觉障碍，即病灶对侧偏身（包括面部）感觉缺失或减退，常伴有偏瘫及偏盲，称三偏综合征，见于脑血管病。

（8）髓内型感觉障碍：①后角型，表现为损伤侧节段性分离性感觉障碍，病变侧痛、温觉障碍，但触觉或深感觉正常。见于髓内肿瘤和脊髓空洞症。②后索型，表现为受损平面以下精细触觉障碍和深感觉障碍，出现感觉性共济失调。见于脊髓痨、糖尿病等。③侧索型，表现为病变对侧平面以下的痛、温觉缺失而深感觉和触觉保存。④前连合型，表现为受损部位双侧节段性分布的痛、温觉消失而触觉和深感觉存在。见于髓内肿瘤早期和脊髓空洞症。⑤脊髓半离断型，又称脊髓半切综合征，表现为病变侧损伤平面以下深感觉障碍及上运动神经元性瘫痪，对侧损伤平面以下1~2个节段痛、温觉缺失。见于脊髓损伤、髓外占位性病变等。⑥横贯性脊髓损伤，表现为病变平面以下所有感觉（痛、温、触、深）均减弱或缺失，平面上部可能有过敏带。常见于脊髓炎和脊髓肿瘤等。⑦马尾圆锥型，表现为肛门周围及会阴部呈鞍状感觉缺失，见于肿瘤、炎症等。

【护理评估】

1. **病史**　评估病人的意识状态与精神状况，注意有无认知、情感或意识行为方面的异常；了解感觉异常的表现形式，如麻木感、冷热感、潮湿感、重压感、针刺感、震动感或自发疼痛等；感觉障碍分布的范围、出现的形式（发作性或持续性）、发展的过程、加重或缓解的因素，还应注意病人是否因感觉异常而烦闷、忧虑或失眠。评估病人对疾病的认识及社会支持情况。

2. **身体评估**　感觉系统检查主观性较强，宜在环境安静、病人意识清楚及情绪稳定的情况下评估，检查时自感觉缺失部位查向正常部位，自肢体远端查向近端，注意远近端、左右对比，切忌暗示性提问，尽量使病人充分配合，必要时重复检查。检查内容包括：①浅感觉，包括痛觉、触觉、温度觉；②深感觉，包括运动觉、位置觉、振动觉；③复合感觉，包括定位觉、图形觉、两点辨别觉、实体觉；④全身评估，评估病人的全身情况及伴随症状，如肌力、肌张力、步态、语言功能、视觉、听觉等是否正常，注意相应区域的皮肤颜色、毛发分布，有无烫伤或外伤瘢痕、皮疹、出汗等。

3. **实验室及其他检查**　EMG、诱发电位、MRI、CT检查有无异常。

【常用护理诊断/问题】

感知觉紊乱　与脑、脊髓病变及周围神经受损有关。

【目标】

1. 病人不发生跌倒、烫伤等意外事件。

2. 感觉障碍减轻或逐渐消失。

3. 日常生活需要得到满足,安全得到保障。

【护理措施及依据】

感知觉紊乱

(1) 生活护理:保持床单位清洁、干燥,定时翻身,避免感觉障碍的身体部位长时间受压或受到机械性刺激。慎用热水袋或冰袋,防止烫伤、冻伤,对感觉过敏的病人尽量避免不必要的刺激。对深感觉异常、步态不稳者,下床活动时给予搀扶,以防跌撞受伤。

(2) 心理护理:感觉障碍常使病人缺乏正确的判断而产生紧张、恐惧心理或烦躁情绪,严重影响病人的运动能力和兴趣,应关心、体贴病人,主动协助日常生活活动;多与病人沟通,取得病人信任,使其正确面对,积极配合治疗和训练。

(3) 感觉训练:感觉训练包括在运动训练中,应建立感觉-运动训练一体化的概念。可进行肢体的拍打、按摩、理疗、针灸、被动运动和各种冷、热、电的刺激。如每天用温水擦洗感觉障碍的身体部位,以促进血液循环;被动活动关节时反复适度地挤压关节,牵拉肌肉、韧带,让病人注视患肢并认真体会其位置、方向及运动感觉,让病人闭目寻找停滞在不同位置的患肢的不同部位,多次重复直至找准,这些方法可促进病人本体感觉的恢复。上肢运动感觉功能的训练可使用木钉盘,如使用砂纸、棉布、毛织物、铁皮等缠绕在木钉外侧,当病人抓木钉时,通过各种材料对病人肢体末梢的感觉刺激,提高中枢神经的感知能力。还可以通过患侧上肢的负重训练改善上肢的感觉和运动功能。

【评价】

1. 病人感觉障碍减轻,舒适感增强。

2. 能配合感觉训练,感觉功能逐渐恢复正常。

3. 日常生活活动能力增强,未发生烫伤、冻伤和其他损伤。

七、运动障碍

运动障碍是指运动系统的任何部位受损所导致的骨骼肌活动异常,可分为瘫痪、不自主运动及共济失调等。

1. **瘫痪** 瘫痪是指个体随意运动功能的减低和丧失。按病变部位和瘫痪的性质可分为上运动神经元性瘫痪和下运动神经元性瘫痪;按瘫痪的程度分为完全性瘫痪(肌力完全丧失)和不完全性瘫痪(肌力减弱);按瘫痪的分布可分为偏瘫、交叉性瘫、四肢瘫、截瘫、单瘫等。按瘫痪的肌张力状态可分为痉挛性瘫痪和弛缓性瘫痪。按瘫痪的病因分为神经源性瘫痪、神经肌肉接头性瘫痪及肌源性瘫痪。

(1) 上运动神经元性瘫痪和下运动神经元性瘫痪:运动系统由两级运动神经元所组成。第一级运动神经元位于大脑皮质中央前回,第二级运动神经元位于脑干脑神经核和脊髓前角。第一级和第二级运动神经元的联系纤维被称为锥体束(包括皮质延髓束和皮质脊髓束)。凡是二级运动神经元以上部位的传导束或一级运动神经元病变所引起的瘫痪称为上运动神经元性瘫痪,又称痉挛性瘫痪、硬瘫或中枢性瘫痪;第二级运动神经元和该神经元发出的神经纤维病变所引起的瘫痪称为下运动神经元性瘫痪,又称弛缓性瘫痪、软瘫或周围性瘫痪。上、下运动神经元性瘫痪的区别见表 9-10。

表 9-10　上、下运动神经元性瘫痪的鉴别

临床检查	上运动神经元性瘫痪	下运动神经元性瘫痪
瘫痪分布	整个肢体为主	肌群为主
肌张力	增高,呈痉挛性瘫痪	减低,呈弛缓性瘫痪
腱反射	增强	减低或消失
病理反射	阳性	阴性
肌萎缩	无或轻度失用性萎缩	明显
肌束颤动	无	有
皮肤营养障碍	多无	常有
肌电图	神经传导速度正常,无失神经电位	神经传导速度异常,有失神经电位

（2）瘫痪的临床表现:临床常见的瘫痪表现为以下几种形式（图 9-12）:

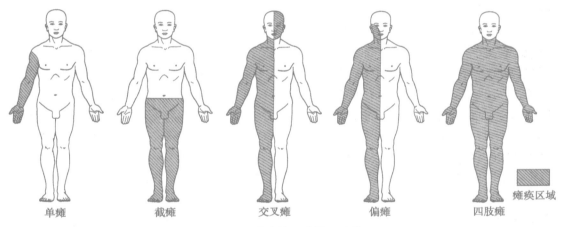

图 9-12　瘫痪的几种常见形式

单瘫　　截瘫　　交叉瘫　　偏瘫　　四肢瘫　　瘫痪区域

1）单瘫:单个肢体的运动不能或运动无力,多为一个上肢或一个下肢。病变部位在大脑半球、脊髓前角细胞、周围神经或肌肉等。

2）偏瘫:一侧面部和肢体瘫痪,常伴有瘫痪侧肌张力增高、腱反射亢进和病理征阳性等体征。多见于一侧大脑半球病变,如内囊出血、大脑半球肿瘤、脑梗死等。

3）交叉瘫:指病变侧脑神经麻痹和对侧肢体瘫痪。中脑病变时表现病灶侧动眼神经麻痹,对侧肢体瘫痪;脑桥病变时表现病灶侧展神经、面神经麻痹和对侧肢体瘫痪;延脑病变时表现病灶侧舌下神经麻痹和对侧肢体瘫痪。常见于脑干肿瘤、炎症和血管性病变。

4）截瘫:双下肢瘫痪称截瘫,多见于脊髓胸腰段的炎症、外伤、肿瘤等引起的脊髓横贯性损害。

5）四肢瘫:四肢不能运动或肌力减退。见于高颈段脊髓病变（如外伤、肿瘤、炎症等）和周围神经病变（如吉兰-巴雷综合征）。

2. **不自主运动**　指病人在意识清楚的情况下,出现的不受主观控制的无目的的异常运动。主要包括震颤、舞蹈、手足徐动、扭转痉挛、投掷动作等。所有不自主运动的症状随睡眠而消失。

（1）震颤:是主动肌与拮抗肌交替收缩引起的人体某一部位有节律的振荡运动。临床上分为静止性震颤和动作性震颤。前者在安静时出现,活动时减轻,睡眠时消失,手指有节律地抖动,多伴有肌张力增高,常见于帕金森病;后者在运动完成,肢体和躯干主动保持在某种姿势或肢体有目的地接近某个目标时,在运动过程中出现的震颤,常见于特发性震颤、慢性乙醇中毒、肝性脑病、小脑病变等;老年人可出现摇头、手抖等症状,若无肌张力增高和动作缓慢多为老年性震颤。

（2）舞蹈样运动：指面、舌、肢体、躯干等骨骼肌的不自主运动，多由尾状核和壳核的病变引起。表现为耸肩转颈、伸臂、抬臂、摆手和手指伸屈等肢体不规则、无节律和无目的的不自主运动，多伴肌张力降低。见于小舞蹈病，也可继发于脑炎等。

（3）手足徐动：又称指划动作或易变性痉挛。表现为由于肌张力忽高忽低，而产生的手腕、手指做缓慢交替进行的伸屈动作。多见于脑炎、播散性脑脊髓炎、核黄疸等。

（4）扭转痉挛：又称变形性肌张力障碍，主要表现为围绕躯干或肢体长轴的缓慢旋转性不自主运动；颈肌受累时可出现痉挛性斜颈。本症可为原发性的遗传病，亦可见于某些药物中毒。

（5）偏身投掷：指一侧肢体猛烈的投掷样的不自主动作，肢体近端为重，运动幅度大、力量强，为对侧丘脑底核损害所致，纹状体至丘脑底核传导径路病变时也可发生。

3. 共济失调　指由小脑、本体感觉以及前庭功能障碍导致的运动笨拙和不协调，累及躯干、四肢和咽喉肌时可引起身体平衡、姿势、步态及言语障碍。根据病变部位可分为以下类型。

（1）小脑性共济失调：由小脑病变引起，小脑蚓部病变出现躯干性共济失调，小脑半球病变表现为肢体性共济失调。多伴有眼球震颤、肌张力低下、言语不清等小脑症状，但闭目或黑暗环境中不加重共济失调的症状。

（2）大脑性共济失调：由大脑半球额叶病变引起，经脑桥、小脑通路的影响而产生共济失调的症状，临床表现与小脑性共济失调十分类似，但症状较轻。顶叶、颞叶、枕叶病变亦可产生共济失调，其症状更轻，其区别除共济失调外，主要为分别伴有额叶、顶叶、颞叶和枕叶损害的其他临床症状。

（3）感觉性共济失调：深感觉传导路径中脊神经后根、脊髓后索、丘脑至大脑皮质顶叶任何部位的损害，都可使病人不能辨别肢体的位置及运动方向而出现感觉性共济失调。表现为站立不稳，迈步的远近无法控制，落脚不知深浅，踩棉花感，一般无眩晕、眼震和言语障碍。多见于脊髓后索和周围神经病变。

（4）前庭性共济失调：前庭损害时因失去身体空间定向能力，病人表现为站立不稳，改变头位可使症状加重，行走时向患侧倾倒。伴有明显的眩晕、恶心、呕吐和眼球震颤。多见于内耳疾病、脑血管病、脑炎及多发性硬化等。

【护理评估】

1. 病史　了解病人起病的缓急，运动障碍的性质、分布、程度及伴发症状；注意有无发热、抽搐或疼痛，是否继发损伤；饮食和食欲情况，是否饱餐或酗酒；过去有无类似发作病史；是否因肢体运动障碍而产生急躁、焦虑情绪或悲观、抑郁心理。

2. 身体评估

（1）肌容积：检查肌肉的外形、体积，确认有无萎缩、肥大及其部位、范围和分布。除用肉眼观察外，还可以比较两侧肢体相同部位的周径，相差大于1cm者为异常。下运动神经元损害和肌肉疾病可见肌萎缩，进行性肌营养不良可见腓肠肌和三角肌的假肥大。

（2）肌张力：肌张力是指肌肉在静止松弛状态下的紧张度。检查主要触摸肌肉的硬度和被动活动时有无阻力。如有无关节僵硬、活动受限和不自主运动，被动活动时的阻力是否均匀一致等。肌张力低下可见于下运动神经元疾病、脑卒中早期、急性脊髓损伤的休克期等；肌张力增高表现为肌肉较硬，被动运动阻力增加，关节活动范围缩小，见于锥体系和锥体外系病变。

（3）肌力：肌力是受试者主动运动时肌肉收缩的力量。检查肌力主要采用两种方法：①嘱病人随意活动各关节，观察活动的速度、幅度和耐久度，并施以阻力与其对抗；②让病人维持某种姿势，检查者施力使其改变。肌力的评估采用0~5级共6级肌力记录法，具体分级如表9-11。肌力异常不仅标志着肌肉本身的功能异常，往往提示支配该肌肉的神经功能异常，在评估肌力的同时应检查腱反射是否亢进、减退或消失，有无病理反射。

Note:

表 9-11　肌力的分级

分级	临床表现
0 级	完全瘫痪,肌肉无收缩
1 级	肌肉可轻微收缩,但不能产生动作
2 级	肢体能在床面移动,但不能抵抗自身重力,即无力抬起
3 级	肢体能抵抗重力离开床面,但不能抵抗阻力
4 级	肢体能做抗阻力动作,但未达到正常
5 级	正常肌力

（4）协调与平衡功能：协调是指人体完成平稳、准确、有控制的运动能力。平衡是指由于各种原因使身体重心偏离稳定位置时,四肢及躯干有意识或反射性活动以恢复身体直立稳定的能力。观察病人在站立、坐位和行走时是否能静态维持、动态维持和抵抗轻外力作用维持平衡;判断有无协调障碍、平衡障碍,发现影响因素,预测可能发生跌倒的危险性。同时注意病人有无不自主运动及其形式、部位、程度、规律和过程,以及与休息、活动、情绪、睡眠、气温等的关系。

（5）姿势和步态：检查者从前面、侧面和后面分别观察病人的姿势、步态、起步情况和速度等,注意抬足、落足、步幅、步基、方向、节律、停步和协调动作的情况。病人卧床时是否被动或强迫体位,如能否在床上向两侧翻身或坐起,是否需要协助、辅助或支持等。痉挛性偏瘫步态常见于脑血管意外或脑外伤的恢复期;慌张步态是帕金森病的典型症状之一;肌病步态（摇摆步态）常见于进行性肌营养不良症;慢性乙醇中毒、多发性硬化以及多发性神经病可有感觉性共济失调步态等。临床常见异常步态见图 9-13。

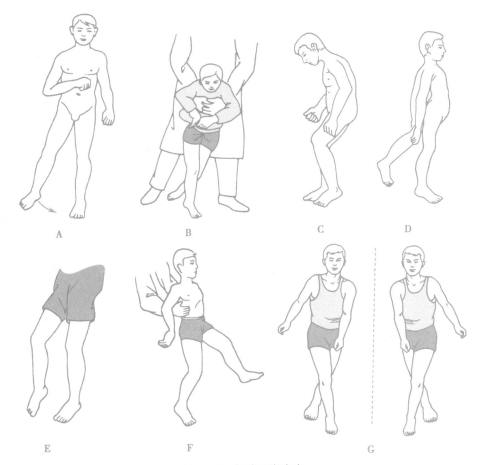

图 9-13　**各种异常步态**
A.痉挛性偏瘫步态;B.痉挛性截瘫步态;C.慌张步态;D.摇摆步态;E.跨阈步态;F.感觉性共济失调步态;G.小脑性共济失调步态。

（6）日常生活活动能力（activities of daily living，ADL）：是指人们为了维持生存及适应生存环境每天必须反复进行的最基本、最具有共性的活动，包括运动、自理、交流及家务活动。目前广泛使用巴塞尔（Barthel）指数评定，见表9-12。Barthel指数总分100分，61~99分者有轻度功能障碍，日常生活基本自理或少部分需要他人帮助；41~60分有中度功能障碍，日常生活大部分需要他人帮助；40分及以下有重度功能障碍，日常生活完全需要他人照护。一般40分以上康复治疗意义大。

表9-12　Barthel指数评定内容及计分法

单位：分

ADL 项目	自理	稍依赖	较大依赖	完全依赖
进食	10	5	0	0
洗澡	5	0	0	0
修饰（洗脸、洗头、刷牙、刮脸）	5	0	0	0
穿衣	10	5	0	0
控制大便	10	5	0	0
控制小便	10	5	0	0
如厕	10	5	0	0
床椅转移	15	10	5	0
行走（平地45m）	15	10	5	0
上下楼梯	10	5	0	0

（7）全身情况：评估营养和皮肤情况，注意皮肤有无发红、皮疹、破损、水肿；观察有无吞咽、构音和呼吸的异常。

3. 实验室及其他检查　CT、MRI可了解中枢神经系统有无病灶；肌电图检查可了解脊髓前角细胞、神经传导速度及肌肉有无异常；血液生化检查可检测血清铜蓝蛋白、抗"O"抗体、血沉、肌酶谱、血清钾有无异常；神经肌肉活检可鉴别各种肌病和周围神经病。

【常用护理诊断/问题】

1. 躯体移动障碍　与大脑、小脑、脊髓病变及神经肌肉受损、肢体瘫痪或协调能力异常有关。

2. 有失用综合征的危险　与肢体瘫痪、僵硬、长期卧床/体位不当或异常运动模式有关。

【目标】

1. 病人能够适应进食、穿衣、沐浴或卫生自理缺陷的状态。
2. 能接受护理人员的照顾，生活需要得到满足。
3. 能配合运动训练，日常生活活动能力逐渐增强。
4. 不发生受伤、压力性损伤、深静脉血栓形成、肢体挛缩畸形等并发症。

【护理措施及依据】

1. 躯体移动障碍

（1）生活护理：可根据Barthel指数评分确定病人的日常生活活动能力，并根据自理程度给予相应的协助。卧床及瘫痪病人应保持床单位整洁、干燥、无渣屑，减少对皮肤的机械性刺激；瘫痪病人用气垫床或按摩床，抬高患肢并协助被动运动，必要时对骶尾部及足跟等部位给予减压贴保护，预防压力性损伤；指导下肢踝泵运动，观察有无下肢肿胀及疼痛，积极预防下肢静脉血栓形成；帮助病人建立舒适卧位,协助定时翻身、拍背;病人需在床上大、小便时,为其提供方便的条件、隐蔽的环境和充足的时间;指导病人学会和配合使用便器,使用时注意勿拖拉和用力过猛,以免损伤皮肤;鼓励和帮助病人摄取充足的水分和均衡的饮食,养成定时排便的习惯,便秘者可适当运动和按摩下腹部,促进肠蠕动,保持大便通畅;每天口腔护理2~3次,保持口腔清洁;提供特殊的餐具、牙刷、衣服等,方便和协助病人洗漱、进食、如厕、沐浴和穿脱衣服等,增进舒适感和满足病人基本生活需求。

(2) 安全护理:重点是防止坠床和跌倒,确保安全。床铺高度适中,应有保护性床挡;呼叫器和经常使用的物品应置于床头病人伸手可及之处;运动场所宽敞、明亮,无障碍物阻挡,建立"无障碍通道";走廊、厕所安装扶手,以方便病人起坐、扶行;地面保持平整干燥,防湿、防滑、去除门槛;病人最好穿防滑软橡胶底鞋,穿棉布衣服,衣着应宽松;不要与病人在行走时擦身而过或在其面前穿过,同时避免突然呼唤病人,以免分散其注意力;上肢肌力下降的病人不要自行打开水或用热水瓶倒水,防止烫伤;行走不稳或步态不稳者,选用三角手杖等合适的辅助具,并有人陪伴,防止受伤。

(3) 心理护理:给病人提供有关疾病、治疗及预后的可靠信息;关心、尊重病人,多与病人交谈,鼓励病人表达自己的感受,指导克服焦躁、悲观情绪,适应病人角色的转变;避免任何不良刺激和伤害病人自尊的言行,尤其在协助病人进食、洗漱和如厕时不要流露出厌烦情绪;正确对待康复训练过程中病人所出现的诸如注意力不集中、缺乏主动性、畏难、悲观及急于求成心理等现象,鼓励病人克服困难,摆脱对照顾者的依赖心理,增强自我照顾能力与自信心;营造和谐的亲情氛围和舒适的休养环境,建立医院、家庭、社区协助支持系统。

2. 有失用综合征的危险

(1) 早期康复干预:告知病人及家属早期康复的重要性、训练内容与开始的时间。早期康复有助于抑制和减轻肢体痉挛姿势的出现与发展,能预防并发症、促进康复、减轻致残程度和提高生活质量。一般认为,缺血性脑卒中病人只要意识清楚,生命体征平稳,病情不再发展后48小时即可进行;多数脑出血病人可在病后10~14天开始康复训练;其他疾病所致运动障碍的康复应尽早进行,只要不妨碍治疗,康复训练开展得越早,功能康复的可能性就越大,预后也就越好。早期康复护理的内容包括:

1) 重视患侧刺激:通常患侧的体表感觉、视觉和听觉减少,加强患侧刺激可以对抗其感觉丧失,避免忽略患侧身体和患侧空间。房间的布置应尽可能地使患侧在白天自然地接受更多的刺激,如床头柜、电视机置于患侧;所有护理工作如帮助病人洗漱、进食、测血压、脉搏等都应在患侧进行;家属与病人交谈时也应握住患侧手,引导偏瘫病人头转向患侧;避免手的损伤,尽量不在患肢静脉输液;慎用热水袋热敷等。

2) 保持良好的肢体位置:正确的卧位姿势可以减轻患肢的痉挛、水肿,增加舒适感。病人宜取平卧位,尽量避免半卧位和不舒适的体位。协助病人保持良肢位,使肢体处于功能位,避免让手处于抗重力的姿势,勿在足部放置坚硬的物体。不同的体位均使用数个不同大小和形状的软枕支持,避免被褥过重或太紧。指导病人进行主动运动或被动运动。

3) 正确的体位变换(翻身):翻身是抑制痉挛和减少患侧受压最具治疗意义的活动。偏瘫、截瘫病人每2~3小时翻身1次。①患侧卧位:是所有体位中最重要的体位,协助病人肩关节向前伸展并外旋,肘关节伸展,前臂旋前,手掌向上放在最高处,患腿伸展、膝关节轻度屈曲;②仰卧位:为过渡性体位,因为受颈牵张性反射和迷路反射的影响,异常反射活动增强,应尽可能少用;③健侧卧位:患肩前屈,手平放于枕头上,伸肘,下肢患侧膝、髋屈曲,髋稍内旋。

4) 床上运动训练:根据病人的年龄、性别、体能、疾病性质及程度,选择合适的运动方式、持续时间、运动频度和训练进程。瘫痪病人肌力训练应从助力活动开始,鼓励主动活动,逐步训练抗阻力活动。当肌力小于2级时,一般选择助力活动;当肌力达到3级时,训练患肢独立完成全范围关节活动;肌力达到4级时应给予渐进抗阻训练。正确的运动训练有助于缓解痉挛和改善已形成的异常运动模

Note:

式。①关节被动运动：进行每个关节的各方位的被动运动，可维持关节活动度，预防关节僵硬和肢体挛缩畸形。②Bobath握手：两手握在一起，十指交叉，患侧拇指位于最上面，双手叉握充分向前伸，然后上举至头上。鼓励病人在双手与躯体成90°和180°位置稍作停留，以放松上肢和肩胛的痉挛，避免手的僵硬收缩，刺激躯干活动与感知觉。应鼓励病人每天多次练习，即使静脉输液，也应小心地继续上举其患肢，以充分保持肩关节无痛范围的活动。③桥式运动（选择性伸髋）：指导病人抬高臀部，使骨盆呈水平位，治疗师一手下压患侧膝关节，另一只手轻拍患侧臀部，刺激其活动，帮助伸展患侧髋部。该运动可以训练患腿负重，为病人行走做准备，防止病人在行走中膝关节锁住（膝过伸位），同时有助于卧床病人床上使用便器。④起坐训练：鼓励病人尽早从床上坐起来，由侧卧位开始，健足推动患足，将小腿移至床缘外。坐位时应保持病人躯干的直立，可用大枕垫于身后，髋关节屈曲90°双上肢置于移动桌上，防止躯干后仰，肘及前臂下方垫软枕以防肘部受压。轮椅活动时，应在轮椅上放一桌板，保证患手平放于桌板上，而不是悬垂在一边。

（2）恢复期运动训练：主要包括转移动作训练、坐位训练、站立训练、步行和实用步行训练、平衡共济训练、日常生活活动训练等。上肢功能训练一般采用运动疗法和作业疗法相结合，下肢功能训练主要以改善步态为主。具体方法有踝关节选择性背屈和跖屈运动、患侧下肢负重及平衡能力训练等。运动训练应在康复师指导下由易到难，循序渐进，持之以恒。

（3）综合康复治疗：根据病情，指导病人合理选用针灸、理疗、按摩等辅助治疗，以促进运动功能的恢复。

【评价】

1. 病人能适应运动障碍的状态，情绪稳定。
2. 能接受护理人员的照顾，舒适感增强，生活需要得到满足。
3. 能配合和坚持肢体功能康复训练，日常生活活动能力逐渐增强或恢复正常。
4. 未发生压力性损伤、感染、外伤、肢体失用萎缩和深静脉血栓等并发症。

（沈　勤）

第三节　脑血管疾病

一、概述

脑血管疾病（cerebral vascular diseases，CVD）是指脑血管病变导致脑功能障碍的一类疾病的总称，包括血管腔闭塞或狭窄、血管破裂、血管畸形、血管壁损伤或通透性发生改变等各种脑血管病变引起的局限性或弥漫性脑功能障碍。脑卒中（stroke）是指各种原因引起的脑血管疾病急性发作，包括缺血性脑卒中和出血性脑卒中，其临床特征通常表现为病人迅速出现局限性或弥漫性脑功能障碍。

《中国脑卒中防治报告2020》显示，我国脑卒中患病率为1 471/10万，年发病率为201/10万，农村居民脑卒中死亡率为160/10万，城市居民脑卒中死亡率为129/10万。在全球范围内，我国已经成为卒中终身风险最高和疾病负担最重的国家。

我国脑血管病的流行病学特征包括：①年龄特征。平均发病年龄在65岁左右，发病呈年轻化趋势。②性别差异。男性高于女性。③地域特征。北高南低，中部突出。④城乡差异。农村高于城市。⑤类型差异。缺血性卒中发病率持续上升，而出血性卒中发病率呈缓慢下降趋势。脑血管病是危害中老年人身体健康和生命的主要疾病之一，其患病率、发病率和死亡率随着年龄的增长而增高，其造成的危害随着人口老龄化的加剧而日益加重。

【脑血管疾病的分类】

根据脑血管病的病因和发病机制、病变血管、病变部位及临床表现等因素,《中国脑血管疾病分类2015》将脑血管病归为13类(表9-13)。

表9-13　中国脑血管疾病分类2015(简表)

Ⅰ．缺血性脑血管病	Ⅱ．出血性脑血管病
1．短暂性脑缺血发作	1．蛛网膜下腔出血
(1)颈动脉系统	2．脑出血
(2)椎基底动脉系统	3．其他颅内出血
2．脑梗死(急性缺血性卒中)	Ⅲ．头颈部动脉粥样硬化、狭窄或闭塞(未导致脑梗死)
(1)大动脉粥样硬化脑梗死	Ⅳ．高血压脑病
(2)脑栓塞	Ⅴ．颅内动脉瘤
(3)小动脉闭塞性脑梗死	Ⅵ．颅内血管畸形
(4)脑分水岭梗死	Ⅶ．脑血管炎
(5)出血性脑梗死	Ⅷ．其他脑血管疾病
(6)其他原因所致脑梗死	Ⅸ．颅内静脉系统血栓形成
(7)原因未明脑梗死	Ⅹ．无急性局灶性神经功能缺损症状的脑血管病
	Ⅺ．脑卒中后遗症
	Ⅻ．血管性认知障碍
	ⅩⅢ．脑卒中后情感障碍

【脑的血液循环】

脑部的血液供应来自颈内动脉系统和椎基底动脉系统(图9-14),两者之间由大脑动脉环相通。脑动脉在脑实质中反复分支直至毛细血管,然后逐渐汇集成静脉。

1. 脑的血液供应

(1)颈内动脉系统(又称前循环):颈内动脉起自颈总动脉,进入颅内后依次分出眼动脉、脉络膜前动脉、后交通动脉、大脑前动脉和大脑中动脉,供应大脑半球前2/3和部分间脑的血液。

(2)椎基底动脉系统(又称后循环):两侧椎动脉起自锁骨下动脉,经枕骨大孔入颅后汇合成为基底动脉。椎基底动脉依次分出小脑后下动脉、小脑前下动脉、脑桥动脉、内听动脉、小脑上动脉和大脑后动脉,供应大脑半球后1/3及部分间脑、小脑、脑干血液。

(3)大脑动脉环:由双侧大脑前动脉、双侧颈内动脉、双侧大脑后动脉、前交通动脉和双侧后交通动脉组成。两侧大脑前动脉之间由前交通动脉相连,两侧颈内动脉或大脑中动脉与大脑后动脉之间由后交通动脉相连,在脑底部形成的环状吻合即大脑动脉环,又称威利斯(Willis)环。此环对颈内动脉系统与椎基底动脉系统之间,特别是两侧大脑半球的血液供应具有重要的调节和代偿作用。

2. 脑血流量的调节

正常成人脑重1 500g,仅占体重的2%~3%。脑血流量(cerebral blood flow,CBF)指正常成人每分钟全脑血流量,为800~1 000ml,占每分钟心搏出量的20%。按平均脑质量为1 500g计算,健康成人的平均脑血流量为55ml/(100g·min)。脑血流量分布不均匀,大脑皮质可达77~138ml/(100g·min),而脑白质仅为14~25ml/(100g·min)。脑血流量与脑动脉的灌注压成正比,与脑血管的阻力成反比。因脑组织几乎无葡萄糖和氧的储备,所以对缺血缺氧性损害十分敏感。如全脑血供完全中断6秒,病人即出现意识丧失,10秒自发脑电活动消失,5分钟最易损的特定神经元出现不可逆性损伤。

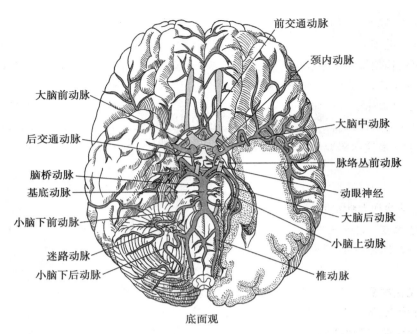

底面观

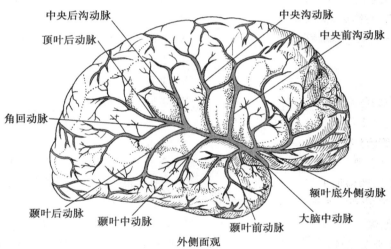

外侧面观

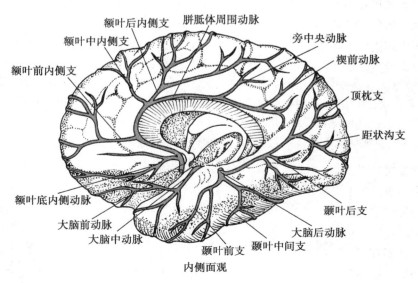

内侧面观

图 9-14 脑的动脉供应

正常情况下,脑血管具有自动调节能力。当平均动脉压在 50~150mmHg 范围内波动时,机体可以通过小动脉和毛细血管平滑肌的代偿性扩张或收缩来维持脑血流相对动态稳定。这种小动脉和毛细血管平滑肌的代偿性扩张或收缩称为贝利斯(Bayliss)效应。与脑血流量的自动调节有关的因素包括脑灌注压、脑血管阻力、化学和神经因素和血液黏滞度等。脑血管的自身调节功能在许多病理情况下发生紊乱,如高血压病人脑血流自身调节的上、下限均上移,故对低血压的耐受能力减弱。多数重症急性脑卒中病人脑血流自动调节的下限上移至平均动脉压 120mmHg 左右,当平均动脉压不能满足50~70mmHg 的脑灌注压需要时,会导致脑缺血加重。

【病因与发病机制】

依据解剖结构和发病机制,可将脑血管疾病的病因归为以下几类:

1. **血管壁病变**　高血压性动脉硬化和动脉粥样硬化(最常见)、动脉炎(结核、梅毒、结缔组织疾病等所致)、先天性血管病(动脉瘤、血管畸形、先天性血管狭窄)、血管损伤(外伤、颅脑手术、穿刺)等。

2. **血液流变学及血液成分异常**　高脂血症、高糖血症、高蛋白血症、白血病、红细胞增多症等所致血液黏滞度增高;原发免疫性血小板减少症、血友病、DIC 等所致凝血机制异常。

3. **心脏病和血流动力学异常**　高血压、低血压或血压的急骤波动、心脏功能障碍、传导阻滞、风湿性心脏瓣膜病、心律失常(特别是心房颤动)等。

4. **其他**　颅外栓子(空气、脂肪、癌细胞、寄生虫等)进入颅内,脑血管受压、外伤、痉挛等。

【脑血管疾病的危险因素】

脑血管疾病的危险因素与脑血管病的发生和发展有直接关联。一个或多个危险因素存在,将增加脑血管病发病概率。脑血管疾病的危险因素分为可干预和不可干预两类,针对可干预因素采取措施,可减少脑血管疾病的发生。

1. **不可干预因素**　包括年龄、性别、种族、遗传、出生体重等。55 岁以后发病率明显增加,年龄每增加 10 岁,发生率约增加 1 倍;男性卒中发病率高于女性;父母双方有脑卒中史的子女卒中风险增加;出生体重小于 2 500g 者患脑卒中的风险是出生体重 4 000g 者的 2 倍以上。

2. **可干预因素**　包括高血压、吸烟、糖尿病、心房颤动、血脂异常、缺乏体力活动等。其中,高血压是脑卒中最重要的危险因素,我国 73% 的脑卒中负担与高血压有关。收缩压和舒张压升高都与脑卒中的发病风险成正相关,即便是在正常血压范围内,血压越高,脑卒中风险也越大。吸烟是缺血性卒中重要且独立的危险因素。吸烟可加速血管硬化,促使血小板聚集,降低高密度脂蛋白水平,烟草中的尼古丁还可刺激交感神经使血管收缩,血压升高;吸烟可使缺血性卒中的相对危险增加 90%,使蛛网膜下腔出血的危险增加近 2 倍。糖尿病是脑卒中的独立危险因素,糖尿病与微血管病变、大血管病变、高脂血症及缺血性卒中的发生有关。心房颤动病人的缺血性卒中发病风险比健康人高 4~5倍。血脂异常、缺乏体力活动等与脑卒中发病之间存在明显相关性。

【脑血管疾病的预防】

循证医学证据表明,对脑卒中的危险因素进行早期干预,可显著降低脑卒中的发病风险。可干预因素是脑卒中一级预防主要针对的目标。

1. **一级预防**　指发病前的预防。对有卒中倾向,尚无卒中病史的个体,通过早期改变不健康的生活方式,积极主动地控制各种危险因素,达到使脑血管疾病不发生或推迟发生的目的。

(1) 防治高血压:①建议 30 岁以上者每年应至少测量血压 1 次;②进行心脑血管事件发病风险评估,及时启动药物治疗高血压的时机;③正常血压高值者(收缩压 120~139mmHg 或舒张压 80~89mmHg)应促进健康生活方式并每年筛查高血压;④早期或轻度高血压者首先应改变生活方式,3 个月效果仍不佳者,应加用抗高血压药物治疗;⑤中度以上高血压病人除改进饮食习惯和不良生活方式外,应进行持续、合理的药物治疗;⑥降压目标,普通高血压病人建议将血压降至<140/90mmHg;⑦具体药物选择应基于病人特点和药物耐受性进行个体化治疗。

(2) 戒烟:①采用综合性控烟措施对吸烟者进行干预,包括心理辅导、尼古丁替代疗法、口服戒烟药物等;②吸烟者应戒烟;不吸烟者也应避免被动吸烟;③加强宣教,提高公众对主动与被动吸烟危害的认识;④办公室、会议室、飞机场、火车站等公共场所严禁吸烟,以减少吸烟对公众的危害。

(3) 防治糖尿病:①脑血管病高危人群应定期检测血糖,必要时检测糖化血红蛋白或做糖耐量试验,及早识别糖尿病或糖尿病前期状态;②糖尿病病人应改进生活方式,首先控制饮食,加强身体活动,必要时口服降糖药或采用胰岛素治疗;③糖尿病病人血压≥140/90mmHg时应开始使用药物降压治疗,建议血糖控制目标值为糖化血红蛋白<7.0%;④糖尿病合并高血压的病人的降压目标应低于130/80mmHg。

(4) 及时发现和治疗心房颤动:①成年人应定期体检,早期发现心房颤动和其他心脏病;②确诊为心房颤动的病人,建议在专科医生指导下口服阿司匹林或华法林,进行个体化的抗凝或抗血小板聚集治疗,治疗方案需考虑出血风险、经济负担、个体耐受性等。

(5) 防治血脂异常:采用健康的生活方式是血脂管理的首要步骤,必须贯穿生命的全周期。①减少饱和脂肪酸(<总热量的7%)和胆固醇(300~500mg/d)的摄入,选择能降低低密度脂蛋白胆固醇水平的食物,如植物甾醇(2g/d)和可溶性黏性纤维(10~25g/d);②建立健康的生活方式:戒烟、控制饮食、减轻体重、增加体育锻炼等;③建议40岁以上男性和绝经后的女性应每年进行血脂检查,脑卒中高危人群每3~6个月检测;④在医生指导下使用他汀类药物调控血脂。

(6) 饮食和营养:①建议膳食种类应多样化,且能量和营养的摄入应合理;增加食用全谷、豆类、薯类、水果、蔬菜和低脂奶制品,减少饱和脂肪和反式脂肪酸的摄入。②降低钠摄入量和增加钾摄入量,有益于降低血压,从而降低脑卒中风险;推荐食盐摄入量≤6g/d。③具有心脑血管病危险因素者应控制每天膳食胆固醇摄入量。④柑橘类水果、苹果、梨和多叶蔬菜摄入多与脑卒中风险之间存在显著负相关,建议多吃新鲜果蔬(最大有益量400g/d)。

(7) 加强身体活动:建议选择适合自己的个体化身体活动来降低脑血管病的风险。①老年人、脑卒中高危人群应进行最大运动负荷检测后,制订个体化运动处方进行锻炼;②健康成人每周应至少有3~4次、每次至少持续40分钟中等或以上强度的有氧运动(如快走、慢跑、骑自行车或其他有氧运动等);③日常工作以静坐为主的人群,建议每坐1小时进行短时(2~3分钟)身体活动。

(8) 其他:超重和肥胖者可通过健康的生活方式、良好的饮食习惯、增加身体活动等措施减轻体重。普通人群(非妊娠、非哺乳期)通过食用蔬菜、水果、豆类、肉类、鱼类和加工过的强化谷类,合理增加叶酸、维生素 B_6 和维生素 B_{12} 的摄入,可能降低高同型半胱氨酸血症,从而降低脑卒中的发病风险。不饮酒者,不提倡少量饮酒来预防心脑血管病,饮酒者注意适量,男性每天饮酒的酒精含量不超过20~30g,女性不超过15~20g;避免酗酒。

2. 二级预防 是针对发生过一次或多次脑卒中的病人,通过寻找卒中事件发生的原因,对所有可干预的危险因素进行治疗,以降低再次发生卒中的危险,减轻残疾程度。

(1) 正确评估:对于已发生卒中者进行影像学及相关实验室检查,尽可能明确卒中类型及相关危险因素,以便针对性干预及预防。

(2) 卒中后的血压管理:改变不良生活方式,积极控制高血压,建议将血压降至 140/90mmHg以下。

(3) 抗血小板聚集:对于发生过缺血性卒中的病人,建议在医生指导下应用抗血小板聚集药物如阿司匹林、潘生丁缓释剂和氯吡格雷等治疗。

(4) 抗凝治疗:对已明确为非瓣膜病变性心房颤动导致的心源性栓塞病人,应在专科医生指导下使用华法林治疗。

（5）干预短暂性脑缺血发作：TIA病人都有发生完全性卒中和二次卒中的风险，应积极去除高血压、血流动力学异常、吸烟、过量饮酒、高脂血症及颈动脉狭窄等危险因素。

（6）卒中后血糖与血脂的管理：定期监测血糖、血脂；积极落实饮食控制、体育锻炼和药物干预等综合措施。

（7）防止卒中后认知障碍：约1/3的卒中病人会经历卒中后认知功能障碍，生活质量及生存时间均受到严重影响，积极治疗卒中和预防再发卒中可预防卒中后认知功能障碍的发生及进展。目前针对卒中后认知障碍的临床防治，包括药物治疗（胆碱酯酶抑制剂、受体拮抗药、脑保护药等）、康复治疗（躯体康复和认知康复）等综合干预。

在对高危人群和病人进行脑血管疾病预防的同时，应对公众加强宣传教育，针对不同的危险因素制订个体化的健康教育方案，使公众充分了解罹患脑卒中的高危因素，从而加强自我保健意识，采取戒烟、限酒、低脂肪和充足维生素及微量元素饮食、规律的体育锻炼等健康的生活方式。对高危病人应定期体检，指导病人提高对药物治疗的依从性。

二、短暂性脑缺血发作

短暂性脑缺血发作（transient ischemic attack，TIA）是指由于局部脑或视网膜缺血引起的短暂性神经功能缺损，临床症状一般不超过1小时，最长不超过24小时，且无责任病灶的证据。

【病因与发病机制】

关于TIA的病因和发病机制的学说众多，主要有以下几个方面：

1. **血流动力学改变** 在脑动脉粥样硬化或管腔狭窄的基础上，当发生低血压或血压波动时，致病变血管的血流减少，出现一过性脑缺血症状；当血压回升，局部脑血流恢复正常，TIA的症状消失。此型TIA的临床症状较轻，发作频度较高，每天或每周可有数次发作，每次发作持续时间多不超过10分钟。此外，真性红细胞增多症、血小板增多症、白血病、异常蛋白血症等致血液中有形成分在脑部微血管中淤积、血液高凝状态等，均可导致TIA。

2. **微栓塞** 来源于颈部和颅内大动脉，尤其是动脉分叉处的粥样硬化斑块和其他来源的微栓子，如脱落的心脏附壁血栓等，随血流进入颅内，引起相应动脉闭塞而产生临床症状。当微栓子崩解或移向远端血管时，局部血流恢复，临床症状消失。

3. **脑血管狭窄或痉挛** 颅内外动脉因粥样硬化导致管腔狭窄，可引起一过性脑供血不足；供应脑部血流的动脉受压（如颈椎骨质增生）或受各种刺激发生痉挛，也可致一过性脑缺血。

4. **其他** 颅内动脉炎、无名动脉和锁骨下动脉闭塞时，上肢活动可能引起的锁骨下动脉盗血现象（锁骨下动脉盗血综合征）均可导致TIA。

【临床表现】

1. **临床特点** ①50~70岁中老年多见，男性多于女性；②多伴有高血压、动脉粥样硬化、糖尿病、高血脂和心脏病等脑血管疾病的高危因素；③突发局灶性脑或视网膜功能障碍，持续时间短暂，最长时间不超过24小时，不遗留神经功能缺损症状；④可反复发作，且每次发作表现相似。

2. **不同动脉系统TIA表现**

（1）颈内动脉系统TIA：①常见症状，可见病灶对侧发作性肢体单瘫、偏瘫和面瘫、单肢或偏身麻木；②特征性症状，包括病变侧单眼一过性黑矇或失明，对侧偏瘫及感觉障碍，优势半球受累可有失语；③可能出现的症状，如病灶对侧同向性偏盲。

（2）椎基底动脉系统TIA：①常见症状，如眩晕、恶心和呕吐、平衡失调。②特征性症状，包括跌倒发作（drop attack）和短暂性全面遗忘症（transient global amnesia，TGA）。前者表现为转头或仰头时，双下肢无力而跌倒，常可很快自行站起，无意识丧失；后者表现为发作时出现短时间记忆丧失，对时间、地点定向障碍,但对话、书写和计算能力正常,无意识障碍,持续数分钟或数小时。③可能出现的症状,如吞咽障碍、构音不清、共济失调(小脑缺血)、交叉性瘫痪(脑干缺血)。

【实验室及其他检查】

1. **影像学检查**　MRA 可见颅内动脉狭窄;DSA 可明确颅内外动脉的狭窄程度;发作时弥散加权 MRI 和 PET 可见片状缺血区。经颅多普勒超声可见动脉狭窄、粥样硬化斑块等。

2. **其他**　血常规、凝血功能、血脂、血糖、心电图、经胸超声心动图等检查有助于发现病因。

【诊断要点】

绝大多数 TIA 病人就诊时症状和体征已经消失,而头颅 CT 或 MRI 检查无异常发现,故其诊断主要依靠病史。中老年人突然出现局灶性脑损害症状或体征并在 24 小时内完全恢复者,应考虑 TIA 的可能。

【治疗要点】

TIA 是卒中的高危因素,需积极进行治疗。治疗目的是消除病因、减少及预防复发,保护脑功能。

1. **病因治疗**　是预防 TIA 复发的关键。应积极查找病因,针对可能存在的危险因素进行治疗,如控制血压、调节血脂和血糖、治疗心律失常、改善心功能、纠正血液成分异常、防止颈部过度活动等。

2. **药物治疗**　根据发作的频率可分为偶发和频发两种形式。无论何种原因引起的偶发,都应看作永久性卒中的重要危险因素而进行适当的药物治疗。对于在短时间内频繁发作者,应视为神经科急症进行处理,迅速控制其发作。

(1) 抗血小板聚集:非心源性栓塞性 TIA 推荐抗血小板治疗。可减少微栓子的发生,预防复发。常用药物有阿司匹林、氯吡格雷、双嘧达莫等。对于卒中高复发风险和伴有症状性颅内动脉狭窄的 TIA 病人应尽早给予阿司匹林联合氯吡格雷治疗。

(2) 抗凝治疗:心源性栓塞性 TIA 一般推荐抗凝治疗。可在神经影像排除脑出血后尽早开始实施。常用药物有肝素、低分子肝素、华法林及新型口服抗凝药(如达比加群、利伐沙班等)。

(3) 扩容治疗:主要纠正低灌注,适用于血流动力型 TIA。

(4) 溶栓治疗:TIA 病人不作为静脉溶栓治疗的禁忌证,对于反复发作,临床有脑梗死诊断可能的病人,应积极进行溶栓治疗。

(5) 中药:常用药物有川芎、丹参、红花、三七等。

3. **手术和介入治疗**　常用方法包括颈动脉内膜切除术(carotid endarterectomy,CEA)和颈动脉血管成形和支架置入术(carotid angioplasty and stenting,CAS)。有或无症状、无创检查颈动脉狭窄≥70%、血管造影发现狭窄>50%或药物治疗无效者可考虑行 CEA 或 CAS 治疗。

【常用护理诊断/问题、措施及依据】

有跌倒的危险　与突发眩晕、平衡失调和一过性失明有关。

(1) 安全护理:指导病人发作时卧床休息,枕头不宜太高(以 15°~20° 为宜),以免影响头部的血液供应。仰头或头部转动时应缓慢且转动幅度不宜太大。频繁发作者避免重体力劳动,沐浴和外出应有家人陪伴,以防发生跌倒和外伤。进行散步、慢跑、踩脚踏车等适当的体育运动,以改善心脏功能,增加脑部血流量,改善脑循环。

(2) 用药护理:指导病人遵医嘱正确服药,不可自行调整、更换或停用药物。告知病人所用药物的机制和不良反应。阿司匹林、氯吡格雷或奥扎格雷等抗血小板药物主要不良反应有恶心、腹痛、腹泻等消化道症状和皮疹,偶可致严重但可逆的粒细胞减少症,用药期间定期检查凝血常规。肝素等抗凝药物可致出血,用药过程中应注意观察有无出血倾向、皮肤瘀点和瘀斑、牙龈出血、大便颜色改变等,有消化性溃疡和严重高血压者禁用。

（3）病情观察:对频繁发作的病人,应注意观察和记录每次发作的持续时间、间隔时间和伴随症状;观察病人肢体无力或麻木等症状有无减轻或加重,有无头痛、头晕或其他脑功能受损的表现,警惕完全性缺血性脑卒中的发生。

【其他护理诊断/问题】

1. 潜在并发症：脑卒中。
2. 知识缺乏：缺乏疾病的防治知识。

【健康指导】

1. **疾病预防指导**　向病人和家属说明肥胖、吸烟、酗酒及不合理饮食与疾病发生的关系。指导病人选择低盐、低脂、足量蛋白质和丰富维生素饮食,如多食入谷类和鱼类、新鲜蔬菜、水果、豆类、坚果等,限制钠盐摄入量,每天不超过 6g。少摄入糖类和甜食,忌食辛辣、油炸食物,避免暴饮暴食;戒烟、限酒。告知病人心理因素与疾病的关系,使病人了解长期精神紧张可致血压增高,加重动脉硬化,不利于疾病的恢复,甚至可能诱发心脑血管事件。告知病人注意劳逸结合,保持心态平衡、情绪稳定,鼓励培养自己的兴趣爱好,多参加有益身心的社交活动。

2. **疾病知识指导**　告知病人和家属本病为脑卒中的一种先兆表现或警示,未经正确治疗而任其自然发展,约 1/3 的病人在数年内会发展成为脑卒中。应评估病人和家属对疾病的认知程度,向病人和家属介绍疾病发生的基本病因、主要危险因素、早期症状和体征、及时就诊和治疗与预后的关系、防治知识、遵医嘱用药和自我护理的方法。定期门诊复查,出现肢体麻木、无力、眩晕、复视等症状时及时就医。积极治疗高血压、高血脂、糖尿病、脑动脉硬化等。告知病人和家属遵医嘱用药和在医护人员指导下调整用药的意义及用药期间应观察的指征和定期复查相关项目的重要性。

【预后】

短暂性脑缺血发作(TIA)后 1 周内复发的风险高达 10%。发作间隔时间短、发作持续时间长、临床症状逐渐加重的进展性 TIA 是即将发生脑梗死的强烈预警信号。紧急医疗可以减少 TIA 病人发生卒中的风险,但病人由于对其认识不足而导致就医延迟,会错失最佳治疗时机。

三、脑梗死

 ──────────────── 导入案例与思考 ────────────────

孙某,男,76 岁,退休工人,3 小时前晨起后,家属发现其不能起身,左侧肢体不能抬起,只能活动右侧肢体,并有言语不能,家属随即拨打"120"送往医院就诊。

既往史:糖尿病史 10 余年,有高脂血症,偶有饮酒。

身体评估:血压 140/74mmHg,体重 74kg,神志嗜睡,构音障碍,右眼向右凝视,左侧鼻唇沟变浅,伸舌左偏,左上肢肌力 0 级,左下肢肌力 1 级,右侧肌力正常。

实验室检查:白细胞计数 $13.15×10^9/L$,中性粒细胞 $11.99×10^9/L$,淋巴细胞 $0.82×10^9/L$。

请思考:

1. 为明确诊断,该病人需要做哪些影像学检查及实验室检查?
2. 病人目前实验室结果显示白细胞计数、中性粒细胞均升高,给你什么提示?
3. 病人目前的主要护理诊断/问题及依据是什么? 应采取哪些护理措施?

Note:

脑梗死(cerebral infarction)又称缺血性脑卒中,指各种脑血管病变所致脑部血液供应障碍,导致局部脑组织缺血、缺氧性坏死,而迅速出现相应神经功能缺损的一类临床综合征。脑梗死是卒中最常见类型,占70%~80%。由于脑供血动脉闭塞或严重狭窄所致的脑梗死包括脑血栓形成和脑栓塞。

脑血栓形成

脑血栓形成(cerebral thrombosis)即动脉粥样硬化性血栓性脑梗死(atherosclerotic thrombotic cerebral infarction),是在脑动脉粥样硬化等动脉壁病变的基础上,脑动脉主干或分支管腔狭窄、闭塞或形成血栓,造成该动脉供血区局部脑组织血流中断而发生缺血、缺氧性坏死,引起偏瘫、失语等相应的神经症状和体征。脑血栓形成是临床最常见的脑血管疾病,也是脑梗死最常见的临床类型,约占全部脑梗死的60%。

【病因与发病机制】

1. **脑动脉粥样硬化** 为脑血栓形成最常见和基本的病因,常伴高血压,且两者互为因果。糖尿病和高脂血症可加速脑动脉粥样硬化的进程。

2. **脑动脉炎** 结缔组织疾病、细菌和钩端螺旋体等感染均可致脑动脉炎症,使管腔狭窄或闭塞。

3. **其他** 真性红细胞增多症、血小板增多症、弥散性血管内凝血、脑淀粉样血管病、颅内外夹层动脉瘤等。尚有极少数病因不明者。

在脑动脉粥样硬化致血管腔狭窄的基础上,因动脉壁粥样斑块内新生的血管破裂形成血肿,可使斑块进一步隆起甚至完全闭塞管腔,导致急性供血中断;或因斑块表面纤维帽破裂,粥样物自裂口逸入血流,遗留粥瘤样溃疡,排入血流的坏死物质和脂质形成胆固醇栓子,引起动脉管腔闭塞;动脉粥样硬化斑块脱落、各种病因所致动脉内膜炎等引起血管内皮损伤后,血小板黏附于局部,释放血栓素A_2、5-羟色胺、血小板活化因子等,使更多血小板黏附、聚集而形成血栓,致动脉管腔闭塞。睡眠状态、心力衰竭、心律失常和失水等致心排血量减少、血压下降、血流缓慢的因素,均可促进血栓形成。

脑动脉粥样硬化所致管腔狭窄或血栓形成,通常发生于存在动脉粥样斑块的血管内皮损伤处或血流产生漩涡的血管分支处,颈内动脉系统约占80%,椎基底动脉系统约为20%。闭塞好发部位依次为颈内动脉、大脑中动脉、大脑后动脉、大脑前动脉及椎基底动脉。血栓形成后,动脉供血减少或完全中断,若侧支循环不能有效代偿,病变动脉供血区的脑组织则缺血、水肿、坏死、软化,3~4周后液化坏死的脑组织被清除,脑组织萎缩,小病灶形成胶质瘢痕,大病灶形成中风囊。

急性脑梗死病灶由缺血中心区及其周围的缺血半暗带组成。缺血中心区脑组织已发生不可逆性损害。缺血半暗带是指梗死灶中心坏死区周围可恢复的部分血流灌注区,因此区内有侧支循环存在而可获得部分血液供给,尚有大量可存活的神经元,如血流迅速恢复,神经细胞可存活并恢复功能;反之,中心坏死区则逐渐扩大。有效挽救缺血半暗带脑组织的治疗时间,称为治疗时间窗(therapeutic time window,TTW)。目前研究表明,在严格选择病例的条件下,急性缺血性脑卒中溶栓治疗时间窗一般不超过6小时;机械取栓的治疗时间窗一般不超过8小时,个别病人可延长至24小时。如果血运重建的时间超过其TTW,则不能有效挽救缺血脑组织,甚至可能因再灌注损伤和继发脑出血而加重脑损伤。

【临床表现】

脑梗死的临床表现与梗死部位、受损区侧支循环等情况有关。

1. **临床特点** ①多见于50岁以上有动脉粥样硬化、高血压、高血脂、糖尿病者;②安静或睡眠中发病,部分病人发病前有肢体麻木、无力等前驱症状或TIA发作;③起病缓慢,症状多在发病后10小时或1~2天达高峰;④以偏瘫、失语、偏身感觉障碍和共济失调等局灶定位症状为主;⑤部分病人可有头痛、呕吐、意识障碍等全脑症状。

2. **临床类型**　根据起病形式和病程可分为以下临床类型：

（1）完全型：起病后 6 小时内病情达高峰，病情重，表现为一侧肢体完全瘫痪甚至昏迷，需与脑出血进行鉴别。

（2）进展型：发病后症状在 48 小时内逐渐进展或呈阶梯式加重。

（3）缓慢进展型：起病 2 周以后症状仍逐渐发展。多见于颈内动脉颅外段血栓形成，与全身或局部因素所致脑灌注减少有关，应注意与颅内肿瘤、硬膜下血肿进行鉴别。

（4）可逆性缺血性神经功能缺失：症状和体征持续时间超过 24 小时，但在 1~3 周内完全恢复，不留任何后遗症。可能与缺血未导致不可逆的神经细胞损害，侧支循环代偿迅速而充分，发生的血栓不牢固，伴发的血管痉挛及时解除等有关。

【实验室及其他检查】

1. **血液检查**　血液检查包括血常规、血流变、血糖、血脂、肾功能、凝血功能等。这些检查有助于发现脑梗死的危险因素并对病因进行鉴别。

2. **影像学检查**　可直观显示脑梗死的部位、范围、血管分布、有无出血、陈旧和新鲜梗死灶等，帮助临床判断组织缺血后是否可逆、血管状况，以及血流动力学改变。帮助选择溶栓病人、评估继发出血的危险程度。

（1）头颅 CT：是最常用的检查。脑梗死发病 24 小时内一般无影像学改变，24 小时后梗死区呈低密度影像。发病后尽快进行 CT 检查，有助于早期脑梗死与脑出血的鉴别。脑干和小脑梗死及较小梗死灶，CT 难以检出。

（2）MRI：与 CT 相比，此检查可以发现脑干、小脑梗死及小灶梗死。功能性 MRI，如弥散加权成像在症状出现数分钟内就可显示缺血灶，并可早期确定大小、部位与时间，对早期发现小梗死灶较常规 MRI 更敏感。

（3）血管造影：DSA 和 MRA 可以发现血管狭窄、闭塞和其他血管病变，如动脉炎、动脉瘤和动静脉畸形等。其中 DSA 是脑血管病变检查的"金标准"。

（4）经颅多普勒超声检查　对评估颅内外血管狭窄、闭塞、血管痉挛或侧支循环建立的程度有帮助。用于溶栓治疗监测，对判断预后有参考意义。

【诊断要点】

根据以下临床特点可明确诊断：①中、老年病人，存在动脉粥样硬化、高血压、高血糖等脑卒中的危险因素；②静息状态下或睡眠中起病，病前有反复的 TIA 发作史；③偏瘫、失语、感觉障碍等局灶性神经功能缺损的症状和体征在数小时或数天内达高峰，多无意识障碍；④结合 CT 或 MRI 可明确诊断。应注意与脑栓塞和脑出血等疾病鉴别。

【治疗要点】

卒中病人应收入卒中单元。卒中单元（stroke unit，SU）是指提高住院卒中病人疗效的医疗管理模式，专为卒中病人提供药物治疗、肢体康复、语言训练、心理康复和健康教育的组织系统。卒中单元的核心工作人员包括临床医生、专业护士、物理治疗师、职业治疗师、语言训练师和社会工作者。将卒中的急救、治疗、护理及康复有机地融为一体，使病人得到及时、规范的诊断和治疗，能有效降低病死率和致残率，提高生活质量，缩短住院时间和减少花费，并有利于出院后的管理和社区治疗。

治疗应遵循超早期、个体化和整体化的原则。①超早期治疗：发病后力争于治疗时间窗内选用最佳治疗方案；②个体化治疗：根据病人年龄、病情严重程度、临床类型及基础疾病等采取最适当的治疗；③整体化治疗：采取病因治疗、对症治疗、支持治疗和康复治疗等综合措施，同时对高危因素进行预防性干预。重点是急性期的治疗。

1. 急性期治疗

（1）早期溶栓：在发病后 3～4.5 小时以内进行溶栓使血管再通，及时恢复血流和改善组织代谢，可以挽救梗死周围仅功能改变的缺血半暗带（ischemic penumbra，IP）组织。缺血半暗带即围绕在缺血中心坏死区以外的可逆性损伤组织，由于其存在大动脉残留血流和（或）侧支循环，故脑缺血程度较轻，仅功能缺损，具有可逆性。缺血中心区和缺血半暗带是一个动态的病理生理过程，随着缺血程度的加重和时间的延长，中心坏死区逐渐扩大，缺血半暗带逐渐缩小。溶栓治疗是目前最重要的恢复血流措施。重组组织型纤溶酶原激活剂（recombinant tissue type plasminogen activator，rt-PA）和尿激酶（urokinase，UK）是我国目前使用的主要溶栓药物。①rt-PA：可与血栓中纤维蛋白结合成复合体，后者与纤溶酶原有高度亲和力，使之转变为纤溶酶，溶解新鲜的纤维蛋白。rt-PA 只引起局部溶栓，而不产生全身溶栓状态。剂量为 0.9mg/kg（最大剂量 90mg），其中输注总量的 10% 在最初 1 分钟内静脉注射，其余输液泵持续静脉滴注 1 小时。②UK：可渗入血栓内，同时激活血栓内和循环中的纤溶酶原，起到局部溶栓作用，并使全身处于溶栓状态。剂量为 100 万～150 万 IU，溶于生理盐水 100～200ml 中，持续静脉输注 30 分钟。应用溶栓药物期间应严密监护病人。

（2）调整血压：急性期脑梗死血压的调控应遵循个体化、慎重、适度原则。缺血性脑卒中后 24 小时内血压升高的病人应谨慎处理，应首先针对导致血压升高的相关因素如疼痛、呕吐、颅内压增高、焦虑、卒中后应激状态等采取措施。建议病人血压维持在较平时稍高水平，以保证脑部灌注，防止梗死面积扩大。卒中发作后血压≥220/110mmHg 时，初始降压<15% 相对安全。

（3）防治脑水肿：脑水肿常于发病后 3～5 天达高峰，多见于大面积梗死。严重脑水肿和颅内压增高是急性重症脑梗死的常见并发症和主要死亡原因。当病人出现剧烈头痛、喷射性呕吐、意识障碍等高颅压征象时，常用 20% 甘露醇 125～250ml，快速静滴，每 6～8 小时 1 次；心、肾功能不全的病人可改用呋塞米 20～40mg 静脉注射，每 6～8 小时 1 次。亦可用 10% 复方甘油、白蛋白等。

（4）控制血糖：急性期病人血糖升高较常见，可能为原有糖尿病的表现或应激反应。血糖超过 10mmol/L 时可给予胰岛素治疗。应加强血糖监测，可将高血糖病人血糖控制在 7.8～10mmol/L，血糖低于 3.3mmol/L 时，可给予 10%～20% 葡萄糖口服或注射治疗。目标是达到正常血糖。

（5）抗血小板聚集：未行溶栓治疗的病人应在发病后 48 小时内服用阿司匹林 150～300mg/d，但不主张在溶栓后 24 小时内应用，以免增加出血风险。急性期过后可改为预防剂量（50～300mg/d）。不能耐受阿司匹林者可口服氯吡格雷 75mg/d。

（6）抗凝治疗：常用药物包括肝素、低分子肝素和华法林。一般不推荐发病后急性期应用，抗凝药物可预防卒中复发、阻止病情恶化或改善预后。对于长期卧床病人，尤其是合并高凝状态有深静脉血栓形成和肺栓塞趋势者，可应用低分子肝素预防治疗。心房颤动者可遵医嘱使用华法林和利伐沙班等新型口服抗凝药治疗。

（7）脑保护治疗：应用胞磷胆碱、钙通道阻滞药尼莫地平、自由基清除剂依达拉奉、脑蛋白水解物等药物，可通过降低脑代谢，干预缺血引发细胞毒性机制而减轻缺血性脑损伤。

（8）中医中药治疗：丹参、川芎嗪、三七、葛根素、银杏叶制剂等可降低血小板聚集和血液黏滞度、抗凝、改善脑循环。

（9）血管内介入治疗：包括动脉溶栓、桥接、机械取栓、血管成形和支架术等。在发病 6 小时内对于静脉溶栓治疗无效或不适合静脉溶栓的大血管闭塞病人，给予机械取栓，距最后正常时间 6～24 小时者，经严格临床及影像学评估后，可进行血管内机械取栓治疗。

（10）早期康复治疗：如果病人神经功能缺损的症状和体征不再加重，生命体征稳定，即可进行早期康复治疗，目的是减少并发症出现和纠正功能障碍，调控心理状态，为提高病人的生活质量打好基础。如加强卧床病人体位的管理：进行良肢位的摆放，加强呼吸道管理和皮肤的管理以预防感染和压力性损伤，进行肢体被动或主动运动以防关节挛缩和肌肉萎缩等。

2. **恢复期治疗**　继续稳定病人的病情,高血压病人控制血压,高血脂病人调节血脂等。恢复期病人的患侧肢体由迟缓性瘫痪逐渐进入痉挛性瘫痪,康复治疗是重要的治疗手段。原则是综合各种康复手段如物理疗法、针灸、言语训练、认知训练、吞咽功能训练、合理使用各种支具,促进病人患肢随意运动的出现,强化日常生活活动能力(ADL)训练,为病人早日回归家庭和社会做好必要的准备。

【护理评估】

1. **病史**

(1) 病因和危险因素:了解病人有无颈动脉狭窄、高血压、糖尿病、高脂血症、TIA 病史,有无脑血管疾病的家族史,有无长期高盐、高脂饮食和烟酒嗜好,是否进行体育锻炼等。详细询问 TIA 发作的频率与表现形式,是否进行正规、系统的治疗。是否遵医嘱正确服用降压、降糖、调脂、抗凝及抗血小板聚集药物,治疗效果及目前用药情况等。

(2) 起病情况和临床表现:了解病人发病的时间、急缓及发病时所处状态,有无头晕、肢体麻木等前驱症状。是否存在肢体瘫痪、失语、感觉和吞咽障碍等局灶定位症状和体征,有无剧烈头痛、喷射性呕吐、意识障碍等全脑症状和体征及其严重程度。

(3) 心理-社会状况:观察病人是否存在因疾病所致焦虑等心理问题;了解病人和家属对疾病发生的相关因素、治疗和护理方法、预后、如何预防复发等知识的认知程度;病人家庭条件与经济状况及家属对病人的关心和支持度。

2. **身体评估**

(1) 生命体征:监测血压、脉搏、呼吸、体温。大脑半球大面积脑梗死病人因脑水肿导致高颅压,可出现血压和体温升高、脉搏和呼吸减慢等生命体征异常。

(2) 意识状态:有无意识障碍及其类型和严重程度。脑血栓形成病人多无意识障碍,如发病时或病后很快出现意识障碍,应考虑椎基底动脉系统梗死或大脑半球大面积梗死。

(3) 头颈部:双侧瞳孔大小、是否等大及对光反射是否正常;视野有无缺损;有无眼球震颤、运动受限及眼睑闭合障碍;有无面部表情异常、口角歪斜和鼻唇沟变浅;有无听力下降或耳鸣;有无饮水呛咳、吞咽困难或咀嚼无力;有无失语及其类型;颈动脉搏动强度、有无杂音。优势半球病变时常出现不同程度的失语,大脑后动脉血栓形成可致对侧同向偏盲,椎基底动脉系统血栓形成可致眩晕、眼球震颤、复视、眼肌麻痹、发音不清、吞咽困难等。

(4) 四肢、脊柱:有无肢体运动和感觉障碍;有无步态不稳或不自主运动。四肢肌力、肌张力,有无肌萎缩或关节活动受限;皮肤有无水肿、多汗、脱屑或破损;括约肌功能有无障碍。大脑前动脉血栓形成可引起对侧下肢瘫痪,颈动脉系统血栓形成主要表现为病变对侧肢体瘫痪或感觉障碍。如为大脑中动脉血栓形成,瘫痪和感觉障碍限于面部和上肢,后循环血栓形成可表现为小脑功能障碍。

3. **实验室及其他检查**

(1) 血液检查:血糖、血脂、血液流变学和凝血功能检查是否正常。

(2) 影像学检查:头部 CT 和 MRI 有无异常及其出现时间和表现形式;DSA 和 MRA 是否显示有血管狭窄、闭塞、动脉瘤和动静脉畸形等。经颅多普勒超声检查有无颅内血管狭窄、闭塞、痉挛或侧支循环建立情况。

【常用护理诊断/问题】

1. **躯体移动障碍**　与运动中枢损害致肢体瘫痪有关。
2. **言语沟通障碍**　与语言中枢损害有关。
3. **吞咽障碍**　与意识障碍或延髓麻痹有关。

【目标】

1. 病人能掌握肢体功能锻炼的方法并主动配合进行肢体功能的康复训练,躯体移动能力逐步增强。

2. 能采取有效的沟通方式表达自己的需求,能掌握语言功能训练的方法并主动配合康复活动,语言表达能力逐步增强。

3. 能掌握恰当的进食方法,并主动配合进行吞咽功能训练,营养需要得到满足,吞咽功能逐渐恢复。

【护理措施及依据】

1. 躯体移动障碍

(1) 生活、安全及康复护理:详见本章第二节中"运动障碍"的护理。

(2) 心理护理:因偏瘫、失语及肢体和语言功能恢复速度慢、需时长,日常生活需依赖他人照顾,可使病人产生焦虑、抑郁等心理问题,进而影响疾病的康复和病人生活质量。应关心、尊重病人,鼓励其表达自己的感受,避免任何刺激和伤害病人的言行。多与病人和家属沟通,耐心解答病人和家属提出的问题,解除病人思想顾虑。鼓励病人和家属主动参与治疗、护理活动。

(3) 用药护理:病人常联合应用溶栓、抗凝、脑代谢活化剂等多种药物治疗。护士应熟悉病人所用药物的药理作用、用药注意事项、不良反应和观察要点,遵医嘱正确用药。

1) 溶栓药物:应遵循病人进入医院到溶栓给药时间≤60 分钟的原则,快速完成用药前准备,建立单独静脉通路输注溶栓药物,遵医嘱给药。密切观察病情,如出现严重头痛、血压骤升、恶心、呕吐,或意识水平、言语、肌力等神经功能恶化表现,应立即询问医生是否停用溶栓药物,并做好再次行 CT 检查的准备。观察有无口鼻腔、呼吸道、消化道、皮肤、黏膜出血等表现,发现异常应及时报告医生处理。

2) 20% 甘露醇:选择较粗大的静脉给药,以保证药物能快速静滴(125~250ml 在 15~30 分钟内滴完),注意观察用药后病人的尿量和尿液颜色,准确记录 24 小时出入量;定时复查尿常规、血生化和肾功能,观察有无药物结晶阻塞肾小管所致少尿、血尿、蛋白尿及血尿素氮升高等急性肾损伤的表现;观察有无脱水速度过快所致头痛、呕吐、意识障碍等低颅压综合征的表现,并注意与高颅压进行鉴别。

2. 言语沟通障碍　详见本章第二节中"言语障碍"的护理。

3. 吞咽障碍

(1) 吞咽功能评估:观察病人能否经口进食及进食类型(固体、半流质、流质)、进食量和进食速度,饮水时有无呛咳;评估病人吞咽功能及营养状态。

知 识 拓 展

吞咽障碍及吞咽功能评定方法

　　吞咽障碍是卒中后严重危及病人生命的症状之一,卒中后吞咽障碍的发生率约为 65%。由于吞咽障碍病人在食物通过口咽时无法很好地控制食物的移动,使吞咽功能的安全性和有效性受到影响。安全性与食物和液体在气道中的吸入风险有关,有效性与病人吞咽食物和液体的效率和速度有关。因此,推荐在病人开始进食、饮水或接受口服药物治疗前进行吞咽困难筛查,可有效地判定病人是否有误吸风险。吞咽障碍筛查主要包括反复唾液吞咽试验、洼田饮水试验(water swallowing test,WST)、染料测试、进食评估问卷调查、多伦多床旁吞咽筛查试验等。如筛查结果显示有或高度怀疑有误吸风险,则需要进一步行临床吞咽功能评估和/或仪器检查(如吞咽造影检查),以便更直观、准确地评估口腔期、咽期和食管期的吞咽情况。吞咽造影是吞咽障碍诊断的"金标准"。

---

(2) 经口进食的护理:①体位选择。能坐起的病人采取坐位进食,头略前屈,不能坐起的病人取仰卧位下将床头摇起 30°,头下垫枕使头部前屈。②食物的选择。选择病人喜爱的营养丰富易消化的

食物,为防止误吸,便于食物在口腔内的移送和吞咽,可通过改变食物性状,使其易于形成食团便于吞咽。食物性状的改变是通过切碎、研磨或与液体混合等,也可将稀薄的液体增加增稠剂,使原食品黏稠度进行机械改变从而使其更易食用,且不易松散,有一定黏度,能够变形,利于顺利通过口腔和咽部,不易粘在黏膜上。③吞咽方法的选择。空吞咽和吞咽食物交替进行;侧方吞咽指吞咽时头侧向健侧肩部,防止食物残留在患侧梨状隐窝内,尤其适合偏瘫的病人;点头样吞咽指吞咽时配合头前屈、下颌内收如点头样的动作,以加强对气道的保护,利于食物进入食管。

(3) 防止误吸、窒息:因疲劳有增加误吸的危险,所以进食前应注意休息;应保持进餐环境的安静、舒适;告知病人进餐时不要讲话,减少进餐时环境中分散注意力的干扰因素,如关闭电视和收音机、停止护理活动等,以避免呛咳和误吸;因用吸管饮水需要比较复杂的口腔肌肉功能,所以病人不可用吸管饮水、饮茶,用杯子饮水时,保持水量在半杯以上,以防病人低头饮水的体位增加误吸的危险;床旁备吸引装置,如果病人呛咳、误吸或呕吐,应立即指导其取头侧位,及时清理口、鼻腔内分泌物和呕吐物,保持呼吸道通畅,预防窒息和吸入性肺炎。

(4) 肠内营养的护理:对严重吞咽困难且预计>7天者,或需机械通气并伴随意识水平下降的危重症病人,应尽早开始肠内营养,并根据病人的营养风险、吞咽能力、意识水平、预期持续时间和并发症风险等因素选择肠内营养的途径。急性经口摄入不足者可采用经鼻胃管(nasogastric tube,NGT)喂养;经口摄入不足并伴有上消化道功能障碍者,或不耐受 NGT 喂养或有反流和误吸高风险者可采用经鼻肠管(nasojejunal tube,NJT)喂养;必要时可采用经皮内镜胃造瘘(percutaneous endoscopic gastrostomy,PEG)喂养。卒中病人管饲应特别注意:①每次管饲前用注射器抽吸病人的胃内容物,监测胃残留量,观察有无消化道出血;②注意观察有无误吸高风险、胃肠动力极其不佳、明显呕吐腹胀等情况并及时处理,以保证病人安全及肠内营养顺利进行;③正在管饲的病人需要吸痰时,应停止喂养,采用浅部吸痰、体位管理、减少刺激等措施减少误吸和反流。

【评价】

1. 病人掌握肢体功能锻炼的方法并在医护人员和家属协助下主动活动,肌力增强,生活自理能力提高,无压力性损伤和坠积性肺炎等并发症。

2. 能通过非语言沟通表达自己的需求,主动进行语言康复训练,语言表达能力增强。

3. 掌握正确的进食或鼻饲方法,吞咽功能逐渐恢复,未发生营养不良、误吸、窒息等并发症。

【其他护理诊断/问题】

1. **有失用综合征的危险** 与意识障碍、偏瘫所致长期卧床有关。
2. **焦虑/抑郁** 与瘫痪、失语、缺少社会支持及担心疾病预后有关。
3. **知识缺乏**:缺乏疾病治疗、护理、康复和预防复发的相关知识。

【健康指导】

1. **疾病预防指导** 对有发病危险因素或病史者,指导进食高蛋白、高维生素、低盐、低脂清淡饮食,多食新鲜蔬菜、水果、谷类、鱼类和豆类,保持能量供需平衡,戒烟、限酒;应遵医嘱规则用药,控制血压、血糖、抗血小板聚集,调节血脂;告知病人改变不良生活方式,坚持每天进行 30 分钟以上的慢跑、散步等运动,合理休息和娱乐;对有 TIA 发作史的病人,指导病人在改变体位时应缓慢,避免突然转动颈部,洗澡时间不宜过长,水温不宜过高,外出时有人陪伴,气候变化时注意保暖,防止感冒。

2. **疾病知识指导** 告知病人和家属疾病的基本病因和主要危险因素、早期症状和及时就诊的指征;指导病人遵医嘱正确服用降压、降糖和调脂药物,定期复查。

3. **康复指导** 告知病人和家属康复治疗的知识和功能锻炼的方法,帮助分析和消除不利于疾病康复的因素,落实康复计划,并与康复治疗师保持联系,以便根据康复情况及时调整康复训练方案。

Note:

如吞咽障碍的康复方法包括:唇、舌、颜面肌和颈部屈肌的主动运动和肌力训练;先进食糊状或胶冻状食物,少量多餐,逐步过渡到普通食物;进食时取坐位,颈部稍前驱(易引起咽反射);软腭冰刺激;咽下食物练习呼气或咳嗽(预防误咽);构音器官的运动训练(有助于改善吞咽功能)。

4. 鼓励生活自理　鼓励病人从事力所能及的家务劳动,日常生活不过度依赖他人;告知病人和家属功能恢复需经历的过程,使病人和家属克服急于求成的心理,做到坚持锻炼,循序渐进。嘱家属在物质和精神上对病人提供帮助和支持,使病人体会到来自多方面的温暖,树立战胜疾病的信心。同时,也要避免病人产生依赖心理,增强自我照顾能力。

【预后】

脑血栓形成急性期病死率为 5%~15%,致残率达 50% 以上,存活者中 40% 以上可复发,且复发次数越多,病死率和致残率越高。影响预后的因素较多,最重要的是神经功能缺损的严重程度、病人年龄和疾病的病因等。积极处理各项可干预的脑卒中危险因素和应用抗血小板聚集药物,可降低卒中复发的危险性。

脑 栓 塞

脑栓塞(cerebral embolism)是指各种栓子(如心脏内的附壁血栓、动脉粥样硬化的斑块、脂肪、肿瘤细胞、纤维软骨或空气等)随血流进入脑动脉,使血管急性闭塞或严重狭窄,导致局部脑组织缺血、缺氧性坏死,而迅速出现相应神经功能缺损的一组临床综合征。脑栓塞栓子来源分为心源性、非心源性、来源不明性三种类型。心源性脑栓塞约占全部脑梗死的 20%。

【病因与发病机制】

根据栓子来源分为三类:

1. 心源性　为脑栓塞最常见病因,80% 以上心脏来源的栓子导致脑栓塞。引起脑栓塞常见的心脏疾病有以下几种:①非瓣膜性心房颤动。心源性脑栓塞中最常见的病因,其发病机制为心房颤动导致血流缓慢淤滞,在低剪切力和其他因素作用下激活凝血级联反应,形成红细胞-纤维蛋白原血栓,导致脑栓塞。②风湿性心脏瓣膜病。狭窄的瓣膜表面不规则,逐渐出现粘连、钙化,从而激活血小板导致血栓形成;风湿性心脏瓣膜病常合并心房颤动,导致心房和心室扩大,增加了血栓形成的风险。③感染性心内膜炎。心瓣膜上的炎性赘生物脱落导致栓塞,并可引起颅内感染。④心肌梗死。心梗面积较大或合并慢性心力衰竭,可致血液循环淤滞形成附壁血栓。⑤二尖瓣脱垂。心脏收缩时脱垂的二尖瓣突入左心房,引起严重的血液反流,易导致附壁血栓形成。⑥其他。如卵圆孔未闭、病态窦房结综合征、非细菌性血栓性心内膜炎等。

2. 非心源性　心脏以外的栓子随血流进入颅内引起栓塞。常见原因有以下几种:①动脉粥样硬化斑块脱落性栓塞。主动脉弓或颈动脉粥样硬化斑块脱落形成栓子,沿颈内动脉或椎基底动脉进入颅内。②脂肪栓塞。可见于长骨骨折或手术后。③空气栓塞。可见于静脉穿刺、人工气腹等。④癌栓塞。恶性肿瘤可浸润、破坏血管,瘤细胞进入血液形成癌栓。⑤感染性栓塞。如败血症的菌栓或脓栓、寄生虫虫卵栓子等。

3. 来源不明　部分病人栓子的来源不明。

脑栓塞的病理改变与脑血栓形成基本相同,但由于栓塞性梗死发展快,一般没有充足的时间建立侧支循环,故栓塞性梗死较血栓性梗死发病更快,局部脑缺血更严重。脑栓塞引起的脑组织坏死分为缺血性、出血性和混合性梗死,其中出血性梗死占 30%~50%,可能为栓塞区域缺血坏死的血管壁在血压作用下发生破裂出血所致。

【临床表现】

1. 任何年龄均可发病,非瓣膜性心房颤动、急性心肌梗死引起的脑栓塞以中老年人为多。典型

Note:

脑栓塞多在活动中发病,无明显前驱症状。

2. 起病急,局灶性神经功能缺损的表现常在数秒至数分钟内达高峰,是所有急性脑血管病中发病速度最快者。

3. 以偏瘫、失语等局灶定位症状为主要表现,有无意识障碍及其程度取决于栓塞血管的大小和梗死的部位与面积,重者可表现为突发昏迷、全身抽搐、因脑水肿或颅内高压继发脑疝而死亡。

4. 多有导致栓塞的原发病和同时并发的脑外栓塞的表现,如心房颤动的第一心音强弱不等、心律不规则、脉搏短绌;心脏瓣膜病的心脏杂音;肺栓塞的气急、发绀、胸痛和咯血;肾栓塞的腰痛和血尿;皮肤栓塞的瘀点或瘀斑。

与脑血栓形成相比,脑栓塞易导致多发性梗死,并易复发和出血,病情波动较大,病初病情较为严重。但因血管的再通,部分病人临床症状可迅速缓解;如并发出血,则临床症状亦可急剧恶化;如栓塞再发,稳定或一度好转的临床症状可再次加重。此外,如栓子来源未消除,脑栓塞可反复发作;感染性栓子栓塞并发颅内感染,病情较危重。

【实验室及其他检查】

1. **头颅 CT 检查**　可显示脑栓塞的部位和范围。CT 检查在发病后 24~48 小时内病变部位呈低密度影像。发生出血性梗死时,在低密度梗死区可见 1 个或多个高密度影像(图 9-15)。

2. **脑脊液检查**　大面积梗死脑脊液压力增高,如非必要,应尽量避免此检查。亚急性感染性心内膜炎所致脑脊液含细菌栓子,白细胞增高;脂肪栓塞所致脑脊液可见脂肪球;出血性梗死时脑脊液呈血性或镜检可见红细胞。

3. **其他**　应常规进行心电图、胸部 X 线和超声心动图检查。心电图检查可作为确定心律失常的依据和协助诊断心肌梗死;超声心动图检查有助于证实是否存在心源性栓子。疑为感染性心内膜炎时,应进行血常规和血细菌培养等检查。

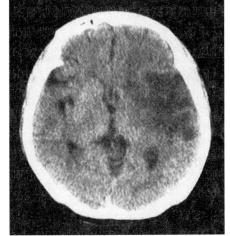

图 9-15　大脑中动脉的脑栓塞

【诊断要点】

既往有风湿性心脏瓣膜病、心房颤动及大动脉粥样硬化、严重骨折等病史,突发偏瘫、失语等局灶性神经功能缺损,症状在数秒至数分钟内达高峰,即可作出临床诊断。头颅 CT 和 MRI 检查可确定栓塞的部位、数目及是否伴发出血,有助于明确诊断。应注意与脑血栓形成和脑出血等鉴别。

【治疗要点】

包括脑栓塞和原发病的治疗。

1. **脑栓塞治疗**　与脑血栓形成的治疗相同,包括急性期的综合治疗,尽可能恢复脑部血液循环,进行物理治疗和康复治疗等。因本病易并发脑出血,溶栓治疗应严格掌握适应证。

(1) 心源性栓塞:因心源性脑栓塞容易再复发,所以,急性期应卧床休息数周,避免活动量过大,减少再发的危险。

(2) 感染性栓塞:感染性栓塞应用足量有效的抗生素,禁行溶栓或抗凝治疗,以防感染在颅内扩散。

(3) 脂肪栓塞:应用肝素、低分子右旋糖酐、5%NaHCO$_3$ 及脂溶剂等静脉滴注溶解脂肪。

（4）空气栓塞：指导病人采取头低左侧卧位，进行高压氧治疗。

2. 原发病治疗　心脏瓣膜病的介入和手术治疗、感染性心内膜炎的抗生素治疗和控制心律失常等，可消除栓子来源，防止复发。

3. 抗凝和抗血小板聚集治疗　应用肝素、华法林、阿司匹林，能防止被栓塞的血管发生逆行性血栓形成和预防复发。研究证据表明，脑栓塞病人抗凝治疗导致的梗死区出血很少对最终转归带来不利影响。

当发生出血性梗死时，应立即停用溶栓、抗凝和抗血小板聚集的药物，防止出血加重，并适当应用止血药物、脱水降颅压、调节血压等。脱水治疗过程中应注意保护心功能。

【常用护理诊断/问题、措施及依据】

详见本节"脑血栓形成"。

【健康指导】

告知病人和家属本病的常见病因和控制原发病的重要性；指导病人遵医嘱长期抗凝治疗，预防复发；在抗凝治疗中定期门诊复诊，监测凝血功能，及时在医护人员指导下调整药物剂量。其他详见本节"脑血栓形成"。

【预后】

脑栓塞预后与被栓塞血管大小、栓塞部位、栓子数目等有关。急性期病死率为 5%～15%，多死于严重脑水肿、脑疝、肺部感染和心力衰竭等。心肌梗死所致者预后较差，存活的病人多遗留严重后遗症。脑栓塞易复发，10%～20%的病人在 1～2 周内再发，再发者病死率更高。

四、脑出血

──────────── 导入案例与思考 ────────────

李某，男，40 岁，9 小时前在活动时突然出现左上肢麻木无力，无法抬举，约 3 分钟后出现左下肢无力，无法站立，随后跌倒，无头部撞击史，无恶心、呕吐等不适。随即由家属送至急诊就诊。

既往史：高血压病史半年余，未规律服药，偶有饮酒。

身体评估：血压 204/118mmHg，神志清楚，言语流利，左侧鼻唇沟变浅，伸舌偏左，左侧肢体肌力 2 级，右侧肢体肌力 5 级，左侧针刺觉减退，饮水试验 1 级。

影像学检查：头颅 CT 示右侧基底节区及侧脑室旁脑出血。

请思考：

1. 对该病人的病情观察要注意哪些重点内容？

2. 病人目前主要的护理诊断/问题有哪些？其依据是什么？应采取哪些护理措施？

脑出血（intracerebral hemorrhage，ICH）又称自发性脑出血，是指原发性非外伤性脑实质内出血。该病占急性脑血管病的 20%～30%。发病率为 45 人/10 万，急性期病死率为 30%～40%，是急性脑血管病中病死率最高的。在脑出血中大脑半球出血约占 80%，脑干和小脑出血约占 20%。

【病因与发病机制】

1. 病因　最常见病因为高血压合并细、小动脉硬化，其他病因包括动静脉畸形、脑淀粉样血管病（cerebral amyloid angiopathy，CAA）、血液病（再生障碍性贫血、白血病、原发免疫性血小板减少症、血友病等）、烟雾病（moyamoya disease）、抗凝及溶栓治疗等。

CAA 又称嗜刚果红性血管病，指淀粉样物质沉积在脑内血管导致症状性脑血管功能障碍的一种疾病。该病是自发性（非创伤性）颅内出血，特别是脑叶出血的原因之一。临床特点是血管破裂而致反复和多灶的自发性颅内出血，是老年人的一种卒中类型。

烟雾病因颈内动脉颅内起始段狭窄或闭塞，脑底出现异常的小血管团，在脑血管造影上形似烟雾而得名（图 9-16），又称脑底异常血管网病。本病可继发于钩端螺旋体脑动脉炎、脑动脉硬化及放射治疗后。儿童和青壮年多见，性别无明显差异。表现为缺血或出血性脑卒中。由于病因

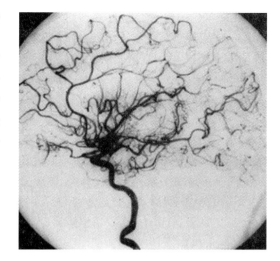

图 9-16　脑底异常血管网

不清，尚无特殊治疗方法。对脑缺血者可给予扩张血管药等治疗。若为病因明确的继发性病变，针对病因治疗。急性脑内出血造成脑压迫者，应紧急手术清除血肿。外科治疗可行颞浅动脉-大脑中动脉吻合术。

2. 发病机制　颅内动脉壁薄弱，中层肌细胞和外膜结缔组织较少，且无外弹力层。①长期高血压致脑细、小动脉发生玻璃样变及纤维素性坏死，管壁弹性减弱，当情绪激动、用力过度等使血压骤然升高时，血管易破裂出血；②在血流冲击下，弹性减弱的病变血管壁向外膨出形成微小动脉瘤，当血压剧烈波动时，微小动脉瘤破裂导致出血；③高血压可致远端血管痉挛，引起小血管缺血、缺氧、坏死而发生出血；④高血压脑出血的发病部位以基底核区多见，是因为供应此处的豆纹动脉从大脑中动脉呈直角发出，在原有血管病变的基础上，承受压力较高的血流冲击，易导致血管破裂出血，又称为出血动脉（图 9-17）。

基底核区出血占全部脑出血的 70%（以壳核出血最为常见）。因壳核、丘脑出血常累及内囊，并以内囊损害体征为突出表现，又称内囊区出血。壳核出血称内囊外侧型，丘脑出血称内囊内侧型。脑出血后，出血形成的血肿和血肿周围脑组织水肿，引起颅内压升高，使脑组织受压移位，形成脑疝。脑疝是导致病人死亡的直接原因。

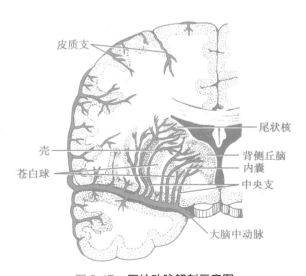

图 9-17　豆纹动脉解剖示意图

【临床表现】

临床表现的轻重主要取决于出血量和出血部位。出血量小者，可表现为单纯某一症状或体征，无全脑症状或较轻；出血量大者，发病后立即昏迷，全脑症状明显，出现脑水肿或脑疝。发生在脑干的出血，即使出血量不大，病情也较凶险。

1. 临床特点　①多见于 50 岁以上有高血压病史者，男性较女性多见，冬季发病率较高；②体力活动或情绪激动时发病，多无前驱症状；③起病较急，症状于数分钟至数小时达高峰；④有肢体瘫痪、失语等局灶定位症状和剧烈头痛、喷射性呕吐、意识障碍等全脑症状；⑤发病时血压明显升高。

2. 不同部位出血的表现

（1）壳核出血：最常见，占脑出血的 50%~60%，系豆纹动脉尤其是外侧支破裂所致，分为局限型（血肿局限于壳核内）和扩延型（血肿向内扩展波及内囊外侧）。病人常出现病灶对侧偏瘫、偏身感觉障碍和同向性偏盲（三偏征），双眼球不能向病灶对侧同向凝视；优势半球损害可有失语。出血量小者（<30ml）临床症状较轻；出血量大者（>30ml）可有意识障碍，引起脑疝甚至死亡。

（2）丘脑出血：占脑出血的 10%~15%，系丘脑穿通动脉或丘脑膝状体动脉破裂所致，分为局限型（血肿局限于丘脑）和扩延型（出血侵及内囊内侧）。病人常有"三偏征"，通常感觉障碍重于运动障碍。深、浅感觉均有障碍，但深感觉障碍更明显，可伴有偏身自发性疼痛和感觉过敏。可出现特征性眼征，如两眼不能向上凝视或凝视鼻尖、眼球会聚障碍和瞳孔对光反射迟钝等。优势侧出血可出现丘脑性失语（言语缓慢而不清、重复语言、发音困难、复述相对较好，朗读存在障碍等），也可出现丘脑性痴呆（记忆力减退、计算力下降、情感障碍、人格改变等）。

（3）脑干出血：约占脑出血的 10%，绝大多数为脑桥出血（脑干出血最常见部位），系基底动脉的脑桥支破裂所致。偶见中脑出血，延髓出血罕见。脑桥出血病人常表现为突发头痛、呕吐、眩晕、复视、交叉性瘫痪或偏瘫、四肢瘫等。大量出血（血肿>5ml）者，血肿波及脑桥双侧基底和被盖部，病人立即昏迷、双侧瞳孔缩小如针尖样（交感神经纤维受损所致，对光反射存在）、呕吐咖啡色样胃内容物（应激性溃疡）、中枢性高热、中枢性呼吸衰竭和四肢瘫痪，多于 48 小时内死亡。出血量少者无意识障碍。中枢性高热由于丘脑下部散热中枢受损所致，表现为体温迅速升高，达 39~40℃ 以上，躯干温度高，肢体温度次之，解热镇痛药无效，物理降温疗法有效。

（4）小脑出血：约占脑出血的 10%，多由小脑上动脉破裂所致。发病突然，眩晕和共济失调明显，可伴频繁呕吐和枕部疼痛。小量出血者主要表现为小脑症状，如眼球震颤、病变侧共济失调、站立和步态不稳等，无肢体瘫痪。出血量较大者，尤其是小脑蚓部出血，发病时或发病后 12~24 小时内出现颅内压迅速增高、昏迷、双侧瞳孔缩小如针尖样、呼吸节律不规则、枕骨大孔疝形成而死亡（血肿压迫脑干之故）。

（5）脑室出血：占脑出血的 3%~5%，分为原发性和继发性。原发性脑室出血多由脉络丛血管或室管膜下动脉破裂所致，继发性脑室出血是指脑实质出血破入脑室。出血量较少时，仅表现为头痛、呕吐、脑膜刺激征阳性，多无意识障碍及偏瘫、失语等局灶性神经体征，易误诊为蛛网膜下腔出血。出血量大时，很快进入昏迷或昏迷逐渐加深、双侧瞳孔缩小如针尖样、四肢肌张力增高、脑膜刺激征阳性、早期出现去大脑强直发作；常出现丘脑下部受损的症状及体征，如上消化道出血、中枢性高热、大汗、急性肺水肿、血糖增高、尿崩症等，预后差，多迅速死亡。

（6）脑叶出血：占脑出血的 5%~10%，常由脑淀粉样血管病（CAA）、脑动静脉畸形、高血压、血液病等所致。出血以顶叶最为常见，其次为颞叶、枕叶及额叶。临床可表现为头痛、呕吐等，肢体瘫痪较轻，昏迷少见。额叶出血可有前额痛、呕吐、对侧偏瘫和精神障碍，优势半球出血可出现运动性失语。顶叶出血偏瘫较轻，而偏侧感觉障碍显著；对侧下象限盲；优势半球出血可出现混合性失语。颞叶出血表现为对侧中枢性面舌瘫及以上肢为主的瘫痪；对侧上象限盲；优势半球出血可出现感觉性或混合性失语；可有颞叶癫痫、幻嗅、幻视等。枕叶出血表现为对侧同向性偏盲，可有一过性黑矇和视物变形；多无肢体瘫痪。

【实验室及其他检查】

1. 头颅 CT 检查 是确诊脑出血的首选检查方法，可清晰、准确显示出血部位、出血量大小、血肿形态、脑水肿情况及是否破入脑室等，有助于指导治疗、护理和判定预后。发病后即刻出现边界清楚的高密度影像（图 9-18 至图 9-22）。

2. 头颅 MRI 检查 对检出脑干、小脑的出血灶和监测脑出血的演进过程优于 CT，比 CT 更易发现脑血管畸形、肿瘤及血管瘤等病变。

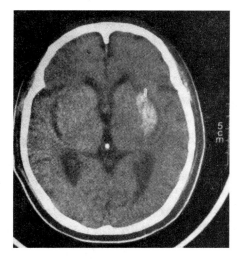

图 9-18 壳核出血

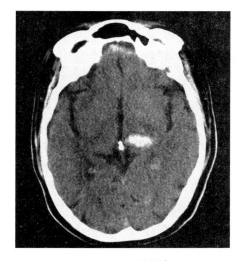

图 9-19 丘脑出血

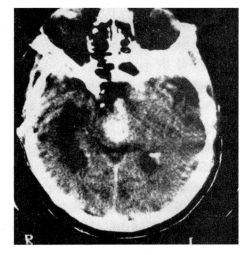

图 9-20 脑干出血

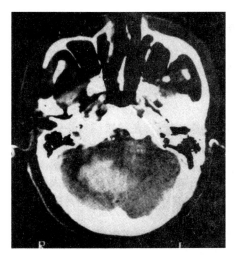

图 9-21 小脑出血

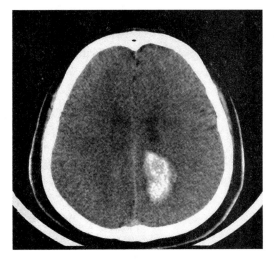

图 9-22 顶叶出血

3. **脑脊液检查** 脑脊液压力增高,血液破入脑室者脑脊液呈血性。重症依据临床表现可确诊者不宜进行此项检查,以免诱发脑疝。

4. **DSA 检查** 可显示脑血管的位置、形态及分布等,易于发现脑动脉瘤、脑血管畸形及脑底异常血管网病等脑出血的病因。

5. **其他** 包括血常规、血生化、凝血功能、心电图等,有助于了解病人的全身状态。重症脑出血急性期白细胞、血糖和血尿素氮明显增高。

【诊断要点】

50 岁以上中老年病人,有长期高血压病史,情绪激动或体力活动时突然发病,迅速出现头痛、呕吐等颅内压增高的表现和偏瘫、失语等局灶性神经功能缺损的症状,血压明显升高,可伴有意识障碍,应高度怀疑脑出血。头颅 CT、MRI 检查有助于明确诊断。

【治疗要点】

治疗原则为脱水降颅压、调整血压、防止继续出血、减轻血肿所致继发性损害、促进神经功能恢复、防治并发症。

1. 一般治疗　卧床休息 2~4 周,密切观察生命体征,保持呼吸道通畅,吸氧,保持肢体的功能位,通过鼻饲维持营养供给,积极预防感染,维持水、电解质平衡等。

2. 脱水降颅压　脑出血后 48 小时脑水肿达高峰,维持 3~5 天后逐渐降低,可持续 2~3 周或更长。脑水肿可使颅内压增高,并致脑疝形成,是导致病人死亡的直接原因,也是影响功能恢复的主要因素。积极控制脑水肿、降低颅内压是脑出血急性期治疗的重要环节。可选用:①20% 甘露醇 125~250ml,快速静滴,每 6~8 小时 1 次,疗程 7~10 天;②呋塞米 20~40mg 静注,每天 2~4 次;③甘油果糖 500ml 静滴,3~6 小时滴完,每天 1~2 次,脱水降颅压作用较甘露醇缓和,用于轻症病人、重症病人病情好转期和肾功能不全者。

3. 调控血压　脑出血后血压升高,是机体对颅内压升高的自动调节反应,以保持相对稳定的脑血流量,当颅内压下降时血压也随之下降。因此,脑出血急性期一般不予应用降压药物,而以脱水降颅压治疗为基础。对于收缩压 150~220mmHg 的病人,无急性降压治疗禁忌证的脑出血病人,将收缩压降至 140mmHg 是安全的,并且可能改善病人的功能预后。当病人收缩压>220mmHg 时,应持续静脉输注降压药物并密切监测血压,避免血压波动。收缩压目标值是 160mmHg。

脑出血病人血压降低速度和幅度不宜过快、过大,以免造成脑低灌注;血压过低者,应进行升压治疗以维持足够的脑灌注。急性期血压骤然下降提示病情危重。脑出血恢复期应将血压控制在正常范围。

4. 止血和凝血治疗　仅用于并发消化道出血或有凝血障碍时,对高血压性脑出血无效。常用氨基己酸、氨甲苯酸等。应激性溃疡导致消化道出血时,可用西咪替丁、奥美拉唑等药物。

5. 外科治疗　壳核出血量≥30ml,丘脑出血≥15ml,小脑出血≥10ml 或直径≥3cm,或合并明显脑积水,重症脑室出血,脑出血合并脑血管畸形、动脉瘤等血管病变,可考虑行开颅血肿清除、脑室穿刺引流、经皮钻孔血肿穿刺抽吸等手术治疗。一般认为手术宜在发病后 24 小时内进行。

6. 亚低温疗法　亚低温疗法是在应用肌松药和控制呼吸的基础上,采用降温毯、降温仪、降温头盔等进行全身和头部局部降温,将温度控制在 32~35℃。局部亚低温治疗是脑出血的一种新的辅助治疗方法,可减轻脑水肿,减少自由基生成,促进神经功能缺损恢复,改善病人预后,且无不良反应,安全有效。是脑出血的辅助治疗方法,可能有一定效果,可在临床中试用。

7. 康复治疗　早期将患肢置于功能位。病人生命体征稳定、病情控制后,应尽早进行肢体、语言功能和心理的康复治疗,以促进神经功能恢复,提高生存质量。

【护理评估】

1. 病史

(1) 病因和危险因素:询问病人既往有无高血压、动脉粥样硬化、血液病和家族脑卒中病史;是否遵医嘱进行降压、抗凝等治疗和治疗效果及目前用药情况;了解病人的性格特点、生活习惯与饮食结构。

(2) 起病情况和临床表现:了解病人是在活动时还是安静状态下发病;发病前有无情绪激动、活动过度、疲劳、用力排便等诱因和头晕、头痛、肢体麻木等前驱症状;发病时间及病情发展的速度;是否存在剧烈头痛、喷射性呕吐、意识障碍、烦躁不安等颅内压增高的表现及其严重程度。

(3) 心理-社会状况:了解病人是否存在因突然发生肢体残疾或瘫痪卧床,生活需要依赖他人而产生的焦虑、恐惧、绝望等心理反应;病人及家属对疾病的病因和诱因、治疗护理经过、防治知识及预

Note:

后的了解程度;家庭成员组成、家庭环境及经济状况和家属对病人的关心、支持程度等。

2. **身体评估** 血压升高程度;有无中枢性高热和呼吸节律(潮式、间停、抽泣样呼吸等)、频率和深度的异常;脉率和脉律;瞳孔大小及对光反射有无异常;有无意识障碍及其程度;有无失语及其类型;有无肢体瘫痪及其类型、性质和程度;有无吞咽困难和饮水呛咳;有无排便、排尿障碍;有无颈部抵抗等脑膜刺激征和病理反射;机体营养状态。

3. **实验室及其他检查**

(1) 头颅 CT 检查:有无高密度影像及其出现时间。

(2) 头颅 MRI 和 DSA 检查:有无脑血管畸形、肿瘤及血管瘤等病变的相应表现。

(3) 脑脊液检查:观察颜色及压力有无增高。

(4) 血液检查:有无白细胞、血糖和血尿素氮增高及其程度等。

【常用护理诊断/问题】

1. **意识障碍** 与脑出血、脑水肿有关。

2. **潜在并发症:脑疝。**

3. **潜在并发症:上消化道出血。**

【目标】

1. 病人不发生因意识障碍导致的误吸、窒息、感染和压力性损伤等并发症。

2. 配合药物治疗,预防脑疝发生,发生脑疝时能及时识别。

3. 预防上消化道出血,发生出血时能及时发现。

【护理措施及依据】

1. **意识障碍**

(1) 生活护理:卧气垫床,保持床单位清洁、干燥,减少对皮肤的机械性刺激,定时给予翻身、拍背,预防压力性损伤;做好大小便的护理,保持外阴部皮肤清洁,预防尿路感染;注意口腔卫生,不能经口进食者应每天口腔护理 2~3 次,防止口腔感染;谵妄躁动者加床挡,必要时做适当的约束,防止坠床和自伤、伤人;慎用热水袋,防止烫伤。

(2) 饮食护理:给予高维生素、高热量饮食,补充足够的水分;遵医嘱鼻饲流质者应定时喂食,保证足够的营养供给;进食时以及进食后 30 分钟内抬高床头防止食物反流。

(3) 保持呼吸道通畅:平卧头侧位或侧卧位,开放气道,取下活动性义齿,及时清除口鼻分泌物和吸痰,防止舌根后坠、窒息、误吸或肺部感染。

(4) 病情监测:严密监测并记录生命体征及意识、瞳孔变化,观察有无恶心、呕吐及呕吐物的性状与量,准确记录出入水量,预防消化道出血和脑疝发生。

2. **潜在并发症:脑疝**

(1) 病情评估:颅内疾病(脑水肿、血肿、脓肿、肿瘤)引起颅内压增高,部分脑组织从压力较高处向压力低处移动,通过正常生理孔道疝出的病理过程称为脑疝,是脑出血病人最常见的直接死亡原因。应密切观察瞳孔、意识、体温、脉搏、呼吸、血压等生命体征,如病人出现剧烈头痛、喷射性呕吐、烦躁不安、血压升高、脉搏减慢、意识障碍进行性加重、双侧瞳孔不等大、呼吸不规则等脑疝的先兆表现时,应立即报告医生。

(2) 急救配合与护理:立即为病人吸氧并迅速建立静脉通道,遵医嘱快速静脉滴注甘露醇或静脉注射呋塞米,甘露醇应在 15~30 分钟内滴完,避免药物外渗。注意甘露醇的致肾衰作用,观察尿量和尿液颜色,定期复查电解质。备好气管切开包、脑室穿刺引流包、呼吸机、监护仪和抢救药品等。

3. 潜在并发症：上消化道出血

（1）病情监测：观察病人有无恶心、上腹部疼痛、饱胀、呕血、黑便、尿量减少等症状和体征。胃管鼻饲的病人，每次鼻饲前先抽吸胃液，并观察其颜色，如为咖啡色或血性，提示发生出血。观察病人大便的量、颜色和性状，进行大便隐血试验以及时发现小量出血。观察病人有无面色苍白、口唇发绀、皮肤湿冷、烦躁不安、尿量减少、血压下降等失血性休克的表现，如有则配合抢救，迅速建立静脉通道，遵医嘱补充血容量、纠正酸中毒、应用血管活性药物和 H_2 受体拮抗药或质子泵抑制剂。

（2）心理护理：告知病人和家属上消化道出血的原因。上消化道出血是急性脑血管病的常见并发症，系病变导致下丘脑功能紊乱，引起胃肠黏膜血流量减少，胃、十二指肠黏膜出血性糜烂，点状出血和急性溃疡所致。应安慰病人，消除其紧张情绪，创造安静舒适的环境，保证病人休息。

（3）饮食护理：遵医嘱禁食，出血停止后给予清淡、易消化、无刺激性、营养丰富的温凉流质饮食，少量多餐，防止胃黏膜损伤及加重出血。

（4）用药护理：遵医嘱应用 H_2 受体拮抗药如雷尼替丁、质子泵抑制剂如奥美拉唑，以减少胃酸分泌，冰盐水+去甲肾上腺素胃管注入止血，枸橼酸铋钾口服保护胃黏膜等。注意观察药物的疗效和不良反应，如奥美拉唑可能致转氨酶升高，枸橼酸铋钾致大便发黑（注意与上消化道出血所致的黑便鉴别）等。

【评价】

1. 病人没有发生因意识障碍而并发的误吸、窒息、压力性损伤和感染。
2. 发生脑疝、上消化道出血时得到及时发现与抢救。
3. 能适应长期卧床的状态，生活需要得到满足。

【其他护理诊断/问题】

1. **生活自理缺陷**　与脑出血所致偏瘫、共济失调或医源性限制（绝对卧床）有关。
2. **有失用综合征的危险**　与脑出血所致意识障碍、运动障碍或长期卧床有关。

【健康指导】

1. **疾病预防指导**　指导高血压病人避免使血压骤然升高的各种因素，如保持情绪稳定和心态平和，避免过分喜悦、愤怒、焦虑、恐惧、悲伤等不良心理和惊吓等刺激；建立健康的生活方式，保证充足睡眠，适当运动，避免体力或脑力过度劳累和突然用力；低盐、低脂、高蛋白、高维生素饮食；戒烟酒；养成定时排便的习惯，保持大便通畅。

2. **用药指导与病情监测**　告知病人和家属关于疾病的基本病因、主要危险因素和防治原则，如遵医嘱正确服用降压药物，维持血压稳定。教会病人及家属测量血压的方法和对疾病早期表现的识别，发现血压异常波动或无诱因的剧烈头痛、头晕、晕厥、肢体麻木、乏力或语言交流困难等症状，应及时就医。

3. **康复指导**　教会病人和家属自我护理的方法和康复训练技巧，如向健侧和患侧的翻身训练、桥式运动等肢体功能训练及语言和感觉功能训练的方法；使病人和家属认识到坚持主动或被动康复训练的意义。

【预后】

脑出血的预后与出血量、出血部位及有无并发症有关。轻型病例治疗后可明显好转，甚至恢复工作；脑干、丘脑和脑室大量出血预后较差。脑出血死亡率约为 40%，脑水肿、颅内压增高和脑疝形成是导致病人死亡的主要原因。

五、蛛网膜下腔出血

蛛网膜下腔出血（subarachnoid hemorrhage，SAH）又称为原发性蛛网膜下腔出血，是指脑底部或脑表面血管破裂后,血液流入蛛网膜下腔引起相应临床症状的一种脑卒中。蛛网膜下腔出血占急性脑卒中的10%左右,年发病率为(1~27)/10万,不同地区发病率不同,女性发病率高于男性,且随着年龄的增加而风险增加。最常见的病因是颅内动脉瘤。

【病因与发病机制】

1. **病因** 引起蛛网膜下腔出血的病因有多种。

（1）颅内动脉瘤:为最常见病因(约占75%~80%),其中囊性动脉瘤占绝大多数、还可见高血压、动脉粥样硬化所致梭形动脉瘤、夹层动脉瘤等。

（2）脑血管畸形:约占SAH病因的10%,主要是动静脉畸形(arteriovenous malformation,AVM),青年人多见。

（3）其他:脑底异常血管网病(占儿童SAH的20%)、夹层动脉瘤、血管炎、颅内静脉系统血栓形成、颅内肿瘤、血液病、结缔组织病等。约10%的病人出血原因不明(如原发性中脑周围出血)。

颅内动脉瘤破裂出血的主要危险因素包括高血压、吸烟、饮酒过量、既往有动脉瘤破裂史、动脉瘤体积较大、多发性动脉瘤等。

2. **发病机制** 动脉瘤可能由动脉壁先天性肌层缺陷或后天获得性内弹力层变性或两者的联合作用所致。随年龄增长,动脉壁弹性逐渐减弱,薄弱的管壁在血流冲击等因素影响下向外突出形成囊状动脉瘤,其好发于脑底大脑动脉环的分支部位。当脑动脉硬化时,动脉壁肌层由纤维组织代替,内弹力层变性、断裂,胆固醇沉积于内膜,管壁受损,在血流冲击下,逐渐扩张形成与血管纵轴平行的梭形动脉瘤。脑动静脉畸形是发育异常形成的畸形血管团,血管壁薄弱、易破裂。

病变血管可自发破裂,或因情绪激动、重体力劳动使血压突然增高而导致破裂,血液进入蛛网膜下腔,引起一系列病理生理过程:①颅内容积增加致颅内压增高,严重者发生脑疝;②血细胞崩解释放的各种炎性物质引起化学性脑膜炎,可致剧烈头痛和脑膜刺激征;③血液在脑底或脑室发生凝固,阻塞脑脊液循环通路,使脑脊液回流受阻引起阻塞性脑积水和颅内压增高;④血细胞崩解释放的5-羟色胺、内皮素、组胺等多种活性物质,引起脑动脉痉挛,严重者致脑组织缺血或梗死;⑤血液及分解产物的直接刺激致下丘脑功能紊乱,出现发热、血糖升高、心律失常。

【临床表现】

SAH临床表现差异较大,轻者可无明显的临床症状和体征,重者可突然昏迷甚至死亡。

1. **临床特点** ①可见于各年龄组,但以中青年发病居多。②多有剧烈运动、过度疲劳、极度情绪激动、用力排便等明显诱因而无前驱症状。③突发异常剧烈的头部胀痛或"爆裂样"疼痛、呕吐、脑膜刺激征阳性(是最具特征性的体征,以颈强直多见)。重者可有短暂意识障碍或烦躁、谵妄、幻觉等精神症状,少数出现部分性或全面性癫痫发作。严重头痛是动脉瘤性SAH的典型表现,可持续数天不变,2周后逐渐减轻。如头痛再次加重,常提示动脉瘤再次出血;局部头痛常可提示破裂动脉瘤的部位。部分病人发病前数天或数周有轻微头痛,是小量前驱出血或动脉瘤受牵拉所致。动静脉畸形破裂所致SAH头痛程度较轻。④部分病人眼底玻璃体膜下片状出血、视盘水肿或视网膜出血。眼底玻璃体膜下出血系急性高颅压和眼静脉回流受阻所致,在发病后1小时内即可出现,有助于疾病的诊断。⑤发病后2~3天可出现低到高热。⑥老年病人头痛、脑膜刺激征等临床表现不典型,而精神症状较明显。

2. **并发症** 本病常见并发症为再出血、脑血管痉挛和脑积水。

（1）再出血:是SAH严重的急性并发症,系出血破裂口修复尚未完好而诱因存在所致。多见于起病4周内,约20%的病人病后10~14天可发生再出血。临床表现为在病情稳定和好转的情况下,再次出现剧烈头痛、恶心、呕吐、意识障碍深、抽搐或原有症状和体征加重,CT和脑脊液检查提示新的出血。

（2）脑血管痉挛：20%～30% 的 SAH 病人出现脑血管痉挛，引起迟发性缺血性损伤，继发脑梗死，出现局灶神经体征如轻偏瘫和失语等，是 SAH 病人死亡和伤残的重要原因。血管痉挛多于发生出血后 3～5 天开始，5～14 天为高峰期，2～4 周后逐渐减少。痉挛严重程度与出血量相关。

（3）脑积水：因蛛网膜下腔和脑室内血凝块堵塞脑脊液循环通路，15%～20% 的病人于出血后 1 周内发生急性梗阻性脑积水。轻者表现为嗜睡、思维缓慢和近记忆损害，重者出现头痛、呕吐、意识障碍等，多随出血被吸收而好转。亚急性脑积水发生于起病数周后，表现为隐匿出现的痴呆、步态异常和尿失禁。

【实验室及其他检查】

1. **头颅 CT 检查**　是确诊 SAH 的首选检查方法，表现为蛛网膜下腔出现高密度影像。CT 还可确定有无脑实质或脑室出血及是否伴脑积水或脑梗死，并可初步判断颅内动脉瘤的位置。动态 CT 检查有助于了解出血吸收情况、有无再出血等。

2. **DSA 检查**　是确诊 SAH 病因特别是颅内动脉瘤最有价值的检查方法。可清晰显示动脉瘤的位置、大小、与载瘤动脉的关系、有无血管痉挛等。宜在发病 3 天内或 3 周后进行，以避开脑血管痉挛和再出血的高峰期。

3. **CT 血管造影检查**　主要用于有动脉瘤家族史或破裂先兆者的筛查，动脉瘤病人的随访以及不能进行及时 DSA 检查的替代方法。CT 血管造影快捷、创伤小，有望逐步取代 DSA 成为诊断有无动脉瘤的首选方法。

4. **脑脊液检查**　腰椎穿刺进行脑脊液检查对确诊 SAH 最具诊断价值和特征性。肉眼观察脑脊液呈均匀一致血性，压力增高（>200mmH$_2$O），镜检可见大量红细胞，数天后白细胞增加（出血致无菌性化学性脑膜炎）。

【诊断要点】

病人于活动中或情绪激动时突发剧烈头痛、呕吐、脑膜刺激征阳性，无局灶性神经体征，头颅 CT 显示蛛网膜下腔和脑池高密度影像，或腰椎穿刺脑脊液呈均匀一致血性、压力增高，可确定诊断。

【治疗要点】

治疗目的是防治再出血、血管痉挛及脑积水等并发症，降低死亡率和致残率。

1. **一般治疗**　脱水降颅压、控制脑水肿、调整血压、维持水电解质和酸碱平衡、预防感染。

2. **防治再出血**

（1）安静休息：绝对卧床 4～6 周，避免一切可引起血压和颅内压增高的因素，烦躁不安者适当应用地西泮、苯巴比妥等止痛镇静药。

（2）调控血压：去除疼痛等诱因后，如平均动脉压>120mmHg 或收缩压>180mmHg，可在密切监测血压下应用短效降压药物，保持血压稳定于正常或起病前水平。可应用钙通道阻滞药、β 受体拮抗药或 ACEI 等。避免突然将血压降得过低。

（3）应用抗纤溶药物：抗纤溶药物可抑制纤溶酶形成，防止动脉瘤周围的血块溶解引起再出血。可酌情应用抗纤维蛋白溶解药：①氨基己酸（EACA）4～6g 溶于 5% 葡萄糖液或生理盐水 100ml 中静滴，15～30 分钟内滴完，以后持续静滴 1g/h，维持 12～24 小时。之后 20～24g/d，持续 7～10 天，逐渐减量至 8g/d，共用 2～3 周。②氨甲苯酸（止血芳酸，PAMBA）0.1～0.2g 溶于生理盐水或 5% 葡萄糖液 100ml 中静滴，每天 2～3 次，共用 2～3 周。此类药物有引起脑缺血性病变的可能，多与尼莫地平联合应用。

3. **防治脑血管痉挛**　一旦发生，尤其是后期的脑血管痉挛，很难逆转，所以重在预防。

（1）维持血容量和血压：避免过度脱水。在动脉瘤处理后，血压偏低者，应减少或停用脱水、降

Note：

压药物,亦可予人血白蛋白、血浆等胶体溶液扩容升压,必要时应用多巴胺升压。

（2）应用钙通道阻滞药:尼莫地平片 40~60mg,每天 4~6 次,连用 21 天。必要时静脉应用。

4. 防治脑积水　轻度的急、慢性脑积水可予乙酰唑胺口服,亦可用甘露醇、呋塞米等药物。药物治疗无效者可考虑脑室穿刺脑脊液引流术。

5. 手术治疗　消除动脉瘤是防止动脉瘤性 SAH 再出血的最佳方法,可采用血管内介入治疗或动脉瘤切除术。对于颅内血管畸形者,可采用 AVM 整块切除术、供血动脉结扎术、伽马刀治疗、血管内介入治疗等。

【常用护理诊断/问题、措施及依据】

1. **疼痛:头痛**　与脑水肿、颅内高压、血液刺激脑膜或继发性脑血管痉挛有关。

（1）采用缓解疼痛的方法:如缓慢深呼吸、听音乐、转移注意力等,必要时遵医嘱应用镇痛镇静药,详见本章第二节中"头痛"的护理。

（2）用药护理:甘露醇应快速静滴,注意观察尿量,记录 24 小时出入量,定期复查电解质;尼莫地平可致皮肤发红、多汗、心动过缓或过速、胃肠不适、血压下降等,应适当控制输液速度,密切观察有无不良反应发生。

（3）心理护理:告知病人和家属疾病的过程与预后,使病人和家属了解 DSA 检查的目的等相关知识。耐心向病人解释头痛发生的原因及可能持续的时间,使病人了解随着出血停止和血肿吸收,头痛会逐渐缓解。告知病人 DSA 检查可明确病因,以指导治疗,使病人消除紧张、恐惧和焦虑心理,主动配合。

2. **潜在并发症:再出血。**

（1）活动与休息:强调绝对卧床 4~6 周并抬高床头 15°~20°,告知病人和家属绝对卧床休息的重要性,避免搬动和过早下床活动。保持病室安静、舒适,避免不良的声、光刺激,严格限制探视,治疗和护理活动集中进行。经治疗护理 1 个月左右,病人症状好转、头部 CT 检查证实出血基本吸收或 DSA 检查没有发现颅内血管病变者,可遵医嘱逐渐抬高床头、床上坐位、下床站立和适当活动。

（2）避免诱因:告知病人和家属应避免导致血压和颅内压升高,进而诱发再出血的各种危险因素,如精神紧张、情绪激动、剧烈咳嗽、用力排便、屏气等,必要时遵医嘱应用镇静药、缓泻药等药物。

（3）病情监测:SAH 再出血发生率较高。颅内动脉瘤发病后 24 小时内再出血的风险最大,累计再出血率于病后 14 天为 20%~25%,1 个月时为 30%。应密切观察病人在症状、体征好转后,有无再次剧烈头痛、恶心、呕吐、意识障碍加重、原有局灶症状和体征重新出现等表现,发现异常及时报告医生处理。

再出血的病人死亡率增加约 1 倍。入院时已出现昏迷、高龄、女性、收缩压超过 170mmHg 的病人发生再出血的风险较大,护理时应特别注意。

【其他护理诊断/问题】

1. **生活自理缺陷**　与长期卧床(医源性限制)有关。
2. **恐惧**　与剧烈头痛、担心再出血和疾病预后有关。

【健康指导】

1. **预防再出血**　告知病人情绪稳定对疾病恢复和减少复发的意义,使病人能够遵医嘱绝对卧床并积极配合治疗和护理。指导家属关心、体贴病人,在精神和物质上对病人给予支持,减轻病人的焦虑、恐惧等不良心理反应。日常生活指导见本节"脑出血"相关内容。告知病人和家属再出血的表现,发现异常,及时就诊。女性病人 1~2 年内避孕。

2. **疾病知识指导**　向病人和家属介绍疾病的病因、诱因、临床表现、应进行的相关检查、病程和预后、防治原则和自我护理的方法。SAH 病人一般在首次出血后 3 天内或 3~4 周后进行 DSA 检查，以避开脑血管痉挛和再出血的高峰期。应告知脑血管造影的相关知识，使病人和家属了解进行 DSA 检查以明确和去除病因的重要性，积极配合。

【预后】

SAH 的预后与病因、出血量、出血部位、有无并发症及是否得到及时和适当治疗有关，而发病后的时间间隔和意识水平是影响预后最重要的因素。未经外科治疗者约 20% 死于再出血，且多发生于出血后最初数天；昏迷病人 6 个月时的病死率为 71%（清醒病人为 11%）。2/3 的 SAH 病人可存活，但其中 50% 会遗留永久性残疾，主要是认知功能障碍。90% 的颅内 AVM 破裂病人可以恢复，再出血风险较小。

（常　红）

第四节　多发性硬化

多发性硬化（multiple sclerosis，MS）是一种以中枢神经系统炎性脱髓鞘病变为主要特点的自身免疫性疾病，病变主要累及白质。临床上呈反复发作-缓解的病程。其常见症状包括肢体运动障碍、肢体感觉障碍、共济失调、视力下降、复视、膀胱或直肠功能障碍等，往往表现为多部位受累的一种或多种复合临床表现，但早期亦可表现为孤立的视神经炎、脑干脑炎、脊髓炎或某个解剖部位受累后导致的临床事件。

本病世界各地均有发生，多在 20~40 岁起病，男女患病之比约为 1:2。其发病率与地区的纬度有密切关系，离赤道越远发病率越高。

【病因与发病机制】

MS 的病因与发病机制尚不明确，目前认为与自身免疫反应、病毒感染、遗传及环境因素等有关。MS 病理表现为中枢神经系统多发髓鞘脱失，可继发神经细胞及其轴索损伤，MRI 示病灶分布、形态及信号表现具有一定特征性。病变多发生于侧脑室周围、视神经、脊髓白质、脑干以及小脑等处。

1. **自身免疫反应**　细胞免疫和体液免疫共同参与了 MS 的发生，其组织损伤及神经系统症状被认为是直接针对髓鞘抗原的免疫反应所致。如针对自身髓鞘碱性蛋白产生的免疫攻击，导致中枢神经系统白质髓鞘的脱失，临床上出现各种神经功能的障碍。

2. **病毒感染**　在 MS 病人血清或脑脊液中，可检测到人类疱疹病毒-6、内源性反转录病毒、单纯疱疹病毒、水痘带状疱疹病毒、巨细胞病毒、犬瘟热病毒、流行性腮腺炎病毒、冠状病毒等抗体滴度升高，提示病毒感染在 MS 的发生发展中起着重要作用。

3. **遗传因素**　MS 有家族性倾向，家族性 MS 患病率占所有 MS 病人的 13%，且同卵双胎患病率高于异卵双胎。15% 的病人有 1 个或 1 个以上的亲属患病。在 MS 病人的一级亲属中患病危险性比普通人群大 12~15 倍。

4. **环境因素**　MS 发病率除纬度高低外，还与气候是否寒冷有关，在高纬度寒冷地区发病率较高。生活环境、生活方式、食物和饮食习惯等也可能对其发病与复发产生影响。

【临床表现】

MS 的临床症状取决于中枢神经系统病变部位，主要特点如下：

1. **起病形式及诱因**　以亚急性起病多见，急性和隐匿起病少见。可能与过度劳累和应激，压力、外伤、手术、感染、妊娠、分娩、精神紧张等因素有关。

2. **临床特点**　病灶的空间多发性与病程的时间多发性构成 MS 的临床特点。病灶的空间多发性是指病变部位的多发,病程的时间多发性是指缓解—复发的病程。整个病程可复发数次或十余次,每次复发均可残留不同程度的神经功能缺损,逐渐累积直至病情加重。

3. 临床症状与体征 由于病人大脑、脑干、小脑、脊髓可同时或相继受累,故其临床症状和体征多种多样。主要特点如下:

(1) 运动障碍:肢体无力最多见,约50%的病人首发症状是一个或多个肢体无力,常表现为锥体束征,肢体瘫痪和痉挛。瘫痪可为偏瘫、截瘫或四肢瘫,以不对称瘫痪较常见,其运动障碍一般下肢较上肢明显。腱反射早期正常,以后可发展为亢进,腹壁反射减低或消失,病理反射阳性。另一常见症状是疲劳,有时稍微活动即感觉极度疲劳,可为 MS 首发症状之一。相当一部分病人有不同程度的共济运动障碍,多以四肢为主。约70%的病人会出现脑干和小脑的症状,包括眼震、视震荡、复视、共济失调、步态不稳、言语不清和吞咽困难等。

(2) 感觉异常:一部分 MS 病人以感觉异常为首发症状。主要由脊髓炎和脑干病变引起。感觉异常包括肢体或躯干的麻木、刺痛、紧绷感,冰冷或肿胀感,亦有振动觉和位置觉等深感觉障碍。

(3) 眼部症状:常表现为急性视神经炎或球后视神经炎,多为急性起病的单眼视力下降,有时双眼同时受累。眼底检查早期可见视盘水肿或正常,以后出现视神经萎缩。约30%的病例出现眼肌麻痹及复视,眼球震颤多为水平性或水平加旋转性。病变侵犯内侧纵束引起核间性眼肌麻痹,侵犯脑桥旁正中网状结构导致一个半综合征。

(4) 共济失调:30%~40%的病人有不同程度的共济运动障碍,但 Charcot 三主征(眼震、意向性震颤和吟诗样语言)仅见于部分晚期多发性硬化病人。

(5) 发作性症状:是指持续时间短暂、可被特殊因素诱发的感觉或运动异常。发作性神经功能障碍每次持续数秒或数分钟,可被频繁或过度换气、焦虑或维持肢体某种姿势所诱发。常见发作症状表现为强直痉挛、感觉异常、构音障碍、共济失调、癫痫和疼痛不适等。

(6) 精神症状:多表现为抑郁、脾气暴躁或易怒,部分病人出现兴奋、欣快,也可表现为嗜睡、淡漠、强哭强笑、反应迟钝、智力下降、重复语言、猜疑和被害妄想等。可出现记忆力减退、注意力损害。

(7) 其他症状:膀胱功能障碍是多发性硬化病人的主要痛苦之一,包括尿频、尿急、尿潴留、尿失禁,常与脊髓功能障碍合并出现。此外,男性多发性硬化病人可出现原发性或继发性性功能障碍。

【临床分型】

美国多发性硬化协会1996年根据病程将 MS 分为以下4种亚型(表9-14):复发缓解型 MS(relapsing-remitting MS,RR-MS)、继发进展型 MS(secondary progressive MS,SP-MS)、原发进展型 MS(primary progressiveMS,PP-MS)和进展复发型 MS(progressive-relapsing MS,PR-MS),该分型与 MS 的治疗决策有关。

表9-14 **多发性硬化的临床分型**

临床分型	临床表现
复发缓解型 MS(RR-MS)	最常见,80%~85%的 MS 病人最初表现为复发缓解病程,以神经系统症状急性加重,伴完全或不完全缓解为特征
继发进展型 MS(SP-MS)	约50%的 RR-MS 病人在发病约10年后,残疾持续进展,无复发,或伴有复发和不完全缓解
原发进展型 MS(PP-MS)	约占10%,发病时残疾持续进展,且持续至少1年,无复发
进展复发型 MS(PR-MS)	约占5%,发病时残疾持续进展,伴有复发和不完全缓解

注:复发型 MS(relapsing MS)包括 RR-MS、PR-MS 及伴有复发的 SP-MS。

【实验室及其他检查】

1. 脑脊液检查 脑脊液外观及压力一般正常,细胞数可轻度升高,以单核细胞为主。约 1/3 急性起病或恶化的病例可轻至中度升高,通常不超过 $50 \times 10^6/L$,超过此值应考虑其他疾病。CSF-IgG 指数是反映 IgG 鞘内合成的定量检测指标,若 IgG 指数>0.7 提示有 CSF 内的 IgG 合成及 MS 可能。CSF-IgG 寡克隆区带(oligoclonal bands,OB)是 IgG 鞘内合成的定性指标,OB 阳性率可达 95% 以上。应同时检测 CSF 和血清,只有 CSF 中存在 OB 而血清缺如才支持 MS 诊断。

2. 诱发电位(EP)检查 包括视觉诱发电位(VEP)、脑干听觉诱发电位(BAEP)和体感诱发电位(SEP)等,50%~90% 的 MS 病人可有 1 项或多项异常。

3. MRI 检查 是检测 MS 最有效的辅助诊断方法,阳性率可达 62%~94%。其典型的白质损伤主要表现为 T_2 加权成像(T_2W_1)高信号,多呈圆形、卵圆形散在分布于脑室周围、胼胝体、脑干、小脑、视神经及脊髓等部位。T_2W_1 或 T_2 液体衰减反转恢复序列(T_2 FLAIR)可见脑室旁白质非对称性多发高信号,病灶长轴与侧脑室垂直,为多发性硬化的典型表现。

【诊断要点】

诊断基于临床资料和实验室及其他检查:①神经系统的症状或体征显示中枢神经系统白质内存在 2 个以上病灶;②年龄常见于 10~50 岁;③有缓解与复发交替的病史,每次发作持续时间超过 24 小时,或缓慢进展的病程至少 1 年以上;④脑脊液、诱发电位和 MRI 特点。应寻找病变的空间多发与时间多发证据,需排除其他可能疾病。

【治疗要点】

1. 急性发作期治疗

(1) 糖皮质激素:为 MS 急性发作期的首选治疗方案,能促进急性发病的 MS 病人的神经功能恢复。治疗原则为大剂量,短疗程。推荐大剂量甲泼尼龙冲击治疗:成人从 1g/d 开始,静脉滴注 3~4 小时,共 3~5 天。如临床神经功能缺损恢复不明显,可改为口服醋酸泼尼松或泼尼松龙 60~80mg,每天 1 次,每 2 天减 5~10mg,直至减停,原则上总疗程不超过 3~4 周。若在减量过程中病情再次加重或出现新的体征和/或新的 MRI 病灶,可再次给予甲泼尼龙冲击治疗。激素治疗的常见不良反应包括电解质紊乱,血压、血糖、血脂异常,上消化道出血,骨质疏松及股骨头坏死等。

(2) 血浆置换:为二线治疗手段,适用于急性重症或对激素治疗无效者。

(3) 大剂量免疫球蛋白治疗(IVIG):作为一种备选治疗手段,用于妊娠或哺乳期妇女不能应用激素治疗,或对激素治疗无效的病人。用法为 IVIG 0.4g/(kg·d)静脉滴注,连续用 5 天为 1 个疗程。

2. 缓解期治疗 以控制疾病进展为主要目标,推荐使用疾病修饰治疗(disease modifying therapy,DMT)。对已确诊的复发型 MS 病人可给予特立氟胺治疗;β-干扰素能有效减少 MS 病人的发作次数及 MRI 病灶,减轻神经功能损害程度,延缓疾病进展;对进展复发型 MS,一方面要控制复发,一方面神经保护和神经修复药物治疗可能有效,用米托恩醌能延缓 MS 进展。

3. 对症治疗 ①痛性痉挛:可应用卡马西平、替扎尼定、加巴喷汀、巴氯芬等药物治疗。②慢性疼痛、感觉异常:可用阿米替林、普瑞巴林、选择性 5-羟色胺等。③乏力、疲劳(MS 病人较明显的症状):可用莫达非尼、金刚烷胺治疗。④膀胱直肠功能障碍:尿潴留者可选用拟胆碱药,药物治疗无效或严重尿潴留者可采用间歇性导尿;尿失禁者宜选用抗胆碱药;严重便秘者间断灌肠。

4. 康复治疗 对伴有肢体运动、语言、吞咽等功能障碍的病人,应早期在专业医生的指导下进行相应的功能康复训练。

【常用护理诊断/问题、措施及依据】

1. 生活自理缺陷 与肢体乏力、共济失调或精神、认知、视觉、触觉障碍有关。

（1）安全护理：保持活动范围内灯光明暗适宜，灯光太弱对视力障碍的病人不利，过强会造成对眼的刺激；指导病人在眼睛疲劳或复视时，尽量闭眼休息或双眼交替休息；走廊、卫生间、楼道设置扶手；病房、浴室地面保持平整，防湿、防滑；活动空间不留障碍物；有条件时可将病人安置在可水平升降的床位，夜间保持床在最低水平并支起护栏防护；将呼叫器置于病人床头伸手可及处，配备手杖、轮椅等必要的辅助用具，以增加活动时的安全性。日常用品如餐具、水、便器、纸巾等定位放置于床旁，方便病人随时取用。

（2）生活护理：急性期卧床休息，协助保持舒适体位，变换体位有困难者协助翻身，防止局部长时间受压；为病人制订作息时间表，使其合理休息与活动，防止过度疲劳。对于有脊髓平面受损、肢体运动障碍的卧床病人，应保持肢体功能位，指导进行主动或被动运动；肌张力增高或共济失调的病人，应给予辅助支持，指导步行训练；活动或康复训练时应注意劳逸结合，避免受凉或体力活动过度，因为大量的活动可使病人体温升高而致症状加重。

（3）饮食护理：给予高蛋白、低脂、低热量、富含多种维生素，易消化、易吸收的清淡食物，并维持足够的液体摄入（每天约 2 500ml）。饮食中还应含有足量的纤维素，因为纤维素有亲水性，能吸收水分，使食物残渣膨胀并形成润滑凝胶，在肠内易推进，并能刺激肠蠕动，有利于激发便意和排便反射，可预防便秘或减轻便秘的症状。

（4）用药护理：急性期治疗以减轻症状、缩短病程、改善残疾程度和防治并发症为主要目标，缓解期治疗以减少复发、减少病灶、延缓残疾累积及提高生存质量为主。用药过程中应注意以下事项并注意监测药物不良反应：①糖皮质激素是多发性硬化急性发作和复发的主要治疗药物，有免疫调节和抗炎作用，可减轻水肿，改善轴索传导，缩短急性期和复发期病程，常采用大剂量短程疗法，因易出现钠潴留、低钾、低钙等电解质紊乱，应加强对血钾、血钠、血钙的监测。②注意特立氟胺常见不良反应如腹泻、呕吐、头发稀疏、丙氨酸氨基转移酶（ALT）水平升高，妊娠或正在计划妊娠病人禁用特立氟胺，因特立氟胺具有潜在致畸性。β-干扰素常见不良反应为流感样症状，可持续 24~48 小时，2~3 个月后通常不再发生；部分病人可出现注射部位红肿、疼痛；严重时可致肝损害、过敏反应等，应及时发现和报告医生处理。米托恩醌主要不良反应为心脏毒性和白血病。

2. **尿潴留/尿失禁**　与脊髓损害所致膀胱反射功能障碍有关。
护理措施见本章第七节"急性脊髓炎"的护理。

【其他护理诊断/问题】

1. **疲乏**　与肌肉消耗有关。
2. **焦虑**　与脑部脱髓鞘损害、疾病多次复发、家庭和个人应对困难有关。

【健康指导】

1. **疾病知识指导**　使病人及家属认识到早期干预、坚持治疗的重要性，提高治疗依从性，保证治疗效果。①告知病人及家属某些因素可能诱发 MS 或引起 MS 复发，如疲劳、感冒、发热、感染、外伤、手术创伤、拔牙、妊娠、分娩、精神紧张、预防接种、寒冷刺激、热疗及药物过敏等，因此在日常生活中应尽量避免。②急性复发期最常见的症状为疲劳，应保证足够的卧床休息，避免各种增加疲劳的因素；缓解期注意生活有规律，坚持适当的运动锻炼，劳逸结合，防止过劳。③避免一些升高体温的因素，如勿使用热敷，沐浴时水温不宜太高。④一般认为女性分娩后 3 个月左右容易复发，故女性病人在首次发作后 2 年内应避孕。哺乳期治疗的病人，不建议人工哺乳。⑤MS 病人免疫调节异常加上反复应用免疫抑制剂治疗，机体抵抗力降低。应注意营养均衡，增强体质；鼓励病人坚持适当的体育锻炼，制订作息时间，根据体力自我调整活动量和活动范围。

2. **安全指导**　督促病人及家属落实各项治疗及照护措施，如吞咽障碍的病人应给予软食或糊状食物，预防误吸和窒息；视力障碍和平衡障碍的病人防止受伤；尿失禁的病人应注意外阴部清洁、干燥,勤换洗,保持个人卫生;尿潴留或排尿困难的病人指导监测残余尿量,观察尿液的颜色和性质,预防尿路感染;精神障碍和认知障碍的病人应有专人看护,防止意外发生等。

3. 用药指导 ①遵医嘱正确服药和定期门诊随访。详细告知所用药物的名称、剂量、用法,教会病人及家属观察药物疗效及不良反应。②口服激素治疗时应遵医嘱用药,不可随意减量或突然停药。③进行 DMT 治疗者,应遵医嘱按要求进行随访、评估、监测药物不良反应及毒性作用。

4. 照顾者指导 耐心对病人及家属进行宣教指导,MS 呈现多次缓解—复发病程,且有进行性加重趋势,病人容易丧失治疗信心,产生悲观厌世情绪和焦虑心理,指导家属和照顾者关心、体贴病人,给予精神支持和生活照顾,细心观察和及时识别病情变化和药物不良反应。当病人出现发热、上腹不适、上腹部疼痛、黑便、全身倦怠无力以及视力障碍加重时,应考虑可能发生感染、应激性溃疡或合并低血钾等,应及时就医。

【预后】

多数病例呈缓解—复发的阶梯式恶化病程;少数病人首次发作后临床完全缓解,不再复发;少部分病情迅速恶化,无缓解期;个别急性暴发型病例可在初次发病时死亡;约半数病例存活期可长达20~30 年。女性、40 岁以前发病、临床表现为视觉或体感障碍者常预后良好;出现锥体系或小脑功能障碍者提示预后较差。

(刘光维)

第五节 帕 金 森 病

帕金森病(Parkinson disease,PD)又称震颤麻痹(paralysis agitans),是中老年常见的神经系统变性疾病,以静止性震颤、运动迟缓、肌强直和姿势平衡障碍为临床特征。由英国医生詹姆士·帕金森(James Parkinson)于 1817 年首先报道并系统描述。主要病理改变是黑质多巴胺(DA)能神经元变性丢失和残留的神经元胞质内嗜酸性包涵体(即路易小体)出现,由此引起黑质-纹状体多巴胺能通路变性,纹状体多巴胺递质水平显著降低,造成乙酰胆碱系统相对亢进,当纹状体多巴胺能神经元减少,多巴胺递质水平降至正常的 30% 时出现临床症状,且多巴胺递质降低的程度与症状严重程度成正相关。高血压脑动脉硬化、脑炎、脑外伤、中毒、基底核附近肿瘤以及吩噻嗪类药物等产生的震颤、强直等症状,称为帕金森综合征。本节主要讨论帕金森病。

【病因与发病机制】

本病的病因未明,发病机制复杂。

1. 环境因素 20 世纪 80 年代初发现的一种嗜神经毒 1-甲基-4-苯基-1,2,3,6-四氢吡啶(MPTP)在人和灵长类动物均可诱发典型的帕金森综合征。MPTP 在脑内经 B 型单胺氧化酶(MAO-B)作用转变成强毒性的 1-甲基-4-苯基-吡啶离子(MPP^+),后者被多巴胺转运体选择性摄入黑质多巴胺能神经元内,抑制线粒体呼吸链复合物 I 活性,使 ATP 生成减少,并促进产生氧自由基和氧化应激反应,导致多巴胺能神经元变性、丢失。因此,有学者认为环境中的某些物质,如杀虫药、除草剂或某些工业化学品等与 MPTP 结构类似,并通过类似的机制致病,可能是帕金森病的病因之一。另外,病人黑质中复合物 I 活性和还原型谷胱甘肽等抗氧化物质含量降低,导致多巴胺代谢产生的氧自由基不能得到有效清除,使得氧化应激增强,可能与帕金森病的发病和病情进展有关。

2. 遗传因素 有报道 10% 左右的帕金森病病人有家族史,包括常染色体显性遗传或常染色体隐性遗传,而绝大多数病人为散发性。目前至少发现有 23 个单基因(*Park 1-23*)及家族性帕金森病连锁的基因位点,其中 6 个致病基因已被克隆。基因易感性可能是帕金森病的易感因素。

3. 神经系统老化 本病多见于中老年人,我国 65 岁以上人群患病率为 1 700/10 万,而且随年龄增加而升高,而 40 岁以前发病者甚少,提示神经系统老化与发病有关。有资料显示 30 岁以后,黑质多巴胺能神经元在纹状体的含量进行性减少,但其程度并不足以导致发病,老年人群中患病者也只是少数,所以神经系统老化只是帕金森病的促发因素。

4. 多因素交互作用 目前认为帕金森病并非单因素所致,而是多因素交互作用下发病,除基因突变导致少数病人发病外,基因易感性可使患病概率增加,但并不一定发病,只有在环境因素、神经系统老化等因素的共同作用下,通过氧化应激、线粒体功能紊乱、蛋白酶体功能障碍、炎性和/或免疫反应、钙稳态失衡、兴奋性毒性、细胞凋亡等机制导致黑质多巴胺能神经元大量变性、丢失,才会导致发病。

【临床表现】

1. 发病情况 发病年龄多为 60 岁以后,男性略多于女性,起病隐匿,缓慢进展。首发症状多为震颤(60%~70%),其次为步行障碍(12%)、肌强直(10%)和运动迟缓(10%)。

2. 临床症状与体征 病人常可出现运动症状和非运动症状,运动症状常始于一侧上肢,逐渐累及同侧下肢,再波及对侧上肢及下肢,呈"N"形进展。

(1) 静止性震颤:多始于一侧上肢远端,呈现有规律的拇指对掌和手指屈曲的不自主震颤,类似"搓丸样"动作。具有静止时明显震颤,动作时减轻,入睡后消失等特征,故称为"静止性震颤";令病人一侧肢体运动如握拳或松拳,可使另一侧肢体震颤更明显,该试验有助于发现早期轻微震颤。少数病人可不出现震颤,部分病人可合并轻度姿势性震颤。

(2) 肌强直(图 9-23):表现为屈肌和伸肌肌张力均增高,被动运动关节时始终保持阻力增高,类似弯曲软铅管的感觉,故称"铅管样"肌强直。在有静止性震颤的病人中可感到在均匀的阻力中出现断续停顿,如同转动齿轮感,称为"齿轮样"肌强直,这是由于肌强直与静止性震颤叠加所致。颈部、躯干、四肢肌强直可使病人出现特殊的屈曲体态,表现为头部前倾,躯干俯屈,肘关节屈曲,腕关节伸直,前臂内收髋及膝关节略为弯曲。

(3) 运动迟缓:随意动作减少,动作缓慢、笨拙。早期以手指精细动作如系裤带、鞋带、解或扣纽扣等动作缓慢;逐渐发展成全面性随意运动减少、迟钝,晚期因合并肌张力增高,导致起床、翻身均有困难。面肌强直使面部表情呆板,双眼凝视和瞬目动作减少,笑容出现和消失减慢,造成"面具脸"。有书写时字越写越小的倾向,称为"小字征"。口、咽、腭肌运动徐缓时,表现为语速变慢,语音低调。作快速重复性动作如拇指、示指对指时运动速度减慢和幅度减小。

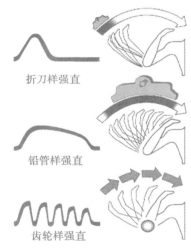

折刀样强直

铅管样强直

齿轮样强直

图 9-23　**三种类型肌强直**

(4) 姿势步态障碍:早期走路时患侧上肢摆臂幅度减小或消失,下肢拖拽;随病情进展,步伐逐渐变小变慢,启动、转弯时步态障碍尤为明显;晚期有坐位、卧位起立困难,有时行走中全身僵住,不能动弹,称为"冻结"现象;有时迈步后碎步、往前冲,越走越快,不能及时止步,称为"前冲步态"或"慌张步态"。

(5) 非运动症状:也是十分常见和重要的临床症状,可以早于或伴随运动症状出现。①感觉障碍:疾病早期出现嗅觉减退或睡眠障碍,中晚期有肢体麻木、疼痛,有些可伴不安腿综合征。②自主神经功能障碍:常见便秘、多汗、流涎、脂溢性皮炎(油脂面)等,疾病后期可有性功能减退、排尿障碍或直立性低血压。③精神和认知障碍:约半数病人伴有抑郁、焦虑;15%~30%的病人在疾病晚期出现视幻觉、认知障碍乃至痴呆。

Note:

【实验室及其他检查】

1. **血液、唾液、脑脊液检查**　常规检查一般无异常,唾液和脑脊液中 α-突触核蛋白、DJ-1 蛋白含量有改变,少数病人可有血 DNA 基因突变。

2. **嗅觉测试及经颅多普勒超声检查**　嗅觉测试可发现早期的嗅觉减退;大多数 PD 病人经颅超声检查,可探测到黑质回声异常增强(单侧回声面积>20mm²)。

3. **分子影像学检查**　PET 或 SPECT 检查在疾病早期甚至亚临床期即能显示异常,有较高的诊断价值。

4. **病理学检查**　外周组织,如胃窦部和结肠黏膜、下颌下腺、周围神经等部位,可见 α-突触核蛋白异常聚积。

【诊断要点】

中年以后发病,进行性加重的静止性震颤、肌强直、运动迟缓和体位不稳等典型症状和体征,结合对多巴胺治疗敏感即可诊断。但需与其他原因导致的帕金森综合征相鉴别。

【治疗要点】

1. 治疗原则

(1)综合治疗:包括药物治疗、手术治疗、运动疗法、心理疏导及照护护理。其中药物治疗为首选,且为 PD 病人的主要治疗手段,手术治疗是药物治疗的一种有效补充。

(2)用药原则:以达到有效改善症状、提高工作能力和生活质量为目标,尽可能以最小剂量达到满意的临床效果。①提倡早诊断、早治疗;②药物治疗应遵循一般原则,也应该强调个体化特点,应根据病人的发病年龄、症状特点和疾病严重程度、有无共病、个人意愿及经济能力、药物不良反应等综合选择,尽量避免、推迟或减少药物不良反应及运动并发症的发生。

2. 药物治疗

(1)抗胆碱能药物:可协助维持纹状体的递质平衡,适用于震颤明显的年轻病人。常用药物有苯海索(安坦),每次 1~2mg,每天 3 次口服;或丙环定、甲磺酸苯扎托品、东莨菪碱、环戊哌丙醇、比哌立登等。

(2)金刚烷胺:能促进神经末梢释放多巴胺,并阻止其再吸收,对少动、强直、震颤均有改善作用。每次 50~100mg,每天 2~3 次口服,末次应在下午 4 时前服用。

(3)复方左旋多巴:是治疗 PD 最基本、最有效的药物。由于多巴胺不能透过血脑屏障进入脑内,对脑部多巴胺缺乏的替代疗法需应用其前体左旋多巴。复方左旋多巴制剂可增强左旋多巴的疗效和减少其外周不良反应。常用药物有苄丝肼左旋多巴、卡比多巴左旋多巴,初始剂量每次 62.5~100mg,每天 2~3 次口服,视症状控制情况,缓慢增加其剂量和服药次数,至疗效满意和不出现不良反应为止,餐前 1 小时或餐后 1.5 小时服药。

(4)多巴胺受体(DR)激动药:非麦角类 DR 激动药为早发型病人的首选药物,这类长半衰期制剂能避免对纹状体突触后膜 DR 产生"脉冲样"刺激,可以减少或推迟运动并发症的发生,应从小剂量开始,逐渐增加至满意疗效而不出现不良反应为止。常用药物有普拉克索、罗匹尼罗、吡贝地尔。

(5)儿茶酚-氧位-甲基转移酶(COMT)抑制剂:通过抑制左旋多巴在外周的代谢,使血浆左旋多巴浓度保持稳定,并能增加其入脑量。一般与复方左旋多巴制剂合用,可改善其疗效,改善症状波动。常用药物有恩他卡朋、托卡朋。

(6)单胺氧化酶 B(MAO-B)抑制剂:能阻止脑内多巴胺降解,增加多巴胺浓度。与复方左旋多巴制剂合用可增加疗效,同时对多巴胺能神经元有保护作用。常用药物有司来吉兰、雷沙吉兰。

(7)针对自主神经障碍、认知障碍及精神障碍病人,可使用通便药、抗精神病药物以及胆碱酯酶

Note:

抑制剂等。

3. 手术及干细胞治疗　对于长期药物治疗疗效明显减退,同时出现异动症的病人可以考虑手术治疗,但手术只是改善症状,不能根治,术后仍需药物治疗。手术方法有立体定向神经核毁损术和脑深部电刺激术(DBS)。DBS 因其微创、安全和可控性高而作为主要选择。目前正在探索采用干细胞移植结合基因治疗的新疗法。

4. 中医、康复及心理治疗　中药、针灸和康复治疗作为辅助手段对改善症状可起到一定的作用。对病人进行肢体运动、语言、进食、走路、日常生活等训练和指导,可改善病人生活质量,减少并发症。心理疏导与疾病教育也是帕金森病的重要综合治疗措施。

【常用护理诊断/问题、措施及依据】

1. 躯体移动障碍　与黑质病变、锥体外系功能障碍所致震颤、肌强直、体位不稳、随意运动异常有关。

(1) 生活护理:加强巡视,主动了解病人的需要,指导和鼓励病人自我护理,做自己力所能及的事情;协助病人洗漱、进食、沐浴、大小便料理和做好安全防护;增进病人的舒适,预防并发症。

1) 个人卫生:对于出汗多、皮脂腺分泌亢进的病人,要指导其穿柔软、宽松的棉布衣服;经常清洁皮肤,勤换被褥、衣服、勤洗澡,卧床病人应协助床上擦浴,每天 1~2 次。

2) 预防压力性损伤:卧床病人使用气垫床或按摩床,保持床单位整洁、干燥,定时翻身、拍背,并注意做好骨突处保护。

3) 提供生活方便:对于下肢行动不便、起坐困难者,应配备高位坐厕、坚固且带有扶手的高脚椅、手杖、床铺护栏、卫生间和走道扶手等必要的辅助设施;保证床的高度适中(以坐位脚能着地为佳);传呼器置于病人床边;提供无须系鞋带的鞋子、便于穿脱的衣服、粗柄牙刷、吸水管、固定碗碟的防滑垫、大手柄的餐具等;生活日用品如茶杯、毛巾、纸巾、便器、手杖等固定放置于病人伸手可及处,以方便病人取用。

4) 采取有效沟通方式:对有言语不清、构音障碍的病人,应耐心倾听病人的主诉,了解病人的生活需要和情感需要,可指导病人采用手势、纸笔、画板等沟通方式与他人交流;在与病人沟通的过程中态度要和蔼、诚恳,注意尊重病人,不可随意打断病人说话。

5) 保持大小便通畅:对于顽固性便秘者,应指导多进食含纤维素多的食物,多吃新鲜蔬菜、水果,多喝水,每天双手顺时针按摩腹部,促进肠蠕动;还可指导适量服食蜂蜜、麻油等帮助通便;必要时遵医嘱口服液状石蜡、果导片、番泻叶等缓泻药,或给予开塞露、灌肠、人工排便等。对于排尿困难的病人应评估病人有无尿潴留和尿路感染的症状体征,可指导病人放松精神,腹部按摩、热敷以刺激排尿;膀胱充盈无法排尿时给予导尿和留置尿管。

(2) 用药护理:本病需要长期或终身服药治疗,护士应了解用药原则,常用药物种类及名称、剂型、用法、服药注意事项、疗效及不良反应的观察与处理。病人长期服药过程中可能会突然出现某些症状加重或疗效减退,应熟悉"开-关现象""剂末现象"和"异动症"的表现形式以及应对方法。

1) 用药原则:从小剂量开始,逐步缓慢加量直至有效维持;服药期间尽量避免使用维生素 B_6、氯氮平、利血平、氯丙嗪、奋乃静等药物,以免降低药物疗效或导致直立性低血压。

2) 疗效观察:服药过程中要仔细观察震颤、肌强直和其他运动功能、语言功能的改善程度,观察病人起坐的速度、步行的姿态、讲话的音调与流利程度、写字、梳头、扣纽扣、系鞋带以及进食动作等,以确定药物疗效。

3) 症状波动的观察:①"开-关现象",指症状在突然缓解(开期,常伴异动症)与加重(关期)两种状态之间波动,一般"关期"表现为严重的帕金森症状,持续数秒或数分钟后突然转为"开期"。多见于病情严重者,可应用长效 DR 激动药,或微泵持续输注左旋多巴甲酯或乙酯。②疗效减退或剂末现象,指每次服药后药物作用时间逐渐缩短,表现为症状随血药浓度发生规律性波动,可适当增加每天服药次数或增加每次服药剂量,或改用缓释剂,或加用雷沙吉兰或恩他卡朋,也可加用 DR 激动药。

4)异动症的观察:异动症又称运动障碍,表现为舞蹈症或手足徐动样不自主运动、肌强直或肌阵挛,可累及头面部、四肢和躯干,有时表现为单调刻板的不自主动作或肌张力障碍。主要有 3 种表现形式。①剂峰异动症:常出现的血药浓度高峰期(用药 1~2 小时),与用药过量或多巴胺受体超敏有关,减少复方左旋多巴的单次剂量(若此时运动症状加重可加用 DR 激动药或 COMT 抑制剂),加用金刚烷胺或氯氮平;或将复方左旋多巴控释剂换为常释剂,避免控释剂的累积效应。②双相异动症:指剂初和剂末异动症,将复方左旋多巴控释剂换为常释剂,最好换用水溶剂,可以有效缓解剂初异动症;加用长半衰期的 DR 激动药或 COMT 抑制剂,可以缓解剂末异动症。微泵持续输注 DR 激动药或左旋多巴甲酯或乙酯更有效。③肌张力障碍:表现为足或小腿痛性肌阵挛,多发生于清晨服药之前,睡前加用复方左旋多巴控释剂或长效 DR 激动药,或在起床前服用弥散型多巴丝肼或标准片;发生于"关期"或"开期"的肌张力障碍可适当增加或减少复方左旋多巴用量。

5)药物不良反应及处理:帕金森病常用药物的作用、可能出现的不良反应及用药注意事项见表9-15。

表 9-15　帕金森病常用药物的作用、不良反应及注意事项

药物	作用	不良反应	用药注意事项
多巴丝肼 卡左双多巴控释片 (息宁)	补充黑质纹状体内多巴胺的不足	恶心、呕吐、便秘、眩晕、幻觉、异动症、开-关现象	需服药数天或数周才见效;避免嚼碎药片; 出现开-关现象时最佳服药时间为餐前 1 小时或饭后 1.5 小时; 避免与高蛋白食物一起服用; 避免突然停药
普拉克索 吡贝地尔	直接激动纹状体,使之产生和多巴胺作用相同的药物效应,减少和延缓左旋多巴的不良反应	恶心、呕吐、眩晕、疲倦、口干、直立性低血压、嗜睡、幻觉与精神障碍	首次服药后应卧床休息;如有口干舌燥可嚼口香糖或多喝水; 避免开车或操作机械; 有轻微兴奋作用,尽量在上午服药,以免影响睡眠
恩他卡朋	抑制左旋多巴和多巴胺的分解,增加脑内多巴胺的含量	恶心、呕吐、神志混乱、不自主动作、尿黄	与多巴丝肼或息宁一起服用
司来吉兰	阻止脑内多巴胺释放,增加多巴胺浓度	恶心、呕吐、眩晕、疲倦、做梦、不自主动作	有轻微兴奋作用,尽量在上午服药,以免影响睡眠;消化性溃疡病人慎用
盐酸苯海索(安坦)	抗胆碱能药物,协助维持纹状体的递质平衡	恶心、呕吐、眩晕、疲倦、视力模糊、口干、便秘、小便困难	不可立即停药,需缓慢减量;闭角型青光眼及前列腺肥大者禁用
盐酸金刚烷胺	促进神经末梢释放多巴胺并阻止其再吸收	下肢网状青斑、踝部水肿、不宁、意识模糊	尽量在黄昏前服用,避免失眠;肾功能不全、癫痫、严重胃溃疡、肝病者慎用;哺乳期妇女禁用

(3)运动护理:告知病人运动锻炼的目的在于防止和推迟关节强直与肢体挛缩;有助于维持身体的灵活性,增加肺活量,防止便秘,保持并增强自我照顾能力。应与病人和家属共同制订切实可行的具体锻炼计划。

1)疾病早期:起病初期病人主要表现为震颤,应指导病人维持和增加业余爱好,鼓励病人积极参与家居活动和社交活动,坚持适当运动锻炼,如养花、下棋、散步、打太极拳、做体操等,注意保持身体

Note:

和各关节的活动强度与最大活动范围。

2）疾病中期:已出现某些功能障碍或起坐已感到困难的病人,要有计划、有目的地锻炼,告知病人知难而退或简单地由家人包办只会加速其功能衰退。如病人感到从椅子上起立或坐下有困难,应每天做完一般运动后,反复多次练习起坐动作;起步困难者可以在病人脚前放置一个小的障碍物作为视觉提示,帮助起步,也可使用有明显节拍的音乐进行适当的听觉提示,练习走路;步行时要目视前方,不要目视地面,应集中注意力,以保持步行的幅度与速度;鼓励病人步行时两腿尽量保持一定距离,双臂要摆动,以增加平衡;转身时要以弧线形式前移,尽可能不要在原地转弯;提醒病人不可一边步行一边讲话、碎步急速移动、起步时拖着脚走路、穿着拖鞋行走等,以避免跌倒;护士或家人在协助病人行走时,勿强行拉病人向前行走;当病人感到脚粘在地上时,可指导病人先向后退一步再向前走。

3）疾病晚期:病人出现显著的运动障碍而卧床不起,应帮助病人采取舒适体位,被动活动关节,按摩四肢肌肉,注意动作轻柔,以免造成病人疼痛和骨折。

（4）安全护理:措施见本章第二节中"运动障碍"的护理。强调:①上肢震颤未能控制、日常生活动作笨拙的病人,避免拿热水、热汤,谨防烧伤、烫伤等。如避免病人自行使用液化气炉灶,尽量不让病人自己从开水瓶中倒水,为端碗持筷困难者准备带有大把手的餐具,选用不易打碎的不锈钢饭碗、水杯和汤勺,避免玻璃和陶瓷制品等。②有幻觉、错觉、欣快、抑郁、精神错乱、意识模糊或智能障碍的病人应专人陪护。护士应代为保管药物,认真查对病人是否按时服药,有无错服、误服或漏服,每次送服到口;严格交接班制度,禁止病人自行使用锐利器械和危险品;认知障碍的病人应安置在有严密监控的区域,避免自伤、坠床、坠楼、走失、伤人等意外发生。③有直立性低血压者,应适当增加盐和水的摄入量,睡觉时抬高头位,穿弹力袜,改变体位时应缓慢进行。

2. 自尊低下　与震颤、流涎、面肌强直等身体形象改变和言语障碍、生活依赖他人有关。

（1）心理护理:帕金森病病人早期动作迟钝笨拙、表情淡漠、语言断续、流涎,病人往往产生自卑、脾气暴躁及忧郁心理,回避人际交往,拒绝社交活动,整天沉默寡言,闷闷不乐;随着病程延长,病情进行性加重,病人丧失劳动能力,生活自理能力也逐渐下降,会产生焦虑、恐惧甚至绝望心理。护士应细心观察病人的心理反应,鼓励病人表达并注意倾听其心理感受,与病人讨论身体健康状况改变所造成的影响、不利于应对的因素,及时给予正确的信息和引导,使其能够接受和适应自己目前的状态并能设法改善。鼓励病人尽量维持过去的兴趣与爱好,多与他人交往,不要孤立自己。指导家属关心体贴病人,多鼓励、少指责和念叨,为病人创造良好的亲情氛围,减轻他们的心理压力。告知病人本病病程长、进展缓慢、治疗周期长,而疗效的好坏常与病人精神情绪有关,鼓励其保持良好心态。

（2）自我修饰指导:督促进食后及时清洁口腔,随身携带纸巾擦尽口角溢出的分泌物,注意保持个人卫生和着装整洁等,以尽量维护自我形象。

3. 营养失调:低于机体需要量　与吞咽困难、饮食减少和肌强直、震颤所致机体消耗量增加等有关。

（1）吞咽功能评估:对于中晚期 PD（Hoehn-Yahr 分级为 3~5 级）病人,应进行吞咽功能评估,目的是了解病人有无吞咽障碍及其程度,正确选择食物种类和进食方式,预防误吸、窒息、吸入性肺炎以及营养失衡的发生,提高病人合理饮食的依从性,促进病人康复。

（2）饮食护理:根据饮食治疗的原则及目的,合理选择饮食内容,合理安排进餐和服药时间及采用正确的进食/营养支持方法。

1）饮食原则:给予高热量、高维生素、高纤维素、低盐、低脂、适量优质蛋白的易消化饮食,并根据病情变化及时调整和补充各种营养素,戒烟、酒。由于高蛋白饮食会降低左旋多巴类药物的疗效,故不宜盲目给予过多的蛋白质;槟榔为拟胆碱能食物,可降低抗胆碱能药物的疗效,也应避免食用。

2）饮食内容:主食以五谷类为主,多选粗粮,多食新鲜蔬菜、水果,多喝水（每天 2 000ml 以上）,防止便秘,减轻腹胀;适当的奶制品（2 杯脱脂奶）和肉类（全瘦）、家禽（去皮）、蛋、豆类;少吃油、盐、糖。钙质有利于预防骨质疏松,每天应补充 1 000~1 500mg 钙质。

3）进食方法：进食或饮水时抬高床头，保持坐位或半坐位；注意力集中，并给予病人充足的时间和安静的进食环境，不催促、打扰病人进食；对于流涎过多的病人可使用吸管吸食流质；对于咀嚼能力和消化功能减退的病人应给予易消化、易咀嚼的细软、无刺激性的软食或半流质食物，少量多餐；对于咀嚼和吞咽功能障碍者应选用稀粥、面片、蒸蛋等精细制作的小块食物或黏稠不易反流的食物，并指导病人少量分次吞咽，避免吃坚硬、滑溜及圆形的食物（如果冻等）；对于进食困难、饮水呛咳的病人要及时插胃管给予鼻饲，防止经口进食引起误吸、窒息或吸入性肺炎。

（3）营养支持：根据病情需要给予鼻饲流食、经皮胃管（胃造瘘术）进食或静脉置管（PICC 或 PORT）胃肠外营养；遵医嘱静脉补充足够的营养，如葡萄糖、电解质、脂肪乳等。

（4）营养监测：评估病人饮食和营养状态，注意每天进食量和食品的组成；了解病人的精神状态与体重变化，评估病人的皮肤、尿量及实验室指标变化情况。

【其他护理诊断/问题】

1. **便秘**　与消化功能障碍或活动量减少等有关。
2. **言语沟通障碍**　与咽喉部、面部肌肉强直，运动减少、减慢有关。
3. **潜在并发症：外伤、压力性损伤、感染。**

【健康指导】

1. **疾病知识指导**　帕金森病为慢性进行性加重的疾病，后期常死于压力性损伤、感染、外伤等并发症，应指导病人及家属了解本病的临床表现、病程进展和主要并发症，帮助病人及家属掌握疾病相关知识和自我护理方法，积极寻找和去除任何使病情加重的因素，制订切实可行的照护计划并督促落实。

2. **皮肤护理指导**　病人因震颤和不自主运动，出汗多，易造成皮肤刺激和不舒适感，皮肤抵抗力降低，可导致皮肤破损和继发皮肤感染，应勤洗勤换，保持皮肤卫生。中晚期病人因运动障碍，卧床时间增多，应勤翻身、勤擦洗，防止局部皮肤受压，改善全身血液循环，预防压力性损伤。

3. **活动与休息指导**　鼓励病人维持和培养兴趣爱好，坚持适当的运动和体育锻炼，做力所能及的家务劳动等，可以延缓身体功能障碍的发生和发展，从而延长寿命，提高生活质量。病人应树立信心，坚持主动运动，如散步、打太极拳等，保持关节活动的最大范围；加强日常生活动作训练，进食、洗漱、穿脱衣服等应尽量自理；卧床病人协助被动活动关节和按摩肢体，预防关节僵硬和肢体挛缩。

4. **用药指导及病情监测**　应告知病人及家属适当的药物治疗可以不同程度的减轻症状，但并不能阻断病情发展，而长期的药物治疗可能有导致后期并发症的风险，因此，应详细告知帕金森病常用药物的名称、剂量、用法及用药注意事项，以保证用药的疗效；知晓用药产生不良反应，教会病人及家属通过观察肌肉震颤、语言功能、写字、梳头、系鞋带等动作的变化判断药物的疗效，遵医嘱定期复诊。

5. **安全指导**　①指导病人避免登高和操作高速运转的机器，勿单独使用煤气、热水器及锐利器械，防止受伤等意外；②避免让病人进食带骨刺的食物和使用易碎的器皿；③直立性低血压病人睡眠时应抬高床头，可穿弹力袜，避免快速坐起或下床活动，防止跌倒；④外出时需人陪伴，尤其是精神智能障碍者其衣服口袋内要放置写有病人姓名、住址和联系电话的"安全卡片"，或佩戴手腕识别牌，以防走失。

6. **照顾者指导**　本病无法根治，而且总的趋势是病情越来越重，病程长达数年或数十年，家庭成员身心疲惫，经济负担加重，容易产生无助感。医护人员应关心照顾者及家属，倾听他们的感受，理解他们的处境，尽力帮他们解决困难、走出困境，以便给病人更好的家庭支持。应指导照顾者：①关心体贴病人，协助进食和日常生活的照顾；②督促、协助病人遵医嘱正确服药，防止错服、漏服；③细心观察，积极预防并发症，及时识别病情变化；④当病人出现发热、外伤、骨折、吞咽困难或运动障碍、精神智能障碍加重时，应及时就诊。

Note：

【预后】

帕金森病为慢性进展性疾病,目前尚无根治方法。多数病人发病数年内尚能继续工作,也有迅速发展至功能残障者,生存期为 5~20 年。本病晚期常因严重肌强直、全身僵硬而卧床不起,感染、外伤等各种并发症为常见死因。

(李红梅)

第六节　发作性疾病

一、癫痫

癫痫(epilepsy)是多种原因导致的脑部神经元高度同步化异常放电的临床综合征。癫痫具有发作性、短暂性、重复性和刻板性的临床特点。异常放电神经元的位置不同及异常放电波及的范围差异,会导致病人发作的形式不一,可表现为感觉、运动、意识、精神、行为、自主神经功能障碍或兼而有之。临床上每次发作或每种发作的过程称为痫性发作(seizure),一个病人可有一种或数种形式的痫性发作。

癫痫是神经系统常见慢性脑部疾病。流行病学资料显示,癫痫的年发病率为(50~70)/10 万,患病率约为 5‰,全球有超过 5 000 万人患有癫痫,近 80% 生活在中低收入国家,占全球疾病总负担 6‰。我国癫痫病人达 900 万以上,每年有 65 万~70 万新发病例。

【病因与发病机制】

1. 病因　癫痫不是独立的疾病,引起癫痫的病因非常复杂,根据病因学不同,可分为:

(1) 症状性癫痫(symptomatic epilepsy):又称继发性癫痫。由各种明确的中枢神经系统结构损伤或功能异常引起,如颅脑外伤、脑血管病、中枢神经系统感染、脑肿瘤、遗传代谢性疾病、皮质发育障碍、神经系统变性疾病、脑寄生虫病、药物和毒物等。

(2) 特发性癫痫(idiopathic epilepsy):又称原发性癫痫。病因不明,未发现脑部存在足以引起癫痫发作的结构性损伤或功能异常,可能由基因突变和某些先天因素所致,与遗传因素密切相关。多在儿童或青年期首次发病,具有特征性临床及脑电图表现。

(3) 隐源性癫痫(cryptogenic epilepsy):临床表现疑似症状性癫痫,但目前的检查手段没有找到明确的病因。

2. 发病机制　癫痫的发病机制非常复杂,至今尚未能完全阐明。神经元异常放电是癫痫发病的电生理基础。正常情况下,神经元自发产生的有节律的电活动,但频率较低,但致痫灶(seizure focus)神经元的膜电位与正常神经元不同,它在每次动作电位之后会产生高幅高频的异常放电。异常放电可能系各种病因导致离子通道蛋白和神经递质异常,从而出现离子通道结构和功能改变,导致离子异常跨膜运动所致。异常高频放电反复通过突触联系以及强直后的易化作用诱发周边及远处神经元同步放电,从而引起异常电位的连续传播。异常放电局限于大脑皮质的某一区域时,表现为部分性发作;若异常放电在局部反馈回路中长期传导,表现为部分性发作持续状态;若异常放电通过电场效应和传导通路,向同侧其他区域甚至一侧半球扩散,表现为 Jackson 发作;若异常放电不仅波及同侧半球还同时扩散到对侧大脑半球,表现为继发性全面性发作;若异常放电的起始部分在丘脑和上脑干,并仅扩及脑干网状结构上行激活系统时,表现为失神发作;若异常放电广泛投射至两侧大脑皮质并使网状脊髓束受到抑制时则表现为全面强直-阵挛性发作。目前痫性发作终止的机制尚不完全明了,可能与脑内各层结构的主动抑制作用有关。

Note：

3. 影响癫痫发作的因素

（1）年龄：特发性癫痫与年龄密切相关。如婴儿痉挛症在 1 岁内起病，6~7 岁为儿童失神发作的发病高峰，肌阵挛发作在青春期前后起病。各年龄段癫痫的常见病因不同。

（2）遗传因素：在特发性和症状性癫痫的近亲中，癫痫的患病率分别为 1%~6% 和 1.5%，高于普通人群。儿童失神发作病人的兄弟姐妹在 5~16 岁期间有 40% 以上出现 3Hz 棘慢波的异常脑电图，但仅 1/4 出现失神发作。有报告单卵双胎儿童失神和全面强直-阵挛性发作一致率很高。

（3）睡眠：癫痫发作与睡眠觉醒周期关系密切。全面强直-阵挛性发作常发生于晨醒后，婴儿痉挛症多于醒后和睡前发作。

（4）内环境改变：睡眠不足、疲劳、饥饿、便秘、饮酒、情绪激动等均可诱发癫痫发作；内分泌失调、电解质紊乱和代谢异常均可影响神经元放电阈值而导致癫痫发作。少数病人仅在月经期或妊娠早期发作，称为月经期癫痫和妊娠性癫痫；部分病人仅在闪光、音乐、下棋、阅读、沐浴、刷牙等特定条件下发作，称为反射性癫痫。

【临床表现】

癫痫发作有 2 个主要特征，即共性和个性。共性特征有：①发作性，即症状突然发生，持续一段时间后迅速恢复，间歇期正常；②短暂性，即每次发作持续时间为数秒或数分钟，除癫痫持续状态外，很少超过 30 分钟；③重复性，即第一次发作后，经过不同间隔时间会有第二次或更多次的发作；④刻板性，即每次发作的临床表现几乎一样。个性即不同临床类型癫痫所具有的特征，是一种类型的癫痫区别于另一种类型癫痫的主要依据。癫痫发作的共性和个性是诊断癫痫的重要依据。

（一）癫痫发作

依据发作时的临床表现和脑电图特征可将癫痫发作分为不同临床类型。目前应用最广泛的是国际抗癫痫联盟（ILAE）1981 年癫痫发作分类（表 9-16）。

表 9-16　国际抗癫痫联盟（ILAE，1981）癫痫发作分类

1. 部分性发作	（2）强直性发作
（1）单纯部分性：无意识障碍	（3）阵挛性发作
（2）复杂部分性：有意识障碍	（4）强直阵挛性发作
（3）部分性继发全身发作：部分性发作	（5）肌阵挛发作
起始发展为全面性发作	（6）失张力发作
2. 全面性发作	3. 不能分类的发作
（1）失神发作	

1. 部分性发作（partial seizures）　是指源于大脑半球局部神经元的异常放电，包括单纯部分性、复杂部分性、部分性继发全面性发作三类，前者为局限性发作，无意识障碍，后两者放电从局部扩展到双侧脑部，出现意识障碍。

（1）单纯部分性发作（simple partial seizures）：发作时程短，一般不超过 1 分钟，发作起始与结束均较突然，无意识障碍。可分为以下 4 种类型：

1）部分运动性发作：表现为身体的某一局部发生不自主抽动，多见于一侧眼睑、口角、手指或足趾，也可波及一侧面部肢体。常见以下几种发作形式：①Jackson 发作，发作从局部开始，沿大脑皮质运动区移动，临床表现抽搐自手指—腕部—前臂—肘—肩—口角—面部逐渐扩展；严重部分运动性发作病人发作后可遗留短暂性（30 分钟至 36 小时）肢体瘫痪，称为 Todd 麻痹。②旋转性发作，表现为双眼突然向一侧偏斜，继之头部不自主同向转动，伴有身体的扭转，但很少超过 180°，部分病人过度旋转可引起跌倒，出现继发性全面性发作。③姿势性发作，表现为发作一侧上肢外展、肘部屈曲、头向同侧扭转、眼睛注视着同侧。④发音性发作，表现为不自主重复发作前的单音或单词，偶可有语言抑制。

2）部分感觉性发作:躯体感觉性发作表现为一侧肢体麻木感和针刺感,多发生于口角、舌、手指或足趾,病灶多在中央后回躯体感觉区;特殊感觉性发作可表现为视觉性(如闪光和黑矇)、听觉性、嗅觉性和味觉性发作;眩晕性发作表现为坠落感、飘动感或水平/垂直运动感等。

3）自主神经性发作:出现全身潮红、多汗、呕吐、腹痛、面色苍白、瞳孔散大等,易扩散出现意识障碍,成为复杂部分性发作的一部分。

4）精神性发作:表现为各种类型的记忆障碍(如似曾相识、似不相识、强迫思维、快速回顾往事等)、情感障碍(无名恐惧、忧郁、愤怒等)、错觉(视物变形、变大、变小、声音变强或变弱)、复杂幻觉等。精神性发作虽可单独出现,但常为复杂部分性发作的先兆,也可继发全面性强直-阵挛性发作。

（2）复杂部分性发作(complex partial seizures,CPS):又称精神运动性发作,占成人癫痫发作的50%以上。有意识障碍,发作时对外界刺激无反应,以精神症状及自动症为特征。病灶多在颞叶,故又称颞叶癫痫。由于起源、扩散途径及速度不同,临床表现有较大差异,主要分以下类型:

1）仅表现为意识障碍:多为意识模糊,意识丧失少见。

2）表现为意识障碍和自动症:自动症是指在癫痫发作过程中或发作后意识模糊状态下出现的具有一定协调性和适应性的无意识活动。自动症均在意识障碍的基础上发生,表现为反复咀嚼、舔唇、流涎或反复搓手、不断穿衣、解衣扣,也可表现为游走、奔跑、乘车上船,还可出现自言自语、唱歌或机械重复原来的动作。

3）表现为意识障碍和运动症状:发作开始即出现意识障碍和各种运动症状,特别是在睡眠中发生。运动障碍可为局灶性或不对称强直、阵挛、各种特殊姿势如击剑样动作等。

（3）部分性发作继发全面性发作:单纯部分性发作可发展为复杂部分性发作,单纯或复杂部分性发作均可泛化为全面性强直阵挛发作。

2. **全面性发作（generalized seizures）**　最初的症状学和脑电图提示发作起源于双侧脑部,多在发作初期就有意识丧失。

（1）全面强直-阵挛性发作(generalized tonic-clonic seizure,GTCS):意识丧失、双侧强直后出现阵挛为此类型的主要临床特征,可由部分性发作演变而来,也可一起病就表现为全面强直-阵挛性发作。早期出现意识丧失、跌倒,随后的发作过程分为三期。

1）强直期:表现为全身骨骼肌持续收缩。眼肌收缩致眼睑上牵,眼球上翻或凝视;咀嚼肌收缩出现张口,随后猛烈闭合,可咬伤舌尖;喉肌和呼吸肌强直性收缩致病人尖叫一声,呼吸停止;咽喉肌收缩使唾液不能咽而排出口外,出现口吐白沫;颈部和躯干肌肉的强直性收缩使颈和躯干先屈曲,后反张,上肢由上举后旋转为内收前旋,下肢先屈曲后伸直。常持续10~20秒后进入阵挛期。

2）阵挛期:肌肉交替性收缩与松弛,呈一张一弛交替性抽动。阵挛频率逐渐减慢,松弛期逐渐延长,在一次剧烈阵挛后发作停止,进入发作后期。此期持续30~60秒或更长。

以上两期均可发生舌咬伤,并伴呼吸停止、心率增快、血压升高、唾液和支气管分泌物增多、瞳孔扩大及对光反射消失等。巴宾斯基征可为阳性。

3）发作后期:此期尚有短暂阵挛,以面肌和咬肌为主,造成牙关紧闭,可发生舌咬伤。本期全身肌肉松弛,括约肌松弛可发生大小便失禁。呼吸首先恢复,心率、血压和瞳孔渐至正常。肌张力松弛,意识逐渐清醒。从发作开始至意识恢复历时5~15分钟。清醒后病人常感头痛、头晕和疲乏无力,对抽搐过程不能回忆。部分病人有意识模糊,如强行约束病人可能发生自伤或伤人。

（2）强直性发作(tonic seizure):多见于弥漫性脑损害的儿童,睡眠中发作较多。表现为与强直-阵挛性发作中强直期相似的全身骨骼肌强直性收缩,常伴有明显的自主神经症状,如面色苍白或潮红、瞳孔散大等,发作时处于站立位者可突然倒地。发作持续数秒至数十秒。

（3）阵挛性发作(clonic seizure):类似全面直-阵挛性发作中阵挛期的表现。

（4）失神发作(absence seizure)

1）典型失神发作:儿童期起病,青春期前停止发作。特征性表现是突然发生短暂的(5~10秒)

意识丧失和正在进行的动作突然中断，双眼茫然凝视，呼之不应，可伴简单自动性动作，如擦鼻、咀嚼等，或伴失张力如手中持物坠落等。一般不会跌倒，事后对动作全无记忆。每天发作数次至数百次不等。发作后立即清醒，无明显不适，可继续先前动作。

2）非典型失神发作：起始和终止均较典型失神缓慢，除意识丧失外，常伴肌张力降低，偶有肌阵挛。多见于有弥漫性脑损害患儿，预后较差。

（5）肌阵挛发作（myoclonic seizure）：表现为快速、短暂、触电样肌肉收缩，可遍及全身或限于某个肌群、某个肢体，常成簇发生，声、光刺激可诱发。可见于任何年龄，常见于预后较好的特发性癫痫病人。

（6）失张力发作（atonic seizure）：是姿势性张力丧失所致。部分或全身肌肉张力突然降低导致垂颈、张口、肢体下垂和跌倒。持续数秒至1分钟，时间短者意识障碍可不明显，发作后立即清醒和站起。

3. **癫痫持续状态（status epilepticus，SE）**　又称癫痫状态，传统定义是指癫痫连续发作之间意识尚未完全恢复又频繁再发，或癫痫发作持续30分钟以上未自行停止。目前认为，如果病人出现全面强直-阵挛性发作持续5分钟以上即应考虑癫痫持续状态。癫痫持续状态最常见原因为不规范的抗癫痫药物（antiepileptic drugs，AEDS）治疗（如自行停用抗癫痫药物），或因急性脑病、脑卒中、外伤、感染、肿瘤、药物中毒、孕产、精神紧张、过度疲劳及饮酒等，个别病人原因不明。任何类型的癫痫均可出现癫痫持续状态，其中全面强直-阵挛性发作最常见，危害性最大。严重者会发展为难治性癫痫持续状态，指持续的癫痫发作，对初期的一线治疗药物地西泮、苯妥英钠等无效，连续发作1小时以上者。

4. **难治性癫痫**　是指频繁的癫痫发作至少每月4次以上，适当的抗癫痫药物正规治疗其药物浓度在有效范围以内，至少观察2年仍不能控制，并且影响日常生活，除外进行性中枢神经系统疾病或颅内占位性病变者。

（二）癫痫综合征

癫痫综合征分类是指依据癫痫的病因、发病机制、临床表现、疾病演变过程、治疗效果等综合因素进行的分类。目前临床上应用较多的是国际抗癫痫联盟（ILAE）1989年癫痫综合征分类。

1. **与部位有关的癫痫**

（1）与年龄有关的特发性癫痫

1）伴中央-颞部棘波的良性儿童癫痫：好发于2~13岁，9~10岁为发病高峰，男孩多见，部分有遗传倾向。通常为局灶性发作，表现为一侧面部和口角的短暂的运动性发作，常伴有躯体感觉症，多在夜间发作，发作有泛化性倾向，使患儿易惊醒。每月或数月发作1次，青春期自愈。

2）伴有枕区放电的良性儿童癫痫：好发于1~14岁。发作开始表现为视觉症状、呕吐，继之出现眼肌阵挛、偏侧阵挛，也可合并全面强直-阵挛性发作及自动症。

3）原发性阅读性癫痫：较少见，由阅读诱发，无自发性发作。表现为阅读时出现下颌阵挛，常伴手臂痉挛，继续阅读会出现全面强直-阵挛性发作。

（2）症状性癫痫：病灶部位不同可致不同类型的发作。

1）颞叶癫痫：起于颞叶，可表现为单纯或复杂部分性发作及继发全面性发作。常在儿童和青年期起病，40%有高热惊厥史，部分病人有阳性家族史。典型发作持续时间长于1分钟，常有发作后朦胧，事后不能回忆，逐渐恢复。

2）额叶癫痫：丛集性出现，每次发作时间短暂，刻板性突出，强直或姿势性发作及下肢双侧复杂的运动性自动症明显，易出现癫痫持续状态。可仅在夜间入睡发作。

3）顶叶癫痫：常以单纯部分性发作开始，而后继发全面性发作，主要表现为感觉刺激症状，偶有烧灼样疼痛。

4）枕叶癫痫：表现为伴有视觉症状的单纯部分性发作，可有或无继发性全身性发作。常和偏头

Note:

痛伴发。

5）持续性部分性癫痫：表现为持续数小时、数天甚至数年，仅影响躯体某部分的节律性阵挛。

6）特殊促发方式的癫痫综合征：促发发作是指发作前存在环境或内在因素所促发的癫痫。发作可由不眠、戒酒或过度换气等非特殊因素促发，也可由某些特殊感觉或知觉及突然呼唤促发。

（3）隐源性癫痫：从癫痫发作类型、临床特征、常见部位推测其是继发性癫痫，但病因不明。

2. 全面性癫痫和癫痫综合征

（1）与年龄有关的特发性癫痫

1）良性婴儿肌阵挛癫痫：1~2岁发病，有癫痫家族史。表现为发作性、短暂性、全身性肌阵挛。

2）儿童期失神癫痫：6~7岁发病，女性多见，与遗传因素关系密切。表现为频繁的典型失神发作，每天达数十次。

3）青少年期失神癫痫：青春早期发病，男女间无明显差异。80%以上的病人出现全面强直-阵挛性发作。

4）青少年肌阵挛癫痫：好发于8~18岁，表现为肢体阵挛性抽动，多合并全面强直-阵挛性发作和失神发作。

5）觉醒时全面强直-阵挛性癫痫：好发于10~20岁，清晨醒来或傍晚休息时发病，表现为全面强直-阵挛性发作，可伴有失神或肌阵挛发作。

（2）隐源性或症状性：推测其是症状性，但病史及现有检测手段未能发现病因。

1）婴儿痉挛症：又称韦斯特（West）综合征，出生后1年内发病，3~7个月为发病高峰，男孩多见。肌痉挛、智力低下和脑电图高度节律失调构成了本病特征性的三联征。典型发作表现为快速点头状痉挛、双上肢外展、下肢和躯干屈曲。症状性多见，一般预后不良，60%~70%在5岁前停止发作，40%转为其他类型。

2）伦诺克斯-加斯托（Lennox-Gastaut）综合征：好发于1~8岁，少数出现在青春期。多种发作类型并存、精神发育迟缓、脑电图显示棘慢波和睡眠中10Hz的快节律是本病的三大特征，易出现癫痫持续状态。

3）肌阵挛-失张力癫痫：又称肌阵挛-猝倒性癫痫，2~5岁发病，男孩多于女孩，首次发作多为全面强直-阵挛性发作，持续数月后，出现肌阵挛发作、失神发作和每天数次的跌倒发作，持续1~3年。

4）伴有肌阵挛失神发作的癫痫：约7岁起病，男孩多见，特征性表现为失神伴随严重的双侧节律性阵挛性跳动。

【实验室及其他检查】

1. 脑电图（electroencephalogram，EEG）检查　诊断癫痫最重要的辅助检查方法。EEG对发作性症状的诊断有很大的价值，有助于明确癫痫的诊断及分型和确定特殊综合征。典型表现是棘波、尖波、棘慢或尖慢复合波。常规头皮脑电图仅能记录到49.5%病人的痫性放电，重复3次可将阳性率提高至52%，采用过度换气、闪光等刺激诱导可进一步提高阳性率。近年来广泛应用的24小时长程脑电监测和视频脑电图，使发现痫性放电的可能性极大提高，后者可同步监测记录病人发作情况及相应的脑电图改变，可明确发作性症状及脑电图变化间的关系。

2. 神经影像学检查　包括CT和MRI，可确定脑结构异常或者病变，对癫痫及癫痫综合征诊断和分类有帮助，可发现脑部器质性改变、占位性病变、脑萎缩等。功能影像学检查如SPECT、PET等能从不同角度反映脑局部代谢变化，辅助癫痫灶的定位。

【诊断要点】

癫痫诊断需遵循三步原则：首先明确发作症状是否为癫痫发作；其次是哪种类型的癫痫或癫痫综合征；最后明确发作的病因。完整和详尽的病史对癫痫的诊断、分型和鉴别诊断都具有非常重要的意义。详尽病史结合脑电图检查可诊断。在明确癫痫诊断后应区别癫痫发作的类型或癫痫综合征，并通过神经系统检查、生化检查、脑血管造影、CT 和 MRI 等进一步明确病因。

【治疗要点】

目前仍以药物治疗为主。治疗目的：控制发作或最大限度地减少发作次数；长期治疗无明显不良反应；使病人保持或恢复其生理、心理和社会功能状态。

1. 病因治疗　有明确病因者首先进行病因治疗，如手术切除颅内肿瘤，药物治疗寄生虫感染，纠正低血糖、低血钙等。

2. 发作时治疗　立即协助病人就地平卧；保持呼吸道通畅，吸氧；防止外伤及其他并发症；应用地西泮或苯妥英钠预防再次发作。

3. 发作间歇期治疗　服用抗癫痫药物。

（1）药物治疗一般原则：①确定是否用药。一般半年内发作 2 次以上者，一经诊断即应用药；首次发作或间隔半年以上发作 1 次者，应在充分告知后根据病人和家属意愿，酌情选择。②正确选择药物。根据癫痫发作类型和药物不良反应等情况选择药物，70%～80%新诊断癫痫的病人可以通过服用一种抗癫痫药物控制发作。③药物的用法。用药方法取决于药物代谢特点、作用原理及不良反应出现规律等，因而差异很大。④严密观察药物不良反应。大多数抗癫痫药物都有不同程度的不良反应，应用抗癫痫药物前应检查肝肾功能和血尿常规，用药后还需监测。⑤尽可能单药治疗。抗癫痫药物治疗的基本原则是从小剂量开始，缓慢增量至能最大限度控制癫痫发作且无不良反应或不良反应很轻的最低有效剂量。⑥合理联合用药。应在尽可能减少不良反应的基础上，能最大限度控制发作。⑦增减药物、停药及换药原则。控制发作后应遵医嘱坚持服药，必须逐一增减，不宜随意减量或停药。一般全面强直-阵挛性发作、强直性发作、阵挛性发作完全控制 4～5 年后，失神发作停止半年后可考虑停药，且停药前应有缓慢的减量过程，1～1.5 年以上无发作者方可停药。

（2）常用抗癫痫药物：①传统抗癫痫药物，有卡马西平、苯妥英钠、丙戊酸钠、苯巴比妥、氯硝西泮等。强直性发作、部分性发作和部分性发作继发全面性发作首选卡马西平；全面强直-阵挛性发作、典型失神、肌阵挛发作、阵挛性发作首选丙戊酸钠。②新型抗癫痫药，有托吡酯、拉莫三嗪、加巴喷丁、奥卡西平、左乙拉西坦、唑尼沙胺等，可单一药物用于治疗癫痫，或与传统抗癫痫药物联合应用等。

4. 药物难治性癫痫的治疗　多项研究证实，尽管予以合理的药物治疗，仍然会有 30% 左右的病人癫痫发作迁延不愈，称为难治性癫痫。对于各种抗癫痫药物治疗 2 年以上、血药浓度在正常范围、每月仍有 4 次以上发作的抗癫痫药物耐药者，可考虑手术治疗来减少病人的发作，减轻发作对病人躯体、心理及智能的损害。

5. 癫痫持续状态的治疗　目前认为，全面强直-阵挛性发作持续 5 分钟以上即可能发生神经元损伤，因此对于 GTCS 病人癫痫发作持续时间超过 5 分钟，就应考虑癫痫持续状态，并须使用抗癫痫药物紧急处理。治疗目标：心肺支持，维持生命体征；迅速终止癫痫发作，减少发作对脑部神经元的损害；寻找并尽可能去除病因及诱因；处理并发症。

（1）对症治疗：保持呼吸道通畅，牙关紧闭者放置牙套；吸氧，吸痰，必要时行气管插管或气管切开。迅速建立静脉通道；予以心电和脑电的监测；关注血气和血液生化指标变化；查找并去除癫痫发作的原因与诱因等。

（2）控制发作：迅速终止发作是治疗癫痫持续状态的关键。①地西泮治疗：首先静脉注射地西泮 10～20mg，不超过 2～5mg/min，如有效，再将 60～100mg 地西泮溶于 5% 葡萄糖生理盐水中，于 12 小时内缓慢静滴。密切观察有无呼吸和心血管抑制，做好辅助呼吸和应用呼吸兴奋药的准备。②地西泮加苯妥英钠：首先用地西泮 10～20mg 静脉注射取得疗效后，再用苯妥英钠加入生理盐水缓慢静滴。部分病人也可单独使用苯妥英钠。③10% 水合氯醛 20～30ml 加等量植物油保留灌肠，每 8～12 小时 1 次，适合肝功能不全或不宜使用苯妥英钠治疗者。④咪达唑仑具有起效快、使用方便，对血压和呼吸抑制作用比传统药物小的特点,有望成为治疗难治性癫痫持续状态的标准疗法。

（3）防治并发症:脑水肿者用 20% 甘露醇 125ml 快速静滴;应用抗生素控制感染;高热病人予以物理降温;纠正代谢紊乱(如低血糖、低血钠、低血钙、高渗状态等)和酸中毒;加强营养支持治疗。

6. 手术治疗　常用方法有前额叶切除术和选择性杏仁核、海马切除术;癫痫病灶切除术;额叶以外的脑皮质切除术以及迷走神经刺激术、慢性小脑电刺激术、脑立体定向损毁术等。

【**常用护理诊断/问题、措施及依据**】

1. 有受伤的危险　与癫痫发作时不受控制的强制性痉挛有关。

（1）发作期安全护理:①告知病人有前驱症状时立即平卧,采取保护措施;当活动状态发作时,迅速脱离危险环境如火源、水源等,并移开易造成伤害的物品,防止病人受伤。②保持呼吸道通畅。松开衣领,取下领结、腰带等造成约束的外在因素,取下活动性义齿,将病人头偏向一侧,使口腔分泌物自行流出,及时清理口腔分泌物及痰液,防止分泌物误入气道,防窒息的发生,必要时建立人工气道。③体位管理。癫痫发作时,将病人放到床上或就地平面上,取头低侧卧位或平卧位,并将头偏向一侧;在其头部下放置软物,防止病人因抽搐而伤及头部。④预防舌咬伤,不要将任何坚硬物品放入病人口中。⑤病情观察。密切观察并记录发作的类型、频率、起始及持续时间;观察发作停止后病人意识完全恢复的情况,有无头痛、疲乏及行为异常等。关注生命体征及意识、瞳孔变化,注意发作过程中有无心率增快、血压升高、呼吸减慢或暂停、瞳孔散大、牙关紧闭、大小便失禁等。⑥癫痫发作时禁忌。病人抽搐时,不可强行按压其肢体,以免造成韧带撕裂、关节脱臼,甚至骨折等损伤。不要指掐人中穴,不要强行给其喂水、喂食、喂药。癫痫持续状态、极度躁动或发作停止后意识恢复过程中,有短时躁动的病人,应由专人守护,加保护性床挡。

（2）发作间歇期安全护理:给病人创造安全、安静的休养环境,保持室内光线柔和、无刺激;将病人安置在带床挡的病床;床旁桌上不放置热水瓶、玻璃杯等危险物品。对于有癫痫发作史并有外伤史的病人,随时提醒病人、家属及医护人员做好防止发生意外的准备。

（3）用药护理:癫痫病人需要遵医嘱长期甚至终身用药,少服或漏服药物是诱发癫痫持续状态最重要的危险因素,故应在医生指导下用药、增减剂量或停药。用药前进行血、尿常规和肝、肾功能检查,用药期间注意监测血药浓度、观察药物疗效并遵医嘱定期复查相关项目,及时发现肝损伤、神经系统损害、智能和行为改变等严重不良反应。常用抗癫痫药物及常见不良反应见表 9-17。

表 9-17　**常用抗癫痫药物及常见不良反应**

药物	不良反应
苯妥英钠(PHT)	胃肠道症状、多毛、齿龈增生、小脑征、巨幼红细胞性贫血、肝毒性
卡马西平(CBZ)	胃肠道症状、头晕、视物模糊、低钠血症、中性粒细胞减少、皮疹
苯巴比妥(PB)	嗜睡、疲劳、复视、认知与行为异常、骨质疏松、易激惹(儿童多见)
丙戊酸钠(VPA)	肥胖、脱发、嗜睡、震颤、胃肠道症状、多卵巢综合征
托吡酯(TPM)	厌食,注意力、语言、记忆力障碍,无汗、体重减轻、肾结石
拉莫三嗪(LTG)	头晕、嗜睡、恶心、复视、共济失调、攻击行为、易激惹
加巴喷丁	嗜睡、头晕、复视、健忘、感觉异常
咪达唑仑	低血压、谵妄、幻觉、心悸、皮疹、过度换气
奥卡西平	疲劳、无力、轻微头晕、头痛、嗜睡、痤疮、皮疹、复视、恶心、呕吐、低钠血症(老年人常见)

2. 恐惧　与癫痫发作的不可预知和困窘有关。

（1）加强癫痫知识教育:癫痫发作的不可预测性,家属及目击者的无助,给病人和/或家庭带来恐惧和冲击。癫痫的诊断影响病人、家庭及其社会关系。应加强癫痫知识教育,提高病人和家属对癫痫诊断、发作先兆或诱因、发作类型、药物作用及不良反应、安全自护措施、发作危险因素和发作结果的认识,帮助他们接受和适应患有癫痫的生活,消除病人自卑心理,建立战胜疾病的自信心,增强自我管理能力。

（2）心理护理:在提供心理护理时应考虑病人的文化背景、健康素养、信息和支持需求,仔细观察病人的心理反应,关心、理解和尊重病人,鼓励病人表达自己的心理感受,提高病人、家属及社会对癫痫及相关知识的了解,减少误解,以减轻病人的病耻感,减轻病人对癫痫发作的恐惧。

【其他护理诊断/问题】

1. **有误吸的危险**　与发作时气道痉挛、口鼻分泌物增多有关。
2. **潜在并发症**：脑水肿、酸中毒,水、电解质紊乱。

【健康指导】

1. **疾病知识指导**　向病人和家属讲解疾病及治疗的相关知识及自我护理方法。指导病人应充分休息,环境安静适宜,养成良好的生活习惯,注意劳逸结合。饮食宜清淡,少量多餐,避免辛辣刺激性食物,戒烟酒。告知病人劳累、睡眠不足、饥饿、饮酒、便秘、情绪激动、强烈的声光刺激、惊吓、心算、阅读、书写、下棋、外耳道刺激、长时间看电视、洗浴等都是诱发因素,应尽量避免。鼓励家属督促、管理病人治疗行为,保证病人坚持治疗,从而减少癫痫发作。

2. **用药指导与病情监测**　癫痫病人需要坚持数年不间断地正确服药,部分病人需终身服药,一次少服或漏服可能导致癫痫发作,甚至发生癫痫持续状态和成为难治性癫痫。因此应告知病人遵医嘱坚持长期、规律用药,切忌突然停药、减药、漏服药及自行换药,尤其应防止在服药控制发作后不久自行停药。如药物减量后病情有反复或加重的迹象,应尽快就诊。告知病人坚持定期复查,首次服药后5~7天需要检查抗癫痫药物的血药浓度、肝肾功能和血尿常规,用药后还需每月检测血尿常规,每季度检测肝肾功能,这些检测需要持续半年,以动态观察抗癫痫药物的血药浓度和药物不良反应,多数不良反应为短暂性的,缓慢减量即可明显减少。抗癫痫药物多数为碱性,饭后服药可减轻胃肠道反应,较大剂量于睡前服用可减少白天镇静作用。当病人癫痫发作频繁或症状控制不理想,或出现发热、皮疹时,应及时就诊。

3. **安全与婚育指导**　告知病人外出时随身携带写有姓名、年龄、所患疾病、住址、家人联系方式的信息卡。在病情未得到良好控制时,户外活动或外出就诊时应有家属陪伴。病人不应从事攀高、游泳、驾驶等在发作时有可能危及自身和他人生命的工作。特发性癫痫且有家族史的女性病人,婚后不宜生育;双方均有癫痫,或一方有癫痫,另一方有家族史者不宜结婚;育龄女性病人应在医生指导下计划妊娠。

【预后】

癫痫是可以治疗的疾病,但不同类型的癫痫预后差异很大,有自发缓解、治疗后痊愈、长期服药控制和发展为难治性癫痫等几种预后形式。若坚持规范合理的药物治疗,80%的病人能完全控制发作,其中50%的病人终身不再发作。个别病人在癫痫发作时,可因窒息或吸入性肺炎而发生危险,还可导致骨折、脱臼或跌伤。如癫痫持续状态不能及时控制,可因高热、循环衰竭或神经元兴奋毒性损伤而导致死亡。

二、偏头痛

偏头痛(migraine)是临床常见的原发性头痛,其特征为多呈偏侧、中重度、搏动样疼痛,一般持续4~72小时,可伴恶心、呕吐,声、光刺激或日常活动可加重头痛,安静环境和休息可缓解疼痛。偏头痛

Note:

是一种常见的慢性神经血管性疾病,患病率为 5% ~ 10%。

【病因与发病机制】

偏头痛的病因和发病机制尚不明确,目前多数学者认为是一种多种环境因素和遗传因素相互作用的多基因、多因素疾病。

1. **病因**　可能与下述因素有关:

(1) 内因:①遗传易感性,60%的偏头痛病人有家族史,其亲属出现偏头痛的危险是一般人群的 3~6 倍。家族性偏瘫性偏头痛(familial hemiplegic migraine, FHM)呈高度外显率的常染色体显性遗传。②内分泌和代谢因素可能参与偏头痛的发作,表现为本病女性多于男性,多于青春期发病,月经期易发作,妊娠期或绝经期后发作减少或停止。

(2) 外因:①环境因素,如强光及闪烁等视觉刺激、气味、天气变化、高海拔等可诱发偏头痛;②食物因素,如含酪胺的奶酪、含亚硝酸盐肉类和腌制品、含苯乙胺的巧克力、含谷氨酸钠的食品添加剂及葡萄酒等可诱发;③药物因素,包括口服避孕药和血管扩张药如硝酸甘油等可引发;④精神因素,精神紧张、情绪波动、过度劳累、睡眠障碍、焦虑、抑郁等也是偏头痛的诱发因素。

2. **发病机制**　目前有以下学说:

(1) 血管学说:认为偏头痛是原发性血管疾病,发作主要源自血管舒缩功能障碍。颅内血管收缩导致先兆症状,继之颅外和颅内血管扩张导致搏动性头痛。但 PET 等影像学研究显示,偏头痛发作时并非一定存在血管扩张。

(2) 神经学说:认为偏头痛是原发性神经功能紊乱性疾病,其先兆是由皮质扩展性抑制(cortical spreading depression, CSD)引起。CSD 是指各种有害刺激引起的起源于大脑枕叶皮质的神经电活动抑制带缓慢向邻近皮质扩展,导致脑血流量减少而出现感觉异常。CSD 可很好地解释偏头痛的先兆症状。另外,许多有效抗偏头痛药物可作为中枢性 5-羟色胺受体激动药起作用,也提示神经功能紊乱可能参与偏头痛的发作过程。

(3) 三叉神经血管学说:认为三叉神经节损害可能是偏头痛产生的神经基础。当三叉神经节及其纤维受刺激后,引起 P 物质、降钙素基因相关肽和其他神经肽释放增加,作用于邻近脑血管壁,引起血管扩张而出现搏动性头痛。近年来,临床发现部分偏头痛病人可能与心脏卵圆孔未闭有关。其发病机制可能为:①潜在的心源性栓子及静脉系统代谢产物通过卵圆孔进入体循环,刺激三叉神经和血管诱发偏头痛;②卵圆孔反常分流所致的短暂性低氧血症引发脑的微血栓并触发偏头痛。

【临床表现】

偏头痛多起病于儿童和青春期,中青年期达发病高峰,部分病人有家族史。国际头痛协会将偏头痛分为多种类型,以下介绍主要类型的临床表现。

1. **无先兆偏头痛**　是最常见的偏头痛类型,约占 80%。女性多见,病人常有家族史。临床表现为反复发作的一侧或双侧额颞部搏动性疼痛,常伴恶心、呕吐、畏光、出汗等症状;本型发作频率高,可严重影响病人工作和生活,常需要频繁应用止痛药物治疗,易合并出现新的头痛类型—药物过度使用性头痛(medication overuse headache, MOH),本型头痛常与月经期有明显关系。

2. **有先兆偏头痛**　约占偏头痛病人的 10%。病人多有家族史,最主要特点是头痛前有先兆症状,表现为视觉、感觉和运动的缺损或刺激症状,如视物模糊或变形、闪光、暗点,一侧肢体和面部麻木、偏侧肢体感觉和运动障碍等。先兆症状持续 10~20 分钟,在头痛出现之前达高峰,消失后即出现一侧或双侧眶上、眶后或额颞部搏动性钝痛,程度逐渐增强,达最高峰后持续数小时或 1~2 天。疼痛时常伴面色苍白、恶心、畏光、出汗,重者伴呕吐;疼痛消失后病人常有疲倦、烦躁、无力和食欲差,1~2 天后好转。

3. **偏瘫性偏头痛**　临床少见,常有家族史,为常染色体显性遗传,多起病于儿童和青少年期。临床特点为头痛发作的同时或之后,出现同侧或对侧肢体不同程度的瘫痪,尤以上肢明显,并可在头痛消退后持续一段时间。

4. **慢性偏头痛**　是偏头痛的常见并发症。临床表现为每月头痛发作超过15天,持续3个月或以上,且每月至少有8天的头痛具有偏头痛的特点,并排除药物过量所致头痛。

【诊断要点】

依据偏头痛发作类型、家族史、典型的临床特征、神经系统检查通常可作出临床诊断,头颅CT和MRI等影像学检查可排除脑血管疾病、颅内动脉瘤等颅内器质性疾病。麦角胺治疗有效有助于明确诊断。值得注意的是,对于慢性偏头痛病人,应重视识别和筛查偏头痛是否共病抑郁障碍,推荐使用病人健康问卷-9(PHQ-9)进行常规筛查。

【治疗要点】

治疗目的是减轻或终止头痛发作、缓解伴发症状和预防复发。治疗包括药物治疗和非药物治疗,药物治疗分为预防性用药和治疗性用药。

1. **非药物治疗**　识别和避免偏头痛诱发因素,可选择按摩、理疗、放松训练、生物反馈治疗、音乐疗法以及应激的认知行为干预等。

2. **发作期药物治疗**　应根据头痛发作的频率、严重程度、伴随症状、既往用药情况及病人个体情况等选择药物。应在头痛早期足量使用,否则将导致疗效减退、头痛复发及不良反应的比例增高。①轻度头痛:选用阿司匹林、对乙酰氨基酚及布洛芬、吲哚美辛、萘普生等非甾体抗炎药。此类药物越早应用效果越好,至疼痛完全缓解后停药。②中度头痛:应用非甾体抗炎药的复方制剂或特异性药物如麦角胺等。③严重头痛:选用偏头痛特异性治疗药物以尽快缓解症状,包括麦角碱类药物如麦角胺和双氢麦角胺、曲普坦类药物如舒马普坦佐米格。④伴随症状:如有恶心、呕吐,必要时用止吐药(甲氧氯普胺10mg肌注)。近年来热点研究的抗降钙素基因相关肽(CGRP)受体拮抗药有望成为偏头痛急性发作安全有效的特异性药物。

3. **预防性用药**　目的是降低发作频率、减轻发作程度、减少失能、增加急性发作期治疗的疗效。适用于偏头痛频繁发作严重影响生活质量,急性期治疗无效或因禁忌证等无法进行急性期治疗,以及可能导致永久性神经功能缺损的特殊变异性偏头痛病人。药物治疗应小剂量单药开始,缓慢加至合适剂量,并注意药物不良反应。可选用下列药物:普萘洛尔(长效缓释片)、美托洛尔、维拉帕米、托吡酯、丙戊酸钠,以及阿米替林、文拉法辛等。

【常用护理诊断/问题、措施及依据】

1. **疼痛:偏头痛**　与发作性神经-血管功能障碍有关。

(1) 评估病情:根据疼痛评分结果动态评估病人头痛的发作频率、诱发因素、发作前有无先兆表现和疼痛的部位、性质、程度、规律、伴随症状,以及头痛对情绪、睡眠、学习或工作的影响。

(2) 缓解疼痛:采取缓解疼痛的非药物治疗方法,如缓慢深呼吸、听轻音乐、引导式想象、冷热敷、理疗、按摩和指压止痛等。

(3) 用药护理:遵医嘱应用镇痛和抗抑郁/焦虑药物,应关注病人所用药物的常见不良反应,如口干、恶心、出汗及嗜睡等,预防跌倒等意外,同时注意药物依赖性和成瘾性的特点,指导病人正确用药。麦角碱类、曲普坦类药物可引起心悸、焦虑、烦躁、周围血管收缩,长期大剂量应用可引起高血压和肢体缺血性坏死,而且因具有强烈的血管收缩作用,禁用于严重高血压、心脏病者和孕妇。

2. **焦虑/抑郁**　与偏头痛长期反复发作有关。

(1) 心理护理:偏头痛发作前的一侧肢体麻木无力,视物出现暗点、闪光、异彩、幻觉等和发作时的头痛、恶心、呕吐、畏光、出汗、多尿和疲劳感等,会严重影响病人的生活和工作,使病人产生恐惧、失眠、焦虑、情绪低落等不良心理反应,甚至兴趣或乐趣丧失,产生绝望、轻生的念头。应加强与病人和家属的沟通交流,及时了解病人的心理状态,关心体贴病人,鼓励病人表达自己的心理感受,让病人了解沮丧、焦虑等情绪改变和睡眠不足均会诱发或加重头痛,帮助病人积极调整心态,消除精神紧张,减轻心理压抑,保持情绪稳定和心情舒畅。

(2) 避免诱因:告知病人和家属避免可能诱发或加重头痛的因素,如焦虑、精神紧张、进食奶酪和腌制品等含酪胺和亚硝酸盐的食物、饮酒、饥饿、用力性动作、强光刺激、避孕药、血管扩张药等。

【其他护理诊断/问题】

睡眠型态紊乱　与头痛长期反复发作和/或焦虑等情绪改变有关。

【健康指导】

1. **疾病知识指导**　告知病人和家属偏头痛是目前无法根治但可以有效控制的疾患。指导病人学会寻找并注意避免各种诱发头痛的因素;鼓励病人建立健康的生活方式,适度运动,劳逸结合;保持情绪稳定和充足睡眠;合理饮食,避免过饱或饥饿等;女性病人在月经前或月经期,注意避免情绪紧张;指导病人正确记录头痛日记,积极配合治疗;鼓励家属对病人提供情感支持。

2. **用药指导与病情监测**　向病人解释所用药物的名称、剂量和使用方法等,强调不能自行加大药物剂量和长期用药,防止造成药物依赖。指导病人和家属学会观察发作的先兆表现,教会病人采取正确的自我护理方法,如出现黑矇、亮点等症状时不要过度紧张,卧床休息并保持安静,头痛严重者及时就诊或遵医嘱服用止痛药物。

【预后】

大多数病人预后良好。偏头痛症状可随年龄增长逐渐缓解,部分病人至 60~70 岁不再发作。

(刘光维)

第七节　急性脊髓炎

急性脊髓炎(acute myelitis)是指各种感染或接种疫苗后引起的自身免疫反应所致的急性横贯性脊髓炎性病变,又称急性横贯性脊髓炎。特征性表现为病变水平以下肢体瘫痪、传导束性感觉障碍和尿便障碍。病变通常局限于一个节段,若脊髓内有两个以上散在病灶,称为播散性脊髓炎。当病变迅速上升波及高颈段脊髓或延髓时,称为上升性脊髓炎。

【病因与发病机制】

本病确切的病因未明,包括不同的临床综合征,如感染后脊髓炎和疫苗接种后脊髓炎、脱髓鞘性脊髓炎(急性多发性硬化)、副肿瘤性脊髓炎和坏死性脊髓炎等。多数病人在出现脊髓症状前 1~2 周有呼吸道、消化道病毒感染症状,但其脑脊液中未检测出病毒抗体,脑脊液和脊髓中亦未分离出病毒,推测其发病与病毒感染后的自身免疫反应有关。脊髓各节段均可受累,但以胸 3~5 节段最为常见,因此处脊髓供血较差而易受累。其次为颈段和腰段,骶段少见。脊髓病变部位肉眼观察可见软脊膜充血或有炎性渗出物,脊髓肿胀,严重者质地变软。切面可见脊髓软化、白质与灰质分界不清,有点状出血。镜下可见软脊膜和脊髓内血管扩张、充血,血管周围以淋巴细胞和浆细胞为主的浸润和水肿,灰质内神经细胞肿胀,尼氏小体溶解,甚至细胞溶解消失。白质内髓鞘脱失,轴索变性,大量胶质细胞增生。脊髓严重损害时,可软化形成空腔。

Note:

【临床表现】

1. **发病情况** 任何年龄均可发病,以青壮年多见,男女发病率无明显差异,全年散在发病。发病前 1~2 周多有发热、上呼吸道感染、腹泻等症状,或有疫苗接种史。受凉、过劳、外伤等为发病诱因。

2. **起病形式** 急性起病,多数病人在 2~3 天内、部分病人在数小时内出现受累平面以下的感觉缺失、运动障碍和直肠、膀胱括约肌功能障碍。上升性脊髓炎起病急,病情发展迅速,可出现吞咽困难、构音障碍、呼吸肌麻痹,甚至死亡。

3. **临床症状与体征**

(1) 运动障碍:早期常呈脊髓休克表现,出现肢体弛缓性瘫痪,肌张力降低、腱反射消失、病理反射阴性等,持续 2~4 周后进入恢复期,肌张力、腱反射逐渐增高,出现病理反射,肌力恢复常始于下肢远端,逐步上移。脊髓休克期长短取决于脊髓损害严重程度和有无发生肺部感染、尿路感染、压力性损伤等并发症等。脊髓休克期越长,预示脊髓损害越重,功能恢复越差。

(2) 感觉障碍:病变节段以下所有感觉丧失,感觉缺失平面上缘可有感觉过敏或束带感。随着病情好转,感觉障碍平面逐渐下降,但比运动功能的恢复慢且差。

(3) 自主神经功能障碍:表现为尿潴留、尿失禁、反射性心动过缓等。病变平面以下可出现无汗或少汗,皮肤脱屑及水肿、指(趾)甲松脆和角化过度等。病变平面以上可出现皮肤潮红、发作性出汗过度等。

(4) 并发症:常见的有压力性损伤、肺部感染和尿路感染,是导致死亡的主要原因。

【实验室及其他检查】

血常规检查可见白细胞计数正常或轻度增高。腰椎穿刺脑脊液压力正常,外观无色透明,白细胞计数和蛋白质含量正常或轻度增高,糖和氯化物正常,压颈试验通畅,少数脊髓水肿严重者可出现不完全性梗阻。下肢体感诱发电位和运动诱发电位异常。脊柱 X 线、CT 检查通常无特异性改变,若脊髓严重肿胀,MRI 可见病变部位脊髓增粗,有异常信号。

【诊断要点】

根据急性起病,病前有感染或预防接种史,迅速出现脊髓横贯性损害的临床表现,结合脑脊液和 MRI 检查,可以确诊。

【治疗要点】

本病的治疗原则:减轻症状,防治并发症,加强功能训练,促进康复。

1. **药物治疗** 急性期以糖皮质激素为主,可减轻脊髓水肿,控制病情发展。常采用大剂量甲泼尼龙短程冲击疗法,500~1 000mg 静滴,每天 1 次,连用 3~5 天;其后改用泼尼松口服,按每天每公斤体重 1mg 维持 4~6 周,以后逐渐减量后停药。也可应用大剂量免疫球蛋白静脉滴注,3~5 天为一疗程。B 族维生素也有助于神经功能的恢复。根据病原学检查或药敏试验结果选用适当的抗生素或抗病毒药物,及时治疗肺部感染和尿路感染。

2. **康复治疗** 早期瘫痪肢体保持功能位,进行被动运动、按摩、针灸、理疗等康复治疗。部分肌力恢复后,应鼓励主动运动。

【常用护理诊断/问题、措施及依据】

1. **躯体移动障碍** 与脊髓病变所致截瘫有关。

(1) 病情监测:评估病人运动和感觉障碍的平面是否上升;观察病人是否存在呼吸费力、吞咽困难和构音障碍,注意有无药物不良反应,如消化道出血等。

（2）饮食指导:给予高蛋白、高维生素、易消化食物,多吃瘦肉、豆制品、新鲜蔬菜、水果和含纤维素多的食物,供给足够的热量与水分,以刺激肠蠕动,减轻便秘和肠胀气。

（3）生活护理、安全护理和康复护理:详见本章第二节中"运动障碍"的护理。

2. 尿潴留/尿失禁　与脊髓损害所致自主神经功能障碍有关。

（1）评估排尿情况:早期表现为尿潴留,脊髓休克期膀胱容量可达1 000ml,呈无张力性神经源性膀胱,病人无膀胱充盈感,可出现充盈性尿失禁;进入恢复期后感觉障碍平面逐渐下降,膀胱容量开始缩小,尿液充盈到300~400ml时即自动排尿,称反射性神经源性膀胱,出现充溢性尿失禁。护士应观察病人排尿的方式、次数、频率、时间、尿量与颜色,了解排尿是否困难,有无尿路刺激征,检查膀胱是否膨隆,区分是尿潴留还是充盈性尿失禁。

（2）预防压力性损伤:尿失禁者容易导致局部潮湿,增加压力性损伤的发生风险,应保持床单位整洁、干燥、勤换、勤洗,保护会阴部和臀部皮肤清洁、干燥,必要时体外接尿或留置导尿管。

（3）留置尿管的护理:①减少导尿管的使用和留置时间,尽量避免对尿失禁病人使用导尿管;②留置导尿管应严格无菌操作,保持引流系统的密闭性,定期更换尿管和无菌接尿袋,保持尿液引流通畅;③每天进行会阴护理,保持局部清洁,防止逆行感染。④鼓励病人多饮水达到内冲洗的目的,观察尿的颜色、性质与量,发现尿液浑浊、沉淀、有结晶时应作膀胱冲洗,每周做尿常规检查;⑤每天评估留置导尿的必要性,当膀胱功能恢复,残余尿量少于100ml时不再导尿,以防膀胱挛缩,体积缩小。⑥拔除留置导尿管前无需夹闭导尿管。

【其他护理诊断/问题】

1. 低效性呼吸型态　与高位脊髓病变所致呼吸肌麻痹有关。

2. 感知觉紊乱：脊髓病变水平以下感觉缺失　与脊髓损害有关。

【健康指导】

1. 疾病知识指导　本病恢复时间长,指导病人及家属掌握疾病康复知识和自我护理方法,帮助分析和去除对疾病治疗与康复不利的因素。合理饮食、加强营养,多食瘦肉、鱼、豆制品、新鲜蔬菜、水果等高蛋白、高纤维素的食物,保持大便通畅;避免受凉、感染等诱因;鼓励病人树立信心,保持健康心态。

2. 康复指导

（1）肢体康复锻炼:病人病情稳定,肌力开始恢复后,鼓励其积极主动锻炼,进行日常生活动作训练,尽量利用残存功能代偿,独立完成各种生活活动和做力所能及的家务。指导家庭环境改造,完善必要的设施,创造有利于病人康复与生活的家庭氛围与条件,锻炼时加以防护,避免跌伤等意外。

（2）膀胱功能康复:当膀胱残余尿量少于100ml时一般不再导尿,以防膀胱挛缩。对于排尿困难或尿潴留的病人可给予膀胱区按摩、热敷或进行针灸、穴位封闭等治疗,促使膀胱肌收缩、排尿。康复期病人鼓励多喝水,训练自行排尿;关心体贴病人,确保排尿时舒适而不受干扰。

3. 预防尿路感染　向带尿管出院的病人及照顾者讲授留置导尿的相关知识和操作注意事项,防止逆行感染。保持外阴部清洁,定时开放尿管,鼓励多喝水,以达到内冲洗的目的。告知膀胱充盈的指征与尿路感染的相关表现,定期门诊复查,评估留置导尿的必要性。

【预后】

急性脊髓炎如无重要并发症,3~4周后进入恢复期,通常在发病后3~6个月可基本恢复生活自理,并发压力性损伤、肺部或尿路感染时将影响病情恢复。非横贯性损害、症状较轻、肢体瘫痪不完全者恢复较快;肢体完全性瘫痪者发病6个月后肌电图仍为失神经改变,MRI显示髓内广泛性信号改变,病变范围多于 10 个节段或下肢运动诱发电位无反应者预后不良。上升性脊髓炎和颈髓受累者预后较差,可于短期内死于呼吸、循环衰竭。

(沈　勤)

第八节　周围神经疾病

一、概述

周围神经(peripheral nerve)是指除嗅、视神经以外的脑神经、脊神经和自主神经及其神经节。周围神经疾病是由各种病因引起的周围神经系统结构或功能损害的疾病总称。

周围神经从功能上分为感觉传入和运动传出两部分,自主神经由交感和副交感神经组成,主要调节内脏、血管、平滑肌及腺体的活动和分泌。

周围神经疾病病因复杂,可能与营养代谢、药物、中毒、血管炎、肿瘤、遗传、外伤或机械压迫等原因相关。按照来源可以分为遗传性和获得性;按照其损害的病理改变,可分为主质性神经病(病变原发于轴突和神经纤维)和间质性神经病(病变位于包绕神经纤维的神经束膜及神经外膜);按照临床病程,可分为急性、亚急性、慢性复发性和进行性神经病等;按照累及的神经分布形式分为单神经病、多发性单神经病、多发性神经病等;按照症状分为感觉性、运动性、混合性、自主神经性等种类。周围神经再生能力很强,不管何种原因引起的周围神经损害,只要保持神经元完好,均有可能再生而修复,但再生的速度极为缓慢,为 1~5mm/d。

感觉障碍和运动障碍是周围神经疾病特有的症状和体征,前者主要表现为感觉缺失、感觉异常、疼痛、感觉性共济失调,后者包括运动神经刺激导致的异常兴奋(表现为肌束震颤、肌纤维颤搐、痛性痉挛等)和麻痹症状(肌力减退或丧失、肌萎缩)。另外,周围神经疾病病人常伴有腱反射减弱或消失。自主神经受损常表现为无汗、竖毛障碍及直立性低血压,严重者可出现无泪、无涎、阳痿及膀胱直肠功能障碍等。

神经传导测定(nerve conduction studies,NCS)和肌电图(electromyogram,EMG)检查对周围神经疾病的诊断有重要的价值。周围神经组织活检可判断周围神经损伤部位,明确病变性质。周围神经疾病的治疗首先是病因治疗;其次给予对症支持处理,如给予止痛药物和 B 族维生素等;康复、针灸、理疗、按摩是恢复期的重要措施,有助于预防肌肉挛缩和关节变形。

二、三叉神经痛

三叉神经痛(trigeminal neuralgia)是指局限于三叉神经分布区的一种反复发作的、短暂性、阵发性剧烈疼痛。根据病因和发病机制可以分为原发性和继发性三叉神经痛。

【病因与发病机制】

原发性三叉神经痛的病因尚不清楚,多数认为病变位于三叉神经半月节及其感觉神经根内,也可能与血管压迫、岩骨部位骨质畸形等对神经的机械性压迫、牵拉和营养代谢障碍等有关。继发性三叉神经痛的病因较为明确,主要由脑桥小脑角(CPA)及其邻近部位肿瘤、炎性反应、外伤和三叉神经分支病变所致。发病机制仍在探讨中,较多学者认为是各种原因引起三叉神经局部脱髓鞘产生异位冲动,相邻轴索纤维伪突触形成或产生短路,轻微痛觉刺激通过短路传入中枢,中枢传出冲动亦通过短路传入,如此叠加造成三叉神经痛发作。

【临床表现】

1. 发病情况　多发生于成年及老年人,70%~80%病例在 40 岁以后发病,女性稍多于男性,多为一侧发病。

2. 临床特点

（1）面部剧痛：疼痛常局限于三叉神经 1 或 2 支分布区，以上颌支、下颌支多见。发作时表现为以面颊上下颌剧烈的电击样、针刺样、刀割样或撕裂样疼痛，持续数秒或 1~2 分钟，每次发作的疼痛性质及部位固定，突发突止，间歇期完全正常。发作时病人常常双手紧握拳或握物，或用力按压痛部，或用手擦痛部，以减轻疼痛。

（2）疼痛的扳机点：口角、鼻翼和颊部等处最敏感，轻触、轻叩即可诱发，故有"触发点"或"扳机点"之称。严重者洗脸、刷牙、谈话、咀嚼都可诱发，以致不敢做这些动作，导致面部口腔卫生差、面色憔悴、情绪低落。

（3）周期性发作：发作可为数天、数周或数月不等，随病程迁延，发作次数逐渐增多，发作时间延长，间歇期缩短，甚至为持续性发作，很少自愈。继发性三叉神经痛发作时间通常较长，或为持续性疼痛、发作性加重，多无"扳机点"。

3. 体征　原发性三叉神经痛者神经系统检查无阳性体征。继发性三叉神经痛多伴有其他脑神经及脑干受损的症状和体征。

【**实验室及其他检查**】

1. 神经电生理检查　通过电刺激三叉神经分支并观察眼轮匝肌及咀嚼肌的表面电活动，判断三叉神经的传入及脑干三叉神经中枢路径的功能，主要用于排除继发性三叉神经痛。

2. 影像学检查　头颅 MRI 检查可排除器质性病变所致继发性三叉神经痛，如颅底肿瘤、多发性硬化、脑血管畸形等。

【**诊断要点**】

根据疼痛发作的典型症状和分布范围，原发性三叉神经痛的诊断不难，但应注意与牙痛、偏头痛以及继发性三叉神经痛相鉴别。

【**治疗要点**】

迅速有效止痛是治疗本病的关键，首选药物治疗，无效或失效时选用其他疗法。

1. 药物治疗　卡马西平是本病的首选药物，开始为 0.1g，每天 2 次，以后每天增加 0.1g，直到疼痛控制为止，最大剂量不超过 1.0g/d。有效控制剂量维持治疗 2~3 周后，逐渐减量至最小有效剂量，维持数月。其次还可以选择苯妥英钠、加巴喷丁、普瑞巴林。

2. 封闭治疗　药物治疗无效者可行无水乙醇或甘油封闭三叉神经分支或半月神经节，破坏感觉神经细胞，可达止痛效果。不良反应为注射区面部感觉缺失。

3. 经皮半月神经节射频电凝疗法　采用射频电凝治疗对大多数病人有效，可缓解疼痛数月至数年。但可致面部感觉异常、角膜炎、复视、咀嚼无力、带状疱疹等并发症。

4. 手术治疗　可选用三叉神经感觉根部分切断术或伽马刀治疗，止痛效果确切，或行显微血管减压术。

【**常用护理诊断/问题、措施及依据**】

疼痛：面颊上下颌疼痛　与三叉神经受损有关。

（1）避免发作诱因：保持室内光线柔和、周围环境安静、安全，避免因周围环境刺激而产生焦虑；保持正常作息和睡眠，维持情绪稳定；吃饭、漱口、说话、刷牙、洗脸动作宜轻柔，不用太冷、太热的水洗面和漱口；食物宜软，忌生硬、油炸、辛辣食物，以免诱发"触发点"而引起疼痛。注意头面部保暖，避免局部受冷、受潮。

（2）疼痛护理：①观察病人疼痛的部位、痛点、敏感区、性质、程度、持续时间、发作频率及伴随症状，了解疼痛的原因与诱因；②及时准确地评估，为治疗和护理提供依据，让病人参与疼痛评分，根据评分给予指导；③让病人运用想象、分散注意力、放松、适当按摩疼痛部位等技巧减轻疼痛，并鼓励病人运用指导式想象、听轻音乐、阅读报刊杂志等方式分散注意力，以消除紧张情绪。经上述方法无效时遵医嘱给予止痛药物治疗。

（3）用药护理：指导病人遵医嘱正确服药，不可随意更换或停药，用药期间密切观察药物不良反应，以防止发生不良事件，如卡马西平可导致头晕、嗜睡、口干、恶心、行走不稳、肝功能损害、精神症状、皮疹、白细胞减少等，多数在数天后消失；氯硝西泮可出现嗜睡、步态不稳；加巴喷丁可有头晕、嗜睡等。

【其他护理诊断/问题】

焦虑 与疼痛反复、频繁发作有关。

【健康指导】

1. **疾病知识指导** 告知病人本病的临床特点与诱发因素，指导病人避免诱因。生活规律、合理休息、适度娱乐，保持情绪稳定和健康心态，培养多种兴趣爱好，适当分散注意力。饮食清淡，营养丰富，疼痛严重时予以半流质饮食。

2. **用药指导与病情监测** 遵医嘱合理用药，教会病人识别药物的不良反应，服用卡马西平者每1~2个月检查1次肝功能和血常规，出现皮疹、白细胞减少和共济失调时需要立即停药并及时就医。

【预后】

本病预后较好，但极少自愈。病程呈周期性发作，缓解期可数天至数年。

三、特发性面神经麻痹

特发性面神经麻痹（idiopathic facial palsy）又称面神经炎（facial neuritis）或贝尔麻痹（Bell palsy），是因茎乳孔内面神经非特异性炎症所致的周围性面瘫。

【病因与发病机制】

本病的病因尚未完全阐明。目前认为本病与嗜神经病毒感染有关。常在受凉或上呼吸道感染后发病。发病机制是由于骨性面神经管只能容纳面神经通过，所以面神经一旦缺血、水肿，必然会导致神经受压。病毒感染可导致局部神经的自身免疫反应及营养血管痉挛，神经缺血、水肿出现面肌瘫痪。早期病理改变主要是神经水肿和脱髓鞘，严重者可有轴索变性，以茎乳孔和面神经管内部分尤为显著。

【临床表现】

1. **发病情况** 本病任何年龄、任何季节均可发病，多见于20~40岁，男性多于女性。

2. **起病形式** 一般为急性发病，常于数小时或1~3天内症状达高峰。

3. **临床症状与体征**

（1）表情肌瘫痪：多见于单侧，主要表现为患侧面部表情肌瘫痪，额纹消失，不能皱额蹙眉；眼裂不能闭合或闭合不全；患侧闭眼时双眼球向外上方转动，露出白色巩膜，称为贝尔征（Bell sign）；患侧鼻唇沟变浅，口角歪向健侧（露齿时更明显）；口轮匝肌瘫痪，会出现吹口哨、鼓腮漏气；颊肌瘫痪，食物易滞留于患侧齿龈，口水或汤水可从患侧口角漏出等。

（2）其他表现：部分病人起病前1~2天可出现患侧耳后持续性疼痛或乳突部压痛；面神经病变

Note:

在中耳鼓室段者可出现说话时回响过度和病侧舌前 2/3 味觉缺失。膝状神经节受累时,除上述表现外,还出现患侧乳突部疼痛,耳郭与外耳道感觉减退,外耳道或鼓膜出现疱疹,称为亨特(Hunt)综合征。

【实验室及其他检查】

肌电图检查　面神经传导测定有助于判断面神经是否受损。

【诊断要点】

根据急性起病、临床表现为周围性面瘫,无其他神经系统阳性体征,排除颅内器质性病变,即可确诊。但需注意与吉兰-巴雷综合征、耳源性面神经麻痹、后颅窝肿瘤、脑膜炎等继发引起的面神经麻痹鉴别。

【治疗要点】

治疗原则是改善局部血液循环,减轻面神经水肿,缓解神经受压,促使功能恢复。

1. **药物治疗**

（1）糖皮质激素:急性期应尽早使用糖皮质激素,常选用泼尼松 30~60mg/d,每天 1 次顿服,连续服用 5 天,之后 7 天内逐渐停用。

（2）神经营养药:如维生素 B_1 100mg/d、维生素 B_{12} 500μg/d,肌内注射,促进神经髓鞘恢复。

（3）抗病毒治疗:对于急性期的病人,可以尽早联合使用抗病毒药物和糖皮质激素,特别是对于面肌无力严重或完全瘫痪者,但不建议单用抗病毒药物治疗,可口服阿昔洛韦每次 0.2~0.4g,每天 3~5 次,连服 7~10 天。

（4）眼部保护:眼睑不能闭合者,可根据情况使用眼膏、眼药水等预防感染以保护角膜。

2. **理疗**　急性期可在茎乳口附近行超短波透热疗法、红外线照射或局部热敷等,有利于改善局部血液循环,减轻神经水肿。

3. **恢复期治疗**　可进行面肌运动锻炼,或行碘离子透入疗法、针刺或电针治疗等。发病后 1 年以上仍未恢复,可考虑整容手术或面-舌下神经或面-副神经吻合术。

【常用护理诊断/问题、措施及依据】

体象紊乱　与面神经麻痹所致口角歪斜等有关。

（1）一般护理:急性期注意休息和保暖,面部防风防寒,避免直吹冷风,预防感冒。外出时可戴口罩、系围巾。患侧面部可用湿热毛巾外敷,水温 50~60℃,每天 3~4 次,每次 15~20 分钟;早晚自行按摩患侧,按摩应轻柔、适度、部位准确。

（2）饮食护理:饮食要避免辛辣、酸、干、硬、粗糙食物。病人进食后口腔患侧常有食物残渣滞留,进食前后应做好口腔护理,如指导病人漱口、清洁口腔等。

（3）心理护理:病人突然出现面部肌肉瘫痪、口角歪斜等影响容貌和生活,心理压力大,容易出现急躁、不配合治疗等负性情绪,护士应给予病人适当的心理安慰和疏导,指导病人克服急躁情绪,正确对待疾病,积极配合治疗。

（4）预防眼部并发症:眼睑不能闭合或闭合不全者应减少用眼动作,并给予眼罩、眼镜防护,或用眼药水预防感染,保护角膜。

（5）功能锻炼:指导病人尽早开始面肌的主动与被动运动,可对着镜子做皱眉、举额、闭眼、露齿、鼓腮和吹口哨等动作,每天数次,每次 5~15 分钟。

【其他护理诊断/问题】

疼痛:下颌角或乳突部疼痛　与面神经病变累及膝状神经节有关。

【健康指导】

1. **疾病知识指导**　病毒感染、自主神经功能失调等均可导致局部血管痉挛,神经缺血、水肿而发生本病,因此,病人应保持健康心态,生活有规律,避免面部长时间吹冷风、受凉或感冒。清淡软食;保持口腔清洁,预防口腔感染;保护角膜,防止角膜溃疡;面瘫未完全恢复时注意用围巾或高领风衣适当遮挡、修饰。

2. **康复指导**　遵医嘱理疗或针灸;掌握面肌功能训练的方法,坚持每天数次面部按摩和运动。

【预后】

大多数特发性面神经麻痹预后良好。大部分病人在发病后 2~4 周开始恢复,3~4 个月后完全恢复。面肌完全麻痹的病人,即使未接受任何治疗,仍有 70% 在发病 6 个月后可以完全恢复。部分病人可遗留面肌无力、面肌联带运动、面肌痉挛或鳄鱼泪现象。

四、吉兰-巴雷综合征

吉兰-巴雷综合征(Guillain-Barré syndrome,GBS)是一类免疫介导的急性炎性周围神经病。临床特征为急性起病,临床症状多在 2 周左右达到高峰,表现为多发神经根及周围神经损害,常有脑脊液蛋白-细胞分离现象,多呈单时相自限性病程,静脉注射免疫球蛋白(IVIC)和血浆交换治疗有效。GBS 发病率为(0.4~2.5)/10 万,其中急性炎性脱髓鞘性多发性神经病(acute inflammatory demyelinating polyneuropathy,AIDP)和急性运动轴突性神经病(acute motor axonal neuropathy,AMAN)是 GBS 中最为常见的两个亚型。主要病理改变为周围神经组织小血管周围淋巴细胞及巨噬细胞浸润,神经纤维脱髓鞘,严重病例可继发轴突变性。

【病因与发病机制】

本病的病因及发病机制不明,但众多的证据提示为免疫介导的周围神经病。临床及流行病学资料显示发病可能与空肠弯曲菌感染有关,以腹泻为前驱症状的 GBS 空肠弯曲菌感染率高达 85%,常在腹泻停止后发病。此外,可能与巨细胞病毒、EB 病毒、水痘-带状疱疹病毒、肺炎支原体、乙型肝炎病毒、HIV 感染有关。另外,白血病、淋巴瘤、器官移植后使用免疫抑制剂或患有系统性红斑狼疮、桥本甲状腺炎等自身免疫病常合并 GBS。分子模拟学说认为病原体某些成分与周围神经某些成分的结构相似,机体免疫系统发生识别错误,自身免疫细胞和自身抗体对正常的周围神经组分进行免疫攻击,导致周围神经脱髓鞘。

【临床表现】

AIDP 是 GBS 中最常见的类型,也称为典型 GBS,主要病变为多发性神经根和周围神经节段性脱髓鞘。表现如下:

1. **发病情况**　任何年龄任何季节均可发病,病前 1~3 周常有呼吸道或消化道感染症状或疫苗接种史。

2. **起病形式**　多为急性起病,单相病程,大部分病人症状常于 2 周左右达高峰。

3. **弛缓性瘫痪**　首发症状多为肢体对称性弛缓性无力,自远端向近端发展或自近端向远端加重,常由下肢开始逐渐累及躯干肌、脑神经,严重病例可发生肋间肌及膈肌等呼吸肌麻痹。四肢腱反射常减弱,少数正常或活跃。

4. **感觉障碍**　发病时多有肢体感觉异常,如烧灼感、麻木、刺痛和不适感等,可先于或与运动症状同时出现。感觉缺失或减退相对较轻,呈手套袜子样分布。少数病人肌肉可有压痛,尤其以腓肠肌压痛较常见。

5. 脑神经损害　以双侧周围性面瘫最为常见,部分病人以脑神经损害为首发症状就诊。延髓麻痹以儿童多见。偶见视盘水肿。

6. 自主神经症状　表现为多汗、皮肤潮红、手足肿胀及营养障碍。严重病例可有心动过速、直立性低血压。直肠和膀胱括约肌功能多无影响。

【实验室及其他检查】

主要为腰椎穿刺脑脊液检查和神经电生理检查。典型的脑脊液改变为细胞计数正常,而蛋白质含量明显增高(为神经根的广泛炎症反应所致),称蛋白-细胞分离现象,是本病重要特征,通常在病后2~4周最明显。神经电生理检查早期可见 F 波传导速度减慢或出现率下降,提示周围神经存在脱髓鞘病变。

【诊断要点】

有前驱感染史,急性起病并呈进行性加重,四肢对称弛缓性瘫痪,可有脑神经损害,常有脑脊液蛋白-细胞分离现象,可诊断本病。

【治疗要点】

1. 免疫治疗

(1) 血浆置换(plasma exchange,PE):可迅速降低血浆中抗体和其他炎症因子,有条件者应尽早应用。每次置换量为 30~50ml/kg 体重,依据病情轻重在 1~2 周内进行 3~5 次。禁忌证包括严重感染、心律失常、心功能不全和凝血功能障碍等。GBS 发病 7 天内使用 PE 疗效较好,但在发病 30 天内PE 治疗仍然有效。

(2) 免疫球蛋白静脉注射:可与大量抗体竞争性阻止抗原与淋巴细胞表面抗原受体结合,达到治疗作用。在出现呼吸肌麻痹前尽早应用大剂量的免疫球蛋白静滴治疗,可获得与血浆置换治疗相接近的效果,且更安全。成人剂量 0.4g/(kg·d),连用 5 天。

(3) 糖皮质激素:国内外对糖皮质激素治疗 GBS 仍有争议,但慢性 GBS 对激素仍有良好的反应。发病早期重症病人可用甲泼尼龙 500mg/d,静脉滴注,连用 5 天后逐渐减量,或用地塞米松 10mg/d 静滴,7~10 天为 1 个疗程。

2. 辅助呼吸　呼吸肌麻痹是 GBS 的主要危险,呼吸肌麻痹的抢救是增加本病的治愈率、降低病死率的关键。因此,应严密观察病情,对有呼吸困难者及时进行气管插管、气管切开和人工辅助呼吸。

3. 其他治疗　考虑有胃肠道空肠弯曲菌感染者,可用大环内酯类药物治疗。可选用 B 族维生素,如维生素 B_1、维生素 B_6、维生素 B_{12} 等营养神经。病情稳定后可早期进行正规的神经功能康复锻炼,包括主动或被动运动、理疗、针灸及按摩等,以预防失用性肌萎缩和关节挛缩。

【常用护理诊断/问题、措施及依据】

1. 躯体移动障碍　与肌力下降有关。

(1) 饮食护理:指导进食高蛋白、高维生素、高热量且易消化的软食,多食水果、蔬菜,补充足够的水分。吞咽困难和气管切开、呼吸机辅助呼吸者应及时给予鼻饲饮食,以保证机体足够的营养供给,维持水、电解质平衡。

(2) 预防并发症:重症 GBS 因为瘫痪、气管切开和机械通气,往往卧床时间较长,机体抵抗力低下,容易发生肺部感染、压力性损伤、营养失调,还可导致下肢静脉血栓形成、肢体挛缩和肌肉失用性萎缩、便秘、尿潴留等并发症。应指导和协助病人翻身、拍背、活动肢体、按摩腹部,必要时穿弹力长袜、灌肠、导尿等。

(3) 用药护理:护士应指导病人遵医嘱正确服药,告知药物的作用、不良反应、使用时间、方法及注意事项。如使用糖皮质激素治疗时可能出现应激性溃疡所致消化道出血,应观察有无胃部疼痛不适和柏油样大便等,留置鼻胃管的病人应定时回抽胃液,注意胃液的颜色、性质;使用免疫球蛋白治疗时常导致发热、面红,减慢输液速度可减轻症状;某些镇静安眠类药物可产生呼吸抑制,不能轻易使用,以免掩盖或加重病情。

(4) 生活护理、安全护理及康复护理:措施见本章第二节中"运动障碍"的护理。

2. 低效性呼吸型态 与周围神经损害、呼吸肌麻痹有关。

(1) 氧疗护理:持续低流量给氧,并保持输氧管道的通畅和氧气的湿化。当病人动脉血氧饱和度下降时应加大氧流量。

(2) 保持呼吸道通畅:指导半坐卧位,鼓励病人深呼吸和有效咳嗽,协助翻身、拍背或体位引流,及时清除口、鼻腔和呼吸道分泌物,必要时吸痰。

(3) 准备抢救用物:床头常规备吸引器、气管切开包及机械通气设备,以利随时抢救。

(4) 病情监测:动态监测生命体征,观察吞咽情况、运动障碍和感觉障碍的程度和分布。必要时给予重症监护,密切观察意识、血压、脉搏、呼吸、动脉血氧饱和度及情绪变化。询问病人有无胸闷、气短、呼吸费力等症状,注意呼吸困难的程度和动脉血气分析的指标改变。当病人烦躁不安时,应区分是否为早期缺氧的表现;当出现呼吸费力、出汗、口唇发绀等缺氧症状时应立即报告医生建立人工气道,使用呼吸机辅助呼吸。

(5) 呼吸机的管理:详见第二章第十五节"机械通气"的护理。

(6) 心理护理:本病起病急,进展快,病人意识清楚,常因对自己的现状无能为力,对疾病的相关知识缺乏了解,易产生悲观绝望心理,护士应与病人及家属多沟通交流,进行疾病相关知识的健康宣教,及时了解病人的心理状态,鼓励病人增强战胜疾病的信心,积极配合治疗。

【其他护理诊断/问题】

1. **恐惧** 与呼吸困难、濒死感或害怕气管切开有关。
2. **吞咽障碍** 与脑神经受损所致延髓麻痹,咀嚼肌无力及气管切开等有关。
3. **清理呼吸道无效** 与肌麻痹致咳嗽无力、肺部感染所致分泌物增多等有关。
4. **潜在并发症:深静脉血栓形成、营养失调。**

【健康指导】

1. **疾病知识指导** 指导病人及家属了解本病的病因、进展、常见并发症及预后;保持情绪稳定和健康心态;加强营养,增强体质和机体抵抗力,避免淋雨、受凉、疲劳和创伤等诱因,防止复发。

2. **康复指导** 加强肢体功能锻炼和日常生活活动训练,减少并发症,促进康复。肢体被动和主动运动均应保持关节的最大活动度;运动锻炼过程中应有家人陪同,防止跌倒、受伤。GBS 恢复过程长,需要数周或数月,家属应理解和关心病人,督促病人坚持运动锻炼。

3. **病情监测指导** 教会病人及家属监测生命体征的变化,注意观察吞咽、运动及感觉方面的病情发展,当病人出现咳嗽、咳痰、发热、呼吸困难、烦躁、胃部不适、腹痛、柏油样大便、肢体肿胀疼痛等症状时,应及时就诊。

【预后】

本病具有自限性,大多预后良好,通常在病情稳定后 2~4 周开始恢复,多数病例 2 个月至 1 年内可完全或接近完全康复,10% 的病人可遗留较严重后遗症。预后不良的危险因素包括:年龄大于 60 岁,病情进展迅速并需辅助呼吸以及运动神经波幅降低。GBS 死亡率约为 5%,主要死因为呼吸肌麻痹、肺部感染及心力衰竭。

(刘光维)

第九节 神经肌肉接头和肌肉疾病

一、概述

神经肌肉接头疾病是指神经肌肉接头间传递障碍所引起的疾病,主要包括重症肌无力和兰伯特-伊顿(Lambert-Eaton)肌无力综合征等。肌肉疾病是指骨骼肌本身病变引起的疾病,主要包括周期性瘫痪、多发性肌炎、进行性肌营养不良症和线粒体疾病等。临床表现主要为肌肉萎缩、肌无力、不耐受疲劳、肌肥大与假肥大、肌肉疼痛和肌压痛、肌肉强直、肌肉不自主运动。

骨骼肌是执行人体运动功能的主要器官,同时也是人体能量代谢的主要部位。人体的骨骼肌重量占体重的30%~40%,供血量占心脏总输出量的12%,耗氧占全身耗氧量的18%。骨骼肌受运动神经的支配。运动单元是指一个运动神经元所支配的范围,包括脊髓和脑干的运动神经细胞的胞体、周围运动神经、神经肌肉接头和所支配的肌纤维,是运动系统的最小单位。不同肌肉包含的运动单位数量不同。神经肌肉接头由突触前膜(突入肌纤维的神经末梢)、突触后膜(肌膜的终板)和突触间隙构成。组成突触前膜的神经末梢呈杵状膨大,无髓鞘包绕,通过"胞纳作用"摄取细胞外液的胆碱,合成乙酰胆碱(ACh),进入突触囊泡储存。突触后膜由肌膜表面的终板所构成,肌膜向肌浆内垂直凹陷形成皱褶样,每个皱褶表面分布着乙酰胆碱受体(AChR)。突触间隙的细胞外液内含乙酰胆碱酯酶可降解ACh。

神经肌肉接头的传递过程是电学和化学传递相结合的复杂过程,当神经冲动抵达神经末梢时,突触前膜的突触小泡将ACh释放入突触间隙,约1/3的ACh与AChR结合,另2/3被突触间隙的胆碱酯酶破坏或被突触前膜重新摄取。ACh与AChR结合后引起突触后膜对钾、钠离子通透性的改变,钠离子大量向细胞内移动,肌细胞去极化和形成终板电位,达到一定幅度时产生动作电位引起肌肉的收缩;而后与AChR结合的ACh很快被突触间隙的乙酰胆碱酯酶水解,肌膜的离子通透性与膜电位相继恢复正常,肌肉放松。整个过程中任何一个环节的异常均可导致肌肉收缩与舒张障碍,引发神经肌肉疾病。

肌肉收缩与舒张所需的能源来自三磷酸腺苷(ATP),由线粒体氧化代谢活动提供。肌纤维经组织化学染色可分为Ⅰ型与Ⅱ型,前者主要分布在躯干,富于氧化活动,与姿势维持等功能有关;而后者富于酵解活动,主要分布在肢体与快速活动部位,收缩速度快。

神经肌肉接头疾病和肌肉疾病的发病机制涉及上述各环节。如肉毒杆菌中毒、癌性类重症肌无力综合征等可引起突触前膜病变,造成ACh合成和释放障碍;有机磷中毒可使突触间隙内乙酰胆碱酯酶活性降低,使ACh作用过度延长,导致突触后膜过度去极化,产生肌强直、肌束颤动和肌无力;重症肌无力是由于突触后膜AChR受损导致的自身免疫性疾病;周期性瘫痪是由于终板电位下降而引起去极化阻断;肌营养不良和肌炎直接损坏肌纤维;线粒体肌病是由于线粒体缺乏某些酶或载体而导致能量代谢障碍。

二、重症肌无力

重症肌无力(myasthenia gravis,MG)是由自身抗体介导的获得性神经肌肉接头(neuromuscular junction,NMJ)传递障碍的自身免疫性疾病。乙酰胆碱受体(acetylcholine receptor,AChR)抗体是最常见的致病性抗体。主要临床表现为部分或全身骨骼肌无力和极易疲劳,活动后症状加重,休息和应用胆碱酯酶抑制剂治疗后症状减轻。MG的年发病率为(8~20)/10万。

【病因与发病机制】

重症肌无力是获得性自身免疫性疾病,主要与自身抗体介导的突触后膜AChR损害有关。其依

Note:

据有：①MG 病人胸腺有与其他自身免疫疾病相似的改变，80% 的 MG 病人有胸腺肥大和淋巴滤泡增生，10%～20% 的病人合并胸腺瘤，切除胸腺后 70% 的病人临床症状得到改善甚至痊愈；②病人常合并甲状腺功能亢进、系统性红斑狼疮、类风湿关节炎等其他自身免疫性疾病；③80%～90% 的 MG 病人血清中可检测到 AChR 抗体，其肌无力症状可经血浆置换治疗得到暂时改善；④动物实验发现，将电鳗放电器官提纯的 AChR 注入家兔，可致家兔出现重症肌无力样表现，且其血清中可测到 AChR 抗体，可与突触后膜的 AChR 结合；⑤输入 MG 病人血清的小鼠可产生类 MG 的症状和电生理改变，患 MG 的母亲所生新生儿也可患病。

　　MG 是一种主要累及神经肌肉接头突触后膜 AChR 的自身免疫性疾病，其发病机制主要由 AChR 抗体介导，在细胞免疫和补体参与下突触后膜的 AChR 被大量破坏，不能产生足够的终板电位，导致突触后膜传递功能障碍而发生肌无力，当连续的神经冲动到来时，不能产生引起肌纤维收缩的动作电位，从而临床上表现为易疲劳的肌无力。

【临床表现】

　　任何年龄均可发病，20～40 岁发病者以女性多见，40～60 岁发病者以男性居多，且多合并胸腺瘤。少数病人有家族史。多数起病隐匿，呈进展性或缓解与复发交替性发展。部分初发或复发病人有感染、精神创伤、过度劳累、手术、妊娠和分娩等诱因。

　　1. 临床特征

　　（1）受累肌的分布和表现：全身骨骼肌均可受累。眼外肌最易受累，表现为对称或非对称性上睑下垂和/或双眼复视，是 MG 最常见的首发症状，见于 80% 以上的 MG 病人。面肌受累可致眼睑闭合无力、鼓腮漏气、鼻唇沟变浅、苦笑或呈肌病面容。咀嚼肌受累可致咀嚼困难。咽喉肌受累可出现构音障碍、吞咽困难、鼻音、饮水呛咳及声音嘶哑等。颈肌受累可出现抬头困难或不能。肢体无力以近端为主，表现为抬臂、梳头、上楼梯困难，感觉正常。呼吸肌无力可致呼吸困难。肌无力常从一组肌群开始，逐渐累及到其他肌群，直到全身肌无力。部分病人短期内病情可出现迅速进展，发生肌无力危象。

　　（2）受累骨骼肌病态疲劳：肌肉连续收缩后出现严重肌无力甚至瘫痪，休息后症状减轻；晨起肌力正常或肌无力症状较轻，下午或傍晚肌无力明显加重，此种波动称为"晨轻暮重"，是 MG 重要的临床特征。

　　（3）重症肌无力危象：指呼吸肌受累时出现咳嗽无力，甚至呼吸困难，严重时需用呼吸机辅助通气，是致死的主要原因。口咽肌和呼吸肌无力者易发生危象，可由呼吸道感染、手术、精神紧张、全身疾病等诱发，心肌偶可受累，引起突然死亡。

　　（4）胆碱酯酶抑制剂治疗有效：这是 MG 一个重要的临床特征。

　　2. 临床分型

　　（1）成年型（Osserman 分型）

　　Ⅰ型（单纯眼肌型）：占 15%～20%。病变仅限于眼外肌，表现为上睑下垂和复视。

　　Ⅱa 型（轻度全身型）：占 30%。可累及眼、面和四肢肌肉，呼吸肌常不受累，生活能自理，无危象出现。

　　Ⅱb 型（中度全身型）：占 25%。四肢肌群受累明显，常伴眼外肌受累，并有咀嚼、吞咽及构音困难，呼吸肌受累不明显，生活自理有一定困难，无危象出现。

　　Ⅲ型（急性进展型）：占 15%。发病急，常在首次症状出现数周内发展至延髓肌、肢带肌、躯干肌和呼吸肌，有 MG 危象，需行气管切开，死亡率高。

　　Ⅳ型（迟发重症型）：占 10%。病程达 2 年以上，常由Ⅰ、Ⅱa、Ⅱb 型发展而来，症状同Ⅲ型。常合并胸腺瘤，死亡率高。

　　Ⅴ型（肌萎缩型）：较早伴有明显的肌萎缩表现。

Note:

（2）儿童型：约占我国 MG 病人的 10%。多数病人仅限于眼外肌麻痹，交替出现双眼睑下垂。约 1/4 可自然缓解，少数病人累及全身骨骼肌。

（3）少年型：14 岁后至 18 岁前起病，多为单纯眼外肌麻痹，部分伴吞咽困难及四肢无力。

【实验室及其他检查】

1. **疲劳试验（Jolly 试验）**　嘱病人用力眨眼 30 次后眼裂明显变小或两臂持续平举后出现上臂下垂，休息后恢复者为阳性。用于病情不严重，尤其是症状不明显者。

2. **新斯的明试验**　新斯的明 0.5~1mg 肌内注射，10~20 分钟后症状明显减轻为阳性。为防止新斯的明的毒蕈碱样作用，一般同时注射阿托品 0.5mg。

3. **重复神经电刺激**　是常用的具有确诊价值的检查方法。重复低频电刺激后动作电位波幅递减程度在 10%~15% 以上，高频电刺激递减程度在 30% 以上为阳性，支持诊断。全身 MG 阳性率在 80% 以上，且与病情密切相关。此检查应在停用新斯的明 17 小时后进行，以免假阳性。

4. **AChR 抗体浓度测定**　对 MG 的诊断有特征性意义。85% 以上全身重症型病人血清中 AChR 抗体浓度增高。但眼肌型病人的 AChR 抗体升高不明显，且抗体滴度与临床症状的严重程度并不完全一致。

5. **胸腺 CT、MRI 检查**　可发现胸腺增生或胸腺瘤。

【诊断要点】

根据病变所累及骨骼肌在活动后出现疲劳无力，休息或胆碱酯酶抑制剂治疗可以缓解，肌无力表现为"晨轻暮重"的波动现象，肌疲劳和新斯的明试验阳性，血清中 AChR 抗体浓度增高，重复电刺激提示波幅递减，可作出诊断。应行胸腺 CT、MRI 检查确定有无胸腺增生或胸腺瘤。

【治疗要点】

1. **药物治疗**

（1）胆碱酯酶抑制剂：通过抑制胆碱酯酶的活性，减少 ACh 的水解，改善神经肌肉接头间的传递，增加肌力。可作为单药长期治疗轻型 MG 病人，但常与免疫抑制剂联合应用。胆碱酯酶抑制剂应从小剂量开始，逐渐加量，以能维持日常起居为宜。溴吡斯的明是大多数 MG 病人治疗的首选，剂量应根据症状个体化，可缓解绝大部分 MG 病人的症状。用法：每次 60~120mg，每天 3~4 次，餐前 30~40 分钟服用，口服 2 小时达高峰，作用时间 6~8 小时，作用温和、平稳、不良反应小。若发生毒蕈碱样反应可用阿托品拮抗。氯化钾、麻黄碱等辅助药物可加强胆碱酯酶药物的作用。

（2）糖皮质激素：可抑制自身免疫反应，减少 AChR 抗体的生成及促使运动终板再生和修复，改善神经肌肉接头的传递功能，是免疫治疗一线药物之首选。糖皮质激素可使 70%~80% 的病人症状得到明显改善。适用于各种类型的 MG。

1）冲击疗法：适用于危重症，特别是已经进行气管插管或应用呼吸机者。甲泼尼龙 1 000mg 静滴，每天 1 次，3~5 天，随后每天减半量，即 500mg、250mg、125mg，继之改为口服泼尼松 50mg，当病情稳定后再逐渐减量。可用地塞米松 10~20mg 静滴，每天 1 次，7~10 天，临床症状稳定后停用地塞米松，改为泼尼松口服 60~100mg 隔天顿服。症状明显减轻或消失后逐渐减量，维持量一般在 5~15mg/d，至少 1 年以上。部分病人在应用大剂量激素治疗的短期内可能出现病情加重，甚至发生肌无力危象。所以，凡应用大剂量激素治疗者必须住院，并做好抢救准备。

2）小剂量递增法：从小剂量开始，隔天每晨顿服泼尼松 20mg，每周递增 10mg 直至隔天每晨顿服 60~80mg，待症状稳定改善 4~5 天后，逐渐减量至隔天 5~15mg 维持数年，此法可避免用药初期病情加重。

（3）免疫抑制剂：适用于不能耐受大剂量激素或激素疗效不佳的 MG 病人。临床常用环磷酰胺、硫唑嘌呤、环孢素、甲氨蝶呤、他克莫司等。

2. **胸腺摘除和放射治疗**　主要用于胸腺肿瘤、胸腺增生和肥大。胸腺摘除适用于大多数病人，放射治疗主要用于少数不能进行手术或术后复发者。

3. **血浆置换**　适用于肌无力危象和难治性 MG。应用正常人血浆或血浆代用品置换病人的血浆，以去除其血液中 AChR 抗体、补体及免疫复合物。该治疗起效快，近期疗效好，但不持久，疗效维持 1 周~2 个月。血浆置换量每次 2 000ml，1~3 次/周，连用 3~8 次。

4. **免疫球蛋白**　大剂量注射外源性 IgG，0.4g/（kg·d），静滴，5 天为 1 疗程，作为辅助治疗可缓解病情。

5. **危象前状态和肌无力危象的处理**　危象前状态是国际共识中提出的新概念，有助于警示医护人员密切关注病人呼吸困难的变化。重症肌无力危象是指病人在某种因素作用下突然发生咳嗽无力、呼吸困难，甚至危及生命，须用呼吸机辅助通气。危象分 3 种类型：①肌无力危象，为最常见的危象，多由于抗胆碱酯酶药量不足，注射新斯的明后显著好转为其特点。②胆碱能危象，非常少见，系抗胆碱酯酶药物过量引起，病人肌无力加重，且出现肌束震颤及瞳孔缩小、多汗、唾液增多等毒蕈碱样反应。注射新斯的明后症状加重时应立即停药，待药物排除后可重新调整剂量。③反拗危象，是对抗胆碱酯酶药物不敏感而出现的严重呼吸困难，新斯的明试验无反应，此时应停药，待运动终板功能恢复后再重新调整药物剂量。

危象是重症肌无力病人最危急的状态，不论何种危象均应保持呼吸道通畅，一旦发生呼吸肌麻痹，立即行气管插管或切开，应用呼吸机辅助呼吸，依据危象的不同类型采取相应处理方法：肌无力危象者加大新斯的明用量；胆碱能危象和反拗危象者暂停抗胆碱酯酶药物的应用并对症治疗。

【常用护理诊断/问题、措施及依据】

1. **生活自理缺陷**　与全身肌无力致运动、语言等功能障碍有关。

（1）生活护理：指导病人充分休息，活动宜选择清晨、休息后或肌无力症状较轻时进行，并应自我调节活动量，以不感到疲劳为原则。评估病人日常生活活动能力，症状明显时，协助病人进行洗漱、进食、穿衣、个人卫生等；鼓励病人做力所能及的事情，尽量生活自理。当病人有咀嚼无力、吞咽困难等，要调整饮食计划，安排病人在用药后 15~30 分钟药效强时进餐，重症病人可鼻饲流质饮食。给予高维生素、高蛋白、高热量、富含营养的食物，必要时遵医嘱静脉营养。

（2）有效沟通：鼓励病人采取有效方式向医护人员和家属表达自己的需求，耐心倾听病人的表述。为存在构音障碍的病人提供纸、笔、画板等交流工具，指导病人采用文字形式和肢体语言表达自己的需求。

2. **潜在并发症：重症肌无力危象。**

（1）病情观察：密切观察病人呼吸频率、节律与深度的改变，观察有无呼吸困难加重、发绀、咳嗽无力、腹痛、瞳孔变化、出汗、唾液或喉头分泌物增多等现象。

（2）症状护理：鼓励病人咳嗽和深呼吸，抬高床头，及时清除口腔和鼻腔分泌物，遵医嘱给予氧气吸入。备好新斯的明、呼吸机等抢救药品和设备，必要时配合气管插管或切开，使用呼吸机。

（3）用药护理：注意常用药物的服用方法、不良反应与注意事项，避免因用药不当而诱发重症肌无力危象。

1）胆碱酯酶抑制剂：小剂量开始，以保证最佳效果和维持进食能力为度。应严格掌握用药剂量和时间，以防用药不足或过量导致肌无力危象或胆碱能危象。如出现恶心、呕吐、腹痛、腹泻、出汗、流涎等不良反应时，应立即报告医生，并遵医嘱对症处理。

2）糖皮质激素：多从大剂量开始。用药开始的 2 周内可能导致病情短暂性加重，甚至发生危象，应严密观察病人的呼吸变化，并做好气管切开和使用人工呼吸机的准备。长期服药者，要注意有无消化道出血、骨质疏松、股骨头坏死等并发症，可采取抗溃疡治疗、补充钙剂等，定期检测血压、血糖和电解质。

　　3）免疫抑制剂：注意有无发热和皮疹，定期检查血象和肝、肾功能，若出现血白细胞减少、血小板减少、胃肠道反应、出血性膀胱炎等应停药。加强对病人的保护性隔离，减少医源性感染。

　　4）注意禁用和慎用药物：①美国食品和药品监督管理局警告禁用泰利霉素及环丙沙星、莫西沙星、左氧氟沙星等喹诺酮类抗生素；②避免使用新霉素、多黏菌素、巴龙霉素等可加重神经肌肉接头传递障碍的氨基糖苷类抗生素；③禁用奎宁、D-青霉胺、肉毒杆菌素等可降低肌膜兴奋性、诱发肌无力加重的药物；④慎用普萘洛尔等 β 受体拮抗药、他汀类药物、吗啡、地西泮、苯妥英钠等药物。

【其他护理诊断/问题】

　　1. **营养失调：低于机体需要量**　与咀嚼无力、吞咽困难所致进食量减少有关。
　　2. **恐惧**　与呼吸肌麻痹和气管切开有关。
　　3. **潜在并发症：呼吸衰竭、吸入性肺炎。**

【健康指导】

　　1. **疾病知识指导**　帮助病人认识疾病，指导病人建立健康的生活方式，规律生活，保证充分休息和睡眠，保持乐观的生活态度。勿受凉感冒，避免感染、外伤、疲劳和精神创伤等诱发肌无力危象的因素。育龄女性应避孕。

　　2. **病情监测与用药指导**　向病人和家属说明本病的临床过程和治疗要求，教会病人和家属观察病情的方法。介绍所用药物的名称、剂量、常见不良反应等，指导病人遵医嘱正确服用抗胆碱酯酶药物，避免漏服、自行停服和更改药量，防止因用药不足或过量导致危象发生或加重病情。因其他疾病就诊时应主动告知患有本病，以避免误用药物而加重病情。

　　3. **饮食指导**　应给予高蛋白、高热量、高维生素，富含钾、钙的饮食。告知病人和家属避免摄入干硬、粗糙食物；进餐时尽量取坐位；进餐前充分休息或在服药后 15~30 分钟产生药效时进餐。指导病人掌握正确的进食方法，并安排充足的进餐时间，告知病人进餐时如感到咀嚼无力，应适当休息后再继续进食。当出现吞咽困难、饮水呛咳时，不能强行服药和进食，以免导致窒息或吸入性肺炎。必要时留置胃管，保证病人正常服药和营养。教会病人和家属自我观察营养状态的方法，出现食物摄入明显减少、体重减轻或消瘦、精神不振、皮肤弹性减退等营养不良表现时，及时就诊。

【预后】

　　不论何种类型的重症肌无力，除儿童可有自行缓解外，一般可将临床过程分为波动期、稳定期和慢性期。波动期为发病后 5 年内，特别是 1~2 年内，病情有较大波动，易发生肌无力危象，常死于呼吸系统并发症；病程在 5 年以后为稳定期，10 年以上为慢性期，此两期病人极少发生危象，预后较好。

三、周期性瘫痪

　　周期性瘫痪（periodic paralysis）是以反复发作的骨骼肌弛缓性瘫痪为特征的一组疾病，与血钾代谢异常有关。发作时肌无力可持续数小时或数天，发作间歇期完全正常。根据发病时血清钾的浓度，分为低血钾性、高血钾性和正常血钾性三类，临床上以低血钾性多见。部分病例为继发性，由甲状腺功能亢进症、肾小管酸中毒、醛固酮增多症、肾衰竭或代谢性疾病所引起。下面重点介绍低血钾性周期性瘫痪。

　　低血钾性周期性瘫痪（hypokalemic periodic paralysis）为周期性瘫痪中最常见的类型，以发作性肌无力、血清钾降低、补钾后症状迅速缓解为特征。本病包括原发性和继发性，原发性系常染色体显性遗传，同一家族中数代均有发病，又称为家族性周期性麻痹，但我国多为散发；继发性多由甲亢等上述疾病所引起。

【病因与发病机制】

1. 病因 低血钾性周期性瘫痪为常染色体显性遗传,其致病基因位于 1 号染色体长臂(1q31—32),系编码骨骼肌细胞钙离子通道 α1 亚单位的基因突变而致。α1 亚单位基因的蛋白产物位于横管系统,是二氢吡啶复合受体的一部分,具有调节钙通道和肌肉兴奋-收缩偶联的作用。肌无力在饱餐或剧烈活动后休息中易发作,注射胰岛素、肾上腺素或大量葡萄糖也能诱发,与葡萄糖进入肝细胞和肌肉细胞合成糖原,钾离子内流进入细胞内使血钾降低有关。

2. 发病机制 目前发病机制尚不清楚,可能与钾离子浓度在骨骼肌细胞内、外的波动有关。正常情况下,肌膜内钾离子浓度高,而肌膜外低,当两侧保持正常比例时,肌膜才能维持正常的静息电位,为 ACh 的去极化产生正常反应。本病病人的肌细胞膜经常处于轻度去极化状态且不稳定,电位稍有改变即产生钠离子在膜的通道受阻,导致电活动的传播障碍。在疾病发作期间,受累肌肉对一切电刺激均不起反应,处于瘫痪状态。

【临床表现】

1. 发病年龄和诱因 任何年龄均可发病,但以 20~40 岁男性多见,随年龄增长发作次数减少。发作的常见诱因包括疲劳、寒冷、饱餐、酗酒、感染、创伤、焦虑、月经前期、精神刺激以及注射胰岛素、肾上腺素、糖皮质激素或大量输注葡萄糖。

2. 前驱症状 发病前可有肢体疼痛和麻木、面色潮红、多汗、尿少、口渴、恶心、嗜睡、恐惧等前驱症状。

3. 症状 常于饱餐后夜间睡眠或清晨起床时出现肢体肌肉对称性不同程度的无力或完全瘫痪,且下肢重于上肢、近端重于远端;也可从下肢逐渐累及上肢。瘫痪肢体肌张力降低,腱反射减弱或消失,但无病理反射。可伴肢体酸胀或针刺感。一般无意识、呼吸、眼球运动、吞咽、咀嚼、发音和大小便障碍。个别严重病例出现呼吸肌麻痹、血压下降、心动过速或过缓、心律失常等情况,甚至发生室颤导致死亡。

4. 持续时间和发作频率 发作持续时间数小时至数天不等,最先受累的肌肉最先恢复。发作频率不尽相同,一般数周或数月 1 次,个别频繁者每天均有发作,也有数年甚至终身仅发作 1 次者。发作间期一切正常。继发性周期性瘫痪发作频率较高,每次发作持续时间较短,多在数小时至 1 天内。甲亢等原发病控制后,发作频率明显减少或停止发作。

【实验室及其他检查】

1. 血液检查 发作期血清钾常低于 3.5mmol/L,间歇期正常。

2. 心电图检查 呈典型的低血钾性改变,表现为 U 波出现、T 波低平或倒置、ST 段压低、PR 间期和 QT 间期延长、QRS 波群增宽等。

3. 肌电图检查 运动电位时限短、波幅低;完全瘫痪时运动单位电位消失,电刺激无反应。膜静息电位低于正常。

【诊断要点】

根据周期性发作肢体近端弛缓性瘫痪,即时血钾低于 3.5mmol/L,心电图呈低钾性改变,补钾后症状明显好转可作出诊断,有家族史者更支持诊断。进行相关项目的检查,以确定病因为原发性或是继发性。

【治疗要点】

1. 发作期 症状较轻者,给予 10%氯化钾或 10%枸橼酸钾溶液 40~50ml 顿服,24 小时内总量为

10g,分次口服。症状较重时,10%氯化钾加入生理盐水或林格液静滴。出现呼吸肌麻痹者予呼吸机辅助呼吸,严重心律失常者应在心电监护下积极救治。

2. **间歇期**　发作频繁者,发作间歇期给予钾盐每次 1g,每天 3 次,长期口服预防。亦可口服乙酰唑胺或螺内酯预防。低钠高钾饮食有助于减少发作。

3. **避免各种诱发因素**　如避免过度劳累、受冷及精神刺激,低钠饮食,忌摄入过多高碳水化合物等。

【常用护理诊断/问题、措施及依据】

活动耐力下降　与钾代谢紊乱致肢体瘫痪有关。

(1)生活护理:为病人营造安全、舒适的休息环境,指导病人在发作期卧床休息,肌力恢复初期勿突然、剧烈活动;协助肢体乏力、限制活动或卧床休息的病人进行洗漱、服药和个人卫生等日常生活活动,防止发生跌倒和意外损伤。发作间期鼓励病人正常工作和生活,劳逸结合,适当运动。指导病人摄入高钾、低钠饮食,少量多餐。

(2)病情监测:密切观察病人运动障碍的程度、范围;注意呼吸频率、节律和深度的变化;观察有无呼吸肌麻痹和心律失常的表现,重症病人及时建立人工气道,保持呼吸道通畅;定时检测血清钾和评估肢体肌力改善情况。

【其他护理诊断/问题】

1. **知识缺乏**:缺乏与疾病发作和预防复发相关的知识。
2. **焦虑**　与疾病反复发作和知识缺乏有关。

【健康指导】

1. **疾病知识指导**　指导病人建立健康的生活方式,坚持适当运动。勿受凉和剧烈运动,避免感染和创伤。告知病人紧张、恐惧心理或焦虑、抑郁情绪均可诱发本病。向病人解释发作时病情和预后,使病人了解随着年龄增长,疾病发作的频率会逐渐减少,帮助病人解除心理压力,树立治疗信心,保持乐观的心态。

2. **饮食指导**　告知病人日常生活中应避免摄入高碳水化合物,忌饮酒,限制钠盐摄入,适当增加富钾食物。

3. **用药指导与病情监测**　告知病人和家属疾病发作前的先兆表现和发作期及间歇期常用治疗药物,出现口渴、出汗、肢体酸胀、疼痛、麻木感以及嗜睡、恐惧、恶心等前驱症状时应及时就医。告知病人应在医护人员指导下选择用药,勿自行购买和服用药物。

【预后】

预后良好,随年龄增长发作次数趋于减少。

(刘光维)

第十节　神经系统常用诊疗技术及护理

一、腰椎穿刺术

脑脊液(cerebrospinal fluid,CSF)主要是由侧脑室脉络丛产生的无色透明液体,充满在各脑室、蛛网膜下腔和脊髓中央管内,对脑和脊髓具有保护、支持和营养作用。正常情况下血液中的各种化学成分只能选择性地进入 CSF 中,这种功能称为血脑屏障(blood-brain barrier,BBB)。CSF 生理、生化等特性的改变,对中枢神经系统感染、蛛网膜下腔出血、脑膜癌病和脱髓鞘等疾病的诊断、鉴别诊断、疗效和预后判断具有重要价值。腰椎穿刺术(lumbar puncture)是自腰椎间隙穿刺进入蛛网膜下腔,以获取脑脊液协助中枢神经系统疾病的诊断和鉴别诊断,或以注入药物、行内外引流术等治疗性穿刺为目的的技术。

【目的】

1. **诊断性穿刺**

（1）检查脑脊液的成分,了解脑脊液常规、生化(糖、氯化物和蛋白质)、细胞学、免疫学变化以及病原学证据。

（2）测定脑脊液的压力。

（3）了解椎管有无梗阻。

2. **治疗性穿刺**　　主要为注入药物或引流炎性、血性脑脊液。

【适应证】

1. 留取 CSF 做各种检查以辅助中枢神经系统疾病的诊断。

2. 怀疑颅内压异常。

3. 动态观察 CSF 变化以协助诊断病情、预后及指导治疗。

4. 注入放射性核素行脑、脊髓扫描。

5. 注入液体或放出 CSF 以维持、调整颅内压平衡。

6. 注入药物治疗相应疾病。

【禁忌证】

1. 穿刺部位皮肤和软组织有局灶性感染、脊柱结核或者开放性损伤,穿刺有可能将细菌带入蛛网膜下腔或脑内。

2. 颅内压明显增高,或已有脑疝迹象,特别是疑有后颅凹占位性病变者,腰椎穿刺能促使或加重脑疝形成,引起呼吸骤停或死亡。

3. 明显出血倾向或病情危重不宜搬动者。

4. 脊髓压迫症特别是脊髓功能处于即将丧失的临界状态。

【方法】

1. **体位**　　病人取弯腰侧卧位(多为左侧卧位),背齐床沿,屈颈抱膝,使脊柱尽量前屈(图 9-24),以增加椎间隙宽度。

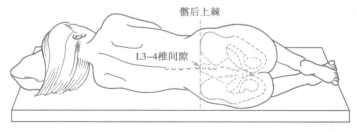

图 9-24　**腰椎穿刺体位（左侧卧位）**

2. **选定穿刺点**　　腰椎穿刺一般选择第 3~4 或第 4~5 腰椎棘突间隙。两侧髂嵴最高点连线与脊柱中线相交处为第 4 腰椎棘突,其上为第 3~4 腰椎间隙,其下为第 4~5 腰椎间隙。

3. 穿刺部位严格消毒(以穿刺点为中心,呈螺旋式消毒,范围 10cm×10cm),术者戴无菌手套,铺巾,用 2% 利多卡因 1~2ml,在穿刺点做皮内、皮下至韧带的浸润麻醉。

4. 将腰椎穿刺针(套上针芯)沿腰椎间隙垂直进针(针头斜面向上),推进 4~6cm(儿童 2~3cm)深度或感到阻力突然降低时,提示针尖已进入蛛网膜下腔,可拔出针芯,让脑脊液自动滴出,随后接上测压管进行测压。接紧测压管后让病人放松身体,缓慢伸直头及下肢,脑脊液在压力管内随呼吸轻微波动,上升到一定高度而停止上升,此时的读值即为初压的数值,正常为 80~180mmH$_2$O,>200mmH$_2$O 为颅内压升高,<80mmH$_2$O 为颅内压降低。如脑脊液压力显著高于正常(超过 300mmH$_2$O),则一般不放脑脊液,防止发生脑疝。

5. 若需了解椎管内有无梗阻,可做压颈试验,又称奎肯施泰特(Queckenstedt)试验,但颅内压增高或疑有后颅窝肿瘤者,禁做此试验,以免发生脑疝。

(1)压腹试验:压颈试验前应做压腹试验,以确定穿刺针通畅并且在蛛网膜下腔,才能进行压颈试验。压腹试验方法为:检查者以拳头或手掌深压病人腹部,CSF 压力立即上升,解除压迫后压力迅速下降,说明穿刺针通畅并且在蛛网膜下腔。如穿刺针不通畅或不在蛛网膜下腔,压腹试验 CSF 压力无变化。

(2)压颈试验:有指压法和压力计法。指压法是用手指压迫颈静脉,然后迅速放松,观察 CSF 压力变化;压力计法是将血压计袖带轻缚于病人的颈部,测定初压后,可迅速充气至 20mmHg、40mmHg、60mmHg,记录 CSF 压力变化直至压力不再上升,然后迅速放气,记录 CSF 压力变化至不再下降为止。正常情况下压颈后 CSF 压力迅速上升 100~200mmH$_2$O 甚至更高,解除压颈后,压力迅速降至初压水平。若在穿刺部位以上椎管梗阻,压颈时压力不上升或上升下降缓慢(部分梗阻),称压颈试验阳性。单侧压颈试验 CSF 压力不上升提示同侧颈静脉窦(乙状窦、横窦)梗阻。

6. 取所需量脑脊液于无菌试管中送检。

7. 术毕拔出穿刺针,穿刺处用碘伏消毒后覆盖无菌纱布,并稍加压迫防止出血,再用胶布固定。

【护理】

1. 术前护理

(1)病人准备:评估病人的文化水平、合作程度以及是否做过腰椎穿刺检查等;向病人解释腰椎穿刺的目的、特殊体位、过程与注意事项,消除病人的紧张、恐惧心理,征得病人和家属的同意并签字确认。用普鲁卡因局麻时先做好过敏试验。嘱病人排空大小便,在床上静卧 15~30 分钟。

(2)用物准备:备好穿刺包、压力表包、无菌手套、所需药物、氧气等,备好急救药物,以防发生意外。

2. 术中配合

(1)指导和协助病人保持腰椎穿刺的正确体位。

(2)穿刺过程中应密切观察病人意识、瞳孔、呼吸、脉搏、血压及面色变化,询问有无不适感。如穿刺过程中出现脑疝征象时,应立即停止放液,并向椎管内注入生理盐水 10~20ml,或静脉快速滴注 20% 甘露醇 250ml。如脑疝不能复位,或疑有颅后窝血肿者,可行脑室穿刺减压,或采取急救措施。

(3)协助病人摆放术中测压体位,并协助医生测压。当接紧测压管后,将病人双下肢慢慢伸直,嘱其全身放松,伸直头颈自然侧卧。

(4)协助医生留取并送检脑脊液标本。

3. 术后护理

(1)指导病人去枕平卧 4~6 小时,卧床期间不可抬高头部,但可适当转动身体。

(2)观察病人有无头痛、腰背痛、脑疝及感染等穿刺后并发症。穿刺后头痛最常见,也可有头晕、恶心或呕吐症状,直立和行走后加重,多发生在穿刺后 1~7 天,可能为脑脊液量放出较多或持续 CSF 外漏所致颅内压降低。应指导多饮水,延长卧床休息时间至 24 小时,严重者遵医嘱静滴生理盐水1 000~1 500ml。

（3）颅内压高者不宜多饮水,严格卧床,密切观察意识、瞳孔及生命体征变化。

（4）保持穿刺部位的敷料干燥,观察有无渗液、渗血,24小时内不宜淋浴。

二、脑室穿刺和持续引流术

脑室穿刺术(ventriculocentesis)是经颅骨钻孔或椎孔穿刺侧脑室,放置引流管,将脑脊液引流至体外,是对某些颅内压增高病人进行急救和诊断的措施之一。

【目的】

1. 对颅内占位性病变、颅内粘连或中脑水管梗阻等导致的侧脑室扩大、严重的颅内压增高征象或脑疝形成征象进行脑室减压,以抢救生命。

2. 监测颅内压,可直接、客观、及时地反映颅内压变化的情况。

3. 引流血性或炎性脑脊液,以促进病人康复。

4. 经引流管注入抗生素,控制感染。

【适应证】

1. 肿瘤和其他颅内病变引起的脑积水。

2. 自发性或外伤性脑室内出血,或脑内血肿破入脑室系统。

3. 后颅凹手术前为防止在切开后颅凹硬脑膜后小脑急性膨出,造成脑组织裂伤和继发性脑干损伤及在术后持续引流出血性脑脊液,以避免脑室系统梗阻和调整颅内压力。

4. 开颅术中和术后颅内压监测。

【禁忌证】

1. 穿刺部位有明显感染。

2. 有明显出血倾向者。

3. 脑室狭小者。

4. 弥漫性脑肿胀或脑水肿病人。

【方法】

脑室穿刺引流的方法有额入法(穿刺侧脑室前角)、枕入法(穿刺侧脑室三角区)、侧入法(穿刺侧脑室下角或三角区)和经眶穿刺法(穿刺侧脑室前角底部),小儿采用经前囟侧角脑室穿刺,一般不置管。下面介绍常用的床旁经额侧脑室穿刺法(额入法)。

1. 剃光头发。

2. 仰卧位,选定穿刺点(前额部,发际上2cm,矢状线旁开2cm),头皮常规消毒,2%利多卡因局麻。

3. 颅骨钻孔,用脑室穿刺针穿刺,穿刺方向与矢状线平行,针尖对准两侧外耳道连线,一般进针3~5cm可进入侧脑室前角,见脑脊液流出时,表明穿刺成功,则置管做脑脊液持续引流或颅内压监测。

【护理】

1. 术前护理

（1）病人准备:评估病人的文化水平、合作程度以及是否进行过脑室穿刺,指导病人及家属了解脑室穿刺引流的目的、方法和术中、术后可能出现的意外与并发症,消除思想顾虑,征得家属同意并签字确认;躁动病人遵医嘱使用镇静药。

（2）用物准备：消毒剂、麻醉药、颅骨钻、脑室穿刺引流包、无菌引流袋、硅胶导管及抢救药品等，按需备颅内压监测装置。

2. 术中及术后护理

（1）术中协助病人保持安静，减少头部活动，维持正确体位；对于烦躁不安、有精神症状及小儿病人应特别注意防止自行拔除引流管而发生意外，必要时使用约束带加以固定。

（2）严密观察意识、瞳孔及生命体征变化，尤其注意呼吸改变。

（3）术后接引流袋于床头，引流管应悬挂固定在高于侧脑室 10~15cm 的位置，以维持正常颅内压。注意引流速度。一般应缓慢引流脑脊液，使脑内压平缓降低，必要时适当挂高引流袋，以减慢引流速度，避免放液过快所致脑室内出血、硬膜外或硬膜下血肿、瘤卒中（肿瘤内出血）或诱发小脑幕上疝，但在抢救脑疝等紧急情况下，可先快速放出少量脑脊液，再接引流管，缓慢引流脑脊液。

（4）注意观察引流脑脊液的性质与量。正常脑脊液无色透明，无沉淀，术后 1~2 天内可稍带血性，以后转为橙色。24 小时引流液一般不超过 500ml。如术后出现血性脑脊液或原有的血性脑脊液颜色加深，提示有脑室内继续出血，应及时报告医生行止血处理；如果脑脊液浑浊，呈毛玻璃状或有絮状物，提示发生感染，应放低引流袋（约低于侧脑室 7cm）以引流感染脑脊液，并送标本化验；脑脊液引流量多时，应注意遵医嘱及时补充水、电解质。

（5）保持穿刺部位敷料干燥。引流处伤口敷料和引流袋应每天更换，污染时随时更换。保持引流管通畅，防止引流管受压、扭曲、折叠或阻塞，尤其是在搬运病人或帮病人翻身时，注意防止引流管牵拉、滑脱。保持引流系统的密闭性，防止逆行感染。如有引流管脱出应及时报告医生处理。

（6）及时拔除引流管。脑室持续引流一般不超过 7 天，拔管前需夹闭引流管，观察 24~48 小时，密切观察病人有无头痛、呕吐等症状，以便了解是否有再次颅压升高表现。

（7）拔管后应加压包扎伤口处，指导病人卧床休息和减少头部活动，注意穿刺伤口有无渗血和脑脊液漏出，严密观察有无意识、瞳孔变化，失语或肢体抽搐、意识障碍加重等，发现异常及时报告医生作相应处理。

三、数字减影血管造影

数字减影血管造影（digital subtraction angiography，DSA）是一项通过计算机辅助成像的 X 线血管造影技术，在检查过程中，计算机可以消除图像中骨骼、软组织等成分，得到只有造影剂充盈的血管图像。由于 DSA 能全面、精确、动态地显示脑血管的结构和相关病变，被认为是诊断脑血管病变的"金标准"。

【适应证】

1. 脑血管病的诊断和疗效随访，如动脉瘤、动静脉畸形、硬脑膜动静脉瘘、烟雾病、大动脉狭窄或闭塞、静脉窦狭窄或阻塞等。

2. 了解肿瘤的血供情况，如脑膜瘤、血管母细胞瘤、颈静脉球瘤等。

3. 颈、面、眼部和颅骨、头皮及脊髓的血管性病变。

【禁忌证】

1. 对造影剂和麻醉药严重过敏者。

2. 严重出血倾向或出血性疾病者。

3. 未能控制的严重高血压病人。

4. 严重心、肝、肾功能不全或病情危重不能耐受手术者。

5. 全身感染未控制或穿刺部位局部感染者。

6. 病人一般情况极差、生命体征不稳定、休克或濒死状态。

【方法】

经股动脉插管 DSA 操作步骤如下:

1. 选择穿刺点,在耻骨联合-髂前上棘连线的中点、腹股沟韧带下 1~2cm 股动脉搏动最强点进行穿刺。

2. 络合碘消毒皮肤,利多卡因局部麻醉。

3. 将穿刺针与皮肤成 30°~45°刺入股动脉,将导丝送入血管 20cm 左右,撤出穿刺针,迅速沿导丝置入导管鞘或导管,撤出导丝。

4. 在计算机屏幕监护下将导管送入头臂动脉。

5. 进入靶动脉后注入少量造影剂确认动脉,然后造影。

【护理】

1. 术前护理

(1) 评估病人的文化水平和对造影检查的知晓程度,指导病人及家属了解脑血管造影的目的、注意事项、造影过程中可能发生的危险与并发症,消除紧张、恐惧心理,征得家属的同意并签字确认。术前完善各项检查,如肝肾功能、出、凝血时间、血小板计数;遵医嘱行碘过敏试验。

(2) 按外科术前要求在穿刺侧腹股沟部位备皮。术前 4~6 小时禁食、禁水,术前 30 分钟排空大小便,必要时留置导尿管等。

(3) 用物准备:备好造影剂、麻醉药、生理盐水、肝素钠、鱼精蛋白、股动脉穿刺包、无菌手套、沙袋及抢救药物等。

2. 术中及术后护理

(1) 密切观察意识、瞳孔及生命体征变化,注意病人有无头痛、呕吐、抽搐、失语、打呵欠、打鼾以及肢体活动障碍,发现异常及时报告医生。儿童与烦躁不安者应使用镇静药或在麻醉下进行。

(2) 术后平卧,穿刺部位按压 30 分钟,沙袋(1kg)压迫 6~8 小时,穿刺侧肢体继续制动(取伸展位,不可屈曲)2~4 小时。一般于穿刺后 8 小时可行侧卧位,24 小时内卧床休息、限制活动,24 小时后如无异常情况可下床活动。卧床期间协助生活护理。

(3) 密切观察有无并发症,并报告医生采取防治措施。观察造影剂过敏引起的速发和迟发过敏反应,如面红、瘙痒、皮疹等,严重者支气管痉挛、抽搐、意识丧失、心律失常、休克等;术后注意监测肾功能,警惕造影剂肾病;指导病人多饮水,以促进造影剂排泄。

(4) 密切观察双侧足背动脉搏动情况和肢体远端皮肤颜色、温度等,防止动脉栓塞;注意局部有无渗血、血肿,指导病人咳嗽或呕吐时按压穿刺部位,避免因腹压增加而导致伤口出血。

四、脑血管内介入治疗

脑血管内介入治疗(cerebral intravascular interventional therapy)是指在 X 线下,经血管途径借助导引器械(血管鞘、导管、导丝等)递送特殊材料进入中枢神经系统的血管病变部位,治疗各种颅内动脉瘤、颅内动静脉畸形、颈动脉狭窄、颈动脉海绵窦瘘及其他脑血管病。治疗技术分为血管成形术(对狭窄的血管行球囊扩张、支架置入)、血管栓塞术、血管内取栓术、血管内药物灌注术等。相比常规的开颅手术,脑血管内介入治疗具有创伤小、恢复快、疗效好的特点。

【适应证】

1. 大动脉狭窄

(1) 颈动脉狭窄:无创性血管成像证实病变颈动脉狭窄超过 70%者,如有症状,6 个月内有过病变责任供血区非致残性缺血性脑卒中或 TIA,血管造影证实病变颈动脉狭窄超过 50%;无症状者,血管造影证实病变颈动脉狭窄超过 60%。

（2）颅内动脉狭窄：症状性颅内动脉粥样硬化性重度狭窄（70%~99%），规范性治疗无效。

（3）颅外段椎动脉狭窄：药物治疗无效的症状性颅外段椎动脉重度狭窄（70%~99%）。

2. 急性脑梗死　急性缺血性脑卒中，无创性影像学检查证实为大动脉闭塞，静脉溶栓效果不佳者。

3. 出血性脑血管病　如脑动脉瘤、脑血管畸形等适合做介入治疗的情况。

4. 静脉性脑血管病　如静脉窦狭窄等。

【禁忌证】

1. 活动性出血或已知有出血倾向者。

2. 凝血功能障碍或对肝素以及抗血小板类药物有禁忌证者。

3. 近期内有过大的外科手术或胃肠道、泌尿系统出血者。

4. 药物无法控制的严重高血压。

5. 严重心、肝、肾功能不全或严重糖尿病者。

6. 预期生存期比较短者。

【方法】

1. 血管内栓塞治疗　将微导管选择插入靶灶内，放置相应的栓塞材料，将动脉瘤或畸形血管团栓塞。

2. 血管内支架置入术　在局麻或全麻下，选择合适的指引导管放置在靶动脉，将相应的指引导丝通过狭窄部位，沿指引导丝将适当的支架放置在狭窄部位，透视定位下位置满意后释放支架，再次造影评价治疗效果。

3. 溶栓治疗　适用于脑血栓形成急性期的动脉溶栓，将溶栓药物注入闭塞血管的血栓形成处，溶解血栓，使血管再通。

【护理】

1. 术前护理

（1）评估病人的文化水平、心理状态以及对该项治疗技术的认识程度；指导病人及家属了解治疗的目的、过程、可能出现的意外事件或并发症，征得家属的理解和签字同意；为病人创造安静的休养环境，解除心理压力。

（2）评估病人的基础状况，如一般状况、心肺功能、肾功能、出血风险等，以判断病人对手术的耐受性；对病变血管的评估有助于手术器材的准备及方案的设计；对脑血管储备力的差异性评估，有助于临床预后的判断。术前做好各项化验检查，如肝肾功能，血型、血常规、出凝血时间；遵医嘱行碘过敏试验。

（3）遵医嘱执行围手术期用药，如抗血小板治疗、抗凝治疗、控制血压、他汀类治疗等。

（4）用物准备：介入器材（血管鞘、导丝、导管、附件等）、注射泵、监护仪、栓塞物品或药品（甘露醇、尿激酶）等。

（5）建立可靠的静脉通路（套管针），尽量减少穿刺，防止出血及瘀斑。遵医嘱备皮、沐浴及更衣。遵医嘱禁食、禁水：局麻者 4~6 小时，全麻者 9~12 小时。特殊情况留置导尿管或心电监护。

2. 术中配合

（1）遵医嘱给药，并调节和记录给药时间、剂量、速度及浓度，根据病人血管情况及时更换所需器械、导管或导丝。遵医嘱输氧。保持各种管道通畅。

（2）遵医嘱心电监护。密切观察病人意识状态和瞳孔变化，若术中出现烦躁不安、意识障碍或

Note：

意识障碍程度加重,一侧瞳孔散大等,常提示病人脑部重要功能区血管栓塞或病变血管破裂,必须立即配合抢救。

（3）注意观察病人全身情况,如有无言语沟通障碍、肢体运动及感觉障碍,有无寒战、高热等不良反应,有无皮肤受压等,发现异常及时报告医生处理。

3. 术后护理

（1）严密观察意识、瞳孔及生命体征变化,每2小时监测1次,连续6次正常后停测;密切观察病人四肢活动、语言状况等,并与术前比较,发现异常立即报告医生,以及早发现颅内高压、脑血栓形成、颅内血管破裂出血、急性血管闭塞等并发症。

（2）术后平卧,穿刺部位按压30分钟,沙袋（1kg）压迫6~8小时,穿刺侧肢体继续制动（取伸展位,不可屈曲）2~4小时。一般于穿刺后8小时可行侧卧位;24小时内卧床休息,限制活动。术后休息2~3天,卧床期间协助生活护理。避免情绪激动、精神紧张和剧烈运动,防止球囊或钢圈脱落移位。

（3）密切观察造影剂相关并发症,如造影剂过敏、造影剂肾病、造影剂脑病等,具体见"数字减影血管造影"的护理。

（4）密切观察与操作相关的并发症,如穿刺部位及邻近组织损伤,可出现穿刺局部血肿、动脉夹层、假性动脉瘤、动静脉瘘及后腹膜血肿等;脑缺血事件发作,可出现突发一侧肢体麻木、无力或语言障碍,也可突发意识不清、抽搐、肢体瘫痪,甚至危及生命;血管迷走反射,可出现突发性低血压及心率减慢,严重者一过性心脏骤停甚至出现阿-斯综合征表现;脑过度灌注综合征,可发生于术后即刻或1周内,表现为手术侧头痛、呕吐、欣快感、癫痫、发热、局灶性神经功能障碍等;颅内出血是颅内血管治疗最严重的并发症之一,也是最主要的死亡原因,病人可以出现突发剧烈的头痛,轻者伴局灶性神经功能障碍或脑膜刺激征,重者可伴发恶心、呕吐及意识水平快速下降。

（5）使用肝素和华法林时须监测凝血功能,注意有无皮肤、黏膜、消化道出血,有无发热、皮疹、哮喘、恶心、腹泻等药物不良反应。

（6）术后病人注意预防随时间延长而发生的远期再狭窄。

五、高压氧舱治疗

高压氧舱治疗（hyperbaric oxygen therapy）是让病人在密闭的加压装置中吸入高压力（2~3个大气压）、高浓度的氧,使其大量溶解于血液和组织,从而提高血氧张力、增加血氧含量、收缩血管和加速侧支循环形成;以利降低颅内压,减轻脑水肿,纠正脑广泛缺血后所致的乳酸中毒或脑代谢产物积聚,改善脑缺氧,促进觉醒反应和神经功能恢复。

【适应证】

1. 一氧化碳中毒。
2. 缺血性脑血管病。
3. 脑炎、中毒性脑病。
4. 神经性耳聋。
5. 多发性硬化、脊髓及周围神经外伤、老年期痴呆等。

【禁忌证】

1. 恶性肿瘤,尤其是已发生转移的病人。
2. 出血性疾病,如颅内血肿、椎管或其他部位有活动性出血可能者。
3. 颅内病变诊断不明者。
4. 严重高血压（>160/95mmHg）,心功能不全。

5. 原因不明的高热,急性上呼吸道感染,急、慢性鼻窦炎、中耳炎,咽鼓管通气不良。

6. 肺部感染,肺气肿,活动性肺结核,肺空洞。

7. 女性月经期或妊娠期。

8. 有氧中毒和不能耐受高压氧者。

【护理】

1. 入舱前护理

(1) 详细了解病情及治疗方案,协助医生做好入舱前的各项检查和准备工作。

(2) 评估病人的文化水平、心理状态及对高压氧治疗的了解程度,详细介绍高压氧治疗的目的、过程和治疗环境,以及升压过程的正常反应,消除病人的恐惧心理与紧张情绪。

(3) 进舱前指导病人了解预防气压伤的基本知识,掌握调节中耳气压的具体方法及要领,如捏鼻鼓气法、咀嚼法、吞咽法等。

(4) 告知病人进舱前勿饱食、饥饿和酗酒,不宜进食产气的食物和饮料,一般在餐后 1~2 小时进舱治疗。

(5) 高压氧治疗是在密闭的舱室内进行,且舱内氧浓度较高,故应高度重视防火、防爆,确保安全。确定病人及陪舱人员无携带易燃易爆物品(如火柴、打火机、含酒精和挥发油制品、电动玩具等);不将手表、钢笔、保温杯等带入舱内,以防损坏;进舱人员必须按要求更换治疗室准备的全棉服装入舱。

(6) 首次进舱治疗的病人及陪舱人员进舱前用 1% 麻黄碱液滴鼻,发热、血压过高、严重疲劳及女性月经期应暂停治疗。

(7) 进舱前指导病人及陪舱人员排空大小便,特殊情况下将大小便器放入舱内备用。生活不能自理的病人,进舱前应做好皮肤及外阴部的清洁,以避免或减少不良气味带入舱内。

(8) 向病人介绍舱内供氧装置及通信系统使用方法,教会病人正确使用吸氧面罩,掌握间歇吸氧方法。

(9) 治疗前检查有关阀门、仪表、通讯、照明、供气、供氧等设备,确认系统运转正常。指导病人不可随意搬弄或扭动舱内仪表、阀门等设备。

(10) 严格执行治疗方案,备好抢救物品及药物于舱内。

2. 加压过程的护理

(1) 加压开始前应通知舱内人员做好相应准备,在高压氧治疗过程中,舱内、外必须随时联系,互通情况,密切配合。

(2) 控制加压速度,加压初期宜稍慢。边加压边询问病人有无耳痛或其他不适,如病人耳痛明显,应减慢加压速度或暂停加压,督促病人做好调压动作,并向鼻内滴 1% 麻黄碱液,经处理疼痛消除后方可继续加压,若经过各种努力,调压仍不能成功,应减压出舱。

(3) 加压前关闭各种引流管,对密封式水封瓶等装置须密切观察、调整,防止液体倒流入体腔。

(4) 调节好舱内温度。根据病人的实感温度,开放空调系统,调节舱内温度夏季为 24~28℃,冬季为 18~22℃,舱内相对湿度不超过 75%。

(5) 加压过程中应观察血压、脉搏、呼吸变化,危重病人应有医护人员陪护。如出现血压增高、心率呼吸减慢,系正常加压反应,不必做特殊处理,告知病人不要因此而惊慌;若发现病人烦躁不安、颜面或口周肌肉抽搐、出冷汗,或突然干咳、气急,或病人自诉四肢麻木、头晕、眼花、恶心、无力等症状时,可能为氧中毒,应立即报告医生,并摘除面罩,停止吸氧,改吸舱内空气;出现抽搐时,应防止外伤和舌咬伤。

3. 稳压过程的护理

(1) 当舱压升到所需要的治疗压力并保持不变,称为稳压,也称高压下停留。在整个稳压期间,

 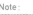

应使舱压保持恒定不变,舱内压力波动范围不应超过 0.005MPa。

（2）稳压时指导病人戴好面罩吸氧,并观察病人佩戴面罩及吸氧的方法是否正确,指导病人在安静和休息状态下吸氧,吸氧时不做深呼吸。

（3）吸氧时应随时观察病人有无氧中毒症状,如出现应立即摘除面罩停止吸氧,改为吸舱内空气,必要时,医护人员应入舱处理或终止治疗减压出舱。

（4）空气加压舱供氧压力一般为稳压压力+0.4MPa,供氧量一般为 10~15L/min 即可。注意通风换气,使舱内氧浓度控制在25%以下,二氧化碳浓度低于1.5%。

4. 减压过程的护理

（1）减压过程中必须严格执行减压方案,不得随意缩短减压时间。

（2）减压前应告知舱内人员做好准备后才能开始减压。

（3）减压时应指导病人自主呼吸,绝对不能屏气。因为屏气时肺内膨胀的气体无法经呼吸道排出,当肺内压力超过外界压力 10.67~13.33kPa 时,肺组织即可被撕裂造成严重的肺气压伤。

（4）输液应采用开放式。因为减压时莫菲氏滴管内的气体发生膨胀,导致瓶内压力升高,气体可进入静脉,有造成空气栓塞的危险。

（5）减压时各种引流管都要开放,如胃管、导尿管、胸腔引流管、腹腔引流管、脑室引流管等;气管插管的气囊在减压前应打开,以免在减压时因气囊膨胀压迫气管黏膜而造成损伤。

（6）减压过程中因气体膨胀吸热,舱内温度急剧下降,舱内会出现雾气,这是正常物理现象,适当通风,并控制减压速度,可以减少或避免这种现象发生。应提醒病人注意保暖。

（7）减压初期,由于中耳室及鼻窦中的气体发生膨胀,耳部可有胀感,当压力超过一定程度后,气体即可排出,胀感很快缓解或消失。

（8）减压时有些病人出现便意、腹胀等现象,这是由于减压时胃肠道内气体膨胀、胃肠蠕动加快所致。

（9）减压出舱后,应询问病人有无皮肤瘙痒、关节疼痛等不适,以便及早发现减压病症状并及时处理。

（李红梅）

思 考 题

1. 刘某,男,42 岁,因"突发四肢抽搐伴意识丧失 1 小时"由"120"送入急诊。1 小时前病人于睡眠中突然大叫,继而四肢抽搐,伴双目凝视、牙关紧闭、尖叫及口吐淡红色泡沫,发作过程中呼之不应,伴小便失禁,持续约 2 分钟后自行缓解。病人清醒后对发作时情况不能回忆,诉头晕,无头痛及乏力等情况。急诊以"癫痫"收入病房。

问题:

（1）该病人目前症状可能属于癫痫发作的哪一类型?

（2）该类型发作的特点有哪些?

（3）如何制订该病人的健康指导计划?

2. 徐某,男,78 岁。既往有糖尿病史 30 余年。今晨起床时发现右侧肢体无力、言语不清,家人急送医院,急诊以"脑梗死"收治入院。身体评估:神志清楚,右上肢能自行抬离床面,但不能对抗阻力,右下肢无法抬起,但能左右平移。

问题:

（1）该病人右侧上下肢的肌力分别是几级?

（2）简述该病人生活护理要点。

（3）该病人目前存在的护理诊断/问题有哪些? 护理的重点是什么?

Note:

3. 刘某,男,54 岁,身高 178cm,体重 75kg,公司职员,大专学历。高血压病史 10 余年,高脂血症病史 2 年,均未规律服药;脑梗死病史 16 年,未遗留症状,规律服用阿司匹林。病人 4 小时前与家人争吵后突发双下肢无力,右下肢显著,行走不稳但不需搀扶,家属立即拨打"120",将病人送入院。身体评估:病人处于嗜睡状态,双侧瞳孔等大等圆,光反应迟钝,直径 3mm;体温 36.2℃,脉搏 62 次/min,呼吸 14 次/min,血压 224/104mmHg;左侧肢体肌力 5 级,右上肢肌力 4 级,右下肢肌力 3 级,右侧肌张力高。喷射性呕吐 1 次,为胃内容物,量约 150ml,呼之能睁眼,回答问题正确,疼痛刺激可定位,NIHSS 10 分,头部 CT 检查示:左侧丘脑区出血。

问题:

（1）该病人血压 224/104mmHg,请问如何进行血压管理?

（2）该病人可能出现的并发症有哪些?如何观察、预防及处理?

（3）病情平稳后应如何对其进行健康指导?

4. 王某,男,26 岁。入院前 5 天开始鼻塞、流涕、咽痛伴发热,社区医院拟诊"上呼吸道感染",给予抗生素治疗(具体药物不详)。入院前一天晚 11 时许,突然双下肢乏力,不能行走,排尿困难,来我院急诊。入院时身体评估:体温 37.1℃,脉搏 112 次/min,呼吸 24 次/min,血压 126/84mmHg。颅神经(-),双上肢肌力正常,左下肢肌力 1 级,右下肢肌力 2 级,腱反射迟钝,针刺觉存在,病理征(-)。3 小时后,左侧 T_{10} 以下、右侧 T_{12} 以下针刺觉减退,并出现尿潴留。实验室检查:血白细胞 $8.8×10^9$/L,中性粒细胞 72%,血钾 4.2mmol/L。初步诊断为急性脊髓炎。

问题:

（1）请简述该病人入院护理评估要点。

（2）该病人目前存在的主要护理诊断/问题有哪些?

（3）该病人入院后予留置导尿,请简述留置导尿的护理措施及宣教要点。

5. 李某,男,58 岁,教师。近 3 年来出现手发抖,行走时起步困难。起始于一侧上肢动作不灵活和震颤,后扩展到四肢,其震颤在静止时较明显,运动时减轻,睡眠时停止。病情逐渐加重,同时伴有生活自理能力减退。自病情加重后,病人不愿出门,也不愿意和朋友电话聊天。身体评估:体温 36.7℃,脉搏 76 次/min,呼吸 21 次/min,血压 135/84mmHg。神志清楚,步态不稳,行走时小步、碎步往前冲。心、肺、腹部检查未见异常。

问题:

（1）该病人可能的临床诊断是什么?

（2）该病人目前存在的主要护理诊断/问题有哪些?

（3）请简述该病人的主要护理措施。

中英文名词对照索引

G

H

O

P

Q

Y

参考文献

[1] 林果为,王吉耀,葛均波.实用内科学[M].15 版.北京:人民卫生出版社,2017.

[2] 葛均波,徐永健,王辰.内科学[M].9 版.北京:人民卫生出版社,2018.

[3] 王辰,王建安.内科学[M].3 版.北京:人民卫生出版社,2015.

[4] 万学红,卢雪峰.诊断学[M].9 版.北京:人民卫生出版社,2018.

[5] 李为民,刘伦旭.呼吸系统疾病基础与临床[M].北京:人民卫生出版社,2017.

[6] 国家心血管病中心.中国心血管健康与疾病报告 2019[M].北京:科学出版社,2020.

[7] 陈香美.肾脏病学高级教程[M].北京:人民军医出版社,2014.

[8] 林善锬.现代肾脏病临床前沿焦点[M].上海:复旦大学出版社,2020.

[9] GILBERT SJ,WEINER DE,GIPSON DS,等.美国肾脏基金会肾脏病学[M].6 版.李雪梅,主译.北京:北京大学医学出版社,2019.

[10] KIMMEL PL,ROSENBERG ME.慢性肾脏病[M].庄守纲,主译.北京:人民卫生出版社,2018.

[11] 黄晓军.实用造血干细胞移植[M].2 版.北京:人民卫生出版社,2019.

[12] 贾建平,陈生弟.神经病学[M].8 版.北京:人民卫生出版社,2018.

[13] 瞿介明,施毅.中国成人医院获得性肺炎与呼吸机相关性肺炎诊断和治疗指南(2018 年版)的更新与解读[J].中华结核和呼吸杂志,2018,41(4):244-246.

[14] 国家感染性疾病临床医学研究中心,深圳市第三人民医院,《中国防痨杂志》编辑委员会.肺结核活动性判断规范及临床应用专家共识[J].中国防痨杂志,2020,42(4):301-307.

[15] 中华医学会,中华医学会肿瘤学分会,中华医学会杂志社.中华医学会肺癌临床诊疗指南(2019 版)[J].中华肿瘤杂志,2020,42(2):257-287.

[16] 中华医学会呼吸病学分会介入呼吸病学组.成人诊断性可弯曲支气管镜检查术应用指南(2019 年版)[J].中华结核与呼吸杂志,2019,42(8):573-590.

[17] 中华医学会心血管病学分会心力衰竭学组,中国医师协会心力衰竭专业委员会,中华心血管病杂志编辑委员会.中国心力衰竭诊断和治疗指南 2018[J].中华心血管病杂志,2018,46(10):760-789.

[18] 国家心血管病中心,中国医师协会心力衰竭专业委员会,北京护理学会.成人急性心力衰竭护理实践指南[J].中国护理管理,2016,16(9):1179-1188.

[19] 中国康复医学会心血管病预防与康复专业委员会.慢性心力衰竭心脏康复中国专家共识[J].中华内科杂志,2020,59(12):942-952.

[20] 中华医学会心电生理和起搏分会,中国医师协会心律学专业委员会.2020 室性心律失常中国专家共识(2016 共识升级版)[J].中华心律失常学杂志,2020,24(3):188-258.

[21] 中华医学会心血管病学分会,中华心血管病杂志编辑委员会.急性 ST 段抬高型心肌梗死诊断和治疗指南(2019)[J].中华心血管病杂志,2019,47(10):766-783.

[22] 中华医学会,中华医学会杂志社,中华医学会全科医学分会,等.冠心病心脏康复基层指南(2020 年)[J].中华全科医师杂志,2021,20(2):150-165.

[23] 中国高血压防治指南修订委员会,高血压联盟(中国),中华医学会心血管病学分会,等.中国高血压防治指

南(2018年修订版)[J].中国心血管杂志,2019,24(1):24-56.

[24] 中华医学会消化病学分会.2020年中国胃食管反流病专家共识[J].中华消化杂志,2020,40(10):649-663.

[25] 中华人民共和国国家卫生健康委员会医政医管局.原发性肝癌诊疗规范(2019年版)[J].中华消化外科杂志,2020,19(1):1-20.

[26] 中华医学会肝病学分会.肝硬化诊治指南[J].临床肝胆病杂志,2019,35(11):2408-2425.

[27] 中华医学会肝病学分会.肝硬化肝性脑病诊疗指南[J].中华内科杂志,2018,57(10):705-718.

[28] 中华医学会血液学分会,中国医师协会血液科医师分会.中国急性早幼粒细胞白血病诊疗指南(2018年版)[J].中华血液学杂志,2018,39(3):179-183.

[29] 付蓉.再生障碍性贫血诊断与治疗中国专家共识(2017年版)[J].中华血液学杂志,2017,38(1):1-5.

[30] 中华医学会血液学分会血栓与止血学组.成人原发免疫性血小板减少症诊断与治疗中国指南(2020年版)[J].中华血液学杂志,2020,41(8):617-623.

[31] 中华人民共和国国家卫生和计划生育委员会.静脉治疗护理技术操作规范.中华人民共和国卫生行业标准[S].北京:2014.

[32] 中华医学会糖尿病学分会.中国2型糖尿病防治指南(2020年版)[J].中华内分泌代谢杂志,2021,37(4):311-398.

[33] 纪立农,郭晓蕙,黄金,等.中国糖尿病药物注射技术指南(2016年版)[J].中华糖尿病杂志,2017,9(2):79-105.

[34] 《中国脑卒中防治报告》编写组.《中国脑卒中防治报告2019》概要[J].中国脑血管病杂志,2020,17(5):272-281.

[35] 曹勇,张谦,于洮,等.中国脑血管病临床管理指南(节选版)——脑出血临床管理[J].中国卒中杂志,2019,14(8):809-813.

[36] 董漪,郭珍妮,李琦,等.中国脑血管病临床管理指南(节选版)——蛛网膜下腔出血临床管理[J].中国卒中杂志,2019,14(8):814-818.

[37] 中国吞咽障碍康复评估与治疗专家共识组.中国吞咽障碍评估与治疗专家共识(2017年版)第一部分评估篇[J].中华物理医学与康复杂志,2017,39(12):881-892.

[38] 中国老年医学学会急诊医学分会,中华医学会急诊医学分会卒中学组,中国卒中学会急救医学分会.急性缺血性脑卒中急诊急救中国专家共识(2018版)[J].中华急诊医学杂志,2018,27(7):721-728.

[39] 中华医学会神经病学分会,中华医学会神经病学分会周围神经病协作组,中华医学会神经病学分会肌电图与临床神经电生理学组,等.中国吉兰-巴雷综合征诊治指南[J].中华神经科杂志,2019,52(11):877-882.

[40] 中国卒中学会血管性认知障碍分会,汪凯,董强,等.卒中后认知障碍管理专家共识2021[J].中国卒中杂志,2021,16(4):376-389.

[41] 中华医学会神经病学分会,中华医学会神经病学分会脑血管病学组.中国脑血管病一级预防指南2019[J].中华神经科杂志,2019,52(9):684-709.

[42] 中华医学会神经病学分会,中华医学会神经病学分会脑血管病学组.中国脑出血诊治指南(2019)[J].中华神经科杂志,2019,52(12):994-1005.

[43] 中国医师协会神经内科医师分会疼痛与感觉障碍学组.偏头痛与抑郁障碍共病诊治中国专家共识[J].中国疼痛医学杂志,2020,26(12):881-890.

[44] KWONG H,REINISCH RH. Lewis's Medical-Surgical Nursing:Assessment and Management of Clinical Problems(11th edition)[M].New York:Mosby,2019.

[45] ZHOU M,WANG H,ZENG X,et al. Mortality,morbidity,and risk factors in China and its provinces,1990-2017:a systematic analysis for the Global Burden of Disease Study 2017[J].Lancet,2019,394(10204):1145-1158.

[46] FELLER-KOPMAN D,LIGHT R. Pleural Disease[J].N Engl J Med,2018,378(8):740-751.

[47] HINDRICKS G,POTPARA T,DAGRES N,et al. 2020 ESC Guidelines for the diagnosis and management of atrial fibrillation developed in collaboration with the European Association for Cardio-Thoracic Surgery(EACTS):The Task Force for the diagnosis and management of atrial fibrillation of the European Society of Cardiology(ESC)Developed with the special contribution of the European Heart Rhythm Association(EHRA)of the ESC[J].Eur Heart J,2021,42(5):373-498.

[48] BRUGADA J,KATRITSIS DG,ARBELO E,et al. 2019 ESC Guidelines for the management of patients with supraventricular tachycardia The Task Force for the management of patients with supraventricular tachycardia of the European Society of Cardiology(ESC)[J].Eur Heart J,2020,41(5):655-720.

[49] UNGER T,BORGHI C,CHARCHAR F,et al. 2020 International Society of Hypertension global hypertension practice guidelines[J]. J Hypertens,2020,38(6):982-1004.

[50] IKIZLER TA, BURROWES JD, BYHAM-GRAY LD, et al. KDOQI Clinical Practice Guideline for Nutrition in CKD:2020 Update[J]. Am J Kidney Dis,2020,76(3 Suppl 1):S1-S107.

[51] GBD Chronic Kidney Disease Collaboration. Global,regional,and national burden of chronic kidney disease,1990-2017:a systematic analysis for the Global Burden of Disease Study 2017[J]. Lancet,2020,395(10225):709-733.

[52] LUNDBERG IE,TJÄRNLUND A,BOTTAI M,et al. 2017 European League Against Rheumatism/American College of Rheumatology classification criteria for adult and juvenile idiopathic inflammatory myopathies and their major subgroups[J]. Ann Rheum Dis,2017,76(12):1955-1964.

[53] ARINGER M,COSTENBADER K,DAVID D,et al. 2019 European League Against Rheumatism/American College of Rheumatology classification criteria for systemic lupus erythematosus[J]. Ann Rheum Dis, 2019, 78(9): 1151-1159.

[54] POWERS WJ,RABINSTEIN AA,ACKERSON T,et al. Guidelines for the Early Management of Patients With Acute Ischemic Stroke:2019 Update to the 2018 Guidelines for the Early Management of Acute Ischemic Stroke:A Guideline for Healthcare Professionals From the American Heart Association/American Stroke Association[J]. Stroke,2019,50(12):e344-e418.

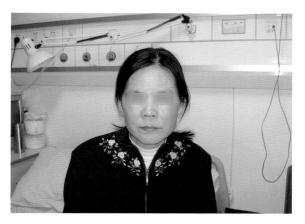

图 3-27　二尖瓣面容

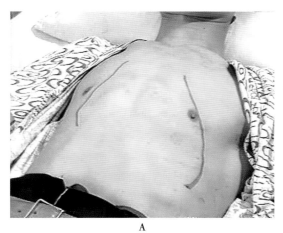

A

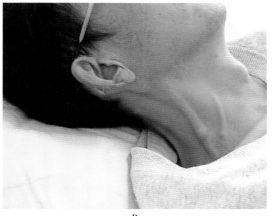

B

图 3-29　慢性二尖瓣关闭不全体征
A. 心浊音界向左下扩大；B. 颈静脉怒张。

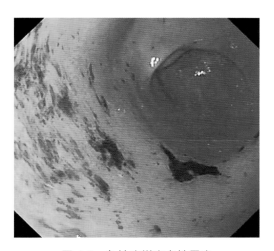

图 4-2　急性糜烂出血性胃炎

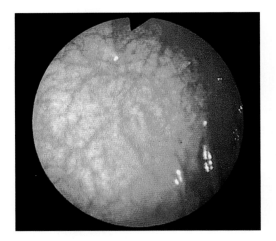

图 4-3　慢性萎缩性胃炎

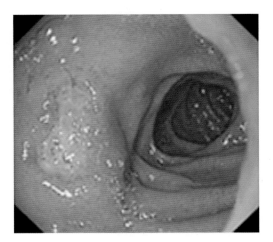

图 4-4　十二指肠球部溃疡

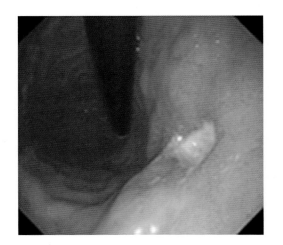

图 4-5　胃溃疡

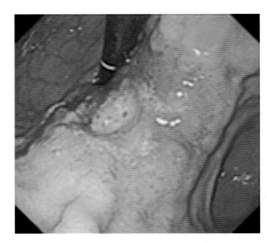

图 4-6　胃癌

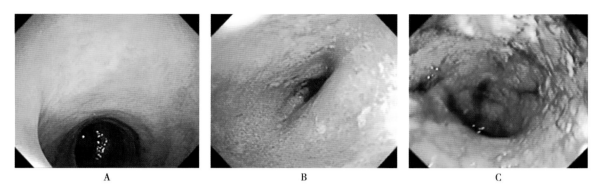

图 4-7　溃疡性结肠炎的内镜特点
A. 轻度：黏膜颗粒样改变、血管纹理消失；B. 中度：黏膜粗糙易脆、散在糜烂及小溃疡；C. 重度：溃疡明显、自发出血。

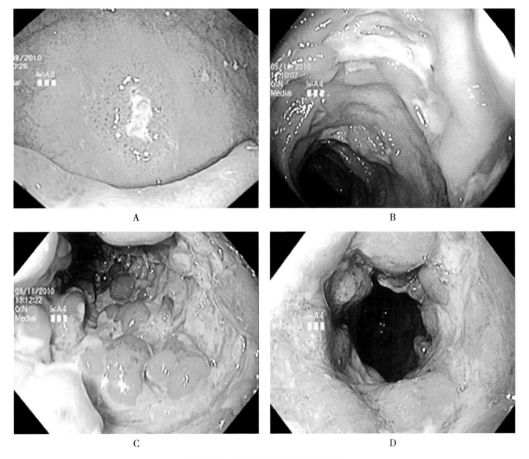

图 4-8　克罗恩病的内镜表现
A. 阿弗他溃疡；B. 节段性分布的溃疡，溃疡周边黏膜正常；C. 纵行溃疡并铺路石样改变；D. 肠腔狭窄。

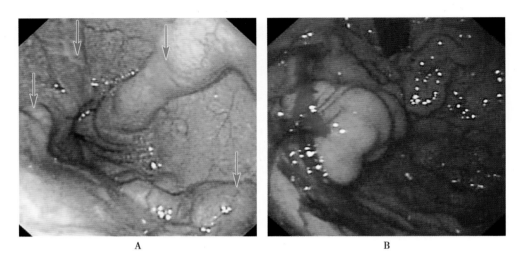

图 4-11　食管、胃底静脉曲张
A. 食管静脉曲张；B. 胃底静脉曲张。

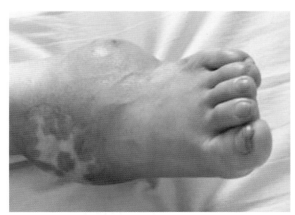

图 7-2　Charcot 关节

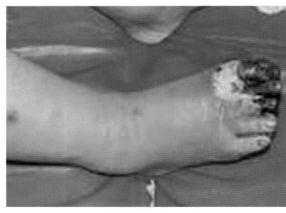

图 7-3　糖尿病足

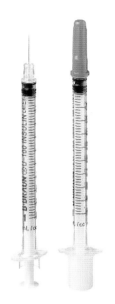

图 7-5　一次性胰岛素注射器

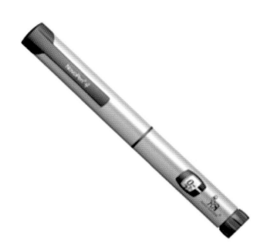

图 7-6　胰岛素笔

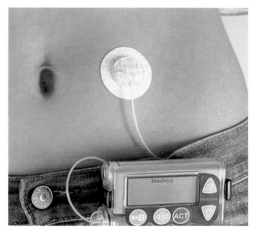

图 7-7　胰岛素泵

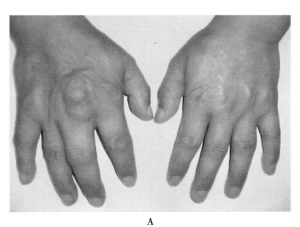

A

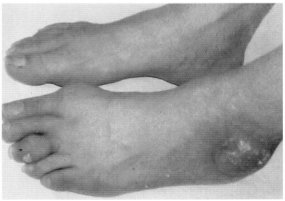

B

图 7-8　痛风石

A. 右手第 3 掌指关节痛风石；B. 左足第 3 趾及左踝痛风石。

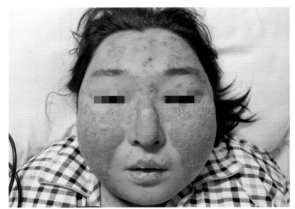

图 8-1 SLE 病人蝶形红斑

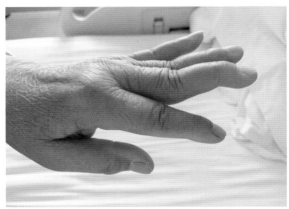

图 8-3 "天鹅颈"样关节畸形

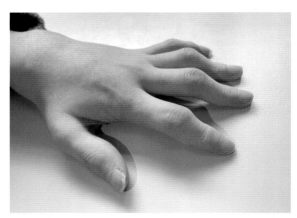

图 8-4 "纽扣花"样关节畸形

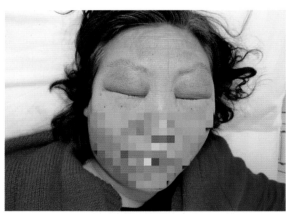

图 8-5 DM 病人眶周皮疹

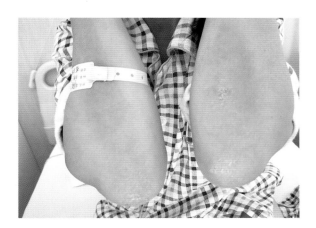

图 8-6　Gottron 疹

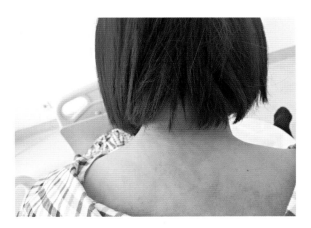

图 8-7　披肩征

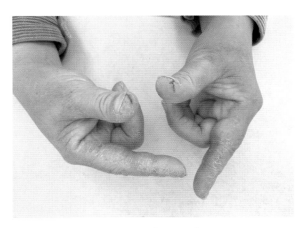

图 8-8　"技工手"